THEORY AND CLINICAL PRACTICE
OF MODERN ACUPUNCTURE AND MOXIBUSTION

现代针灸学理论与临床

（中英文版）

陈少宗　陈碧玮
(Chen Shaozong　Chen Biwei)　著

陈碧玮　李昭凤
(Chen Biwei　Li Zhaofeng)　译

青岛出版社
QINGDAO PUBLISHING HOUSE

学术顾问：宋钦福
(Song, Qinfu)（西文）
巩昌镇
(Gong Changzhen)
李美虹
(Lee Lai, Mei Hung)（西文）

支持单位：山东中医药大学
(Shandong University Of Traditional Chinese Medicine)
山东针灸学会
(Shandong Association of Acupuncture-Moxibustion)
山东中医药大学国家中医药服务出口基地
(SDUTCM-based Chinese Medicine National Service Exports Base)
中国针灸学会痛症专业委员会
(Pain Committee of China Association of Acupuncture-Moxibustion)
中国针灸学会综合医院针灸分会
(Acupuncture-Moxibustion Branch for General Hospitals of China Association of Acupuncture-Moxibustion)

使用单位：山东中医药大学
(Shandong University of Traditional Chinese Medicine)
墨西哥艾卡特佩州立大学
(Universidad Estatal del Valle de Ecatepec (México)(西文)
美国中医学院
(American College of Traditional Chinese Medicine)
墨西哥中医药大学
(Universidad de Acupuntura y Medicina Tradicional China) (México)(西文)

著者简介

陈少宗 1985年毕业于山东中医药大学，现任山东中医药大学针灸研究所所长、教授、博士研究生导师，美国中医学院客座教授，中国针灸学会痛症专业委员会主任委员，中国中医药研究促进会针灸康复分会副会长，中国中西医结合学会时间生物医学专业委员会副主任委员，山东针灸学会常务副会长兼秘书长，《中华中医药杂志》《针灸临床杂志》《上海针灸杂志》编委，《国际针灸临床杂志》副主编。

从事现代针灸学研究及临床工作35年，倡导建立以“神经－内分泌－免疫网络”和“针刺作用四大规律”为理论核心的现代针灸学体系。已发表论文160余篇，出版《现代针灸学》等著作10余部。

Introduction

Chen Shaozong, graduated from Shandong University of Traditional Chinese Medicine in 1985, is now director and professor of Acupuncture Research Institute of Shandong University of traditional Chinese medicine,doctoral supervisor, chairman of Pain Professional Committee of China Acupuncture Association, vice-chairman of acupuncture and rehabilitation branch of CRACM. vice chairman of chronobiology of CAIM, and the executive vice president and secretary general of Shandong Acupuncture Association,editorial broad of *China Journal of Traditional Chinese Medicine and Pharmacy*, *Journal of Clinical Acupuncture and Moxibustion*, *Shanghai Journal of Acupuncture and Moxibustion*, and deputy editor of *International Journal of Clinical Acupuncture and Moxibustion.*

He has been engaged in modern acupuncture research and clinical work for 35 years, advocating the establishment of modern acupuncture system with the theoretical core of "neuro-endocrine-immune network" and "four laws of acupuncture effect". More than 160 papers have been published, and more than 10 works, such *as Modern Acupuncture and Moxibustion*, have been published.

出版者按

几十年来，陈少宗教授一直致力不同于传统范式的现代针灸学体系的研究，早在1990年便出版了《现代针灸学理论与临床应用》。该书虽然只有10余万字，却是现代针灸学体系的雏形。时隔21年之后，陈少宗教授于2011年出版了近百万字的《现代针灸学》，该书的内容更加丰富，理论体系更加完善。与此同时，随着针灸国际化的日益深入，欧美针灸学界也不再满足于对传统针灸学的学习，开始了现代科学背景下的针灸学体系的探索，并在近几年逐步形成了以"干针"疗法为代表的"西方针灸学"。为了应对西方针灸学的嬗变所带来的巨大挑战，我社于2018年出版了陈少宗教授的六卷本《现代针灸学》，该书系300余万字，内容有了更进一步的丰富，理论体系也有了更进一步的完善。国外几所大学希望能够以此为基础，出版一本精减版的中英文《现代针灸学》，以方便他们作为教材在教学中使用，于是便有了这本中英文版的《现代针灸学理论与临床》。相信本书的出版不但有利于针灸学的国际交流和传播，还会对针灸学的发展方向产生积极影响。

陈少宗教授和他的团队在现代针灸学体系研究中付出了极大努力，也为本书的成书付出了大量的辛勤劳动；《山东中医药大学学报》《山东中医杂志》执行主编李晓丽编审作为特邀编辑为本书增色很多，在此一并表示衷心感谢！

Publisher's Introduction

For decades, Prof. Chen Shaozong has been committed to the research of modern acupuncture and moxibustion system which is different from the traditional paradigm. As early as 1990, he published *Modern Acupuncture and Moxibustion Theory and Clinical Application*. Although the book is only more than 100,000 words, it is the embryonic form of modern acupuncture and moxibustion system. 21 years later, in 2011, Prof. Chen Shaozong published his second book — *Modern Acupuncture and Moxibustion*, which contains nearly one million words. Its content is richer and the theoretical system is more perfect. At the same time, with the increasing internationalization of acupuncture and moxibustion, the academic circles of acupuncture and moxibustion in Europe and America are no longer satisfied with the study of traditional acupuncture and moxibustion, and began to explore the acupuncture and moxibustion system under the background of modern science. In recent years, "Western acupuncture and moxibustion" has gradually formed a system that represented by "Dry Needling". In order to cope with the great challenges brought by the evolution of Western acupuncture and moxibustion, our publishing house published *Modern Acupuncture and Moxibustion* by Prof. Chen Shaozong in 2018, with more than three million words in six volumes. The content has been further enriched and the theoretical system has been further improved. On this basis, several foreign universities hope to publish an abridged edition of *Modern Acupuncture and Moxibustion* in Chinese and English, so that they can use it as a teaching material. Therefore, *Modern Acupuncture and Moxibustion Theory and Clinical Application* in Chinese and English edition is published. I believe that the publication of this book is not only conducive to the international exchange and dissemination of acupuncture and moxibustion, but also has a positive impact on the development direction of acupuncture and moxibustion.

Prof. Chen Shaozong and his team have made great efforts in the research of modern acupuncture and moxibustion system, and also made lots of hard work for the completion of this book. Li Xiaoli, executive editor of *Journal of Shandong University of Traditional Chinese Medicine* and *Shandong Journal of Traditional Chinese Medicine*, as a special editor, has made contributions to improve the quality of this book, and I would like to express my heartfelt thanks to her dedicated work!

中文卷

第一篇　总　论

第二篇　现代针灸学基本理论

第三篇 穴位的定位与作用

第四篇　针灸适宜病种的治疗

English Volume

1 Introduction

2 Modern Acupuncture Theory

3 The location, Indication and Operation of Acupoint

4 Acupuncture Treatment of Diseases

中文卷

中文卷

第一篇

总　论

第一章 中国针灸学的两种发展模式

第一节 针灸学理论体系的两种模式

参加21世纪伊始的这次青岛针灸发展论坛,让我想起了1999年10月在杭州举办的那次针灸发展论坛,杭州的针灸发展论坛是与腧穴、耳穴诊治学术讨论会一并举办的,虽然有一百多位与会代表,但只有4位专家在论坛上作了相关演讲。在那次论坛上,我作了题为“现代针灸学理论体系的形成与现代化研究50周年”的报告。会后,时任中国针灸学会副会长兼秘书长的李维衡教授与我有两次长谈。李维衡教授说他拟订了一个计划,即在世纪之交打算组织一次高水平的针灸发展论坛。那么,为什么要举办这样一个高水平的针灸发展论坛呢? 李维衡教授向我谈到,进入20世纪90年代后,美国在10余所著名大学和研究院所成立了10余个替代疗法研究中心,这些替代疗法研究中心大都以研究针灸疗法为主,往往一个中心研究一个专题。虽然这些研究中心的工作在短时间内很难超越我国的研究水平,但从长远来看,这些研究中心对我国针灸学研究的领先地位在某些方面构成了一定挑战,特别是1997年美国国立卫生研究院主办了有关针灸疗法的听证会之后,形势变得更加不能忽视。为了能够从容地应对挑战,必须要有应对挑战的战略准备,这一过程应该发挥我国中青年专家的作用。李维衡教授的这些谈话内容恰好能够反映举办这次青岛发展论坛的背景、意义和目的。

要想从容地应对挑战,仅仅举办一次这样的针灸发展论坛是远远不够的。因为任何事物都是发展变化的,我们在针灸学领域中所受到的挑战的来源及受到挑战的具体层面,也会随着时间的推移而有所变化,这就要求我们必须要有灵敏的学术动向方面的战略嗅觉。

纵观针灸学发展的现状,可以清晰地看出,针灸学理论体系的发展已形成了两种模式，一种是传统模式，另一种便是现代模式。传统模式就是以经络脏腑学说为理论核心的体系，也就是近 50 年来我国中医院校的针灸教科书中所倡导的体系。现代模式则是指近 50 年来有关现代化研究的成果所构成的理论体系，也就是以神经学说和神经 - 内分泌 - 免疫网络学说为理论核心的体系。讲到针灸学理论体系的这两种模式，我想先谈一谈欧美同行的一些感受。从 2001 年起，我接受美国医学专业出版社阿勒顿公司（Allerton Press, INC）总裁迈克（President Michael）先生的聘请，出任了几年《国际针灸临床杂志》（International Journal of Clinical Acupuncture）的主编。该杂志是 1989 年创刊的一份英文版的针灸学术刊物，主要面向欧美的英语国家发行。多年来，迈克总裁一直在要求翻译人员要提高翻译水平。

事实上，有关的翻译人员自认为翻译的文章已经比较流畅、比较准确了。然而，令人遗憾的是许多欧美同行仍难以读懂我国作者的一些文章，读不懂的地方主要是文章的讨论部分，也就是读不懂关于针灸疗法之所以能够治疗疾病的理论揭示，而这类理论揭示多涉及经络脏腑学说、阴阳五行学说，或是引经据典。在与欧美同行的沟通过程中，我清晰地感觉到他们盼望中国的作者能运用一种他们能够理解的揭示方式，他们渴望中国的学者能够发展一种他们能够理解的理论体系。我个人的看法是，自中国针灸疗法于 20 世纪 70 年代开始传入美国，至今虽然只有 30 年左右的时间，但美国的同行已不再满足于运用传统针灸学理论对相关问题的揭示，如果他们从外部世界无法获得新的理论，他们必然会自行探索下去。那么，欧美同行所期盼、所渴望的理论体系是怎样的呢？ 我认为这个理论体系应当建立在现代科学背景的基础上，或者说这个理论体系应该能够被现代科学体系所接纳。这就是前面所讲到的针灸学理论体系的第二种模式，也就是以神经学说和神经 - 内分泌 - 免疫网络学说为核心的体系。关于这个体系的理论框架，在两年前的杭州论坛上我曾作过总结。客观地讲，针灸学经过了半个世纪的现代化研究，已经探明了许多相关的基本环节，譬如：针刺信号产生的生理学基础、针刺信号传入的外周途径、针刺信号在中枢内的基本作用过程、针刺效应的外周传入途径以及腧穴作用的空间分布规律、针刺手法的强弱影响针刺效应的规律性、针刺的时间因素影响针刺效应的规律性、机体的机能状态影响针刺效应的规律性，等等，这些问题多数已基本探明。正是已经初步探明的这些结果构成了现代针灸学理论体系的基本框架。这里要说明的一个问题是，对探索上述诸多问题做出重大贡献的人员，他们大多数是从事西医教学或研究西医或研究生物学的人员，或者是具备现代生物医学知识结构的中医针灸专业人员。

第二节　科学主义的极限与针灸学两种模式的并存发展

自西学东渐以来，可以说传统中医学、传统针灸学一直受到西医学的排斥，出于一种本能，中医界人士也一直在尽心竭力维护传统的中医学、针灸学理论体系，并且这一过程还掺杂着十分复杂的专业情感乃至民族情感等社会问题。西医学处处标榜自己的科学性，可以说是唯科学至上，唯科学至尊。的确，科学能够产生非凡的力量，科学具有非凡的作用，今天的人类文明无一不与科学密切相关。但是科学真的能够至尊、至上吗？科学的价值标准能够成为人类知识体系中压倒一切的标准吗？回答是否定的。同样，西医学所遵循的价值标准也不是唯一的，不能只用西医学所推崇的价值标准来衡量、评判中医学。那么是什么原因使人产生了一种科学万能的信念呢？

17 世纪之后，随着人类对大自然探索的不断深入以及各门具体自然科学从自然哲学的分化，科学主义逐渐泛化，按照科学主义的理解，世界图景是按照物理、化学、数学原则构造的。因此，认识世界的唯一途径就是高举科学主义的旗帜，按照物理、化学、数学等相关原则去进行探索。与这种哲学意志相适应的便是科学主义的泛化。科学方法作为科学活动的核心和灵魂，最值得骄傲的标志是在众多领域内实现了实验化、数学化的追求。这种成功不仅仅在无机界，在有机界也有辉煌表现。正是这种辉煌进一步加剧了科学主义及其相关方法的空前泛化。在这种大背景下，便出现了如下倾向：科学的价值标准是衡量人类知识体系的唯一标准。对科学的这种崇拜，很容易使人产生一种科学万能的信念。西医学作为现代科学体系的延伸和发展，处处体现了唯科学至上的哲学意志，可以说是科学的价值标准支撑了西医学的发展。中医学、针灸学现代化研究的 50 年，实际也是以科学的价值标准为支撑的。事实上，科学并非万能，科学也并非人类知识体系的唯一构成。从宽泛的文化背景来讲，除了科学形态的知识之外，还有人文形态的知识，而科学的发展必须要有文化层面的人文思考为其提供指引。这种指引有利于避免科学世界的自我繁衍可能导致的消极作用。科学是把双刃剑，如果缺少人文思考为其提供的文化层面的指引，仅仅是科学，不可能创造文明的今天。科学技术与人文思考相比，后者对生产力的影响更为强大。对生产力问题的研究，这不是一个传统意义上的科学问题，而是人文学科的研究范畴。如果没有人文思考，如果没有思想解放，如果没有掌握科学技术的人，怎么会有“科学技术是第一生产力”的伟人思想呢？ 科学的独尊倾向在我国的现阶段有极为强烈的具体表现。有一个耐人寻味的事实是，自我国建立院士制度以来，一直将人文领域的专家排除在这一行列之外。这在国际上是一个特例。我们应当承认并尊重知识体系的二重构成。另外,从研究方法上来讲,无论是科学的实证主义,还是科学的证伪主义,相关的方法往往都不能直接用于人文学科的研究,因为二者分属于两个有着重要区别的领域。而中医学、针灸学的现代化研究恰恰在这方面犯了一些错误。对传统中医学、传统针灸学理论体系学术性质认识上的错位,导致了50年来的现代化研究在总体上不能获得预期成果。形成于2000多年以前的中医学理论体系和针灸学理论体系,与其说属于自然科学,不如说是自然认识与人文认识的混合体。这种混合体既有科学成分,更具有人文成分,二者的混杂与胶着构成了独具特色的传统中医学和传统针灸学理论体系,这种特色便是自然哲学的典型特征。从事针灸学现代化研究及推崇针灸学现代模式的部分学者,他们并不真正了解传统中医学理论体系和传统针灸学理论体系的产生与当时文化背景的关系,不了解传统中医学理论体系、传统针灸学理论体系所具有的文化学特征,只是狭隘地从科学主义的角度来审视这些传统,简单地运用自然科学的一般方法来丈量这些传统,结果是许多问题既难以被证实,也难以被证伪。这样一种尴尬的结局加剧了某些人对传统中医学理论体系、传统针灸学理论体系的排斥,也动摇了一部分缺乏文化视野的中医界人士对传统理论体系的信心。对传统理论体系的这种排斥和信心的丧失,也导致了中医界、针灸界的部分学者在维护传统理论体系的过程中,不能客观地、全面地看待中医学、针灸学的发展。

总之,对不同文化认同上的差异,以及对价值标准的不同选择,造就了针灸学研究的两个不同阵营,形成了针灸学发展的两种模式或两种潮流。前面曾谈到,许多欧美同行难以理解和接受传统针灸学理论体系,其根本原因就在于文化背景和价值趋向的差异。可以这样讲,传统模式更注重传统针灸学理论体系的文化学价值,而现代模式所追求的则是现代针灸学理论体系的科学价值。建立在现代科学背景下的针灸学理论体系应该进一步研究和发展,其价值和意义是容易理解的。与现代科学背景不能相容的传统针灸学理论体系也应该进一步继承和发扬,这又是为什么呢? 在“科学主义的尴尬与中医学的多向度发展”(《医学与哲学》2000年第7期)一文中,我曾指出,原有形态的传统中医学理论体系的存在应当受到尊重,主要原因有三:第一,临床治疗的有效性是其存在且应该受到尊重的基础;第二,传统中医学丰富的人文内涵是其存在下去的另一重要原因;第三,融于传统中医学中的浓厚的民族情感是其继续存在下去的又一重要原因。出于同样的理由,传统针灸学理论体系的存在也应该受到尊重。总之传统针灸学理论体系作为中华民族独有的传统文化的重要组成部分，其实用价值、文化价值及融于其中的复杂民族情感，注定这一体系将会长期存在下去。

小结：关于针灸学发展的两种模式，从总体上讲，很难分辨孰轻孰重，应该说这两种发展模式相关的两类研究群体或者说两个研究阵营之间，应该彼此认同，相互尊重。当然，对于大多数的研究个体而言，要做到既要在传统理论体系内求得学术发展，又要打破传统模式，努力发展针灸学的现代理论，这是非常困难的。我在这里所强调的是，无论你赞成何种发展模式，都应当保持一种开放的心态。既倾注于自己所努力的方向，同时也应对另外一种发展模式给予相当的关切。每个人的知识结构都不能确保他能够理解一切，倾注于自己所努力的方向或发展模式，并不一定要以否定另外一种模式为前提。我们需要用一种豁达、宽容的文化心态彼此善待对方。

（该文发表于《医学与哲学》2002 年第 1 期，原名“中国针灸学的基本走向”）

第二章 建立现代针灸学理论指导下的针灸治疗体系

从新中国建立算起，中医现代化研究已经走过了50多年的历程，在科学主义旗帜高悬的半个世纪中，中医学的许多重大理论问题一直未能从根本上得到解决，由此使今天的许多人对中医现代化研究的方向提出了质疑和批评。与人们原来的愿望相比，可以说科学主义在此遭到了空前的"惨败"。当然，这一过程并非毫无收获，从非先验的角度来看，科学主义在中医学的"泛化"亦有其辉煌的一面。如果抛开先验的目标，全面看待这50多年的中医现代化研究，针灸学的发展就是一个例子，可以说历经半个世纪的中医现代化研究，促成了现代针灸学体系的形成。讲到现代针灸学体系，应当明确这一概念与传统针灸学的区别。首先，现代针灸学的理论基础不同于传统针灸学，前者是以运用现代科学技术、方法对相关问题的研究所获取的现代科学意义上的规律作为指导理论，机理的阐明完全立足于现代科学意义的相关知识体系，并以神经－内分泌－免疫网络学说及针灸效应的四大规律为该体系的理论核心；而传统针灸学则是以阴阳五行学说、脏腑气血学说、经络学说等为基本理论。第二，在临床上，现代针灸学充分利用现代诊疗技术和方法，以辨病为主导，针刺手法注重的是强弱刺激与针刺效应的关系；而传统针灸学则是借助四诊八纲，以辨证为主导，针刺手法强调的是补泻[1-4]。另外，现代针灸学也不同于实验针灸学，但实验针灸学研究是现代针灸学体系的基础内容之一。

第一节 腧穴作用的基本规律与临床取穴组方

针灸治疗方案涉及的取穴组方应当遵循腧穴作用的基本规律，或者说取穴组方应当以腧穴作用的基本规律为指导。

最近50年的大量研究证实，腧穴作用的基本规律与神经的节段性支配密切相关，即某一腧穴的主要作用范围取决于与之相同或相近的神经节段的支配空间，也就是说处在

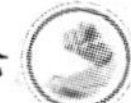

相同或相近的神经节段支配区内的腧穴具有类同的调节作用。根据这些研究，我们将腧穴的特异性定义为：处在相同或相近的神经节段支配区内的腧穴在治疗或调节作用上与较远的神经节段支配区的腧穴的差异性。大量研究表明，针刺某一腧穴所产生的主要调节作用的范围都是由与之相关的神经节段的支配空间所决定的。事实上，如果把十四正经上的各个腧穴按文献记载的主治作用逐一与神经节段性支配关系进行核查时，从总体上来看，大多数腧穴的主治病症与神经节段性支配关系相吻合，这一规律以位于躯干部的腧穴尤为典型。位于四肢的少部分腧穴除了能够治疗与之相关神经节段支配区内的病症之外，还可以治疗与之相距较远神经节段支配区的疾病，这种情况主要是由超分节结构的高位中枢所决定的。这就是说现代针灸学在总结腧穴作用规律时，也注意到了由超分节结构的高位中枢所决定的个别腧穴的某些特殊作用，但这些特殊作用的存在并不是否定腧穴作用基本规律的依据，而是这一基本规律的补充[2,3,5]。

针刺腧穴所产生的调节作用虽然十分复杂，但从针刺腧穴所产生的作用范围来讲，可将针刺效应概括为两大主要类别：一类是节段性效应，另一类是整体性效应。针刺任何一个传统腧穴，这两类效应均同时产生，区别只是二者的范围、强度有所差异。针刺某一腧穴时，分布于相关神经节段支配区内的器官系统受到的影响，往往是节段性效应与整体性效应的叠加；而分布于与该穴相距较远的神经节段（非相关的神经节段）支配区内的器官系统受到的影响，往往只有整体性效应。腧穴作用的这一基本规律是腧穴特异性的本质反映，因而此规律决定了现代针灸临床的基本取穴原则，即临床上应当取用与发病器官系统处在相关神经节段支配区内的腧穴。当然，这一取穴原则并不适用于另外一类穴位，即耳穴等全息穴位。腧穴包括两个系统：一个是传统经穴系统，另一个是全息穴位系统。全息穴位系统在临床上的运用遵循着全息生物医学的有关理论。全息生物医学是一门介于传统中医学、针灸学及现代生物学、现代医学之间的边缘学科[3,6]。

穴位作用规律的研究，不但要弄清楚作用于每个器官系统的穴位分别是哪一些，还要弄清楚作用于各器官系统的穴位的作用强度，并依据穴位作用强度的大小及安全风险或操作的方便与否，将作用于各器官系统的穴位区分为第一线穴位、第二线穴位，乃至第三线穴位（或只分为第一线穴位、第二线穴位两类）。第一线穴位是临床治疗中的首选穴位，第二线穴位和第三线穴位则属于备选穴位[5]。

另外，中药组方讲究君、臣、佐、使，即不同的中药在同一个组方中所起的作用是不同的。针灸处方也应当注意这个问题，由于穴位组合在一起的联合作用比较复杂，在没有弄清是发挥协同作用还是拮抗作用的情况下，我们主张选用的穴位越少越好，无论是一线穴位，还是备选穴位均要少而精[5]。

第二节 针刺作用的基本规律与针灸治疗方案中的关键因素

针灸治疗方案涉及的针刺时机、针刺手法、留针时间、针刺频次等关键因素的确定，均应当以针刺作用的基本规律为指导。

2.1 针刺的双向调节规律

传统针灸学认为针刺疗法既有“补”的作用，也有“泻”的作用。最近50年的大量研究表明，针刺效应的产生主要取决于机体的机能状态。如果针刺某一腧穴能够对某一器官的机能产生影响，在一般刺激量的情况下，这种作用是兴奋性的，还是抑制性的，最主要的是由该器官所处的机能状态所决定的。如果该器官的机能处于亢奋状态，那么针刺效应多是抑制性的；如果该器官的机能处于低下状态，那么针刺效应多是兴奋性的；如果该器官的机能处在正常稳定状态，则针刺效应往往既不呈现出明显的抑制，也不呈现出明显的兴奋，但具有稳定该器官机能、增强该器官抗干扰的作用。这就是针刺的双向调节规律，此可谓针刺作用的第一定律。我们的研究还表明，不但针刺效应的性质主要取决于机体的机能状态，而且针刺效应的强度也与机体的机能状态具有一定的相关规律性，也就是说，在一定范围之内，针刺效应的强度与机能状态偏离正常水平的程度呈现出正相关关系[7-9]。

2.2 针刺手法的基本作用规律

传统针灸学强调针刺手法的补泻。现代研究证实，生物体对刺激的反应有两种形式，即兴奋与抑制，而反应性质是兴奋性的，还是抑制性的，主要取决于生物体的机能状态。其次是取决于刺激量的大小，较强的刺激往往产生抑制性反应，较弱的刺激往往产生兴奋性反应。针刺腧穴也是一种刺激，这种刺激作用到机体所产生的反应性质与刺激量之间也呈现出类同的关系。一般说来，机能低下的疾病宜用较弱的刺激手法，使用较弱的刺激手法多产生兴奋性效应；机能亢进的疾病宜用较强的刺激手法，使用较强的刺激手法多产生抑制性效应。这一基本规律已被许多实验所证实。不过针刺手法的作用是一个较为复杂的问题。因为个体差异较大，针刺刺激的强弱只是相对而言，很难找到一个划分的基准，至少目前还无法做到这一点，临床上也只是依靠患者的主观感觉和医生本人的经验而定[2]。

2.3 针刺时间的基本作用规律

针刺时间的基本作用规律也就是针刺的时间生物学效应产生的基本规律，也可称之为针刺时机的基本规律或针刺时间与针刺效应的相关规律。传统针灸学十分重视针刺疗效与施术时间的关系，并形成了一门独具有特色的，以子午流注法、灵龟八法、飞腾八法等针刺疗法为主要构成的针灸学分支——时辰针灸疗法。大量研究表明，针刺疗效与针刺时间之间的确具有极为密切的关系。另外，生理学、生物化学的研究已经证实，机体的各种生理机能在一天不同时间内的状态是不一样的，并且这种波动遵循着一定的模式，也就是说各种生理机能在一天之内的变化各自遵循着一定的节律性。研究表明，如果需要增强或提高某种低下状态的生理机能就应在该机能的谷值期内进行针刺，在谷值期内针刺往往能够获得更好的兴奋性效应；如果需要抑制某一亢奋状态的生理机能就应在该机能的峰值期内进行针刺，在峰值期内针刺往往能够获得更好的抑制性效应。这便是针刺的时间生物学效应产生的基本规律。对针刺效应与针刺时间的相关规律性的研究已形成了一门现代科学意义上的边缘学科——现代时间针灸学。现代时间针灸学在临床上运用的关键，首先是要弄清楚所要调节的生理机能的昼夜节律模式，找出其谷值时相和峰值时相[10,11]。

2.4 针刺作用的时效规律

所谓针刺作用的时效规律也就是针刺作用的时效关系，是指针刺作用或针刺效应随时间变化的规律，可以用时效关系曲线来表达针刺作用的显现、消逝过程。弄清针刺作用时效关系，对于指导制定临床治疗方案，提高针刺治疗的效果具有重要意义。针刺的留针时间、针刺的频次是针刺治疗方案的重要内容，也是影响针刺疗效的关键共性因素。我们认为留针时间、针刺频次的确定均应以针刺作用时效关系研究为主要依据，前二者与后者具有不可分割的依赖关系。在没有弄清针刺作用时效关系之前，对针刺的留针时间、针刺频次的任何选择都有很大的盲目性，或者说缺乏足够的科学依据[12]。

我们根据有关文献所提供的信息来分析，针刺的最佳诱导期（即最佳留针时间）主要取决于所观察的指标和选取的穴位，在选取的穴位与观察指标密切相关的情况下，最佳诱导期多在10~60分钟之间。一般情况下，观察指标的反应性越敏感，针刺的最佳诱导期、半衰期也就越短；反之，针刺的最佳诱导期、半衰期也就越长。直接作用于神经系统、平滑肌系统的穴位，最佳诱导期较短，其针刺作用的半衰期也相对较短；而对于内分泌系统、免疫系统、血液系统或其他生化指标来讲，其最佳诱导期、针刺作用的半衰期相对较长，但半衰期多在2小时之内。根据这样的基本结论，我们认为从获取最佳疗效的角度来讲，将针刺频次确定为每天1次并不是最合理的选择，而每天针刺2次比每天针刺1次更具有科学性。需要指出的是，随着针刺频次的增加，出现的问题是穴位的疲劳性也相应地增加，为了克服这个问题，我们主张临床取穴实行2~4个分组的方法，几组穴位交替使用，确保同一组穴位在1~2天内只取用1次。另外，为了解决针刺频次与穴位的疲劳性问题，亦可将体针疗法与耳穴贴压疗法相结合。耳穴的贴压也是左右交替[12]。

留针时间的长短应当以最佳诱导期为依据。如果留针时间明显短于最佳诱导期，则达不到最佳治疗作用；如果留针时间明显长于最佳诱导期，不但不能增强疗效，反而使穴位容易产生疲劳而降低疗效，特别是使用电针疗法时更容易产生这样的问题[12]。

第三节　针灸治病的生理学机制

针灸治病不同于服药疗法，并没有外来化学成分的干预，而是通过调动自身调节系统的功能发挥纠正偏差的作用。针刺治病或针灸治病是通过"神经－内分泌－免疫网络"系统实现的，由于穴位的特异性问题，针灸不同的穴位所通过的调节途径也有不同，有的穴位主要通过"神经系统"发挥调节作用，有的穴位主要通过"神经－内分泌系统"发挥调节作用，有的穴位主要通过"神经－内分泌－免疫网络"系统发挥调节作用。

3.1 针感产生(得气)及其外周传入的生理学基础

得气是产生针刺疗效的重要基础。大量研究发现，穴位针感的产生基础主要是深部感受器，深部感受器基本上有五种类别：肌梭、腱器官、环层小体、关节感受器及游离神经末梢。这几类感受器在不同部位穴位处的分布有所不同，也就是说不同处的穴位各有其为主的感受器。一般说来，在肌肉丰厚处的腧穴，其针感感受器以肌梭为主；在肌肉与肌腱接头处的腧穴，其针感感受器以腱器官为主；在肌腱处的腧穴，其针感感受器主要是环层小体；在关节囊处的腧穴，其针感感受器主要是关节感受器；在头皮处的腧穴，其针感感受器是以游离神经末梢为主。腧穴处的感受器受到针刺刺激所产生的信号传入中枢之后才能产生调节作用。大量研究证实，针刺信号的外周传入的主要通路是支配腧穴的躯体感觉神经，其中中等粗的 II、III 类纤维在针刺信号的传入中起决定作用，特别是刺激强度引起 III 类纤维的兴奋时，可产生良好的针刺镇痛效应[13]。另外，近些年的研究还发现，背根节分叉传入系统在针刺调节中具有重要作用。

3.2 针刺信号传导的中枢机制及针刺治病的中枢原理

针刺信号传入脊髓之后，在脊髓水平就已与病灶部位传入的疼痛信号发生相互作用。根据生理学的研究，在 Rexed 第Ⅰ层只有对疼痛刺激反应的神经元。在第 V 层有一种细胞，对于触、压、温及伤害性刺激等多种刺激都能发生反应，并且对伤害性刺激的反应呈现为高频持续放电，这种细胞被称为广动力型细胞。研究发现，针刺腧穴或重复刺激 II、Ⅲ类传入纤维，对于细胞体大部分位于背角第 IV、V 层的脊颈束或背外侧纤维的单位电反应，具有显著抑制作用，能使 74% 的背角第 V 层神经元对伤害性热刺激的反应减少一半以上。针刺效应在脊椎动物的另一个特点，是针刺的节段性效应比已观察过的高位中枢部位所产生的效应要明显得多。针刺的腧穴和病灶处在相同或相近节段的情况下，针刺效应大大明显于二者远属节段情况下的效果，这就是说针刺的节段性效应是一种最基本的效应[2,14]。

针刺信号虽然是由较粗的纤维传入脊髓，但研究表明，针刺信号在脊髓内的上行传导并不是通过背索，而是作用于脊髓背角，并经腹外侧索传向高位中枢的。研究表明，针刺对内脏躯体反射的抑制效应，在切断双侧腹外侧索后才完全消失。如果只损毁单侧腹外侧索，只能取消对侧后肢的针刺效应，而同侧后肢的针刺效应仍然能够保持，只有切断双侧腹外侧索，才能完全取消针刺镇痛效应。这些实验结果与神经科在临床上的观察结果是一致的。总之，多种实验表明，针刺信号进入脊髓就地与病理信号相互作用之后，是经过前联合交叉到对侧，然后沿外侧（主要是前外侧索）向上传导的。前外侧索的上行纤维主要有旧脊丘束、脊网束、脊顶盖束等[13]。

针刺信号在脊髓内与病理信号相互作用之后继续上行抵达脑干。研究表明，针刺腧穴对高位中枢痛敏神经元抑制的重要途径就是通过脑干网状结构。在高位中枢，丘脑是感觉上升到意识之前的一个整合中枢，痛觉信号进入意识领域，必须经过丘脑。丘脑中与痛觉有关的神经元主要位于内髓板核群，特别是束旁核、中央外侧核一带。这些细胞对伤害性刺激引起持续的长时间放电，且潜伏期较长。除了丘脑，中脑内侧网状结构上也有类似的神经元，针刺腧穴可以有效地抑制这类痛敏经元的放电，其中“II、III 类传入纤维—延髓巨细胞核—丘脑中央中核—束旁核”便是针刺效应产生的重要中枢通路之一，该通路的兴奋可明显抑制丘脑束旁核的痛敏放电。除了延髓巨细胞核外，在脑干水平，针刺信号还可到达脑干网状结构、中缝核、中央灰质、中央被盖束。运用放射自显影技术追踪中缝核的纤维走向，可以看到中脑中缝背核的一部分纤维投射到丘脑束旁核，表明“中缝核—束旁核”是针刺效应产生的另一条中枢通路。另外，尾核是与痛觉调节有关的另一个结构，该结构在针刺效应的产生过程中也有重要作用。用辣根过氧化酶和 Nauta 氏纤维变性法，观察到尾核与中缝核之间存在着双向纤维联系，表明“中缝核—尾核”也是针刺作用的重要环路[13,15]。

针刺信号在脑干内经过加工后上传到丘脑，其传导途径是中央被盖束，即“巨细胞核—中央被盖束—丘脑中央中核”。因中央中核紧靠束旁核，但中央中核对束旁核的抑制却需要一个较长的潜伏期，表明中央中核可能是通过包括前间脑在内的一个回路对束旁核发生抑制的，并且尾核、丘脑后核群等部位亦可观察到电针腧穴的诱发反应和（或）电针抑制效应[16]。

针刺信号在丘脑经过加工后可进一步抵达边缘系统。痛觉生理学研究表明，痛觉冲动可以传送到边缘系统的不同部位，边缘系统也参与了针刺镇痛的调制。假如损毁扣带、海马、下丘脑的某些核，均对针刺效应产生一定影响。由此可见，可能存在着丘脑、前间脑的一个重要通路：丘脑中央中核—大脑皮层—尾核—束旁核疼痛抑制通路，该通路在针刺效应的产生方面具有重要作用[13]。

另外，自从 Hagbarth 与 Kerr 发现体感觉传入冲动的下行抑制通路以来，已有许多研究表明，该下行抑制系统在针刺效应的产生过程中起重要作用。研究证实，存在一个以中缝大核为主的下行抑制系统，通过背外侧索下行，对脊髓背角的有关神经元进行突触前抑制。进一步运用辣根过氧化酶逆行传输和放射自显影技术研究发现，中缝大核下行到脊髓背角的第 I~V 层，其纤维有节段分布关系，即靠近中缝大核头侧的细胞投射到项髓，靠尾侧的细胞投射到腰髓。还有一些研究提示，边缘系统及其他高级部位的活动，都有可能通过中缝大核对脊髓痛觉冲动的传递产生影响[17]。近些年的研究还发现，传统的内脏感觉核（孤束核）、传统的特异本体感觉核（背索核）通过脊孤束（背索突触后神经元）均接受内脏信息，也接受躯体信息；同一个背索突触后神经元本身不仅接受来自内脏的信息，也接受来自躯体的信息，成为内脏信息与躯体信息的共同汇聚神经元。上述双投射系统在针刺效应的产生过程中也发挥了重要作用。

除了上述谈到的之外，许多中枢神经介质和生物活性物质也广泛参与了针刺效应的产生过程。目前已有丰富的资料表明：中枢内 5– 羟色胺有加强针刺镇痛的作用，针刺可增加中枢内 5– 羟色胺的含量；儿茶酚胺有对抗针刺镇痛的作用，针刺可降低中枢内某些部位的儿茶酚胺的含量；阻断中枢乙酰胆碱的合成或胆碱能受体，可降低针刺镇痛的效果，针刺可增加中枢内乙酰胆碱的含量；针刺可使脑的内啡肽含量显著增加，且与针刺效应密切相关；研究还表明，P 物质、环核苷酸的浓度高低也与针刺镇痛的效果有一定关系。

3.3 针刺效应的外周传出通路

针刺腧穴能够控制疼痛反应或产生其他调节作用，尚需通过相应的传出通路才能实现，外围传出途径主要是植物神经或“神经 – 内分泌 – 免疫网络”，如针刺某些穴位可激活“下丘脑 – 垂体 – 肾上腺皮质系统”的功能，从而产生广泛的调节作用。

总之，现代针灸学体系以神经 – 内分泌 – 免疫网络学说及腧穴作用规律、针刺作用的四大规律为该体系的理论核心。现代针灸学理论要求针灸治疗方案的科学化，即取穴组方及针刺时机、针刺手法、留针时间、针刺频次的确定，要以腧穴作用规律及针刺作用的四大规律为指导。当然，由于腧穴作用规律及针刺作用的四大规律，特别是针刺作用的时效规律尚需做进一步研究，因此每个具体的针灸治疗方案涉及的取穴组方及针刺时机、针刺手法、留针时间、针刺频次的确定也要有一个逐步完善的过程，毕竟这是一项具有里程碑意义的工作，不可能一蹴而就。

参考文献

[1] Chenshaozong.An Important Outcome in Scientific Research:Establishmentof Modern Acupuncture Theory and Clinical Acupuncture.International Journal of Clinical Acupuncture,2001,11(1):1~4.

[2] 陈少宗 . 现代针灸学理论与临床应用 [M]. 济南 : 黄河出版社 ,1990:1.

[3] 陈少宗 . 试论针灸学现代化研究的成就 [J]. 中外医学哲学 , 1998,(2):61~65.

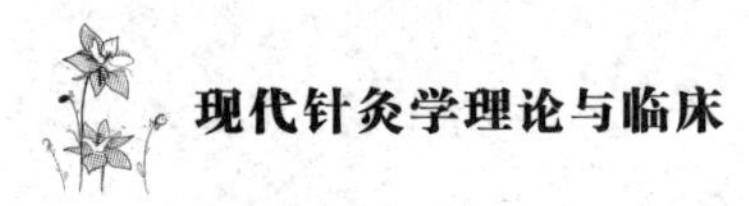

[4] 陈少宗 . 从传统针灸学到现代针灸学 [J]. 医学与哲学 ,2006,27(9):57~58.

[5] 陈少宗 , 等 . 现代针灸学研究迫切需要解决的两大问题 [J]. 医学与哲学 ,2007,28(12): 54~55.

[6] 陈少宗 . 全息生物医学理论与临床应用 [M]. 济南 : 黄河出版社 ,1990:1.

[7] 陈少宗 , 等 . 针刺效应与机体机能状态数量关系的初步观察 [J]. 中国针灸 , 1993, (5):41~43.

[8] 陈少宗 , 等 . 申时酉时电针对脑血栓患者 TXB2、PGF1α 的影响与其基础状态的数量关系 [J]. 针灸临床杂志 ,2007,23(9) :4~5.

[9] 陈少宗 , 等 . 辰时巳时电针对脑血栓患者 TXB2PGF1 A de 影响与其基础状态的数量关系 [J]. 针灸临床杂志 ,2008,24(3):6~8.

[10] 陈少宗 . 现代时间针灸学理论与临床应用 [M]. 济南 : 黄河出版社 ,1990:1.

[11] Chenshaozong.Research on Correlation between Acupuncture Time and Acupuncture Effect.International Journal of Clinical Acupuncture,2002；12(2):117~119.

[12] 陈少宗 . 针刺作用时效关系研究的临床意义 [J]. 针灸临床杂志 ,2008,24(6):1~3.

[13] 吕国蔚 . 穴位针刺效应的神经传导通路 [A]. 针灸研究进展 (中医研究院编)[M]. 北京 : 人民卫生出版社 ,1981:141.

[14] 杨枫 , 等 . 经络穴位和神经节段的相关规律性 [A]. 针灸针麻研究 [M]. 北京 : 科学出版社 ,1986:441.

[15] 何莲芳 , 等 . 尾核在针刺镇痛中的作用 [A]. 针灸针麻研究 [M]. 北京 : 科学出版社 ,1986:111.

[16] 张香桐 . 来自穴位与痛区的传入冲动在丘脑内的相互作用 [A]. 针灸针麻研究 (张香桐等主编)[M]. 北京 : 科学出版社 ,1986:17.

[17] 沈锷 . 下行抑制在针刺镇痛中的作用 [A]. 针灸针麻研究 (张香桐等主编)[M]. 北京 : 科学出版社 ,1986:24.

（该文发表于《针灸临床杂志》2008 年第 28 卷第 10 期）

第三章　现代针灸学与传统针灸学的对话

第一节　现代针灸学是学术发展的必然产物

问：针灸是一种古老的医术，已经有 3000 年的历史，如何产生了现代针灸学？

答：传统针灸学理论体系已臻完美，但时代对针灸学领域有关问题的解答有更高标准的要求。

1 传统针灸学理论体系已臻完美的依据

自《内经》到《甲乙》，再到《大成》《铜人》，继至“承淡安之学”，针灸学从未停止过发展，但这种发展在既有的范式内已经达到了极点，其概念、范畴、规律等理论已经没有发展空间，临床诊疗体系也已远离现实需要。三个方面的证据：

1.1 传统针灸学理论已臻历史完美

传统针灸学的基本理论——经络学说、脏腑学说、气血学说等自创立至今，历经 2000 余年，这一过程虽有发展，但主体是“解经”“注经”，除了学派林立之外，并无概念体系的实质性的创新与发展。这一事实表明，在既有范式内，传统针灸学理论体系已经达到了其应有的完美。除了十四正经之外，为什么再没有提出新的经脉？既有五输穴，为什么没有发展出六输穴？一言以蔽之，传统针灸学理论体系在既有范式内已经没有了发展空间[1]，犹如古典物理学没有再发现牛顿四定律、五定律，在惯性系内已是一个完美的体系，但这不代表物理学的终点。

1.2 传统针灸学辨证施治体系已经完成历史使命

我们曾对国内针灸学领域的四大专业杂志《中国针灸》《针刺研究》《上海针灸》《针灸临床杂志》近 10 年来的临床类文献进行过初步统计，单纯辨证施治的针灸文献比例不足十分之一，而且越来越少，即便标题是“辨证”，但正文内容也常常明确表明“证”所包括的病种、病例。这一现实说明“辨证施治”体系已在针灸临床实践中被逐步淘汰[2]。

严格地讲，流行的针灸学的“辨证施治体系”是在50年前对中医内科学的“辨证施治体系”的拷贝，这一做法虽然满足了当时院校教育的需要，但并不符合针灸临床的实际需要。而在干预方式、治病原理方面，针灸疗法也完全不同于药物疗法（包括西药、中药），药物疗法有一个天然的或人工的化学品的输入过程，而针灸疗法则完全不同。

1.3 传统针灸学辨证施治体系的终结者是法律困境

在古代，受限于技术手段的落后，对于疾病的认识比较肤浅，这一背景下的辨证施治有其十分积极的意义。随着现代科学技术的发展，对于疾病的认识越加深刻，在此背景下依然固守于两千年前的辨证施治已与时代脱节，并带来巨大的安全风险，同时也为医者自身带来了巨大的职业风险。如果因为单纯运用辨证施治技术而发生了不可逆转或不可挽回的临床事件，而这些事件在辨病治疗中又是可以避免的话，医者的辨证施治行为不但得不到法律保护，反而在可能发生的医疗纠纷中处于十分被动的地位。面对法律时，辨证施治的任何理论依据都不能成为支持自身行为的合理要件。这种法律困境决定了排他性地保护“辨证施治”的特色只能停留在口号上，而不可能得到临床实践活动的支持。远离社会实践需要的东西注定要归位历史[2]。

2 时代对针灸学领域有关问题的解答有更高标准的要求

传统针灸学体系在既有范式内的完美，并不能取代时代的更高要求，不能掩盖针灸学领域从理论到临床许多问题与时代科学文化背景的不适应。腧穴的本质是什么？针刺信号的产生与传导机制是什么？针灸治病的机理是什么？腧穴的配伍规律是什么？取用单穴为好，还是取用多穴为好？如果取用多穴有无数量的最佳要求？采用浅刺为好，还是采用深刺为好？每次留针多长时间为最佳？每天针刺一次或两次为好，还是数天针刺一次为好？可以说上述所有的理论问题、临床问题在传统针灸学内都没有得到很好的解决，而这些问题的解决只能是现代针灸学的任务[1]。

问：现代针灸学是相对于传统针灸学来讲的吗？现代针灸学和传统针灸学的分水岭是什么？

答：现代针灸学体系完全不同于传统针灸学，可以说现代针灸学是相对于传统针灸学来讲的，但更准确地说，应当是对应于现代科学文化背景来讲的，是与现代科学文化背景相适应的产物。

现代针灸学体系完全不同于传统针灸学，二者的分水岭既有宏观标志，也有微观标志。宏观方面，形成两种体系的历史文化背景完全不同，而对同一问题的认知要求、认知水平、认知手段、思维方法都是与时代相适应的产物。

微观方面，首要标志是现代针灸学的理论基础不同于传统针灸学，前者是以运用现代科学技术、方法对相关问题的研究所获取的现代科学意义上的规律作为指导理论，机理的阐明完全立足于现代科学意义的相关知识体系，并以神经－内分泌－免疫网络学说及腧穴作用规律、针刺作用的四大规律为该体系的理论核心；而传统针灸学则是以阴阳五行学说、脏腑气血学说、经络学说等为基本理论；第二，在临床上，现代针灸学充分利用现代诊疗技术和方法，以辨病为主导，针刺手法注重的是强弱刺激与针刺效应的关系；而传统针灸学则是借助四诊八纲，以辨证为主导，针刺手法强调的是补泻[3-5]。

第二节　现代针灸学与传统针灸学并不对立

问：传统针灸学经络中的气血和现代针灸学的针刺信号只是语言上的更新还是有本质上的差异？

答：传统针灸学中的气血和现代针灸学内的针刺信号远不是语言上的转换更新，要是那样的话，问题就简单了。

严格来讲，传统针灸学体系和现代针灸学体系属于两种完全不同的范式，传统针灸学体系的任何一个基本概念、基本范畴，在现代针灸学体系乃至整个现代科学体系内都难以找到与之对等的总结和发现。经络并不等同于神经或其他管道结构，气血也不等同于针刺信号，气血的运行也不等同于针刺信号的传导。所以，不能将传统针灸学体系和现代针灸学体系的基本概念、基本范畴做简单比较。不是一个坐标系内的东西没有比较的基础，牵强比较的结论是不科学、不可靠的，而针灸学现代化研究中的许多失败正源于此。我们总是希望将远去的一个坐标系的某一个位点，转移到眼前的这个坐标系内，并确证其在该坐标系内的位置，以便能够看得更为清晰、更为真切。但因为这两个坐标系之间没有转换关系，所以根本无法确证这个点转移到眼前的这个坐标系内的位置，我们也就永远无法实现这一愿望。

问：经络理论是传统针灸学的核心。经络理论在现代针灸学中还有它的地位吗？

答：经络理论作为传统针灸学理论体系的核心，在现代针灸学中没有它的地位。这就属于前面讲过的没有转换关系的两个坐标系的问题。经络理论只存在于传统针灸学体系内，现代针灸学体系内没有经络、气血、辨证以及井穴、荥穴、输穴、经穴一类的概念。历史的产物只会适应于当时的科学文化背景，一旦超越其特有的历史文化背景就会不服水土，这就是为什么不同范式的概念体系只存在于自己的范式之内，著名的事例就是牛顿物理学只适用于惯性系，而不适用于非惯性系，所以才有了古典物理学和现代物理学之分。

必须说明的是，在现代针灸学内没有经络理论的任何地位，并不等于否定经络理论的价值，经络理论的价值寓于传统针灸学体系中，而传统针灸学体系就好比一座“古城”。

可以借用“拆老城建新城”与“护老城建新城”两种不同的发展思路，来说明发展现代针灸学的同时对传统针灸学进行保护的基本态度。近几十年来，中国的城市建设大体有两种模式，一种模式是拆掉老城原址建设新城，另一种模式是保护老城另选址建设新城。前者是拆旧之后的原地立新，后者则是老城旁侧的另址新建。两种模式所展现的主体基调都是发展，但前一种模式将本地原有的历史文化载体湮灭在了发展的背影之中，后一种模式则将本地原有的历史文化载体镶嵌在了发展的历史长廊之中。后者是我们的基本态度[1]。

总之，传统针灸学体系经过两千余年的发展，在既有范式内已经形成了一个比较完美的体系，而现代针灸学体系作为完全不同的范式犹如破壳不久的“雏鸟”，之后的成长道路依然漫长。

第三节　现代针灸学不是现代生物医学的一个分支学科

问：传统针灸学以其独特的经络学说、气血理论、穴位组合、补泻手法建立了一个完整的针灸医学体系。这个医学体系独立于现代生物医学体系之外，并实现了其临床价值。现代针灸学还可以保持它的独立性吗？现代针灸学会不会变成现代生物医学的一个分支学科？

答：传统针灸学体系的确独立于现代生物医学体系之外，而现代针灸学体系却无法“完全”独立于现代生物医学体系之外，因为现代针灸学关于针灸原理、机制的探索完全建立在现代生物医学（包括系统生物学）体系基础之上，概念、范畴构筑的逻辑体系与现代生物医学体系也是能够相通的。

但是,现代针灸学会不会变成现代生物医学的一个分支学科,我认为这不是一个“会”与“不会”的简单问题,这涉及两个体系的历史发源问题、核心理念或核心思想方面的本质差异等多方面的问题。

第一,现代针灸学依然属于针灸学范畴,研究的问题依然是针灸疗法的治病规律、治病原理。研究的对象、研究的问题依旧,这就决定了现代针灸学的独立性,研究方法的移植与借鉴一般不会改变原有学科在学科体系中的门类归属。生物物理学、量子生物学、生物控制论、系统生物学,等等,依然属于生物学的范畴,并没有因为常规物理学、量子物理学、一般控制论、一般系统科学研究方法的移植和渗透而改换学科门庭。

第二,针灸疗法的发源与历史不会因为现代针灸学体系的建立而改变,依然是独立的。针灸学的任何发展变化,都是针灸学本身的历史发展,这一历史不会被现代生物医学的历史发展所取代或淹没。

第三,针灸疗法作为治病、保健的干预方法之一,与现代生物医学的化学药物干预是完全不同的,可以说现代生物医学完全缺失这类干预。

第四,针灸疗法作为治病、保健的干预方法之一,产生的作用是双向良性调节(现代针灸学将其视为针刺作用的第一定律),是通过激发、调动自身的修复功能而实现的,理念上强调的是天然、顺势、调节。现代生物医学并没有这样的理念,现代生物医学的核心理念是对抗性的,杀菌、补充激素、抑制或破坏代谢环节、手术等措施,无一不体现着“对抗”精神,而“对抗”往往是一把“双刃剑”,与针灸疗法的“双向”良性调节有本质差异。

所以,如果将现代针灸学作为现代生物医学的一个分支学科,很显然,那会大大降低现代针灸学的价值和意义。

总之,现代针灸学作为大学科研究的成果具有交叉学科的基本特点,而交叉学科的特点是既独立又与其他学科相关,不再具有原来的“纯洁性”。可以说现代针灸学具有针灸学的“独立性”,但不具有针灸学的“纯洁性”。

问:近年来针灸临床上出现了众多新技术,像铍针、小针刀、浮针等,这些技术对行医者的解剖知识提出了很高的要求。医学理论上,传统针灸学的经络理论难以容下它们,现代针灸学的神经－内分泌－免疫理论也难以装下,因此以筋膜或肌筋膜为代表的结构理论便迅速崛起,如何评论?

答:筋膜或肌筋膜只不过是一种结缔组织而已,并没有超越现代生物医学的认识水平和范畴。毫无疑问，应当鼓励、支持研究筋膜或肌筋膜在针刺治疗中的作用。就目前的研究结果来看，在针刺作用的过程中，结缔组织只是在机械性针刺信号的启动环节发挥一定作用，但这种作用并不是核心性质的，所谓的这种以"核心"面貌出现的"结构理论"并未得到现代生物医学的研究证实，远没有可能构成针灸学的理论核心。在针灸疗法广泛治疗的肌肉/运动系统疾病、慢性疼痛类疾病中，临床病理学、病理生理学都没有证实单一的筋膜或肌筋膜的病理性改变的关键作用。不仅是结缔组织，其他任何一种单一的组织都不可能是针灸原理或机制中发挥作用的唯一结构。针灸的双向良性调节作用的发挥有赖于多系统的协同，"神经－内分泌－免疫网络"是关键环节。

现代针灸学的"神经－内分泌－免疫网络"理论是从针灸的双向良性调节机制来讲的，并不是整个现代针灸学理论体系的全部。关于现代针灸学原理或机制的研究方法，既有解剖学的，也有组织学的，还有生物化学的、组织化学的、生理学的，等等，除此之外，还有生物控制论的、系统生物学的等横断学科的研究方法。

像铍针、小针刀、浮针等所谓的"新技术"，在临床疗效、安全性评价等方面尚未得到全面、系统而严格的检验，有的在推广过程还出现了不少安全问题（将另文专题讨论）。这些"新技术"虽然算得上是针灸技术的发展，也应当鼓励这类发展，但这类发展无法取代普通针灸技术，只能作为补充，并且需要在发展中逐步规范适应症和操作标准。

另外，铍针、小针刀作为毫针的拓展，在治疗原理方面却完全不同于毫针疗法，前者重在机械剥离、分离，并不是双向调节；而后者并不具有直接的机械剥离、分离的作用，主要作用是双向调节。

问：如何评价"现代针灸学"的发展趋势及其学术影响？

答：学术界将"现代针灸学"视为正常的学术发展，并不是什么特别的事件，因为近二十年来，多数人在临床上已经自觉或不自觉地接受着"现代针灸学"理念的支配，典型的标志是多数针灸医师采用的是以"辨病治疗"为主的临床思路，而这正是"现代针灸学"的临床核心。从山东针灸界发表的有关论文来分析，采用"辨病治疗"为主的文献高达 95% 以上，而采用"辨证治疗"为主的文献不足 5%，这一趋势和全国的情况相类似。这一现实说明了什么？说明"现代针灸学"已经深入人心。当然，也有个别人在临床实践中运用着"辨病治疗"，享受着"辨病治疗"的优势，但在理论认知层面又无法自我超越。

关于"现代针灸学"的发展趋势及其学术影响，人民卫生出版社在 2016 年 12 月出版的“国家卫计委十三五规划教材”（研究生教材）《针灸医学导论》中有很多评论，代表性的评论是：针灸学的现代化是其历史发展的必然趋势；建立现代针灸学是针灸现代化的必然结果。

问：有人认为，不存在现代针灸学一说，充其量是近代针灸学。您如何看待这一观点？

答：关于“现代”一词含义的解释，哈贝马斯的说法最具代表性。他指出：“人的现代观随着信念的不同而发生了变化。此信念由科学促成，它相信知识无限进步、社会和改良无限发展。”所以，所谓的“现代”所反映的其实是一个动态过程，并且包含了进步与开放。今天称谓的近代针灸学在昨天就是昨天那个时代称谓的“现代针灸学”，今天称谓的现代针灸学到了明天再看时就变成了未来那个时代称谓的“近代针灸学”了。知识体系的发展、更新与进步并不依某个人的意志为转移，固守于“近代针灸学”的认识是对历史的一种割裂，也是对近一个世纪以来针灸学发展变迁的一种无视。暂且不论现代针灸学的合理性或科学性，只就其特征与发展趋势而言，至少反映了这个体系所具有的的时代性、开放性、进步性，就像《针灸医学导论》的观点：针灸学的现代化是其历史发展的必然趋势；建立现代针灸学是针灸现代化的必然结果。

我曾反复强调，关于现代针灸学体系与传统针灸学体系这两种模式，从总体上讲，很难分辨孰轻孰重，这两种发展模式相关的两类研究群体或者说两个研究阵营之间，应该彼此认同，相互尊重。当然，对于大多数的研究个体而言，要做到既要在传统理论体系内求得学术发展，又要超越传统模式，努力发展现代针灸学，这是非常困难的。我在这里所强调的是，无论你赞成何种发展模式，都应当保持一种开放的心态。既倾注于自己所努力的方向，同时也应对另外一种发展模式给予相当的关切。每个人的知识结构都不能确保他能够理解一切，倾注于自己所努力的方向或发展模式，并不一定要以否定另外一种模式为前提，我们需要用一种豁达、宽容的文化心态彼此善待对方。

参考文献

[1] 陈少宗 . 大科学研究是发展现代针灸学的必由之路 [C]. 中国科协第 18 届年会 · 16 分会场 : 针灸学大科学研究高峰论坛论文集 (西安),2016:76.

[2] 陈碧玮 , 等 . 正确辨病是现代针灸临床的基础和方向 [J]. 医学与哲学 ,2015,36(3):75~77.

[3] 陈少宗 . 建立现代针灸学理论指导下的针灸治疗体系 [J]. 针灸临床杂志 ,2008,24(10):1~3.

[4] 陈少宗 . 现代针灸学理论与临床应用 [M]. 济南 : 黄河出版社 ,1990:1.

[5] 陈少宗 , 等 . 现代针灸学 [M]. 郑州 : 郑州大学出版社 ,2011:3~6,109.

[6] 陈少宗 . 全息生物医学理论与现代耳针疗法 [M]. 青岛 : 青岛出版社 ,2001:1~6.

(该文发表于《2017 年的中医药导报》,连载于美国 2016 年 8 月的《华兴报》, 本书收录时又补充了部分对话。)

第二篇

现代针灸学基本理论

针灸疗法治病、防病的方式与药物疗法存在着本质不同，前者并没有向机体输送任何的化学物质，也没有向机体输送任何特别的能量。针灸疗法对机体施加影响的最大特点是“双向良性调节作用”，这被称之为针灸作用的“第一定律”。现代针灸学研究已经证实，针灸疗法对许多疾病的治疗效果具有可靠的生理学或生物化学方面的科学证据。

毫无疑问，针灸疗法治病、防病的基本原理或者说基本路径必然是通过影响人体自身的调节系统的功能而实现的。就目前的研究而言，所能确定的调节系统只有神经系统、内分泌系统、免疫系统。

人和高等动物由十多个系统构成，即消化系统、呼吸系统、循环系统、泌尿系统、生殖系统、运动系统、皮肤系统、听觉系统、视觉系统、嗅觉系统、免疫系统、内分泌系统和神经系统。这十多个系统构成了一个完整的生命体，而这个生命体必须通过神经 - 内分泌 - 免疫网络系统，才能实现互相联系、互相制约，共同完成整个生物体的全部生命活动。

神经系统（Nervous System）是人体内起主导作用的系统。内、外环境的各种信息，由感受器接受后，通过周围神经传递到脑和脊髓的各级中枢进行整合，再经周围神经控制和调节机体各系统器官的活动，以维持机体与内、外界环境的相对平衡。神经系统是由脑、脊髓、脑神经、脊神经，以及各种神经节组成，能协调体内各器官、各系统的活动，使之成为完整的一体，并与外界环境发生相互作用。神经调节作用的实现有赖于反射弧的完整性。神经反射弧的基本组成包括感受器、传入神经、神经中枢、传出神经、效应器。

内分泌系统（Endocrine System）是一种整合性的调节机制，通过分泌特殊的化学物质来实现对有机体的控制与调节。内分泌系统也是机体的重要调节系统，它与神经系统相辅相成，共同调节机体的生长发育和各种代谢活动，维持内环境的稳定，并影响行为和控制生殖功能等。

免疫系统（Immune System）是机体执行免疫应答及免疫功能的重要系统。该系统的主要作用有如下三个方面：（1）识别和清除外来入侵的抗原，如病原微生物等；（2）识别和清除体内发生突变的肿瘤细胞、衰老细胞、死亡细胞或其他有害的成分；（3）通过自身免疫耐受和免疫调节使免疫系统内环境保持稳定，修补免疫细胞能修补受损的器官和组织，使其恢复原来的功能。

现代针灸学理论体系是以运用现代科学技术、方法对相关问题的研究所获取的现代科学意义上的规律作为指导理论，也就是以神经－内分泌－免疫网络学说及腧穴作用规律、针刺作用的四大规律为该体系的理论核心，机理的阐明完全立足于现代科学意义上的相关知识体系。

在临床上，现代针灸学以辨病为主导，强调针灸治疗方案的科学化、规范化，包括取穴组方、针刺时机、针刺手法、留针时间、针刺频次等几个方面，这些关键因素的确定均应当遵循腧穴作用的基本规律和针刺作用的基本规律。

第四章　穴位与神经的形态学关系

第一节　穴位局部的神经分布

20 世纪 50 年代开始，为了弄清楚穴位的形态基础，国内外学者运用层次解剖、断面解剖或二者结合的方法，在人类尸体或动物身上对大多数穴位进行了广泛研究，获得了大量关于穴位局部的神经分布的资料。

几十年来的大量研究表明，穴位局部具有丰富的神经分布，其中靠近神经干的穴位就占到穴位总数的 55% 左右。在穴位周围、直径为 1.0cm 的范围内有神经干或有较大的神经分支通过者，可占到穴位总数的 95% 左右[1–9]（详见表 4.1），而非穴位区内的神经干、神经支的分布明显少于穴位区[10]。

表 4.1 穴位局部的神经干、神经分支的分布情况

研究者	穴位数	有关神经干、神经支的分布情况
徐州医学院[1]	361	有 205 穴靠近神经主干（56.8%），其中靠近皮神经主干者 104 穴（28.8%），靠近深部神经主干者 122 穴（33.8%）。
上海第一医学院[2]	324	有 323 穴与神经有关（99.6%），其中与浅层皮神经有关者 304 穴（93.8%），与深部神经有关者 155 穴（47.8%），与深浅神经均有关者 137 穴（42.3%）。
北京市结核病研究所[3]	312	有 217 穴与神经干或皮神经有关（69.5%）；位于四肢的 141 个穴位中，有 139 个穴位与神经干或皮神经有关（98.5%）。
上海中医学院[4]	309	有 152 穴可直接刺中神经干（49.19%），针刺点旁开 0.5cm 内有神经干者 157 穴（50.81%）。
大连医学院[5]	307	直接刺中或距针刺点 3mm 以内有神经干、神经支的穴位 108~142 个（35.2%~46.1%），与针刺点相距 4~9mm 之间有神经干、神经支的穴位有 52~72 个（17.2%~23.0%）。
河南医学院[6]	300	半数穴位下面有神经通过，另外一半的穴位附近也都有神经分布。
福建医学院[7]	141	有 72 穴可直接刺中神经干（51.0%），58 个（41.1%）针刺点附近有神经干分布的穴位。
南京第一医学院[8]	114	上肢 97% 的穴位与神经有关，下肢 95.4% 的穴位与神经有关。
兰州医学院[9]	66	1/10 同身寸内有神经分布的穴位有 35 个，1/10~2/10 同身寸内有神经分布的穴位有 19 个。
周佩华[9]	323	所有穴位处均有神经分布。

边长泰等（1974 年）在 8 具人类尸体上，按循经解剖的方法，将胃经、膀胱经、肾经、肝经、心包经、大肠经等 7 条经脉的 295 个主要穴位进行了断层解剖和象限解剖，结果表明：七条经脉的主要穴位及其循行路线，与神经的关系较为密切，并且也与穴位所在部位的某些血管及血管周围的植物神经有关。同时还发现：胃经的足三里穴（ST36），分布有来自腓深神经及腓总神经至胫前动脉的血管支；胃经的复溜穴分布着来自胫神经到胫前动脉的血管支；心包经劳宫穴（PC8）分布着来自正中神经及尺神经的血管支；大肠经的合谷穴（LI4）分布着来自第一指掌侧总神经的血管支；大肠经的三间穴（LI3）分布着来自指掌侧固有神经的血管支。某些躯体神经与血管周围植物神经丛之间的吻合支的存在，对于沟通躯体神经与植物神经之间的联系可能有重要作用。另外，活体上电生理学研究发现，当针刺内关穴（PC6）或神门穴（HT7），受试者产生“得气”感觉的同时，在肘部及腋部正中神经上几乎同步地出现电变化，说明针刺的感觉信号是由神经传

导的，这与在尸体上所做的解剖学研究的结果是吻合的[11]。安徽中医学院（1976 年）对 8 例成年男尸进行解剖，对交感干、交 – 脊联系点与膀胱经背部内侧线的穴位之间的关系进行了观察。发现：交感干、交 – 脊联系点的体表投影与膀胱经背部内侧线的重合率高达 80%，其中交感干的体表投影点有 164 个与膀胱经背部内侧线的穴位重合在一起，交 – 脊联系点的体表投影点有 184 个与膀胱经背部内侧线的穴位重合在一起，重合率为 66%[12]。这一观察结果表明，膀胱经背部内侧线上的穴位与交感干、交 – 脊联系点有非常密切的解剖学关系。另外，沈阳医学院曾研究过胸腹部的穴位分布与神经分布的相关性，方法是先由体表取穴，用帽头针刺入各穴点，并留针不动，然后将整个腹壁切下，翻转过来，由深面向浅面逐穴解剖各神经支，考察它们与穴点的关系。结果：胸腹部的穴位分布与神经分布具有密切的相关性，全部穴位均位于神经支末梢处。

20 世纪 80 年代以后，穴位与周围神经关系的解剖学研究工作较前有所减少，但有关的研究工作却较以往更为细致深入。锦州医学院的胡佩儒和赵志远（1980 年）对穴位的神经支配做过大量的系统研究[13]，结果完全支持以往关于穴位与神经关系的研究结论。50 年来的解剖学研究表明，90% 以上的穴位附近（直径 1.0cm 的范围内）有神经干或较大的神经分支通过。但是针刺时直接刺中神经干或其主要分支的机会并不是很高，根据我们的经验来判断，针刺穴位时刺中神经干或其主要分支的概率只有 10%~20%，而且这种情况主要发生在关节附近的穴位，譬如位于手腕关节附近的大陵（PC6）、内关（PC6）、神门（HT7）、灵道（HT4）、通里（HT5），位于足腕关节附近的太溪（KI3）、三阴交（SP6），位于膝关节附近的委中（（BL40）、足三里（ST36）。有人认为，虽然针刺穴位直接刺中神经干或其主要分支的概率不是很高，但运用提插捻转等一般刺激手法针刺时，可牵动周围组织而间接影响到神经干或其主要分支[14,15]。

总之，大量的人体解剖、显微解剖或电泳 – X 线显微摄影等研究表明，穴位在形态结构上与神经的关系最为密切。另外，伴随血管广泛分布的植物神经与穴位的解剖关系也受到许多学者的关注。当然，这并不是说神经是穴位的唯一结构基础，事实上穴位的结构基础包括皮肤、皮下结缔组织、肌肉、神经、血管及肌腱、骨膜等等。

 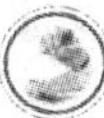

第二节　穴位局部的组织学特征

20 世纪 60 年代，中国一大批杰出的医学和生物学工作者，为了检验“金风汉小体”的存在，对穴位部位的组织学特征进行了广泛研究。在否定“金风汉”工作的同时，也逐步弄清了穴位局部的组织学基本特征。安徽医学院（1961 年）、福建医学院（1961 年）、中国科学院动物研究所（1966 年）、西安医学院（1976 年）等许多单位在人类尸体或病人截除的肢体上，对不同部位的众多穴位及非穴位区的组织学特征进行了广泛观察和比较，观察发现：穴位部位从表皮、真皮、皮下、筋膜、肌肉以及血管的组织中往往都存在着丰富而多样的神经末梢、神经束和神经丛，而且几乎所有穴位处都有多种神经末梢的感受器装置分布。这些感受器装置与针刺穴位所产生的针感及针刺效应是密切相关的[16-32]。

神经末梢的多少及其类型，因穴位所处的部位及该部位组织层次的不同而异。根据王仲涛等（1962 年）的研究，一般无毛部和易与外界接触的部位较多，譬如易与外界接触的指尖部：表皮基层细胞间，有新月状或小环状游离神经末梢；真皮乳头层内，有构造复杂而多样化的触觉小体。在染色较好的切片中，可以看到在六个连续相邻的乳头层内都含有该种神经末梢；在真皮网状层中，有游离神经末梢、露菲尼氏小体和克氏终球；皮下组织与真皮交界处，可见到大量环层小体；在血管周围可看到由粗细两种纤维构成的神经束与血管并行。足趾与外界接触的机会远较手指尖部为少，位于此处的穴位，如隐白（SP1）、大敦（SP2），在显微镜下所见到的主要是触觉小体和游离神经末梢。位于有毛部位的穴位，神经末梢主要分布在毛囊及真皮结缔组织中[33]。但在足三里（ST36）、三阴交（SP6）、内关（PC6）等穴位处，却含有无囊及有囊感受器，如各种游离神经末梢、露菲尼氏小体[33]、麦氏小体、克氏小体、环层小体、高尔基 - 马楚尼氏小体等[16]。有些部位的穴位（如耳廓部位的穴位），虽然只观察到毛囊里的感受器和结缔中的游离神经末梢，但这些部位也能感受到冷、热、触、压、疼痛等各种刺激信号[23,34-36]。进一步对人类皮肤的神经组织学研究表明，每 1 平方毫米内有 100 多个神经末梢，它们来源于多种不同的神经纤维，即便是极为细小的点状刺激，也会同时刺激到众多的神经末梢[37]。

每一个穴位处不但有多种神经末梢，还有多种不同的组织，那么针刺穴位时可刺到哪些组织呢？针刺穴位时所产生的酸、麻、胀、重等感觉（即所谓“得气”）又与哪些组织结构有关系呢？为了弄清这方面的问题，20 世纪 70 年代中后期，我国的形态学研究工作者建立了一种独特的实验方法。该方法是先取得要截肢的患者的配合，在麻醉之前患者能够正常辨别针感性质的情况下，测定待截肢体的针感性质，同时设法将颜色标记在产生针感的组织里，待肢体截下之后，找出被标记的有关组织，然后用组织学方法对穴位处的形态结构进行鉴定。这种方法既可以探明针刺穴位时所刺中的组织结构，同时也为了解与针感有关的组织结构提供一定的依据。在以往研究中，通用的标记方法有：蓝点法、改良蓝点法、美蓝法及墨汁法等。蓝点法与改良蓝点法是根据铁离子－普鲁士蓝反应原理设计的，这两种方法定位准确；美蓝法与墨汁法是用微量注射器直接向待观测穴位注射无害性染料，这两种方法使用简便。

在我国，上海中医药研究所（1974 年）率先用蓝点法研究了 35 个针感点的标记情况，观察发现，蓝点全部分布于深部组织。在以蓝点为中心、直径为 1.5mm 的视野内，有 4 个穴位分布着神经束，有 26 个穴位分布着血管，因而认为针感的产生与血管有一定关系[38]。针刺足三里对肠蠕动影响的实验研究结果也提示，血管壁上的植物神经很可能与针刺效应的产生有关[39]。随后，安徽中医学院（1976 年）及西安医学院、山东医学院等单位[41]（1979 年）又用改良蓝点法观察了足三里（ST36）、内关（SP6）等 16 个针感点的标记结果。观察发现：产生针感的部位也全部位于深部组织中，并发现酸与胀的针感主要与骨骼肌有关。在以蓝点为中心、面积为 1.0~4.0mm^2 的视野内，见到的几种组织结构的比例是：神经束占 35.2%，游离神经末梢占 14.8%，肌梭占 4.5%，血管占 45.5%。据此观察结果推测，针刺穴位时，可刺中神经束、深部的多种感受器及血管壁上的神经装置[40]。

上海中医药研究所在以往工作的基础上，又与上海中医学院附属龙华医院、上海市第六人民医院合作（1977 年）用美蓝法标记针感点，结合手术中直接刺激某些结构，记录患者感觉主诉等方法，观察了偏历（LI6）、郄门（SP4）、间使（SP5）、少府（HT8）、天井（SJ10）、清冷渊（SJ11）、阳池（SJ4）、小海（SI8）、阴谷（KI10）、委中（BL40）、风市（GB31）、解溪（ST41）、太冲（LR3）13 个穴位中的 30 个针感点，同时还观察了在手术中用直接刺激方法证实有针感的 34 块组织，材料大小在 1.0mm × 1.0mm × 0.96 mm 和 3.0mm × 6.0mm × 0.37 mm 之间。观察发现：30 个针感点中，只有 6 个针感点位于皮下结缔组织中，其余 24 个均位于深层组织中（详见表 4.2）[42]。

表 4.2 30 个针感点的分布情况

大体分布	腱膜	骨膜	神经	肌肉	血管神经	血管	肌腱或韧带结缔组织	皮下结缔组织	合计
出现次数	7	5	4	4	1	1	2	6	30

有针感的 34 块组织中，镜下观察的结果是：一般结缔组织中或肌纤维间均可见到大小不一、数量不等的小血管；其中 26 块有粗细各异、数量不等的小神经束、神经末梢（包括 3 层环层小体）和神经干及其分支；未见到其他特殊的结构。根据手术中 128 次直接刺激各种不同的组织时，听取患者感觉主诉的频次分析，发现：刺激不同组织引起的酸、麻、胀、重等不同感觉出现的频次不同，刺激神经多引起麻感，刺激血管多引起痛感，刺激肌腱、骨膜多引起酸感，刺激肌肉多引起酸胀感。另外还看到：同一条神经干，手术器械碰撞它时产生麻感，针刺时产生酸胀感，手术刀分解它的鞘膜时产生麻感，手搓它时产生重感。在针感点所标记的这些组织中，参入针刺反应的显微结构主要是大小不同、数目不一的神经束、游离神经末梢和某些包囊感受器、血管及血管壁上的神经结构等。在这些观察中，没有看到引起酸、麻、胀、重等不同感觉的部位分布有某一种单一的、特异的神经感觉器。因此，有些学者认为，产生针感的结构基础是多方面的，它应包括神经干、支及小神经束、游离神经末梢和某些包囊感受器、血管和血管壁上的神经结构等。针刺时产生针感的过程，应该是这些结构中多种结构综合反应的结果[23,25,43]。此后，上海针灸经络研究所的林文注（1986 年）又运用类似的方法，在 42 例待截肢的成年男女身上标记了足三里（ST36）、三阴交（SP6）、内关（PC6）、偏历（LI6）等 29 个穴位，共 66 个蓝点，其中针感点 50 个，非针感点 16 个。50 个针感点的针感性质大多数为酸、胀感，少数为重、麻、触电感。这些针感点分别位于肌肉、肌腱、肌腱周围的结缔组织、骨膜、血管、神经干与神经支、关节囊和皮下结缔组织中（见表 4.3）。对以蓝点为中心、直径为 1.5mm 的范围内组织结构进行镜下观察，发现：除了肌纤维和结缔组织外，还有粗细不一、数量不等的有髓与无髓小神经束、游离神经末梢、环层小体、肌梭和小血管。针感点内与非针感点内的神经结构的出现率分别为 82.00% 和 23.08%，差异非常显著（$P<0.01$）；血管的出现率分别为 68.00% 和 69.28%，无显著差异（$P>0.05$）。在一个针感点内有的只见到一种神经结构，有的可同时见到几种神经结构。各种神经结构的出现率以小神经束为最高，为 57.9%；游离神经末梢的出现率次之，为 22.81%。针感点内各种有髓神经束的大小及其含有的神经纤维的数目也不一样，最大的神经束有几百条纤维，最小的神经束则只有

几条纤维。神经束内纤维的直径多在1~10μm之间，以6μm以下的居多。另外，观察还发现：小神经束和游离神经末梢在观察的所有穴位中普遍存在，而神经干、神经支、环层小体、肌梭则仅在个别穴位中见到。这表明小神经束和游离神经末梢可能是多数穴位产生针感的主要结构基础。观察中还发现：以酸、胀、重为主的针感点，其小神经束内的神经纤维多为细纤维，而以麻为主的针感点多位于以神经干、神经支或粗纤维为主的神经束上[44]。这提示不同性质的针感可能与针刺时所兴奋的神经纤维的数量或类别不同有关。观察中还注意到：针感点内血管壁或血管旁结缔组织中往往有丰富的神经末梢或神经束分布，结合Gross报道的疼痛与植物神经传入有关的一些证据，推测血管壁上的植物神经也可能参入针感的形成。

表4.3 50个穴位针感点的大体分布

针感点所在组	针感性质					合计
	酸	胀	重	麻	触电感	
肌肉	6	9	1			16
腱和腱周	10	5				15
神经干、神经支	1	1		3		5
血管	1					1
关节囊		1			1	2
骨膜	1	2				3
皮下组织	2	3	1	2		8
合计	21	21	2	5	1	50

吴淑兰等（1979年）运用如下三种标记方法：改良蓝点法、注射消毒墨汁法、保留银针法，对包括合谷（LI4）、内关（PC6）、涌泉（KI1）、三阴交（SP6）等穴位在内的23个针感点进行了观察。观察发现：这些针感点大都位于1~3cm的深度。在以针感点为中心、直径为1.5mm的范围内，均可见到小神经束、游离神经末梢及小血管、小血管壁上的神经；另有15个针感点可同时见到肌肉，7个针感点同时见到肌梭，还有的针感点处可同时见到环层小体和神经干等。根据组织结构与针感关系的分析，也认为针感的形成是针感点周围多种神经结构综合性反应的结果[45]。

赵霭峰等（1979年）亦曾用改良蓝点法对包括足三里（ST36）、内膝眼（EX-LE4）、外膝眼（EX-LE5）等14个穴位在内的44个针感点的形态结构进行了研究，发现：共产生11种不同性质的针感，这些针感可分别出现在自皮肤至骨膜的各种组织以及关节囊内、外的各种组织中，但主要产生于深层组织中（约占91%）。在以蓝点为中心，直径为1.8mm的范围内，全部分布有神经干、神经支和血管，其中54%的针感点分布着游离神经末梢（不含血管壁上的游离神经末梢），37%的针感点分布着肌梭，只有少部分针感点分布有腱器官、环层小体、克氏终球。根据定位于肌肉内的24个针感点的结构与针感的关系分析，神经干和神经支及游离神经末梢、血管这三种组织结构与针感呈平行关系，肌梭与针感大致平行，环层小体在以结缔组织为主的穴位中成群出现。同时还见到病变结构对针感的如下影响：1例患者的病变主要涉及血管、神经及其末梢感受器，针刺时针感反应极差；1例患者的肌肉组织几乎全被破坏，但血管、神经及其末梢感受器无明显病变，针刺时则针感良好。这些观察提示，神经干、支和血管、游离神经末梢三者，是穴位所在部位的主要感受器，共同组成了穴位针感的形态学基础[46]。

根据人体解剖学的研究，血管与穴位的关系仅次于神经，有关的组织学研究也表明，针感点的周围往往有血管分布，因而有理由认为，与之伴行的交感神经的节后纤维也是构成穴位的组织结构之一。Rabischong和Coabt（1975年）曾对动物和人类穴位部位的血管及伴行的神经进行过组织学研究，观察发现：真皮内有螺旋状的血管网，在血管网的周围分布着无髓胆碱能神经纤维，它们相互交织成网状[47]。我国学者文琛等（1981年，1993年）则运用组织化学的方法对这一问题进行了观察，发现：在人和动物某些穴位部位的小动脉树周围，既有肾上腺素能神经和胆碱能神经形成的动脉周围丛，也有毛细血管前动脉旁丛。研究表明，这两种末梢都是交感神经节后纤维，有控制总外周阻力和调节局部血液的作用。同时还发现，由脊神经无髓纤维构成的胆碱酯酶阳性的小神经束，它们沿细小动脉、静脉走行，直至毛细血管前动脉附近，才形成游离神经末梢，终止于结缔组织的基质中，并加入到毛细血管前动脉旁丛，形成了躯体神经和植物神经在末梢的吻合。虽不能肯定广泛分布的与细小血管相伴行的交感神经节后纤维在针感产生过程中的确切作用，但将其视为穴位的组织结构之一是妥当的[48,49]。

总之，与针刺效应有关的组织结构或与穴位针感点有关的组织结构的研究，虽然各种报道不尽一致，但实质性的结果是相同的，即针感形成于自皮肤到骨膜的各种组织中，但以深部组织为主。与针感或针刺效应有关的结构，主要是神经、血管壁上的神经装置及穴位深部的多种感受器。穴位浅层的感受器与针感的产生或针刺效应的形成也有一定关系，有力的证据是：各种灸疗方法及各种穴位贴敷疗法也有一定的疗效。当然，这尚需进一步的研究。

参考文献

[1] 石中梁 . 全身针灸穴位与神经的关系 [C]. 中国解剖学会 1962 年学术年会论文摘要 ,1962:25.

[2] 上海第一医学院人体解剖学教研组 . 经络俞穴与神经关系的研究 [C]. 全国中西医结合研究工作经验交流会议资料 ,1960:21.

[3] 北京市结核病研究所 . 十二经脉穴位与周围神经的关系 [G]. 针麻资料汇编 ,1976:114.

[4] 姜凯采 , 等 . 十二经循行部位及其穴位与人体结构关系的解剖观察 [J]. 上海中医学院学报 ,1960(1):57.

[5] 大连医学院解剖教研组 , 等 . 十二经络穴位解剖部位检视 [J]. 大连医学院学报 ,1960(2):139.

[6] 河南医学院附属医院针麻组 . 关于针刺麻醉原理的一些看法 [A]. 针刺麻醉资料综述 (中医研究院编)[M]. 北京 : 人民卫生出版社 ,1973:1.

[7] 福建医学院针灸经络研究室 . 针灸作用机制及经络实质的探讨 [J]. 福建医学院学报 ,1960(3):1.

[8] 南京第一医学院解剖教研组 . 肢端部位 (114 个) 穴位的局部解剖以及神经联系关系的解剖观察 [J]. 南京第一医学院学报 ,1959,(4):360.

[9] 周佩华 , 等 . 经络俞穴与周围神经的关系 [C]. 全国针灸针麻学术讨论会论文摘要 (一),1979:233.

[10] 上海第一医学院人体解剖学教研组 [C]. 关于针灸经穴形态基础研究的初步报告 [C]. 全国中医经络针灸学术座谈会资料选编 , 1959:213.

[11] 边长泰 , 等 . 针刺麻醉原理的形态学研究 [J]. 新医药研究 ,1974(4):32~40.

[12] 安徽中医学院针麻经络研究室 . 膀胱经背部内侧线俞穴与交感神经干关系的观察 [G]. 针麻原理经络实质研究资料 (内部资料),1976:11~17.

[13] 胡佩儒 , 等 . 手少阳三焦经主要穴位的局部解剖学研究 [J]. 锦州医学院学报 ,1980(3):1~10.

[14] 上海中医学院教研室 . 手三里的解剖观察 [G]. 科学研究论文汇编 (上海中医学院 . 第二卷),1959.

[15] 肖慕莲 , 等 . 对探讨经络实质的几点看法 . 同 [10]: 192.

[16] 安徽医学院针灸研究小组 . 经络穴位及针刺作用机制的初步研究 [J]. 安徽医学院学报 ,1961(1):1.

[17] 福建医学院解剖学教研组 . 四肢经络穴位的局部解剖学研究 [C]. 福建省针灸经络学术座谈会论文摘要选编 ,1961:22.

[18] 中国科学院动物研究所组织学研究室 . 合谷穴位神经分布的初步观察 [C]. 针麻研究工作座谈会资料 ,1966:76.

[19] 西安医学院针麻基础理论研究协作组 . 关于合谷穴位的形态学、生理学研究及其 "得气感" 传入脊髓的径路 [A]. 同 [6]

[20] 张沛棠 , 等 . 对某些穴位的神经装置及针刺后有机体内若干反应的研究 [A]. 庆祝建国十周年医学科学成就论文集 (上卷)[M]. 北京 : 人民卫生出版社 , 1959:58.

[21] 陈义蔚 , 等 . 人手第一背侧骨间肌肌梭分布和结构的观察 [C]. 福建医学院第三届学术讨论会论文摘要 ,1963:58.

[22] 中山医学院 . 有关针刺麻醉解剖生理基础的一些看法 [J]. 新医学 ,1971(4):38~41.

 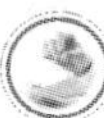

[23] 中国科学院动物研究所针麻研究组 . 针麻穴位里感受器的若干观察 [G]. 全国针麻学习班资料 ,1972:1972:55.

[24] 西安医学院针麻基础理论研究组 . 合谷区穴位针感感受器及其传入纤维类别 [A]. 全国针刺麻醉研究资料选编 [M]. 上海 : 上海人民出版社 , 1977:316.

[25] 江家元 . 针刺治疗高血压的主穴 (内关、三阴交) 的形态学观察 [G]. 高血压综合研究论文集 (安徽医学院),1959:53.

[26] 安徽医学院 . 人前臂手厥阴心包经组织里感受器的初步观察 [J]. 针刺麻醉原理研究资料 ,1973:25.

[27] 山东医学院经络针麻原理研究组形态组 . "内关"穴区针感感受器的形态研究 (单行资料)[G].1976.

[28] 西安医学院针麻基础理论研究组 . 以合谷穴为典型研究穴位与针感的进展情况 [G]. 经络针麻原理研究资料 ,1976:7.

[29] 西安医学院针麻基础理论研究组 . "穴位与针感" 专题研究进展情况 [J]. 针刺麻醉 ,1977(2~3):1~4.

[30] 上海中医药研究所经络针麻研究室一组 . 家兔针刺 "得气" 与穴位组织结构的观察 . 针刺麻醉 ,1977(2~3):29.

[31] 同 [30]. 人体穴位针感的形态学观察 [J]. 针刺麻醉 ,1977(2~3):11~13.

[32] 张保真 , 等 . 承山区穴位形态学观察 [G]. 陕西医药资料 (陕西省医药卫生科技情报站),1978(4):40.

[33] 王仲涛 , 等 . 对针灸穴位皮肤内神经末梢之观察 [C]. 中国解剖学会 1962 年学术年会论文摘要 ,1962:36.

[34] 雷琦 . 外耳的神经和动脉的解剖 [J]. 解剖学报 ,1963(1):39~41.

[35] 江家元 . 耳廓的神经末梢形态学观察 [J]. 安医学报 ,1960(2~3):62~64.

[36] 医用人体学教研组 . 人耳根皮肤内神经末梢的初步观察 [G]. 医药科技资料 (遵义医学院医药科技资料编辑组),1972,(2):40~42.

[37] 上海生理研究所针麻组 . 近年痛觉生理文献概述——简介几种疼痛学说 [G], 同 [23]:152.

[38] 上海中医药研究所形态组 . 穴位 "针感"部位的组织结构观察 [J]. 新医药学杂志 ,1974(12):23~24~26.

[39] 上海中医药研究所生理组 . "足三里" ——肠蠕动的传入途径分析 [A]. 全国针刺麻醉研究资料选编 [M]. 上海 : 上海人民出版社 , 1977:296~300.

[40] 安徽中医学院针麻经络研究室 . 针感定位之 "蓝点法" 的改良 [G]. 针麻原理经络实质研究资料 (安徽中医 学院), 1976:18~22.

[41] 西安医学院 , 等 . 穴位针感结构的形态学观察 [J]. 针刺麻醉 ,1979(2):59~64.

[42] 上海中医药研究所经络针麻研究室一组 , 等 . 人体穴位针感的形态学观察 [A]. 针刺麻醉临床和原理研究资料选编 [M]. 上海 : 上海人民出版社 , 1977:205~209.

[43] 四川医学院人体解剖教研组 , 等 . 家兔 "足三里" 及 "合谷" 穴位组织结构的初步观察 [J]. 针刺麻醉 ,1977(2~3):28~30.

[44] 林文注 , 等 . 人体穴位针感的感受器和传入径路的观察 [A]. 针灸针麻研究 [M]. 北京 : 科学出版社 , 1986:323~330.

[45] 吴淑兰，等．对人体穴位“针感”部的形态学观察 [J]. 针刺麻醉，1979,(2):65~68.

[46] 赵霭峰，等．人体穴位针感的形态学研究．全国针灸针麻学术讨论会交流资料（单行本）[C],1979.

[47] 王本显．国外对经络问题的研究 [M. 北京：人民卫生出版社，1984:1984:170~175.

[48] 文琛，等．以大白鼠针刺镇痛模型探讨针感传入的形态学基础 [J]. 针刺研究，1981(6):141~150.

[49] 文琛．对经络实质问题的讨论 [J]. 中国针灸，1993(11):75~79.

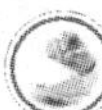

第五章 针刺信号的产生与针刺信号的外周传入

第一节　针感产生的生理学基础

传统针灸学认为，穴位是人体脏腑之气输注于体表而形成的一些特定部位，针刺这些部位能够调节机体的各种功能。传统针灸学强调，用针刺疗法治病时，针刺点要准确，并且要求得气，也就是要产生针感。这个过程涉及两个问题：一是如何认识穴位的空间位置；二是针刺穴位时的针感是怎样产生的。下面就系统介绍这方面的研究情况。

一、穴位具有特定的空间位置

多数人认为，针刺点是否准确是影响针刺疗效的一个重要因素。近些年来的许多研究表明，穴位的确具有特定的空间位置。

吕国蔚等（1979 年）按照正交设计法进行研究时发现，针刺足三里（ST36）时，有 78.2% 的动物产生显著的镇痛效应，而针刺相距足三里（ST36）仅 0.5cm 的非穴位点，则不产生明显的镇痛效应[1]。Chan 与 Fung（1975 年）也发现，针刺足三里（ST36）能够明显抑制去大脑皮层猫的皮肤多突触反射，而针刺相距足三里（ST36）仅 0.5cm 的非穴位点则没有这种作用[2]。Man 和 Baragar（1973 年）曾对 40 例患者进行研究，结果发现，准确针刺外膝眼（EX-LE5）、内膝眼（EX-LE4）和冲阳（ST42）三个穴位时，有 37 例患者能够获得显著的镇痛效果，而针刺点偏离了这三个穴位时，只有 2 例患者产生了微弱的镇痛效果[3]。Bresler（1973 年）以脑电图、心电图、肌电图、皮肤电反应、呼吸、心率和体温等作为指标，对针刺穴位和针刺穴位邻近的非穴点的反应进行比较，也发现反应具有显著差异[4]。

除了穴位与非穴位在生理效应方面存在着明显差异之外，穴位与非穴位在生物物理特性方面也存在着许多差异。早在 20 世纪 50 年代，日本学者中谷义雄（1956 年）在实验中发现，当12伏的直流电通过人体的皮肤时，皮肤上某些点的导电量明显高于另外一些部位，他把这些高导电量的点称为良导点。令人惊奇的是，这些良导点的位置与中国针灸学中所记载的穴位位置高度吻合[5]。Matsumoto（1974年）报道，应用类似中谷氏的探测装置，能够将80%以上的穴位检查出来[6]。类似这方面的工作还有很多，这些工作都证实，穴位具有低阻特性或良导特性[7-17]。

为了进一步弄清楚穴位的坐标位置，有必要从多角度、多层次对这一问题进行研究。对人体穴位的研究要如此，对动物穴位的研究也应如此。在动物实验中，只依靠拟人化选取动物身上的穴位，可能会影响实验结果的可靠性。

二、穴位的感受器

在上一章介绍穴位局部的组织学特征时曾谈到，大量的研究表明，穴位局部分布有神经束、游离神经末梢、包囊感受器、血管，等等。那么，在这些组织当中，哪些属于穴位感受器呢？也就是说，针刺穴位之后，刺到什么结构才会产生针感呢？

（一）感受器的分类

在介绍穴位感受器之前，先介绍生理感受器的一些基本知识。感受器是一种换能器（Transducers），能够把各种形式的刺激转化为细胞的膜电位变化，膜电位形成的神经冲动由神经纤维传向中枢神经系统。感受器有多种分类方法，譬如，根据感受器细胞可接受和转化的刺激性质，可将感受器分为三类：第一类分布广泛，是脑神经和脊神经第一级传入神经的纤维分支，在末梢形成简单的游离神经末梢和具有被囊的复杂小体；第二类是特化的感觉细胞，一级传入纤维与它形成突触，如味蕾和内耳的感受器；第三类也是特化的神经细胞，即神经上皮（Neurepithelial cells），如视网膜和鼻黏膜的感觉细胞。还有一种分类方法，是根据感受器在体内的分布及其感受作用划分的，分为外感受器（Exteroceptors）、本体感受器（Proprioceptors）和内脏感受器（Interoceptors）。前二者是躯体神经传入成分的末梢，内脏感受器是内脏传入成分的末梢。还有一种分类方法，是根据感受器细胞与周围其他细胞的关系进行分类的，也分为三类，第一类是游离感觉神经末梢，神经纤维的终末分支形成丛状或自由穿行，与周围的细胞不形成特殊的联系；第二类是表皮中的特殊神经末梢，感觉末梢与特殊的细胞有密切联系；第三类是有被囊的感觉神经末梢，这些被囊是由结缔组织或特殊细胞构成的，它们的复杂程度各不相同。下面就按照这一种分类方法介绍感受器。

1. 游离感觉神经末梢

游离感觉神经末梢简称游离神经末梢，是体内分布最广泛的感受器。这类感受器主要分布在皮肤中，也可见于黏膜、浆膜、肌肉、深筋膜和许多内脏的结缔组织中。皮肤中的游离神经末梢由皮神经的有髓纤维和无髓纤维供应。这些有髓纤维多数较细，它们失去髓鞘后，在真皮深层和表皮下分支形成广泛分布的神经丛。由表皮下的神经丛发出细支穿入表皮，再反复分支，末端多呈小结节状，止于上皮细胞间。关于游离神经末梢感受刺激的机理，目前所知不多。从种系发生上看，它们比有被囊的神经末梢古老，感受功能的专一性较差，能感受痛觉，也能感受温觉、触觉及本体觉、振动觉。

2. 表皮中的特殊神经末梢

毛发有极丰富的神经末梢，这类神经末梢是非常精细的感受器。有人统计，皮神经中的细有髓鞘纤维的 80% 分布于毛发。毛发的神经末梢来自真皮神经丛的有髓纤维，这些纤维的直径为 1~5μm。随毛囊的大小和类型的不同，分布于其中的神经末梢的数量、粗细和形状也有差别。这类神经末梢走向毛囊，在皮脂腺导管下方分支，进入毛囊纤维鞘中，顺长径分布，形成栅状末梢。也有些神经纤维分支呈环行状，在胶原纤维间形成末梢。还有些纤维分支穿入玻璃膜，再分支纵行。分布到毛囊的这类感受器主要接受毛发触动和摆动时的刺激，引起灵敏的触觉。

3. 有被囊的感觉神经末梢

这类神经末梢具有一定的构造，但它们的大小和形状不一。这类感受器的共同构造特点是神经末梢外有被囊包裹。这类感受器有触觉小体（Tactile Corpuscles of Meissner）、环层小体（Pacinian Corpuscles）、神经腱器（Neurotendinous Organs）、神经肌梭（neuromuscular spindles）和关节感受器等。这些感受器各有自己的结构特点和分布特点。另外，还有几种别的有被囊的末梢，但目前对它们的了解较少。

（1）触觉小体：这种感受器分布在手和足的皮肤、前臂前面、口唇、睑结合膜和舌尖等处，但以无毛皮肤中最多。成熟的触觉小体为柱状，它的长轴与表皮基底面垂直，长约 80μm，宽约 30μm，由被囊和内芯构成。神经纤维在小体内分成许多细支，呈螺旋状穿行于细胞间。有髓鞘的分支多见于小体的真皮端，无髓鞘的分支主要在小体的表皮端。小体内的神经分支都有神经膜细胞包被，轴突并不裸露。随着年龄的增长，触觉小体逐渐减少，到老年约消失 80%，供应小体的神经纤维也减少，只留在内芯深处。触觉小体是低刺激阈的快适应感受器，接受机械刺激，对触觉非常敏感，能提供两点辨别觉。

（2）环层小体：这种感受器分布于手、足的掌蹠面及手指和足趾的皮下组织中，也见于上肢、颈部、骨膜、四肢骨间膜、关节附近、肠系膜等处。环层小体较大，长可达 2μm，宽 0.5~1μm，有的环层小体肉眼即可见到。每个环层小体往往由一条较粗的有髓鞘纤维供应。神经纤维临近小体时失去髓鞘，在进入中轴时神经膜细胞终止。赤裸的轴突纵贯中轴全长，不分支，末端膨大成球，内含许多大线粒体。

环层小体的被囊约有 30 层，在小体的横切面上呈同心圆状结构。环层小体的各层被囊之间含有液体，维持着相当的内压。许多电生理的研究表明，这种末梢为一种快适应的机械感受器，只对突然施加的机械刺激起作用，尤其对振动很敏感。

（3）神经腱器：这种感受器主要分布在肌与腱连接附近，长约 500μm，直径约 100mn。神经腱器也称腱器官，每个腱器官内有几束腱纤维，外包较薄的被囊。整个被囊外还有薄层胶原纤维。一条或几条较粗的有髓纤维进入囊内分叉成花枝状（Flower-spray），末端膨大成叶状或钩状，内有许多小泡和线粒体。这种感受器对腱的主动或被动牵拉非常敏感，以减低肌肉收缩时发生的过大张力。形态学和生理学的研究表明，当腱发生张力时，腱器官内的腱纤维更趋于密集平行排列，使末梢变形而产生刺激信号。

（4）关节感受器：这种感受器分布在滑膜关节的关节囊内或其周围，主要提供关节的位置觉、运动觉及作用于关节的应力信息。关节感受器又分为以下四型。

Ⅰ型末梢为 Ruffini 小体，位于纤维囊的浅层，常数个聚在一起，由有髓纤维供应。它是慢适应的感受器，产生有意识的关节位置变化和运动的感觉。这种末梢在髋关节等部位分布较多。

Ⅱ型末梢为 Pacini 样小体，这种小体比结缔组织中的环层小体小，往往成群分布在关节囊，尤以关节囊深层较多。这种末梢为快适应的低阈感受器，对运动和压力变化非常敏感，由Ⅱ类或Ⅲ类有髓传入纤维供应。

Ⅲ型末梢分布于关节韧带中，但不在关节囊中。这是一种慢适应高阈感受器，当邻近的肌肉活动受抑制时，它能够防止对关节的过度牵拉。这种末梢由粗传入纤维供应。

Ⅳ型末梢由细神经纤维的分支形成，分布于关节囊、脂肪垫和滑膜层的血管周围，也是慢适应高阈感受器，可以感受关节的过度运动和关节痛。

（五）神经肌梭：骨骼肌内除了有许多游离的神经末梢外，还有一类结构非常复杂的感受器，称为神经肌梭或肌梭。肌梭呈梭形，长约 1.5mm，直径约 0.5mm。肌梭存在于所有的骨骼肌中，但有时有的肌肉中没有。一般情况下，做精细动作的肌肉中分布较多，如

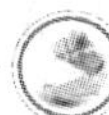

眼肌、手肌、颈肌中较多，臀大肌和背阔肌中较少。

每个肌梭主要由几条较细小的梭内肌纤维和分布在其上面的感觉神经末梢、运动神经末梢构成，梭内肌纤维外包有能够扩张的长形被囊。被囊由结缔组织构成，分为内外两层。梭内肌纤维分为两型，分别称为核链纤维（Nuclear Chain Fiber）和核袋纤维（Nuclear Bag Fiber）。核袋纤维赤道区较粗，内含多个细胞核，聚集成团。核链纤维中，细胞核位于肌纤维中段，排成一行。核袋纤维较粗且长，两端伸出被囊外，止于梭外肌纤维间的肌内膜。核链纤维较短，多不超出被囊，两端止于被囊的结缔组织中。每个肌梭内含有一条或两条核袋纤维及数条核链纤维。

肌梭的感觉神经末梢有两种类型，均属于躯体感觉有髓纤维的分支。每个肌梭接受一条粗有髓传入纤维，其直径为12~20μm，称Ia类传入纤维。Ia类传入纤维临近梭内肌时失去髓鞘，分成几支，每支呈螺旋状分别缠绕在核袋纤维或核袋纤维或核链纤维的赤道部，称为初级末梢（Primary Endings）或螺旋状末梢（Annulospiral Endings）。许多肌梭还接受一条或几条细有髓鞘传入纤维，其直径为6~8μm，称为Ⅱ类传入纤维。Ⅱ类传入纤维伸入被囊内分支时失去髓鞘，大多数在核链纤维上形成次级末梢（Secondary Endings）或花枝状末梢（Flower-spray Endings），位于初级末梢的两端。

肌梭的运动末梢有三个类型，两型是r传出纤维末梢，另一型是β传出神经纤维的末梢。肌梭的功能是提供骨骼肌的长度、收缩速度和速度变化等信息。

需要说明的是，有被囊的感觉神经末梢大多属于本体感受器，如被囊感受器中的神经腱器、神经肌梭、环层小体、关节感受器均属于本体感受器。本体感受器负责感受发生在深部组织的刺激，主要是感受运动系统的刺激，如运动、位置和压力等。所以，这些感受器也称为深部感受器。深部感受器也包括一部分游离神经末梢。

另外，大血管和内脏器官也有很丰富的机械感受器。许多部位有伤害性感受器。有些器官分布有与该器官功能有关的特殊感受器。因这些感受器与针感的产生没有关系，在此不多做介绍。

（二）穴位感受器

针刺穴位时，往往产生酸、麻、胀、重、痛等多种不同的感觉，称为针感或得气。生理感受器有多种，那么穴位感受器属于什么类别呢？或者说，针刺穴位时刺中的是哪种感受器呢？由于各种感受器的分布部位及分布深度不同，所以要弄清产生针感的感受器，就应先弄清针感点的深度。为了探索针感点的分布深度，西安医科大学的研究小组

（1976 年）对合谷（LI4）、足三里（ST36）、承山（BL57）、尺泽（LU5）、中脘（RN12）产生针感的深度进行了观察。在 131 穴次的观察中，产生针感的部位（即针感点）在 5mm 以内者有 2 穴次，产生针感的部位深度在 5~10mm 者有 22 穴次，产生针感的部位深度在 10mm 以上者有 107 次。如果以 10mm 为深度界限，针感发生在深部者占 81%；如果以 5mm 为深浅界限，针感发生在深部者占 98.5%[18]。上海针灸研究所林文注等（1986 年）曾观察了 50 个穴位针感点的分布情况，80% 以上的针感点分布在深层。为了进一步研究针感点发生的部位，他们还在针刺麻醉状态下接受手术的患者身上进行了直接观察，观察用针或眼科镊直接刺激血管、神经、肌肉、肌腱、骨膜时感觉反应的性质，并与针感的性质进行比较，按照各种性质的针感进行分类。用这种方法共观察了 56 例、128 次直接刺激各种深层组织的感觉反应，结果如表 5.1 所示。

表 5.1 刺激深部不同组织引起的各种性质的反应

受刺激的组织	酸（例 %）	麻（例 %）	麻（例 %）	重（例 %）	热（例 %）	痛（例 %）	合计（例 %）
神经	6（10.7）	30（53.57）	13（23.31）	2（3.57）	1（1.79）	4（7.15）	56（100.00）
血管	3（15.00）	4（20.00）	1（5.00）	0（0）	0（0）	12（60.00）	20（100.00）
肌肉	3（33.33）	1（6.67）	6（40.00）	0（0）	0（0）	3（20.00）	15（100.00）
肌腱	8（40.00）	3（15.00）	3（15.00）	0（0）	0（0）	6（30.00）	20（100.00）
骨膜	10（58.82）	1（5.88）	2（11.77）	0（0）	0（0）	4（23.53）	17（100.00）

由表 5.1 可见，分别刺激血管、神经、肌肉、肌腱、骨膜等深部组织，会产生与针感性质类同的各种感觉反应，但刺激的深部组织不同，各种感觉的出现率不同。刺激神经干多引起麻感，刺激血管多引起痛感，刺激肌腱、骨膜多引起酸感，刺激肌肉多引起胀感、酸感[19]。这些研究表明，针感的产生同深部感受器密切相关，深部感受器可能是决定针感的物质基础。介绍生理感受器时，曾谈到深部感受器主要有以下 5 种：神经肌梭、神经腱器、环层小体、关节感受器及游离神经末梢，在不同的部位，这些感受器的分布不同，但遵循着一定的规律。西安医学院的研究小组（1976 年）提出并逐步证实，穴位的针感性质与穴位所在部位的感受器的分布种类密切相关。他们根据 5 种深部感受器的不同分

布规律，将穴位所处的位置分成了 5 种不同的环境，根据这 5 种不同的环境，将穴位分成了 5 类。

Ⅰ类是肌肉丰满处的穴位。这类穴位的深部感受器以神经肌梭为主，譬如运用电生理学的分离神经细束法，对合谷（LI4）、内关（PC6）、足三里（ST36）、承山（BL57）等穴位进行研究，发现这几个穴位的深部感受器都是以神经肌梭为主，详细结果如表 5.2 所示。

表 5.2 某些穴位的深部感受器分布比例

感受器 / 穴位	肌梭（%）	腱器官（%）	压力感受器（%）
合谷（LI4）	81.8	2.6	15.6
内关（P6）	75.4	11.5	13.1
足三里（S36）	68.5	5.5	26.0
承山（B57）	76.5	17.7	5.8

西安医学院的研究小组根据这些材料认为，凡是肌肉丰满处的穴位，特别是四肢肌肉丰满处的穴位，产生针感的感受器虽然有多种，但以神经肌梭为主[20,22]。现代生理学认为，电生理学的分离神经细束法是研究感受器的较好方法，所以研究结果是可靠的。另外，针刺穴位产生针感的同时，穴位局部产生肌电的比例占 65%~80%，与表 5.2 中肌梭所占的比例大体一致。运用组织学方法进行的研究也证实，这类穴位所在的部位肌梭密集。

Ⅱ类是肌与腱接头处的穴位。这类穴位的深部感受器以神经腱器官为主。运用电生理学的分离神经细束法在猫的承山（BL57）穴进行观察，发现神经腱器官占 17.7%（如表 5.2），这个比例远远高于足三里（ST36）、内关（PC6）的神经腱器官所占的比例。而且，神经腱器官在承山（BL57）处的分布集中于该穴位的中心，而肌梭分布于神经腱器官的周围[23]。

Ⅲ类是肌腱附近的穴位。这类穴位的深部感受器以环层小体为主，譬如用组织学方法对昆仑（B60）进行研究时，观察到环层小体密集，有一侧多达 7 个环层小体密集在一处[23,24–25]。

Ⅳ类是头皮等处的穴位。这类穴位的感受器主要是游离神经末梢。譬如人中（DU26）穴处便可见到密集的游离神经末梢[26]。运用组织学方法对头面部的印堂（EX–HN3）、神庭（DU24）、上星（DU23）、囟会（DU22）、前顶（DU21）、百会（DU20）、攒竹（BL20）、丝竹空（SJ23）等穴位进行观察，未观察到带有包囊的感受器[27]。

Ⅴ类是关节囊处的穴位。这类穴位的感受器主要是关节感受器，可能包括 Ruffini 小体、Pacini 小体及游离神经末梢，其中 Ruffini 小体可能是主要的穴位感受器。

上海生理研究所的研究小组（1974 年）用剥离神经细束的方法还证明，针刺穴位时可兴奋位于肌肉和结缔组织中的压力感受器和牵张感受器[28]。

总之，大量的研究表明，穴位处没有特殊的感受器，针感的产生不是特殊感受器的作用。某一穴位处也没有专一的感受器，因穴位所处的环境不同，往往某一类穴位处分布着以某种感受器为主的多种神经末梢。前不久，史学义和张清莲（1996 年）以单向捻针法针刺豚鼠足三里（ST36），使手下产生沉紧样的针感，制备得气穴位的整体冰冻切片和扫描电镜标本，通过研究证实，穴位处只存在已知的组织结构成分，多种已知组织结构在穴位处的组合构成了穴位的形态基础，也就是构成了针刺穴位得气的结构基础[29]。

第二节　针刺信号外周传入的生理学机制

一、传入针刺信号的外周神经通路

在第一章中曾谈到，穴位的组织结构与神经、血管、肌肉、骨膜等都有关系，那么针刺穴位产生的针刺信号通过什么样的途径传入的呢？曾有人提出，针刺信号是通过血管平滑肌和血管壁的交感神经传导的[30,31]。但许多研究提示，交感神经与躯体神经在针刺信号的传入中均发挥作用，而后者的作用似乎更为重要。

（一）足三里（ST36）的针刺信号的外周传入途径

针刺动物的足三里（ST36）可产生多种不同的针刺效应。如：给家兔注射毛果芸香碱后，针刺足三里（ST36）可使其胃收缩波持续时间缩短[32]，使小肠[33]、大肠[34,35]运动功能增强，等等；而切断迷走神经或用局麻药阻断坐骨神经[36-40]或腓神经[41]，或于腰髓 3~7 和骶髓 1~3 切断背根[35]，针刺足三里（ST36）时便不再产生针刺效应；也有必须同时切断坐骨神经和股神经，才能消除足三里（S36）的针刺效应[34-40,42]。

上海第二医学院（1979 年）对家兔进行急性、慢性实验，研究发现，切断动物的坐骨神经、股神经后，针刺足三里（ST36）对肠管运动的影响在多数动物身上不再出现，只有少数动物仍可观察到部分针刺效应，但形态学研究表明，这可能与未完全切断神经有关。观察中发现，直接刺激股动脉也能引起肠管的运动。如果只保留足三里（ST36）部位与股动脉、股静脉的联系，也能观察到针刺足三里（ST36）的部分效应。牵拉股动脉也能观察到类似的效应。因此，分布到血管壁上的植物神经在针刺信号的传入过程中也起到一定作用[43]。

浙江医科大学（1977年）的研究也证实，切断相关的躯体神经后，还能保留部分针刺效应，而在此时再破坏血管壁的交感神经纤维后，才能完全阻断针刺效应[44]。常业基等（1979年）专门观察过家兔交感神经外周传入纤维在针刺镇痛中的作用。在观察中发现，切除一侧腰交感神经链后，针刺同侧后肢足三里（ST36）产生的镇痛效应大大降低，而对侧后肢足三里（ST36）的针刺效应不受影响。切断灰交通支也明显影响针刺效应。这表明交感神经的确参与了针刺信号的传入[45]。

（二）人中（DU26）、四白（ST2）的针刺信号的外周传入途径

电针或针刺家兔、猫、狗、大白鼠的人中（DU26），对失血、创伤、异型输血等多种原因引起的实验性休克动物，均能抑制血压的下降速度[46-53]。在针刺状态下，实验动物需要较多的失血量和较长的失血时间才能进入休克期。在失血停止后，针刺人中（DU26）可使动物的血压迅速升高，甚至可以恢复正常水平，因而降低了实验动物的死亡率，死亡的时间也延迟。如果在针刺的同时对休克的实验动物进行输液治疗，那么使血压恢复到正常水平所需要的补液量，也远远少于对照组[46,47]。但是，当切断支配人中（DU26）的眶下神经以后，再针刺实验动物的人中（DU26）时，升高血压的效应大大减弱或完全消失[48-52]。这时如果再刺激眶下神经中的中枢段，则升高血压的效应又重新出现[51]。这表明人中（DU26）的针刺信号的外周传入途径是眶下神经。研究证实，四白（ST2）的针刺信号的传入途径也是眶下神经[53,54]。

（三）合谷（LI4）的针刺信号的外周传入途径

上海生理研究所的研究小组（1972年）发现，电针正常人的合谷（LI4），能够分别从正中神经、尺神经和桡神经在前臂行走的皮肤表面上，记录出复合动作电位，其中以正中神经电位最大，尺神经次之，桡神经最小[55]。用普鲁卡因阻滞支配合谷（LI4）皮肤的皮神经，并不影响合谷（LI4）的针刺效应，而阻滞合谷（LI4）深部组织的尺神经深支和正中神经后，针刺合谷穴的镇痛效应才消失[56,57]。

动物实验发现，无论是压迫还是针刺家兔的合谷（LI4），都能从剥离的尺神经掌侧枝的细束上，引出节律性放电[58,59]。切断家兔前肢的全部臂丛神经后，针刺合谷（LI4）的效应被去消[60]。这些研究表明，针刺合谷（LI4）产生的针刺信号，主要是由深部的躯体神经传入的。

（四）内关（PC6）、间使（PC5）、大陵（PC7）的针刺信号的外周传入途径

针刺人和动物的内关（PC6）能够产生多种效应。针刺动物的内关（PC6），能够升高痛阈。注射肾上腺素使动物的心率加快，针刺其内关穴，能够减慢心率。如果用药物阻断正中神经[61]或臂丛神经[62]，或用手术方法切断动物的臂丛[60]或于颈6~7切断脊神经后根[63]，都能取消内关（PC6）的针刺效应。刘瑞庭等（1986年）结扎猫冠状动脉前降支，造成急性心肌缺血动物模型，针刺内关（PC6）能促进急性缺血性心肌功能的恢复，切断支配内关的正中神经后，这种针刺效应明显减弱[64]。这表明，内关穴的针刺信号的传入途径主要与正中神经有关。

也有研究报告得出不完全相同的结论，譬如兰州医学院的研究小组发现，切断动物的臂丛，并不影响内关穴的针刺效应，再用石碳酸破坏前肢血管壁的交感神经纤维后，才能使内关的针刺效应显著减弱，表明内关（PC6）的针刺信号的外周传入途径还与前肢血管壁的交感神经有关[65]。间使（PC5）、大陵（PC7）与内关（PC6）都是心包经的穴位，有关研究表明，间使（P5）、大陵（P7）的针刺信号的外周传入途径主要是血管周围的交感神经[66]。

（五）耳廓穴位的针刺信号的外周传入途径

耳廓上分布着近百个穴位，耳廓的神经分布也十分复杂，既有脊神经分布，也有脑神经分布；既有躯体神经分布，也有植物神经分布。分布在耳廓上的脊神经有耳大神经和枕小神经。耳大神经来自颈丛，由2~4颈神经形成。耳大神经由耳垂前面上行，并分成耳上支和耳下支。耳上支主要分布在耳轮、对耳轮、三角窝等处，耳下支主要分布在耳垂后侧及耳轮、耳舟、对耳轮、对耳屏、三角窝、耳甲腔、耳甲艇等部位。枕小神经也来自颈丛，主要由第2颈丛神经组成，并常有第3颈神经加入。枕小神经主要分布在耳廓外侧面及耳廓内侧面边缘。

分布在耳廓上的脑神经有三叉神经、舌咽神经和面神经。三叉神经的下颌支发出耳颞神经，耳颞神经分三个分支进入耳廓，主要分布在耳轮脚上方及附近的耳甲部、耳屏周围、耳轮脚、耳轮升部、三角窝等处。

迷走神经和脑神经中的舌咽神经、面神经的分支形成的一个混合支分布到耳廓，这是耳廓神经分布的一个特征。位于颈内静脉孔内的迷走神经的颈静脉神经节发出一个分支，这个分支和舌咽神经的一个分支合成耳支，在颈乳孔处与面神经交叉，互有神经交换，形成了迷走神经与舌咽神经、面神经混合的耳支。这个混合支穿出鼓乳裂后分成两支，其中一支穿过外耳道软骨，分布在耳甲区；另一支与茎乳孔处的面神经的耳后支吻合，其主干位于耳廓内侧中下部和耳后肌中，有3~4个分支从耳后深部组织穿过软骨，分布于耳轮脚根部及附近的耳甲区、三角窝。一般认为，这些来自迷走神经颈静脉节的感觉神经细胞，与脊神经节细胞是同源的，属躯体传入神经元，其中枢突终止于三叉神经脊束核。但是，也有一些颈静脉神经节的感觉细胞的中枢突进入脑部之后，向后内侧加入孤束，终止于孤束核。所以，虽然通常认为分布到耳廓上的这些神经分支都属于躯体神经，但是否存在副交感传入纤维有待于进一步研究。另外，耳廓的血管壁周围还分布着丰富的交感神经。

关于耳廓穴位的针刺信号的传入途径，直接的研究材料较少，但从耳廓的组织特点、神经分布特点及针感特点综合分析，应以躯体神经为主，但交感神经纤维在耳穴针刺信号的传入中可能也起一定作用。

总之，多方面的研究表明，在针刺信号的外周传入过程中，躯体神经起主要作用。但是，在穴位处分布有动脉干的情况下，沿动脉壁分布的交感纤维也参与了针刺信号的传导。

二、传入针刺信号的外周神经纤维的类别

前面谈到，针刺信号的外周传入途径主要是躯体神经，而躯体神经纤维有多种类别，那么，传入针刺信号的神经纤维的主要类别是什么呢？在介绍这方面的研究之前，先简要介绍一下神经纤维的分类。

（一）神经纤维的分类

神经纤维的分类方法有两种，一种方法是根据神经纤维电生理学的特性进行分类，另一种方法是根据神经纤维的直径大小及其来源进行分类。

1. 根据神经纤维电生理学的特性进行分类

主要是根据神经纤维的传导速度（复合电位内各波峰出现的时间）和后电位差异，将哺乳类动物的周围神经纤维分为A、B、C三类。

A 类：包括有髓鞘的躯体传入纤维和有髓鞘的躯体传出纤维。根据其平均传导速度，A 类纤维又分为 α、β、γ、δ 四类。

B 类：是指有髓鞘的植物神经的节前纤维。

C 类：包括无髓鞘的躯体传入纤维（drC）及植物神经节后纤维（sC）。

2. 根据神经纤维直径的大小及来源进行分类

根据这一分类方法，传入神经纤维可分为 I、II、III、IV 四类，详见表 5.3。I 类纤维中包括 Ia 和 Ib 两类。

表 5.3 传入神经纤维的分类

纤维类别	来源	直径（μm）	传到速度（m/s）	电生理学上的分类
I 类	肌梭及腱器官的传入纤维	12~22	70~120	Aα
II 类	机械感受器传入纤维（触、压、振动感受器传入纤维）	5~12	25~70	Aβ
III 类	痛、温觉传入纤维，肌肉的深部压觉传入纤维	2~5	10~25	Aδ
IV 类	无髓的痛觉纤维，温度、机械感受器的传入纤维	0.1~1.3	1	C

这两种分类方法在实际应用中都存在一些问题，例如 C 类纤维和 IV 类纤维都可用来表示无髓纤维，Aα 纤维和 I 类纤维又常常用来表示传导速度最快的纤维，这就造成了一些混乱。为了解决这个问题，目前，对传出神经纤维的分类多采用第一种方法，对传入神经纤维的分类多采用第二种方法。

（二）传入针刺信号的外周纤维的类别

西安医学院（1974—1981 年）对针刺信号的传入纤维类别进行了大量研究[68-74]。他们模拟电针疗法，用逐步增强刺激强度的方法，依次兴奋各类传入神经纤维，然后观察每一类神经纤维兴奋后的镇痛效应，或者用直流电阳极阻滞法，依次阻滞各类传入神经纤维，然后观察每一类传入神经纤维兴奋后的镇痛效应。具体方法是，选择体重为 2.5kg 左右的家兔，雌雄均可，将家兔头部固定，仅让其下颌可以自由运动。将家兔的下颌运动与应变装置相连，然后输入示波器进行显示。在家兔后肢暴露腓神经，切断邻近的神经。制作油槽。在腓神经上从远端到近段分别安放电针电极、Ag-AgCL 电极、记录电极及痛刺激电极。电针电极、痛刺激电极分别经隔离器与刺激器相连，记录电极经前置放大器输入示波器，显示动作电位。手术中在皮下、肌肉层浸润少量 1% 奴佛卡因，术后休息 1~2 小时，待动物稳定后开始实验。痛刺激为单个方波，波宽 0.3 毫秒，强度以能兴奋 A 波或 C 波，并出现稳定的下颌运动为限。每次痛刺激间隔为 2 分 30 秒。电刺激用每秒 5 次、波宽 0.2 毫秒的连续电脉冲，刺激支配足三里（S36）的腓神经。用不同的刺激强度分别兴奋 I、II 类；I、II、III 类；I、II、III、IV 类纤维。每次模拟电针刺激 15 分钟，观察不同组合的神经纤维兴奋后的镇痛效应。阳极阻滞法是通过 Ag-AgCL 电极通以阳极直流电，精细调节电流强度分别阻滞 I、II 类及 I、II、III 类纤维的活动，然后分别观察各类纤维兴奋后的镇痛效应。各种动作电位变化均在示波器上显示，并进行照相记录，同时输入计算机进行处理。每次实验的过程分为对照期、针刺期及去针期。针刺镇痛的效应分为四级：I 级为完全抑制，即下颌运动完全消失或平均幅度下降 80% 以上；II 级为明显抑制，即下颌运动大部分消失或平均幅度下降 50%~80%；III 级为轻度抑制，即下颌运动部分消失或平均幅度下降 20%~50%；IV 级为无抑制作用，即下颌运动基本无变化或平均幅度下降小于 20%。用逐步增强刺激的方法，模拟电针足三里（ST36）兴奋不同类型纤维的镇痛情况，如表 5.4 所示 [70,71]。

表 5.4　兴奋不同类型传入神经纤维的镇痛效应

纤维类别	镇痛效应的分级及例数（%）				总有效率（%）	优良率（%）
	I 级	II 级	III 级	IV 级		
I.II 类	1（4.5）	7（32.0）	4（18.0）	10（45.5）	54.5	36.5
I.II.III 类	3（19.0）	7（44.0）	5（31.0）	1（6.0）	94.0	63.0
I.II.III.IV 类	3（21.5）	9（64.5）	1（7.0）	1（7.0）	93.0	86.0

表 5.4 中的结果表明，只兴奋 I、II 类传入神经纤维就能产生镇痛效应。在兴奋 I、II 类纤维的基础上，再兴奋细纤维，可明显提高镇痛效应，而且兴奋的神经纤维的种类越多，镇痛效应越明显。

用直流电阳极阻滞法的步骤是：第一步，先观察兴奋 I、II 类纤维的镇痛效应；第二步，用直流电阳极法阻滞 I、II 纤维，观察兴奋 III 类纤维的镇痛效应；第三步，阻滞 III 类纤维，观察兴奋 IV 类纤维的镇痛效应；第四步，阻滞 I、II 类纤维，观察同时兴奋 III、IV 类纤维的镇痛效应。实验结果如表 5.5 所示 [72]。

表 5.5 兴奋不同类型传入神经纤维的镇痛效应

纤维类别	镇痛效应的分级及例数				实验次数	总有效率（%）	优良率（%）
	Ⅰ级	Ⅱ级	Ⅲ级	Ⅳ级			
I，II 类	1	4	7	11	23	52.0	21.7
III 类	2	6	5	4	17	76.5	47.1
IV 类	7	7	2	2	18	89.0	77.8
III、IV 类	4	1	0	0	5	100.0	100.0

表 5.5 的结果表明，兴奋任何一类传入神经纤维均能够产生镇痛效应，但以镇痛的优良率来分析，I、II 类 <III 类 <IV 类 <III、IV 类。

我们认为，虽然上述研究表明，兴奋任何一类传入神经纤维都能够产生镇痛效应，而且兴奋细纤维的镇痛效应好于兴奋粗纤维的镇痛效应，但是，这并不是证明针刺人体上的穴位能够同时兴奋各种类别的传入神经纤维，也不能证明针刺人体上的穴位能够兴奋细神经纤维。因为在针灸临床实际操作中，针刺穴位所产生的酸、麻、胀、重等针感，要求保持一个适当的程度，并不是针感越强烈越好。我们在针灸临床工作中发现，强烈的针感或伴有明显疼痛样的针感，几乎所有的患者都难以忍受。所以，在针灸临床实际操作中，对于针感强度的把握，往往以病人能够接受为原则，也就是以患者感觉适中为原则，否则，病人就会因为难以忍受而拒绝接受针刺疗法。按照针感适度的原则针刺穴位，一般情况下可能很难以兴奋 IV 类神经纤维，因为粗神经纤维的阈值与细神经纤维的阈值相差 2~5 倍，以临床实际针刺操作来看，在病人能够忍受的范围内，轻刺激针刺法与重刺激针刺法的刺激强度远远没有如此大的差别。许多研究材料与临床实际情况是吻合的[19,75–78]，这些研究表明，传递针刺信号的纤维主要是 II 类纤维，其次是 III 类纤维。

北京第二医学院的研究小组（1986 年）曾研究过针感强度与所兴奋的纤维类型的关系，他们以人为研究对象，将电针内关穴（PC6）产生的针感强度分为三级：I 级为轻度针感，即内关穴局部有轻度麻、胀或沉紧、跳动样针感，并向中指、拇指或食指方向传导；II 级为中度或适度针感，即不仅内关穴（PC6）局部有较明显的麻、胀或沉紧、跳动样针感，而且前臂的中部也有较明显的类同针感，这种较明显的针感还传向指尖。但是，适度或中度针感并不伴有疼痛，受试者也并不感觉难以忍受；III 级为强烈针感，即受试者整个前臂有强烈的麻、胀、跳动样针感，而且伴有难以忍受的疼痛。研究中发现，当电针人的内关（PC6）引起轻度针感时，约有半数受试者可在正中神经处记录到振幅较低、平均速度为 76.4m/s 的电反应。其波形呈现为先负后正的双相波，有时还出现正－负－正三相波或单相波。所有受试者在产生轻度针感的情况下，均未记录到可见的慢电位变化（见表 5.6）[76]。

表 5.6　产生轻度、中度针感时正中神经复合动作电位的均值

针感分级	受试人数（人）	记录到电位的人数（人）	潜伏期（ms）	振幅（μv）	时程（ms）	传导速度（m/s）	
						>36	<36
I 级	13	6	3.05	28.4	1.61	76.4	0
II 级	13	13	3.13	53.8	1.82	73.7	0

适当增强电针内关穴（PC6）的刺激，受试者产生中度或适度针感时，全部受试者均可记录到正中神经的电反应，其平均速度为 73.7m/s，呈双向、单相或三相波形。所有受试者在产生中度或适度针感时，也均未记录到可见的慢电位反应（见表 5.6）。进一步加强电针内关穴的刺激，受试者产生强烈针感时，偶尔记录到平均速度小于 36m/s 的慢电位，12 例中有 5 例记录到 7 例次振幅较低的慢电位，其传导速度分别为 36.8m/s，14.5m/s，10.7m/s，7.8m/s，4.6m/s，1.9m/s，1.8m/s。波形呈单相或双相。这项研究表明，在临床常见治疗中，所使用的针刺穴位的刺激强度很难兴奋细纤维，特别是很难兴奋 IV 类纤维。

为了从临床角度研究传入针刺信号的纤维类别，北京第二医学院的研究小组（1986 年）还观察过用止血带压迫上肢过程中、硬膜麻醉过程中、蛛网膜下腔麻醉过程中针感及有关感觉的变化[76]。用止血带压迫上肢过程中，合谷穴（LI4）的针感及有关感觉的变化如表 5.7 所示。

表 5.7　电针组 15 例健康人平均针感阈值与痛阈值比较

	前对照		用止血带压迫后				后对照	
时间（S）	0	10	0	10	20	30	0	10
针感阈（V）	24	29	2.5	2.8	9.1*	10.4*	4.2	3.1
痛阈	0.96	0.93	0.96	0.82	0.95	0.84	1.26	0.69

注：* 与前对照平均阈值相比 $P<0.05$

电针组 15 例，用止血带压迫上肢后，电刺激合谷穴（LI4）引起的深痛觉、合谷穴（LI4）区皮肤的浅痛觉和冷觉的平均消失时间分别为 32min、29.5min、26.5min，第四指

位置觉、合谷（LI4）穴区皮肤触觉的平均消失时间分别为25min和24.5min。电针合谷穴的针感平均消失时间为23.5min。在上肢压迫后30min内，电刺激合谷（LI4）穴所致的深痛觉阈值没有明显变化，而合谷（LI4）穴的电针感阈值在压迫后20min、30min时明显提高，与压迫前比较有明显差异（$P<0.01$）。手针感的变化比较分散，针感的消失时间与触觉、位置觉较近，离痛觉较远。只有深痛觉的消失时间比其他感觉消失时间为长（$P<0.001$），其他感觉之间无显著差异[76]。

硬膜外麻醉过程中，所有29例受试者病例，浅痛觉与深痛觉首先消失，触觉和位置觉消失时间均晚于深浅痛觉。多数病人的针感在痛觉消失之后出现减弱和消失，只有少数受试者的针感在观察期间未见消失。以电针针感消失时间为标准进行比较，29例受试者中，有5例针感同浅痛觉同时消失；24例针感的消失时间明显晚于浅、深痛觉；有3例针感同深痛觉同时消失；26例针感的消失时间均明显地晚于浅、深痛觉。29例受试者中，只有个别受试者的针感与触觉、位置觉同时消失，大多数受试者的针感消失时间早于触觉、位置觉。针感的变化介于深痛觉、浅痛觉与触觉、位置觉之间，三者之间有明显的统计学差异（$P<0.01$）。手针感消失时间比较分散，但多数晚于深痛觉、浅痛觉，早于或接近触觉、位置觉的消失时间[76]。

蛛网膜下腔麻醉过程中，40例受试者的浅痛觉、深痛觉、针感、触觉、位置觉也是依次消失，其平均消失时间与硬膜外麻醉规律相似，针感变化介于深痛觉、浅痛觉和触觉、位置觉之间，三者之间具有明显差异（$P<0.05$）[76]。

上述三项观察表明，虽然止血带压迫上肢引起的感觉变化同硬膜外麻醉、蛛网膜下腔麻醉所引起的感觉变化顺序相反。但是，电针感的变化却介于痛觉、温觉和触觉、位置觉之间，而且较接近触觉、位置觉的变化，这种变化提示，电针感的传入主要由II、III类纤维完成，并以II类纤维居多。手针感的变化也大致介于痛觉、温觉、触觉与位置觉之间，但分布较分散，这可能与针刺手法的轻重有关，即刺激较轻时主要引起II类纤维的兴奋；刺激较重时，除兴奋II类纤维外，还兴奋了一些III类纤维[76]。有一点必须说明，在硬膜外麻醉或蛛网膜下腔麻醉过程中观察针感的变化，所用的针刺刺激强度可能要起到临床实际应用中的针刺刺激。

吕国蔚等（1986年）还在动物身上观察了足三里（ST36）针刺镇痛点传入纤维的速度谱和直径谱，结果如表5.8和表5.9所示。由表5.8可见，针刺足三里（ST36）诱发的传入纤维速度谱不同于无效点（无针刺镇痛效应的点）、非穴点。

表 5.8 足三里(ST36)与对照点(无效点、非穴点)
A 类传入纤维中各类传入纤维单位放电的百分数

	记录点数(个)	记录到的纤维数(个)	各类纤维的百分比(%)			Aαβγ:Aδ
			Aα	Aβγ	Aδ	
足三里	4	529	7.9	67.8	24.3	3.10
无效点	4	389	6.4	47.6	46.0	1.17
非穴点	7	563	6.2	55.5	38.3	1.61

表 5.9 足三里(ST36)与对照点(无效点、非穴点)
有髓传入纤维中各类传入纤维的百分数

	取材点数(个)	测定的纤维数(条)	各类纤维的百分比(%)			(Ⅰ、Ⅱ):Ⅲ
			Ⅰ	Ⅱ	Ⅲ	
足三里	5	970	22	52	26	2.8
无效点	1	66	10	31	59	0.7
非穴点	2	192	15	36	49	1.0

针刺足三里(ST36)兴奋的传入纤维以Ⅰ、Ⅱ类居多,为Ⅲ类纤维的 3.1 倍;Ⅱ类纤维占有髓传入纤维总数的 67.8%。与此不同,在同样的针刺条件下,针刺无效点和非穴点所兴奋的传入纤维分布比较均等,都以Ⅲ类纤维为中心分布;Ⅰ、Ⅱ类与Ⅲ类的数量比例分别降至 1.16 和 1.61;Ⅱ类纤维与Ⅲ类纤维的数量几乎相等。表 5.9 显示,足三里(ST36)的传入纤维以粗纤维为主,Ⅰ、Ⅱ类纤维也相当于Ⅲ类纤维的 3 倍,其中Ⅱ类纤维占有髓纤维总数的半数以上。与此不同,无效点和非穴点处,Ⅰ、Ⅱ类纤维的数量下降到同Ⅲ类纤维相同的水平,Ⅱ类纤维仅占 1/3 左右。这项研究表明,针刺信号或针感的传入纤维是以Ⅱ类纤维为主[77,78]。

林文注等(1986 年)用电位叠加法研究了电针感的传入纤维类别[79]。他们在 25 名成年人身上进行试验,其中包括 6 名颈椎损伤病人。具体方法是:让受试者仰卧,右上肢尽量放松,用 32 号针灸针刺入内关穴,不捻转,慢慢下插,产生针感后连接电刺激器。将 7×3.5cm 的银片置于外关(SJ5)穴区作为无关电极。电针刺激脉冲为方波,通过隔离器输出,波宽为 0.5ms 左右,频率为每秒 1 次,强度为 20~50V 不等,产生的针感以受试者能忍受为度。记录电极用一对针灸针,分别插入曲泽穴和曲泽穴上方 1cm 处,深度以得到针感为止。电针刺激电极与记录电极之间放一接地电极。电针刺激引起的电反应经交流放大器输入叠加仪,用刺激器触发叠加仪,叠加 50~500 次后,显示、照相或用函数记录仪记录。实验中发现,针灸针刺入内关(PC6)穴后,产生的针感以酸、胀为主,接通电脉冲后,针感转为麻、麻胀或酸麻感,拇食两指特别是拇指明显跳动,此时,在所有受试者的曲泽(PC3)穴处都能够记录到一个三相波(正 - 负 - 正)或双相波(负 - 正),这种波的潜伏期为 3ms 左右,传导速度为 55~78m/s,波的持续时间为 1~2ms,波幅在 2.22~69.00mv 之间。其中 7 例还可记录到一个传导速度为 42~52m/s,持续时间为 1~2ms,波幅在 1.2~11.98mv 的第二波。如果增加刺激强度,可有更多的人记录到 42~52m/s 的电反应,但此时,受试者往往主诉针感太强,在此基础上,再增加刺激强度,则受试者不能忍受。但颈椎损伤导致上肢感觉缺失者,能够接受比正常人强得多的电针刺激量,从而能够记录到 III 类纤维的活动。这项研究表明,在临床实际应用中,所有的电针刺激强度主要兴奋 I、II 类神经纤维[79]。这一结果与 Collins 及 Bland 等的研究结果是吻合的[80,81]。

综合上述研究材料,可以得出这样一个基本结论:I、II、III、IV 类纤维都能够传导针刺信号,但条件不同,当针刺穴位的刺激强度为中等偏下时,主要兴奋 I、II 类纤维;当针刺穴位的刺激强度为中等偏上,但产生的针感能忍受时,在兴奋 I、II 类纤维的基础上,还能兴奋 III 类纤维;当针刺穴位的刺激强度超过能忍受的程度时,I、II、III、IV 类纤维均能够被兴奋。在临床实际应用中,针刺穴位的刺激强度一般都在病人能够忍受的范围内,所以,被兴奋的纤维主要是 I、II、III 类,而 IV 类纤维被兴奋的机会是非常少的。

在临床实际应用中,虽然 I、II、III 类纤维在传入针刺信号的过程中起主要作用,但各类纤维传入的针刺信号所产生的效应有何不同搞不清楚。目前,只知道 II、III 类纤维传入的针刺信号在镇痛方面具有重要作用,而且 III 类纤维传入的针刺信号产生的镇痛效应,优于 II 类纤维传入的针刺信号产生的镇痛效应。

参考文献

[1] 吕国蔚,等 . 足三里针刺镇痛点传入神经纤维组成的研究 [C]. 北京 : 全国针灸针麻学术讨论会论文摘要(二). 1979:79.

[2] Chan SHH & Fung SJ.Suppression of the polysynaptic reflex by electro-acupuncture and a possible underlying mechanism in the spinal cord of the cat .Exp Neurol.1975,(48):336.

[3] Man SC & Baragar FD.Local skin sensory changes after acupuncture.Canad Med Associ J.1973,(109):609.

[4] Bresler DE. A comparison of the effects of acupuncture,local alsthetic and systemic analgestic drugs and hupnosison experimental pain thre sholds.Proc NIH Acup Res Comp.1973,50~51.

[5] 中谷义雄 . 良导络研究的全貌 [J]. 汉方的临床 ,1956,(7):54.

[6] Matsumoto T. Acupuncture for physician.Charles C Thomas,Springfield,Illinois,1974.

[7] 福建中医药研究所 , 等 . 经络实质问题探讨 [J]. 中医杂志 ,1959,(10):9.

[8] 张协和 , 等 . 经络测定仪的诊病原理及其使用方法 [J]. 中医杂志 ,1958,(9):579.

[9] 曾兆麟 . 皮肤穴位导电量与温度正常值的测定及其在全身分布情况的研究 [J]. 上海中医药杂志 ,1958(12):33.

[10] Kripper S et al. Galaxies of Life, Gordon and Breach,Science publisher,Inc.New York.1973.

[11] Kaslow AL et al.A new technique for acupuncture point finding and stimulation, Am J Acup.1975(2):157.

[12] Fieldman EJ.Diagnostic acupuncture using a new skin conductance monitor.Am J Acup.1975(2):161.

[13] Czaplicki R.Acupuncture:5000 years of healing art. Library of Congress,USA.1975:140~144.

[14] Hyvarinen J et al.Low resistance skin points that may coincide with acupuncture loci Med Biol.1977(2):88.

[15] Voll R.Topographic positions oi the measurement points in electro–acupuncture, Am J Acup.1977(2);97.

[16] Noordergraaf A et al. Electro–acupuncture, IEEE Trans.Biomed Eng BME.1973(20):364.

[17] Reichmanis M et al. DC skin conductance variation at acupuncture loci , Am J Chin Med.1976(4):69.

[18] 西安医学院针麻原理研究室 . 人体针感规律和针感与手下感关系的观察 [J]. 西安医学院学报 ,1976(4):1.

[19] 林文注 , 等 . 人体穴位针感的感受器装置和传入径路的观察 [A]. 针灸针麻研究 [M]. 北京 : 科学出版社 ,1986:323~330.

[20] 魏仁榆 , 等 . 猫中脑中央被盖束区在电针镇痛中的作用 [J]. 科学通报 ,1974(4):184.

[21] 西安医学院针麻原理研究室 . 针刺猫腓肠肌区域兴奋的深部感受器及其传入纤维类别 [J]. 西安医学院学报 ,1976(1):56.

[22] 西安医学院 . 肌梭作为穴位针感感受器可能的探讨 [J]. 西安医学院学报 ,1976(4):18.

[23] 西安医学院针麻研究室 . 猫合谷区Ⅳ类传入纤维与针感感受器的关系 [J]. 西安医学院学报 ,1976,(4):81.

[24] 关链璞 , 等 . 陕西医药资料 ,1978,(4):43.

[25] 安徽医学院针麻经络研究室 . 内部资料 ,1978.

[26] 中国科学院动物研究所 .1972 年全国针麻学习资料选编之二 .1974:47.

[27] 西安医学院针麻原理研究组 . 西安医学院学报 1975,(1):84.

[28] 上海生理研究所二室针麻组 . 针刺猫后肢时某些深部感受器传入放电的观察 . 针刺麻醉原理的探讨 [A]. 全国针刺麻醉学习班资料选编之二 [M]. 北京 : 人民卫生出版社 ,1974:166.

[29] 史学义 , 等 . 得气穴位组织结构的动力学研究 [J]. 针刺研究 ,1996(3):60~62.

[30] 上海中医研究所生理组 . 足三里—肠蠕动效应中血管因素的作用 [J]. 新医药杂志 ,1975(7):316.

[31] 沈永康 , 等 . 针刺对内脏功能变化的影响 . 动物实验的初步报告 [J]. 上医学报 ,1959(5):369.

[32] 郭协熏 , 等 . 针刺足三里对兔胃运动机能的影响及其机制的初步探讨 [A]. 全国中医经络针灸学术

座谈会资料选编 [M]. 北京 : 人民卫生出版社 .1959:286~294.

[33] 李仪奎 , 等 . 针刺家兔足三里对小肠运动的影响及其传导途径的分析 [J]. 上海中医药杂志 ,1964(11):1~6.

[34] 大连医学院经络研究室 , 等 . 针刺家兔足三里和手三里对大肠蠕动的影响及其机制探讨 (一)[C]. 大连医学院参加全国中西医结合经验交流会论文集 (一).1960.

[35] 杨枫 , 等 . 经络穴位与躯体内脏神经联系的初步观察 [G]. 科学研究资料汇编 .1963,(4):21~27.

[36] 藏益民 , 等 . 针刺兔足三里引起白血球数量和分类计数变化的途径 [C], 同 [32]:243.

[37] 藏益民 , 等 . 针刺足三里对白血球总数及血象影响的机制探讨 [J]. 医学情报通讯 .1959(8):159.

[38] 中山医学院第二附院 . 针刺足三里、涌泉穴对实验动物出血性休克的作用及其原理的初步探讨 [J]. 新医学 1971(4):26.

[39] 肖静宁 , 等 . 兔足三里部位的刺激对大脑皮层诱发电位的研究 [C]. 北京 : 北京市生理学会 1963 年学术年会论文摘要 ,1963:14.

[40] 周佳音 , 等 . 针刺得气对脑电图的影响 [J]. 上海中医药杂志 ,1963(3):19~24.

[41] 北京第二医学院针麻科研组 . 足三里针刺镇痛效应的外周传入途径 [J]. 医药资料 ,1976(4):33~38.

[42] 李楚杰 , 等 . 电针的动脉充血效应 [J]. 吉林医科大学学报 ,1959(4):45~47.

[43] 上海第二医学院 . 针刺足三里穴区对胃肠功能影响及其作用途径 [M]. 全国针灸针麻学术讨论会论文摘要 (一).1979:236.

[44] 浙江医科大学生理学教研组 , 穴位电针对电刺激猫内脏神经引起的大脑皮层诱发电位的影响 [J]. 针刺研究 ,1977(4):88~89.

[45] 常业基 , 等 . 交感神经外周部分在针刺镇痛中的作用 [C]. 北京 : 全国针灸针麻学术讨论会论文摘要 (二). 1979:85~86.

[46] 安徽医学院生理教研组 . 针刺人中沟对猫失血性休克的影响 [J]. 中华医学杂志 ,1973,(2):98~100.

[47] 安徽合肥地区针麻协作组 . 针刺鼻唇沟对猫失血性休克的影响 [Z], 单行资料 .1972.

[48] 大连医学院经络研究室 . 针刺对休克作用的机制 (二)[G]. 同 [34].

[49] 林茂樟 , 等 . 动物鼻唇沟区刺激的加压效应 [C]. 中国生理学会学术会议论文摘要 .1964:171.

[50] 遵义医学院解剖教研组 . 针刺加压效应的神经原理的实验研究 [G]. 科技资料 .1972.

[51] 吉林医科大学病理生理教研组 . 电针对休克的急救及其疗效机制 [A]. 同 [32]:102~110.

[52] 北京医学院病理生理教研组 . 针刺人中穴挽救家兔休克的研究 [J]. 北京医学院学报 ,1960(3):221~226.

[53] 遵义医学院针麻研究组 . 三叉神经在颜面部针刺镇痛中作用的初步探讨 [Z]. 针刺麻醉原理研究资料 ,1978:4.

[54] 江苏新医学院第二附院 . 鼻麻与三叉神经的关系 [Z]. 针刺麻醉研究资料 ,1972:9.

[55] 上海生理研究所针麻组 . 电刺激合谷穴在外周神经干上引起的电反应 [G]. 针刺麻醉资料汇编 ,1972,(2):16~18.

[56] 上海生理研究所，等．针刺镇痛效应的外周传入途径的分析 [G], 同 [55].2~8.

[57] 江振裕，等．针刺镇痛效应外周传入途径的分析 [J]. 中国科学 ,1973(2):157~161.

[58] 西安医学院针麻基础理论研究．合谷穴位的形态学、生理学及其得气感传入脊髓的经路 [Z]. 单行资料 ,1972.

[59] 西安医学院针麻基础理论研究组．针刺麻醉的生理学研究——合谷穴放电的实验观察 [J]. 陕西新医学 ,1974(5):21~22.

[60] 河北新医大学病理学教研组．针刺麻醉原理的实验研究 [J]. 新医药研究 ,1972(4):19~28.

[61] 谢竹藩，等．针刺治疗便秘的临床观察及其作用机制的初步探讨 [A]. 同 [32],102~110.

[62] 湖北医学院针麻研究小组，等．针刺麻醉原理的初步研究（一）[Z]. 单行资料 ,1972.

[63] 中国医学科学院．经络学说的初步探讨 [A]. 全国中西医结合研究工作经验交流会议资料选编 [M. 北京：人民卫生出版社 .1961:12~15.

[64] 刘瑞庭，等．电针猫内关对促进急性心肌缺血恢复作用传入途径的分析 [J]. 针刺研究 .1986(11):229~233.

[65] 兰州医学院生理教研组．针刺不同穴位对心脏机能的影响 [J]. 兰州医学院学报 ,1960,(3):117~122.

[66] 山西医学科学院．针刺间使、大陵穴对心脏活动影响及其机制的初步探讨 [Z]. 经验交流 .1961(1):7~11.

[67] 中国科学院动物研究所针麻组．人耳廓及其穴位的神经分布 [A]. 同 [28]:41~46.

[68] 西安医学院针麻基础理论研究组．针刺猫腓肠肌区域所兴奋的深部感受器及其传入纤维类别 [J]. 西安医学院学报 ,1976(1):56.

[69] 西安医学院针麻原理研究室 [J]. 西安医学院学报 ,1976(4):56.

[70] 陈隆顺，等．针刺足三里对清醒家兔实验性痛反应的抑制效应 [J]. 陕西新医学 ,1980(7):53.

[71] 陈隆顺，等．针刺镇痛传入纤维的分析 [J]. 科学通报 .1980(16):563.

[72] 唐敬师，等．直流电阻滞粗纤维对针刺镇痛的影响 [J]. 中华医学杂志 ,1981(5):61.

[73] 陈隆顺，等．针刺对清醒家兔血管运动痛反应的抑制效应 [J]. 陕西医药资料 .1978,(4):23.

[74] 陈隆顺，等．各类传入纤维在针刺镇痛中的作用 [J]. 西安医学院学报 .1981(1):97.

[75] 吕国蔚，等．足三里针刺镇痛效应外周传入神经纤维的分析 [J]. 中国科学 ,1979(5):495.

[76] 吕国蔚，等．穴位针感的外周传入纤维的分析 [A]. 同 [19]:340~347.

[77] 吕国蔚，等．足三里针刺镇痛点传入神经组成的研究 [A]. 同 [19]:331~339.

[78] 魏仁榆，等．针刺猫后肢对某些深部感受器传入放电的观察 [J]. 科学通报 ,1973(18):184.

[79] 林文注，等．人体穴位针感的感受器装置和传入经路的观察 [A]. 同 [19]:323~330.

[80] Collins, W,F,; Nulsen, F, E, and Randt, C, T, Arch Neural, 1960(3):381~385.

[81] Bland, C,S,; Buchthal, F,&, Dahl, K,; Annual report from the Institute of Neurophysiology of the University of Copenhagen,13,September 1,1970 to August 31, P31, 1971.

第六章 针刺信号在中枢内的作用过程

针刺信号在中枢内的作用过程包括两个方面，一个方面是针刺作用的电生理过程，另一个方面是针刺作用的神经生物化学过程。第一节主要介绍神经电生理方面的研究成果，第二节主要介绍神经生物化学方面的研究成果。

第一节 针刺信号在中枢内的传导通路及作用过程

一、针刺信号在脊髓内的传导通路及作用过程

临床研究发现，针刺截瘫病人上肢的合谷（LI4），能产生明显的针感，皮肤痛阈也有明显提高。但针刺截瘫病人下肢的足三里（ST36）、三阴交（SP6）或坐骨神经，没有针感产生，也没有镇痛效应产生[1-4]。针刺腰麻手术病人的足三里（ST36），无针感产生，也没有痛阈的改变。但麻醉作用消失后，针刺足三里（ST36），针感重新出现，痛阈再度升高[1]。这表明，脊髓在传导针刺信号及产生针刺效应的过程中具有重要作用。从目前的研究材料来看，脊髓在传导针刺信号及产生针刺效应过程中具有如下三个方面的作用：脊髓是针刺信号抑制疼痛信号的初级中枢；脊髓是针刺信号传向高位中枢的传导通路；脊髓是下行抑制性针刺信号的传导通路。

（一）脊髓是针刺信号抑制疼痛信号的初级中枢

针刺穴位产生的针刺信号，沿躯体神经进入脊髓后，在脊髓水平，便对来源于疼痛部位的神经冲动产生抑制。根据神经生理学的研究，疼痛信号进入脊髓后，在脊髓背角的不同层次，引起中间神经元放电，在Sexed第Ⅰ层有只对疼痛信号起反应的神经元，在第Ⅴ层有一种细胞，对于触、压、温度及伤害性刺激的反应，具有特殊方式，即高频持续放电，称为广动力型细胞。这种细胞的轴突，一部分是从背外侧的脊颈束上行至外侧颈核，

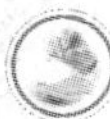

换神经元后至丘脑。国内外研究脊髓水平上针刺信号抑制疼痛信号的作用，一般都是在脊颈束或脊髓背角插入微电极，记录广动力型细胞的放电。吴建屏等（1974—1979年）研究发现，针刺穴位或重复刺激Ⅱ、Ⅲ类传入纤维，对于细胞体大都位于背角第Ⅳ、Ⅴ层的脊颈束或背外侧索纤维的放电反应，具有显著抑制作用，能使74%的背角Ⅴ层神经元对伤害性热刺激的反应减少一半以上。并且发现，给穴位单个脉冲刺激，可以在背角第Ⅴ层细胞，引起兴奋性突触后电位（EPSP），继之出现时程长、幅度大的抑制性突触后电位（IPSP）。持续的电针刺激，可使细胞膜电位向超极化方向偏移。5赫兹电针，可引起长时期的超极化。150赫兹电针，则只能引起短时期的超极化。这种超极化能有效地抑制伤害性刺激引起的放电反应[5~7]。这表明，脊髓水平的突触后抑制，在针刺信号抑制疼痛信号的过程中具有重要作用。

朱兵等（1998年）研究了大鼠脊髓背角内接受非特异性伤害信号的神经元对手针和电针刺激的反应，发现针刺相应感受野内的穴位时，能够明显激活这些神经元，出现类似机械刺激引起的反应。随着单脉冲刺激电流的升高，这些神经元的放电频率也同步增加，当刺激强度超过2mA时，反应由两个激活峰组成，经计算证实，这两个峰分别为A类和C类纤维的传入反应，说明A类纤维和C类纤维传入的针刺信号均可作用于脊髓背角[8]，但只有针刺穴位的刺激强度足够强时，C类纤维才能将针刺信号传递到脊髓背角。江西医学院（1977年）用电子显微镜，观察了针刺穴位对脊髓背角Ⅴ、Ⅳ层突触的影响，观察发现，针刺足三里（ST36）时，脊髓腰4~6节段背角Ⅴ、Ⅳ层突触的裂隙加宽，大颗粒小泡与小颗粒小泡数量显著减少。进一步从形态学的角度证明，脊髓背角参入了针刺效应的产生过程[9]。

针刺信号在脊髓内的作用，还有一个突出的特点，即针刺穴位所产生的节段性效应，比通过高级中枢部位所产生的超节段效应要明显得多；针刺部位和痛源处在相同或相近的神经节段内的针刺效应，远远明显于针刺部位和痛源处在不同或相距较远的神经节段内的针刺效应。上海生理研究所（1972年），以微电极记录猫脊髓背外侧索单根神经纤维放电为指标，用超过C纤维的阈值强度的刺激作为腓肠神经的伤害性刺激，发现这种刺激可使脊髓背外侧索的甲类单位产生特殊形式的电反应，表现为持续的高频放电。用重复电脉冲刺激猫的前肢、后肢的肌肉和皮肤的传入神经或电针同侧足三里（ST36），对伤害性刺激引起的甲类单位的电反应均有抑制作用。但是，刺激后肢神经的抑制作用，明显地强于刺激前肢神经所产生的抑制作用。这表明，针刺部位与痛源处于相同或相近的神经节段水平时，针刺效应明显优于二者处于远隔神经节段的情况[10]。吴建屏等（1974 年）的研究也证实了这一结论[5]。这些实验结果与针麻临床经验是相吻合的，在临床上发现，针刺与手术区处在相同神经节段或邻近神经节段的穴位或传入神经，能够获得更好的镇痛效果。

刘俊岭等（1993 年）观察到，电针家兔的内关（PT6）对胸 2~3 节段的背角神经元有激活作用，而针刺足三里（ST36）对这两个节段的背角神经元的激活作用则很弱，在所记录的 28 个神经元中只有 2 个被激活[11]。刘瑞庭等（1984 年）观察到，电脉冲刺激猫的内关（PT6），在脊髓背根记录到Ⅱ类、Ⅲ类纤维兴奋的动作电位，其投射范围以颈 4~ 胸 1 为主，最大反应节段在颈 5~ 颈 7，以颈 6~ 颈 7 为主[12]。这些研究均表明，针刺穴位所产生的神经节段性效应是一种最基本的针刺效应，可以说，针刺穴位所产生的节段性效应决定了穴位的特异性，针刺处在相同或相近的神经节段支配区的穴位，所产生的针刺效应的分布空间是类同的[106]。关于针刺穴位所产生的节段性效应问题在后面还要专门介绍。

另外，许多研究证实，针刺信号还作用于脊髓水平的脑腓肽神经元及 5-HT 能神经元，通过对脊髓水平的内源性吗啡样物质（OLS）、5-HT 的调节产生镇痛效应。针刺信号还影响到脊髓水平 P 物质的浓度，这也是产生针刺镇痛效应的原因之一。这方面的研究将在本章第二节中专门介绍。

（二）针刺信号在脊髓内传向高位中枢的通路

针刺穴位产生的针刺信号传入脊髓之后，通过什么途径传向高位中枢的呢？西安医科大学的研究小组在研究中发现，脊髓的背索、背外侧索、腹外侧索及腹侧索均可向高位中枢传导针刺信号[13]，他们利用 Lunderbeg 的脊髓分块法，引导电刺激腓神经时脊髓内传导的诱发放电（Mass Discharge），并观察足三里（ST36）的针刺信号在脊髓白质中的分布、传递情况。结果如下：

1. 背索诱发电位

电刺激腓神经时，在猫腰 2~3 背角记录到一个双相快电位伴有一个较小的慢诱发电位。快电位的平均传导速度为（108.10 ± 2.68）m/s，波幅为（184.00 ± 20.48）uv，持续时间为（1.75 ± 0.17）ms。用分级电刺激时，背索诱发电位的平均阈值为（0.1 ± 0.01）mA。表明背索诱发电位主要是兴奋了腓神经中的Ⅰ类、Ⅱ类纤维引起的。在背索上只能记录到同侧的诱发电位，对侧无反应。提示背索中没有来自对侧的交叉纤维。

 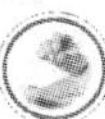

2. 背外侧索的诱发电位

背外侧索的诱发电位的特征和背索电位相似，以短时程、低阈值的快电位为主，但慢电位较背索更为明显。快电位的平均传导速度为（108.78 ± 2.81）m/s，波幅为（166.00 ± 22.86）mv，持续时间为（1.75 ± 0.11）ms。表明背外侧索诱发电位也主要是由低阈值的粗纤维形成的。背外侧索的诱发电位只在同侧出现，对侧无反应。

3. 腹外侧索诱发电位

在腹外侧索记录到的诱发电位的特点是：短潜伏期的快电位变小，而长潜伏期的慢电位突出和复杂，常伴有许多小波。慢电位的波幅为（40.80 ± 7.03）mv，时程为（23.60 ± 0.75）ms。腹外侧索诱发电位的阈值较高，平均为（0.17 ± 0.01）mA。慢电位波幅在10T时比较明显，30T以上不再增大。表明腹外侧索诱发电位的产生与阈值较高的Ⅲ类纤维的兴奋有关。腹外侧索的诱发电位在同侧和对侧均有反应，表明腹外侧索中存在着来自对侧的交叉纤维。

4. 腹索的诱发电位

腹索诱发电位的特点和腹外侧索的基本相同。慢电位波幅平均为（43.30 ± 6.64）mv，持续时间为（25.67 ± 1.20）ms。腹索诱发电位的阈值较高，平均为（0.24 ± 0.02）mA。10T时诱发电位明显，30T以上电位不再增大。提示腹索诱发电位和高阈值的Ⅲ类纤维的兴奋有关。腹索诱发电位有对侧反应，表明腹索存在着来自对侧的交叉纤维。

5. 电针足三里（ST36）引起的脊髓诱发电位

电针刺激足三里（ST36），在脊髓各上行索中都能记录到相应的诱发电位，其特征和刺激腓神经时基本相同，无论波形、时程和波幅均无显著差别。所不同的是电针穴位时的阈值较高，比直接刺激神经高10倍左右。

虽然背索、背外侧索、腹外侧索及腹侧索均可向高位中枢传导针刺信号，但各传导索传导的针刺信号的确切作用尚不十分清楚，根据目前的研究，我们只知道腹外侧索向高位中枢传递的针刺信号在针刺镇痛中具有重要作用，下面就介绍这方面的研究。

张经济等（1960年）发现，针刺家兔的合谷（LI4）、内庭（ST44），能够明显抑制因电击或光热刺激而导致的鼻部疼痛。但分别于颈4~6或胸9~12横断脊髓后，针刺合谷（LI4）或内庭（ST44）时，便不再出现镇痛效应[14,15]。脊髓半侧横断后，针刺横断侧内庭（ST44），不但鼻部的镇痛效应消失，而且对胃经循行范围内的许多部位的镇痛效应有同样的影响。针刺正常家兔右侧内庭（ST44）10min后，在乳中（ST17）、不容（ST19）、天枢

（ST25）、气冲（ST30）、足三里（ST36）等胃经循行范围内的这些测试点，左右两侧的痛阈明显升高，表明产生了针刺镇痛作用。如果在动物脊髓胸8~9节段处作右侧横断，再针刺右侧的内庭（ST44），在针刺10min、20min后，在胃经上述各穴位处分别测定一次镇痛效应，发现右侧乳中（ST17）处在针刺10min后痛觉敏感性升高，其他4个穴位处的痛阈均无改变；左侧乳中（ST17）、气冲（ST30）痛觉敏感性降低，而其他3个穴位处的痛阈均无变化。但针刺动物的左侧内庭（ST44）时，左侧5个测试点的痛阈均升高，而右侧的测试点多无变化。提示针刺信号进入脊髓后，产生镇痛效应的针刺信号主要是经同侧脊髓的传导束传向高位中枢的[15,16]。但也有实验证实，产生镇痛作用的针刺信号传入脊髓后，是交叉到对侧上行的[17]。

上一章中已经介绍过，针刺信号的产生主要与深部压力感受器和牵张感受器密切相关，而且由Ⅱ、Ⅲ类纤维传入的针刺信号在镇痛作用中起主要作用。这一结论容易让人产生如下推想：针刺信号进入脊髓后，产生镇痛作用的针刺信号很可能直接由背索传向高位中枢。因为深部压力感受器和牵张感受器的深感觉信号是由后索传向高位中枢的。但是，研究表明，发挥镇痛作用的针刺信号并不是由背索传向高位中枢的，而主要是由脊髓的腹外侧索传向高位中枢的。上海生理研究所等单位（1972—1976年）以兔为研究对象进行慢性实验，发现针刺动物双侧足三里（ST36）或足三里（ST36）、手三里（LI10）、曲池（LI11）等，均使痛阈明显升高。在胸12或腰1部位切断脊髓背索，包括损伤背外侧索的近背角处的区域，对针刺镇痛效应无明显影响。切断或电解损毁单侧腹外侧索，随着损毁范围的加大，能相应地部分取消或完全取消手术对侧后肢的针刺镇痛效应，而手术同侧后肢的针刺镇痛效应仍然存在[18,19]。如果切断双侧的腹外侧索，则针刺镇痛效应消失[19-21]。这些研究表明，产生镇痛作用的针刺信号在脊髓内向高位中枢的传导主要是由腹外侧索完成的，胡三觉等（1976年）的研究工作也证实了这一结论[22]。

上述实验研究的结果与临床观察是吻合的，山东医学院等单位（1972~1977年）在临床上发现，脊髓空洞症患者，由于病变涉及脊髓前联合，痛觉、温觉纤维受损，出现痛、温觉障碍。如果针刺痛觉轻度减轻区内的穴位，仍有一定的酸、胀、重感产生；针刺痛、温觉明显减退区内的穴位，针感也减弱；针刺痛、温觉完全消失区内的穴位，针感也完全消失。表明针刺信号在脊髓内向高位中枢传导的途径，与痛、温觉的传导途径有密切关系[23,24]，痛、温觉是通过腹外侧索向上传导的。

 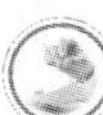

（三）下行抑制性针刺信号的传导通路

自从 Hagbarth 与 Kerr 发现躯体感觉传入信号的下行抑制机制以来，已有许多工作证明，脊髓以上脑部通过这种紧张性下行抑制系统，对感觉性输入进行调制或控制[21]，并且这一下行抑制系统在针刺镇痛过程中发挥重要作用，这一下行通路位于脊髓的背外侧索[21-30]。

胡三觉等（1972 年）首先报告了存在着下行抑制性针刺效应[22]，随后，沈锷等（1974 年）发现，针刺阳陵泉（GB34）、膝阳关（GB33）等穴位，对内脏躯体反射可产生明显的抑制性效应，但是，从高位切断脊髓后，反射放电大为增强，同时，这种针刺效应消失，而这种针刺效应不受去大脑皮层的影响。为了确定这种下行抑制的脊髓通路，他们在 T2~3 水平进行了各种横切，切割背索、腹索、灰质的中央部分，都不影响这种反射放电和电抑制效应。但是，损毁背外侧索靠近背角的部分后，反射立即释放，电针抑制效应也减弱或消失。在切割背外侧索后，血压没有变化，单突触反射仍然存在，因此，针刺效应的消失不是由脊髓休克所致。由于所用的电针刺激比较弱，动物的瞳孔也经常处于收缩状态，血压也稳定在正常水平，所以应激的问题也不严重[21]。沈锷等（1979 年）进一步发现，针刺动物前肢曲池（LI11），对刺激内脏引起的皮层眶回诱发反应产生明显的抑制效应，但切断背外侧索后，针刺效应大为减弱。刺激 T2~4 水平半孤立脊髓和在 P9 水平刺激中缝大核，引起的 L6 和 T12 背根电位，在切断背外侧索后也消失。在损毁延脑内侧网状核后，反应也明显减弱或消失。但刺激背外侧索本身引起的背根电位不受影响[25,26]。杜焕基等（1978 年）也证实，刺激中缝大核或刺激腓总神经或针刺阳陵泉（GB34）、风市（GB31）等穴位，均可产生明显的抑制性效应，但切断双侧背外侧索后，这些抑制效应明显减弱或消失[27]。张桂林等（1979 年）发现，切断背外侧索，不影响中缝核对束旁核痛放电的抑制效应，但明显削弱电针合谷（LI4）对束旁核的抑制效应[28]。这些研究表明，针刺信号传递到中缝大核之后，引起了中缝大核为主的下行抑制系统的兴奋，这一系统的兴奋信号通过背外侧索下行，对脊髓背角相关神经元进行抑制。

另外，自从发现注射微量吗啡和电刺激脑，产生镇痛的有效部位均为脑室导水管周围灰质后[29]，已有许多研究证实，二者确有许多共同之处：都兴奋中缝大核，切断背外侧索后，二者的镇痛效应又均被消除[30]。与此同时，国外学者发现，纳洛酮可以阻断针刺穴位的镇痛效应，并证实切断脊髓或在上叠体与下叠体之间切断脑干，或切除垂体之后，均显著削弱或消除针刺穴位对猫背角第Ⅴ层细胞放电的抑制作用或镇痛效应[31,32]。这

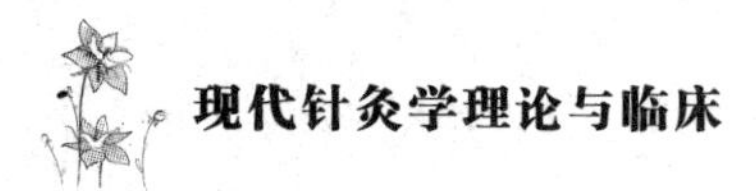

表明，针刺穴位与注射吗啡或电刺激脑相似，也可引起内吗啡肽释放，并通过中缝大核－背外侧索的5-HT通路，下行抑制或调节脊髓背角处的痛觉冲动[30]。

二、针刺信号在脑干内的传导通路及作用过程

脑干网状结构能够接受各种不同性质和各种来源的体感冲动[33]，它与躯体运动、内脏活动和各种感觉机能均有密切关系，是中枢神经系统内具有广泛整合作用的结构[34]。研究发现，在针刺镇痛过程中，脑干网状结构同样具有重要作用。

前面已经介绍过比较一致的看法，即产生镇痛作用的针刺信号在脊髓内是沿着腹外侧索向上传导的。形态学研究表明[35]，腹外侧索的纤维分两路上达丘脑内侧。一部分纤维直接投射到丘脑束旁核、中央外侧核、内膝体的大细胞区、丘脑网状核等；另一部分纤维先投射到延脑内侧网状结构的巨细胞核，然后经中央被盖束上行，止于丘脑中央中核等内髓板核群。哪一条通路传导的针刺信号在针刺镇痛中发挥作用，是针刺镇痛原理研究中的一个重要问题。

（一）针刺信号在延脑内的传导通路及作用过程

重庆医学院的研究小组（1975—1978年）发现，电刺激猫的内脏大神经，可在延脑网状结构的巨细胞核记录到正－负双相为主的诱发电位，这种电位能够被吗啡抑制。电针动物的足三里（ST36）、曲池（LI11）、人中（DU26）、上脊中（T2与T3之间），也能够抑制延脑巨细胞核的这种诱发电位。针刺穴位的这种抑制作用具有速生速降的特点，而且不同穴位的抑制效应有一定差异，其中电针人中（DU26）和上脊中穴的抑制效果较好[36,37]。黄仲荪等（1979年）研究证实，延髓巨细胞核既接受内脏疼痛信号，也接受穴位的针刺信号，并且这两种信号常常投射到同一区域，甚至会聚到同一细胞上[38]。

中国医学科学院分院的研究小组及重庆医科大学的研究小组（1972—1977年）还发现，牵拉动物的胃，除在延脑的巨核细胞产生诱发电位外，还可在延脑迷走神经中枢的核团内引导出细胞放电。电针或针刺迎香（LI20）、足三里（ST36）、曲池（LI11）、上脊中，对内脏痛和内脏牵拉反应都有一定的抑制效应[39-41]。进一步研究发现，电针足三里（ST36）产生的针刺信号和电刺激迷走神经产生的信号，均能够会聚到延脑闩部前后网状结构内侧2/3处的同一神经元上[42]。表明延脑闩部前后网状结构内侧2/3处的神经结构，是躯体传入信号和内脏传入信号相互作用的部位。但是，不能排除针刺信号和刺激迷走神经产生的信号传入中枢神经之后，在多个水平上可能发生的相互作用。

（二）针刺信号在中脑内的传导通路及作用过程

江振裕等（1979年）发现，针刺穴位产生的信号及刺激Ⅱ、Ⅲ类纤维的传入信号，均可到达网状巨细胞核和中缝大核[43]。网状巨细胞核和中缝大核的神经元的活动，一方面沿脊髓背外侧索下行抑制[44]；另一方面，这些冲动又通过中央被盖束上传。魏仁榆等（1974年）证实，针刺足三里（ST36）、三阴交（SP6），可在中央被盖束区引出诱发电位。直接刺激该部位几秒钟，甚至可以抑制痛反应10多分钟，由此可以认为，该区是痛觉的中枢通路，也是产生针刺效应的中枢通路[45]。损坏两侧中央被盖束区后，电针穴位仍然能够产生一定的镇痛作用，表明这一中枢通路并不是产生针刺镇痛效应的唯一通路[46]。

广西医学院的研究小组（1974—1976年）发现，电针家兔的足三里（ST36）、内关（PC6）、外关（SJ5），对中脑痛敏神经元的多种反应形式均有抑制作用。在去大脑动物和分区切割脑干的情况下，均不影响电针对中脑网状结构痛敏神经元活动的抑制效应。表明电针穴位产生的这种抑制效应，无须更高一级中枢的参与。其他研究还表明，针刺信号在脑干内是经过多种途径上行的[47-52]。

Mayer（1976年）发现，电刺激大鼠中脑导水管周围的中央灰质（PAG），可以不用麻药就能够给大鼠进行剖腹探查。这一发现触发了一系列的研究工作，这些工作证实，刺激大鼠、猫、猴和人的中脑中央灰质，均可产生镇痛效应，在大鼠的镇痛效果，可与10mg/kg吗啡相比，但对其他感觉没有影响[53]。通过进一步研究，比较一致的看法是，主要是由于刺激了中缝背核的缘故。在脑干正中线的狭长区域内，有一个核群，称之为中缝核群。它的特点是，其中许多细胞所含的神经递质是5-羟色胺（5-HT）。这个中缝核群的活动，在睡眠、体温调节和性活动中具有重要作用。该核群在吗啡镇痛中，也有重要作用。在这个区域注射微量吗啡，可以提高痛反应的阈值。损毁这个核群的某些部分，吗啡的镇痛作用即减弱或取消。吗啡可使其中的一些神经元兴奋[54,55]。北京医学院等单位（1976—1979年）研究发现，针刺穴位或压迫深部组织，也能增强中缝核群中某些细胞的电活动[56,57]。损毁这个核群的某些部分，也能使针刺效应大为减弱[58,59]。武重千冬等（1983年）也证实，电针穴位能够激活中脑导水管周围灰质（PAG）神经元，而且主要是激活了中缝背核[60]。损毁大白鼠邻近中缝背核的PAG后，针刺穴位的镇痛作用明显减弱[61]。刺激中缝背核，能够抑制丘脑束旁核神经细胞对伤害性刺激的放电反应，在脑室注射5-HT，也能够抑制束旁核的这种放电反应[62]。这些研究表明，针刺穴位抑制束旁核痛放电的另一条途径，可能是通过中脑中缝背核实现的。Bobillier等（1975年）将同位素标记的亮氨酸注入中缝背核，用放射自显影技术追踪其纤维，发现中缝背核的一部分纤维投射到丘脑束旁核[63]。

另外，PAG与NRM之间有明确的形态学和电生理学的联系。许多学者认为，PAG的效应主要通过NRM实现的。Behbehani等(1979)证实，PAG几乎没有或很少有向脊髓投射的纤维，却有大量向NRM投射的纤维[64]。山本隆充等(1982年)发现，刺激PAG可使NRM神经元的放电频率增加到几十倍，即使停止刺激后3~4min也比刺激前高3~5倍[65]。这种激活效应可被纳洛酮翻转。但并不是所有的NRM神经元都对在PAG内注射吗啡发生反应，随着在PAG内注射吗啡量的增加，产生反应的NRM神经元的数目也相应增加，这可能与NRM内存在着不同种类的神经元有关[64,66]。

针刺效应的产生与中脑边缘系统也有密切的关系。曹小定领导的研究小组(1989年)经过一系列的研究证实，隔核、海马、杏仁核等边缘系统在针刺镇痛中起重要作用。在这些区域内注射微量纳洛酮，对针刺效应都有部分阻断作用[67]。韩济生领导的研究小组(1995年)在大量研究工作的基础上，提出了“中脑边缘镇痛回路的假说”。他们在研究中发现，在导水管周围灰质(PAG)、伏核、杏仁核、缰核的任何一个核团中注射微量纳洛酮，都可使针刺镇痛效应降低75%以上。注射微量的脑啡肽血清或5-HT拮抗剂，也可起到类似纳洛酮的作用。如果这些核团与下行抑制通路相联系，并且是一种并联关系，那么阻断任何一个核团后，只能减少20%~30%的针刺效应，而不是减少70%~90%。据此可以推断，PAG、伏核、杏仁核和缰核等核团可能构成一个环路，阻断这个环路中的任何一个环节，均可使整个环路系统失去作用。上述理论得到了很多实验的结果支持，譬如：在PAG内注射微量吗啡，可产生明显的镇痛作用，而在伏核内注射5-HT拮抗剂，则能够消除吗啡的这种镇痛作用；在伏核内注射微量吗啡也能够产生明显的镇痛作用，而在缰核内注射纳洛酮，也能消除这种镇痛作用。进一步研究发现，当电针穴位引起上述各个核团的脑啡肽释放增多时，在其中任何一个核团中注射微量的纳洛酮，能够抑制各个核团释放脑啡肽。表明这不是一个单向的环路，而是一个具有正反馈联系的网络[68]。

中脑边缘镇痛回路的假说还得到了形态学的证实。李庆云等(1994年)研究发现，PAG和中缝背核向伏核发出5-HT能纤维、P物质纤维、脑啡肽能纤维；伏核内5-HT阳性轴突终末与脑啡肽样树突形成突触联系；伏核下行投射纤维先在外侧缰核内侧部中继后再投射到PAG；伏核发出的纤维也可直接投射到PAG的全长，其中包括中缝背核。

从伏核下行到 PAG 和中缝背核的轴突终末对 PAG 神经元主要起兴奋性作用，这种直接投射在中脑边缘镇痛环路中和中枢的内源性镇痛过程中可能有重要的作用[69]。

三、针刺信号在间脑内的传导通路及作用过程

（一）针刺镇痛信号在丘脑内的传导通路及作用过程

丘脑是间脑的重要组成部分。除去嗅觉信号之外，任何一种感觉传入信号到达大脑皮层之前，都要到达丘脑。疼痛是一种有意识的感觉，所以也要到达丘脑。为了弄清楚丘脑在针刺镇痛中的作用，许多学者进行了广泛研究。著名神经生理学家张香桐（1973—1978 年）在研究丘脑整合作用的工作中，发现丘脑的内侧部分，特别是束旁核和中央外侧核约十分之一的神经元对伤害性刺激发生特异性的放电反应，而针刺穴位，压迫跟腱等刺激能够抑制这些神经元的放电。张香桐在这些研究工作基础上提出，网状巨细胞核的上行冲动，主要通过中央被盖束进入丘脑中央中核，激发其活动。进一步研究证实，运用一定参数的电脉冲直接刺激中央中核，能够明显抑制束旁核细胞的放电，抑制时间可长达 5min 之久。罗苇荪等（1978—1979 年）的研究也证实，刺激中央中核能够抑制束旁核细胞的痛放电，抑制痛放电的最佳刺激频率为 4~8 次 / 秒[72]，这和电针足三里抑制束旁核痛放电的最适刺激频率是相同的。以低频脉冲刺激中央中核时，每个脉冲之后，都要经过 10~15ms 的潜伏期，然后出现约 160ms 的完全抑制。由于中央中核和束旁核临近，出现这样长的潜伏期，表明这种抑制效应的产生与传递过程，可能是通过一个神经回路完成的[73,74]。张香桐认为，这个神经回路包括前脑在内，而且尾核在这个环路中可能具有重要作用[70,71]。

（二）丘脑下部在产生针刺效应中的作用

丘脑下部属植物神经系统皮层下的高级中枢，控制着交感神经与副交感神经系统的活动。它与脑干网状结构及边缘系统有着密切关系，共同调节着机体的各种生理活动。研究证实，针刺信号能够到达丘脑下部，该部位在产生针刺效应的过程中具有一定作用。我们将针刺效应区分为一般的调节作用和针刺镇痛作用。这里主要介绍丘脑下部在针刺镇痛中的作用。丘脑下部在针灸调节中的作用将在后面的章节中介绍。

兰州医学院的研究小组（1960 年）发现，针刺家兔的内庭（ST44）、合谷（LI4），能够明显抑制光热刺激或电刺激鼻部引起的痛反应。损毁丘脑下部后，镇痛作用减弱；相反，用一定参数的感应电流刺激丘脑下部的一定部位，能够产生不同程度的镇痛作用[74]。

青岛医学院的研究小组（1978 年）发现，无论是伤害性刺激，还是电针足三里（ST36）的刺激，均可在视上核记录到诱发电位，而且针刺足三里（ST36）能够抑制伤害性刺激所引起的视上核的诱发电位。注射垂体后叶素也能够抑制伤害性刺激所引起的视上核的诱发电位。表明视上核 – 垂体后叶参与了针刺镇痛过程[75]。

复旦大学的研究小组（1978 年）证实，刺激家兔的视前区，可以提高痛阈，而且对针刺镇痛有协同作用[76]。刺激视前区还能够影响中脑痛敏神经元的自发放电和痛敏反应[77]。表明视前区在针刺镇痛过程中也有一定作用。天津医学院的研究小组（1978 年）发现，电刺激下丘脑外侧区，也能够提高动物的痛阈；电解损毁该区后，能够明显削弱电针臂臑（LI14）、手三里（LI10）的镇痛效应[78]。电针动物的足三里（ST36）、上巨虚（ST37），能够直接影响下丘脑外侧区和外侧视前区的放电频率。表明下丘脑外侧区也是针刺镇痛过程中的一个环节[79]。上海中医学院等单位的研究小组（1974—1977 年）证实，下丘脑的乳头体、乳头上区及乳头前区在针刺镇痛中也有一定作用[80,81]。

针刺穴位产生的镇痛作用，还与下丘脑的植物神经中枢有密切关系。上海第一医学院的研究小组（1972 年）发现，用手指压迫猫的跟腱，能够使丘脑下部前区脑电波的快波减少、慢波增加，并出现 12~18 次 / 秒的短程波。随着指压时间的延长，动物转为安静，呼吸变为深而平稳，可能是产生了镇痛作用的表现。电刺激视丘下部前区，脑电变化与指压跟腱时相同，而且动物出现明显的流涎，这与临床针麻手术中所看到的病人常伴有流泪、流涎等副交感神经兴奋现象是一致的[82]。表明视丘下部前区的副交感中枢参与了针刺镇痛过程。针刺穴位产生的镇痛作用，与交感神经中枢也有一定关系。上海第一医学院等单位（1972—1976 年）在研究针麻手术过程中发现，在针刺穴位诱导之后，病人的心率、血压、呼吸、皮肤温度、皮肤电反射、手指血管容积、脉搏波等生理指标，均有不同程度的变化。这些指标与针麻效果之间存在着一定的关系。多数研究报告显示，针麻效果较好的病例，在针刺诱导后往往出现皮肤温上升，皮肤电自发活动减小、手指血管容积波增大[83-85]，或者皮肤温度、心率、血压、手指血管容积波等指标表现稳定[86-88]。这些研究表明，交感神经中枢在针刺镇痛中发挥一定作用。

四、基底核在针刺镇痛中的作用

尾核是基底核中最大的一个核团，它与壳核共同组成新纹状体。尾核既参与躯体的运动调节，也对各种感觉刺激（包括视觉刺激、听觉刺激、躯体刺激、内脏刺激）发生非特异性反应。大量研究证实，针刺信号也可到达尾核，尾核在针刺镇痛中具有一定作用。上海第一医学院等单位的研究人员（1975 年）发现，电针合谷（LI4）、手三里（LI10）、足三里（ST36）、臂臑（LI14）等，能够在尾核背侧记录到诱发电位，而刺激尾核头部能够产生明显的镇痛作用[74–76]。孙公泽等（1978—1979 年）研究证实，电针合谷（LI4），能够调制清醒家兔尾核神经元的自发活动，而且超过 60% 的尾核头部神经元受中缝核的调制[77,78]。孙德星等（1978 年）、曹小定（1989 年）研究发现，电解损毁尾核头部能够明显减弱针刺穴位的镇痛效应[79,67]。何莲芳（1980 年）、刘乡（1996 年）等还证实，在尾核内注射纳洛酮也能阻断针刺镇痛效应[80,81]。有关研究提示，除了可能存在的丘脑中央中核 – 大脑皮层 – 尾核 – 束旁核通路之外，尾核的镇痛效应的产生还有两条途径，一条途径是尾核抑制丘脑内侧核群的传入活动。研究发现，尾核头部与中央中核 – 束旁核有直接的纤维联系，刺激人体的尾核能抑制中央中核 – 束旁核的体感诱发电位[82]。另一条途径是尾核的活动影响到 PAG，再通过下行抑制系统发挥镇痛效应。研究证实，在 PAG 内注射纳洛酮也能够阻断电针穴位的镇痛效应和刺激尾核的镇痛效应[67]。

五、大脑皮层在针刺镇痛中的作用

大脑皮层是各种感觉信号进入意识领域而形成感觉的重要部位。研究大脑皮层在针刺镇痛中的作用，首先遇到的一个问题是：伤害性刺激引起的大脑皮层的诱发电位，是否能够反应痛觉的问题。就目前的研究文献来看，大部分研究报告肯定大脑皮层诱发电位具有痛觉的性质。陈祥贵等（1978 年）研究发现，刺激猫牙髓能够引起大脑皮层的诱发电位，由于下齿槽神经含有 Aδ 和 C 纤维，所以这种诱发电位中的某些成分与痛纤维有关[89]。刺激动物的隐神经或内脏大神经，或者刺激牙髓，能够在对侧大脑皮层中记录到短潜伏期和长潜伏期的诱发电位，其中长潜伏期的诱发电位，容易被吗啡或杜冷丁所抑制[89–91]。中医研究院的研究小组（1976 年）发现，电刺激人的右手中指，可在对侧记录到恒定的多相复合诱发电位，由正 – 负 – 正（P1N1P2）三个基本波组成。由痛刺激引起的复合诱发电位，其波数较多，波幅高而宽。其中以第二个正相波（P2）更为明显，与非痛刺激引起的诱发电位比较，有统计学差异[92,93]。这表明，可以用大脑皮层诱发电位作为疼痛的客观指标之一。

徐维等（1986 年）运用计算机平均技术，对大脑皮层诱发电位与疼痛的关系进行了研究，发现痛刺激引起的大脑皮层诱发电位的晚成分的波幅与疼痛的程度有一定关系。

静脉注射镇痛药芬太尼、氯胺酮，或电针穴位均可抑制诱发电位的这种成分，抑制电位的程度与疼痛减弱的程度相吻合[94]。进一步研究证实，大脑皮层体感Ⅱ区（SmⅡ）参与针刺镇痛的下行抑制[95]。用局麻药局部阻滞 SmⅡ或 γ－氨基丁酸改变 SmⅡ的功能状态后，针刺对丘脑髓板内核群神经元伤害性反应的抑制效应可分别被推迟、缩短、减弱，甚至消失。表明大脑皮层下行活动与针刺镇痛效应的产生有一定关系[96]。林郁等（1996年）研究发现，电解损毁 SmⅡ后，电针足三里（S36）的镇痛作用明显减弱，表明 SmⅡ在针刺镇痛中具有一定作用。同时还发现，电针足三里（S36）产生的信号，至少部分上达 SmⅡ，并经过边缘系统的伏核和外侧缰核到达 PAG，通过 PAG 激活 NRM 的下行抑制性通路，在脊髓水平发挥镇痛作用[97]。

陈正秋等（1993年）还发现，用损毁、局部给药或降温等方法阻滞猫的运动皮层（MCTX，即十字沟前区的前部）后，电刺激 SmⅡ时对髓板内核群（ILN）神经元伤害性反应的抑制效应被削弱，表明 SmⅡ对 ILN 的下行调节的部分作用是通过 MCTX 实现的[98]。郑欣等（1994年）也发现，将谷氨酸二乙酯施于 MCTX 后，电刺激 SmⅡ后，电针对 ILN 神经元伤害性反应的抑制效应被减弱，而施加谷氨酸后，则产生与电刺激 SmⅡ及电针穴位相似的抑制反应。这些实验证实，针刺能够激活 SmⅡ神经元向 MCTX 释放谷氨酸，对 ILN 实现下行调节[99]。进一步研究发现，将荷包牡丹碱局部作用 MCTX 后，电刺激 SmⅡ或电针穴位对 ILN 神经元的伤害性反应有明显抑制，而对 MCTX 施加 γ－氨基丁酸（GABA）后，此抑制反应消失。这表明 MCTX 中的 GABA 参与了 SmⅡ对针刺镇痛的下行性调节[99]。

陈正秋等（1988年）研究了改变大脑皮层功能状态对丘脑的针刺镇痛效应的影响。研究发现，电刺激猫的 SmⅡ和十字沟前区对丘脑特异核团腹后外侧核和非特异核团髓板内核群（ILN，包括束旁核、中央中核、中央外侧核）的伤害性反应均有明显的抑制作用，这种抑制作用与电针穴位的抑制效应相似[100,101]。王柯慧等（1988年）用利多卡因或 GABA 分别改变皮层各区的功能状态后，电针穴位的抑制效应明显减弱，改变十字沟前区的功能状态对丘脑非特异性核团的影响，强于改变 SmⅡ的功能状态对丘脑非特异性核团的影响，而对丘脑非特异性核团的作用，SmⅡ强于十字沟前区。另外，行为实验也观察到，损毁或表面局部给予利多卡因或 GABA 阻滞大鼠 SmⅠ，均能消除针刺穴位产生的镇痛效应[102,103]。徐维等（1992年）在大鼠行为实验中发现，侧脑室注射阿托品或纳洛酮，能够消除电刺激 SmⅠ引起痛阈升高的效应。进一步电生理学研究证实，损毁

 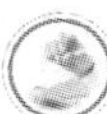

Sm Ⅰ后在束旁核微电泳导入吗啡产生的作用,与损毁 Sm Ⅰ电针穴位的抑制效应相似。这些结果表明,Ach 通过 M 受体参与 Sm Ⅰ对疼痛的下行性调节;阿片肽参与 Sm Ⅰ对疼痛和针刺镇痛的下行性调节。损毁 Ach 或在 Sm Ⅰ施加密胆碱后,能够明显减弱或消除电针穴位对神经元伤害性反应的抑制作用,而微电泳导入 Ach 产生的作用,与密胆碱处理或损毁 Sm Ⅰ前的电针抑制效应相似[104]。这些研究表明 Ach 参与 Sm Ⅰ对丘脑束旁核针刺镇痛的下行性调节。

第二节　针刺对中枢内神经介质的影响

近几十年来,科技工作者及医务工作者在针刺镇痛原理的研究中,取得了令人瞩目的成果,居世界领先水平。针刺镇痛机制的研究已成为中医现代化的先导,率先引起了全世界范围的广泛重视。现代神经生物学机制研究表明:针刺可通过调节中枢神经系统的一系列功能发挥镇痛和调节作用。在这个过程中许多体液因素 - 神经递质参与了调节。

一、胆碱类递质—乙酰胆碱(Ach)

Ach 在中枢神经系统内分布很广泛,且 Ach 参与了疼痛的调节过程。在形态学上已发现中枢神经系统内与疼痛传递及调节有密切关系的部位都含有胆碱能神经元或神经纤维以及胆碱能受体,这为 Ach 参与疼痛的调节提供了形态学的基础。

Ach 参与针刺镇痛,一般认为具有加强针刺镇痛的作用。有些直接测定 Ach 的工作表明,针刺镇痛时,大鼠全脑或皮层、尾核、丘脑等脑区中 Ach 含量增多,下丘脑 Ach 含量显著增加。实验还发现:针刺镇痛时,大鼠下丘脑后核、下丘脑外侧区、脊髓中央外侧核等交感神经中枢以及弓状核、中缝核、蓝斑等核团内的乙酰胆碱酯酶(AchE)活性增强,大鼠丘脑及丘脑束旁核胆碱酯酶(ChE)活性增强,家兔的丘脑束旁核 AchE 和 ChE 活性亦增多[107-117]。王才源等研究发现,电针和注射吗啡后,大白鼠的痛阈升高,电针后丘脑、尾核内 Ach 含量、胆碱乙酰化酶(ChAc)和 ChE 活性均升高, ChAc 的活性升高更明显,注射吗啡后 Ach 含量和 ChAc 活性升高而 ChE 活性明显下降[118]。

关心民等曾对电针镇痛过程中脑内 Ach 更新率的变化进行研究,认为电针的镇痛作用与电针引起 Ach 更新率增强有关,电针使 Ach 释放率明显加快,是 Ach 参与针刺镇痛的直接根据；还发现针刺镇痛时，脊神经节和脊髓背角内的 Ach 释放降解加快，脊髓背角内的 Ach 合成加快，切断一侧背根后，电针镇痛作用受到部分抑制，术侧的 AchE 活性也降低，提示针刺穴位产生的信息传入中枢至少有一部分是通过 AchE 活性神经纤维而实现的[119]。进一步用拟胆碱药毒扁豆碱处理动物的痛阈，在毒扁豆碱显示镇痛效应的同时，脑内 Ach 的浓度增加，AchE 活性抑制。在家兔尾核内微量注射密胆碱抑制乙酰胆碱生物合成，可部分阻断针刺镇痛，注射毒扁豆碱抑制 Ach 降解，可加强针刺镇痛。将拟胆碱类药物毒扁豆碱和东莨菪碱微量注入隔核，结果提示隔核内胆碱能系统可能参与电针镇痛[120]。总之，大量研究证实 Ach 是参与针刺镇痛过程的重要递质，其在中枢内的增加可加强针刺镇痛的效果。

二、单胺类递质

（一）5- 羟色胺（5-HT）

5-HT 在化学结构上属于吲哚胺。占全身总量 90% 的 5-HT 存在于胃肠道，8%~9% 存在于血液，还有一部分存在于各种组织的肥大细胞，存在于中枢神经系统内的 5-HT 只占全身总量的 1%。在中枢神经系统，5-HT 能神经元主要分布于脑干中缝核区和旁正中区，主要在中缝核群，也分布于中缝核群外侧的网状结构区。

许多实验证实，针刺可使间脑、脑干、皮层、海马、纹状体、下丘脑、中脑、延桥脑、中缝核、脊髓、丘脑、尾壳核、导水管周围灰质、延髓中缝核、黑质、尾核的 5-HT 含量增加，合成和利用都加速，合成的增加超过了利用，故含量增加[116]。研究表明，电针镇痛时，除小脑外，全脑 5-HT 水平显著提高，5-HIAA（5-HT 的代谢终产物 5- 羟吲哚乙酸）含量亦增加。实验表明，无论是兔或大鼠，脑内 5-HT 不足时针刺镇痛效果都会大幅度下降；提高脑内 5-HT 的含量或功能活动可以不同程度地加强针刺镇痛作用[121-126]。

（二）儿茶酚胺（CA）

多巴胺和去甲肾上腺素合称 CA。CA 的作用比较复杂，具有明显的部位特异性，但主要起着对抗针刺镇痛的作用。

1. 去甲肾上腺素（NA）

在中枢，NA 能神经纤维的分布非常广泛，但 NA 能神经的胞体主要集中在延髓和脑桥。脑干内的 NA 神经元分别发出上下行投射纤维和脑及脊髓联系，构成上行投射系统和下行投射系统。

关于针刺对中枢 NA 含量的影响，各家报道很不一致，但多数报告显示，电针可使大鼠全脑、端脑、间脑和脑干内的 NA 含量降低，DA 含量明显升高[127-136]。一些实验报道，针刺后，下丘脑视前内侧区、迷走神经运动背核等副交感神经中枢 NA 神经末梢 NA 含量无明显变化，而下丘脑后核、下丘脑外侧区、脊髓中间外侧等交感神经中枢内的 NA 神经末梢内 NA 含量高的例数百分率较对照组为大。另有文献报道，电针可使脑内 NA 含量下降，针刺可使皮层、海马、纹状体、下丘脑、脑干内 NA 明显减少，但有文章认为电针后纹状体内 NA 无明显变化，而大脑皮层 NA 含量升高。大鼠电针镇痛过程中 NA 更新率的研究表明，大鼠脑和脊髓内 NA 合成和利用均明显加速，但因利用的速度大于合成，入不敷出，所以含量降低，这是中枢功能活动增强的一个表现。研究表明，针刺镇痛时，属 NA 上行通路的蓝斑、中脑导水管周围灰质和中缝大核的 NA 释放量显著减少，属 NA 下行通路的 A1 核团的 NA 释放量增加。大鼠新生期注射谷氨酸钠（MSG），损毁下丘脑弓状核（β－脂肪激素－β－内啡肽－ACTH 神经元胞体集中处），可使针刺镇痛效应明显减弱，脑 NA 含量升高更显著；单独摘除垂体，大鼠针刺镇痛效应明显减弱，同时，脑 NA 含量则无显著下降。

周仲福等（1979 年）、韩济生等（1986 年）以微量的氯压啶或酚妥拉明慢性埋藏套管注入家兔脑内的四个核团：伏核、杏仁核、缰核和中央灰质，观察对针刺镇痛效应的影响。氯压啶注入双侧缰核、伏核和中央灰质可显著对抗针刺镇痛，注入杏仁核则无效；酚妥拉明注入伏核和杏仁核无效，注入中央灰质有轻度加强作用，而注入缰核有显著加强针刺镇痛作用。由此可看出 NA 的效应具有明显的部位特异性，缰核在该效应中占有特别重要的地位。由于氯压啶是 α 受体激动剂，酚妥拉明是 α 受体拮抗剂，因此又可以认为脑内 NA 可通过 α 受体对抗针刺镇痛[137,138]。

2. 多巴胺（DA）

DA 又称儿茶酚乙胺，它不仅是 NA 生物合成中的一个中间环节，而且也是一个独立的神经递质。DA 神经元在中枢多位于中脑、间脑和端脑内，在哺乳类动物脑内约有 80% 的 DA 存在于黑质及纹状体内，尤以尾－壳核含量最高。在外周，一般认为 DA 能神经元位于交感神经节内。

有关 DA 与针刺镇痛的关系，国内外报道很不一致。有人报道，针刺镇痛显效时，皮层、海马、尾－壳核、间脑、脑干等 DA 含量似有下降趋势或脑内 DA 水平无明显的变化。也有人报道针刺镇痛显效时尾核内 DA 含量明显升高，尾核、中脑和间脑的 HVA（高香

草酸 -DA 的主要代谢产物）含量明显升高。向家兔两侧黑质内注射 DA，有提高痛阈、加强电针镇痛作用[127–129,139–142]。

现在更多的研究倾向于 DA 有拮抗针刺镇痛作用，中枢的 DA 活动增强不利于电针镇痛，纹状体 - 黑质、尾核等处的 DA 系统增强时，可对抗吗啡镇痛和针刺镇痛。DA 受体的拮抗剂可加强针效。在尾核内注射 DA 受体的阻断剂可增加针刺的疗效，在伏核中微量注射 DA 受体光谱拮抗剂左旋四氢巴马丁（L–THP）也可加强电针镇痛，进一步的工作证明这与伏核内 DA 受体的活动有关。

三、肽类递质

（一）内源性阿片肽（OLS）

OLS 广泛分布于中枢神经系统中，主要由 4 个组成部分：β – 内啡肽、脑啡肽（可分甲硫氨酸脑啡肽和亮氨酸脑啡肽两种）、强啡肽和孤啡肽。在针刺镇痛过程中，OLS 起着很重要的作用。

1. β – 内啡肽（β –EP）

免疫组化研究发现：β –EP 的阳性胞体主要分布于垂体、下丘脑的内侧基底部，特别是弓状核，此外还有孤束核的下端。在大鼠的垂体中，β –EP 阳性神经元的投射较广泛，因此其阳性纤维和终末在神经系统分布较广泛，包括自弓状核向边缘系统的外侧隔核、伏隔核、终纹床核、杏仁核的投射；自弓状核向下丘脑的前部、室周核、室旁核、背内侧核、正中隆起、内侧视前区、外侧视前区的投射；弓状核发出 β –EP 样阳性纤维通过丘脑背侧，在中脑导水管腹侧进入脑干，到达与伤害性刺激传递及镇痛有关的核团，如导水管周围灰质、楔状核、中缝大核、中缝背核、网状结构、蓝斑、孤束核等。

研究表明，大鼠针刺镇痛效应的高低同针刺后脑内 β –EP 的含量成正相关，低效或中等效果者 β –EP 含量升高不明显，甚至有下降趋势；针刺镇痛效果越好，针后脑内 β –EP 含量升高越明显，尤以脑干、间脑、端脑内含量变化明显。向家兔 PAG 内注入 β –EP 抗体，可明显减弱电针镇痛效果。给大鼠低频（2Hz）电针，可使脊髓释放 β – 内啡肽，高频（100Hz）电针则不能[143–157]。这些结果表明，脑内 β –EP 参与了针刺镇痛机制。

2. 脑啡肽

放射免疫分析方法发现脑啡肽在尾壳核、苍白球、杏仁核、内侧视前核和黑质含量较高。免疫组化技术显示两种脑啡肽在脑内有相似的分布，一般甲硫氨酸脑啡肽在组织中

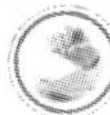

的浓度比亮氨酸脑啡肽高 3~4 倍。

研究发现，给大鼠低频（2HZ）电针，可使脊髓释放甲硫氨酸脑啡肽，而高频（100HZ）电针则不能。放免分析法发现脑啡肽在下丘脑、纹状体增加明显，伏核中也有增加趋势。在大鼠上，合并应用特异性肽酶抑制剂 Bestatin、Thiorphan 以及非特异性肽酶抑制剂 D-苯丙氨酸（DPA）保护内源性释放的脑啡肽，然后应用放射免疫分析法测定纹状体、下丘脑、丘脑及脑桥、延髓内甲硫氨酸脑啡肽和亮氨酸脑啡肽样免疫活性物质。实验证明，安静状态下中枢脑啡肽的更新率不高；电针 30min 以后，纹状体和下丘脑的含量升高了 30%~52%，如在注射上述肽酶抑制剂的基础上电针，则含量增高 94%~147%。说明电针既促进脑啡肽的合成，也促进其释放，由于前者超过后者，所以静态含量升高。并且，在中枢脑啡肽含量由于保护而升高时，电针的效果也加强[158,159]。

研究表明，针刺对内啡肽影响有时间差异性。在 5 时、11 时、17 时、23 时针刺大鼠，亮氨酸脑啡肽在 11 时最高；在 5 时，下丘脑亮氨酸脑啡肽含量升高 34.8%，皮层内降低；17 时，海马内亮啡肽升高 50.1%。临床观察发现，针刺急症病人，其血浆脑亮脑啡肽含量显著升高，如缺血性脑血管疾病血浆脑啡肽水平显著高于正常人，针刺内关后可降低原来升高的亮脑啡肽水平[160]。

脑室注射蛋白质抑制剂环己亚胺，可减弱针刺镇痛效应和阻止针刺升高脑啡肽作用，由此可认为针刺升高脑啡肽机制之一是加速脑啡肽生物合成。有人采用针麻行狗胃切除术，发现在脑区一些核团脑啡肽样免疫荧光增强，认为针刺加速脑啡肽形成，并能防止其在针麻手术中过度消耗，从而说明针刺影响了内啡肽的代谢[161]。

3. 强啡肽

强啡肽阳性神经元的胞体可见于尾壳核、杏仁核、海马、视上核、视旁核、下丘脑背侧核、腹内侧核、弓状核、下丘脑外侧区、终纹床核、中脑中央灰质、臂旁核、三叉神经脊束核和中脑核、孤束核、薄束核、楔束核、延髓外侧网状结构及脊髓背角。在大脑皮质的各叶和垂体前叶也有散在的阳性胞体。脊神经节内含有强啡肽阳性胞体。

研究发现给大鼠低频（2Hz）与高频（100Hz）电针均能使脊髓释放强啡肽。韩济生等发现，强啡肽注入大鼠或家兔脊髓蛛网膜下腔可产生强镇痛作用，按等克分子比较，其镇痛效应比吗啡强 10 倍以上，纳洛酮可部分对抗 10 微克强啡肽的镇痛作用。当造成电针耐受后注入，则其镇痛效应大为降低，说明二者有交叉耐受性。当脊髓蛛网膜下腔注射强啡肽抗体后，电针对尾部的镇痛效应大为减弱，而对头面部则无影响。强啡肽注入侧脑室或PAG，并不导致明显镇痛。这些结果表明，强啡肽参与脊髓内的电针镇痛机制，而在脑内不起这种作用[162-166]。

4. 孤啡肽（OFQ）

OFQ是最新发现的一种阿片肽，它在结构和功能上与已知的阿片肽有所不同，它在痛和痛的调制过程中的作用与以往发现的阿片肽不大相同。

无论是脑室内还是鞘内注射OFQ，对小鼠还是大鼠基础痛阈的影响，不同的学者研究的结果有很大差别。有的发现OFQ可增加动物的痛觉过敏，有的发现痛阈提高，有的却发现对痛阈无影响。这可能与注射的量、部位和动物的种属有关。但大部分的研究发现，在脑室和中脑导水管周围灰质注射OFQ可对抗吗啡或电针镇痛，还可翻转μ-、δ-、κ-受体特异性激动剂的镇痛作用，用核苷酸阻断中枢OFQ受体的表达，可加强吗啡的累加镇痛效应，这些研究结果均提示在脑内OFQ可作为一种阿片肽发挥作用。但也有人发现在脊髓鞘内注射OFQ并不能减轻吗啡的镇痛作用，反而加强吗啡镇痛或100Hz的电针的镇痛作用[167-172]。

研究表明，OFQ参与吗啡和电针耐受的形成。田今华等发现，脑室注射1 ∶ 1稀释度的OFQ抗体对急性吗啡耐受形成无影响，而对慢性吗啡耐受可逆转50%；对急性电针（100Hz）耐受几乎完全逆转，慢性电针耐受可逆转50%。袁立等采用放射免疫分析法研究表明，注射吗啡后能引起大鼠脑内OFQ含量和释放量增多[167,169,173]。

（二）神经肽或激素

1.P物质（SP）

SP在中枢神经系统的含量各脑区差别很大。在哺乳动物中黑质、脑干和下丘脑、脊髓后角的含量较高，大脑皮质的含量相对较少，小脑内SP的含量非常低，甚至没有。SP的阳性神经元的胞体和纤维分布十分广泛。在中枢神经系统内，其阳性胞体位于前脑、间脑、脑干和脊髓部位的许多核团，如前脑的尾壳核、苍白球、杏仁核、隔核及新皮质；间脑的缰核、下丘脑、弓状核、正中隆起、室周核、乳头体核；脑干的脚间核、中脑导水管周围灰质、中缝核群（在缝核SP与5-HT共存于一个神经元内）、脑干网状结构、三叉神经脊束核、孤束核、动眼神经副核等；在脊髓前角、侧角和后角的Ⅱ、Ⅲ、Ⅳ、Ⅴ层，以Ⅱ层最多。在周围神经系统的脊神经节、三叉神经节和结状神经节内可见阳性神经元的胞体，他们几乎都属小细胞，在脊神经节和三叉神经节内可见SP和CGRP共存于一个神经元内。SP的阳性纤维及终末可分布在苍白球、杏仁核、纹状体、隔核、下丘脑前核、弓状核、

 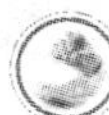

外侧缰核、中脑黑质、脚间核、中央灰质、三叉神经脊束核、背侧臂旁核、孤束核和脊髓后角等处，在交感神经节内也分布着 SP 纤维，目前认为绝大部分外周神经都含有 SP 纤维分布于周围器官（但视网膜等处除外）。

SP 在痛觉信息的传递中具有双重作用，在脊髓内传递疼痛信息，在脑内则发挥另外一种作用，即对痛感受进行调制，降低对痛觉的敏感度。药理学实验表明，SP 在脑和脊髓均具有双重作用。大鼠实验中当剂量在微克水平时，引起动物的痛敏；在纳克水平时，产生镇痛作用。鞘内注射 SP 拮抗剂可对抗 SP 引起的痛阈下降，将 SP 注入脑室、中脑导水管周围灰质，可出现镇痛作用。研究表明，P 物质在针刺镇痛过程中发挥一定作用[174~186]，其镇痛效应可能是通过释放脑啡肽而实现的。

边景檀等研究发现，低频（2Hz）电针刺激时大鼠脊髓中 SP 免疫活性物质减少，中频（100Hz）和变频（2/100Hz）刺激时 SP 免疫活性物质含量增多。脊髓蛛网膜下腔注射非肽类 SP 受体拮抗剂 CP96345 和 RP67580 均能阻断中频、高频和变频的电针镇痛。蛛网膜下腔注射阿片拮抗剂纳洛酮 20μg 后，2Hz 和 15Hz 电针均不能影响 SP 的释放。对此推测，低频（2Hz）电针刺激通过脑啡肽使初级 SP 释放减少；中频（15Hz）电针时通过脑啡肽和强啡肽的协同作用，促进脑的下行纤维以及脊髓前层固有纤维的 SP 释放增多；高频（100Hz）电针可通过强啡肽促进 SP 的释放，但不存在协同作用。这些 SP 可以进一步促进阿片肽的释放而发挥镇痛效应[177]。

黎海蒂等报道，电针镇痛过程中海马、下丘脑和纹状体内 SP 免疫活性物质含量显著增加，脊髓内含量下降（$P<0.01$）[178]。崔仁麟报道，大鼠在针刺镇痛时下丘脑 SP 明显减少，而脑干和腰髓 SP 增高。用苯丙氨酸耗竭 5-HT 后再加电针，其作用加速 SP 传递性释放，并使痛敏降低，认为针刺镇痛时部分通过激活下行抑制作用机制调控 SP 的痛觉传递与释放。近年来许多研究资料表明，针刺影响释放 SP 大多通过间接途径，如激活脑啡肽系统、5-HT 系统等[182]。

2. 胆囊收缩素（CCK）

在中枢神经系统内，CCK 主要广泛分布于除小脑以外的大部分区域，其中以大脑皮质含量最高。

关于 CCK-8 与痛和镇痛研究的两篇最早的报道，是 1981 年 Jurna 和 Zetler 关于脑室注射 CCK-8 有镇痛作用，以及 1982 年 Itoh 等关于 CCK-8 对抗 β－内啡肽镇痛的报道。这两篇关于 CCK-8 的报道作用完全相反，原因可能是由于剂量不同，即在低剂量时有抗阿片作用,而在高剂量时能引起阿片肽释放,因而产生镇痛作用。按一般常理推测,注射某种生物活性物质在阈剂量时产生的效应,应该接近其生理效应,而注射超大剂量时得到的效应应属药理作用。由此推测,在生理情况下脑内 CCK-8 起抗阿片的作用。这一推测得到大量实验证据的支持[187]。实验证明,微量的 CCK-8 可以作用于大鼠脑和脊髓的特定部位,激活 CCKB 性受体,对抗 μ 和 κ 阿片受体介导的镇痛作用[188]。这表明 CCK-8 在针刺镇痛过程中发挥一定作用[189-191]。

3. 催产素(OT)

行为学实验提示,OT 可能在中枢神经系统内参与了痛觉信息的调控,并与电针镇痛有关[192],但也有相反的报道。谭振军等采用玻璃微电极胞外记录和脊髓表面给药的方法,观察了 OT、抗催产素血清(AOTS)以及电针穴位对背角神经伤害性诱发电位放电的影响。结果表明:电针穴位或脊髓表面施加 OT 可部分抑制脊髓表面神经元的伤害性诱发放电;在电针的基础上施加 OT 则明显加强电针的抑制效应。相反,用 AOTS 预处理后,电针的抑制作用被取消。提示 OT 在脊髓水平参与了对痛觉信息的调制,并与一定频率的针刺镇痛有关[193]。

4. 生长抑素(SS)

SS 是一个环状 14 肽。它广泛分布于中枢神经系统、周围组织器官中。它的生理作用十分复杂,除参与体内多种内分泌功能、心血管活动、体温和免疫功能的调节外,在痛觉的调制方面也发挥重要作用。近年来发现 SS 有强效的镇痛作用,它可解除顽固性癌痛,缓解头痛的发作及腹部手术的疼痛[194]。鞘内或脑室注射 SS[195] 可明显提高大鼠的痛阈;侧脑室注射 SS 可使大鼠的痛阈升高,并使电针镇痛的效应增强;侧脑室分别注射 SS 的耗竭剂半胱氨酸和抗 SS 血清,可使大鼠的痛阈降低,并使电针镇痛的效应减弱[196]。

刘玲爱等运用核团微穿刺结合放射免疫测定法,观察了电针足三里 30min 时大脑内 12 个核团中生长抑素含量的变化。结果发现,中缝大核、尾核和杏仁核的 SS 含量明显增加,而中央灰质和腰髓的 SS 含量显著减少;视交叉上核、视上核、视旁核、弓状核、腹内侧核、背内侧核、中缝背核和蓝斑的 SS 含量无明显改变。这提示尽管 SS 在脑内的分布很广,但这些部位中与针刺镇痛有关的只有少数核团,它可能通过这些核团参与针刺镇痛[197]。

5. 性激素

马庆龄等在摘除卵巢大鼠中见到外源性类固醇激素可不同程度增强针刺镇痛效应,其剂量与针刺镇痛作用间存在 2 次与 3 次抛物线关系,认为其作用与内源性阿片肽、

5-HT 神经递质水平有关[198]。

（四）氨基酸类递质

氨基酸类神经活性物质包括兴奋性氨基酸和抑制性氨基酸两大类。与疼痛有关的兴奋性氨基酸主要是谷氨酸和天冬氨酸；抑制性氨基酸主要是 γ–氨基丁酸。这些氨基酸在神经系统内发挥神经递质的作用。另外，它们以中间代谢产物的身份可参与蛋白质和肽的合成以及维持细胞内外水和离子的分布过程。

1. 兴奋性氨基酸：谷氨酸、天冬氨酸

兴奋性氨基酸对大脑皮层、海马、丘脑、小脑及脊髓神经元都产生很强的兴奋作用，是大多数兴奋性神经元的递质。谷氨酸是哺乳动物和人脑内含量最高的游离氨基酸，其浓度超过牛磺酸、谷氨酰胺和天冬氨酸 3~4 倍，但各脑区之间的差别很少超过 2 倍。谷氨酸和天冬氨酸在脊髓的分布差别很大，背根的谷氨酸多于前根，脊髓背角多于前角，而天冬氨酸则在前角多于背角。在中枢神经系统内谷氨酸神经元的胞体见于新皮质、海马、嗅球、苍白球、丘脑网状核、丘脑板内核、黑质、脊髓的中间神经元及前角细胞和小脑皮质；在周围神经系统内，神经元的胞体位于前庭神经节、螺旋神经节、迷走神经结状节和脊神经节内。

在大鼠单侧缰核内注射谷氨酸钠可兴奋缰核内的神经元，产生与电刺激相同的反应，易化与甩尾相关反应有关的神经元，并易化伤害性刺激诱发的甩尾反射。但也有谷氨酸参与镇痛的报道：在大鼠下丘脑视旁核内注射谷氨酸钠，可提高痛阈。在大鼠腹外侧眶皮质注射微量谷氨酸，可产生镇痛效应，而在双侧 PAG 内注射微量 γ–氨基丁酸（GABA），可阻断此结果，说明谷氨酸的镇痛作用可能是通过激活 PAG 的下行抑制系统而实现的[199]。

2. 抑制性氨基酸：γ–氨基丁酸（GABA）

GABA 主要分布在脑内，外周神经及其他组织中较少，其含量以黑质、苍白球最高，下丘脑次之，其余依次是中脑的上丘、下丘、中央灰质，小脑的齿状核、尾壳核、内侧丘脑，大脑、小脑的皮质和脑的白质。

在针刺镇痛机制的研究中，关于脑内 GABA 与针刺镇痛效应的关系的结果不一致。在 PAG 和中缝核内阻断 GABA 的作用，可使缰核转入兴奋状态，加强电针镇痛的效果；但在脊髓水平及其他部位，GABA 在针刺镇痛的节段性抑制、突触前抑制中起重要的作用[200-204]。

参考文献

[1] 中国人民解放军广州部队总医院 . 对针刺麻醉镇痛原理的探讨 [J]. 新医学 ,1971,(9):4~6.

[2] 北京医学院基础医学系针麻研究组 . 针刺和电刺激穴位区对人体痛阈的影响及其机制的初步探讨 [Z], 单行资料 ,1966.

[3] 北京医学院基础医学系针麻研究组 . 针刺人体某些穴位对皮肤痛阈的影响 [J]. 中华医学杂志 ,1973(3):151~157.

[4] 衡山县人民医院 . 针刺神经干麻醉 757 例小结 [J]. 衡阳医药 ,1978(1):17~21.

[5] 吴建屏 , 等 . 刺激传入神经对伤害性刺激引起的猫背髓背外侧索神经纤维活动的抑制 [J]. 中国科学 ,1974(5):526~528.

[6] 吴建屏 , 等 . 刺激传入神经对伤害性刺激引起的猫背髓背外侧索神经纤维活动的抑制 [J]. 科学通报 ,1974(1):31~34.

[7] 吴建屏 , 等 . 电针对脊髓背角神经元的抑制效应 [C]. 北京：全国针灸针麻学术讨论会论文摘要 (二). 43,1979.

[8] 朱兵 . 针灸的科学基础 . 青岛：青岛出版社 . 1998:284.

[9] 江西医学院针麻研究室 . 脊髓背角Ⅴ、Ⅳ层突触在针刺中的反应 [A]. 针刺麻醉临床与原理研究资料选编 [M]. 人民卫生出版社 .1977:212~217.

[10] 上海生理研究所针麻组 . 刺激传入神经对伤害性刺激引起的脊髓背外侧索神经纤维活动的抑制 [G]. 针刺麻醉资料汇编 .1972(2):19~27.

[11] 刘俊岭 , 等 . 电针对兔胸髓背角神经元活动的影响 [J]. 针刺研究 ,1993(18):267~269.

[12] 刘瑞庭 , 等 . 猫内关穴传入途径的研究 [C]. 北京 : 第二届全国针灸针麻学术讨论会论文摘要 ,1984:300.

[13] 梅俊 , 等 . 电刺激猫 “足三里” 或腓神经诱发的脊髓电位 [C]. 同 [12]:297~298.

[14] 张经济 , 等 . 经络本质的研究Ⅰ. 脊髓横切对合谷—鼻抑痛作用的影响 [J]. 兰州医学院学报 ,1960(1):3~8.

[15] 兰州医学院生理教研组 . 经络本质的研究Ⅱ. 脊髓横切半横切对内庭 – 鼻抑痛作用的影响 [J]. 兰州医学院学报 ,1960(2):37~40.

[16] 兰州医学院生理教研组 . 脊髓半横切对胃经痛敏感性影响的研究 [J]. 兰州医学院学报 ,1960(3):99~104.

[17] 山西医学院生理教研组针麻研究组 . 电针镇痛效应的观察及其传入途径的初步分析 [J]. 医卫通讯 ,1974(4):19~21.

[18] 上海生理研究所针麻组 . 针刺镇痛效应中枢传入途径的分析——切断家兔脊髓上行通路的慢性实验 [G]. 针刺麻醉资料汇编 .1972(2):44~49.

[19] 江振裕 , 等 . 家兔电针镇痛效应的脊髓上行通路 [J]. 科学通报 ,1974(1):31~34.

[20] 张香桐 . 针刺镇痛过程中丘脑的整合作用 [J]. 中国科学 ,1973(16):28~30.

[21] 沈锷, 等 . 脊髓以上结构在针刺抑制内脏躯体反射效应中的作用[J]. 中华医学杂志 ,1974(54):628~633.

[22] 胡三觉 , 等 . 电针脊髓镇痛效应在脊髓内上行与下行作用途径的探讨 [J]. 中华医学杂志 ,1976(4): 238~241.

[23] 山东医学院经络针麻原理研究组 . 脊髓空洞症等病与健康人针刺得气规律及循行通路的观察 [J]. 针刺麻醉 ,1977(2~3):4~7.

[24] 上海第一医学院生理教研组 , 等 . 某些神经系统疾病对针刺 "得气" 影响的初步观察 [G]. 针刺麻醉资料汇编 .1972(1):141~143.

[25] 沈锷 , 等 . 下行抑制在针刺对内脏刺激引起的皮层眶回诱发电位的抑制效应中的作用 [J]. 中国科学 ,1979(2):221~224.

[26] 沈锷 , 等 . 通过脊髓—延脑—脊髓回路引起的脊髓背根电位 [C]. 北京 : 同 [7]:40.

[27] 杜焕基 , 等 . 刺激猫中缝核群对内脏躯体反射的抑制效应及其同针刺抑制效应的关系 [J]. 生理学报 .1978,(1):1~5.

[28] 张桂林 , 等 . 刺激中脑中缝核群对丘脑束旁核痛敏细胞放电的影响及其在针刺镇痛中的意义 [J]. 生理学报 .1979(3):209~211.

[29] Mayer DJ et al. Analgesia from electrical stimulation in the brainstem of the rat. Science,1971(174):1351~1354.

[30] 邹冈 , 等 . 内源性吗啡样多肽和镇痛 [J]. 生理科学进展 ,1978(1):2~4.

[31] Mayer DJ et al. Antagonism of acupuncture analgesia in man by the narcotic antagonist naloxone.Brain Res,1977(121):360~363.

[32] Pomeranz B et al.Acupuncture reduces electrophy siological and behavioral responses to no xious:Pituitary is implicated.Exp Neural,1977(54):172~175.

[33] Pompeiano O Reticular formation. In Handbook of Sensory Physiology Vol. Ⅱ Somatosensory System. Ed. by. A. lggo p.p. 381~488.Springer–Verlag Berlin heidelberg,New York,1973.

[34] Bowsher D & Petit D. Single–unit analysis of ventromedial medullary reticular formation. J Physiol,1966(186):117~120.

[35] 沈克飞 , 等 . 刺激延脑网状结构对丘脑中央外侧核区长潜伏期电反应的影响 [J]. 针刺麻醉 ,1977(1):49~52.

[36] 重庆医学院生理教研室针麻研究组 . 针刺对刺激内脏大神经引起的皮层诱发电位和延髓诱发电位的影响 [J]. 重庆医药 ,1975(2~3):42~45.

[37] 重庆医学院生理教研室针麻研究组 . 针刺镇内脏痛的研究 [J]. 中医药研究参考 ,1978(3):25~27.

[38] 黄仲荪 , 等 . 延髓网状结构在针刺镇内脏痛中的作用 [J]. 生理学报 ,1979(4):321~324.

[39] 中国医学科学分院针麻组 . 电针刺激对扩张胃时延脑迷走中枢神经核放电的影响 (摘要一)[Z]. 针刺麻醉原理的初步探讨 ,1972:4.

[40] 重庆医学院生理教研室针麻研究组 . 针刺对牵拉胃引起延髓网状细胞电活动的影响 [J]. 针刺麻醉 ,1976,(合订本):81.

[41] 重庆医学院生理教研室针麻研究组 . 针刺对刺激内脏引起延髓细胞电活动影响的进一步观察 [J]. 针刺麻醉 ,1977(4):55~57.

[42] 中国医学科学分院针麻组 . 足三里与颈迷走神经传入冲动在延脑网状结构中的放射 [A]. 全国针刺麻醉资料选编 [M]. 上海：上海人民出版社 ,1977:396.

[43] 江振裕,等.肌神经刺激和穴位电针诱发的延髓网状巨细胞核的单位放电[J].生理学报,1979(4):356~359.

[44] Guibaub G et al.Suppression by LSD of the inhibitory effect exerted by dorsal raphe Stimulation on certain spinal cord interneurons in cat,Brain Res,1979(61):417~419.

[45] 魏仁榆 , 等 . 猫中脑中央被盖束区在针刺镇痛中的作用 [J]. 科学通报 ,1974(11):520~523.

[46] 吉林医科大学生理教研室 . 中枢特异与非特异传导系统在针刺麻醉中的作用 [G]. 上海针麻学习班资料 ,1972.

[47] 吉林医科大学生理教研室 . 穴位电针对电刺激下齿槽神经与牙髓所引起的中枢诱发电位的影响 [J]. 吉林医科大学学报 ,1975(1):22~25.

[48] 上海生理研究所针麻组 . 猫中脑中央被盖束区在电针镇痛中的作用 [G]. 针刺麻醉资料汇编 ,1972(2):70~73.

[49] 广西医学院针麻研究小组 . 针刺对中脑网状结核神经元电活动的影响 [A]. 针刺麻醉原理研究资料 . 全国针刺麻醉研究资料汇编 [M]. 上海：上海人民出版社 ,1977:407.

[50] 广西医学院针麻研究小组 . 去大脑家兔上针刺对中脑网状结构镇痛效应的观察 [Z]. 针刺镇痛作用专题座谈会资料 .1976.

[51] 广西医学院针麻研究小组 . 中脑网状结构在针刺镇痛中的作用及传导通路的初步分析 [Z]. 针刺镇痛原理研究资料 ,1976:1.

[52] 广西医学院针麻研究小组 . 针刺镇痛效应的延脑通路分析 (摘要)[Z]: 同 [50].

[53] Mayer,D.J.and Price,D.D..Central nervous System mechanism of analgesia,Pain,1976,(2):379~384.

[54] Anderson,S.D.et al.Response of medullary raphe neurons to peripheral stimulation and to systemic opiates. Brain Res.1977,(123):363~367.

[55] Oleson,T.D.et al..Effects of pain–attenuating brain stimulation and morphine on electrical activity in the raphe nuclei of the awake rat,pain.1978(4):211~215.

[56] 北京医学院生物物理教研组 , 等 . 中缝背核在针刺镇痛中的作用 [C]. 同 [26]:23.

[57] Moolenaar,G.M.et al..Responses of caudal raphe neurons to peripheral somatic stimulation,Exp. Neurol.1977(53):304~309.

[58] 陕西中医研究所针麻原理研究室 . 针刺镇痛与中枢神经系统化学递质的关系 : 损毁大白鼠中缝核对针刺镇痛作用的影响 [J]. 陕西新医药 ,1976,(4):23~26.

[59] 江振裕 , 等 . 损毁大白鼠脑干中缝核群对针刺镇痛效应的影响 [J]. 中华医学杂志 ,1977(57):611~615.

[60] 武重千冬，等．针刺镇痛系统破坏后对针刺经穴、非经穴镇痛效应的影响[J]. 昭医志，1983(43):10~13.

[61] 赵建基，等．中脑中缝背核及其邻近周围灰质在针刺镇痛中的进一步分析[J]. 陕西新医药，1980(12):44~47.

[62] 张桂林，等．刺激中脑中缝核对丘脑束旁核痛敏细胞放电的影响及其在针刺镇痛中的意义[J]. 生理学报，1979(31):209~214.

[63] Bobillier.P.et al..Differential Projections of the nucleus raphe dorsalis and nucleus raphe centralism as revealed by autoradiography. Brain Res.1975(85):205~210.

[64] Behbehani MM.and Fields HL.Evidence that an excitatory connection between the periaqueductal gray and nucleus raphe magnus mediates stimulation produced analgesia.

[65] 山本隆充，等．视床中继核と中脑中心灰质刺激じよる缝腺核脊髓通路 neuron の促进效果．神经外科，1982(22):201~205.

[66] Behbehani MM.et al..Effects of morphine injection in periaqueductal gray on the activity of single units in nucleus magnus of the rat Brain Res.1978(149):266~270.

[67] 曹小定．针刺激活脑内镇痛功能系统而实现针刺镇痛[J]. 针刺研究，1989(14):199~204.

[68] 韩济生，等．针刺镇痛原理研究十年进展[Z]. 复旦神经生物学讲座 .IX. 191,1995.

[69] 李元庆，等．大鼠中脑边缘镇痛环路的形态学研究[J]. 针刺研究，1994(19):21~25.

[70] 张香桐．针刺镇痛过程中丘脑的整合作用[J]. 中国科学，1973(1):28~31.

[71] 张香桐．针刺镇痛的神经生理学基础[J]. 中国科学，1978(4):46~49.

[72] 罗茀荪，等．刺激丘脑中央中核对于束旁核痛放电的抑制[J]. 中国科学，1978(4):456~461.

[73] 罗茀荪，等．不同参数的电刺激对丘脑束旁核痛放电的抑制效应[C]. 同[26]:19.

[74] 兰州医学院生理教研组．针灸止痛与经络本质的研究——丘脑下部与针灸止痛的关系[J]. 兰州医学院学报，1960,(2):57~59.

[75] 青岛医学院针麻组．电针、杜冷丁、垂体后叶素对家兔下丘脑视上核及皮层诱发电位的影响[J]. 针刺麻醉，1978(1):79~82.

[76] 复旦大学生物系针麻组．视前区、乳头体在针刺镇痛中的作用[J]. 针刺麻醉，1978(1):77~80.

[77] 第二军医大学针麻基础组．下丘脑前部——视前区电刺激对中枢痛敏单位的影响[J]. 针刺麻醉，1978,(1):76~81.

[78] 天津医学院．下丘脑在电针镇痛中作用的初步观察[J]. 针刺麻醉，1976(合订本):103~106.

[79] 天津医学院针麻研究组．电针家兔穴位对外侧视前区和下丘脑外侧区单位电活动影响的初步观察[J]. 针刺麻醉，1978(1):83~86.

[80] 上海中医学院．下丘脑在针刺麻醉中的作用初步探讨[Z]. 科研论文汇编（上海中医学院与上海中医研究所编），1977:10.

[81] 234 部队针麻基础组．下丘脑在针刺麻醉中的作用[Z]. 针刺麻醉资料选编（陕西省卫生局针麻办编），1974:214.

[82] 上海第一医学院生理教研组 . 针麻效果的术前预测 [G]. 针刺麻醉资料选编 ,1972,(1):109~112.

[84] 北京市结核病研究所针麻组 . 利用多指标客观评定针麻手术效果的探讨 [J]. 针刺麻醉 ,1976(合订本):41.

[85] 江苏省针麻研究协作组 . 江苏省针刺镇痛原理研究概况 [G]. 针刺镇痛作用研究资料汇编 ,1976:22.

[86] 上海第一医学院基础部针麻研究组 .346 例针麻输卵管结扎术中某些生理指标的观察 [J]. 针刺麻醉 ,1978,(1):94~96.

[87] 武汉医学院第二附属医院 . 用光电血管容积变化作为疼痛反应指标——针麻效果观察的初步探讨 [A]. 针刺麻醉原理的探讨 [M]. 北京 : 人民卫生出版社 ,1974:94.

[88] 中医研究院针灸经络研究所生理组 , 等 . 某些生理指标与预测针麻的关系 [J]. 中医药研究参考 ,1975(3):8~10.

[89] 陈祥贵 , 等 . 大脑皮层在针刺镇痛中的作用 [J]. 针刺麻醉 ,1978(1):15~17.

[90] 上海第一医学院基础部针麻研究组 . 关于电针对大脑皮层诱发电位抑制作用的观察 [J]. 针刺麻醉 ,1978(1):16~19.

[91] 上海生理研究所针麻研究组 . 针刺时下行抑制对内脏痛冲动至皮层眶回传递的阻遏 [J]. 针刺麻醉 ,1978(1):37~40.

[92] 中医研究院针灸经络研究所生理组 . 针刺穴位对正常人大脑痛觉诱发电位的影响 [J]. 中医药研究参考 ,1976(2):13~16.

[93] 中医研究院针灸经络研究所 . 关于针刺镇痛研究简况 [G]. 针刺镇痛作用研究资料汇编 ,1976,(6):6~10.

[94] 徐维 , 等 . 伤害性刺激对躯体感觉皮层单位放电的影响及电针效应 [J]. 针刺研究 ,1982(7):196~201.

[95] 徐维 , 等 . 大脑皮层体感Ⅱ区在针刺镇痛中的下行性调节 [J]. 针刺研究 ,1985(10):173~176.

[96] 林郁 , 等 . 皮层体感Ⅱ区对中央中核伤害性传入信号的下行调节与电针效应的关系 [J]. 中国针灸 ,1984,(4):42~45.

[97] 林郁 , 等 . 皮层体感Ⅱ区下行活动在中央中核水平镇痛效应中的作用 [J]. 生理学报 ,1984,(34):342~346.

[98] 陈正秋 , 等 . 损毁运动体层对体感Ⅱ区下行调节丘脑髓板内核群作用的影响 [J]. 针刺研究 ,1993(18):183~186.

[99] 郑欣 , 等 . 针刺镇痛过程中谷氨酸参与体感Ⅱ区经运动皮层对丘脑髓板内核群的下行调节 [J]. 针刺研究 ,1994(19):11~15.

[100] 陈正秋 , 等 . 猫的十字沟前皮层参与对中央中核神经元活动的下行性调节 [J]. 针刺研究 ,1988(增刊 3):29~34.

[101] 陈正秋 , 等 . 猫的十字沟前皮层和Ⅰ区参与对中央中核针刺镇痛效应的下行性调节 [J]. 针刺研究 ,1988(13):272~275.

[102] 王柯慧 , 等 . 猫的十字沟前皮层和 SI 区参与丘脑束旁核神经元针刺镇痛的下行性调节 [J]. 针刺研究 ,1988(13):282.

[103] 胡明海 , 等 . γ－氨基丁酸处理大鼠皮层体感区后电针对痛反应的影响 [J]. 针刺研究 ,1988(13):48~50.

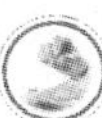

[104] 徐维，等．乙酰胆碱参与皮层下行调制疼痛的作用 [J]. 针刺研究，1992(17):99~102.

[105] 陈正秋，等．损毁大鼠 Sm Ⅰ对丘脑 Pf 神经元镇痛效应的影响及微电泳导入 Ach 的效应 [J]. 针刺研究，1995(20):15~18.

[106] 陈少宗．现代针灸学理论与临床应用 [M]. 济南：黄河出版社，1990:17.

[106] 中医研究院针灸经络研究所中枢化学组．电针对大白鼠脑内缝际核和蓝斑核的乙酰胆碱酯酶及单胺氧化酶的影响 [J]. 中医药参考，1979(2):25~27.

[107] 中医研究院针灸经络研究所中枢化学组．针刺镇痛过程中中缝背核和蓝斑核的组织化学观察 [J]. 针刺麻醉，1978(1):62~65.

[108] 葛子．针刺与蓝斑、缝际核内递质及酶的关系——定量的组织化学观察 [C]. 北京：全国针灸针麻学术讨论会论文摘要（二），1979:95.

[109] 熊希凯，等．针刺大鼠不同脑区内胆碱酯酶、三磷酸腺苷酶组织化学变化的观察 [C]. 北京：全国针灸针麻学术讨论会论文摘要（二），1979:109.

[110] 艾民康等．电针对大鼠丘脑区内胆碱酯酶活性的影响 [C]. 北京：全国针灸针麻学术讨论会论文摘要（二），1979:108.

[111] 艾民康等．电针对蓝斑核区超微结构及组织化学成分影响的实验研究 [C]. 北京：全国针灸针麻学术讨论会论文摘要（二），1979:111.

[112] 武汉医学院针麻研究室．电针对大白鼠丘脑内胆碱酯酶活性的影响 [J]. 新医药杂志，1975(7):24~27.

[113] 湖北医学院解剖教研组．电针合谷对家兔丘脑束旁核胆碱酯酶活性的影响 [J]. 科技通讯，1976(1):51~53.

[114] 武汉医学院剖教研组．针刺麻醉对大白鼠三叉神经脊束核胆碱酯酶、三磷酸腺苷酶组织化学变观察 [J]. 武汉医学院学报，1976(2):4~7.

[115] 中山医学院针麻研究组．疼痛刺激与电针穴位对中脑网状结构乙酰胆碱酯酶活性的影响 [J]. 广东医药资料，1975(2):73~76.

[116] 武汉医学院针麻研究室．针刺镇痛对大白鼠丘脑内乙酰胆碱含量的影响 [J]. 武汉医学院学报，1976(增 2):98~101.

[117] 武汉医学院针麻研究室．酰胆能神经在针麻中的作用 [J]. 针刺麻醉，1978(1):68~71.

[118] 王才源，等．电针镇痛和吗啡镇痛对大白鼠脑内胆碱乙酰化酶 (ChAc) 和乙酰胆碱 (Ach) 及胆碱酯酶 (ChE) 的影响 [C]. 北京：针灸论文摘要汇编（世界针灸学会联合会成立暨第一届世界针灸学术大会），1987:341.

[119] 关新民，等．中枢乙酰胆碱与针刺镇痛关系的研究 [J]. 针刺研究，1991,7(2):129~137.

[120] 关新民，等．胆碱能神经在电针镇痛中的作用 [A]. 针灸针麻研究 [M], 北京：科学出版社，1986:251~257.

[121] 湖南医学院针麻原理研究组．针刺镇痛与脑内神经介质的关系 [J]. 中华医学杂志，1973,(8):478~450.

[122] 韩济生，等 . 中枢 5– 羟色胺在针刺镇痛中的作用 [J]. 中国科学 ,1978(5):579~584.

[123] 上海神经递质与针刺镇痛研究协作小组 . 脑内 5– 羟色胺能神经系统在针刺镇痛中的作用 [J]. 科学通报 ,1978(4):253~257.

[124] 梁熙南，等 . 大鼠电针镇痛的个体差异与脑内鸦片样物质和 5– 羟色胺水平的关系 [C]. 北京：全国针灸针麻学术讨论会论文摘要（二）,1979:142.

[125] 金国章，等 . 脑内 5– 羟色胺和儿茶酚胺在针刺镇痛中的作用 [J]. 生理学报 ,1979,31(2):121~124.

[126] 叶惟冷，等 . 电针家兔督脉“穴位”对尾核 5– 羟色胺和 5– 羟吲哚酸含量的影响 [J]. 科学通报 ,1979(5):253~257.

[127] 北京医学院基础部针麻原理研究组 . 中枢儿茶酚胺在针刺镇痛中的作用 [J]. 中华医学杂志 ,1978(3):129~133.

[128] 冯小春，等 . 电针家兔督脉“穴位”对尾核多巴胺及其代谢产物的影响 [J]. 科学通报 ,1978,23(5):314~317.

[129] 中医研究院针灸研究所生化组 . 针刺镇痛与脑内单胺类递质的关系 [C]. 北京：全国针灸针麻学术讨论会论文摘要（二）,1979:92.

[130] 陕西省中医药研究所针麻原理研究室 . 针刺镇痛与中枢神经系统化学递质的关系 [J]. 陕西新医药 ,1976(1):66~69.

[131] 张德星，等 . 损毁大鼠蓝斑或去甲肾上腺能上行束对针刺镇痛作用的影响 [J]. 科学通报 ,1978(2):117~119.

[132] 董新文，等 . 注射 5– 羟多巴胺于中缝背核后对针刺镇痛和单胺神经元荧光组织化学反应的影响 [C]. 北京：全国针灸针麻学术讨论会论文摘要（二）,1979:120.

[133] 广西医学院针麻研究小组 . 作用于中枢神经系统的药物对针刺镇痛效果的影响 [G]. 针刺麻醉理论研究资料选编 ,1975:187.

[134] 赵建基，等 . 针刺、电针对动物脑组织中去甲肾上腺素、乙酰胆碱及胆碱酯酶含量水平的影响 [J]. 中国生理学会会议论文摘要汇编 ,1964:169.

[135] 韩济生，等 . 大鼠电针镇痛过程中中枢去甲肾上腺素更新率的研究 [J]. 生理学报 ,1979(31):11~15.

[136] 周仲福，等 . 电针对大白鼠脑内 14C– 去甲肾上腺素分布和代谢的影响 [J]. 北京医学院学报 ,1978(3):147~150.

[137] 周仲福，等 . 家兔双侧缰核或杏仁核内注射氯压定和酚妥拉明对指针镇痛的影响 [C]. 北京：全国针灸针麻学术讨论会论文摘要（二）,1979:117.

[138] 韩济生，等 . 中枢神经介质与针刺镇痛 [A]. 针灸针麻研究 [M], 科学出版社 ,1986:179.

[139] 上海生理研究所针麻研究组 . 损毁和刺激猫蓝斑区对针刺抑制内脏躯体反射效应的影响 [J]. 针刺麻醉 ,1978(2):117~120.

[140] 黄龙，等 . 脑内儿茶酚胺神经介质在针刺镇痛中的作用 [C]. 北京：全国针灸针麻学术讨论会论文摘要（二）, 1979:118.

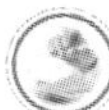

[141] 田桂祥，等．氟哌啶醇对针麻效果的影响[J]. 针刺麻醉，1979(2):42~46.

[142] 杨方中，等．脑多巴胺能系统在家兔针刺镇痛中的作用[C]. 北京：全国针灸针麻学术讨论会论文摘要（二），1979:119.

[143] 朱梦漾，等．损毁弓状核对大鼠脑内 β－内啡肽、5－羟色胺、去甲肾上腺素含量及针刺镇痛的影响[J]. 生理学报，1984;36(1):42~46.

[144] 陈启盛，等．大鼠电针镇痛效果与脑和垂体 β－内啡肽含量关系[J]. 科学通报，1981(26):832~835.

[145] 王友京，等．两种不同电针刺激强度和频率对大鼠脑内单胺类神经介质影响的比较[J]. 针刺研究，1985,10(1):4~7.

[146] 汪桐，等．电针对关节炎大鼠脑内甲啡肽含量的影响[J]. 中国针灸，1985;5(3):31~34.

[147] 赵飞跃，等．内源性阿片系统在急性实验性关节炎大鼠电针镇痛中的作用[J]. 针刺研究，1988; 增刊(3):169.

[148] 邹冈，等．下丘脑游离对其中甲－脑啡肽含量及针刺镇痛的影响[C]. 北京：全国针灸针麻学术讨论会论文摘要（二），1979:134.

[149] 谢翠微，等．大鼠中枢甲硫脑啡肽和亮脑啡肽含量与电针镇痛的关系[J]. 生理学报，1984;36(2):192~195.

[150] 袁和，等．电针刺激加速大鼠中枢脑啡肽合成[J]. 生理学报，1985;37(3):265~270.

[151] 杨俊，等．针刺对大鼠 β－内啡肽含量的影响[J]. 针灸学报，1992(5):31~33.

[152] 北出利胜，等．ハリ麻酔における血中および脑脊髓液中の B–endorphin および ACTH 浓度について．东洋医学とペインクリニツワ，1980,10(3):116~120.

[153] 朱梦漾，等．损毁弓状核区对大鼠脑内 β－内啡肽、5－羟色胺、去甲肾上腺素含量及其对针刺镇痛的影响[J] 生理学报，1984,(1).46~49.

[154] 谢翠微，等．大鼠中枢甲硫脑啡肽和亮脑啡肽含量与电针镇痛的关系[J]. 生理学报，1984(2):8.

[155] 王友京，等．不同电针刺激强度和频率对大鼠脑内单胺类神经介质有不同的影响[J]. 基础医学与临床，1983(5):23~26.

[156] 陈启盛，等．大鼠电针镇痛效果与脑和垂体中 β－内啡肽含量的关系——放射免疫分析[J]. 科学通报，1981(13):12~15.

[157] 王洪蓓，等．不同频率电针对急性佐剂性关节炎大鼠痛反应和组织中 β－内啡肽含量的影响[J]. 中国针灸，1998(3):163~165.

[158] 袁和，等．电针刺激加速大鼠中枢脑啡肽的合成[J]. 生理学报，1985(3):21~25.

[159] 董宏伟，等．脑啡肽降解酶抑制剂 RB101 加强大鼠低频电针镇痛[J]. 中国疼痛医学杂志，1996,2(1):33.

[160] 王友京，等．不同时辰电针对大鼠脑内亮氨酸脑啡肽含量的影响[J]. 针刺研究，1989,14(4):420~423.

[161] 邹冈，等．脑啡肽在针刺镇痛中的作用[A]. 针灸针麻研究[M]. 北京：科学出版社，1986:197.

[162] 王韵，等．内吗啡肽与强啡肽产生协同镇痛作用的新证据[J]. 中国疼痛医学杂志，2002,8(2):

118~211.

[163] 黄诚，等．小鼠低频和高频电针镇痛阿片机制的探讨 [J]. 中国疼痛医学杂志 ,2000,6(2):96~100.

[164] 李辉，等．电针对佐剂性关节炎大鼠下丘脑 CRH、IL-2、β-EP 含量的影响 [J]. 中国针灸 ,2005,25(11):793~796.

[165] 时红，等 .100Hz 电针和脊髓鞘内注射强啡肽 A 引起大鼠镇痛作用的性别差异 [J]. 中国疼痛医学杂志 ,1999,5(2):97~109.

[166] 张伟，等．大鼠脑室注射强啡肽 A(1-13) 在冷水甩尾测痛中的镇痛及抗吗啡镇痛作用 [J]. 中国神经科学杂志 , 1999,15(2):120-124.

[167] 田今华，等．孤啡肽在大鼠脑内对抗吗啡镇痛 [J]. 生理学报 , 1997,49(3)：333~337.

[168] 许建阳，等．电针合侧脑室注射孤啡肽对实验性 RA 痛阈和血清 NO/NOS 的影响 [J]. 成都中医药大学学报 , 2003,25 (01) :30~32.

[169] 田今华．孤啡肽在大鼠脑内对抗吗啡镇痛 [J]. 生理学报 ,1997,49(3):333~337.

[170] 朱崇斌．孤啡肽拮抗针刺镇痛及阿片镇痛 [J]. 针刺研究 ,1997,22(1-2):36~39.

[171] 马飞，等．电针治疗大鼠神经痛后脑内孤啡肽受体 mRNA 表达的变化 [J]. 上海针灸杂志 ,2000,23(4):32~35.

[172] 陈海萍，等．电针对大鼠下丘脑孤啡肽表达的影响 [J]. 上海针灸杂志 ,2003,22(11):7~9.

[173] 袁立，等．慢性吗啡耐受大鼠脑内孤啡肽生成与释放增加 [J]. 生理学报 ,1999,51(4):454~459.

[174] 周仲福，等．中枢神经系统中的 P 物质 [J]. 生理科学进展 ,1979,10(4):297~301.

[175] 张崇礼，等 .P 物质注入中脑中缝核群的镇痛效应及其对清醒兔尾核神经元自发活动的影响 [C]. 北京：全国针灸针麻学术讨论会论文摘要（二）, 1979:150.

[176] 张崇礼，等．牛下丘脑提取物镇痛效应的研究 [C]. 北京：全国针灸针麻学术讨论会论文摘要（二）, 1979:151.

[177] 边景檀．脊髓中 P 物质参与电针镇痛的研究 [J]. 生理科学进展 ,1995,26(4):325~328~331.

[178] 黎海蒂，等．大鼠中枢 P 物质含量与针刺镇痛的关系 [J]. 针刺研究 ,1989;14(3):370~374.

[179] 阮怀珍，等．电针抑制 P 物质引起的痛反应和脊髓 c-fos 表达 [J]. 针刺研究 ,1997(1-2):58~62.

[180] 朱文智，等．电针对炎性痛大鼠脊髓 P 物质和谷氨酸的影响 [J]. 天津医科大学学报 ,2006, 12(1):11~14.

[181] 展淑琴，等．电针对大鼠脑内 P 物质基础表达的影响 [J]. 山东中医药大学学报 ,2007,31(6):492~495.

[182] 崔仁麟，等．低位脑干和脊髓 P 物质在针刺镇痛作用中的神经生化研究 [J]. 针刺研究 ,1994(Z1): 45~49.

[183] 杜小正，等．传统“热补”针法对实验性关节炎兔痛阈及脊髓 SP 含量的影响 [J]. 中医研究 ,2006,19(1):12~15.

[184] 常加松，等．中枢 P 物质在内关和心脏相关联系中的作用研究 [J]. 山西中医 ,2006,22(4):56~58.

[185] 范隆，等．电针与丁丙诺啡合用对慢性炎性痛大鼠脊髓背角 P 物质、降钙素基因相关肽的影响 [J].

中华麻醉学杂志,2007,27(4):368~371.

[186] 朱建军.脊髓P物质在电针镇痛中作用的研究进展[J].南通大学学报(医学版),2007,27(3):228~234.

[187] 韩济生.针刺镇痛原理[M].上海:上海科技教育出版社,1999.158~159.

[188] 韩济生.中枢阿片肽和胆囊收缩素功能活动的消长是决定针刺镇痛有效性的重要因素[J].北京医科大学学报,1996,28(5):321~326.

[189] 杜小正,等.传统"热补"针法对实验性关节炎家兔的镇痛效应及脑脊液中-β EP、CCK-8含量的影响[J].针刺研究,2006,31,(2):86~89.

[190] 黄诚,等.小鼠低频和高频电针镇痛阿片机制的探讨[J].中国疼痛医学杂志,2000,6(2):96~98.

[191] 东贵荣,等.音乐电针对大鼠脑内CCKmRNA表达影响的对比研究[J].针灸临床杂志,2005,21(3):58~60.

[192] 宋朝佑,等.中枢催产素在电针镇痛中的作用[J].生理学报,1990;(42):169~174.

[193] 谭振军,等.催产素在脊髓水平对电针镇痛的影响[J].中国应用生理学杂志,1995,11(4):342~345.

[194] Taura P,Planella V,Balust J,et al. Epidural somatostatin as an analgesic in upper abdominal surgery: a double-blind study. Pain, 1994,(59):135~140.

[195] 郑鲁,李希成.脑室注射生长抑素或GABA对大鼠痛阈和脑内GABA或生长抑素含量的影响.中国药理学报,1995,(16):329~331.

[196] 刘玲爱,等.侧脑室注射生长抑素对大鼠痛阈和电针镇痛作用的影响[J].第二军医大学学报,1996,(17):362~365.

[197] 刘玲爱,等.电针大鼠"足三里"时脑内12个核团生长抑素含量的变化[J].中国疼痛医学杂志,1998,4(2):102~104.

[198] 马庆龄,等.性类固醇激素参与针刺镇痛过程[J].陕西中医,1999,20(5):237~239.

[199] 湖南医学院针麻原理研究组.针刺镇痛与脑内神经介质的关系[A].针刺针麻原理的探讨[M].人民卫生出版社,1974:411.

[200] 江西医学院针麻组.视上核的神经分泌在针刺条件下的变化[J].针刺麻醉,1978(1):82~84.

[201] 朱剑琴,等.电针镇痛对小鼠脑游离氨基酸含量的影响[J].科学通报,1979,24(1):45.

[202] 朱丽霞,等.脊髓C2氨基丁酸参与针刺镇痛[J].针刺研究,1986,11(2):126~129.

[203] 朱丽霞,等.脑内GABA参与针刺镇痛吗[J]针刺研究,2001,26(3):199~202.

[204] 朱丽霞,等.激活GABAB受体在针刺镇痛中的作用[J].针刺研究,2002,27(2):85~87.

第七章 针灸通过神－内分泌－免疫网络系统产生调节作用

机体各器官系统的机能主要由神经系统或神经－内分泌－免疫网络系统来调节和控制。前面三章内容主要从组织学、解剖学、生理学、生物化学的角度介绍了神经系统在针灸调节过程中的重要作用，这里将重点介绍神经－内分泌系统、神经－内分泌－免疫网络系统在针灸疗法调节中的作用。

第一节 针灸对神经－内分泌网络系统的影响

内分泌系统是机体内的机能调节系统。各个内分泌腺所分泌的激素通过血液被输送到身体的各个部位，作用于它们的靶器官，以实现其调节功能。但是内分泌腺本身的活动也受神经或神经－体液的控制。因此，针灸的作用可通过神经或神经－体液对内分泌腺的活动进行调节。

一、针灸对垂体－甲状腺机能的影响

甲状腺所分泌的甲状腺素等激素可以影响和调节机体的能量代谢和物质代谢。但甲状腺本身的分泌活动又受下丘脑－垂体和交感神经的控制。下丘脑分泌促甲状腺释放因子，使垂体前叶分泌促甲状腺素，从而促使甲状腺分泌甲状腺素。当血中甲状腺素浓度过高时，则通过反馈作用，抑制垂体前叶促甲状腺素的释放。

针灸对甲状腺机能的影响，表现为一种良性调节作用 。针刺既可以治疗甲状腺机能亢进，又可治疗甲状腺机能低下。如针刺天突（RN22）、廉泉（RN23）、合谷（LI4）等穴可使甲状腺机能亢进患者的甲状腺体缩小，症状消失，基础代谢明显降低。针刺气舍（STII）、天突（RN22）、合谷（LI4）等穴治疗地方性甲状腺肿，有效率达 86.9%，针后颈围缩小，症状减轻或消失，尿中排碘量明显降低，甲状腺对碘的吸聚和利用能力提高[1-7]。

 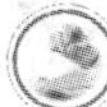

动物实验发现，针刺大椎（DU14）、廉泉（RN22）、天突（RN23）、足三里（ST36）等穴，连续7d后，由静脉注射碘131，动物甲状腺对碘131的摄取明显降低。艾灸动物（家兔和豚鼠）十七椎（EX-B8）3日，第四天由腹腔注射碘131或静脉注射磷32，1h后测定，发现甲状腺对碘或磷的摄取降低。电针家兔水突（ST10）、大椎（DU14）连续8d，然后比较甲状腺、肾上腺、心、肝、脾、肺、肾等七种器官组织对碘131的摄取量，发现甲状腺的摄碘量比针前降低4/5，而其他器官组织的摄碘量与针前比无明显差别。这说明，针灸或电针对正常动物甲状腺的机能表现为抑制作用。但用甲状腺粉或硫氢嘧啶分别引起小白鼠甲状腺机能亢进或减退后，电针坐骨神经或环跳（GB30），却可使甲状腺功能获得调整。组织形态学方法研究表明，针灸对甲状腺机能具有双向性效应。如连续针刺家兔5次（每日1次）后，甲状腺滤泡泡腔内类胶状物排出，泡腔膨大，滤泡上皮变高，排列成立方状，同时垂体前叶嗜碱性细胞增加，说明针灸使垂体－甲状腺系统机能增强，但电针水突（ST10）、大椎（DU14）8次（每日1次）后，注射碘131，24h镜检发现甲状腺内胶体染色比对照组稍深，并且大多充塞于滤泡腔，滤泡上皮扁平，排列不整齐，细胞间界限模糊，说明电针后甲状腺机能处于低落状态。针灸对甲状腺机能的影响与穴位有关。如电针靠近甲状腺的颊车（ST6）、水突（ST10）、扶突（LI18）、迎香（LI20），组织学检查均可见甲状腺机能低下，而取远离甲状腺的足三里（ST30）、伏兔（ST32）、合谷（LI4）、曲池（（LI11）则未见明显变化。又如正常人空腹服碘131化钠2微居里，20min后，用重手法刺激双侧合谷（LI4）、扶突（LI18）和天突（RN23），分别于行针3次后的2、4、6、24、48h测定，发现甲状腺对碘131的摄取量大多提高（13/15），而针刺通里（TH5）、天髎（SJ15）、天宗（SI11）时，则对甲状腺的摄碘率无明显影响。刺激的方法不同，对甲状腺机能的影响似乎也有不同。如应用载波射流（8000~18000赫）刺激家兔的大椎（DU14）、水突（ST10），对甲状腺机能呈促进作用，而电针同样穴位则呈抑制作用[8-17]。

关于针灸影响甲状腺机能的作用途径，有如下一些研究[18-21]。用生物测定方法证明，经针刺治疗的地方性甲状腺肿病人尿中促甲状腺素减少，说明针刺是通过垂体对甲状腺功能产生作用的。经针刺治疗后的地方性甲状腺肿患者尿中皮质类固醇含量增加，血中嗜酸性白细胞也有相应变化。有文献报道，外源性注射肾上腺皮质酮或促肾上腺皮质激素可抑制甲状腺的吸碘能力，减低血浆中的结合碘，使甲状腺体积缩小。故认为针刺对甲状腺机能的影响可能还与肾上腺皮质激素的分泌有关。锰能抑制甲状腺对碘的利用，而针刺可使病人尿锰排出量增加，尿碘排出量减少。有人认为，针刺对甲状腺的作用，除通过传入神经经垂体－甲状腺系统这一途径外，可能还与交感神经有关。

二、针灸对迷走神经－胰岛机能的影响

胰岛中的 β 细胞所分泌的胰岛素，有促进血糖合成糖元、脂肪，加速葡萄糖的利用和抑制肝糖元的分解和异生，从而使血糖降低的作用。胰岛受迷走神经和腹腔交感神经的支配。血糖浓度的变化直接刺激胰岛或作用于神经中枢，通过迷走神经而对胰岛的分泌实行调节。针灸对胰岛的分泌活动有影响，这种影响通常用血糖变化作指标进行观察。

针刺休克病人的素髎（DU25），针后 20min，可使血糖升高 42%；针刺糖尿病患者的足三里（ST36）等穴，可使血糖明显下降[22,23]。

正常人服用大量糖后针刺足三里（ST36）、合谷（LI4）、肝俞（BL18）、膈俞（BL17）、胃俞（BL21），或给家兔灌服葡萄糖后针刺足三里（ST36）、电针正中神经及坐骨神经，获得的耐糖曲线有以下三种情况：原水平高者显著下降；原水平低者略有升高；少数例次变化不定。这可能与个体差异有关[24]。

针刺对血糖的影响，看来与机能状态有关。动物实验表明，电针可使高血糖下降，低血糖升高。给动物注射肾上腺素或捆缚刺激造成高血糖后，针刺足三里（ST36）或电针坐骨神经，可使血糖下降或恢复正常水平的时间提高[25-30]。给大白鼠造成四氧嘧啶性糖尿病，发现针刺对胰岛和肝组织还有保护作用[31]。

针刺对血糖的影响主要是通过迷走神经－胰岛素系统实现的。因为针刺治疗高血糖动物时，发现血糖下降的同时，胰岛素的分泌提早并增多。封闭穴位或传入神经、切断迷走神经，可使针刺对胰岛素的分泌或对血糖的影响不再显现[32]。

三、针灸对垂体－肾上腺皮质机能的影响

肾上腺皮质分泌的激素种类很多，按生理功能可分调节水、盐代谢和调节糖、蛋白质代谢两类，并有提高机体对有害性刺激的耐受能力、减轻机体受损程度的作用。其成分均系类固醇物质，其合成与腺体内胆固醇、类脂、抗坏血酸、核糖核酸以及碱性磷酸酶的含量有关。故测定肾上腺内的上述物质、血中皮质激素或尿中皮质激素代谢产物的含量，可以了解肾上腺皮质的机能。此外，注射氢化考的松激素可使嗜酸性白细胞数下降，因而用此项指标也可了解肾上腺皮质机能。肾上腺皮质无神经支配，中枢神经主要是通过下丘脑－垂体对其实行调节。针灸对这一系统机能的影响主要表现为一种良性调节作

 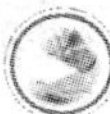

用[33]。

针刺足三里（ST36）、合谷（LI4）等穴，发现可使正常人血中嗜酸性白细胞减少，说明促肾上腺皮质激素增多，测定血中17-羟皮质类固醇含量也显示有明显提高，有的可高出原水平2~3倍，并有较长的后继作用。阑尾炎成年病人或菌痢病人嗜酸性白细胞有的增高，有的降低，增高者可能系炎症消退，疾病好转，肾上腺皮质功能因而随之恢复正常所致[34-36]。

动物实验也显示针灸对本系统功能有促进作用。如经针刺镇痛的大鼠肾上腺皮质细胞机能活性增强，激素的合成与排出增多。家兔或大白鼠在针刺足三里（ST36）、肾俞（BL23）等穴后，尿中17-酮类固醇含量明显增高，肾上腺皮质变厚，细胞体积增大，腺体重量增加。组织化学方法观察可看到肾上腺皮质内的抗坏血酸、胆固醇和脂类等含量显著减少，而核酸和糖元增多，碱性磷酸酶与琥珀酸脱氢酶的活力增强。艾灸家兔十七椎（EX-B8）、足三里（ST36），可使肾上腺对磷的吸收量显著增高[37-46]。

总之，无论是用机能或形态学方法，多数资料均显示针灸对本系统功能有增强作用。因此，有人认为这可能是机体对针灸刺激所产生的一种应激反应。但进一步分析可看出，针刺对本系统的功能影响并非在任何情况下都表现为增强作用，而与这一系统原有机能状态有关。如以尿中17-羟皮质类固醇的排出量为指标，针刺足三里（ST36）、合谷（LI4）、少海（HT3）等穴可看到，原水平低者针后升高，高者针后降低，而临床症状也都随之好转或消失。可见针刺对肾上腺皮质功能主要表现为一种良性调节作用，与一般应激反应有所不同[47-50]。

针灸的效应常因个体差异、环境条件的不同而有差别。如儿童阑尾炎病人、针麻病人以及功能性疾病（三叉神经痛）病人，针后血中11-羟皮质类固醇含量常变化不定[51-54]。针麻病人情绪安定者其含量低，紧张者升高。雌性大白鼠对刺激的反应比常温环境下要大。针灸效应还因穴位和刺激方法不同而不同。如猫在5℃的寒冷环境中，针刺足三里（ST36），可使尿中17-羟皮质类固醇含量显著增加，但针刺非穴位，则无明显变化。采用多穴针刺、一穴针刺、一穴捣针50次或每天针刺一次，连续3~5天，可见家兔或大白鼠的肾上腺皮质功能变化显著，若连续刺激7~8天，针刺效应反见减弱或消失。这说明，刺激量或持续天数对针灸效应有影响[55,56]。

切断、局部阻滞或腐蚀相应穴位的传入神经，用戊巴比妥钠等抑制中枢，摘除垂体或肾上腺等方法表明，针灸影响肾上腺皮质机能的作用途径主要是通过相应穴位的传入神经，经中枢神经系统影响垂体前叶，使之分泌促肾上腺皮质激素，从而增强肾上腺的皮质功能[56,57]。

四、针灸对交感神经－肾上腺髓质机能的影响

肾上腺髓质起源于外胚层，和交感神经细胞属同一来源，其神经支配为内脏大神经，属交感神经节前纤维。肾上腺髓质分泌的激素有两种：肾上腺素和去甲肾上腺素，在机体的"应激"反应中起重要作用。

针灸大多使这一系统的功能增强。如针刺合谷（LI4）、足三里（ST36）、内关（PC6）或艾灸曲池（LI11）、足三里（ST36）等穴，可使多数正常人空腹血糖升高，说明肾上腺髓质分泌功能增强；针灸空腹正常家兔或小白鼠足三里（ST36）等穴位也有类似结果，并看到血中乳酸、丙酮酸含量相应增加，肝糖元，肌肉内、脑内的功能物质磷酸肌酸的含量显著降低。用荧光分光光度法显示，针刺清醒狗的足三里（ST36），可使血液儿茶酚胺水平升高极为显著。针刺人中（DU26）可阻止失血性家兔肾上腺髓质儿茶酚胺的减少，延缓休克的发展，使死亡率降低。组织化学方法亦显示，针刺或者电针穴位均可使肾上腺髓质内的肾上腺素细胞和去甲肾上腺素细胞明显增多，胞体增大，胞浆反应加深。电针1小时后，效应最显著，2h开始下降，3~4h接近原水平。但也有资料认为这种效应的高峰出现时间较早，恢复较快。采用生化、生物测定和电子显微镜等方法证明针麻期间肾上腺髓质功能也明显增强[57-65]。

但用血糖作为指标，则看到正常人或某些病人以及失血性休克动物于针灸或电针后，其效应取决于原有的血糖水平，可见针灸对本系统机能的影响主要还是一种调整作用[66]。

针灸的上述调节作用的途径，有赖于神经系统相关结构的完整性。如对相对应穴位的传入神经进行阻滞或切断；将腰部交感神经链抽出；切断两侧内脏神经；注射巴比妥钠或吗啡；静脉注射交感神经阻滞剂等，均可使针灸对肾上腺髓质机能的作用消失。最近有人用组化方法证明，用6－羟基多巴胺损毁肾上腺素能节后交感神经纤维末梢，对髓质去甲肾上腺细胞的分泌并无影响，捆绑刺激或针刺仍可使肾上腺髓质的去甲肾上腺素减少，说明针刺是通过胆碱能节前交感神经纤维起作用的[67]。

五、针灸对垂体－性腺机能的影响

针灸对避孕有一定作用。有人针刺石门（RN5），观察127例有生育能力的妇女，避孕有效率达79%。国外有人认为三阴交（SP6）对避孕有特殊作用，若配合一般作用穴，如肩外俞（SI14），效果较好，避孕有效率可达66.6%。在研究针灸避孕的原因时，有人取石门（RN5）配合谷（LI4）等穴，针灸4~6次后，可明显影响子宫状态而达到避孕目的。针刺三阴交（SP6）、悬钟GB39）、阳陵泉（GB34）、颊车（ST6），或同时针刺合谷（LI4）、三阴交（SP6）、支沟（SJ6）、太冲（LR3），留针30min，可使子宫收缩增强。有人发现肢体远端穴位［三阴交（SP6）、合谷（LI4）、足三里（ST36）］引起子宫收缩的潜伏期长，需在起针后20min显效；而近位穴［秩边（BL54）］潜伏期短，效果显著，但起针后作用即消失。如果秩边配合合谷、三阴交，则于针后宫缩即见加强，持续时间延长，起针后作用仍极为显著。如取与生殖无关的绝骨或非穴点针刺，则子宫收缩不明显。针刺引起子宫收缩的时间与静脉滴注催产素相似，故认为针刺可能与垂体后叶催产素的分泌有关。动物实验也获得类似结果[68-72]。

针刺可治疗不孕症和继发性闭经。对无排卵性子宫出血者于月经后第18天取穴关元（RN4）、中极（RN3）、三阴交（SP6）或其他三阴经、冲脉、督脉的穴位针刺或用梅花针叩刺肝经、脾经、肾经或带脉等经穴，连续治疗几个月，可使病人排卵过程与月经周期恢复正常。针刺或电针家兔，可见卵巢间质细胞普遍出现不同程度的黄素化，并有进行性或退行性的性器官形态学的变化。针刺中极（RN3）、归来（ST29）、血海（SP10）、关元（RN4）、三阴交（SP6），可使继发性闭经病人出现激素撤退性出血现象。针刺家兔的上述穴位，可见卵巢中间质细胞增生与肥大，卵泡腔扩大，周围多层颗粒细胞增殖，其中有新鲜黄体生成现象。用雌二醇处理两天后的家兔，针刺中极（RN3）等穴，于2~6h出现黄体生成素高峰，孕酮升高，并直接观察到排卵反应。这些变化可能是针刺通过某种机制兴奋了下丘脑－垂体系统，是垂体前叶释放卵泡雌激素与促黄体生成素所致[73-79]。

针刺膻中（RN17）、少泽（SI1）、合谷（LI4）等穴可使缺乳妇女血中生乳素含量增加，电针可使垂体后叶催产素分泌增加[80-82]。

针刺对男子性功能障碍有一定疗效[83-86]。有人针灸关元（RN4）、中极（RN3），配足三里（ST36）、三阴交（SP6）治疗遗精100例，有75例自觉症状消失，遗精现象不再发生。随症选穴关元（RN4）、三阴交（SP6）、肾俞（BL23）、上髎（BL31）和命门（DU4）治疗23

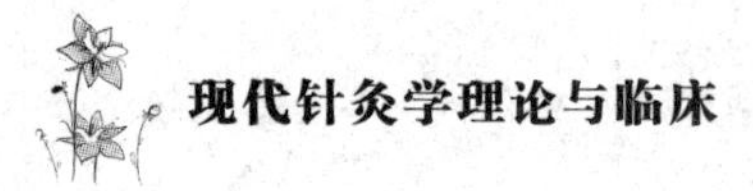

例阳萎病人，12 例基本痊愈[83,84]。

针灸对精子缺乏症也有取得疗效的报道。如有人以隔姜灸关元（RN4）、气海（RN6）、命门（DU4）和肾俞（BL23）等穴，配合针刺三阴交（SP6）、太溪（KI3）治疗 1 例，经八个月疗程后，精液检查恢复正常，爱人受孕并生下一男孩。又如将针刺与隔姜灸并用，针大赫（KI12）、曲骨（RN2）、三阴交（SP6），灸关元（RN4）、中极（RN3）；针肾俞（BL23），灸肾俞（BL23）、命门（DU4）。两组穴交替使用，先针刺，用补法，得气后隔姜灸，以艾灸三壮为度。15 次为一疗程，未愈者休息一周，再重复一个疗程。共治疗 160 例，有效率达 98.95%，其中痊愈者 125 例[85,86]。

六、针灸对下丘脑－垂体系统的影响

垂体由腺垂体和神经垂体两部分组成。腺垂体分泌各种促激素，它通过垂体门静脉系统与下丘脑相连，下丘脑腹侧部的促垂体激素区内所释放的神经激素经门静脉作用于垂体前叶，影响各种促激素的释放，而外周靶腺在垂体促激素的作用下产生激素，这些激素在血中浓度的变化又可反作用于下丘脑的感受器或垂体，影响释放因子的合成和促激素的释放。下丘脑与垂体之间也可能存在着反馈调节。支配垂体的神经主要来自颈交感神经节后纤维和丘脑下部纤维，这些纤维主要分布到神经垂体，神经垂体分泌抗利尿素和催产素。

大量研究证实，针灸的许多调节作用是通过影响垂体功能而实现的。下丘脑是中枢神经系统和垂体间的突出连接点，并与大脑边缘系统、苍白球、前脑有广泛联系。针灸的作用可能主要是通过传入神经、中枢神经系统到达下丘脑。在冲动到达下丘脑的通路中，脑干网状结构也起重要作用。对于神经垂体，针灸也可通过有关途径作用于下丘脑－神经垂体。

第二节　针灸对神经－内分泌－免疫网络系统的影响

针灸疗法的作用机制不同于药物。针灸疗法主要是通过调动机体自身的调节功能，达到预防疾病、治疗疾病的目的。另外，传统中医学理论认为，针灸疗法能够增强机体的“正气”，而这“正气”也就是机体的抗病能力。机体的抗病能力与免疫系统的机能密切相关。正是基于这些基本认识，我在 1990 年后就提出，应当建立以神经生理学为主体，

以神经－内分泌网络、神经－免疫网络为两翼（也可以说以神经－内分泌－免疫网络学说为基础），以腧穴作用规律、针灸作用的四大规律为临床指导的现代针灸学理论体系[96-100]。下面就系统介绍针灸疗法对免疫系统的调节作用及调节机制。

一、针灸疗法对免疫系统的调节作用

（一）针灸疗法对非特异性体液免疫机能的调节

非特异性免疫物质包括血液和淋巴液中的杀菌素、补体、溶菌酶，等等。研究表明，针灸疗法能够提高非特异性免疫功能。刘文琴等（1964 年）在实验性腹膜炎家兔的体内观察到，针灸疗法、电针疗法能使注入腹腔的细菌提前消失，血液的杀菌能力明显提高[101]。白求恩国际和平医院（1979 年）也证实，电针家兔的上巨虚（ST37）、天枢（ST25）后，血浆的杀菌活力明显增强[102]。南京的一个研究小组自 20 世纪 60 年代开始，单独使用针灸疗法治疗急性细菌性痢疾 1236 例（1979 年），取用的主要穴位有气海（RN6）、天枢（ST25）、上巨虚（ST37）、下巨虚（ST39）等。按治疗 10 天为一个疗程计算，一个疗程结束后的治愈率为 92.4%。该小组对接受针刺治疗的 50 例住院患者的免疫机能的变化进行了观察，发现杀菌力比针刺前增强者有 83.8%，并观察到杀菌物质不具有耐热性，50℃加温 30min 后杀菌能力明显降低[103]，估计这种增强的杀菌物质与补体、调理素、补体结合抗体有关[103-107]。

多数观察发现，针灸疗法能够提高血清补体的含量。著名针灸专家王雪苔（1957 年）很早就发现，针灸健康人的足三里（ST36）、天枢（ST25）、大椎（DU14）、曲池（LI11）等，血清补体含量增加者占 84.2%[108]。黄坤厚等（1987 年）报道，针刺正常人足三里（ST36）后，血清 C_3 有增加趋势、C_4 明显增加。急性细菌性痢疾患者在针刺后第 3 天，血清中总的补体含量比针刺前明显提高，到第 12 天仍有增高的趋势[109]。金安德（1986 年）也证实，用针刺治疗急性细菌性痢疾，能使患者的 C_3 含量升高 38.34%~50%[104]。苏宝田等（1960 年）发现，电针家兔的大椎（DU14）、陶道（DU13）、曲池（LI11）、合谷（LI4）等穴，补体效价普遍升高[110]。但是，张涛清等（1979 年）报道，对细菌性痢疾的猴子给予针刺治疗后，针灸治疗组和对照组血清中总补体含量都在正常范围内波动，两组比较无明显差异[111]。

溶菌酶是一种分子量为 146,000 的小分子蛋白质，它能裂解很多 G+ 细菌及某些 G- 细菌的细胞壁。BaMoTaeB и п 等（1979 年）用针灸治疗了 19 例感染性变态反应支气管哮喘患者，经针灸治疗后，有 10 例患者的血清溶菌酶含量升高[112]。南京的一个研究小组（1979年）发现，急性细菌性痢疾病人在患病初期（急性期入院时），血清溶菌酶平均含量较正常人高出约1倍，这时的白细胞总数平均值在10×10^9/L以上。针刺上巨虚（ST37）、天枢（ST25）3d后，大部分患者已经退热，症状好转，白细胞总数平均值降到6×10^9/L以下，但血清溶菌酶含量继续上升到针刺前的3倍多。针刺治疗到第7天时，绝大部分病人已经治愈，但血清溶菌酶含量仍然高出针刺前1倍[103]。这些研究表明，针灸疗法能促使白细胞释放更多的溶菌酶，使白细胞更好地消化病原菌。

除此之外，针灸疗法还能使实验动物及病人血清中的α、β、γ球蛋白升高[113-115]，也能使备解素、调理素、干扰素增加[116-118]。

（二）针灸疗法对特异性体液免疫机能的影响

特异性体液免疫反应是指体液中的免疫球蛋白分子（Immunoglobulin,Ig）所进行的免疫反应。这种蛋白质分子在身体中占20%，单个的分子叫抗体。重要的抗体有IgM、IgD、IgG、IgE、IgA，它们之间的区别是由重键的不同组成造成的。南京的一个研究小组（1979年）发现，针刺疗法能使急性细菌性痢疾患者和正常人的IgG、IgA、IgM均有明显增长。细菌性痢疾患者的IgA在针刺后的第12天比针刺前增长43%。IgM在针刺5~7d后便开始下降，表明IgM出现早，消失快，参与早期杀菌作用[103]。Cao等（1987年）也报道，用针刺疗法治疗急性细菌性痢疾，可使患者的抗体效价和免疫球蛋白含量明显增加。对50例细菌性痢疾患者进行观察发现，针刺前，患者的IgG、IgA、IgM平均值分别为1090±12、158±8.1、137±5.7，针刺3天后，分别上升至1225±19.0、188±3.7、189±8.9，针刺后7天，分别变为1380±26.0、210±7.8、177±13.2，针刺后12天，分别变为1456±42.0、225±7.5、170±5.1。这一结果表明，针刺对细菌性痢疾患者免疫功能的改善效应可维持12天以上[119]。

邱茂良等（1983年）观察了针刺疗法对急性病毒性肝炎的治疗作用，使用的主要穴位有足三里（ST36）、阳陵泉（GB34）、行间（LR2）等。观察中发现，针刺后大多数患者的IgG、IgM升高，随着病情的好转，这些免疫球蛋白的含量也随之下降[120]。Cao等（1987年）也观察过针刺对肝炎的治疗作用及针刺对肝炎患者免疫机能的影响，获得了同样的观察结果[119]。

运用针灸疗法治疗与免疫机能改变有关的疾病过程中，随着病情的好转，免疫球蛋白含量也有相应的变化。BaMoTaeB и п等（1979年）报道，用针灸治疗感染性变态反应性支气管哮喘，可使患者血清IgG明显增加[112]。Lau等（1976年)报道，用针刺合谷（LI4）、迎香(L120)等穴位的方法治疗过敏性鼻炎,针刺6次结束治疗,在结束治疗时及结束治疗2个月后检测血清免疫球蛋白,分别有64%及76%的病人IgE水平明显下降[121]。卢振初等(1980年)也有过类似的报道[122]。

针灸疗法还可以提高中老年人的IgG、IgA的含量。中老年人随着年龄的增长,机体的免疫功能下降,抗感染能力降低。王凤玲等(1966年)观察了艾灸神阙(RN8)对93例中老年人的保健作用,发现治疗前IgG、IgA水平低于正常的中老年人,经连续治疗20天后指标获得明显提高[123]。韩煜(1993年)在观察中发现,针刺关元(RN4)、足三里(ST36)、三阴交(SP6),能够提高老年人IgG、IgM的含量[124]。Cao(1987年)还报道,每天针刺健康人的足三里(ST36)、大椎(DU14)、天枢(ST25)、曲池(LI11)等穴,能够提高健康人的IgG、IgA水平,针刺治疗3天后,免疫球蛋白的含量就会明显增加,该效应可持续12天以上[119]。

对动物研究发现,针灸疗法能够提高动物的特异性体液免疫功能。陈夷等(1984年)研究了艾灸对家兔特异机能的影响,证实艾灸能够明显提高家兔免疫球蛋白的含量[125]。给动物注射抗原后再进行针灸,可增加动物血中的抗体含量,或提早产生抗体,或延长维持抗体高水平的时间。江德杲(1959年)用伤寒沙门氏菌死菌苗对家兔进行免疫注射,每隔一周注射一次,共注射3次。每次注射完毕立即针灸第五腰椎棘突的下方,免疫注射前及免疫过程中采血作凝集反应。把对照组凝集淀定度作为1,则针刺组、温和灸组、瘢痕组的凝集滴定度在第一周末分别为2.5、1、2,第二周末分别为2.5、4、4,第三周末分别为1、3、2,第四周末分别为1、2、2,第五周末分别为1、1、2。这一结果提示,针刺产生的作用出现最早,维持时间较短;温和灸产生的作用出现缓慢,反复施灸,作用逐渐增强;瘢痕灸产生的作用较大,维持的时间也最长。运用温和灸时,增加施灸的时间,并不影响结果,但减少施灸次数,就会明显降低效果[126]。福建医学院附属协和医院(1961年)用金黄色葡萄球菌液注射于家兔腹腔后,再针刺其大椎或足三里,抗体滴度显著上升[127]。Chu等(1975年)运用绵羊红细胞致敏家兔,然后每天针刺家兔的足三里,发现能够延长血中抗体存在的时间[128]。

如果将抗原直接注入穴位,实际是针刺与抗原注射同时进行,这种情况的效果更加明显。武汉医学院第一附属医院等(1960年)用破伤风抗原对马匹进行穴位注射,发现穴位免疫组的抗体效价比免疫前提高约2倍,而对照组提高不到50%[129]。福建流行病研究所等(1961年)将伤寒、副伤寒甲乙混合菌苗注射到家兔足三里(ST36)、上廉

LI19)、下廉(LI18)和成人的足三里(ST36)、合谷(LI4),家兔穴位注射组的血清抗体效价比皮下注射组高出2~8倍;成人穴位注射组的抗体效价高出对照组1~2倍,在合谷注射抗原的效果最好[130]。

艾灸具有良好的抗炎作用,这一作用也与体液免疫有关。唐照亮等(1996年)艾灸佐剂性关节炎大鼠的肾俞穴,发现能够恢复和促进刀豆素A诱导的脾淋巴细胞的增值反应,促进IL-2的产生,降低IL-1的含量,从而提高免疫应答水平,增强机体的抗炎能力[131]。杜莅娜等(1995年)电针SD大鼠足三里(ST36)、阑尾(EX-LE7),观察电针1、2、3、5、7、9等不同天数对刀豆素A诱导的脾淋巴细胞增殖反应及IL-2的影响,发现电针3、5、7天3个组,刀豆素A刺激的脾淋巴细胞的增殖反应明显增强。电针3、5天2个组的IL-2诱导产生的cpm值显著升高,表现出对免疫功能的促进效应[132]。

另有研究证实,针灸疗法能提高荷瘤动物低下的免疫反应。赵加增等(1995年)研究发现,艾灸疗法特别是艾灸结合免疫调节剂,能明显降低HAC肿瘤细胞某些凝集素受体和C-erbB2的表达,而对增殖细胞核的抗原含量、核仁组成区嗜银蛋白计数及细胞周期均无明显影响。该结果表明,针灸疗法的抗肿瘤作用主要与免疫机能的改善有关[133]。

(三)针灸疗法对非特异性细胞免疫机能的影响

参与非特异性免疫反应的一类细胞包括巨噬细胞、嗜中性粒细胞、嗜酸性粒细胞、嗜碱性粒细胞等。许多研究证实,针灸疗法能够增加周围血液中的白细胞总数。苏宝田等(1960年)电针家兔大椎(DU14)、合谷(LI4)等穴[134],上海第二医学院等(1959年、1960年)针刺家兔的足三里(ST36)[135,136],江西医学院第一附属医院的研究小组(1959年)用梅花针刺激家兔[137],王复周等(1957年)电针家兔坐骨神经或正中神经的旁侧[138],北京结核病研究所的研究小组(1960年)艾灸家兔两肩胛骨上角和第二腰椎旁开1~2cm处[139],张时宜等(1981)艾灸小鼠命门(DU4)[140],都发现能够使白细胞上升,增加的主要是嗜中性粒细胞。另有研究发现,针灸疗法能够提高白细胞的吞噬功能[138-142]。宋安民等(1984)还观察了电针足三里(ST36)对家兔白细胞细胞化学的影响,发现电针疗法对白细胞的NE、ACP、ATPase、MAO等物质具有一定的调节作用。因为NE及ACP活性与溶酶体功能有关,ATPase活性与能量代谢有关,MAO活性增强与单胺类物质代谢增强有关,所以该项研究的结果提示,电针后家兔粒细胞的溶酶体功能和能量代谢增强,单胺类物质的转换率提高[143]。

多数研究证实,针灸疗法能够提高巨噬细胞的吞噬功能。刘树铮等(1959年)运用测定静脉内注射的锥蓝及 32P 标记的鸽红细胞自血中消失的速度作为网状内皮系统吞噬机能的指标，观察了电针兔的大椎（DU14）、十七椎（EX-B8）、足三里（ST36）及艾灸十七椎（EX-B8）的作用，发现这些方法均能够增强网状内皮系统的吞噬机能，但电针足三里（ST36）的效果不及电针十七椎（EX-B8）和大椎（DU14）的效果，每天电针 2 次的效果明显大于每天电针 1 次的效果。艾灸的效果在灸后 24h 最明显，此后经过一个 72h 逐渐减弱的过程[144]。李维信等（1959 年）向大鼠注射墨汁，以其肝组织的墨汁颗粒含量作为网状内皮系统吞噬能力的指标，对针刺疗法的作用进行了观察，发现针刺大椎（DU14）、命门（DU4）15d 后指标高出对照组 40.4%[145]。邓国刚等（1981 年）运用同样的方法在家兔身上进行了观察，发现肝脏网状内皮系统的吞噬能力在电针上巨虚（ST37）、天枢（ST25）后的第 10 天达到最高，第 6 天次之，分别比对照组高出 63.3% 和 49%。针后第 15 天降至最低，第 20 天恢复正常[146]。严秉瓯等（1959 年）、何泽涌等（1959 年）、毛良等（1960 年）还以刚果红清除率为指标，观察了针刺疗法对网状内皮系统机能的影响，他们的观察都证实针刺疗法能够明显提高网状内皮系统的机能[147-149]。

周才一等（1980 年）给小鼠静脉注射胶体碳 4mg 后，观察艾灸对肝、脾内碳含量的影响。艾灸组肝内平均含碳量为（2.72 ± 0.49）mg（回收率为 68.0%），脾内平均含碳量为（0.048 ± 0.018）mg（回收率为 1.2%），对照组肝内平均含碳量为（1.77 ± 0.66）mg（回收率为 44.24%），脾内平均含碳量为（0.019 ± 0.01）mg（回收率为 0.47%）。表明艾灸既可以提高肝内巨噬细胞的活性，也能够提高脾内巨噬细胞的活性[150]。杨友泌等（1987）观察了艾灸对氢化可的松小鼠模型腹腔巨噬细胞的激活作用。艾灸组每日肌注氢化可的松（20mg/kg 体重）的同时，灸命门（DU4）两壮，隔日一次。对照组只注射氢化可的松，不施灸。在第 8 天将两组动物处死，测定吞噬鸡红细胞的吞噬率和吞噬指数。观察发现，艾灸组的吞噬率为 68.5%，对照组为 0.37%。艾灸组的吞噬率和吞噬指数均明显高于对照组，表明艾灸能激活巨噬细胞的吞噬活性，提高机体的免疫功能[151]。日本的坂本浩二（1986 年）利用碳清除率为指标，观察了艾灸对小鼠吞噬细胞功能的影响，发现艾灸 1 次后，小鼠吞噬细胞的吞噬指数在 3~24h 内出现上升倾向，表明艾灸后肝脏及脾脏巨噬细胞的吞噬功能增强。但连续施灸后，这种上升倾向并不能持续下去。

周荣兴等（1987 年）观察了针刺疗法对手术后患者白细胞吞噬功能的影响，包括 40 例恶性肿瘤患者、26 例炎症患者，针刺的穴位以足三里（ST36）为主，胸部及胸部以上的手术配合内关（PC6），腹部及腹部以下的手术配合三阴交（SP6）。手术后连续针刺 3d，观察发现，针刺组白细胞的吞噬功能比对照组显著增强，特别是针刺组的杀菌率明显高于对照组[152]。

（四）针灸疗法对特异性细胞免疫机能的影响

特异性细胞免疫是指T细胞介导的免疫反应。大量研究证实，针灸疗法能够明显提高机体的特异性细胞免疫机能。马振亚等（1980年）针刺乳腺增生患者的足三里（ST36）、肾俞（BL23）、膻中（RN17）等穴位，发现能够促进淋巴细胞活性及总RFC淋巴细胞转化为淋巴母细胞的作用[153]。严华等（1979年）用化脓灸法治疗299例支气管哮喘，选用的穴位为大椎（DU14）、肺俞（BL13），治疗两个月后，测定42例患者的RFC和淋巴细胞转化率，发现治疗前这两项指标低于正常值的患者治疗后指标明显提高[154]。金桂水等（1982年）用化脓灸法治疗26例哮喘患者，治疗后有14例患者的E-RFC和淋巴细胞转化率明显提高[155]。曾强（1997年）观察了耳针疗法对慢性支气管炎患者免疫功能的影响，发现耳针疗法能够明显增加T淋巴细胞的含量[123]。张涛清等（1987年）观察了针灸疗法对无症状的痢疾杆菌带菌者免疫功能的影响，针刺的穴位有天枢（ST25）、足三里（ST36），艾灸的穴位有下脘（RN10）、神阙（RN8）、关元（RN4），每日针灸1次。观察发现，针灸7次后，淋巴细胞绝对值由治疗前的2294±549升高到了2766±823，而对照组没有明显变化，两组比较差异显著（$P<0.05$）。针灸治疗至第7天、第14天时，ANAE染色阳性率分别升高14.4%、35.5%，对照组分别升高8.6%、19.7%[156]。河南医学院的一个研究小组（1979年）在研究中发现，电针前细胞免疫功能低下的患者，电针后能提高细胞免疫功能；电针前细胞免疫功能偏高的患者，电针后细胞免疫功能下降[157]。

许多研究证实，针灸疗法能够调节正常人的免疫机能。吴景兰（1983年）观察了针刺合谷（LI4）、足三里（ST36）对100例健康人细胞免疫机能的影响，发现针刺后活性RFC及淋巴细胞转化率均提高。淋巴细胞转化率的提高效应可维持24h。活性RFC绝对值在针后增加175.3±63.6，非活性RFC在针后增加（2.4±0.8）%。周围血液中淋巴细胞和RFC的质（ANAE分型）针刺后分别提高（5.5±1.1）%和5.5%。上述结果表明，电针疗法对T细胞亚群和Tu亚群有积极的调节作用[158]。李兰秀等（1983年）观察了针刺左侧合谷（LI4）、右侧足三里（ST36）对72例健康成人T细胞数的影响，发现针刺后有23人的T细胞数增加，有12人的T细胞数减低，平均增加7.1%，表明针刺疗法能够明显增加T细胞数量[159]。黄坤厚等（1987年）观察了电针足三里（ST36）对正常人外周T淋巴细胞的影响，证实电针疗法的确能够增加外周血中的T淋巴细胞[109]。黑野保

 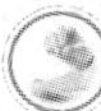

三等（1980年、1983年、1984年）和松本美富士等（1980年）也进行了一系列研究，发现电针后T淋巴细胞对植物血凝素和刀豆素A的反应有所增强。电针疗法还能增加B淋巴细胞和它的刺激物PWM的量；与此相反，抑制淋巴细胞和杀伤细胞的比率明显下降。这表明针刺疗法能够提高两种淋巴细胞的数量[160-163]。黑野保三等（1986年）还进行了另外一项研究，他们用ZV、5HZ的低频电针刺激穴位5min，用OKT、Leu系列单克隆抗体分析人体的T淋巴细胞亚群的变化情况，发现OKT3+细胞和OKT4+细胞没有明显变化。OKT11+细胞、OKT8+细胞、Leu7+细胞增多，另一组的Leu细胞减少。这一结果表明，电针疗法对人体T淋巴细胞亚群的影响具有某种特异性[164]。

松本美富士等（1992年）进一步观察了针刺疗法对健康成年人免疫机能的影响，发现针刺后Tr细胞、K细胞比例下降，而NK细胞中CD57阳性细胞比例增加，CD16阳性细胞减少，末梢血T细胞中CD3阳性细胞比例上升。这表明针刺后健康成人末梢血液中的各种淋巴细胞比例出现了明显变化，进一步证实针刺疗法能够积极影响机体的免疫机能。末梢血中的淋巴细胞不仅通过特异性抗原刺激产生反应，也很容易通过各种淋巴细胞刺激物产生反应。观察发现，在针刺穴位作用下，末梢血T细胞对PHA的反应亢进，而对非穴位进行刺激则未出现反应亢进，表明这种亢进的反应与穴位刺激有特异相关性，也就是说，末梢血中淋巴细胞这种反应性改变并非物理性疼痛刺激所致，而是针刺穴位引起的。用不同的淋巴细胞刺激物进行试验时发现，与PHA的作用不同，T淋巴细胞对刀豆素A的反应性没有受到针刺作用的影响。T细胞依赖性得B细胞刺激物PWM的反应性在针刺后出现亢进。针刺疗法改变淋巴细胞反应性的作用可持续4个小时。为探讨刺激疗法对机体免疫功能的影响，采用能反应机体T细胞功能的简单实验进行测定，即用PPD测试皮内反应的变化，研究发现，针刺能使健康成人的PPD皮内反应增强。这一结果提示，针刺能增强机体内的免疫反应[165]。

大量动物实验研究也证实，针灸疗法能够增强特异性细胞免疫功能。赵锦京等（1980年）电针家兔足三里（ST36），留针30min，发现伪足状凸起的淋巴细胞增多，淋巴细胞转化率提高[166]。曹及人等（1982年）用较轻的刺激手法针刺家兔三阴交（SP6）30分钟，发现过腘窝淋巴结输出的淋巴液比针刺前升高3.24倍，淋巴细胞升高16.6倍。停止针刺后30min，腘窝淋巴液仍为针刺前的1.74倍，淋巴细胞为针刺前的4.15倍。针刺穴位引起的淋巴细胞的增多比针刺非穴位的效果明显。对腘窝输出的淋巴细胞以T细胞为主[167]。任华秋等（1984年）采取电针兔足三里（ST36）、激光照射兔足三里（ST36）

的方法，分别观察对 PHA、链激酶、SK-SD 所引起的局部皮肤迟发型过敏反应的影响，发现两种刺激穴位的方法均可使皮肤的过敏反应明显增大。这一结果表明，电针疗法和激光照射穴位疗法都能提高细胞免疫功能[168]。谭会兵等（1997）将绵羊红细胞注射到大鼠、小鼠的后海（经脉外穴位，无标准代号），发现淋巴细胞转化率和 NK 细胞活性多有明显提高，艾灸免疫功能低下大鼠的关元穴，能够明显增加 T 细胞的百分率[169]。

亓建国等（1993 年）采用单克隆抗体技术，观察了针刺疗法对恶性肿瘤患者外周淋巴细胞及其亚群的影响，发现针刺疗法能够提高恶性肿瘤患者 T 淋巴细胞的数量，能够调整 T 淋巴细胞亚群的百分率，特别是 OKT4+ 的提高幅度最明显[170]。陈少宗领导的一个研究小组（1999—2001 年）曾对电针疗法影响恶性肿瘤患者免疫功能的情况进行了长达 4 年的观察，发现电针疗法能够明显抑制化疗药物及放疗对 T 淋巴细胞和 NK 细胞的破坏，表明电针疗法能够削弱化疗药物及放疗的毒副作用，有效保护接受化疗或放疗的恶性肿瘤患者的免疫功能[171-173]。

二、针灸疗法调节免疫机能的机制

我们从 20 世纪 90 年代初开始就提出建立以神经 - 内分泌 - 免疫网络及腧穴作用规律、针灸作用的四大规律为临床指导的现代针灸学理论体系，也就是说神经系统是产生各种针刺效应的基础，针灸疗法对免疫功能的调节作用也是通过神经系统或神经 - 内分泌系统实现的[96-100]。赵建基（1997 年）在研究中证实，针刺调节免疫功能的针刺信号的传入，需要有外周感觉神经 C 纤维、A 纤维的参与。针刺信号上行激活各级神经中枢，经过高级中枢，特别是下丘脑的功能整合后，分别通过垂体 - 肾上腺皮质系统和交感神经系统的功能活动，抑制免疫反应；又通过垂体释放的 β - 内啡肽（可能也含有肾上腺髓质释放的脑啡肽）和副交感神经的功能活动，促进免疫反应[174]。赵建基等（1996 年）在研究中，将辣椒素注射到小鼠皮下，选择性地损毁初级传入 C 纤维，这种小鼠成年后多种免疫反应的基础水平发生明显改变。除了血清 IgG 降低以外，其他多种细胞免疫和体液免疫水平均明显提高，如脾和胸腺的重量增加，PFC、LTT、IL-2 和血凝抗体滴度均明显提高。对这种动物进行电针刺激后，电针疗法对免疫反应的调节作用不再出现。这表明电针疗法对免疫反应的调节作用与 C 类纤维有关[175]。赵建基等（1997 年）为了探讨外周交感神经在针刺调节免疫反应中的作用，利用 6-OHDA 对成年小鼠的外周交感神经进行化学性切除，并用 SRBC 预先给予免疫。发现电针能使正常小鼠（仅用 SRBC

免疫）的 LTT 及 IL-2 含量显著升高（P<0.05），能使血清 IZM 含量明显下降（P<0.01）。用 6-OHDA 处理后的小鼠的脾重量、脾指数、脾细胞数、胸腺重、胸腺指数均明显下降，IZM 与 IgG 含量显著减少，而 LTT、IL-2 及 PFC 未见明显变化，只有胸腺细胞明显增多（P<0.01）。对使用 6-OHDA 处理后的小鼠进行电针，能使这种小鼠低下的多种免疫参数恢复到正常水平或接近正常水平，能使 LTT、IL-2 明显增加，这些结果提示，外周交感神经在针刺调节免疫功能的过程中是不可缺少的环节[176]。他们（1995 年）在研究中还发现，使用密胆碱抑制乙酰胆碱合成（外周迷走神经兴奋性递质），也能够降低小鼠的 LTT、IL-2 的含量，但对使用胆碱后的小鼠给予电针刺激，则没有再出现 LTT、IL-2 含量的降低。这提示电针疗法能兴奋副交感神经，通过释放 Ach 递质而加强免疫功能[177]。

宋小鸽等（1997 年）还研究了中枢神经递质在艾灸调节免疫功能中的作用。他们将小鼠分为正常组、阳虚对照组、艾灸治疗组。艾灸组隔日注射 AHP（300ug/20g 体重）1 次，同时艾灸肾俞穴，每次 15min，共 6 次。阳虚对照组只注射 AHP。观察发现，艾灸肾俞（BL23）后，能够明显减轻小鼠的阳虚症状，脾脏和胸腺的重量均明显大于阳虚对照组，表明艾灸能够阻止阳虚小鼠免疫器官的萎缩。艾灸组小鼠的 LTT、IL-2 含量均明显高于阳虚对照组，同时脑组织中 DA、NE 等神经递质含量也明显高于阳虚对照组。这些结果提示，AHP 可使肾上腺萎缩、体内神经递质的合成和分泌减少。艾灸信号可通过外周神经传向中枢，对下丘脑－垂体－肾上腺皮质轴产生积极作用，促进中枢内有关神经递质的合成，并经过神经纤维的传递，保护免疫器官和功能[178]。

成柏华等（1989 年）研究了针刺穴位影响 NK 细胞活性的激励，他们在针刺后提取了血浆亮脑啡肽，然后与兔的 NK 细胞一起孵育，发现能提高 NK 细胞的杀伤力。这提示针刺疗法调整免疫机能的作用与针刺疗法促进脑啡肽系统的活动有关[179]。赵续民等（1995 年）发现，电针引起的对刀豆素 A 刺激的增殖反应和 IL-2 的增强效应可被纳屈酮所阻断。提示电针对细胞免疫，特别是 T 淋巴细胞免疫机能的调节，可能由内源性阿片肽所介导[180]。另有研究发现，脑啡肽能促进淋巴母细胞的转化，促进活性 RFC 升高。β－内啡肽能促进淋巴细胞的增殖。阿片肽可促进人体单核细胞的趋化性，增加 NK 细胞的活性[181]。这表明内源性阿片肽的确与针灸调节免疫机能有关。已有大量的研究证实，针灸疗法可促使内源性阿片类物质释放增多，而针灸疗法的这一作用有赖于神经系统结构和机能的完整性。这就是说，针灸疗法对免疫机能的调节是通过神经－内分泌网络系统完成的[96-100]。

参考文献

[1] 泸州医专生理教研室, 等. 针刺足三里对正常基础代谢的影响 [J]. 泸州医专学报, 1960(2):125~127.

[2] 中医研究院情报资料室(摘译). 针刺治疗甲状腺机能亢进 [J]. 中医药研究,1971(2):48~50.

[3] 何金森, 等. 针刺治疗甲状腺机能亢进的临床研究 [C]. 北京 : 第二届全国针灸针麻学术讨论会论文摘要,1984:19.

[4] 栗蕊. 住院观察治疗甲亢 112 例临床观察 [C]. 同上 : [16~17].

[5] 刘天诚. 针刺对甲状腺机能亢进治疗的点滴体会 [G]. 天津医学院附属医院 1964 年科研论文选辑(第六辑),1964.

[6] 山西省地方性甲状腺肿防治研究组. 针刺治疗地方性甲状腺肿机能的影响 [G]. 地方性甲状腺肿患者的基础代谢在治疗前后的变化——针刺治疗地方性甲状腺肿的机制的实验研究 [G]. 卫生防疫资料汇编 (1960~1961), 山西省卫生防疫站,1962:220~229.

[7] 乔健天. 针刺对地方性甲状腺肿患者碘利用率的影响 [J]. 中华内科杂志,1962(6):352~354.

[8] 张有会, 等. 艾灸对甲状腺吸碘 131 机能的影响 [J]. 吉林医科大学学报,1962(3):107.

[9] 吉林医科大学病理生理教研室. 针刺对机体主要防御适应机能的影响 [A]. 全国中西医结合研究工作经验交流会议资料选编 [M], 北京 : 人民卫生出版社,1961:37.

[10] 张友会. 艾灸对甲状腺机能的影响 [J]. 吉林医科大学学报,1962(3):107~109.

[11] 吉林医科大学解剖教研室, 等. 针灸对于动物甲状腺的影响 [Z]. 吉林医科大学中西医结合临床和实验研究工作资料简编,1960:29.

[12] 陕西省中医研究所. 针灸作用与内分泌系统 [Z]. 针灸机制研究参考资料. 陕西省中医研究所革命委员会编,1970:70~83.

[13] 魏京顺, 等. 针刺、电针作用对动物糖代谢的影响 [G]. 陕西中医研究所针灸研究资料汇编,1964:98.

[14] 沈阳医学院病理生理教研组. 针刺防御反应与垂体前叶 – 甲状腺系统之间的关系 [G]. 沈阳医学院科学研究资料汇编,1959(3):117.

[15] 沈阳医学院胚胎教研组. 针刺对家兔某些器官细胞的影响 [G]. 同上, 1960(8):14.

[16] 戴桂林, 等. 电针家兔不同穴位对甲状腺组织的影响 [J]. 吉林医科大学学报,1962(1):38~39.

[17] 王健民, 等. 载波射流和电针对家兔甲状腺机能和形态上的影响 [J]. 吉林医科大学学报,1962(1):33.

[18] 郭念华. 地方性甲状腺肿患者针刺前后肾上腺皮质机能变化的初步观察 [G]. 太原医学院科研资料汇编(第一辑),1960:16.

[19] 山西省地方性甲状腺肿防治研究组. 地方性甲状腺肿患者尿锰排出量及针刺对其影响 [G]. 山西中医研究所经络针灸研究资料汇编,1962:39.

[20] 山西省地方性甲状腺肿防治研究组. 针刺治疗地方性甲状腺肿尿中促甲状腺素之观察报告 [G]. 同上,1962:37.

[21] 吉林医科大学解剖教研室. 电针对家兔甲状腺功能和形态上的影响及其作用机制的初步探讨 [J].

吉林医科大学学报 ,1962(1):26.

[22] 魏稼 , 等 . 针治糖尿病的血浆胰岛素含量变化 [G]. 同 [3],15.

[23] 谌剑飞 , 等 . 针刺糖尿病的初步研究 [C]. 北京 : 第二届全国针灸针麻学术讨论会论文摘要 ,1984:20.

[24] 傅多龄 . 针刺几个穴位对正常人血糖调节机能的影响的观察 (针刺对肝机能影响的研究之一)[Z]. 医药论文选编 , 大连铁道医学院 ,1960:49~53.

[25] 兰州医学院生理生化教研组 . 针刺合谷对血糖浓度的影响 [J]. 兰州医学院学报 1960,(1):23~25.

[26] 司徒丽明 , 等 . 电针刺激对血糖水平调节系统的影响 [A]. 电针疗法资料选集 (第一辑) [M]. 陕西人民卫生出版社 ,1959:217~221.

[27] 魏京顺 , 等 . 电针刺激对动物 (犬) 高低血糖的调节 [G]. 同上 : 208~217.

[28] 赵建础 , 等 . 针刺、电针作用在动物 (兔) 高糖状态时对胰岛素及肾上腺素分泌的调节影响 [G]. 陕西 1961 年医学科学院研究资料汇编 (第二辑),1963:77~82.

[29] 魏京顺 , 等 . 针刺、电针作用对动物糖代谢的影响 . 中医研究资料汇编 [G]. 陕西中医研究所 ,1964:98~103.

[30] 万竟先 , 等 . 针刺 “足三里” 对机体的调节作用 [G]. 苏州医学院论文汇编 ,1963(1):44.

[31] 周敬修 . 针刺对大白鼠四氧嘧啶性糖尿病实验中肝胰组织的观察 [J]. 解剖学报 ,1965,8(4):517~521.

[32] 李荣昌 , 等 . 针刺治疗糖尿病机制的初步观察 [C]. 北京 : 第二届全国针灸针麻学术讨论会论文摘要 ,1984:23.

[33] 山东医学院针灸经络专题研究组 . 针术急救机制及经络实质的探讨 [A]. 全国中西医结合研究工作经验交流会议资料选编 [M]. 北京 : 人民卫生出版社 ,1961:47~49.

[34] 上海第一医学院 . 针刺治疗阑尾炎机制的探讨——垂体肾上腺皮质系统 [C]. 北京 : 经络本质及针灸机制的探讨 . 全国中西医结合研究工作经验交流会议资料 ,1960.

[35] Beatu,1. 针刺的实验研究——针刺对肾上腺的作用 (摘要)[G]. 最新国外针灸文献汇编 , 中国科技情报研究所 ,1959:23~24.

[36] 王刚 , 等 . 急性菌痢白血球变化和针灸与电针对白血球数及其吞噬技能的影响 (摘要) [J]. 哈尔滨中医 ,1965,8(7):31~33.

[37] 方慧荣 , 等 . 针刺治疗肾上腺皮质机能减退的实验研究 [J]. 中国针灸 ,1962,2(5):21~22.

[38] 西安医学院胜利教研组 . 电针麻醉与经络 [A]. 全国中西医结合研究工作经验交流会议资料选编 [M]. 北京 : 人民卫生出版社 ,1961:68~70.

[39] 沈阳医学院病理生理教研组 . 针刺刺激对正常及去肾上腺大白鼠外周血液 ACTH 含量的影响 [G], 沈阳医学院科学研究资料汇编 ,1964(3):9.

[40] 李景荣 , 等 . 针刺家兔肾上腺皮质活动的影响 [J]. 沈阳医学杂志 ,1958,1(1):35~38.

[41] 袁德霞 . 针刺家兔 “足三里” 对肾上腺作用的组织学观察 [J]. 上海中医药杂志 ,1963(12):7~10.

[42] 袁德霞 , 等 . 针刺镇痛对肾上腺皮质束状带作用的电镜观察 [C]. 北京 : 当即二届全国针灸针麻学术讨论会论文摘要 ,1984:373.

[43] 陈敏诲，等．针刺后的组织化学研究——大白鼠肾上腺皮质内的胆固醇、脂类、糖元、琥珀酸脱氢酶及核酸的改变 [J].. 解剖学报 ,1965,8(4):526~537.

[44] 沈阳医学院病理生理教研组．不同生理及病理情况下 [G]. 针刺对大鼠肾上腺抗坏血酸含量的影响，沈阳医学院科学研究资料汇编 ,1964,（3）:22~25.

[45] 中国科学院动物研究所内分泌室针麻组等．肾上腺皮质激素与针刺镇痛关系的研究 – Ⅱ、糖皮质激素在临床针麻中的作用 [J]. 动物学报 ,1978,24(1):81~83.

[46] 李森文．雄性性腺对针刺引起大白鼠肾上腺抗坏血酸减少反应的影响 [C]. 北京：中国生理科学会学术会议论文摘要汇编（病理生理）1964:71.

[47] 中国医学科学院分院三室蛋白质组．针麻前后病人血浆中 11– 羟皮质类固醇含量的变化 [J]. 医学研究通讯 ,1975(6):41.

[48] 毛良，等．针刺对防御适应技能的影响 [G]. 科学研究论文汇编（第四集），上海中医学院 ,1961:234.

[49] 沈阳医学院病理生理教研组．不同量针刺刺激对大白鼠肾上腺抗坏血酸含量影响的动态观察 [G]. 沈阳医学院科学研究资料汇编 ,1964,(8):18~21.

[50] 赵建础，等．针刺对内分泌系统的影响 – Ⅳ．针刺点阵对动物垂体 – 肾上腺系统的影响 [G]. 中医研究资料汇编（第一辑），陕西中医研究所 ,1964:115.

[51] 中国医学科学院．某些调节因素（肾上腺皮质激素、前列腺素、环磷酸腺苷、钙离子等）在针麻中的作用 [J]. 针刺麻醉 ,1977(2~3):101.

[52] 上海针灸治疗阑尾炎机制研究协作小组．急性阑尾炎发病机制及针灸治愈机制的初步探讨 [J]. 上海中医药杂志 ,1962(2):13~15.

[53] 中国医学科学院分院三室蛋白质组．针麻前后病人血浆 11– 羟皮质类固醇含量的变化 [J]. 医学研究通讯 ,1975(6):41.

[54] 中国医学科学院动物研究所内分泌室针麻组．肾上腺皮质激素与针刺镇痛关系的研究（Ⅱ）[J]. 动物学报 ,1978,24(1):81~83.

[55] 袁德霞．针刺家兔”足三里”对肾上腺作用的组织化学观察 [J]. 上海中医药杂志 ,1963(12):7~9.

[56] 李森文．针刺对大白鼠肾上腺抗坏血酸含量的影响及其传入神经、下丘脑 – 脑垂体和交感 – 肾上腺髓质的关系 [C]. 北京：中国生理科学学会学术会议论文摘要汇编（病理生理），1964:90.

[57] 病理生理教研室．针刺刺激对正常寄去肾上腺大鼠外周血液 ACTHhanliangde 影响 [G]. 沈阳医学院科学研究资料汇编 ,1964(3):9.

[58] 生物化学研究室．针刺对血糖浓度的影响 [J]. 兰州医学院学报 ,1960(1):23~24.

[59] 叶维德，等．针刺疗法对机体的影响——脑电波、血糖及白血球变化的初步观察 [J]. 吉林卫生 ,1959(11)23~25.

[60] 中国医学科学院分院针麻组．肾上腺皮质和髓质激素与针刺镇痛的中枢作用 [A]. 全国针刺麻醉研究资料选编 [M]，上海：上海人民出版社 ,1975:628~636.

[61] 李森文，等．针刺对大鼠肾上腺抗坏血酸含量的影响及其传入神经、下丘脑 – 脑垂体系和交感 –

肾上腺髓质系的关系 [C]. 中国生理科学会学术会议论文摘要选编 (病理生理),1964:90.

[62] 天津医学科学院分院针麻组 . 针灸对家兔血糖影响的实验观察 [G]. 经络研究资料汇集 , 天津市公共卫生局编 ,1960:84.

[63] 天津医学院中医教研组 , 等 . 艾灸引起人体血糖变化的实验观察 [G]. 同上 :74.

[64] 天津医学生化教研组 . 针刺足三里对血乳影响的初步观察 [G]. 同上 :79.

[65] 季秀生 , 等 . 电针对肾上腺活动影响的初步观察 [Z]. 安徽医学院医学科研资料 ,1961,(3):10.

[66] 李家铃 . 针刺清醒狗"足三里"对血浆儿茶酚胺水平和痛反应的影响 [C]. 北京 : 第二届全国针灸针麻学术讨论会论文摘要 ,1984:337.

[67] 刘金兰 , 等 . 针刺"人中"对失血性休克家兔肾上腺髓质儿茶酚胺组影响的初步观察 [C]. 北京 : 同上 ,356~357.

[68] 赵学敏 , 等 . 用组织化学法观察电针麻醉对小白鼠肾上腺机能的影响 [Z]. 安徽医学院科研资料 ,1961,(3):12.

[69] 耿兆麟 , 等 . 电针穴位麻醉的临床及其实验性研究 [J]. 安医学报 ,1962,5(1):1~9

[70] 赫明昌 , 等 . 针刺防卫反应与交感神经 – 肾上腺素系统之间的关系 [C]. 北京 : 中国生理科学会第二次全国病理生理学术讨论会论文摘要 ,1963:2.

[71] 袁德霞 . 电针麻醉对肾上腺皮质及髓质的影响 [J]. 河北医学院学报 ,1960,(1):14~16.

[72] 武汉医学院针麻研究小组 . 针刺镇痛对大白鼠血中儿茶酚胺含量的影响 [Z]. 针刺麻醉研究资料 ,1975:15.

[73] 西安医学院生理教研组 . 电针麻醉与经络 [A]. 全国中西医结合研究工作经验交流会议资料选编 [M]. 北京 : 人民卫生出版社 ,1961:68.

[74] 北京大学生物系针麻原理研究组 . 针刺诱导加强大白鼠肾上腺去甲肾上腺素释放的形态学证据 [J]. 北京大学学报 (自然),1977(1):83.

[75] 沈永康 . 穴位注射在大量失血时作用机制的实验研究 [J]. 中华外科杂志 ,1963,11(5):375~377.

[76] 杨有泌 , 等 . 针刺对肾上腺素细胞的作用及其作用途径的组化定量分析 [C]. 北京 : 第二届全国针灸针麻学术讨论会论文摘要 ,1984:385.

[77] 张一民 . 泌尿生殖系统疾病的针灸治疗 [A]. 针灸研究进展 [M]. 北京 : 人民卫生出版社 ,296~303,1981

[78] 李焕武妇产科疾病的针灸治疗 , 同上 : 341~348.

[79] 夏玉清 , 等 . 针灸石门避孕 127 例远期效果观察 [Z]. 黑龙江中医药研究 ,1964:1.

[80] 金子佳平 . 使用过剩性激素能避孕和皮内针能避孕的关系 [Z]. 针灸经络专辑 (第一辑)(上海科学技术编辑馆),1964:41.

[81] 陈洁中 . 针灸"石门"——避孕 [J]. 新中医 ,1956,7(11):25.

[82] 上海中医学院 , 等 . 针刺对加强孕妇子宫收缩的作用 [A]. 全国中医经络针灸学术座谈会资料选编 , 北京 : 人民卫生出版社 ,145~152,1952:145~152.

[83] 中医研究所针麻理论研究组 . 针刺与内脏器官功能的关系——针刺引起子宫收缩的理论研究 [C].

杭州：浙江医科大学参加全国针麻会议科研资料汇编，1972.

[84] 宋美珍．针刺排卵 [C]. 上海：上海市医药联合年会论文汇编，1961:26.

[85] 金问淇，等．针刺对卵巢机能和形态的影响 [J]. 中华医药杂志，1961,47(1):27~30.

[86] 金问淇，等．针灸治疗闭经中某些问题的初步探讨 [J]. 中华妇产科杂志，1963,9(3):140~144.

[87] 周楚华．针刺家兔穴位激发排卵机制的实验研究 [C]. 北京：第二届全国针灸针麻学术讨论会论文摘要，1984:440~441.

[88] 山西省中医研究所针灸经络研究室．梅花针对妇女病及妇女卵巢内分泌的影响 [C]. 北京：全国针灸学术座谈会资料，1978:64.

[89] 丁金榜．针灸治疗乳汁不足 [J]. 陕西中医药，1972(3):41~42.

[90] 白文举．针灸治疗乳汁不行 [J]. 中级医刊，1979(5):23~25.

[91] 胡旭初，等．针灸对缺乳孕妇血液中生乳激素含量的影响（初步报告）[J]. 上海中医药杂志，1958(12):31~33.

[92] 魏维山，等．针刺治疗遗精 120 例 [J]. 福建中医药，1963,8(6):10.

[93] 楼百层，等．针灸治疗阳痿临床疗效观察 [J]. 江西中医，1964(6):9~11.

[94] 黄宗勋．隔姜灸治无精虫症 [J]. 新中医，1977(5):37~38.

[95] 梁雪英．针、隔姜灸治疗精虫减少症的疗效分析和机理初探 [C]. 杭州：第二届全国针灸针麻学术讨论会论文摘要，1984:119.

[96] 陈少宗，等．现代针灸学理论与临床应用 [M]. 黄河出版社，1990.

[97] 陈少宗．关于现代针灸学体系的建立与中医现代化研究五十年 [C]. 杭州：新世纪针灸发展论坛论文汇编 .2000:1.

[98] 陈少宗．中国针灸学的基本走向 [J]. 医学与哲学，2001(1):20.

[99] 陈少宗．试论针灸学现代化研究的成就 [J]. 中外医学哲学，1998(2):61~65.

[100] 陈少宗．从传统针灸学到现代针灸学 [J]. 医学与哲学，2006(9):57~59.

[101] 刘文琴，等．电针、针刺对家兔血液杀菌能力的影响 [G]. 陕西中医药研究所．中医研究资料汇编 .,1964:125.

[102] 白求恩国际和平医院协作组．针刺对机体免疫力的影响 [Z]. 白求恩国际和平医院医学科技资料，1976,(12):16~18.

[103] 南京针刺治疗急性菌痢协作组．针刺治疗急性细菌性痢疾的研究 [C]. 北京：全国针灸针麻学术讨论会论文摘要（一），1979:2.

[104] 金安德．针灸对家兔免疫功能的调整作用 [J]. 针刺研究，1986,(11):315~317.

[105] 苏宝田，等．电针大椎穴对机体反应性改变的初步观察 [J]. 安徽医学院学报，1960,3(3):47.

[106] 马振亚．针刺对备解素系统影响的初步探讨 [J]. 微生物学报，1965,11(3):455.

[107] 南京军区总医院临床实验科．针灸与免疫 [G]. 南京：江苏医学会临床检验学组 1978 学术活动资料选编，1978：6.

 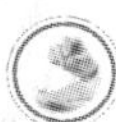

[108] 王雪苔 . 针灸疗法对 38 例病人补体影响的初步观察 [A]. 朱琏 . 新针灸学 [M]. 北京 : 人民卫生出版社 ,1957:365.

[109] 黄坤厚 , 等 . 电针穴位对正常人体免疫机能的影响 [C]. 北京 : 中国针灸学会 . 针灸论文摘要选编 ,1987:392.

[110] 苏宝田 , 等 . 电针大锥等穴位对机体反应性改变的初步观察 [J]. 安医学报 ,1960(2,3):47~49.

[111] 张涛清 , 等 . 针灸治疗猴细菌性痢疾的疗效观察及其机理的实验研究 [C]. 同 [3]:28.

[112] BaMoTaeB и п , 等(裴森岳摘译) 针刺治疗感染性变态反应支气管哮喘 [J]. 国外医学 . 中医中药分册 ,1979(1):43.

[113] 西安医学院针麻理论研究组 . 针刺对机体的调整作用 [Z]. 西安医学院参考资料 ,1973(16):172.

[114] 江苏中医研究所生理研究室 . 电针对家兔肝网状内皮系统和血清蛋白电泳的影响 [Z]. 江苏中医研究所内部交流资料 ,1973:89.

[115] 江苏中医研究所生理研究室 . 电针对家兔血清蛋白电泳的影响 [G]. 江苏新医学院资料选编 ,1974(4):17~19.

[116] 马振亚 . 针刺对备解素系统影响的初步探讨 [J]. 微生物学报 ,1965(3):455~457.

[117] 彦美英 . 关于穴位免疫的初步探讨 [C]. 北京 : 中国微生物学会 1963 年学术会议论文摘要(北京),1963:126.

[118] 南京军区总医院微生物室 . 针灸免疫 [C]. 南京 : 江苏医学会临床检验学组 1978 年学术活动资料选编 ,1978:6.

[119] Cao WK. And Loh JW–P.The immunological response of acupuncture stimulation. .1987,(12):282~285.

[120] 邱茂良 , 等 . 针刺治疗病毒性肝炎 111 例的临床分析 [J]. 上海针灸杂志 ,1983(2):1~3.

[121] Lau B.H.S.(情报资料组摘译). 针刺对过敏性鼻炎的疗效——临床和实验室估价 [J]. 中医药国外资料摘译 ,1976(3):6.

[122] 卢振初 , 等 . 针灸对体液免疫物质含量的影响 [J]. 江苏中医 ,1980,(6):49~51.

[123] 王凤玲 , 等 . 灸神阙穴对中老年人免疫功能及其全身状态的影响 [J]. 中国针灸 ,1996(6):389~393.

[124] 韩煜 . 针刺改善老年人虚症及免疫功能的临床观察 [J]. 中国针灸 ,1985,(3):143~145.

[125] 陈夷 , 等 . 经穴灸疗仪与艾灸对家兔免疫功能影响的实验研究 [C]. 北京 : 第二届全国针灸针麻学术讨论会论文摘要 ,1984:441.

[126] 江德杲 . 针刺对于免疫动物抗体产生的影响 [J]. 浙医学报 ,1959(3):241~244.

[127] 福建医学院附属协和医院 . 穴位免疫和针刺对实验性动物抗体滴定及吞噬能力的影响 [C]. 福州 : 福建针灸经络学术座谈会论文摘要选编 ,1961:27.

[128] Chu.Y.M. 等(王友京摘译). 针刺对家兔和豚鼠免疫反应影响的初步观察 [J]. 中医药研究参考 ,1975(4):46.

[129] 武汉医学院第一附属医院 , 等 . 马匹针灸穴位注射破伤风抗原对提高机体单位效价之研究(–)[C]. 北京 : 全国中西医结合研究工作经验交流会议资料 ,1960:98.

[130] 福建流行病研究所，等．伤寒、副伤寒甲、乙三联菌苗穴位预防接种及接种后针刺对抗体形成影响的研究 [A]. 同 [26]:26.

[131] 唐照亮，等．艾灸抗炎免疫作用的实验观察与分析 [J]. 针刺研究，1996(2):67~68.

[132] 杜莅娜，等．电针对正常免疫功能影响的时效观察 [J]. 针刺研究，1995(2):36~37.

[133] 赵加增，等．艾灸及结合免疫调节剂对肿瘤细胞生物学特性影响的实验研究 [J]. 针刺研究，1995(4):43~44.

[134] 苏宝田，等．电针大椎等穴对机体反应性改变的初步观察 [J]. 安医学报，1960(2,3):47~49.

[135] 上海第二医学院附属广慈医院外科经络组．针刺对周围血液白细胞变化的研究 [C]. 北京：全国中西医结合研究工作经验交流会议资料，1960:97.

[136] 藏益民，等．针刺引起白血球数量和分类计数变化路径的分析 [A]. 全国中医经络针灸学术座谈会资料选编 [M]. 北京：人民卫生出版社，1959:24.

[137] 江西医学院第一附属医院针灸疗法研究室．梅花针刺激对家兔生理机能的影响 [C]. 同 [35]:350.

[138] 王复周，等．电针刺激对动物周围血液成分的影响实验报告 [A]. 电针疗法 [M]. 西安：陕西人民出版社，1957:124.

[139] 北京结核病研究所病理生理研究室．艾灸对家兔白血球总值及吞噬活性的影响 [J]. 北京结核病研究所学报，1960(2):63~65.

[140] 张时宜，等．艾灸对小鼠周围白细胞数的影响 [J]. 新中医，1981(9):41~43.

[141] 西安卫生学校电针疗法研究室．电针刺激对白血球吞噬作用的影响 [J]. 中华医学杂志，1955,(11):17~19.

[142] 北京医学院微生物研究室．针刺对人体白细胞吞噬作用影响的初步报告 [C]. 同 [35]:242.

[143] 宋安民，等．电针对家兔外周血粒细胞化学的影响 [A]. 同 [25]:402.

[144] 刘树铮，等．针灸对网状内皮系统吞噬功能的影响 [J]. 吉林医科大学学报，1959(4):9~11.

[145] 李维信，等．针刺对大白鼠肝脏网状内皮系统吞噬活动影响的研究 [C]. 同 [35]:234.

[146] 邓国刚，等．电针对家兔吞噬能力和血清蛋白电泳的影响 [J]. 浙江中医杂志，1981(9):405~407.

[147] 严秉瓯，等．针灸对机体网状内皮系统吞噬功能的影响 [J]. 兰州医学院学报，1959,(2):42~44.

[148] 何泽涌，等．针刺大椎穴对网状内皮系统作用的组织生理研究 [C]. 同 [35]:202.

[149] 毛良，等．针灸对家兔网状内皮系统吞噬机能的影响 [G]. 上海中医学院科学论文研究汇编，1960:3.

[150] 周才一，等．艾灸对小白鼠单核吞噬细胞系统吞噬机能的影响 [J]. 中医杂志，1980(7):64~67.

[151] 杨友泌，等．艾灸对氢化可的松小鼠腹腔巨噬细胞吞噬活动的实验观察 [C]. 北京：针灸论文摘要选编（第一届世界针灸学术大会），1987:391.

[152] 周荣兴，等．针灸对人体白细胞吞噬功能的影响 [G]. 同 [50]:390.

[153] 马振亚，等．针刺对细胞功能影响的实验观察 [J]. 陕西新医药，1980(7):75~77.

[154] 严华，等．化脓灸治疗哮喘的临床研究 [C]. 同 [3]:42.

[155] 金桂水，等．艾灸对人体细胞免疫功能的影响 [J]. 上海中医药杂志，1982(2):113~115.

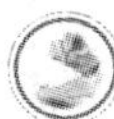

[156] 张涛清，等．针灸对无症状痢疾杆菌带菌者疗效及红细胞、白细胞淋巴细胞和补体 3 系统免疫指数的影响．同 [43]:70.

[157] 河南医学院组织胚胎组．电针对人体细胞免疫的影响 [C]. 北京：全国针灸针麻学术讨论会论文摘要 (2),1979:169.

[158] 吴景兰．针刺对机体细胞免疫的影响 [J]. 针刺研究 ,1983,(2),83~85.

[159] 李兰秀，等．针刺与微波针刺对人体 T 细胞影响的初步观察 [J]. 贵州医药 ,1983(4):46~47.

[160] 黑野保三，等．针刺激の人体免疫系に及ほす影响（Ⅰ）[J]. 日本治疗会志 ,1980(2):22~25.

[161] 黑野保三，等．针刺激のヒト免疫反应系に与える影响（Ⅲ）[J]. 针刺研究 ,1983(33):12~14.

[162] 黑野保三，等．针刺激のヒト免疫系に与える影响 [J]. 医道の日本 ,1984(10):26~28.

[163] 松本美富士，等．针刺激のヒト免疫系に及ほす影响（Ⅱ）[J]. 自律神经杂志 ,1980(27):235~237.

[164] 黑野保三，等．针刺激のヒト免疫系に及ほす影响（Ⅴ）[J]. 全日针志 ,1986(36):95~97.

[165] 松本美富士，等．生体的防御机构と针灸医学 [J]. 全日针志 ,1992(42):228~231.

[166] 赵锦京，等．电刺激对家兔细胞免疫反应影响的实验研究 [J]. 辽宁中医杂志 ,1980(3):35~37.

[167] 曹及人，等．针刺对兔周围淋巴结输出淋巴液及细胞的影响 [J]. 上海针灸杂志 ,1982(1):35~36.

[168] 任华秋，等．微波照射家兔“足三里”穴对迟缓型皮肤超敏反应的影响 [J]. 上海针灸杂志．1984(2):23~24.

[169] 谭会兵，等．抗原血海穴注射对细胞免疫增强作用的实验观察 [J]. 上海针灸杂志 ,1997(1):30~32.

[170] 亓建国，等．针刺对恶性肿瘤患者外周 T 细胞及其亚群的影响 [J]. 针刺研究 ,1993(18):174~176.

[171] 陈少宗，等．电针疗法对肿瘤患者化疗过程中 T 细胞及 NK 细胞活性的影响 [J]. 上海针灸杂志 ,1999(5):17~19.

[172] 陈少宗，等．电针疗法抑制化疗药物破坏肿瘤患者 T 细胞、NK 细胞作用的初步观察 [J]. 针灸临床杂志 ,2000(1):42~43.

[173] 叶芳，等．电针疗法对 28 例化疗患者免疫功能的影响研究 [J]. 山东中医杂志 ,2001(4):221~222.

[174] 赵建基．针刺调节免疫反应途径的初步研究 [C]. 北京：世界针灸学会联合会成立十 周年学术大会论文摘要汇编 ,1997:334.

[175] 赵建基，等．新生期小鼠辣椒素处理对针刺调节免疫反应的影响 [J]. 针刺研究 .1996(2):36~38.

[176] 赵建基，等．交感神经在针刺调节免疫反应的影响 [A]. 同 [77]:334~336.

[177] 赵续民，等．外周应用密胆碱对针刺调节免疫反应的影响 [J]. 针刺研究 .1995(2):59~61.

[178] 宋小鸽，等．艾灸对阳虚小鼠免疫功能及中枢神经递质影响的研究 [A]. 同 [77]:335.

[179] 成柏华，等．针刺对 NK 细胞免疫活性影响的机理研究 [J]. 上海针灸杂志 ,1989(2):25~27.

[180] 赵续民，等．纳屈酮对电针调节整个免疫反应的影响 [J]. 针刺研究 ,1995(4):39~41.

[181] 松本美富士．生物の防御机构と针灸医学 [J]. 全日针志 ,1992(42),228~230.

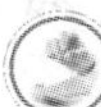

第八章 经穴作用的基本规律与经穴分类

第一节　神经的支配方式

经穴作用的基本规律特指每个腧穴的主治范围或作用对象。腧穴的主治规律主要是由相关神经节段的支配规律决定的。相关神经节段包括与该腧穴处在相同水平的神经节段、通过脊髓固有束及脊神经节的中枢突分支与该节段联系在一起的有关神经节段。腧穴的主治范围就是由与之相关的神经节段的支配范围决定的[1-7]。

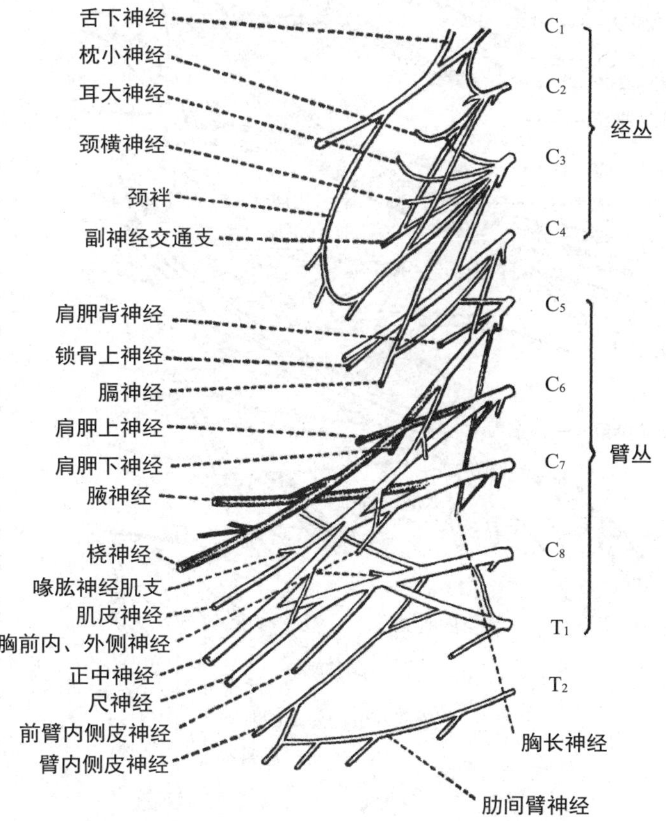

图 8–1　颈丛、臂丛的形成及解剖示意图(神经分布的第一种形式)

周围神经有两种支配方式：一为大体解剖学的支配方式；二为胚胎期节段支配方式。四肢的周围神经的这两种支配方式差异很大，而躯干部的周围神经的这两种支配方式一致。

一、大体解剖学的支配方式

胚胎期，由于肢芽的分化和转移，原节段性神经根刚出椎间孔即重新排列，形成复杂的神经丛，如臂丛（图 8–1 所示）首先由神经根组合成上、中、下三干，干又重新排列，形成内、外、后三股，由股重新组合，形成大体解剖学上命名的尺神经、正中神经、桡神经、肌皮神经、臂内侧皮神经、前臂内侧皮神经等（图 8–1）。这些神经的特点是失去了原来节

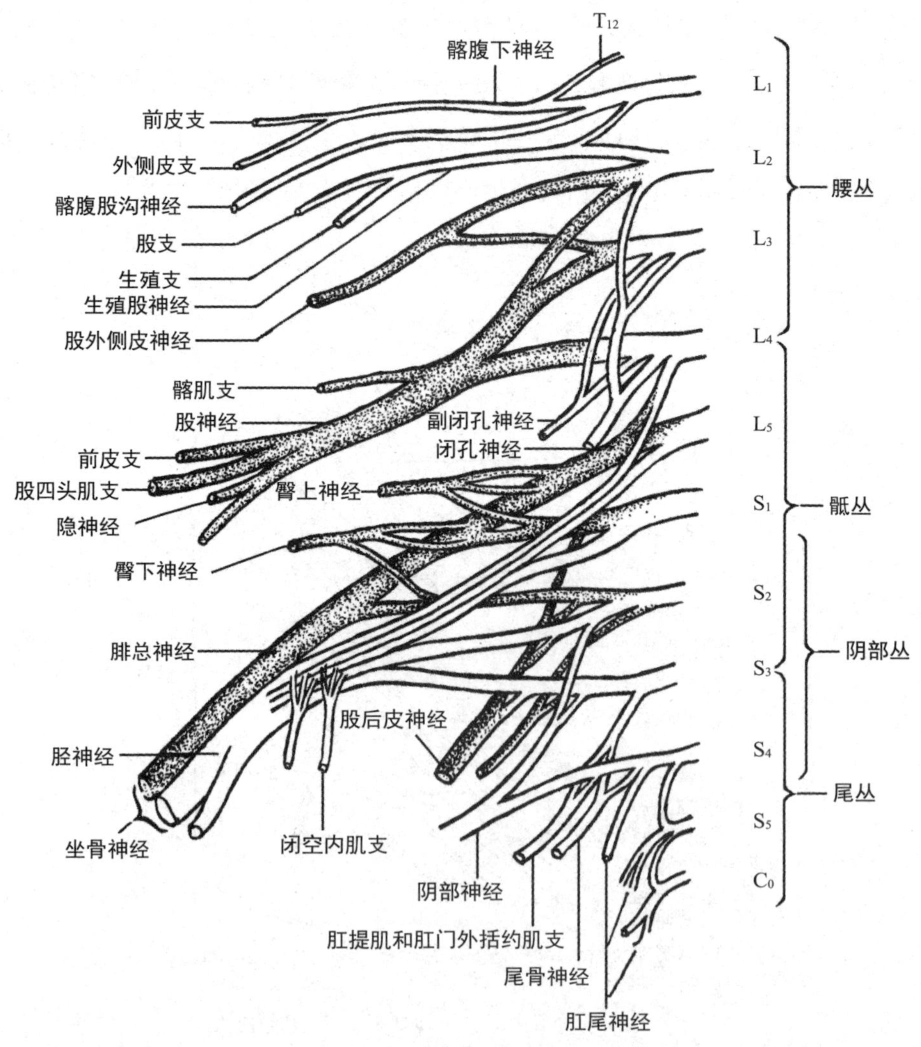

图 8–2 腰丛、骶丛的形成及解剖示意图（神经分布的第一种形式）

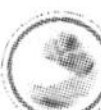

段支配的规律性。损伤这些神经时，即导致该神经支配区的瘫痪或麻痹，这与单纯性损伤某一神经根所招致的病变范围截然不同。从穴位的功效来看，其主治与这种神经的支配方式之间没有什么相关规律性。

腰丛、骶丛的形成及下肢大体解剖学上命名的各条神经也具有上述特点（图 8-2 所示）。

二、胚胎期节段支配方式

体节是脊椎动物和人体的原始性局部单位。在胚胎早期，胚体是由 40 个体节沿中轴连接而成（图 8-3）。每一个体节均由躯体部、内脏部及神经节段三部分组成。躯体部形成未来的四肢、躯干（皮节、肌节、骨骼），故在体表上可以划出规则的、排列匀称的皮节区（肌节亦同）（图 8-4、图 8-5），内脏部分形成未来的内脏器官（中空及实质器官）；神经节段即未来的神经系统，主要为脊髓。但随着机体的发育，神经中枢日趋脑性化，高位中枢成为超分节结构，仅在脊髓和脑干仍保持着节段状或类节段的痕迹结构。

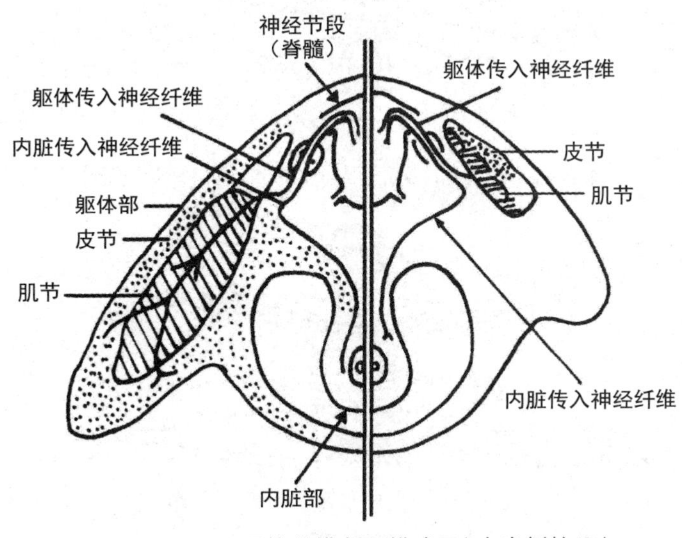

图 8-3　人胚四周体节横断面模式图（右半侧较早）

一个原始体节内，由神经节段向躯体部和内脏部分别发出躯体神经和内脏神经，将二者连成一个整体（图 8-3、图 8-6）。以后随着胚体的生长、分化，内脏器官无论变成什么形状，肢芽如何向外伸展，躯体部的皮节、肌节如何向远处变位、转移，其神经根怎样重新排列、组合，形态上尽管形成了复杂的神经丛，但机能上却仍然保持着节段性的支配关系。即其原来所属的节段支配领域保持不变（基本规律是这样）。如果在成体上切断一个神经根，肢体上出现的麻痹区，仍然能够反映出胚胎期节段支配的特点。不过此时是通过重新组合后的几个节段神经的各一部分纤维实现的而已。

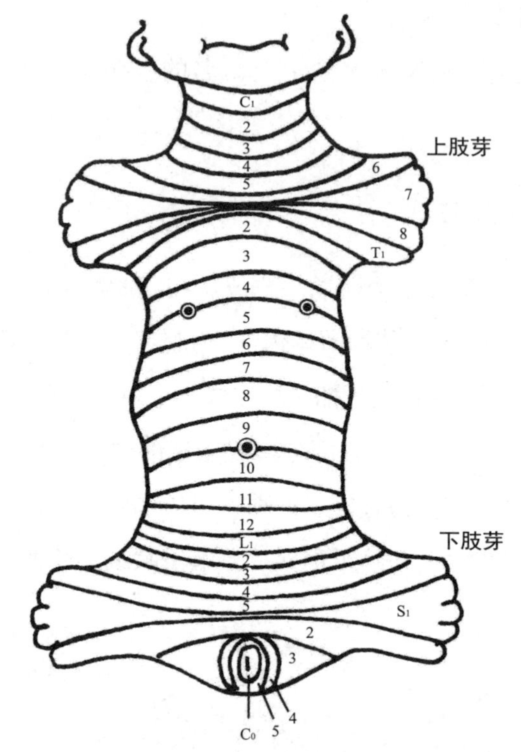

图 8-4 人胚正面观（七周）：皮节及其神经的分布

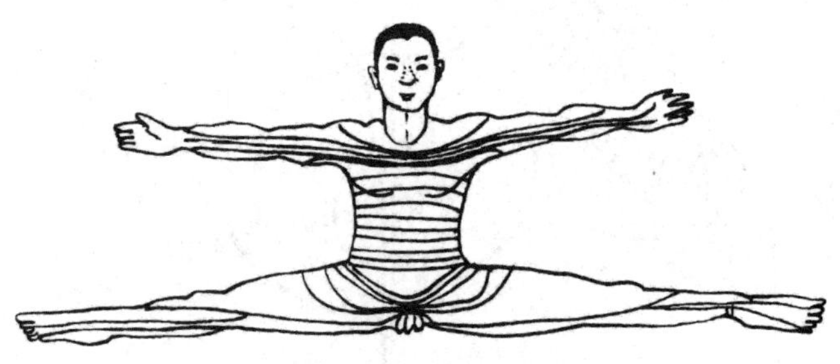

图 8-5 成人皮节及其神经的分布

神经的这两种支配方式，在四肢差别明显；在躯干部，由于没有形成神经丛，两种支配方式完全一致，所以在躯干部，不论从那种支配方式看都是呈节段状分布的；头面部则只保留着一定的节段痕迹。

总之，体节作为哺乳类动物的原始性机能性局部单位，在高位中枢成为超分节结构的有机整体中，仍然具有其相对的独立活动性，一旦内脏发生了疾病，病理冲动因子可沿内脏传入神经到达脊髓后角，经相应节段的躯体神经反映到体表；反之，躯体部位的刺

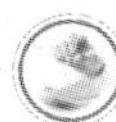

激也能通过相应的节段神经影响到内脏[2]。这就是说，一个体节的内、外两部分之间具有内外相关的可逆性影响（图 8–6、8–7）。那么腧穴的功效、主治与胚胎期神经节段支配方式之间有什么关系呢？大量研究证实，腧穴的功效、主治与神经的节段性支配具有极为密切的相关规律性，即从总体上讲，大部分腧穴主治与其相同或相关节段内的器官疾病有关。下面就详细讨论这一问题。

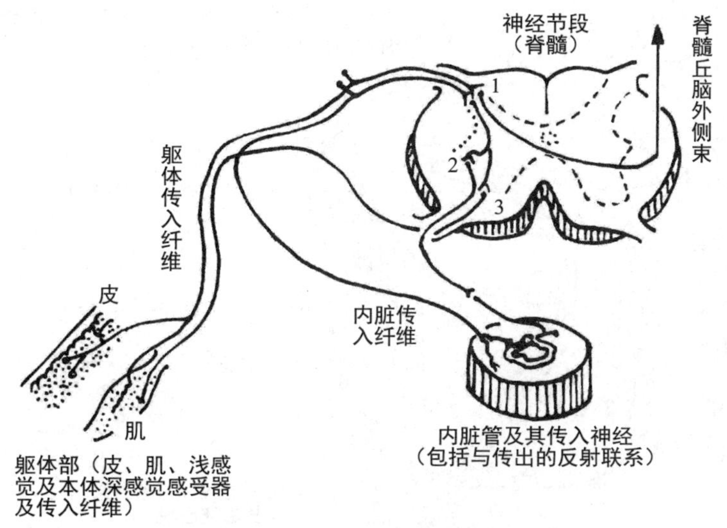

1. 后角（胶状质区）。2. 侧角及内脏传出纤维。3. 前角及躯体传出纤维。

图 8–6　躯体神经与内脏神经的节段反射联系模式图

第二节　经穴作用的基本规律与特异性

经穴的作用规律、作用范围或作用的特异性主要是由相关神经节段的支配空间决定的。这里必须要说明的是，在脊髓水平，由于脊髓中间神经元及脊神经节的中枢突在脊髓内的上下联系或交感干神经节之间的上下联系，任何一个脊髓节段的存在都不是孤立的，而是上下数个脊髓节段紧密联系在一起。从严格意义上讲，这种联系是神经节段性联系的重要形式，是产生针灸的“节段性效应”的重要途径。针灸的“节段性效应”既包括同一个脊髓节段水平内的“节段性效应”，也包括相邻近或密切相关联的数个脊髓节段之间的“节段性效应”。

针灸的“节段性效应”是经穴作用的基本规律，也就是腧穴 – 靶器官特异性相关的基本规律，我们把腧穴 – 靶器官节段性相关的机制概括为两个层次、五个环节：第一个层次是“腧穴 – 靶器官相关”的中枢（脊髓）机制，包括内脏 – 躯体共同汇聚机制、脊髓反射（传入－传出反射）、背根反射三种形式；第二个层次是“腧穴－靶器官相关”的外周（脊神经节）机制，包括长轴突反射、短轴突反射两种形式（见图 8-7）。轴突反射是传入纤维的逆向传出反应，并不经过突触转换。短轴突反射主要在受刺激或损伤的躯体局部引起神经源性炎症反应，长轴突反射则通过轴突分支使躯体部位与节段内的远距离的内脏器官在机能上发生联系[2]。

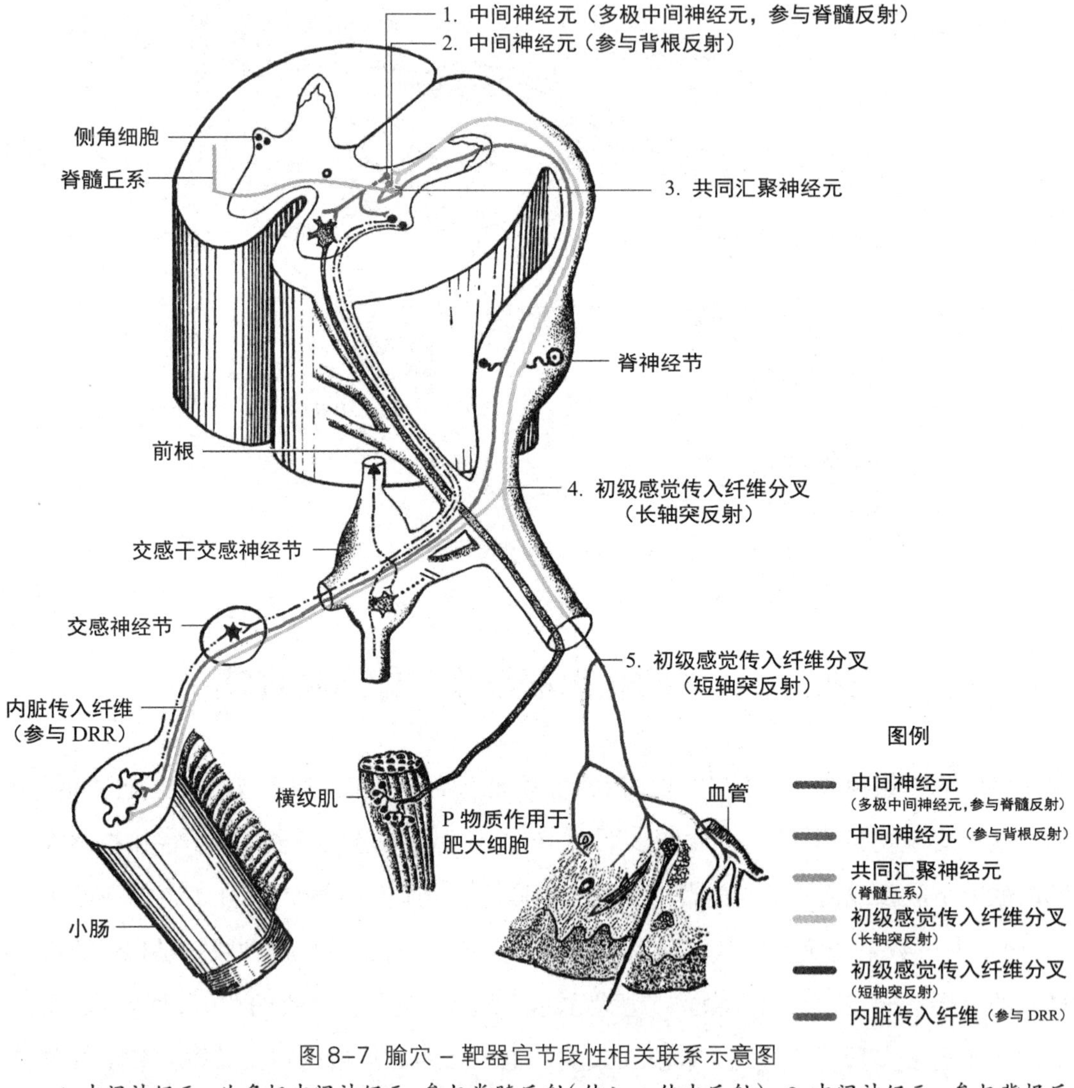

图 8-7 腧穴－靶器官节段性相关联系示意图

1. 中间神经元：为多极中间神经元，参与脊髓反射（传入－传出反射）；2. 中间神经元：参与背根反射（DRR 反射，背根传入－逆传出反射）；3. 共同汇聚神经元：同时接受躯体传入信号和内脏传入信号，整合之后通过脊髓丘系继续传向高位中枢再加工；4. 初级感觉传入纤维分叉（高位分叉）：一支分布到躯体，一支分布到内脏，既可以对来自躯体和内脏的信号进行初级整合，也可以将针刺信号通过内脏分支逆行传出而调节内脏的功能，或者将内脏病理信号传递到腧穴；5. 初级感觉传入纤维分叉（低位分叉）：一支分布在躯体负责感觉传入，另一支分布于躯体的血管等部位，可以逆行传输来自躯体感觉支的信号。

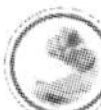

一、躯干部经穴作用的基本规律与神经节段性支配的相关性

形成躯干腹部、背侧部的脊神经主要是胸神经，其神经根有规则地从脊髓两侧发出，穿出神经孔后又分成前支和后支（图 8–8）。后支较细，穿过肌肉分布于背侧正中线两旁；前支较粗，行于内、外肋间肌之间，沿肋骨向前行（下位肋间神经途中穿过腹壁肌层间），末端抵达胸、腹壁正中线两旁，由深面穿至皮下形成前皮支，该前皮支又分为内侧支与外侧支。前者呈分节状，排列匀称，分布于胸、腹壁正中线上，左右两侧相互对应，并不重叠；前皮支的外侧支也呈分节状排列，分布于正中线两旁约一寸处。这些分支还发出细小分支分布于上、下相邻的二分支之间的皮肤上。上六对肋间神经分支分布于相应的肋间肌、胸壁皮肤和胸膜壁层，下五对肋间神经及肋下神经除了支配相应的肋间肌外，还分布于腹前、腹外侧壁的肌肉、皮肤、胸膜和腹膜壁层（图 8–8、图 8–9、图 8–10）。

胸神经的后支也保持着胚胎期的分节状，彼此不吻合成丛。后支穿过横突间隙、棘肌、椎旁肌肉，到达皮下时也分为内侧支和外侧支，其中内侧支分布于背侧正中线上，左右密切相接，但互不重叠。后支的外侧支也呈分节状，分布于脊柱两侧，大致与椎骨的排列对称，并与胸神经前支的外侧皮支相对应，其中胸部背侧的分支较短，但到肩部者较长，向外可达肩胛冈附近（图 8–11）。

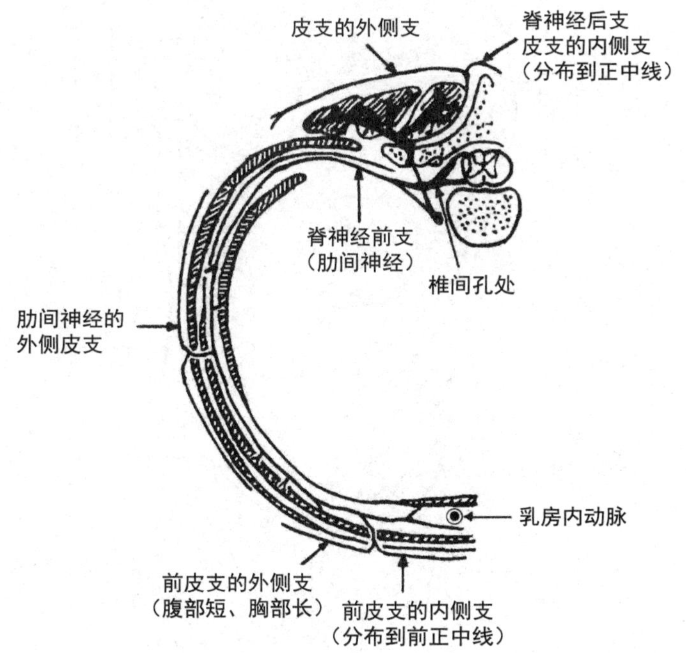

图 8–8　胸部横断模式图：脊神经前支（肋间神经）、后根模式图

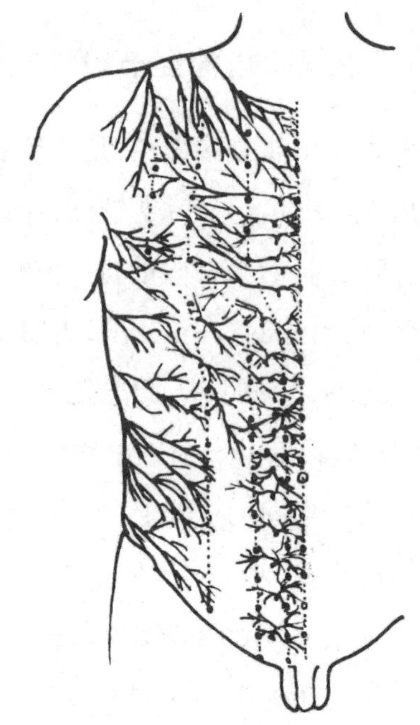

图 8-9 胸腹部神经分布与腧穴分布关系

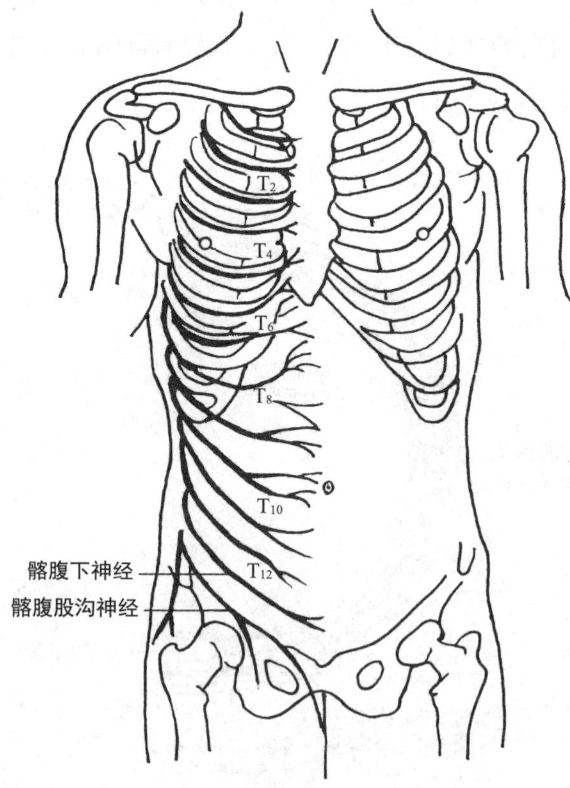

图 8-10 胸神经前支的分布

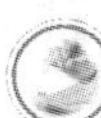

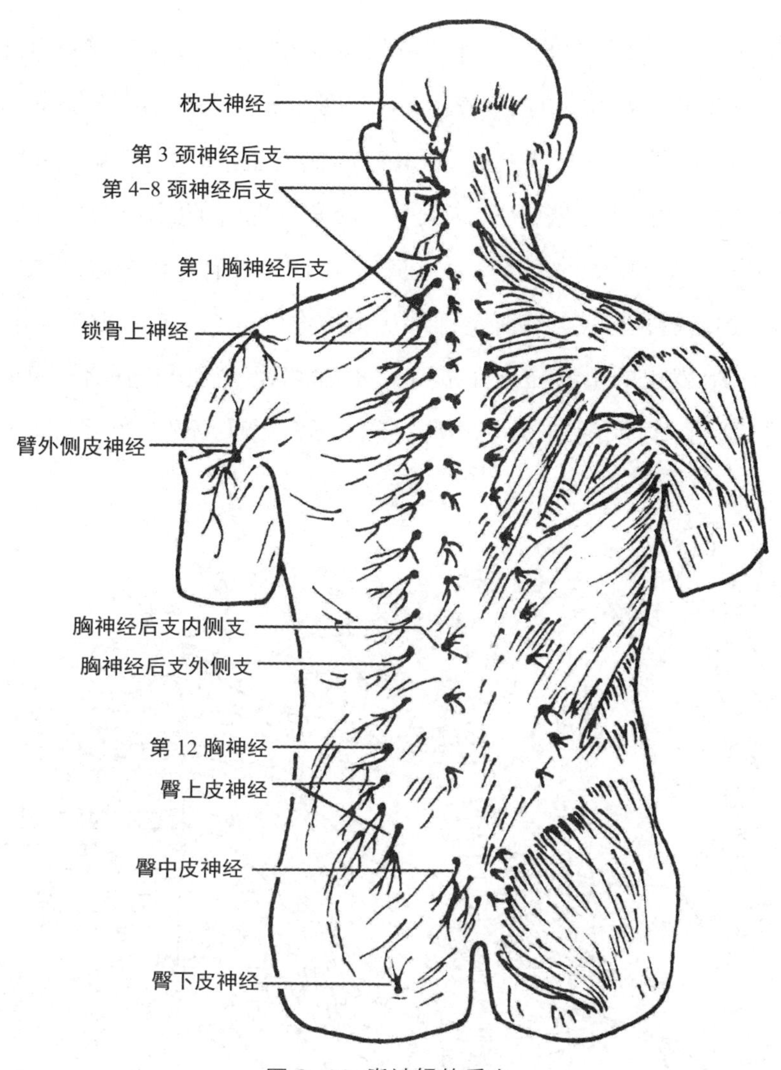

图 8-11　脊神经的后支

躯干腹部、背部的经脉有：任脉、足阳明胃经、足厥阴肝经、足少阴肾经、足太阳膀胱经、督脉等。这些经脉上的穴位均与神经的节段性支配具有密切的相关规律性。前面讲过，躯干前面的神经分布均保持着节段状的规律，彼此距离均等，排列匀称。而胸腹部的腧穴分布也恰好是距离均等（指同身寸）地排列。不但如此，在前正中线两旁的穴位都位于上、下相邻的二分支之间，并且穴位附近有其小分支分布。躯干背部的神经分布亦都保持着节段状的规律性，背部正中线及其两旁的穴位分布与躯干前部的情况非常相似，也是有规律地排布，并且与脊神经后支的分布相吻合。其上部的后支外侧支较长，而该处的穴位在外侧的分布也比较密集，二者亦显示出类似的相关规律性。

从躯干背部、腹部腧穴的功效、作用来看，腧穴的主治病证与神经的节段性支配也具有相当的一致性。如任脉腧穴的主治作用就与神经的节段性支配具有极为密切的相关规律性（图 8–12、表 8.1）。任脉上的膻中穴（RN17）处分布着来自 T_5 的躯体神经，由 T_5 发出的植物神经分布到肺脏和心脏，而膻中穴（RN17）具有主治咳嗽、哮喘、心悸、胸痛等肺部和心脏多种疾患的作用；下脘穴（RN10）处分布着来自 $T_{9\sim10}$ 的躯体神经，由 $T_{9\sim10}$ 发出的植物神经分布到胃、小肠、肝、胆、胰、脾，而下脘穴（RN10）具有主治上腹疼痛、呕吐、消化不良、黄疸等与上述诸器官有关的多种上腹部疾患的作用；关元穴（RN4）处分布着来自 T_{12} 的躯体神经，由 T_{12} 发出的植物神经分布到子宫、输卵管、肾脏与输尿管，而关元穴（RN4）具有主治遗尿、遗精、尿闭、崩漏、月经不调、带下、子宫脱垂、不孕、产后恶露不止、腹泻、肾

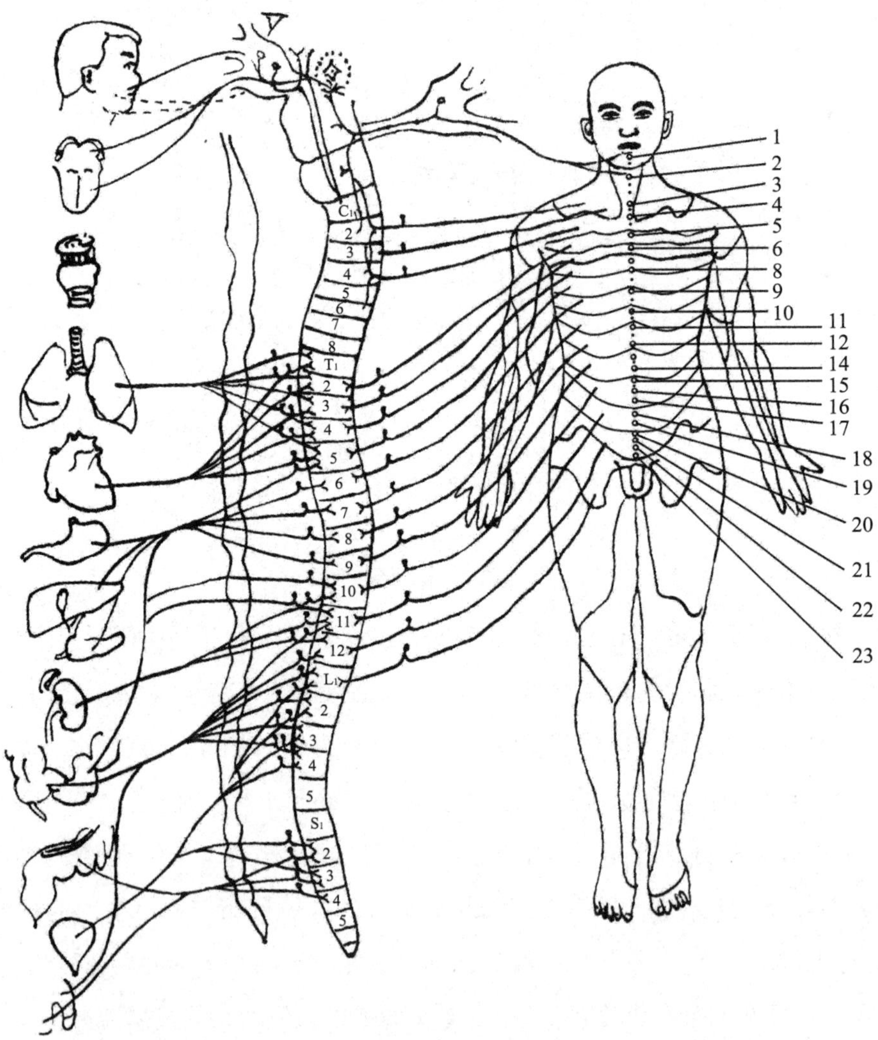

图 8–12 任脉腧穴的主治作用与神经节段性支配的相关规律性（与表 8.1 互参）

炎等泌尿生殖系统及大肠的多种疾患的作用。膀胱、卵巢、睾丸等器官虽然没有分布着来自 T_{12} 的交感神经，但却分布着来自 T_{11} 的交感神经，就是说关元穴（RN4）与膀胱、卵巢、睾丸等器官处在相近的节段区内，所以针刺关元穴（RN4）亦能治疗这些器官的疾病。

表 8.1　任脉穴位的主治作用与神经节段性支配的相关规律性

序号	经穴名称	经穴位置	神经节段	神经分布	经穴主治作用规律		
					Ⅰ类	Ⅱ类	总结
1	承浆	颏部	V_3	颏神经	牙痛、面痛、面瘫		面疾为主
2	廉泉	颈部	C_2	锁骨上神经	舌肌瘫痪、失语		咽喉及舌部疾患为主
3	天突	颈部	$C_{2,3}$	锁骨上神经	失语、咽喉肿痛、咳喘		
4	璇玑	胸部	C_4	锁骨上神经	局部疼痛、咳喘		
5	华盖	胸部	T_1	肋间神经	咳喘、心慌、局部痛		支气管、肺、心脏等胸部疾病为主
6	紫宫	胸部	T_2	肋间神经	咳喘、心慌、局部痛		
7	玉堂	胸部	T_3	肋间神经	咳喘、心慌、局部痛		
8	膻中	胸部	T_5	肋间神经	咳喘、心慌、局部痛		
9	中庭	胸部	T_6	肋间神经	咳喘、心慌、局部痛		
10	鸠尾	上腹	T_7	肋间神经	肝、胆、胰、胃等疾患		肝、胆、胰、胃、小肠等上腹部疾病
11	巨阙	上腹	T_7	肋间神经	肝、胆、胰、胃等疾患		
12	上脘	上腹	T_8	肋间神经	肝、胆、胰、胃等疾患		
13	中脘	上腹	T_8	肋间神经	肝、胆、胰、胃等疾患		
14	建里	上腹	T_9	肋间神经	肝、胆、胰、胃等疾患		
15	下脘	上腹	$T_{9,10}$	肋间神经	肝、胆、胰、胃等疾患		
16	水分	上腹	T_{10}	肋间神经	胃、小肠、胰等疾患		
17	神阙	上腹	T_{10}	肋间神经	胃、小肠、胰等疾患		
18	阴交	下腹	T_{10}	肋间神经	大肠、泌尿生殖系疾患		大肠、肾、膀胱、子宫、卵巢等下腹部疾病
19	气海	下腹	T_{11}	肋间神经	大肠、泌尿生殖系疾患	保健穴	
20	石门	下腹	T_{11}	肋间神经	大肠、泌尿生殖系疾患		
21	关元	下腹	T_{12}	肋间神经	大肠、泌尿生殖系疾患	保健穴	
22	中极	下腹	T_{12}	肋间神经	大肠、泌尿生殖系疾患		
23	曲骨	下腹	T_{12}	髂腹下神经	大肠、泌尿生殖系疾患		
24	会阴	阴部	$S_{3,4}$	阴部内神经	大肠、泌尿生殖系疾患		

二、四肢部经穴作用的基本规律与神经节段性支配的相关性

在四肢部，神经的节段性联系远较躯干部复杂得多。胚胎四周，随着胚芽向外伸出，该部原来有规则排列的体节也向远隔部位转移，支配它们的神经随着被支配组织（皮

节、肌节等）也向远端延伸。随着机体的发展，四肢的神经虽然经历了几次排列组合，但对其原支配组织的从属关系基本保持不变，即保持着与原节段相关的机能联系。从四肢部腧穴的主治症候可以看出，四肢部腧穴与神经节段性支配方式具有极为密切的相关规律性。例如手少阴心经，该经的穴位主要治疗心悸，心慌，心痛，呼吸不利，咽喉不适，胸满，胁痛，沿该经循行部位的疼痛、拘挛、麻木及头面部的多种症候等。心经的循行是从胸部起始，沿前臂内侧后部到达小指端前内侧。该经脉循行部位，属于原胸部第 1~3 胸髓（$T_{1\sim3}$）节段的支配区，分布于该区的神经也属于胸髓（$T_{1\sim3}$）节段的躯体神经（其中主要有来自 T_1 节段的部分躯体神经纤维分布于该区肌肉）；而支配心脏的传入神经也伴随心脏的交感神经（$T_{1\sim5}$），经过上胸髓（$T_{1\sim3}$）节段后根进入脊髓。这两部分纤维都在脊

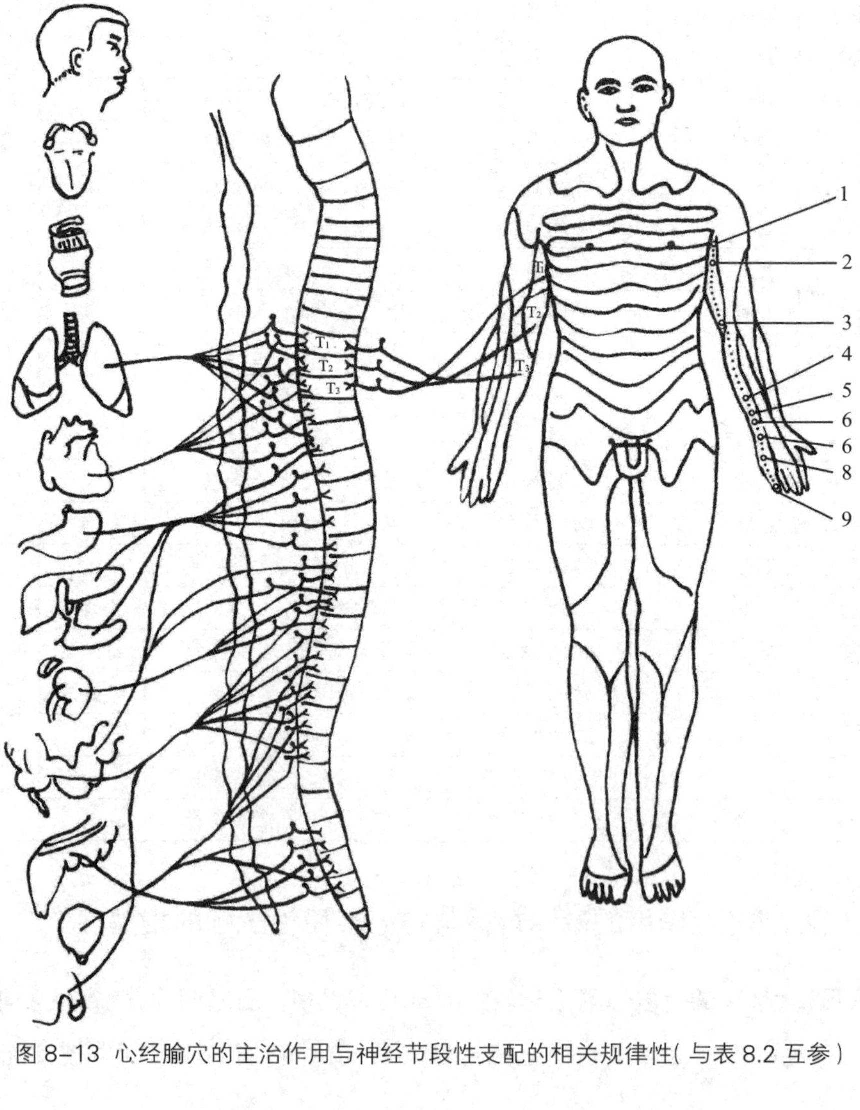

图 8-13 心经腧穴的主治作用与神经节段性支配的相关规律性（与表 8.2 互参）

表 8.2　心经穴位的主治作用与神经节段性支配的相关规律性

序号	经穴名称	神经节段	经穴主治作用规律		
			Ⅰ类	Ⅱ类	总结
1	极泉	C_5~ T_1	心悸、心痛、咳喘、肩臂痛		主治心脏、肺、气管等脏器疾患、上肢感觉、运动障碍
2	青灵	C_5~ T_2	（该穴为禁针穴）		
3	少海	C_6~ T_1	心悸、心痛、咳喘、肘臂疼痛、头痛	瘰疬	
4	灵道	C_7~ T_1	心悸、心痛、咳喘、肘臂疼痛、头痛		
5	通里	C_7~ T_1	心悸、心痛、咳喘、手臂麻木、头痛		
6	阴郄	C_7~ T_1	心悸、心痛、咳喘、手臂不举、头痛		
7	神门	C_7~ T_1	心悸、心痛、咳喘、腕部疼痛、头痛	失眠	
8	少府	C_7~ T_1	心悸、心痛、咳喘、手臂麻木、头痛		
9	少冲	C_7~ T_1	心悸、心痛、咳喘、肘臂疼痛	发烧	

髓后角发生联系，并通过中间神经元的联系对相同或相关联节段内侧角细胞的机能产生影响（图 8–6、图 8–7，图 8–13、表 8.2）。

支配肺脏（支气管和血管平滑肌、腺体）的（来自 $T_{1\sim5}$ 或 $T_{2\sim6}$ 节段）神经有一部分亦发自与手少阴心经所过之处相同的脊髓节段（即 $T_{1\sim3}$ 或 $T_{2\sim3}$），而支配肺脏的传入神经也伴随着肺脏的交感神经（$T_{2\sim4}$），由上部胸髓（$T_{1\sim3}$）节段后根进入脊髓，此两部分神经纤维亦都在脊髓后角发生联系，并通过中间神经元的联系对相关节段的侧角细胞产生影响。所以，心经的穴位能够治疗心脏、肺脏的疾病，可以治疗该经循行部位的疾病，还可以治疗上胸壁、上背部的疾病（图 8–13、表 8.2，图 8–14、表 8.3）。

另外，自胸髓 $T_{1\sim2}$（$T_{1\sim3}$ 或 C_8~T_1）节段的侧角细胞发出的节前纤维，一部分经相应的脊神经和白交通支，到达交感干第 1~2 胸神经节，经换元后的纤维缠附在颈内、外动脉周围形成丛，并与之伴行，以后分布到眼球瞳孔开大肌、眶内的平滑肌，以及头面部各种腺体和血管等处（见图 8–14、表 8.3）。所以，针刺心经的腧穴还可以治疗头面部的一些疾病。

再如，从足阳明胃经各穴的主治作用来看，各腧穴的功能也大都与神经的节段性支配方式具有很强的相关规律性（图 8–15、表 8.4，图 8–14、表 8.3）。

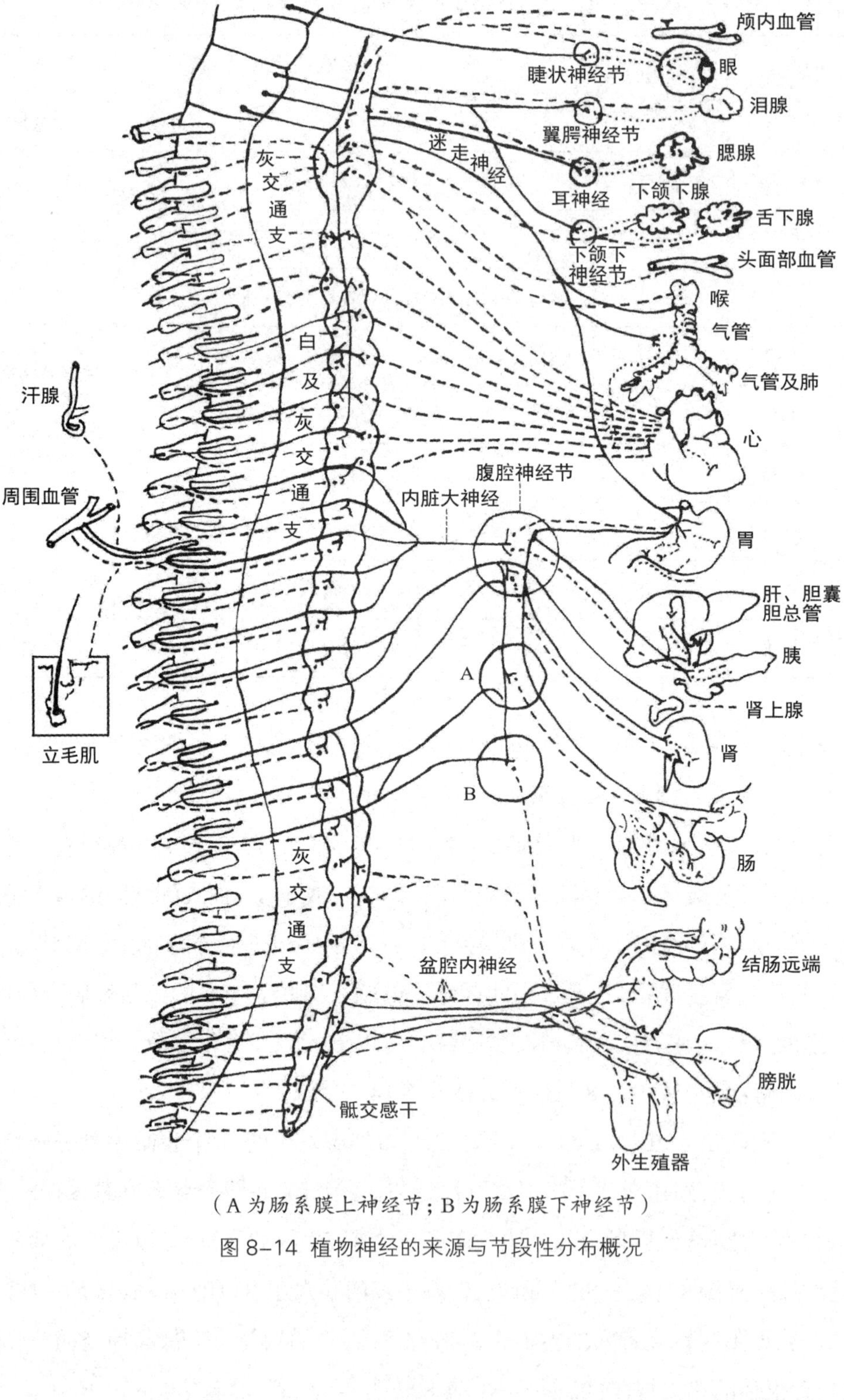

（A 为肠系膜上神经节；B 为肠系膜下神经节）

图 8–14 植物神经的来源与节段性分布概况

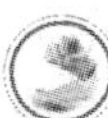

表 8.3 交感神经的节段性支配

脏器或部位	脊髓节段	脏器或部位	脊髓节段
头颈	胸 1~5	脾	胸 6~10
上肢	胸 2~5 或胸 3~6	胰腺	胸 6~10
		肾	胸 10~ 腰 1
下肢	胸 10~ 腰 2	输尿管	胸 11~ 腰 2
心脏	胸 1~5	肾上腺	胸 8~ 腰 1
支气管、肺	胸 2~4	睾丸	胸 10~11
食管下端	胸 5~6	卵巢	胸 10~11
胃	胸 6~10	附睾、输精管	胸 11~12
小肠	胸 9~10	膀胱	胸 11~ 腰 2
盲肠—脾曲	胸 11~ 腰 1	前列腺及附近尿道	胸 11~ 腰 1
脾曲—直肠	腰 1~2	子宫	胸 11~ 腰 1
肝脏、胆囊	胸 7~9	输卵管	胸 10~ 腰 1

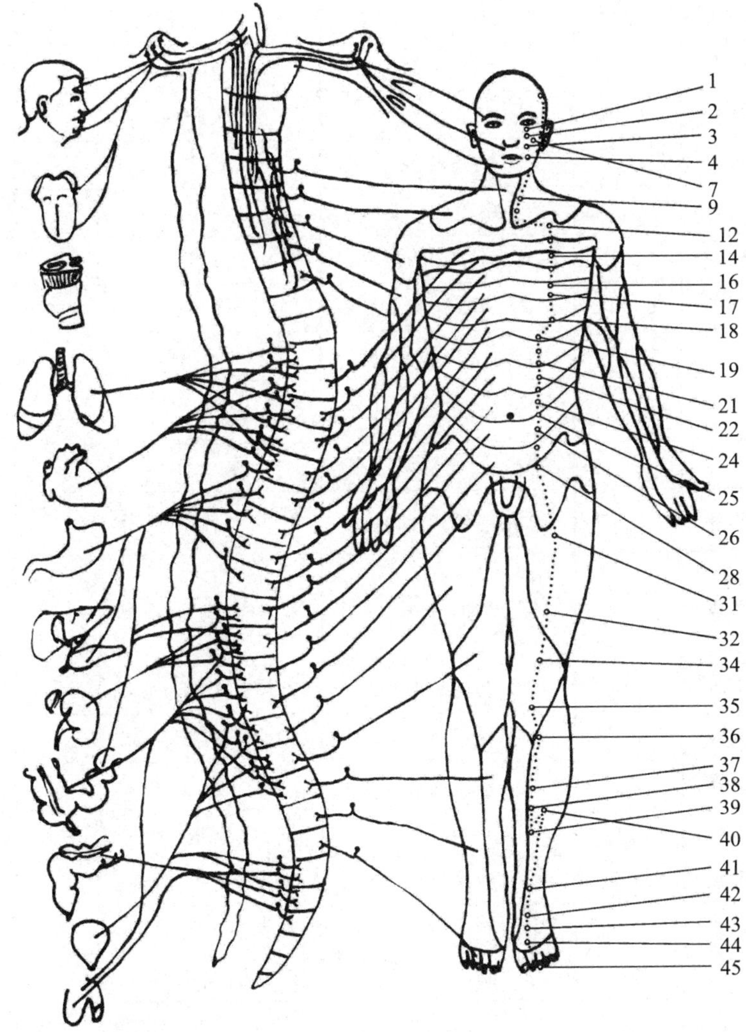

图 8–15 胃经腧穴的主治作用与神经节段性支配的相关规律性（与表 8.4 互参）

表 8.4 胃经穴位的主治作用与神经节段性支配的相关规律性

序号	经穴名称	经穴位置	神经节段	神经分布	经穴主治作用规律		
					Ⅰ类	Ⅱ类	总结
1	承泣	眼下	V_2	眶下神经面颊支	多种眼部疾病		主治面部及五官疾病(三叉神经、面神经支配区内的疾病)
2	四白	眼下	V_2	眶下神经面颊支	眼部疾病、面瘫		
3	巨髎	颧部	V_2	眶下神经面颊支	面瘫、三叉神经痛		
4	地仓	口角旁	V_3，Ⅶ	三叉神经、面神经	面瘫、三叉神经痛		
5	大迎	下颌	V_3，Ⅶ	三叉神经、面神经	面瘫、三叉神经痛		
6	颊车	下颌	V_3，Ⅶ	三叉神经、面神经	面瘫、三叉神经痛		
7	下关	耳前	V_3，Ⅶ	三叉神经、面神经	面瘫、三叉神经痛	牙痛、耳鸣	
8	头维	额角	V_3，Ⅶ	三叉神经、面神经	面瘫、三叉神经痛		
9	人迎	颈部	$C_{2,3}$	颈皮神经	咽喉肿痛		主治颈部附近疾病
10	水突	颈部	$C_{2,3}$	颈皮神经	咽喉肿痛		
11	气舍	颈部	$C_{2,3}$	颈皮神经	咽喉肿痛		
12	缺盆	胸部	$C_{3,4}$	锁骨上神经	(一般不用)		
13	气户	胸部	C_5~T_1	锁骨上神经、胸前神经	咳喘		主治胸部、气管、肺脏、心脏的疾病
14	库房	胸部	C_5~T_1	锁骨上神经、胸前神经	咳喘		
15	屋翳	胸部	C_5~T_2	胸前神经、肋间神经	咳喘、胸痛		
16	膺窗	胸部	C_5~T_1,T_3	胸前神经、肋间神经	咳喘、胸痛、心悸、乳腺病		
17	乳中	胸部	C_5~T_1,T_4	胸前神经、肋间神经	(禁针灸)		
18	乳根	胸部	C_5~T_1,T_5	胸前神经、肋间神经	咳喘、胸痛、心悸、乳腺病		
19	不容	上腹	T_7	肋间神经	上腹痛、腹胀、呕吐		主治胃、十二指肠、胰腺、肝、胆等上腹部器官的疾病
20	承满	上腹	$T_{7,8}$	肋间神经	上腹痛、腹胀、呕吐		
21	梁门	上腹	T_8	肋间神经	上腹痛、腹胀、呕吐		
22	关门	上腹	$T_{8,9}$	肋间神经	上腹痛、腹胀、呕吐		
23	太乙	上腹	T_9	肋间神经	腹痛、腹胀、腹泻		
24	滑肉门	上腹	T_{10}	肋间神经	腹痛、腹胀、腹泻		
25	天枢	脐旁	T_{10}	肋间神经	腹痛、腹胀、腹泻		
26	外陵	下腹	T_{11}	肋间神经	下腹痛、腹胀、腹泻		
27	大巨	下腹	$T_{11,12}$	肋间神经	下腹部、膀胱等盆腔器官疾病		

序号	经穴名称	经穴位置	神经节段	神经分布	经穴主治作用规律		
					Ⅰ类	Ⅱ类	总结
28	水道	下腹	$T_{12\sim L4}$	髂腹下神经	下腹部、膀胱等盆腔器官疾病		主治消化系统、泌尿系统、子宫、附件、腰腿的疾病
29	归来	下腹	$T_{12\sim L4}$	髂腹下神经	下腹部、膀胱等盆腔器官疾病		
30	气冲	下腹	$T_{12\sim L4}$	髂腹下神经	下腹部、膀胱等盆腔器官疾病		
31	髀关	股部	$L_{2\sim4}$	股神经、股外侧皮神经	下腹部、膀胱等盆腔器官疾病，腰腿痛		
32	伏兔	股部	$L_{2\sim4}$	股神经、股外侧皮神经	下腹部、膀胱等盆腔器官疾病，腰腿痛		
33	阴市	股部	$L_{2\sim4}$	股神经	下腹部、膀胱等盆腔器官疾病，腰腿痛		
34	梁丘	膝部	$L_{2\sim4}$	股神经	下腹部、膀胱等盆腔器官疾病，腰腿痛		
35	犊鼻	膝部	$L_4\sim S_1$	胫神经与腓总神经关节支	膝关节病变		
36	足三里	小腿	$L_4\sim S_1$	腓总神经	胃肠及肝胆疾病、下肢运动或感觉障碍	保健穴	
37	上巨虚	小腿	$L_4\sim S_1$	腓总神经	胃肠及肝胆疾病、下肢运动或感觉障碍		
38	条口	小腿	$L_4\sim S_1$	腓总神经	胃肠及肝胆疾病、下肢运动或感觉障碍		
39	下巨虚	小腿	$L_4\sim S_1$	腓总神经	胃肠及肝胆疾病、下肢运动或感觉障碍		
40	丰隆	小腿	$L_4\sim S_1$	腓总神经	胃肠及肝胆疾病、下肢运动或感觉障碍		
41	解溪	足腕	$L_4\sim S_1$	胫神经与腓总神经关节支	胃肠及肝胆疾病、足腕或下肢运动感觉障碍		
42	冲阳	足背	$L_4\sim S_2$	胫神经与腓总神经关节支	胃肠及肝胆疾病、下肢运动或感觉障碍		
43	陷谷	足背	$L_4\sim S_2$	胫神经与腓总神经关节支	胃肠及肝胆疾病、下肢运动或感觉障碍		
44	内庭	足背	$L_4\sim S_2$	胫神经与腓总神经关节支	胃肠及肝胆疾病、下肢运动或感觉障碍		
45	厉兑	足趾	$L_4\sim S_1$	腓总神经关节支	腹胀、牙痛	癫狂	

其他各条经脉的穴位主治作用，也大都与神经的节段性支配方式具有密切的相关规律性，如心包经穴位（图8–16、表8.5，图8–14、表8.3）、肾经穴位（图8–17、表8.6，图8–14、表8.3）的作用规律均符合这一特性。

总之，如果把十四正经各个穴位，按其主治作用的特点逐一与神经节段性支配关系进行核对，从总体上来看，大多数腧穴的主治病症范围与神经节段性支配之间具有极为密切的关系，这一点分布于躯干部的腧穴尤为典型。

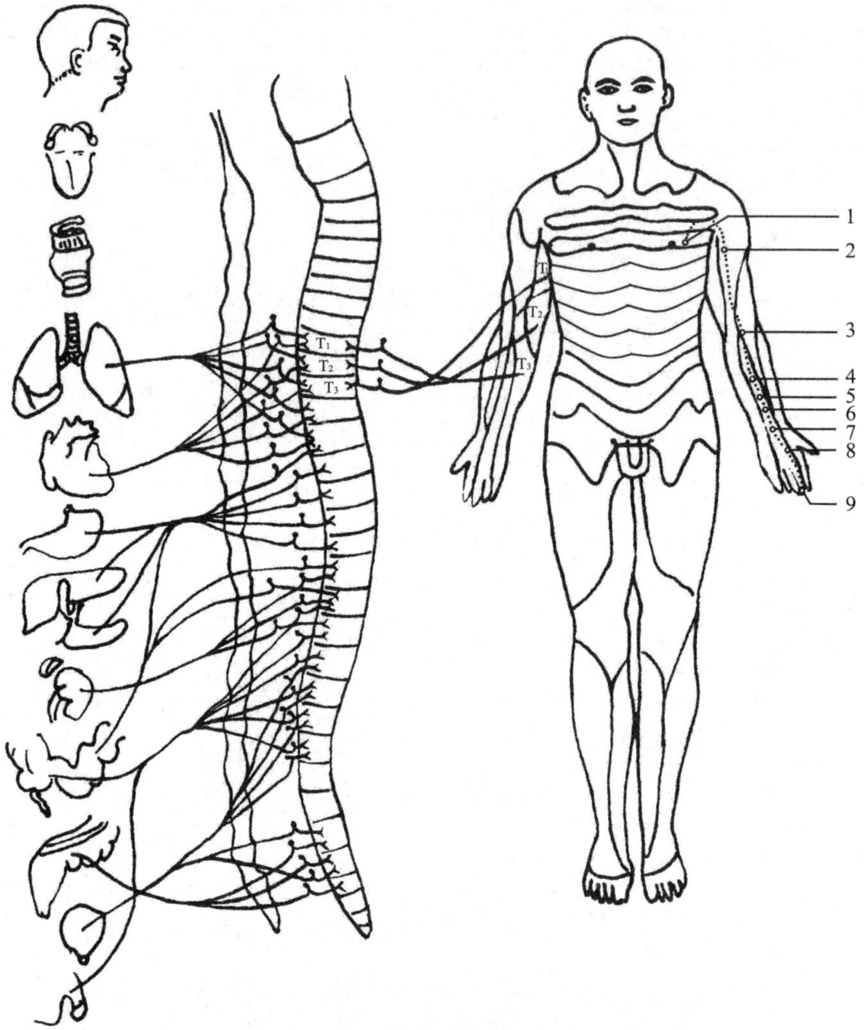

图 8-16 心包经腧穴的主治作用与神经节段性支配的相关规律性（与表 8.5 互参）

表 8.5 心包经穴位的主治作用与神经节段性支配的相关规律性

序号	经穴名称	神经节段	经穴主治作用规律		
			Ⅰ类	Ⅱ类	总结
1	天池	T_4、C_5~T_1	心悸、心痛、咳喘		主治心脏、肺、气管等脏器疾患及上肢感觉、运动障碍
2	天泉	C_5~T_2	心悸、心痛、咳喘、肘臂疼痛		
3	曲泽	C_6~T_1	心悸、心痛、咳喘、肘臂疼痛	瘰疬	
4	郄门	C_6~T_1	心悸、心痛、咳喘、肘臂疼痛、头痛		
5	间使	C_6~T_1	心悸、心痛、咳喘、手臂麻木、头痛		
6	内关	C_6~T_1	心悸、心痛、咳喘、手臂不举、头痛	恶心	
7	大陵	C_6~T_1	心悸、心痛、咳喘、腕部疼痛、头痛		
8	劳宫	C_6~T_1	心悸、心痛、咳喘、手臂麻木、头痛		
9	中冲	C_5~T_1	心悸、心痛、	发烧、中暑	

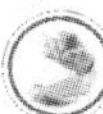

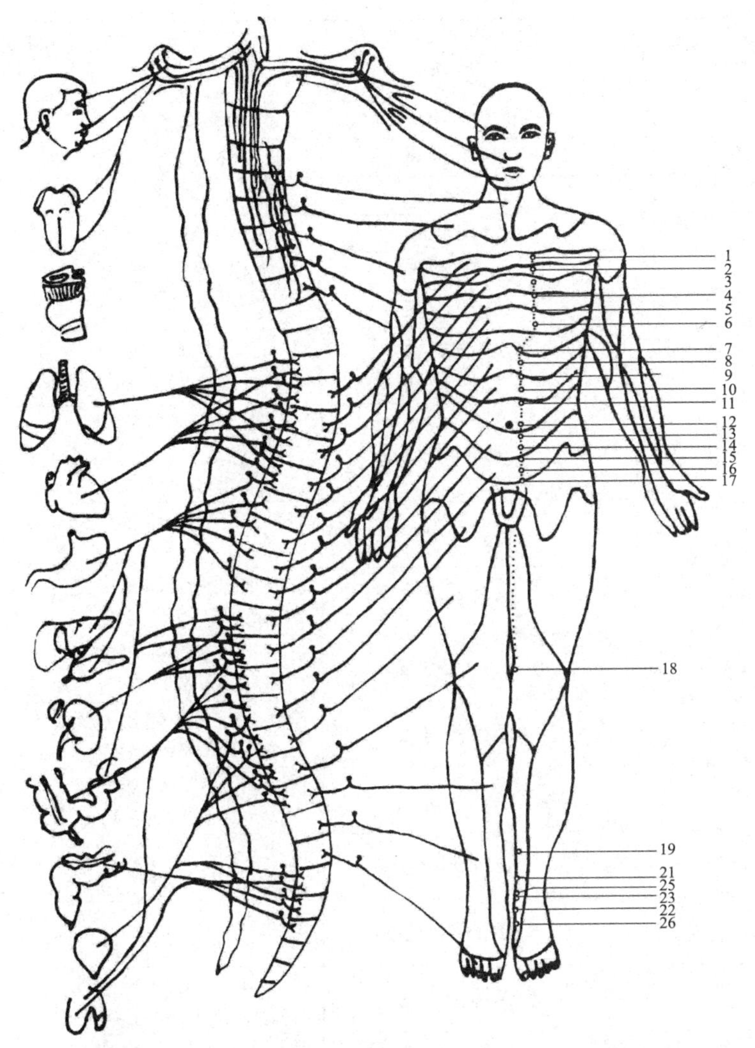

图 8-17　肾经腧穴的主治作用与神经节段性支配的相关规律性(与表 8.6 互参)

表 8.6　肾经穴位的主治作用与神经节段性支配的相关规律性

序号	经穴名称	经穴位置	神经节段	神经分布	经穴主治作用规律		
					Ⅰ类	Ⅱ类	总结
1	俞府	胸部	C_5~T_1	锁骨上神经、胸前神经	咳喘		主治胸部、气管、肺脏、心脏的疾病
2	彧中	胸部	C_5~T_1	锁骨上神经、胸前神经	咳喘		
3	神藏	胸部	C_5~T_2	胸前神经、肋间神经	咳喘、胸痛		
4	灵墟	胸部	C_5~T_1,T_3	胸前神经、肋间神经	咳喘、胸痛、心悸、乳腺病		
5	神封	胸部	C_5~T_1,T_4	胸前神经、肋间神经	禁针灸		
6	步廊	胸部	C_5~T_1,T_5	胸前神经、肋间神经	咳喘、胸痛、心悸、乳腺病		

序号	经穴名称	经穴位置	神经节段	神经分布	经穴主治作用规律		
					Ⅰ类	Ⅱ类	总结
7	幽门	上腹	T_7	肋间神经	上腹痛、腹胀、呕吐		主治胃、十二指肠、胰腺、肝、胆等上腹部器官的疾病
8	通谷	上腹	$T_{7,8}$	肋间神经	上腹痛、腹胀、呕吐		
9	阴都	上腹	T_8	肋间神经	上腹痛、腹胀、呕吐		
10	石关	上腹	$T_{8,9}$	肋间神经	上腹痛、腹胀、呕吐		
11	商曲	上腹	T_9	肋间神经	腹痛、腹胀、腹泻		
12	肓俞	上腹	T_{10}	肋间神经	腹痛、腹胀、腹泻		
13	中注	脐旁	T_{10}	肋间神经	腹痛、腹胀、腹泻		主治下消化道、泌尿系统、子宫、附件、腰腿的疾病
14	四满	下腹	T_{11}	肋间神经	下腹痛、腹胀、腹泻		
15	气穴	下腹	$T_{11,\ 12}$	肋间神经	前阴部、下腹部器官(下消化道、膀胱等盆腔器官)的疾病		
17	横骨	下腹	T_{12}~L_4	髂腹下神经	前阴部、下腹部器官的疾病		
18	阴谷	膝部	L_4~S_3	胫神经分支	前阴部、下腹部器官及腧穴局部的疾病		
19	筑宾	小腿	L_4~S_3	胫神经分支	前阴部、下腹部器官及腧穴局部的疾病		
20	交信	小腿	L_4~S_3	胫神经分支	前阴部、下腹部器官及腧穴局部的疾病		
21	复溜	小腿	L_4~S_2	胫神经分支	前阴部、下腹部器官及腧穴局部的疾病		
22	照海	踝部	L_4~S_3	胫神经分支	前阴部、下腹部器官及腧穴局部的疾病		
23	水泉	踝部	L_5~S_2	胫神经分支	前阴部、下腹部器官及腧穴局部的疾病		
24	大钟	踝部	L_4~S_3	胫神经分支	前阴部、下腹部器官及腧穴局部的疾病		
25	太溪	踝部	L_4~S_3	胫神经分支	前阴部、下腹部器官及腧穴局部的疾病	保健穴	
26	然谷	脚部	L_5~S_3	胫神经分支	前阴部、下腹部器官及腧穴局部的疾病		
27	涌泉	脚部	L_5~S_3	胫神经分支	前阴部、下腹部器官及腧穴局部的疾病		

位于四肢部的一部分腧穴，除了能够治疗与之相同和相邻近节段内的疾病之外(表8.2、表8.4、表8.5、表8.6中的Ⅰ类症候)，还可以治疗与之相距较远节段区内的疾病(Ⅱ类症候)，并且对某些疾病具有较好的治疗作用。我们认为，后一种情况主要是由高位中枢的超分节结构决定的。高位中枢的超分节结构主要是产生针灸的“整体性效应”，但同时也是决定个别穴位超节段特别效应(即治疗Ⅱ类症候)的结构基础。这就是说，我们在认识到腧穴的主治症候范围与神经的节段性支配关系相吻合的同时，也注意到了由

 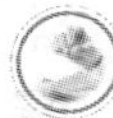

高位中枢的超分节结构所决定的个别腧穴的某些特殊作用的存在。但是，后者的存在并不能作为否定前者的依据。

这里有一点需要特别说明，即部分腧穴［如足三里（ST36）、阳陵泉（GB34）等］的主治范围虽然看似具有超节段特征，但在本质上却是遵循了节段理论。在脊髓内邻近的神经节段是相互联系的，这种联系包括脊髓内中间神经元发出的短距离纤维形成的固有束及脊神经节的中枢突在脊髓内的上下联系或交感干神经节之间的上下联系。绝大多数脊髓反射弧属于多突触反射，在传入神经元和传出神经元之间至少还有一个中间神经元，这些中间神经元除了发出轴突至同节段的运动神经元之外，还上升、下降数个脊髓节段，交叉或不交叉，形成节段之间的密切联系，这些联系相邻近的脊髓节段的纤维组成了脊髓内的固有束。固有束在脊髓的三个索内均存在，它们均存在于灰质的邻近部位。另外，脊神经节的中枢突在脊髓内也上下联系数个脊髓节段。上下相邻近的数个交感干神经节之间也存在着密切联系。这是足三里（ST36）、阳陵泉（GB34）等部分穴位主治病症范围相对较广的生理学基础。针灸的“节段性效应”既包括同一个脊髓节段水平内的“节段性效应”，也包括相邻近或密切相关联的数个脊髓节段之间的“节段性效应”。

我们曾对针刺治疗慢性胆囊炎、胆石症的穴位使用情况进行过统计，使用频次前9位的穴位可分为两组，其中有一组为临近部位的穴位：胆俞（BL19）、肝俞（BL20）、日月（GB24）、期门（LR14）、中脘（RN12），均分布在 $T_{7\sim10}$ 神经节段区。另有一组为远隔部位的穴位：阳陵泉（GB34）、胆囊（EX-LE6）、太冲（LR3）、足三里（ST36），分布在 L_2~S_3 节段区。胆道系统接受来自 $T_{7\sim10}$ 节段的交感神经的支配，第二组穴位与胆系所处的神经节段相距较远，该组穴位的选用似乎与前面的理论相矛盾，其实这不但与上述研究结论没有矛盾，反而有力支持了上述研究结论。曾有研究者在足三里穴（ST36）区神经——腓深神经处，注入HRP及将腓深神经切断后浸泡于辣根过氧化酶内，自胸脊神经节第6节段至胸脊神经节第12节段（$T_{6\sim12}$）、腰脊神经节（$L_{1\sim5}$）、骶脊神经节（$S_{1\sim2}$）的细胞内都可见到有HRP酶标志颗粒。所有对照侧的脊神经节细胞内均未见到HRP酶标志颗粒。上述结果表明，足三里穴（ST36）区传入神经元的节段性比较长[8]。治疗胆系疾病较常用的远隔部位的穴位［阳陵泉（GB34）、胆囊（EX-LE6）、太冲（LR3）、足三里（ST36）］都有着较为一致的节段神经支配。由上述研究结果可以看出，胆道系统的神经节段性支配与治疗胆系疾病较常用的穴位——胆俞（BL19）、肝俞（BL20）、日月（GB24）、期门（LR14）、中脘（RN12）、阳陵泉（GB34）、胆囊（EX-LE6）、太冲（LR3）、足三里（ST36）的神经节段性支配具有十分密切的关系，即支配胆道系统的神经节段完全重叠在支配常用穴位的神经节段范围之内。这说明使用频次较高的穴位之所以在治疗胆系疾病中被广泛使用，是因为它们都具有一定的神经解剖及生理学基础。从一个侧面佐证了“节段性取穴原则”的科学性。总之，在脊髓水平，由于脊髓中间神经元及脊神经节的中枢突在脊髓内的上下联系或交感干神经节之间的上下联系，对于“腧穴的主治规律”，也就是“腧穴的主治范围主要是由相关神经节段的支配空间决定的”理论应当有一个全面认识[9]。

总之，针灸的“节段性效应”是经穴作用的基本规律，也就是腧穴－靶器官特异性相关的基本规律。我们把腧穴－靶器官节段性相关的机制概括为两个层次、五个环节：第一个层次是“腧穴－靶器官相关”的中枢（脊髓）机制，包括内脏躯体共同汇聚机制、脊髓反射（传入－传出反射）、背根反射三种形式；第二个层次是“腧穴－靶器官相关”的外周（脊神经节）机制，包括长轴突反射、短轴突反射两种形式（见图 8–7）。轴突反射是传入纤维的逆向传出反应，并不经过突触转换。短轴突反射主要在受刺激或损伤的躯体局部引起神经源性炎症反应，长轴突反射则通过轴突分支使躯体部位与节段内的远距离的内脏器官在机能上发生联系[2]。

在此基础上再来讨论传统腧穴的特异性。长期以来，关于腧穴有无特异性的问题众说纷纭，有人认为腧穴没有特异性，有人认为腧穴具有特异性，而多数人认为腧穴具有相对特异性。但是“腧穴具有相对特异性”的观点并不是基于对问题本质的认识。我们认为，不能含糊地讲腧穴有特异性或没有特异性或有相对特异性。要讲特异性，首先应该明确特异性的内涵是什么。如果把“腧穴的特异性”定义为“某个穴位的功能与其他穴位的差异”，那么肯定地讲，腧穴特异性的表现是非常混乱的。根据前面的讨论我们知道，处在相同或相近节段内的所有腧穴所产生的针刺效应基本上是类似的，其节段性效应相类似，整体性效应亦无本质上的差异，所以相同节段或相邻近节段内的腧穴之间进行比较就不存在特异性。当然，个别反例总是有的，但是，个别反例的存在并不是否定规律或原则的依据。有人可能就根据个别反例的存在而认为相同节段内的或相邻近节段的腧穴之间亦具有相对特异性，这是不妥当的。因为在这里特异的成分是很少的，而相似的成分却很多，在这样的情况下，对相同或相邻近节段内的穴位功能冠以“具有相对特异性”的定语，无论在理论上还是在实践中都是没有意义的。个别反例的价值只是体现在个例的特殊用途上[10]。

某一节段内的腧穴与相隔较远节段内的腧穴进行比较，在功能上却具有极为明显的

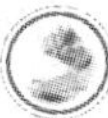

差异。我们认为，应该把“腧穴的特异性”定义为：某一节段内的腧穴功能与其他非相关节段（或者说较远节段，指与该节段没有重叠支配关系或在脊髓水平没有通过固有束联系或脊神经节中枢突分支联系的节段）内穴位的差异。根据这一定义分析，腧穴的特异性是十分明显的[10]，这一点从前面的讨论也足以能够看出。这里要说明的是，我们在讨论腧穴的特异性时，首先是基于腧穴及其三维坐标的客观存在。

第三节　经穴的分类

穴位的分类有两种方法，一种方法是根据穴位的分布特征进行分类；另一种方法是根据穴位的作用规律及其实用性进行分类。前一种方法适用于整个穴位系统，后一种方法适用于经穴系统。

一、根据穴位的分布特征进行分类

根据穴位的分布特征，整个穴位系统可以分为全息穴位系统和传统的经络穴位系统，这是两个并列的穴位系统，二者都不能彼此包容对方，而是各自独立，各有规律，共同占据着对人体的整个穴位体系的支配地位，二者谁都无法取代对方，这就好比遗传学上的孟德尔三定律分别支配着不同的遗传现象，三个定律虽同时存在，但都是彼此独立的，任何一个定律都不能包容或取代另外的任何一个定律，而且相互之间并无矛盾。

那么认为全息穴位系统和传统经络穴位系统是一种并列关系的依据又是什么呢？我们认为主要依据有如下四点。第一，这两个穴位系统的分布特点不同。就全息穴位来讲，其特点是功能、主治不同的许多穴位分布在机体的特定局部（即全息元），彼此相邻的穴位之间没有明显的空间间隔，它们在这些特定局部的分布使得这些特定的局部犹如整体的缩影，即呈现出整体的缩影式分布（如耳穴的分布）；而传统的经络穴位呢？传统经穴的特点是功效、主治相似的许多穴位分布在机体的广泛区域（即沿经脉的循行部位分布，根据经络学说，同一条经脉上的穴位具有相似的功效和主治），彼此相邻的穴位之间有较大的空间间隔，即呈现为大跨度的长条状或长带状分布。第二，这两个穴位系统与整个机体的关系不同。全息穴位系统中的一个小系统（即分布在一个全息元上的穴位），可以反映机体“各个”器官的情况；而传统经络穴位系统中的一个小系统（即分布在一条经脉上的穴位），在理论上主要是反映本脏或本腑及其表里经的疾病。第三，这两个穴位系统的命名方式及涉及的一些基本概念的内涵也有着本质区别。全息穴位都是以各自所对应器官的解剖学名称来命名的；而传统经络穴位系统中，心经、心包经、三焦经等概念中的心、心包、三焦并不是来自解剖学。传统腧穴的命名多是根据阴阳五行、脏腑气血、经脉流注、腧穴功能、取穴方法、骨度分寸以及天文地理、八卦象数等方法来进行的。第四，全息穴位的大小与传统经穴的大小不同。全息穴位作为解剖器官的投射区，为大小不等、形态各异的小区域；而传统经穴的大小及形态至今没有定论（20 世纪 80 年代中期，日本曾有人报道，传统经穴为直径 0.5 厘米的加圆面）[11,12]。

全息穴位系统与传统经络穴位系统在上述四个方面的差异，从根本上决定了这两个系统的并列关系，任何一方都不能包括另一方，任何一方都不是另一方的子系统。全息穴位系统的有关理论问题属于全息生物医学的范畴。

二、根据传统经穴的作用规律进行分类

从涉及的穴位数量进行统计，针灸治疗一种疾病涉及多达数十个乃至上百个穴位，而一个系统疾病的针灸治疗所涉及的穴位数量则更多；从涉及的经脉数量来分析，针灸治疗一种疾病往往涉及数条经脉乃至十余条经脉。我们曾对维普数据库中 1989—2006 年有关针灸治疗原发性痛经的文献进行了统计分析，在维普数据库中共查得针灸治疗原发性痛经相关文献 374 篇，这些文献涉及的穴位共有 46 个（19404 例次）。对穴位的使用频次进行统计，被 10 篇以上文献使用，且总例数大于 240 例次的穴位就有十几个，依次是三阴交（4883 例 /90 篇）、关元（2631 例 /55 篇）、足三里（1369 例 40 篇）、次髎（2150 例 /38 篇）、中极（1174 例 /38 篇）、气海（1658 例 /35 篇）、地机（1209 例 /32 篇）、太冲（490 例 /25 篇）、肾俞（1064 例 /19 篇）、气海（442 例 /14 篇）、合谷（752 例 /13 篇）、十七椎（240 例 /10 篇）、神阙（453 例 /10 篇）、子宫（442 例 /10 篇）。这 46 个穴位涉及任脉、督脉、脾经、肝经、胃经、肾经、膀胱经、大肠经、胆经等 10 条经脉（注：共有十四条正经）。我们还对针灸治疗颈椎病的相关文献进行过统计，涉及的穴位高达 200 余个，涉及的经脉有 12 条之多。针灸治疗其他疾病所涉及的穴位数量和经脉数量普遍存在着类似的情况。现在的问题是，针对治疗同一种疾病的几十个穴位，根本没有足够的证据证明哪个或哪几个穴位是最有效的，根本没有足够的证据证明某条经脉或某几条经脉上的穴位与这种疾病有内在相关性。总之，穴位应用与组方是十分“混乱”的，缺少必要的规范和十分明确的现代科学意义上的选用原则。基于这一状况，我们认为现代针灸学研究迫切需要解决的

 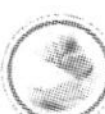

首要问题是弄清楚穴位的作用规律和规范分类。关于穴位的作用规律，在针灸教科书中总结为“近治作用”和“远治作用”[13]。所谓“近治作用”就是指所有穴位都能够治疗其所在局部的疾病；所谓“远治作用”就是指根据“经脉所过，主治所及”的经络理论，所有穴位都能够治疗其所属经脉循行部位的疾病。关于穴位分类，针灸教科书中总结为三大类，即十四正经穴位、奇穴、阿是穴。穴位应用的“混乱”与传统理论中有关穴位作用规律的论述具有某种关系，譬如膀胱经有67个穴位，根据传统针灸学理论，这67个穴位都能够特异性地治疗膀胱的病变及膀胱经循行所过部位的病变，但这67个穴位果真都具有上述作用吗？目前的研究根本不能给予肯定回答。再如胃经有45个穴位，根据传统针灸学理论，这45个穴位都能够特异性地治疗胃经的病变及胃经循行所过部位的病变，但这45个穴位的上述作用至今没有得到可靠证据的支持。所以，穴位的作用规律必须在现代科学意义上给予新的阐释。我们认为，穴位作用规律的研究就是要弄清楚各个穴位主要作用于哪个器官系统，或者说作用于每个器官系统的穴位各有哪一些，即哪些穴位对心血管系统的功能有明显的调节作用，哪些穴位对呼吸系统的功能有明显的调节作用，哪些穴位对消化系统的功能有明显的调节作用，哪些穴位对泌尿生殖系统的功能有明显的调节作用，哪些穴位对造血系统的功能有明显的调节作用，等等。

穴位作用规律的研究，不但要弄清楚作用于每个器官系统的穴位分别是哪一些，还要弄清楚作用于各器官系统的穴位的作用强度，并依据穴位作用强度的大小及安全风险或操作的方便与否，将作用于各器官系统的穴位区分为第一线穴位、第二线穴位乃至第三线穴位（或只分为第一线穴位、第二线穴位两类）。第一线穴位是临床治疗中的首选穴位，第二线穴位和第三线穴位则属于备选穴位。根据这一研究思路，我们认为应当按照穴位作用对象的不同对穴位重新进行分类，分类方式如表8.7所示。

表8.7 穴位的作用规律与分类

穴位类别		第一线穴位	第二线穴位
调节消化功能类	胃	中脘、足三里……	上脘、梁门……
	肠	足三里、天枢、神阙……	胃俞、大肠俞……
	肝	日月、期门……	肝俞、胆俞……
	胆	日月、期门…	肝俞、胆俞……
	胰腺	建里、上脘……	地机、督俞……

穴位类别		第一线穴位	第二线穴位
调节循环功能类（心血管功能）	心脏	内关、间使……	膻中、心俞……
	血压	太冲、内关……	足三里、曲池……
调节泌尿功能类	上泌尿系	三阴交、曲泉……	肾俞、关元俞……
	下泌尿系	关元、太溪……	次髎、中极……
调节呼吸功能类		孔最、曲池……	肺俞、风门……
调节造血功能类		足三里、三阴交……	地机、脾俞……
调节免疫功能类		足三里、三阴交、太溪……	脾俞……
调节内分泌功能类		三阴交、足三里……	肾俞……
保健抗衰老类		足三里、关元、三阴交……	肾俞……
调节听觉功能类		听宫……	听门、合谷…
调节视觉功能类		球后……	风池、丝竹空……
调节嗅觉功能类		迎香……	印堂、合谷……
特殊功能类（作用广泛）		足三里、三阴交……	关元、太溪……

按照表 8.7 中所示的方法阐释穴位的作用规律和对穴位进行分类，最大的优点是有利于指导临床实践[14]。虽然已有许多研究表明，穴位的空间作用范围或作用对象基本遵循着神经节段联系[1-7]，这已成为穴位作用规律的现代认识，但以往的有关研究并没有区分出第一线穴位、第二线穴位或第三线穴位。因为与某一器官处在相同或相近的节段支配区内的穴位往往有十几个或二十几个乃之更多，这些穴位对处于相关神经节段支配内的器官是否具有同等程度的调节作用，它们的调节作用有无梯次差别，这些穴位配合使用是否具有协同作用，都是以往研究没有触及的问题。

穴位作用规律与分类研究，可以在神经节段理论支配下，采用文献评价研究和临床研究相结合的方法。文献评价研究主要是确定历史文献中对于针灸调节某个器官的功能使用频次高的穴位有哪一些，也就是弄清楚历史文献中治疗各种疾病所使用的穴位（按使用频次进行统计排序）分别有哪一些；同时亦可进行循证医学研究，在文献评价研究的基础上，进一步采用多中心、大样本、随机的方法对这些使用频次较高的穴位进行疗效或作用比较，以确定在治疗作用上哪些是第一线的穴位，哪些是第二线或第三线的穴位。我们曾对分别针刺内关、间使、大陵、灵道、通里、神门等穴位对冠心病患者心脏功能的影响进行过研究，发现这些穴位均有明显改善冠心病患者心脏功能的作用[15-22]，但尚未系统比较这些穴位的作用强度及相互组合的效应变化。

这里需要特别指出的是，现代针灸学研究所强调的穴位作用规律与分类及穴位组方规律的研究，在基本方向上与传统针灸学所阐述的相关问题有重大区别，但二者并无直接矛盾，因为这是两个文化背景完全不同的体系。现代针灸学是以运用现代科学技术、方法对相关问题进行研究所获取的现代科学意义上的规律为指导理论，机理的阐明完全立足于现代科学意义的相关知识体系，并以神经－内分泌－免疫网络学说及针灸效应的四大规律为该体系的理论核心；而传统针灸学则是以阴阳五行学说、脏腑气血学说、经络学说为基本理论。在临床上，现代针灸学以辨病为主导，针刺手法注重的是强弱刺激与针刺效应的关系；而传统针灸学是以辨证为主导，针刺手法强调的是补泻。所以，这两个体系对同一问题的认识结论并不具有可比性，现代针灸学研究的结论不适合在传统针灸学体系中存在，传统针灸学研究的结论也不适合在现代针灸学体系中存在。传统针灸学体系与现代针灸学体系分属于不同的坐标系统，这两个不同坐标系内的概念、原理之间没有可比较的基点，所以不能简单地讨论二者之间所谓的“矛盾”。

由于文化认同上的差异，以及对价值标准的不同选择，造就了针灸学研究的两个不同阵营，形成了针灸学发展的两种模式或两种潮流。许多欧美同行难以理解和接受传统针灸学理论体系，其根本原因就在于文化背景和价值趋向的差异。可以这样讲，传统模式更注重传统针灸学理论体系的文化学价值，而现代模式所追求的则是现代针灸学理论体系的科学价值。建立在现代科学背景下的针灸学理论体系应该进一步研究和发展，其价值和意义是容易理解的。与现代科学背景不能相容的传统针灸学理论体系也应该进一步继承和发扬，这又是为什么呢？在“科学主义的尴尬与中医学的多向度发展”一文中[23]，笔者曾指出，原有形态的传统中医学理论体系的存在应当受到尊重，主要原因有三：第一，临床治疗的有效性是其存在应该受到尊重的基础。第二，传统中医学中丰富的人文内涵是其存在下去的另一重要原因。第三，融于传统中医学中浓厚的民族情感是其继续存在下去的又一重要原因。出于同样的理由，传统针灸学体系的存在也应该受到尊重。总之，传统针灸学理论体系作为中华民族独有的传统文化的重要组成部分，其实用价值、文化价值及融于其中的民族情感，注定这一体系将会长期存在下去。

第四节　经穴的组方规律

同穴位作用规律研究的混乱状态相类似，穴位的组方也存在着一定问题。我们曾对维普数据库中 1989—2006 年有关针灸治疗原发性痛经的文献进行统计，用针灸治疗原发性痛经的文献共计374篇，涉及的穴位组方近200个，其中仅单个穴位成方的就有15个之多，足见针灸临床处方的丰富性。穴位处方丰富有其积极的一面，但也有不利的一面，这么多处方，哪个或哪几个处方的疗效最好？是否都具有很好的疗效？由此引申出来的问题就是针灸临床穴位处方有没有基本的原则或规律可以遵循。另外，针灸治病时，只选用一个或几个穴位为好，还是选用十几个乃至几十个穴位为好？面对这样的问题，虽有具体情况具体对待的灵活性，但就总体而言，这是困扰临床医师的一个普遍问题。中药组方讲究君、臣、佐、使，即不同的中药在同一个组方中所起的作用是不同的。针灸处方往往也涉及多个穴位，这些穴位是独立发挥作用还是协同发挥作用？这是既往研究没有系统涉及的问题。如果都选用第一线的穴位治疗疾病，一线穴位的数量与针刺效应之间有没有一种必然的关系？是一线穴位越多越好，还是一线穴位越少越好？单个穴位针刺效应的叠加有没有一个限度？达到这个限度的穴位数量应该是多少？这些问题也都是以往研究没有系统触及的问题，但却是临床医师每天都要面对的问题。穴位的组方规律研究应当在穴位作用规律与分类研究的基础上，遵循多中心、大样本、随机的原则，利用正交试验设计或析因试验设计等高效设计方法进行临床评价研究[24]。

取穴组方规律研究是现代针灸学的核心问题之一，其目的自然是为获得更好的疗效，这一过程不能有人文思考的缺位，毕竟“得气”时产生的酸麻胀痛是一种并不令人愉快的反应。所以“少针、少痛”等人文追求应当成为取穴组方规律研究中与追求疗效同等重要的指导原则，但遗憾的是“少针、少痛”原则在针灸临床研究中没有得到足够的重视。我们曾对针灸疗法的适宜病种的取穴组方进行过统计，“少针、少痛”的基本原则体现得不够理想。比如我们曾对收录于“中国期刊全文数据库”近百年来（1911—2011年）关于针灸治疗痛经的临床文献的取穴组方进行过统计分析，在317篇相关报道中，虽然单穴处方最多，但是由4个以上的穴位组成的针灸处方仍然高达44.47%，其中有8.83%的处方是由10个以上的穴位组成的。我们还对“中国期刊全文数据库”（1911—2011年）使用针刺疗法治疗胆囊炎、胆石症的相关研究报道的取穴组方进行过初步统计，在118篇文献中，虽然有23.73%的文献使用的是单个穴位的处方，但仍然有高达33.05%的文献使用了由4个以上的穴位组成的处方，其中7个以上穴位的处方在总处方中就占11.86%[25]。

痛经、胆囊炎、胆石症都是病灶相对比较局限的疾病，针对这些疾病的针刺治疗，到目前为止并没有足够的证据证明取用5个以上的穴位的处方能够获得更好的疗效，却客观存在着消极的一面：过多地使用穴位会给患者带来更多的痛苦，即带来更多不愉快的

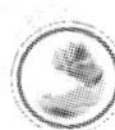

反应或对针灸疗法的恐惧与焦虑，这在针灸临床中并不罕见，特别是对于针刺疗法比较敏感的患者来讲尤其如此。之所以存在这样的问题，显然与人文精神的缺失具有密切关系。更有不少大医院的收费标准是按照用针数量进行的，针刺的穴位越多收费越高，在当下医疗行为市场化的大环境下，可以想象在这样的一种利益驱动下所带来的结果会有多么糟糕。在许多诊室，针灸疗法的许多适宜病种常常要针刺几十个穴位已经是普通的事件，但没有证据证明取用如此众多的穴位能够获得更好的疗效[26-28]。图 8-18 至图 8-20 展示的是针刺十七椎单个穴位和同时针刺十七椎、地机、次髎、三阴交（7 针）对原发性痛经患者止痛作用的比较情况。

图 8-18 显示，虽然单穴组、多穴组均在进针 5 分钟后疼痛指数即明显下降（$P < 0.01$），并且两组的疼痛指数的这种变化趋势没有明显不同（交互效应 $P > 0.05$）。但进针后 5 分钟两组对应时点疼痛视觉模拟评分（VAS）读值比较开始出现明显差异，多穴组的止痛效果明显好于单穴组（$P < 0.01$ 或 < 0.05）。问题的关键在于，多穴组扎针的数量（7 针）是单穴组（只扎 1 针）的 7 倍，但多穴组的疼痛减值幅度却达不到单穴组的倍数级。这表明适当配穴是必要的，但并非取穴越多越好。不同穴位之间的配伍并非全是协同效应，有些配伍也极有可能是拮抗作用[26-28]。

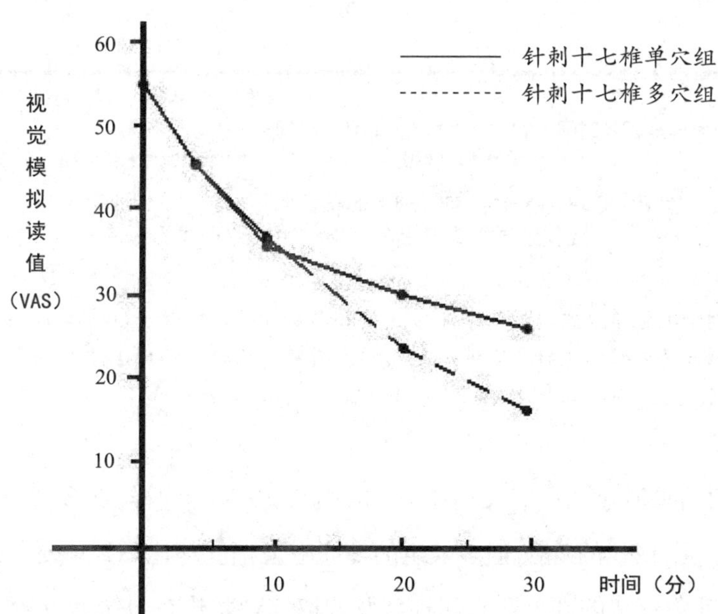

图 8-18　单刺十七椎与针刺十七椎等多穴留针 30min 内原发性痛经患者疼痛指数变化趋势比较

（摘自：陈少宗，针灸临床杂志 2009 年第 12 期）

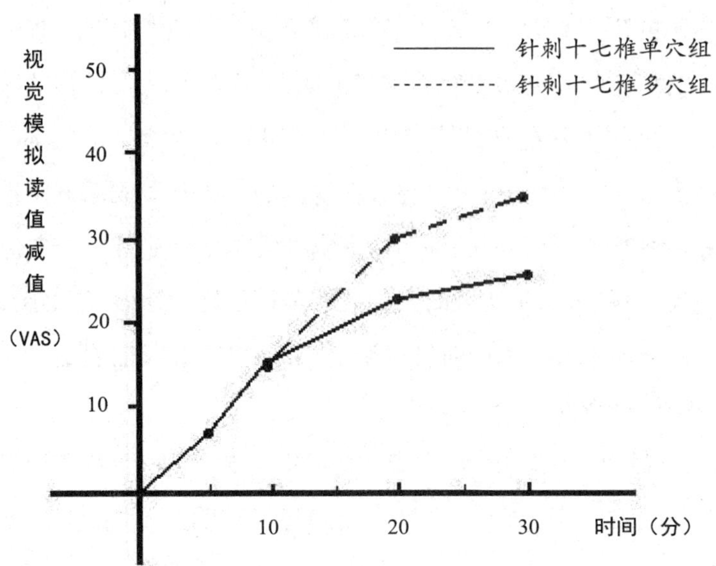

图 8-19 单刺十七椎与针刺十七椎等多穴留针 30min 内原发性痛经患者疼痛指数减值趋势比较

（摘自：陈少宗，针灸临床杂志 2009 年第 12 期）

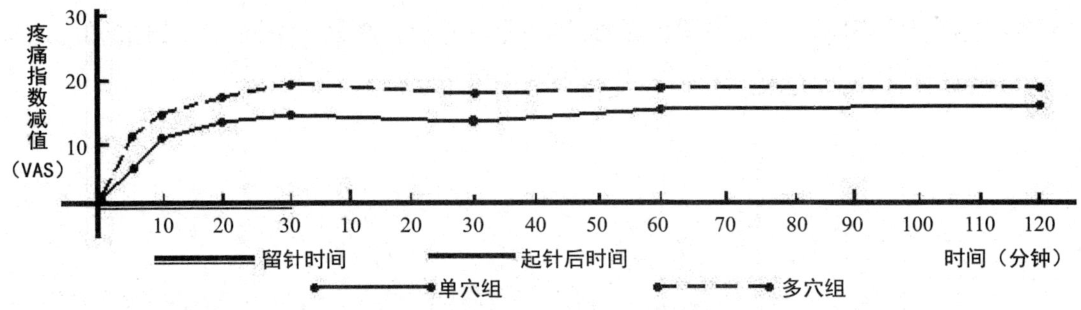

图 8-20 单刺十七椎与针刺十七椎多穴组留针 30 分钟条件下对轻度原发性痛经患者止痛作用时效规律的影响

注：（1）多元方差分析时间效应 $P < 0.01$，交互效应 $P > 0.05$。

（2）针刺十七椎单穴组进针 5 分钟时 VAS 值与针前的比较 $P=0.000 < 0.01$；

（3）针刺多个穴位组进针 5 分钟时 VAS 值与针前的比较 $P=0.000 < 0.01$；

（4）进针 5 分钟时两组患者 VAS 值的比较 $P < 0.01$ 或 < 0.05。

图 8-20 的结果所显示的意义与图 8-18、图 8-19 基本一样，即多穴组扎针的数量（7 针）是单穴组（只扎 1 针）的 7 倍，但多穴组的疼痛减值幅度却达不到单穴组的倍数级[26-28]。

我们曾对针灸疗法的部分适宜病种涉及的取穴现状进行过统计分析，发现针灸治疗的任何一种适宜病种涉及的穴位多在几十个，有的适宜病种甚至涉及上百个穴位，而运用针灸疗法治疗某一个系统疾病所涉及的穴位数量还要更多。这些穴位往往涉及数条经脉乃至十余条经脉，涉及的穴位处方种类同样繁多复杂。比如我们曾对针灸治疗原发性痛经的374篇文献的取穴组方规律做过分析，这些文献涉及的体穴有46个、穴位组方近200个，其中被10篇以上文献使用，且总例数大于240例次的穴位就有十几个，而这46个穴位涉及足厥阴肝经、足阳明胃经、足少阴肾经、手阳明大肠经、任脉、督脉等10条经脉。在217篇（23721例）针灸治疗面肌痉挛的文献中涉及体穴多达93个，涉及了足少阳胆经、足阳明胃经、足太阳膀胱经等十四条经脉。在78篇（7321例）针灸治疗三叉神经痛的文献中涉及体穴多达54个，涉及了足少阳胆经、足阳明胃经、手阳明大肠经等十四条经脉。在113篇（11556例）针灸治疗扁桃体炎的文献中涉及体穴多达63个，涉及了足少阳胆经、足阳明胃经、手阳明大肠经等十四条经脉。在72篇（2402例）针灸治疗颞颌关节功能紊乱的文献中涉及体穴多达33个，涉及足少阳胆经、足阳明胃经、手少阳三焦经、手阳明大肠经等九条经脉。

针对针灸取穴的这一现状我们不禁要问：针灸治疗一种疾病涉及几十个甚至上百个穴位，是否有足够的证据证实所有这些穴位的有效性？是否有足够的证据证实所有这些穴位与其治疗的疾病有内在的相关性？是否有足够的证据证明某一条经脉或某几条经脉上的这些穴位都能够治疗这种疾病？“经脉所过，主治所及”之说是适用于一条经脉的所有穴位还是多数穴位或者只是个别穴位？而针灸疗法的穴位组方同样是繁纷复杂，是否有足够的证据证实组方在一起的这些穴位一定会产生协同作用？穴位配伍是否会产生拮抗作用？而这也是图5-18至图5-20的结果所给出的解答。另外，本项研究的结果还提示，针刺作用的强度或大小可能存在着峰值极限，当处方的穴位组成满足峰值极限的最低数量时，即便是再增加原本具有协同效应的穴位，也不会明显提升针刺作用的强度。因此组方规律的研究应当包括两方面的核心工作，一是探究穴位配伍的协同效应及拮抗效应，二是探究达到针刺作用的峰值极限所需要的最少穴位数量[29]。

总之，我们的研究再次提示，不同穴位之间的配伍并非全是协同效应，有些配伍也极有可能是拮抗作用；穴位组方在取穴数量上也有一定的极限，并非取穴越多疗效越好。另外，当前取穴组方的繁杂现状，再次说明针灸临床治疗方案的制定缺少必要的规范和科学针灸学理论的支撑。但遗憾的是，针灸学领域的这样一些基本问题的研究并未得到有力支持[24,30]。不过，我们的研究和经验是：“少针、少痛”应当作为针灸临床的基本原则[25]。

参考文献

[1] 陈少宗 . 现代针灸学理论与临床应用 [M]. 济南 : 黄河出版社 , 1990:4~25.

[2] 陈少宗 . 现代针灸学视域下的腧穴 – 靶器官相关规律解析 [J]. 针刺研究 ,2018,44(8):620~624.

[3] 陶之理 , 李瑞午 , 张祖萍 . 交感内脏神经的传入联系及节段分布 [C]. 北京 : 第二届全国针灸针麻学术讨论会 , 1984:397.

[4] 陶之理 , 李瑞午 , 席时元 , 等 . 足三里穴与胃交感传入神经元的节段性分布 – HRP 法研究 [C]. 北京 : [同上] , 1984:399.

[5] 杨枫 , 任世祯 . 经络穴位和神经节段支配的相关规律性 [A]. 针灸针麻研究 (张香桐 , 等 . 主编), 北京 : 科学出版社 , 1986:441.

[6] 王佩 , 王少荣 , 赵连珠 , 等 . 根据神经节段支配理论探讨针灸取穴规律 [C]. 北京 : 世界针灸学会联合会成立十周年学术大会论文摘要汇编 , 1997:287.

[7] 陈少宗 , 刘晶 . 从传统针灸学到现代针灸学 [J]. 医学与哲学 ,2005,26(9):57~59.

[8] 哈医大附属第一医院麻醉科 . 按神经节段取穴针麻临床观察 [G]. 全国针麻研究专业会议资料 , 1974:46.

[9] 郭振丽 , 郭珊珊 , 陈少宗 . 针刺治疗慢性胆囊炎、胆石症的取穴现状分析 [J]. 针灸临床杂志 ,2009,29(9):43~45.

[10] 陈少宗 . 论腧穴特异性研究中的思维方法问题 [J]. 医学与哲学 ,2004,25(9):46~47.

[11] 陈少宗 . 全息生物医学理论与临床应用 [M]. 济南 : 黄河出版社 , 1990:8.

[12] 陈少宗 . 关于全息穴位系统和传统经络穴位系统关系的再讨论 [J]. 医学与哲学 ,1995,16 (5):42~43.

[13] 南京中医学院 . 针灸学 [M]. 上海 : 上海科学出版社 , 1979:8.

[14] 陈少宗 , 郭振丽 , 郭珊珊 . 现代针灸学研究迫切需要解决的两大问题 [J]. 医学与哲学 ,2007,28(12): 62~63.

[15] 陈少宗 . 针刺内关穴对冠心病患者左心功能的影响 [J]. 针灸学报 ,1992,(2): 10~12.

[16] 陈少宗 . 针刺大陵穴对冠心病患者左心功能的即时影响 [J]. 中国针灸 ,1992,(5): 39~41.

[17] 陈少宗 . 针刺神门穴对冠心病患者左心功能的即时影响 [J]. 针灸临床杂志 ,1993,9(1):10~12.

[18] 陈少宗 . 针刺间使穴、内关穴对冠心病患者左心功能影响的比较观察 [J]. 针灸临床杂志 ,1994,(6):30~31.

[19] Chen shaozong. Immediate Effects of Needling Lingdao on Functions of Left Ventricle in Patients with Coronary Heart Disease. International Journal of Clinical Acupuncture,1993,(3):249~251.

[20] Chen shaozong. Immediate Effects of Acupuncturing Jianshi on Left Heart functions in CHD Patients. International Journal of Clinical Acupuncture,1995,(3):620~622.

[21] Chen shaozong. Immediate Effects of Needling Shenmen on Functions of Left Heart in Patients with Coronary Heart Disease.International Journal of Clinical Acupuncture,1994,(3):273~276.

[22] Chen shaozong. Improvement of Left Heart function in CHD Patients by Needing Neiguan.International Journal of Clinical Acupuncture,1997,(2):281~285.

[23] 陈少宗，丛华．科学主义的尴尬与中医学的多相度发展 [J]. 医学与哲学，2000,21(3):630~31.

[24] 陈少宗，郭珊珊，郭振丽．现代针灸学研究迫切需要解决的两大问题 [J]. 医学与哲学，2007，28(12)：62–63.

[25] 陈碧玮，陈少宗．科学语境下的现代针灸学与人文 [J]. 医学与哲学，2017，38（4A）：68~79.

[26] 陈少宗，李涛．针刺不同穴位对轻度原发性痛经患者止痛作用时效规律的影响 [J]. 辽宁中医杂志，2011，38（9）：1878~1879.

[27] 陈少宗，丛茜，张秉芬．针刺单穴、多穴治疗中度痛经止痛作用时效规律的比较 [J]. 中国针灸，2011，31（4）：305~307.

[28] 陈少宗，卜彦青，郭珊珊等．针刺不同穴位对中重度痛经患者止痛作用时效规律的比较 [J]. 辽宁中医杂志，2011，38（8）：1633~1634.

[29] 陈少宗，刘鹏．不同穴位配伍对原发性痛经止痛作用时效规律的观察 [J]. 针灸临床杂志，2012，28（5）：1~3.

[30] 刘晶，陈少宗．应重视针刺镇痛取穴规律的研究 [J]. 山东中医杂志，2007，26（8）：543~544.

第九章 针刺作用的四大规律与针刺效应的分类

第一节 针刺作用的四大规律

现代针灸学体系完全不同于传统针灸学。首先，现代针灸学的理论基础不同于传统针灸学，前者是以通过运用现代科学技术、方法对相关问题的研究所获取的现代科学意义上的规律作为指导理论，机理的阐明完全立足于现代科学意义的相关知识体系，并以神经－内分泌－免疫网络学说及腧穴作用规律、针刺作用的四大规律为该体系的理论核心；而传统针灸学则是以阴阳五行学说、脏腑气血学说、经络学说等为基本理论。第二，在临床上，现代针灸学充分利用现代诊疗技术和方法，以辨病为主导，针灸治疗方案涉及的针刺时机、针刺手法、留针时间、针刺频次等关键因素的确定均以针刺作用的基本规律为指导；而传统针灸学则是借助四诊八纲以辨证为主导，针灸治疗方案涉及的关键因素的确定均以传统理论为指导[1-7,25-29]。本章将主要介绍针刺作用的四大规律，即针刺的双向调节作用规律、针刺手法的基本作用规律、针刺时机的基本作用规律、针刺作用的时效规律。

一、针刺的双向调节作用规律

传统针灸学认为针刺疗法既有“补”的作用，也有“泻”的作用。最近五十年的大量研究表明，针刺效应的产生主要取决于机体的机能状态。如果针刺某一腧穴能够对某一器官的机能产生影响，在一般刺激量的情况下，这种作用是兴奋性的还是抑制性的，最主要的是由该器官所处的机能状态所决定的。如果该器官的机能处于亢奋状态，那么针刺效应多是抑制性的；如果该器官的机能处于低下状态，那么针刺效应多是兴奋性的；如果该器官的机能处在正常稳定状态，则针刺效应往往既不呈现出明显的抑制，也不呈现出明显的兴奋，但具有稳定该器官机能，增强该器官抗扰动的作用。这就是针刺的双向

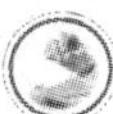

调节规律，此可谓针刺作用的第一定律。我们的研究还表明，不但针刺效应的性质主要取决于机体的机能状态，而且针刺效应的强度也与机体的机能状态具有一定的相关规律性，也就是说，在一定范围之内，针刺效应的强度与机能状态偏离正常水平的程度呈现出正相关关系（如图 9–1 至图 9–7 所示）[1-7,29-33]。

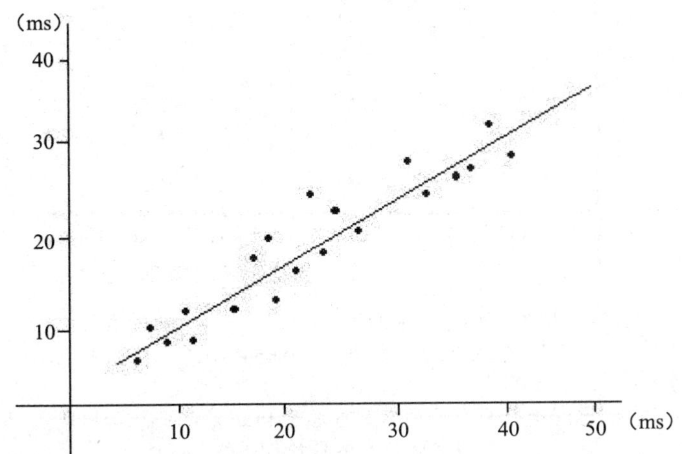

图 9–1　针刺内关穴对冠心病患者左心室射血时间（LVET）的延长效应与针刺前 LVET 偏离正常值的直线正相关关系（r=0.545，P<0.05）
（摘自：陈少宗，中国针灸 1993 年第 5 期）

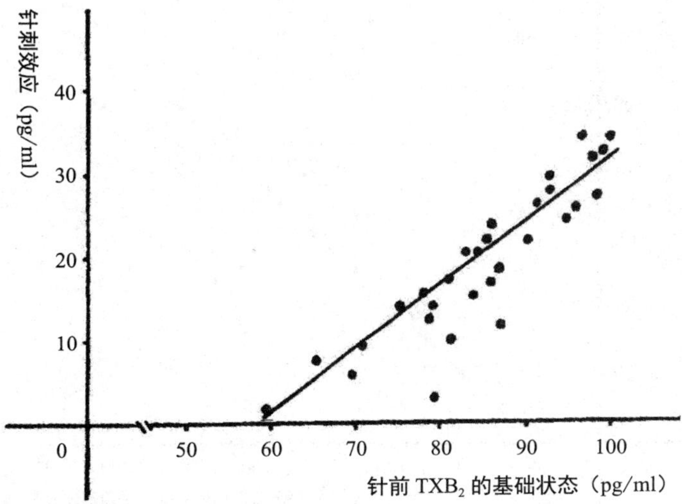

相关系数为 $r = 0.856 > r_{0.01(28)}$、$P < 0.01$
直线回归方程为 y=0.77x−46.12

图 9–2　辰时巳时电针三疗程后脑血栓患者 TXB_2 的变化与针刺前 TXB_2 的基础状态的数量相关性
（摘自：陈少宗，针灸临床杂志 2008 年第 4 期）

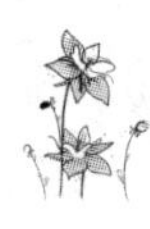

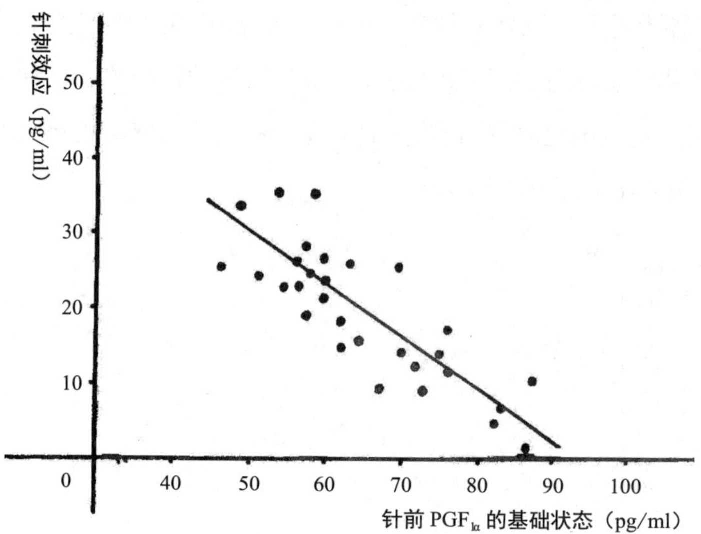

相关系数为 $r = 0.810 > r_{0.01\,(28)}$、$P < 0.01$

直线回归方程为 $y=-0.65x+61.19$

图 9-3 辰时巳时电针三疗程后脑血栓患者 $PGF_{1\alpha}$ 的变化与针刺前 $PGF_{1\alpha}$ 的基础状态的数量相关性

（摘自：陈少宗，针灸临床杂志 2008 年第 4 期）

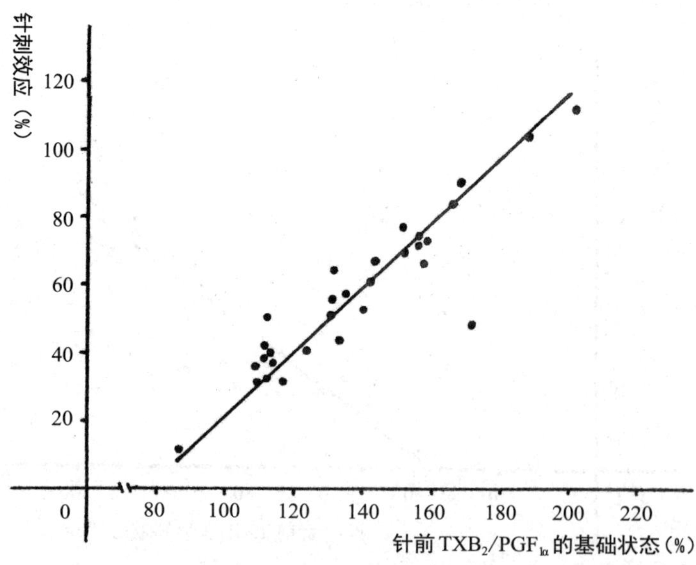

相关系数为 $r = 0.921 > r_{0.01\,(28)}$、$P < 0.01$

直线回归方程为 $y=0.80x-51.26$

图 9-4 辰时巳时电针三疗程后脑血栓患者 $TXB_2/PGF_{1\alpha}$ 的变化与针刺前 $TXB_2/PGF_{1\alpha}$ 的基础状态的数量相关性

（摘自：陈少宗，针灸临床杂志 2008 年第 4 期）

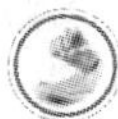

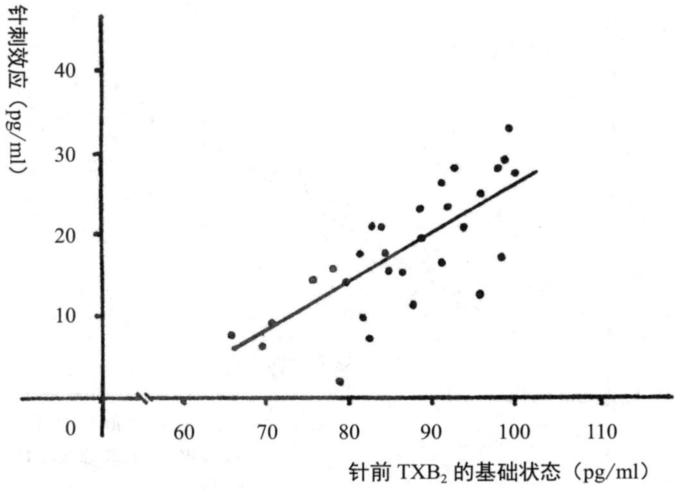

相关系数为 $r = 0.733 > r_{0.01(28)}$、$P<0.01$
直线回归方程为 $y=0.63x-36.54$

图 9-5　辰时未时电针三疗程后脑血栓患者 TXB_2 的变化与针刺前 TXB_2 的基础状态的数量相关性
（摘自：陈少宗，上海针灸杂志 2009 年第 1 期）

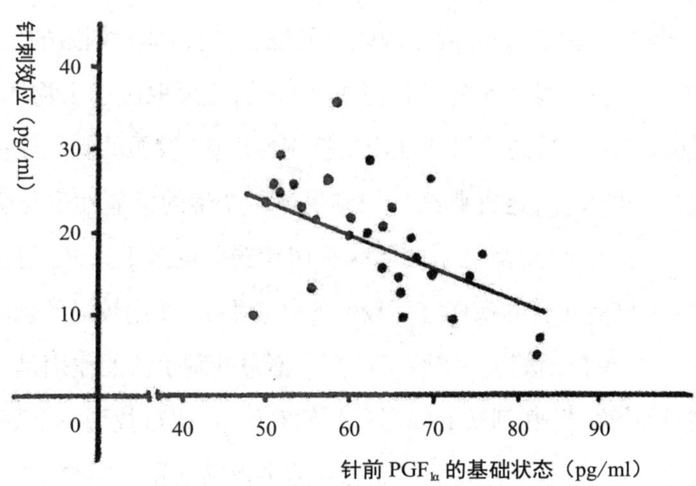

相关系数为 $r = 0.544 > r_{0.01(28)}$、$P<0.01$
直线回归方程为 $y=-0.44x+46.75$

图 9-6　辰时未时电针三疗程后脑血栓患者 $PGF_{1\alpha}$ 的变化与针刺前 $PGF_{1\alpha}$ 的基础状态的数量相关性
（摘自：陈少宗，上海针灸杂志 2009 年第 1 期）

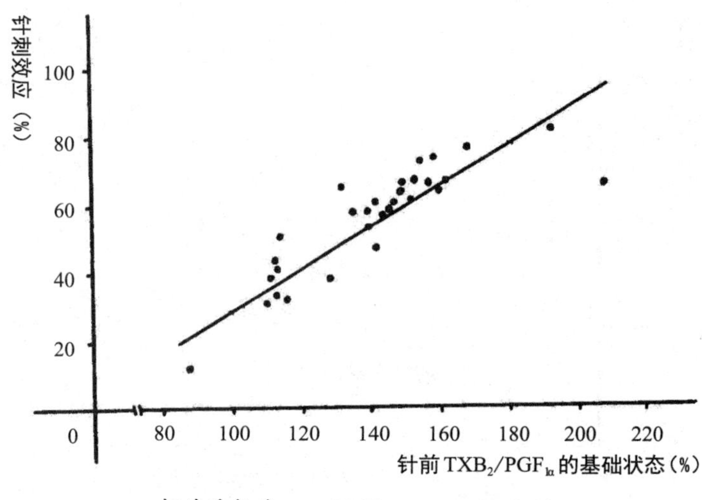

相关系数为 $r = 0.852 > r_{0.01(28)}$、$P<0.01$

直线回归方程为 $y=0.53x-18.45$

图 9-7 辰时未时电针三疗程后脑血栓患者 $TXB_2/PGF_{1\alpha}$ 的变化与针刺前 $TXB_2/PGF_{1\alpha}$ 的基础状态的数量相关性

（摘自：陈少宗，上海针灸杂志 2009 年第 1 期）

二、针刺手法的基本作用规律

传统针灸学强调针刺手法的补泻。现代研究证实，生物体对刺激的反应有两种形式，即兴奋与抑制，而反应性质是兴奋性的还是抑制性的，主要取决于生物体的机能状态，其次取决于刺激量的大小，较强的刺激往往产生抑制性反应，较弱的刺激往往产生兴奋性反应。针刺腧穴也是一种刺激，这种刺激作用到机体所产生的反应性质与刺激量之间也呈现出类同的关系，一般说来，机能低下的疾病宜用较弱的刺激手法，使用较弱的刺激手法多产生兴奋性效应；机能亢进的疾病宜用较强的刺激手法，使用较强的刺激手法多产生抑制性效应。这一基本规律已被许多实验所证实。不过针刺手法的作用是一个较为复杂的问题，因为个体差异较大，针刺刺激的强弱只是相对而言，很难找到一个划分的基准，至少目前还无法做到这一点，临床上也只是依靠患者的主观感觉和医生本人的经验而定[7]。

三、针刺时间的基本作用规律

针刺时间的基本作用规律也就是针刺的时间生物学效应产生的基本规律，也可称之为针刺时机的基本规律、针刺时间与针刺效应的相关规律。传统针灸学十分重视针刺疗效与施术时间的关系，并形成了一门独具特色的、以子午流注法、灵龟八法、飞腾八法等

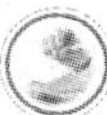

针刺疗法为主要构成的针灸学分支——时辰针灸疗法。大量研究表明,针刺疗效与针刺时间之间的确具有极为密切的关系。另外,生理学、生物化学的研究已经证实,机体的各种生理机能在一天不同时间内的状态是不一样的,并且这种差异遵循着一定的模式,也就是说各种生理机能在一天之内的变化各自遵循着一定的节律性。我们的研究工作表明,在功能低下的时区内针刺往往产生兴奋性效应,在功能亢奋的时区内针刺往往产生抑制性效应(如图 9-8)。

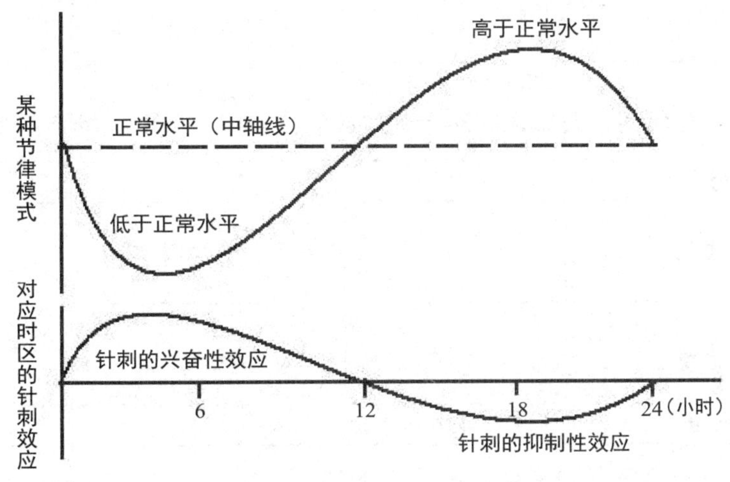

图 9-8　针刺时机作用规律示意图

如果需要增强或提高某种低下状态的生理机能,就应在该机能的谷值期内进行针刺,在谷值期内针刺往往能够获得更好的兴奋性效应;如果需要抑制某一亢奋状态的生理机能,就应在该机能的峰值期内进行针刺,在峰值期内针刺往往能够获得更好的抑制性效应。这便是针刺的时间生物学效应产生的基本规律。对针刺效应与针刺时间的相关规律性的研究已形成了一门现代科学意义上的边缘学科——现代时间针灸学。现代时间针灸学在临床上运用的关键,首先是要弄清楚所要调节的生理机能的昼夜节律模式,找出其谷值时相和峰值时相[33-36]。

从 20 世纪 80 年代末开始,我们由研究子午流注转入对“针刺效应与针刺时间的相关规律性”的研究。首先观察了不同时间内针刺三阴交(SP6)对支气管哮喘患者肾上腺皮质机能影响的规律性,结果见表 9.1 至表 9.5 所示[35]。由表 9.1 至表 9.5 可见,不同时间内针刺的即时效应及不同时间内针刺一疗程后的效应均有明显不同。三个时辰组比较,15:00~17:00 组的针刺效应强度最为明显,7:00~9:00 组的针刺效应强度明显小于其他两个时辰组。而针刺之前，三组比较，皮质醇的峰值期在 7:00~9:00，而其谷值期则在 15:00~17:00。表明在机能状态的谷值期内针刺能够产生更好的兴奋性效应，不同时间内机能状态的差异与针刺效应的强度密切相关。

表 9.1 不同时间内针刺三阴交穴对支气管哮喘患者血清皮质醇浓度的影响($\bar{X}\pm S$)(摘自陈少宗)

针刺时间	针刺前 (ng/ml)	针刺后(ng.ml)	F	P
7~9 点	46.13±1.51	50.13±1.97	19.32	<0.01
11~13 点	36.47±1.32	44.96±1.82		
15~17 点	28.78±1.02	40.19±1.77		

表 9.2 任何两个时辰内即时针刺效应的比较(Q 检验)(摘自陈少宗)

分组	X	X—4.0	X—4.89
15~17 点组	11.41	7.41★★ 2.71 3.63	2.92★ 2.22 3.11
11~13 点组	8.49	4.49★★ 2.22 3.11	
7~9 点组	4.0		

★P<0.05；★★P<0.01

表 9.3 不同时间内针刺三阴交穴一疗程后对支气管哮喘患者血清皮质醇浓度的影响($\bar{X}\pm S$)(摘自陈少宗)

针刺时间	针刺前一天 （ ng/ml ）	停针后次日 （ ng/ml ）	P	三组之间 F	三组之间 P
7~9 点	46.28±1.62	58.04±2.30	<0.01	5.17	<0.01
11~13 点	44.09±1.53	59.78±2.14	<0.01		
15~17 点	45.81±1.59	66.55±2.46	<0.01		

表 9.4 任何两个时辰一疗程后针刺效应的比较(Q 检验)(摘自陈少宗)

分组	X	X—11.76	X—15.69
15~17 点	20.74	8.98★★ 4.13 5.82	5.05★★ 3.37 4.74
11~13 点	15.69	3.93★ 3.73 4.74	
7~9 点	11.76		

★P<0.05；★★P<0.01

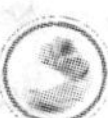

表 9.5 针刺之前不同时间内支气管哮喘患者血清皮质醇浓度比较($\overline{X}\pm S$)(ng/ml)(摘自陈少宗)

分组	皮质醇浓度 X ± SD	F	P
7~9 点组	46.13 ± 1.74	16.8	<0.01
11~13 点组	36.47 ± 1.52		
15~17 点组	28.78 ± 1.37		

随后我们又观察了不同时间内电针三阴交穴对肾阳虚家兔肾上腺皮质机能的影响，结果如表 9.6—表 9.11 所示[36]。

表 9.6 用药之前三组家兔血清皮质酮的浓度比较($\overline{X}\pm S$)(摘自陈少宗)

组别	皮质酮浓度 (ng/ml)	F 值	P 值
7~9 点组	189.2 ± 17.8	59	<0.01
11~13 点组	97.4 ± 16.1		
15~17 点组	176.5 ± 16.2		

表 9.7 病理模型建立之后三组家兔血清皮质酮的浓度比较($\overline{X}\pm S$)(摘自陈少宗)

组别	皮质酮浓度(ng/ml)	F 值	P 值
7~9 点组	81.3 ± 10.0	0.40	>0.05
11~13 点组	85.4 ± 11.8		
15~17 点组	81.3 ± 11.9		

表 9.8 第一次电针完毕即时三组肾阳虚家兔血清皮质酮的浓度比较($\overline{X}\pm S$)(摘自陈少宗)

组别	皮质酮浓度 (ng/ml)	F 值	P 值
7~9 点组	161.6 ± 13.4	1.59	>0.05
11~13 点组	159.1 ± 14.4		
15~17 点组	156.5 ± 15.1		

表 9.9 电针 5 次之后三组肾阳虚家兔血清皮质酮的浓度比较($\overline{X}\pm S$)(摘自陈少宗)

组别	皮质酮浓度 (ng/ml)	F 值	P 值
7~9 点组	156.2 ± 17.6	61.2	<0.05
11~13 点组	136.7 ± 12.4		
15~17 点组	148.6 ± 14.0		

表 9.10 第一次电针完毕对肾阳虚家兔血清皮质酮浓度的即时影响（$\bar{X} \pm S$）（摘自陈少宗）

组别	电针前血清皮质酮浓度 (ng/ml)	电针后血清皮质酮浓度（ng/ml）	T 值	P 值
7~9 点组	81.3 ± 10.0	161.6 ± 13.4	18.57	<0.01
11~13 点组	85.4 ± 11.8	159.1 ± 14.4	17.02	<0.01
15~17 点组	81.3 ± 11.9	156.5 ± 15.1	15.31	<0.01

表 9.11 电针 5 次之后对肾阳虚家兔血清皮质酮浓度的影响（$\bar{X} \pm S$）（摘自陈少宗）

组别	电针前血清皮质酮浓度 (ng/ml)	电针后血清皮质酮浓度（ng/ml）	T 值	P 值
7~9 点组	81.3 ± 10.0	156.2 ± 17.6	16.38	<0.01
11~13 点组	85.4 ± 11.8	136.7 ± 12.4	11.39	<0.01
15~17 点组	81.3 ± 11.9	148.6 ± 14.0	14.33	<0.01

表 9.6 至表 9.11 可见，建立模型前，三个时辰组的血清皮质酮浓度有明显差异（11：00~13：00 最低，P<0.01），建立模型后，原来的节律模式遭到破坏，三个时辰组家兔的血清皮质酮浓度没有表现出明显差异。不同时间内电针之后，无论是即时针刺效应，还是一疗程后的针刺效应均未表现出明显差异。提示如果机能状态没有明显的峰值期与谷值期，针刺效应也无明显差异。

我们曾查阅、分析大量时间针灸学方面的文献时发现，在我们之前虽然没有人总结出"针刺效应与针刺时间的相关规律"，但许多同行的研究结果与我们所提出的"针刺效应与针刺时间的相关规律"相吻合或者趋势相同。如周桂桐等人观察了不同时辰针刺对家兔白细胞总数的影响，结果如表 9.12、表 9.13 所示[37]。由表 9.12 可见，白细胞总数的峰值期在午时，谷值期在酉时。由表 9.13 可见，在谷值期内（酉时）针刺可使家兔白细胞总数增加最显著，而在峰值期内（午时）针刺时白细胞总数增加最少。这一研究结果提示：在谷值期内针刺可产生更为明显的兴奋性效应。

表 9.12 不同时辰家兔白细胞计数比较（摘自周桂桐）

时辰	子	卯	午	酉
白细胞均数（mm3）	12073	12468	13575	10884
例数	11	11	11	11

表 9.13　不同时辰电针对家兔白细胞计数的影响（摘自周桂桐）

时辰	针前	针后										
		0′	30′	60′	90′	120′	180′	240′	360′	480′	峰值	例数
子	1	0.91	0.96	0.92	1.13	1.17	1.11	1.11	1.06	1.01	1.56	28
卯	1	0.95	0.99	0.84	0.97	1.10	1.15	1.09	1.04	0.99	1.48	30
午	1	0.86	0.90	0.97	0.96	0.97	1.04	1.02	0.98	0.92	1.37	30
酉	1	0.93	1.07	0.97	1.20	1.22	1.21	1.14	1.12	1.03	1.65	30

* 针前白细胞均数为 100%.

王凡等研究了不同时辰电针足三里对小白鼠胃酸分泌机能的影响，结果如表 9.14、表 9.15 所示[38]。小鼠胃酸分泌的峰值期在亥时，谷值期在已时，二时辰相比差异显著（P<0.01）。

表 9.14　正常小白鼠最大胃酸昼夜分泌量比较（摘自王凡）

<table>
<tr><td colspan="2">时 辰</td><td>卯</td><td>辰</td><td>已</td><td>午</td><td>未</td><td>申</td><td>酉</td><td>戊</td><td>亥</td><td>子</td><td>丑</td><td>寅</td></tr>
<tr><td colspan="2">时 间</td><td>5~7</td><td>7~9</td><td>9~11</td><td>11~13</td><td>13~15</td><td>15~17</td><td>17~19</td><td>19~21</td><td>21~23</td><td>23~1</td><td>1~3</td><td>3~5</td></tr>
<tr><td rowspan="2">胃酸分泌量（μEq）</td><td>各时辰</td><td>4.997±1.488</td><td>3.600±1.947</td><td>2.880±0.855*</td><td>4.680±1.427</td><td>4.840±2.147</td><td>4.822±1.909</td><td>4.500±1.237</td><td>5.400±2.660</td><td>6.778±3.133*</td><td>5.500±1.846</td><td>5.467±1.794</td><td>5.220±1.837</td></tr>
<tr><td>昼夜</td><td colspan="6">4.291±1.788</td><td colspan="6">5.455±2.169**</td></tr>
</table>

* 已亥时相比差异极显著（P<0.001）；** 昼夜相比 P<0.001

表 9.15　已、亥时电针对小白鼠最大胃酸分泌影响的比较（$\overline{X}\pm S$）（摘子王凡）

组别	胃酸分泌量（μEq）		t	p
	已时	亥时		
对照组	3.133±1.249	5.140±2.400	2.245	<0.025
针刺组	4.760±1.932	5.200±1.886	0.515	>0.25
t	2.152	0.062	——	——
p	<0.025	>0.25	——	——

在胃酸分泌的谷值期(巳时)电针小白鼠足三里,可使胃酸分泌增加最显著,而在胃酸分泌的峰值期(亥时)电针足三里则无明显增加效应。这一结果提示:在谷值期内针刺能够产生更为明显的兴奋性效应。

表 9.16 致敏家兔攻击前皮试反应强度和血浆皮质酮含量的子午时辰变化(摘自骆永珍)

		致敏原皮试反应强度(单位:mm)			血浆皮质酮含量(μg/100)		
		午时	子时	平均值之差	午时	子时	二者均值之差
攻击后死亡组	n	6	5		6	5	
	x	10.667	12.500	1.833	7.787	10.856	3.069
	p	>0.05			<0.01		
攻击后存活组	n	8	9				
	x	4.5625	10.7778	6.2153	8.3188	12.9044	4.5856
	p	<0.05		<0.01			
死亡组与存活组比较P值		< 0.05	> 0.05		>0.05	>0.05	

表 9.17 致敏家兔攻击前后血浆皮质酮含量的子午时辰变化(摘自骆永珍)

			时辰变化比较				攻击前后比较	
			攻击前		攻击后		午时 1.3 均差	子时 2\4 均差
			午时①	子时②	午时③	子时④		
电针组	死亡组	n	3	3	3	3		
		x	8.09	11.38	10.21	11.81	2.12	0.43
	存活组	n	4	4	4	4		
		x	9.8	14.83	11.63	12.42	2.45	2.41
	合计	n	7	7	7	7	2.31	1.24
		x	8.71	13.34	11.02	12.10		
	P		<0.05		>0.05		<0.01	>0.05
非电针组	死亡组	n	3	2	3	2		
		x	7.48	10.08	7.18	9.68	0.30	0.40
	存活组	n	4	5	4	5		
		x	7.46	11.37	10.083	11.87	2.623	0.49
	合计	n	7	7	7	7		
		x	7.47	11.00	8.84	10.77	1.36	0.45
	P		>0.05		>0.05		>0.05	>0.05

骆永珍等研究了致敏家兔皮试反应强度和血浆皮质酮含量的时辰差异,结果如表

9.16、表 9.17 所示[39]。由表 9.16 可见，皮试反应强度和过敏反应现象的严重程度子时大于午时。

由表 9.17 可见，在家兔反应较弱的午时电针产生的针刺效应更明显，而在家兔反应较强的子时电针产生的针刺效应较弱。这一结果提示：在谷值期内针刺可产生更为明显的兴奋性效应。

高德伟等观察了不同时辰针刺大鼠“太溪穴”对血清睾酮和睾丸 cAMP、cGMP 的影响，结果如表 9.18 所示[40]。由表 9.18 可见，固定对照组的 cAMP 的谷值期在酉时，峰值期在子时、卯时；在 cAMP 的谷值期（酉时，固定对照），电针“太溪穴”可使 cAMP 水平明显上升，而在 cAMP 的峰值期（子时、卯时，固定对照）电针太溪穴可使 cAMP 水平明显下降。固定对照组 cGMP 的谷值期在午时，峰值期在酉时；在 cGMP 的谷值期（午时）电针太溪穴可使 cGMP 水平上升最明显，而在 cGMP 的峰值期（酉时）电针太溪穴可使 cGMP 水平下降最明显。固定对照组的 cAMP/cGMP 的谷值期在酉时，峰值期在子时；在 cAMP/cGMP 的谷值期内针刺太溪穴后二者的比值明显上升，cAMP/cGMP 的峰值期内针刺太溪穴后二者的比值明显下降。这些研究结果提示：在机能状态的谷值期针刺可产生更强烈的兴奋性效应，在机能状态的谷值期内针刺可产生更强烈的抑制性效应。

表 9.18　不同时辰针刺鼠之“太溪穴”对睾丸 CAMP 和 CGMP 含量的影响（$\bar{X}\pm S$）（摘自高德伟）

时辰	分组	cAMP (PM/100mg 组织 ± SE)		cGMP (PM/100mg 组织 ± SE)		cAMP/cGMP ± SE	
子时	电针组	25.17 ± 2.96	(7)	5.73 ± 0.21	(7)	4.35 ± 0.44	(7)
	固定对照组	53.07 ± 8.25	(5)	5.33 ± 0.10	(5)	9.94 ± 1.52	(5)
	正常对照组	30.53 ± 11.98	(7)	5.55 ± 0.62	(7)	5.37 ± 2.19	(7)
卯时	电针组	30.39 ± 1.56	(6)	6.59 ± 0.58	(6)	4.83 ± 0.55	(6)
	固定对照组	56.27 ± 5.71	(6)	6.11 ± 0.34	(6)	9.40 ± 1.09	(6)
	正常对照组	45.66 ± 6.34	(7)	6.86 ± 0.39	(7)	6.65 ± 0.89	(7)
午时	电针组	33.66 ± 2.73	(6)	6.48 ± 0.35	（6）	5.22 ± 0.40	(6)
	固定对照组	39.88 ± 8.16	(5)	4.56 ± 0.25	(5)	9.01 ± 1.98	(5)
	正常对照组	45.36 ± 7.19	(5)	3.17 ± 0.41	(5)	18.64 ± 2.50	(5)
酉时	电针组	66.43 ± 10.13	(7)	7.67 ± 0.26	(7)	8.17 ± 1.35	(7)
	固定对照组	35.96 ± 3.67	(5)	9.62 ± 0.59	(5)	3.83 ± 0.53	(5)
	正常对照组	42.87 ± 2.21	(7)	.6.72 ± 0.36	(7)	6.41 ± 0.29	(7)

注：括号内数字为例数。

许建阳等对择时电针不同体质大鼠创伤痛诱导的肾上腺Fos/Jun蛋白表达的影响进行了研究，结果如表9.19、表9.20所示[41]。由表9.19可见，阴虚大鼠（F组）FLI表达的峰值期在午时，谷值期在子时；在FLI的峰值期（午时）电针后FLI表达下降幅度最大（G组），在FLI的谷值期（子时）电针后FLI表达上升幅度最大（G组）。阳虚大鼠（D组）肾上腺FLI表达的峰值期在午时，谷值期在子时；在峰值期（午时）电针足三里、太溪后肾上腺FLI表达下降幅度最大（E组），而电针后肾上腺FLI表达下降幅度最小的时区却不在子时，是个例外。

由表9.20可见，阳虚大鼠（D组）肾上腺JLI表达的谷值期在卯时，峰值期在午时、酉时；在肾上腺JLI表达的谷值期（卯时）电针足三里（ST36）、太溪（KI3）后，肾上腺JLI表达下降的幅度最小，而在肾上腺JLI表达的峰值期（午时、酉时）电针足三里（ST36）、太溪（KI3）后，肾上腺JLI表达下降的幅度最大（E组）。阴虚大鼠（F组）肾上腺JLI表达的谷值期在子时，峰值期在午时。在肾上腺JLI表达的谷值期（子时）电针足三里（ST36）、太溪（KI3）后，JLI表达下降的幅度最小；在肾上腺JLI表达的峰值期（午时）电针足三里（ST36）、太溪（KI3）后，JLI下降的幅度最大。这些研究结果提示：在峰值内针刺能够产生更为明显的抑制性效应，抑制效应的强弱与机能状态的水平密切相关。

表9.19 不同时辰电针对各组大鼠肾上腺FLI的影响（$\bar{X} \pm S$）（摘自许建阳）

组别	子	卯	午	酉	总体
A	2.38±1.59	2.13±1.25	0.38±0.52Δ★	1.00±0.93	1.47±1.37
B	28.36±3.62	15.75±2.76ΔΔ	21.50±1.69ΔΔ★★	22.25±2.25 △△ ★★	22.03±5.28
C	15.13±2.95OO	12.13±0.99OO	16.38±2.19★OO	14.38±3.29OO	14.5±2.86
D	12.38±1.69	13.25±1.98	19.00±2.27ΔΔ★★	18.25±2.25ΔΔ★★	15.72±3.56
E	7.63±2.38OO	9.75±1.67OO	13.75±2.8ΔΔ★★OO	15.57±2.76ΔΔ★★O	11.72±4.10
F	19.13±4.52	38.00±7.93ΔΔ	87.63±6.14ΔΔ★★	62.88±3.18ΔΔ★★	51.90±26.77
G	13.38±2.67OO	29.88±8.44ΔΔ	50.00±10.8ΔΔ★★OO	41.50±8.18ΔΔ★★	33.68±15.93

注：与造模组比较 OP<0.05，OOP<0.01；与子时比较 ΔP<0.05，ΔΔP<0.01
与卯时比 ★P<0.05，★★P<0.01；与午时比较☆ P<0.05，☆☆ P<0.01

表 9.20 不同时辰电针对各组大鼠肾上腺 JLI 的影响（$\overline{X} \pm S$）（摘自许建阳）

组别	子	卯	午	酉	总体
A	0.75 ± 0.71	1.00 ± 0.76	1.38 ± 0.92	2.13 ± 1.25 Δ	1.31 ± 1.02
B	29.75 ± 4.71	15.88 ± 2.10 Δ Δ	22.13 ± 1.89 Δ Δ ★★	21.00 ± 2.00 Δ Δ ★★	22.18 ± 5.65
C	21.50 ± 2.20	11.25 ± 1.04 ΔΔOO	16.88 ± 3.48 ΔΔOO★★	11.38 ± 2.13ΔΔ ☆☆ OO	15.25 ± 4.88
D	15.00 ± 3.12	12.38 ± 1.59	20.13 ± 2.09 Δ Δ ★★	20.88 ± 2.36 Δ Δ ★★	17.09 ± 4.34
E	8.25 ± 2.55	10.13 ± 1.64 O O	13.88 ± 3.60 ΔΔ★OO	12.00 ± 1.51 Δ O O	11.06 ± 3.17
F	22.88 ± 1.96	38.25 ± 6.27 Δ Δ	87.00 ± 5.23 Δ Δ ★★	67.75 ± 7.19ΔΔ★★ ☆☆	53.96 ± 25.91
G	13.63 ± 2.07	22.75 ± 2.05 O O	41.88 ± 11.51ΔΔ★★OO	46.88 ± 14.75ΔΔ★★OO	31.28 ± 16.48

注：与造模组比较 O P<0.05，O O P<0.01；与子时比较 Δ P<0.05，Δ Δ P<0.01
与卯时比 ★P<0.05，★★P<0.01；与午时比较☆ P<0.05，☆ ☆ P<0.01

许建阳等还观察了择时电针对“阳虚”“阴虚”大鼠创伤痛阈及其腰脊髓 c-fos/c-jun 基因表达的不同影响，结果如表 9.21 至表 9.23 所示[42]。由表 9.21 可见，阳虚大鼠（B 组）痛阈谷值期在卯时，峰值期在午时。在痛阈的谷值期（卯时）电针足三里（ST36）、太溪（KI3）后，痛阈的升高幅度最大；在痛阈的峰值期（午时）电针足三里（ST36）、太溪（KI3）后，痛阈下降的幅度最大。阴虚大鼠（C 组）痛阈的谷值期在酉时，峰值期在卯时。在痛阈的谷值期（酉时）电针足三里（ST36）、太溪（KI3）后，痛阈升高的幅度最大；在痛阈的峰值期（卯时）电针足三里（ST36）、太溪（KI3）后，痛阈升高的幅度最小。

表 9.21 不同时辰电针对“阳虚”“阴虚”大鼠创伤痛针刺前后痛阈的影响（$\overline{X} \pm S$）（摘自许建阳）

组别	子	卯	午	酉
A	(n=8)	(n=8)	(n=8)	(n=8)
针前	9.625 ± 2.99	8.750 ± 1.60	7.417 ± 2.17	7.625 ± 2.64
针后	9.083 ± 2.49	9.417 ± 1.16	6.083 ± 2.11	9.625 ± 2.64★
B				
针前	10.50 ± 2.45	8.469 ± 1.58	10.563 ± 1.57	9.938 ± 1.12
针后	11.719 ± 3.45	13.219 ± 2.56 Δ Δ ★★	6.938 ± 1.49★	9.063 ± 2.71
C				
针前	3.531 ± 0.70 Δ Δ ●●	4.063 ± 2.42 Δ Δ ●●	3.281 ± 1.11 ●●	2.594 ± 0.59
针后	7.563 ± 1.29 ●	7.031 ± 1.09 Δ ●●	8.231 ± 1.76★	8.089 ± 0.94★

注：与针前组比较 ★P<0.05，★★P<0.01 与 A 组比较 ΔP<0.05，Δ ΔP<0.01；与 B 组比较● P<0.05，●● P<0.01

表 9.22 不同时辰电针对“阳虚”“阴虚”大鼠创伤痛腰脊髓 FLI 的影响（$\bar{X} \pm S$）（摘自许建阳）

组别	子	卯	午	酉	总体
	n=8	n=8	n=8	n=8	
A	1.13±0.64	1.25±0.71	0.88±0.83	0.88±0.64	1.030±0.69
B	13.00±2.29	10.50±1.41ΔΔ	12.13±1.25	11.25±1.28ΔΔ	11.72±1.61
C	11.13±0.83O	8.25±4.68	7.5±2.45OO	9.38±1.69O	9.06±3.00
D	11.75±2.55	9.88±1.73	11.83±0.83	11.25±1.48	11.00±1.81
E	10.63±1.41	9.13±1.93	8.75±1.58OO	8.63±1.92OO	9.28±1.84
F	18.50±4.72	14.63±2.72	17.75±4.80	12.88±2.10Δ ☆	15.93±4.28
G	10.88±1.55OO	13.50±2.56Δ	10.88±0.83OO ●	11.13±0.99O ●●	11.59±1.92

注：与造模组比较 OP<0.05，OOP<0.01；与子时比较 ΔP<0.05，ΔΔP<0.1；与卯时比较● P<0.05，●● P<0.01；与午时比☆ P<0.05，☆☆ P<0.01

表 9.23 不同时辰电针各组大鼠腰脊髓 JLI 的影响（$\bar{X} \pm S$）（摘自许建阳）

组别	子	卯	午	酉	总体
	n=8	n=8	n=8	n=8	
A	1.00±0.53	1.38±0.91	1.38±0.92	1.00±0.53	1.18±0.73
B	13.50±1.85	10.38±1.41ΔΔ	11.50±1.31	11.88±2.17	1.81±1.99
C	10.88±1.64OO	8.75±2.18	9.75±1.49O	10.63±1.41	10.00±1.83
D	12.13±0.99	11.63±1.85	12.25±1.67	12.75±1.98	12.18±1.63
E	9.75±1.48OO	8.75±1.75OO	8.25±1.38OO	9.75±1.58OO	9.12±1.62
F	20.75±3.99	12.25±1.98ΔΔ	22.25±2.31 ●●	11.88±1.25ΔΔ ☆☆	16.78±5.41
G	11.38±1.68OO	10.13±1.36O	13.38±2.67OO ●	11.88±1.55	11.68±2.14

注：与造模组比较 OP<0.05，OOP<0.01；与子时比较 ΔP<0.05，ΔΔP<0.1；与卯时比较● P<0.05，●● P<0.01；与午时比☆ P<0.05，☆☆ P<0.01

由表 9.22 可见，阳虚大鼠（D 组）腰脊髓 FLI 的峰值在午时，谷值期在卯时 。在腰脊髓 FLI 的峰值期（午时）电针足三里（ST36）、太溪（KI3）后，FLI 的下降幅度最大；在腰脊髓 FLI 的谷值期（卯时）电针足三里（ST36）、太溪（KI3）后，FLI 的减低幅度最小（E 组）。阳虚大鼠（F 组）腰脊髓 FLI 的峰值期在午时，谷值期在酉时。在腰脊髓 FLI 的峰值期电针足三里（ST36）、太溪（KI3）后，FLI 的下降幅度最大；在腰脊髓 FLI 的谷值期电针足三里（ST36）、太溪（KI3）后，FLI 的下降幅度最小（G 组）。

由表 9.23 可见，阳虚大鼠（C 组）腰脊髓 JLI 的峰值期在子时、酉时，谷值期在卯时、午时。在 JLI 的峰值期电针足三里（ST36）、太溪（KI3）后，JLI 下降幅度最大；在 JLI 的谷值期电针足三里（ST36）、太溪（KI3）后，JLI 的下降幅度最小（E 组）。阴虚大鼠（F 组）

腰脊髓JLI的峰值期在午时、子时，谷值期在卯时、酉时。在腰脊髓JLI的峰值期电针足三里（ST36）、太溪（KI3）后，JLI的下降幅度最大；在腰脊髓JLI的谷值期电针足三里、太溪后，JLI的下降幅度最小（G组）。这些研究结果再度提示：在峰值期内针刺能够产生更为明显的抑制性效应，在谷值期内针刺能够产生更为明显的兴奋性效应；无论时抑制性的针刺效应，还是兴奋性的针刺效应，其强弱均与机能状态密切相关。

另外，府强等曾观察过辰时、酉时灸足三里（ST36）对胃电图的影响，结果如表9-24所示[43]。由表9.24可见，在辰时施灸后胃电振幅明显增高的患者，在施灸前胃电振幅明显偏低；在辰时施灸后胃电振幅明显降低的患者，在施灸前胃电振幅明显偏高。在酉时施针的结果与辰时完全一致。这项研究提示：针灸的时间因素并不是影响针灸效应的本质原因，时间因素背后的机能状态的差异才是真正决定针刺效应性质、强弱的本质因素。在这里，不同的时间只不过是相应时间内机能状态的影子。

表9.24　辰时、酉时灸足三里前后胃电图变化性质比较（M±SE）（摘自府强）

时辰	效应	振幅（μV）			频率（次/min）		
		例数	灸前	灸后	例数	灸前	灸后
辰时	兴奋	19	129.85±28.61	268.75±42.10*	12	2.92±0.06	3.08±0.11
	抑制	12	177.32±31.00	100.73±12.76*	12	3.04±0.17	2.79±0.05
	不变	1	294	294	8	3.00±0.06	3.00±0.06
酉时	兴奋	19	216.17±26.82	294.27±44.71	9	2.86±0.06	3.04±0.04
	抑制	12	223.34±29.68	169.87±25.03	11	3.00±0.05	2.88±0.05
	不变	1	79.5	79.5	12	3.02±0.05	3.02±0.05

*与灸前相比较 $P<0.05$

总之，许多研究证实，不同时间内针灸有时的确能够产生明显不同的针灸效应，甚至会产生完全相反的针灸效应。而不同时间内针灸之所以有时会产生明显不同乃至完全相反的针灸效应，主要是由不同时间内机能状态的差异所造成的。在机能状态的峰值期内针灸往往产生更为显著的抑制性效应，在机能状态的谷值期内针灸往往产生更为显著的兴奋性效应[10,11]。

四、针刺作用的时效规律

所谓针刺作用的时效关系就是指针刺作用或针刺效应随时间变化的规律，可以用时效关系曲线来表达针刺作用的显现、消逝过程（图9-9所示）。弄清针刺作用时效关系，

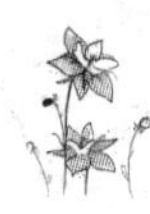

对于指导制定临床治疗方案，提高针刺治疗的效果具有重要意义[3,7,44]。

针刺的留针时间、针刺的频次是针刺治疗方案的重要内容，也是影响针刺疗效的关键共性因素。我们认为留针时间、针刺频次的确定均应以针刺作用时效关系研究为主要依据，前二者对后者具有不可分割的依赖关系。但令人遗憾的是，在此之前无人从临床角度对针刺作用时效关系进行系统研究，更无人从临床角度系统研究针刺作用时效关系对留针时间、针刺频次确定的指导意义。在没有弄清针刺作用时效关系之前，对针刺的留针时间、针刺频次的任何选择都有很大的盲目性，或者说缺乏足够的科学依据。

我们曾根据清华同方数据库，对适宜于针刺治疗的几种常见疾病所涉及的留针时间、针刺频次进行过不完全统计，结果80%以上的文献将留针时间确定在20~30分钟左右，90%以上的文献将针刺频次确定为每天1次。另外，我们还检索了20世纪50年代以来的大量针灸文献，既没有发现通过研究针刺作用的时效关系来确定针刺频次的相关文献，也没有发现通过研究针刺作用的时效关系来确定留针时间的相关文献。很显然，针刺留针时间、针刺频次探索是现代针灸临床研究被忽视的另外两个基本问题（注：先前论及的两个基本问题是“穴位作用规律和取穴组方规律”[22]）。之所以说此二者也是现代针灸临床研究被忽视的两个基本问题，是因为近乎所有的针刺疗法都涉及这两个影响针刺疗效的共性因素，针灸医师在临床上每天都要面对这两个共性因素。虽然绝大多数文献将针刺频次定为每天1次，但目前来看，就这单一因素来讲，没有任何证据表明每天针刺1次对针刺疗效能够产生最积极的影响，也没有证据表明两天针刺1次能够获得更理想的治疗效果。虽然绝大多数文献将针刺的留针时间定为20~30分钟，就这单一因

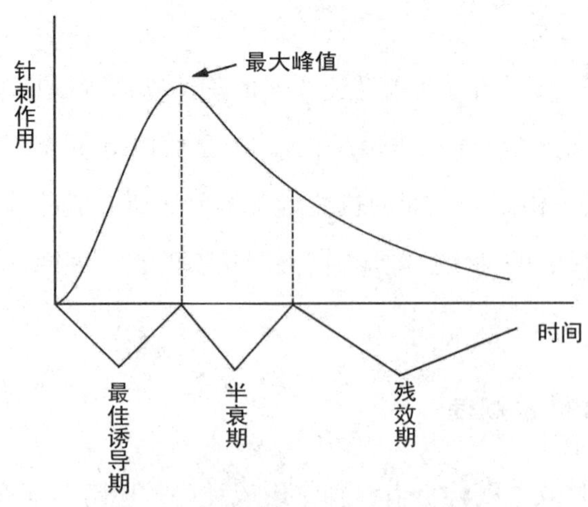

图9-9 针刺作用时效关系曲线示意图
（摘自：陈少宗，针灸临床杂志2009年第1期）

素来讲，同样没有任何证据表明留针时间为 20~30 分钟是最佳选择。

无论是针刺留针时间研究的缺失，还是针刺频次研究的缺失，都是源于对针刺作用时效关系研究认识的不足。针刺作用的时效关系示意图如图 9-9 所示，包括针刺的最佳诱导期、针刺作用的半衰期、针刺作用的残效期。针刺作用的最佳诱导期是指从针刺开始达到最大针刺效应（或最大针刺作用）所需的时间。对于不同的治疗目的，最佳诱导期是多长？对同一观察指标来讲，针刺不同的穴位所需要的最佳诱导期是否一致或基本一致？这些问题都需要做进一步研究。针刺作用的最佳诱导期的研究是确定针刺留针时间的科学依据。所谓针刺作用的半衰期是指针刺作用衰减为最大效应的一半所需要的时间。对于同一个观察指标来讲，针刺不同的穴位，针刺作用的半衰期各有多长？或者对于同一个穴位来讲，针刺该穴对不同的观察指标来讲，其半衰期有何差异？这些问题也需要做系统研究才能得以回答。所谓针刺作用的残效期是指针刺作用的半衰期过后针刺作用完全消退所需要的时间。针刺作用的半衰期研究和残效期研究是确定针刺频次的科学依据。总之，针刺留针时间、针刺频次的确定与针刺作用的时效关系具有十分密切的关系，但在既往的工作中，既没有人从临床角度提出针刺作用的时效关系这一概念，也没有人系统研究针刺作用的时效关系的临床意义。

有人可能怀疑针刺作用是否存在具有临床意义的时效关系，抑或怀疑针刺作用的最佳诱导期、针刺作用的半衰期、针刺作用的残效期对确定留针时间、针刺频次的指导意义。这种怀疑的产生主要源于对针刺性质及机体对其反应特性认识的不足。任何治疗性的刺激作用于机体，由此所产生的反应都有一个过程，这个过程包括反应的产生与消失。针刺穴位也是一种刺激，由此所产生的反应也有一个过程，部分文献的研究结果也十分肯定了这种过程的存在[46~51]，尽管这些文献研究的主题并不是针刺作用的时效关系，既没有提出针刺作用的时效关系概念，也没有论及针刺作用的时效关系的临床意义。譬如上海医学院的何莲芳等人研究“尾核在针刺镇痛中的作用”时，观察了电针后家兔脑内乙酰胆碱的释放情况，从实验数据中看到，电针后痛阈平均升高 72.3%，乙酰胆碱的含量平均增高 59.1%，停针后 20 分钟痛阈及乙酰胆碱仍保持在较高水平，与对照组比较差异显著（$P<0.05$, $P<0.01$），如图 9-10 所示[46]。事实上，图 9-10 显示的就是电针作用的时效关系，是关于电针效应随时间变化的规律，在这里电针效应或电针作用就是电针后痛阈和乙酰胆碱的变化。何莲芳等同时还观察了电针后家兔痛阈和尾核中 cAMP 的含量变化，结果显示，电针 20 分钟时痛阈明显升高，而 cAMP 的含量明显下降，与对照组

比较差异显著（P<0.01，P<0.01），如图 9-11 所示[46]。事实上，图 9-11 所表达的也是关于电针作用的时效关系，只不过对电针时效关系的观察时间跨度偏短而已。再譬如北京医学院基础医学研究所周仲福等对“指针和电针影响家兔痛阈的观察”，如图 9-12 所示[47]，图 9-12 所表达的也是关于针刺作用的时效关系。

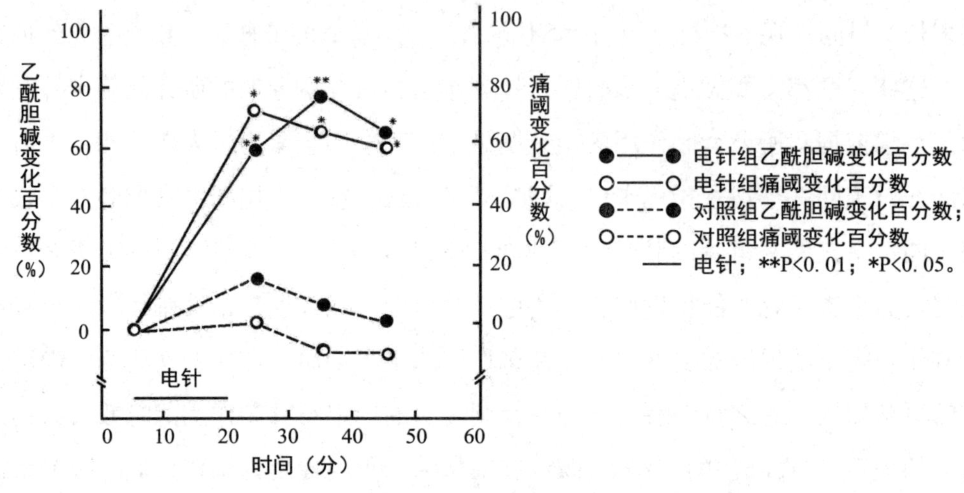

图 9-10 家兔电针后乙酰胆碱和痛阈的变化
（摘自何莲芳）

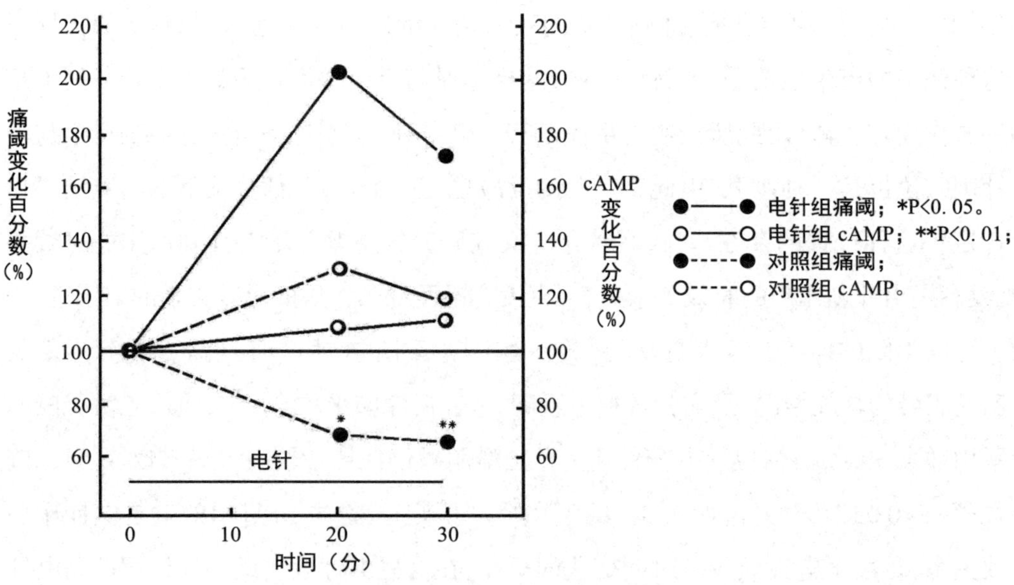

图 9-11 电针对家兔痛阈和尾核中 cAMP 含量的影响
（摘自何莲芳）

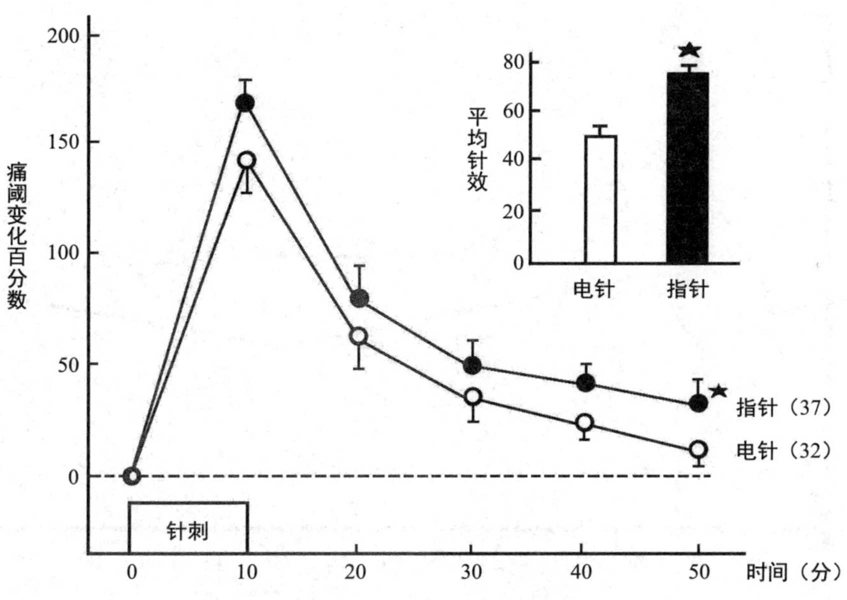

纵坐标为“平均针效”，即5次测痛的痛阈变化平均值。
纵坐标表示标准误；括号内为动物数。* P<0.05

图9-12　指针和电针对正常家兔痛阈的影响
（摘自周仲福）

尽管上述文献所研究的问题都不是针刺作用的时效关系，但这些研究成果还是明确显示了针刺作用时效关系的客观性，明确显示了针刺作用时效关系的研究能够为临床治疗过程中针刺频次、留针时间的确定提供科学依据。

我们曾初步观察过针刺对原发性痛经患者即时止痛作用的时效规律，如图9-13至9-15所示[52-58]，虽然在这项初步观察中没有考虑原发性痛经的自然转归对针刺作用时效规律的影响，但图9-13还是比较清晰地显现了针刺作用的时效规律的客观性，这与我们以往的相关研究结果是吻合的[52-59]。

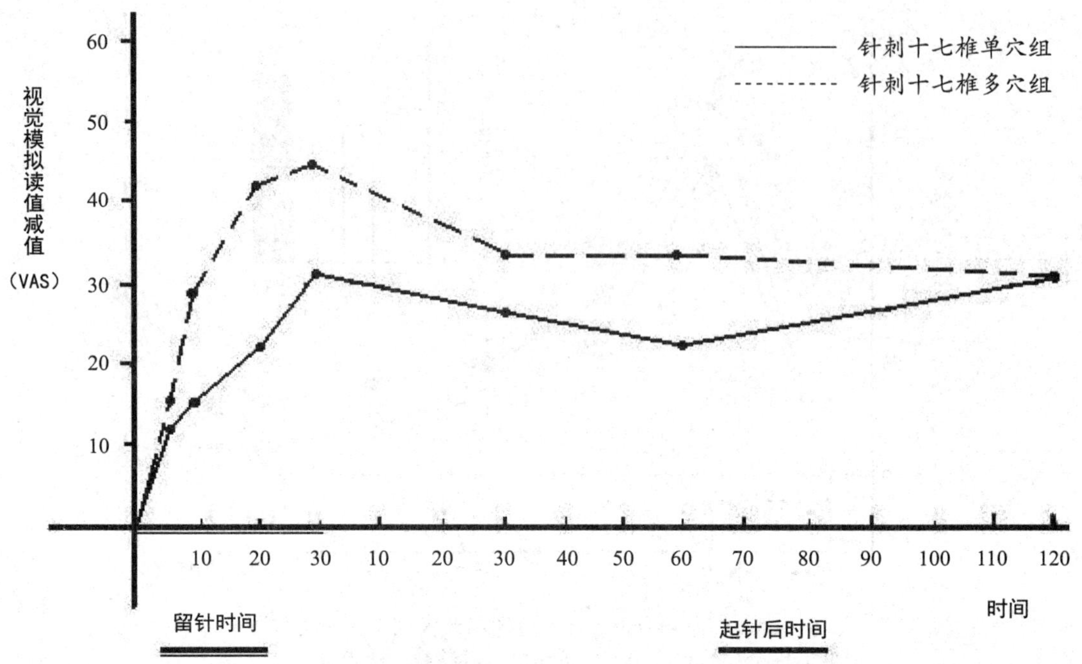

图 9-13 单刺十七椎与针刺十七椎多穴组留针 30min 条件下原发性痛经患者 2.5 小时内 VAS 减值幅度趋势比较(未分疼痛程度)

(摘自:陈少宗,针灸临床杂志 20010 年第 13 期)

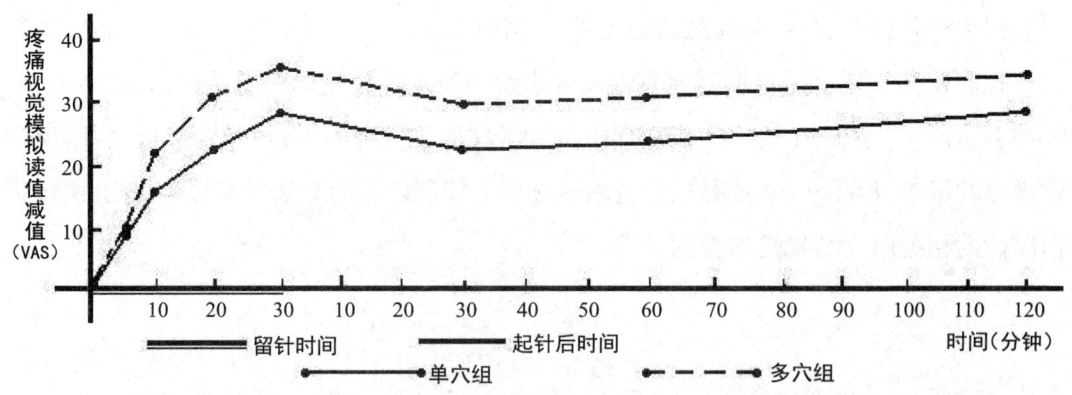

图 9-14 单刺十七椎与针刺十七椎多穴组留针 30min 条件下对中度原发性痛经患者止痛作用时效规律的影响

(摘自:陈少宗,中国针灸 2010 年第 10 期)

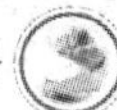

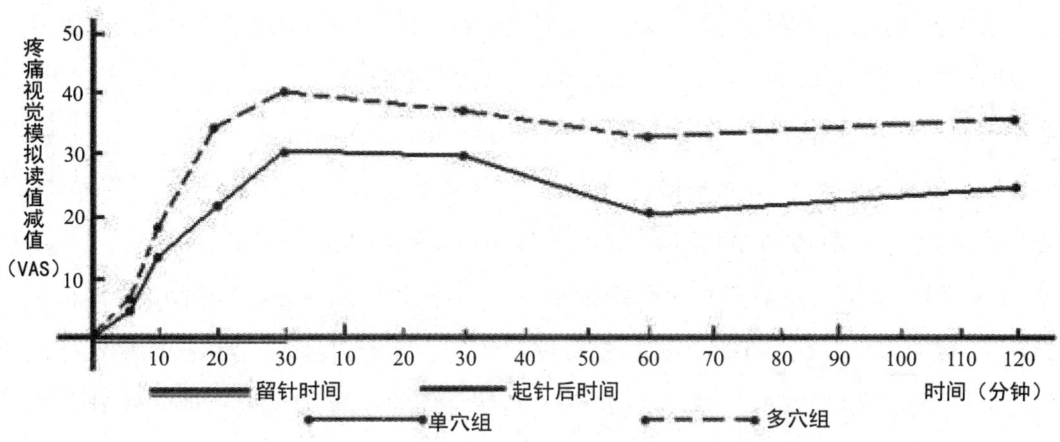

图 9-15 单刺十七椎与针刺十七椎多穴组留针 30min 条件下对重度原发性痛经患者止痛作用时效规律的影响
（摘自：陈少宗，上海针灸 2010 年第 10 期）

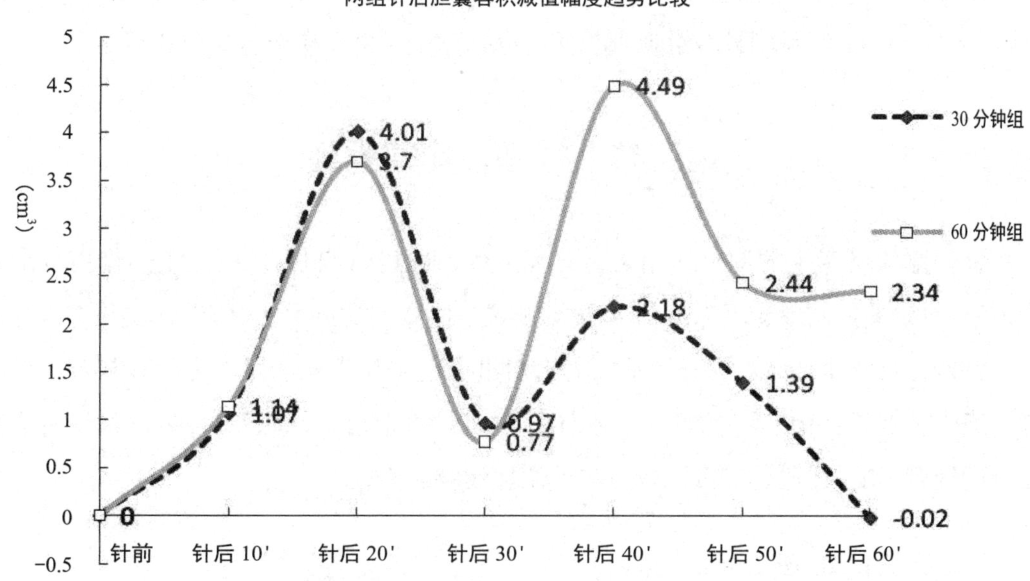

图 9-16 针刺耳胰胆穴对慢性炎性胆囊张力性运动影响的时效规律
（摘自：郭振丽 2010 年硕士毕业论文，指导：陈少宗）

根据上述文献所提供的信息来分析，针刺的最佳诱导期（即最佳留针时间）主要取决于所观察的指标和选取的穴位。在选取的穴位与观察指标密切相关的情况下，最佳诱导期多在10~60分钟之间，一般情况下，观察指标的反应性越敏感，针刺的最佳诱导期、半衰期也就越短；反之，针刺的最佳诱导期、半衰期也就越长。直接作用于神经系统、平滑肌系统的穴位，最佳诱导期较短，其针刺作用的半衰期也相对较短；而对于内分泌系统、免疫系统、血液系统或其他生化指标来讲，其最佳诱导期、针刺作用的半衰期相对较长，但半衰期似乎多在2小时之内。根据这样的基本结论，我们认为从获取最佳疗效的角度来讲，将针刺频次确定为每天1次并不是最合理的选择，而每天针刺2次比每天针刺1次则更具有科学性。需要指出的是针刺频次的增加，随之出现的问题是穴位的疲劳性也相应地增加，为了克服这个问题，我们主张临床取穴实行2~4分组的方法，几组穴位交替使用，确保同一组穴位在1~2天内只取用1次。另外，为了解决针刺频次与穴位的疲劳性问题，亦可将体针疗法与耳穴贴压疗法相结合，耳穴的贴压也是左右交替[21]。

留针时间的长短应当以最佳诱导期的依据，如果留针时间明显短于最佳诱导期，则达不到最佳治疗作用；如果留针时间明显长于最佳诱导期，不但不能增强疗效，反而使穴位容易产生疲劳而降低疗效，特别是使用电针疗法时更容易产生这样的问题[21]。

第二节　针刺效应的分类

针刺腧穴所产生的调节作用是十分复杂的，不过从针刺腧穴所产生的作用范围来讲，各种复杂的针刺效应可以概括为两大主要类别：I类是节段性效应；II类是整体性效应。针刺任何一个传统腧穴，这两类效应均同时产生，所不同的是二者的存在范围不一样。通常情况下，针刺某一腧穴时，分布在与该穴相同节段及邻近节段内的组织器官所受到的针刺影响，往往是节段性效应与整体性效应的叠加。

一、节段性效应

针刺的节段性效应取决于相关节段神经的分布空间。针刺效应与神经节段性支配的这种密切相关性是不容置疑的。腧穴的主治症候是先人数千年实践经验的总结，这种经验总结在很大程度上与我们的理论概括相吻合，这种相关规律性还得到了许多现代有关研究的支持[2]，很明显，针刺的节段性效应的产生机制也就是神经的节段性支配联系。

 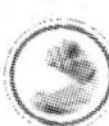

前面已经谈过，体节是脊椎动物和人体的原始性局部机能单位。一个原始体节内，由神经节段向躯体和内脏分别发出躯体神经和内脏神经，将二者联成一个整体。随着胚体的生长、分化，内脏器官无论变成什么形状，肢芽如何向外伸展，躯体的皮节、肌节如何向远处变位、转移，其神经根怎样重新排列、组合，形态上尽管形成了复杂的神经丛，但机能上仍然保持着节段性支配关系，即其原来所属的节段支配空间基本保持不变。针刺的Ⅰ类效应就是通过神经的节段性联系所产生的。根据张香桐教授的两种不同感觉传入在中枢内相互作用的理论概括[33]，脊髓水平的整合活动是第一步，而这第一步整合活动的节段性效应，较已观察过的高级中枢部位要明显得多。针刺部位和痛源属于同节段或近节段的针刺效果较好，属于远节段的效果差[34,35]。我们把针灸的节段性效应产生的机制概括为了两个层次、五个环节[2]。

前面曾谈过，在脊髓内，由于脊髓中间神经元及脊神经节的中枢突在脊髓内的上下联系或交感干神经节之间的上下联系，任何一个脊髓节段的存在都不是孤立的，而是上下数个脊髓节段紧密联系在一起。从严格意义上讲，这种联系是神经节段性联系的重要形式，是产生针灸的“节段性效应”的重要途径，也是部分穴位［如足三里（ST36）、阳陵泉（GB34）、太冲（LR3）等］Ⅰ类治疗范围相对较广的生理学基础。

二、整体性效应

除了节段性效应之外，许多研究还发现，针刺不同的腧穴大都能够产生全身性的镇痛效应，尽管这种广泛性的镇痛效应具有不同程度的差异。这种整体性效应主要是由针刺信号的复杂传导通路及高位中枢的超分节结构特点所决定的。大量的研究证实，针刺信号能够传递并影响到多级水平的神经中枢，如脊髓、脑干、丘脑、尾核等等。

由于针刺信号具有十分复杂的传递通路，因而还影响到中枢内许多神经介质及生物活性物质的含量，譬如 5-HT、OLS、乙酰胆碱、儿茶酚胺、P 物质、环核苷酸，等等。多种神经介质及活性物质水平的变化，均产生整体性影响。

另外，针刺某些穴位还可影响下丘脑 - 垂体系统的活动，内分泌系统的机能变化亦产生整体性调节作用。

必须指出的是，针刺耳穴及其他全息穴位时，除了产生上述两种效应之外，还可产生第三种效应，即全息 - 特异性效应。全息穴位的这些问题我们曾经做过专门讨论[36,37]，本书不做更多介绍。

正是基于以上各方面的认识，我们把“腧穴的特异性”定义为：某一节段内的腧穴功能与其他非相关节段（或者说较远节段，指与该节段没有重叠支配关系及在脊髓水平没有固有束联系的节段）内穴位的差异。根据这一定义分析，腧穴的特异性是十分明显的[38,39]，这一点从前面的讨论也足以能够看出。

这里要说明的是，我们在讨论腧穴的特异性时，首先是基于腧穴及其三维坐标的客观存在。

必须指出，针刺产生的显性循经感传及这一过程对某些器官生理机能的影响可能另有机制。另外，根据传统的经络理论，每条经脉的腧穴具有类似的功能，因此每条经脉的腧穴功能应该具有不同于其他经脉腧穴的特异性。不过这种“特异性”与前面我们所说的特异性已是两个不同的概念，所以，这种“特异性”与循经感传过程中所产生的“特有”作用及其机制不在本书的讨论之内。

参考文献

[1] 陈少宗 . 现代针灸学理论与临床应用 [M]. 济南 : 黄河出版社 ,1990:4~25.

[2] 陈少宗 . 现代针灸学视域下的“腧穴 – 靶器官相关”机制解析 [J]. 针刺研究 ,2019,44(8):620~624.

[3] 陶之理, 等 . 交感内脏神经的传入联系及节段分布 [C]. 北京 : 第二届全国针灸针麻学术讨论会 . 北京 : 中国针灸学会, 1984:397.

[4] 陶之理 , 等 . 足三里穴与胃交感传入神经元的节段性分布 –HRP 法研究 [C]. 北京 : 第二届全国针灸针麻学术讨论会 . 北京 : 中国针灸学会, 1984:399.

[5] 杨枫 , 等 . 经络穴位和神经节段支配的相关规律性 [A]. 针灸针麻研究（张香桐 , 等 . 主编）. 北京 : 科学出版社 ,1986:441.

[6] 王佩 , 等 . 根据神经节段支配理论探讨针灸取穴规律 [C]. 北京 : 世界针灸学会联合会成立十周年学术大会论文摘要汇编 . 北京 : 中国针灸学会, 1997:287.

[7] 陈少宗 . 现代针灸学 [M]. 郑州 : 郑州大学出版社 ,2011, 1~5.

[8] 哈医大附属第一医院麻醉科 . 按神经节段取穴针麻临床观察 [C]. 北京 : 全国针麻研究专业会议资料 ,1974:54.

[9] 陈少宗 . 从临床经验统计看肾经腧穴的主治规律 [J]. 辽宁中医药大学学报 ,2010,(1):32~33.

[10] 郭振丽 , 等 . 针刺治疗慢性胆囊炎、胆石症的取穴现状分析 [J]. 针灸临床杂志 ,2009,29(9):43~44.

[11] 陈少宗 . 论腧穴特异性研究中的思维方法问题 [J]. 医学与哲学 ,2004,25(9):46~47.

[12] 陈少宗 . 关于全息穴位系统和传统经络穴位系统关系的再讨论 [J]. 医学与哲学 ,1995,16(5):42~43.

[13] 陈少宗 , 等 . 全息生物医学理论与现代耳针疗法 . 青岛 : 青岛出版社 [M],2012:13.

[14] 南京中医学院 . 针灸学 [M]. 上海 : 上海科学出版社 , 1979:8.

[15] 陈少宗 , 等 . 现代针灸学研究迫切需要解决的两大问题 [J]. 医学与哲学 ,2007,28(12):62~63.

[16] 陈少宗 , 等 . 针刺内关穴对冠心病患者左心功能的影响 [J]. 针灸学报 ,1992,(2): 10~11.

[17] 陈少宗 , 等 . 针刺大陵穴对冠心病患者左心功能的即时影响 [J]. 中国针灸 ,1992,(5): 39~40.

[18] 陈少宗 , 等 . 针刺神门穴对冠心病患者左心功能的即时影响 [J]. 针灸临床杂志 ,1993,9(1):10~11.

[19] 陈少宗 , 等 . 针刺间使穴、内关穴对冠心病患者左心功能影响的比较观察 [J]. 针灸临床杂志 , 1994,(6):30~31.

[20] Chen shaozong.Immediate Effects of Needling Lingdao on Functions of Left Ventricle in Patients with Coronary Heart Disease[J]. International Journal of Clinical Acupuncture,1993,(3):249~252.

[21] Chen shaozong.Immediate Effects of Acupuncturing Jianshi on Left Heart functions in CHD Patients[J]. International Journal of Clinical Acupuncture,1995,(3):620~622.

[22] Chen shaozong.Immediate Effects of Needling Shenmen on Functions of Left Heart in Patients with Coronary Heart Disease[J].International Journal of Clinical Acupuncture,1994,(3):273~275.

[23] Chen shaozong.Improvement of Left Heart function in CHD Patients by Needing Neiguan[J].International Journal of Clinical Acupuncture,1997,(2):281~283.

[24] 陈少宗 , 等 . 科学主义的尴尬与中医学的多相度发展 [J]. 医学与哲学 ,2000,21(3):630~631.

[25] Chenshaozong.An Important Outcome in Scientific Research.Establishmentof Modern Acupuncture Theory and Clinical Acupuncture[J].International Journal of Clinical Acupuncture,2001, 11(1):1~3.

[26] 陈少宗 . 试论针灸学现代化研究的成就 [J]. 中外医学哲学 ,1998,(2):61~65.

[27] 陈少宗 , 等 . 从传统针灸学到现代针灸学 [J]. 医学与哲学 ,2006,27(9):57~58.

[28] 陈少宗 . 针刺作用时效关系研究的临床意义 [J]. 针灸临床杂志 ,2008,24(5):1~3.

[29] 陈少宗 , 等 . 针刺效应与机体机能状态数量关系的初步观察 [J]. 中国针灸 ,1993,(5):41~43.

[30] 陈少宗 , 等 . 申时、酉时电针对脑血栓患者 TXB2、PGF1 α 的影响与其基础状态的数量关系 [J]. 针灸临床杂志 ,2007,23(9):4~5.

[31] 陈少宗 , 等 , 等 . 辰时、巳时电针对脑血栓患者 TXB2、PGF1 α 影响与其基础状态的数量关系 [J]. 针灸临床杂志 ,2008,24(3):6~7.

[32] 陈少宗 , 等 . 电针对脑血栓患者 TXB2、PGF1 α 影响与其基础状态的数量关系 [J]. 上海针灸杂志 ,2009, (1):6~7.

[33] 陈少宗 . 现代时间针灸学理论与临床应用 [M]. 济南 : 黄河出版社 , 1990:1.

[34] Chenshaozong.Research on Correlation between Acupuncture Time and Acupuncture Effect.International Journal of Clinical Acupuncture,2002,12(2):117~119.

[35] 陈少宗 , 等 . 辰时、午时、申时电针三阴交穴对支气管哮喘患者肾上腺皮质机能的影响 [J]. 时间医学杂志 ,1997, 卷 (1):20~22.

[36] 陈少宗，等．辰时、午时、申时电针三阴交穴对肾阳虚家兔肾上腺皮质机能的影响 [J]. 时间医学杂志，1996, 卷 (2):24~26.

[37] 周桂桐．不同时辰针刺对家兔白细胞总数的影响 [J]. 陕西中医，1985,(1):34~35.

[38] 王凡，等．不同时辰电针足三里对小白鼠胃酸分泌机能的影响 [J]. 北京中医杂志，1990;(6):4~6.

[39] 骆永珍，等．致敏家兔皮试反应强度和血浆皮质酮含量的子午时辰差异 [J]. 云南中医学院学报，1989, (2):5~7.

[40] 高德伟，等．不同时辰针刺大鼠太溪穴对血清睾酮和睾丸 cAMP、cGMP 水平的影响 [J]. 中国医药学报，1991, (5):26~28.

[41] 许建阳，等．择时电针不同“体质”大鼠创伤痛诱导的肾上腺 Fos/Jun 蛋白表达的比较研究 [J]. 时间医学杂志，1999, (1):20~23.

[42] 许建阳．择时电针对“阳虚”、“阴虚”大鼠创伤痛痛阈及其腰脊髓 c-fos/c-jun 基因表达的比较研究 [J]. 国际临床针灸杂志，2002, (3):42~44.

[43] 府强，等．辰酉时灸足三里穴对胃电图的影响 [J]. 中西医结合杂志，1989,9 (10):601~602.

[44] 陈少宗．针刺时效关系研究的临床意义 [J]. 针灸临床杂志，2008,24(6):1~3.

[45] 陈少宗，等．现代针灸学研究迫切需要解决的两大问题 [J]. 医学与哲学，2007,28(12):62~63.

[46] 何莲芳，等．尾核在针刺镇痛中的作用 [A]. 针灸针麻研究（张香桐，等．主编）. 北京：科学出版社，1986: 114~115.

[47] 周仲福，等．家兔脑内微量注射纳洛酮对吗啡和针刺镇痛的影响 [A]. 针灸针麻研究（张香桐，等．主编）. 北京：科学出版社，1986:208.

[48] 陕西省中医药研究所．针灸针麻原理的探论（全国针刺麻醉学习班选编组）[A]. 北京：人民卫生出版社，1974: 119.

[49] 中医研究院针灸研究所生理一室．针刺抑制内脏痛原理的研究 [A]. 同 [1]:162.

[50] 邹冈，等．脑啡肽在针刺镇痛中的作用 [A]. 同 [1]:197.

[51] 中医研究院针灸研究所神经科．针刺治疗脑血栓形成 209 例和对脑血流图、肌电图的影响研究 [A]. 同 [48]:584.

[52] 陈少宗，等．针刺单穴、多穴对原发性痛经患者即时止痛作用规律的初步观察 [J]. 针灸临床 2010,26(1):10~11.

[53] 陈少宗，等．单刺十七椎对原发性痛经患者止痛作用时效规律的初步观察 [J]. 上海针灸 2009,28(12):689~690.

[54] 陈少宗，等．针刺三阴交等对原发性痛经患者止痛作用时效规律的初步观察 [J]. 针灸临床杂志，2009,25(10):1~3.

[55] 陈少宗，等．单刺十七椎与针刺十七椎多个穴位对原发性痛经患者即时止痛作用的比较 [J]. 辽宁中医杂志，2010,37(7):1355~1356.

[56] 陈少宗，等．针刺单穴、多穴治疗轻度痛经止痛作用时效规律的初步比较 [J]. 针灸临床，2010,29(10):8~10.
[57] 陈少宗，等．针刺单穴、多穴治疗中度痛经止痛作用时效规律的初步比较 [J]. 中国针灸，2010,30(10):8~10.
[58] 陈少宗，等．针刺单穴、多穴治疗重度痛经止痛作用时效规律的初步比较 [J]. 上海针灸杂志，2010,29(10):8~9.
[59] 郭振丽，等．针刺治疗慢性胆囊炎、胆石症的取穴现状分析 [J]. 针灸临床杂志，2009,29(9):43~44.

第三篇

穴位的定位与作用

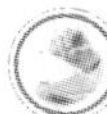

根据现代针灸学理论，每个腧穴主要治疗与之相同或相近神经节段支配区内的疾病，所以，这里所介绍的穴位顺序打破了按照经脉起止或经脉循行方向进行编排的传统习惯，而是按照神经节段支配区由上往下依次排列的。当然，这种腧穴归属的划分并不是绝对的，因为神经重叠支配的缘故，有些腧穴分布着来自不同解剖段的脊髓节段的神经，在这种情况下，这些腧穴划归于上部的神经节段支配区亦可，将之划归于下部的脊髓节段支配区亦可。这类腧穴的归属无论如何划分，它们既可以治疗上部相关神经节段支配区内的病症，又可以治疗下部相关神经节段支配区内的病症。

第十章　颅神经支配区内的经穴

这部分腧穴（约 44 个）大都分布在面部，主要治疗面部、五官及脑部的疾患。

1. 神庭

位置　前发际正中直上 0.5 寸。

局解　在额肌中，分布着三叉神经第一支的额神经支，有额动、静脉。

主治　前额痛、眼痛、脑疾患、神经衰弱。

2. 上星

位置　前发际正中直上 1 寸。

局解　分布着三叉神经第一支的额神经支。

主治　前额痛、脑疾患。

3. 囟会

位置　前发际正中直上 2 寸。

局解　分布着三叉神经第一支的额神经支。

主治　头痛、眩晕、嗜睡症。

4. 前顶

位置　百会穴前 1.5 寸。

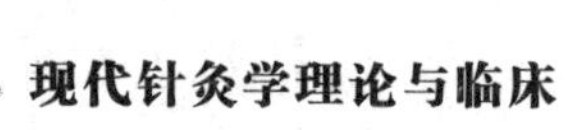

局解 在帽状腱膜中，分布着三叉神经第一支的额神经支。

主治 头痛、眩晕、脑疾患。

5. 曲差

位置 神庭穴旁开 1.5 寸。

局解 在额肌中，分布着三叉神经第一支的额神经支，有额内侧动脉。

主治 头痛、眩晕、三叉神经痛及鼻部疾患。

6. 五处

位置 上星穴旁开 1.5 寸。

局解 在额肌中，分布着三叉神经第一支的额神经支，有额内侧动脉。

主治 头痛、眩晕、脑疾患。

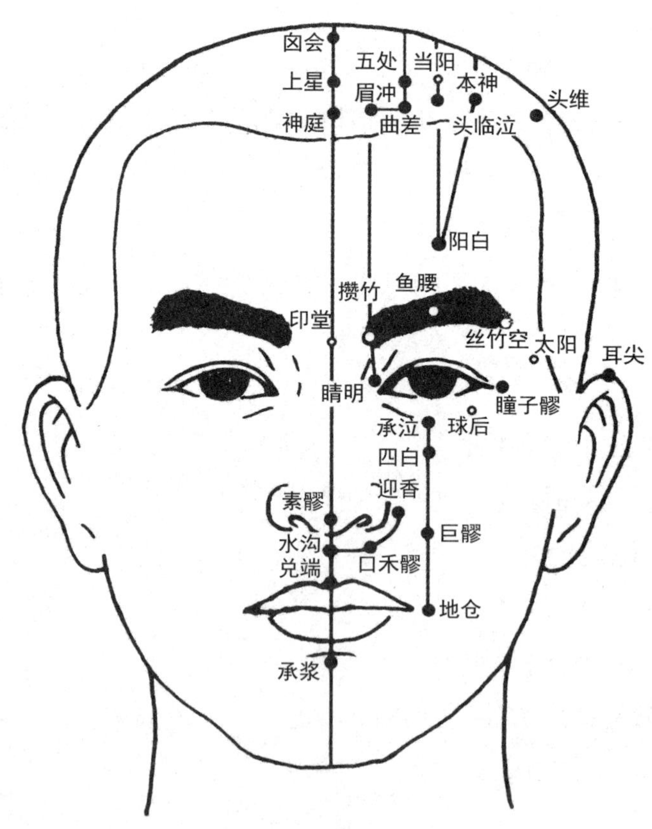

图 10-1 头面部穴正面观

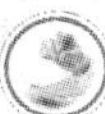

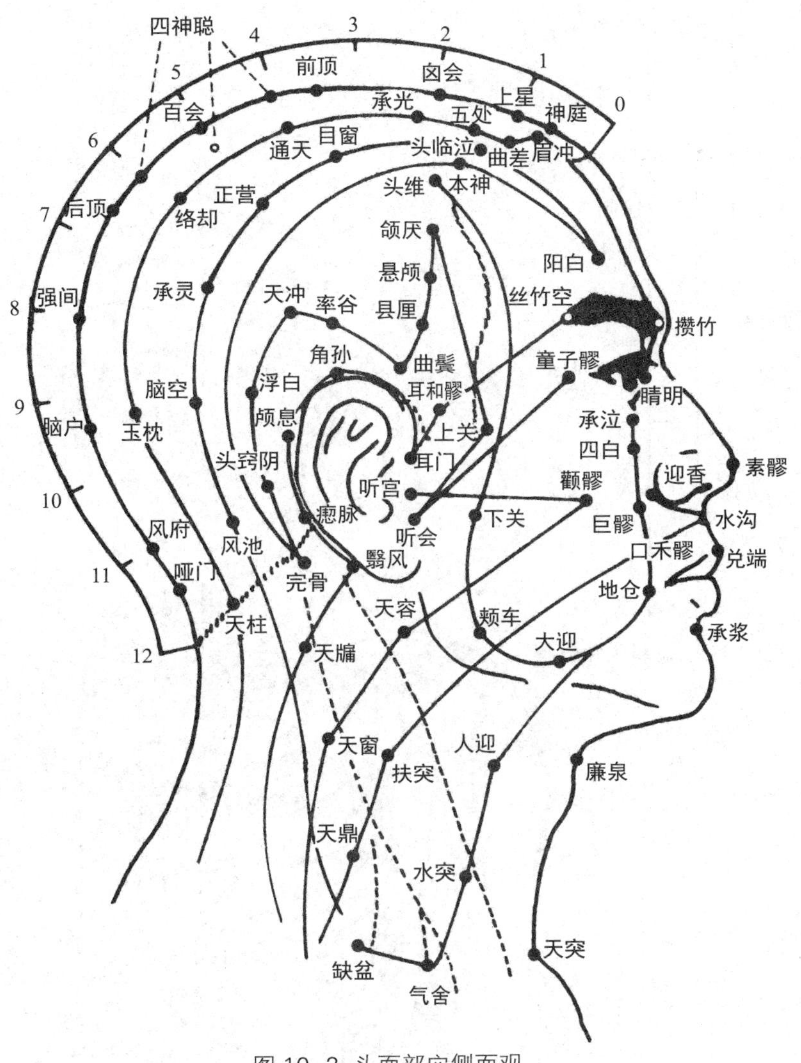

图 10-2 头面部穴侧面观

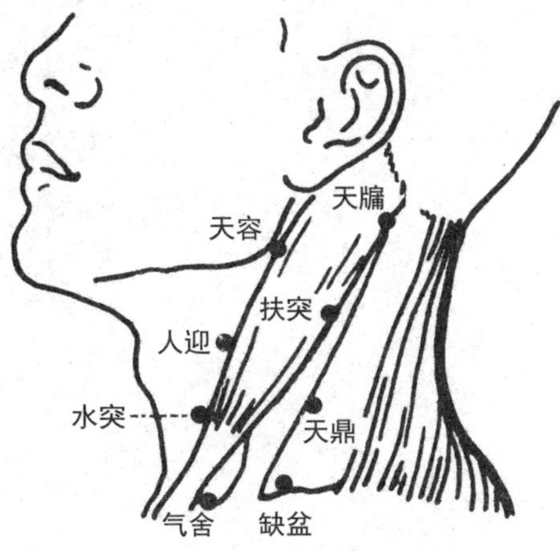

图 10-3 颈部穴位与肌肉的关系侧面观

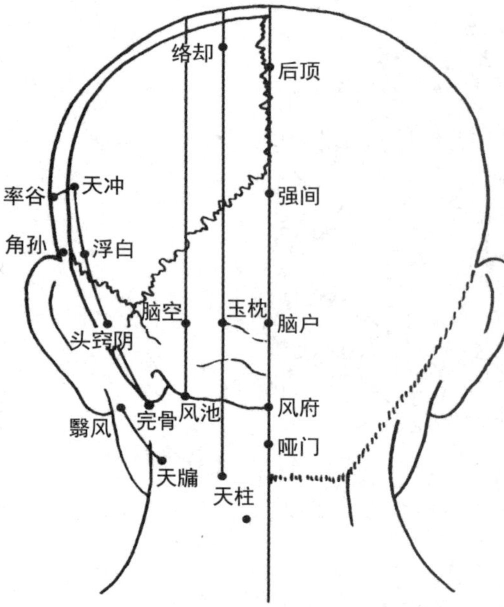

图 10-4 颈部穴背面观

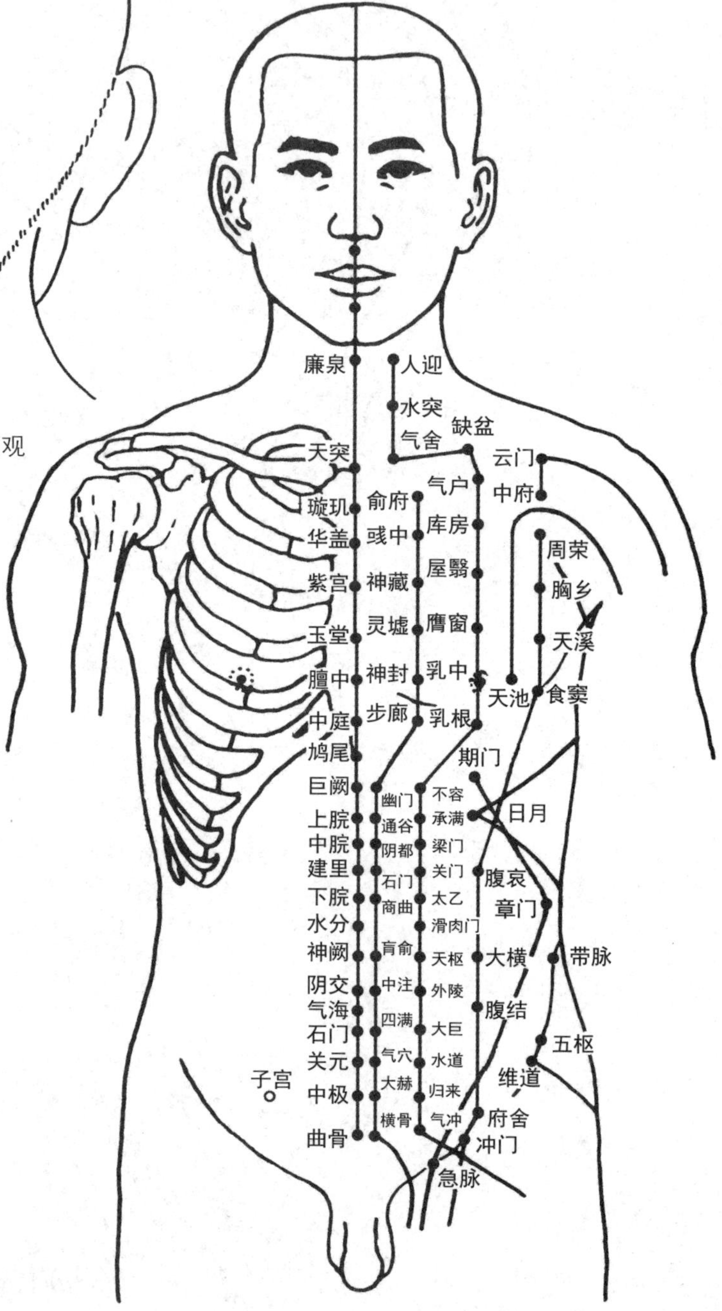

图 10-5 胸腹部穴正面观

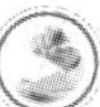

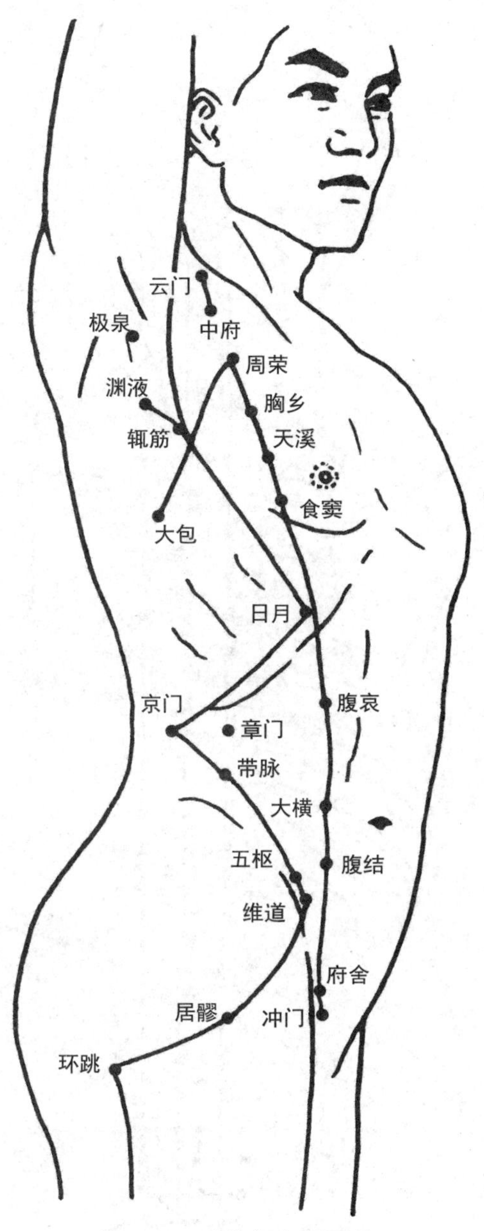

图 10-6 胸腹部穴侧面观

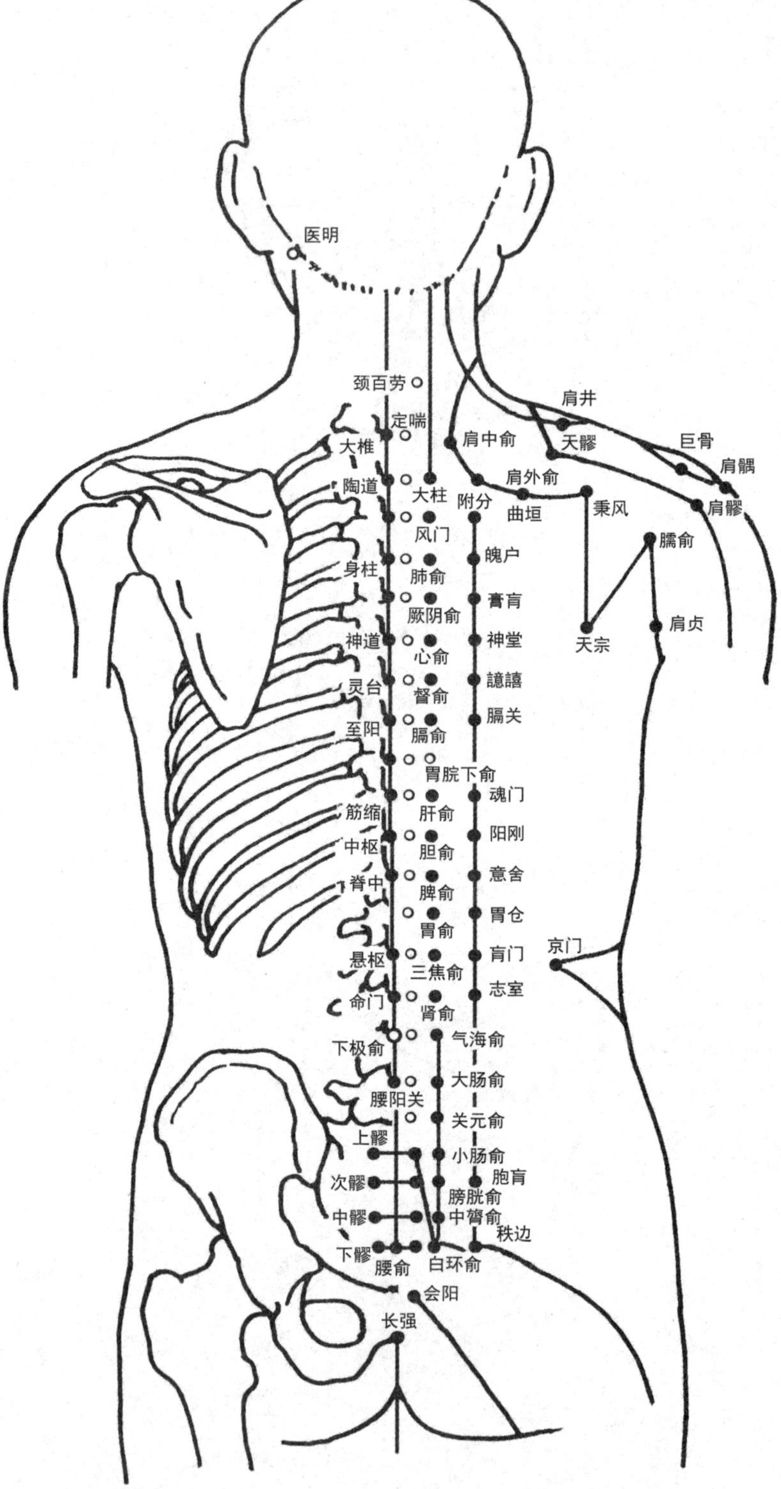

医明
颈百劳
定喘
大椎
肩井
肩中俞
天髎
巨骨
肩髃
陶道
大柱
肩外俞
附分
曲垣
秉风
肩髎
风门
臑俞
身柱
魄户
肺俞
膏肓
厥阴俞
肩贞
神道
神堂
天宗
心俞
灵台
譩譆
督俞
至阳
膈关
膈俞
胃脘下俞
魂门
筋缩
肝俞
阳刚
中枢
胆俞
意舍
脊中
脾俞
胃仓
胃俞
京门
悬枢
肓门
三焦俞
命门
志室
肾俞
气海俞
下极俞
大肠俞
腰阳关
关元俞
上髎
小肠俞
次髎
胞肓
膀胱俞
中髎
中膂俞
秩边
下髎
腰俞
白环俞
会阳
长强

图 10–7 肩、背、腰部穴

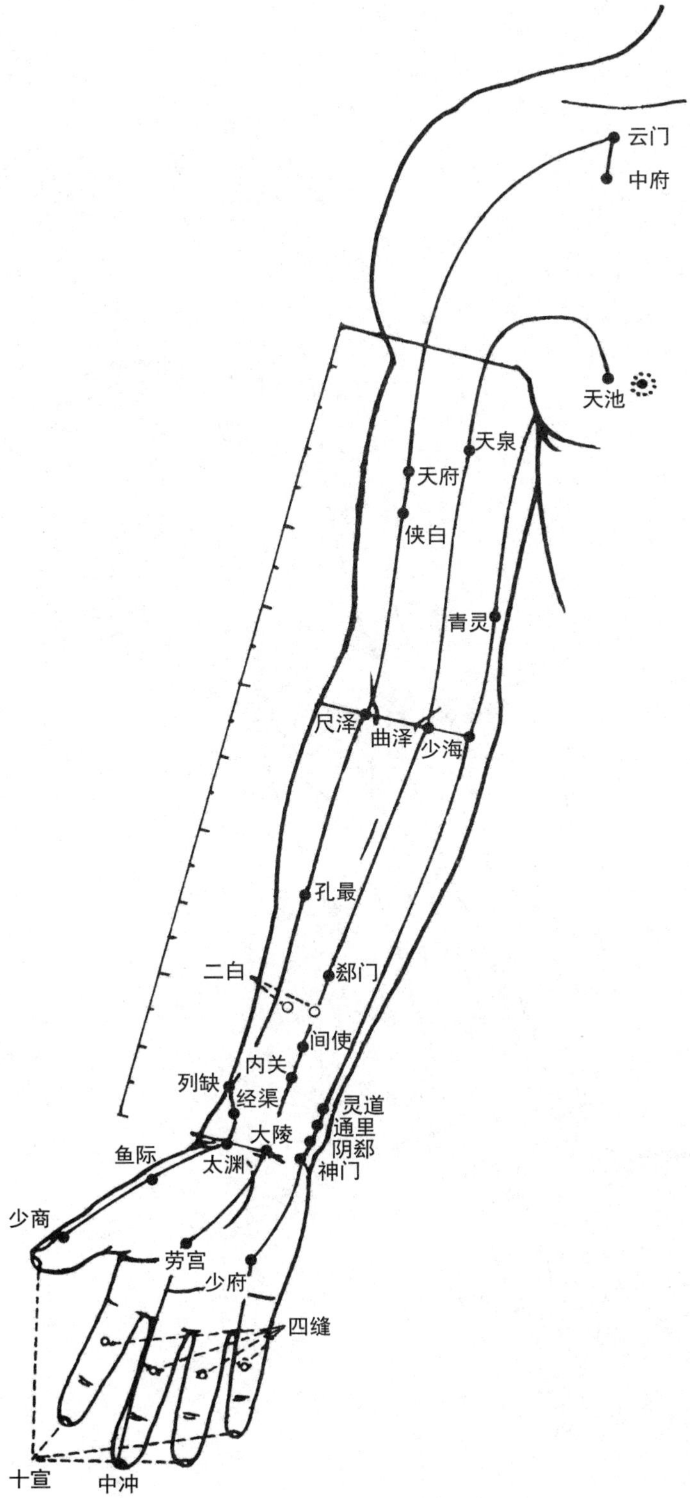

云门
中府
天池
天泉
天府
侠白
青灵
尺泽
曲泽
少海
孔最
二白
郄门
间使
内关
列缺
经渠
灵道
通里
阴郄
神门
大陵
太渊
鱼际
少商
劳宫
少府
四缝
十宣
中冲

图 10-8　上肢掌面穴（一）

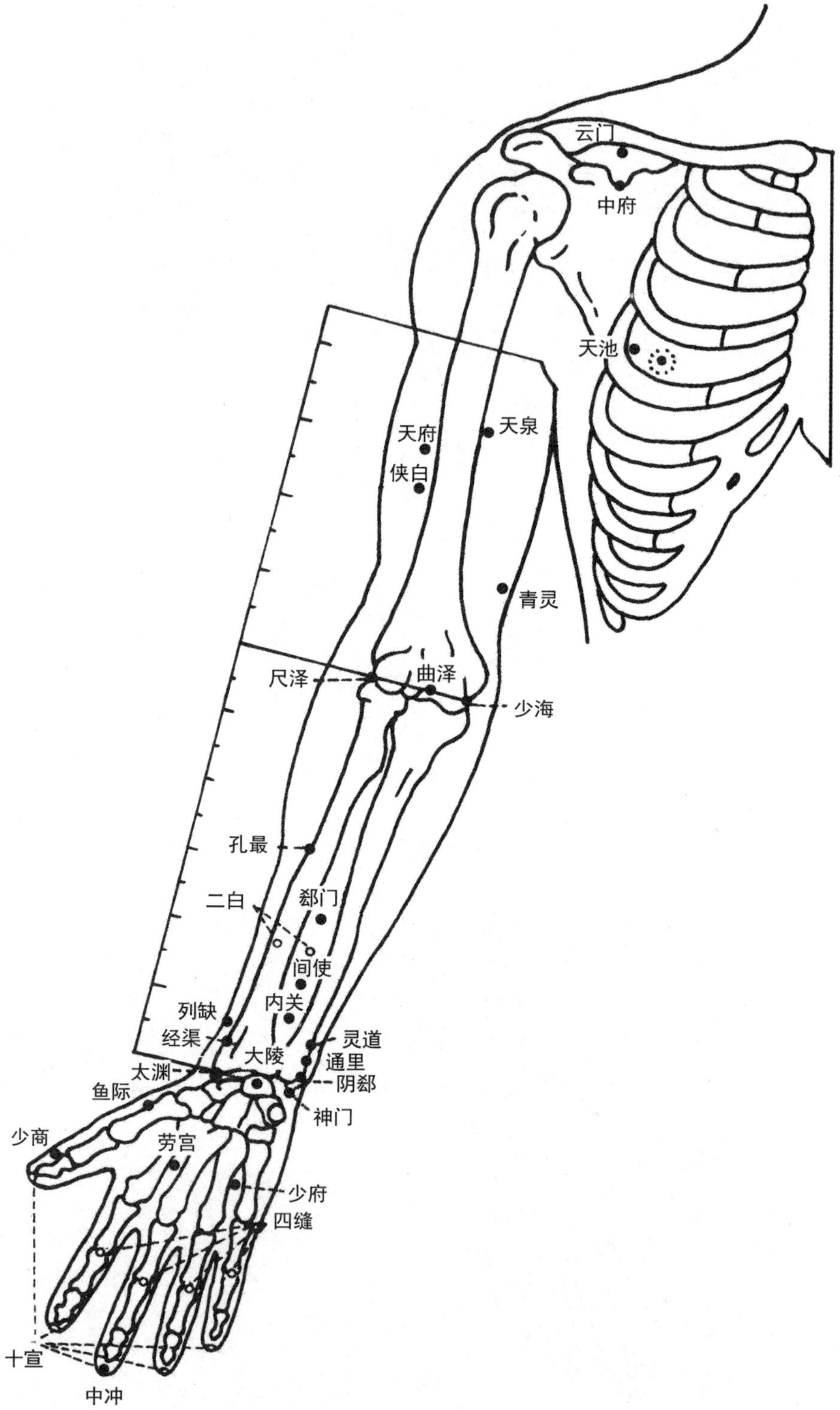

云门
中府
天池
天府
天泉
侠白
青灵
尺泽
曲泽
少海
孔最
二白
郄门
间使
内关
列缺
经渠
灵道
大陵
通里
太渊
阴郄
鱼际
神门
少商
劳宫
少府
四缝
十宣
中冲

图 10–9 上肢掌面穴（二）

 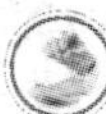

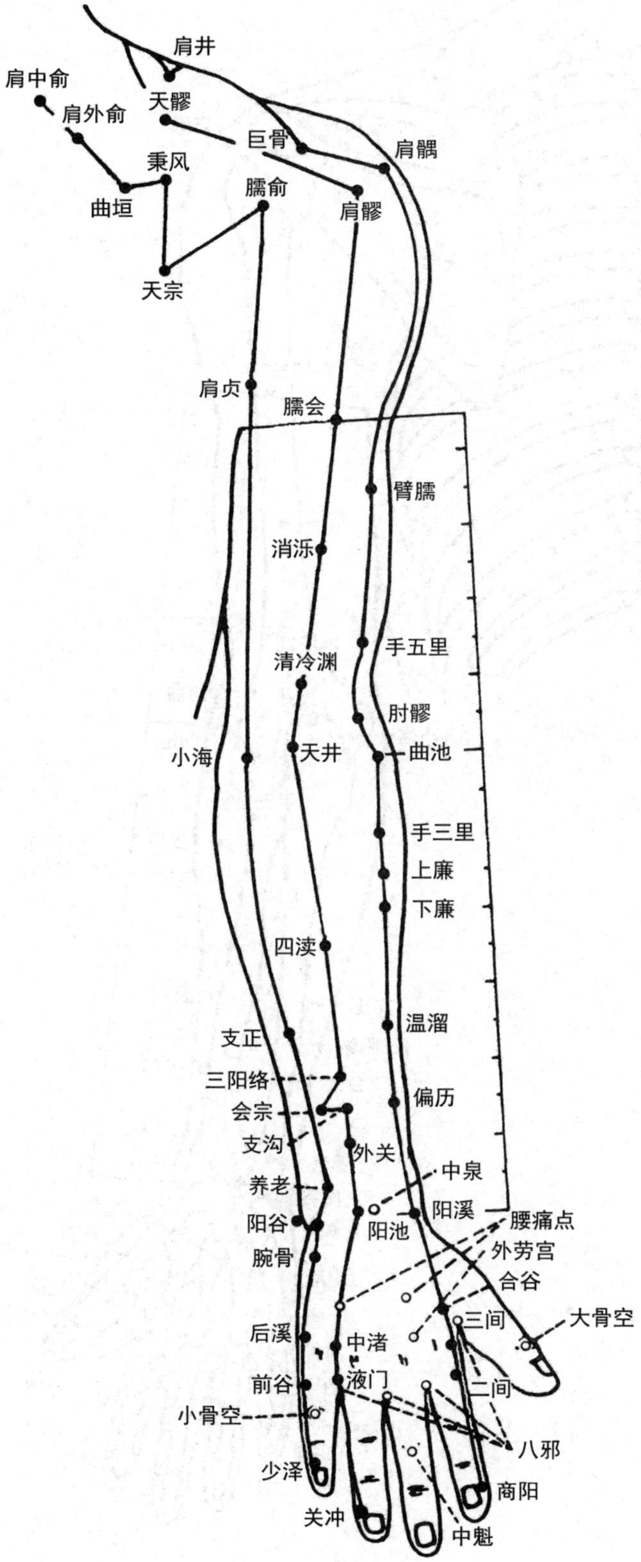

肩井
肩中俞
天髎
肩外俞
巨骨
肩髃
秉风
臑俞
肩髎
曲垣
天宗
肩贞
臑会
臂臑
消泺
手五里
清冷渊
肘髎
小海
天井
曲池
手三里
上廉
下廉
四渎
温溜
支正
三阳络
偏历
会宗
支沟
外关
中泉
养老
阳溪
腰痛点
阳谷
阳池
外劳宫
腕骨
合谷
三间
大骨空
后溪
中渚
液门
二间
前谷
小骨空
八邪
少泽
商阳
关冲
中魁

图 10–10　上肢背面穴（一）

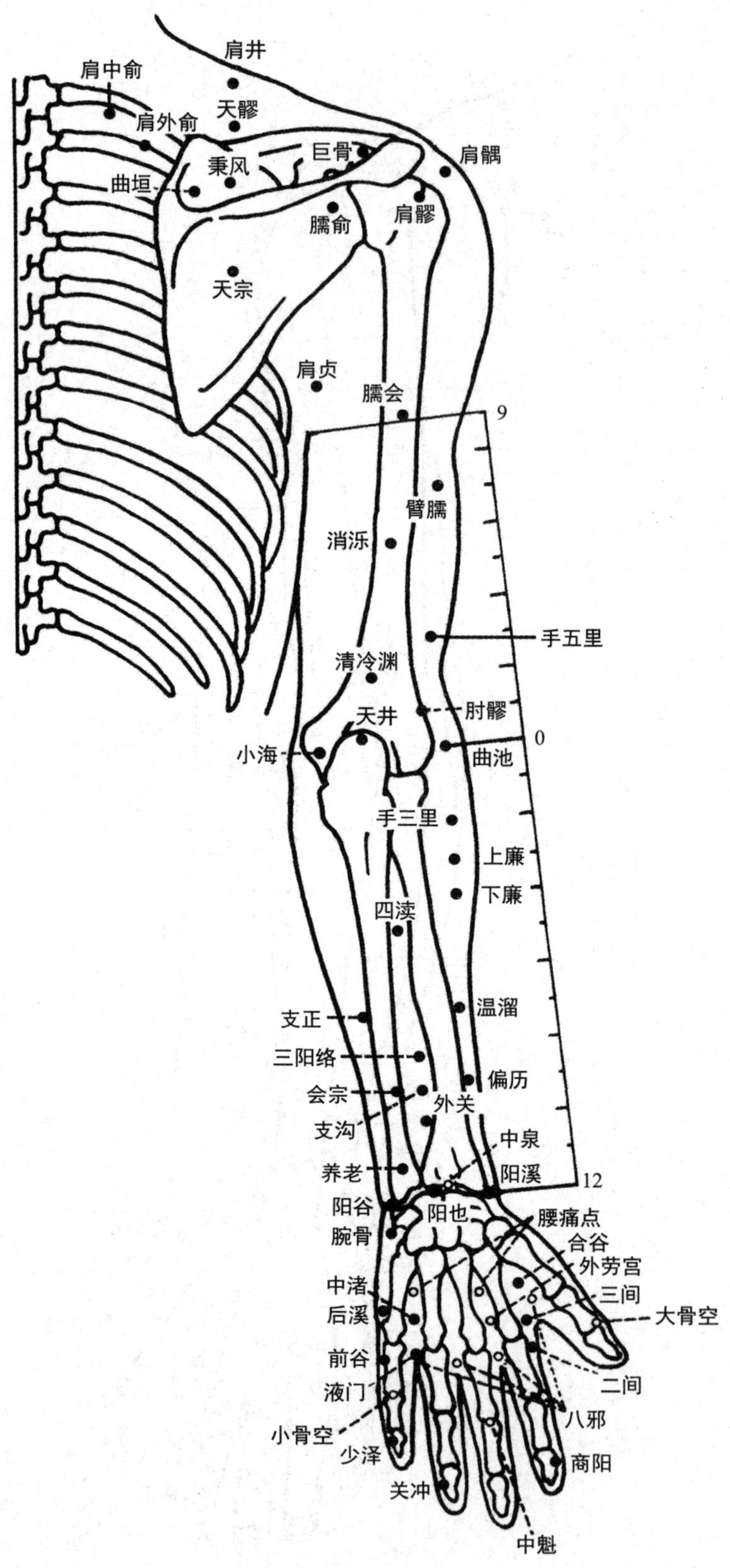

图 10-11 上肢背面穴（二）

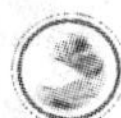

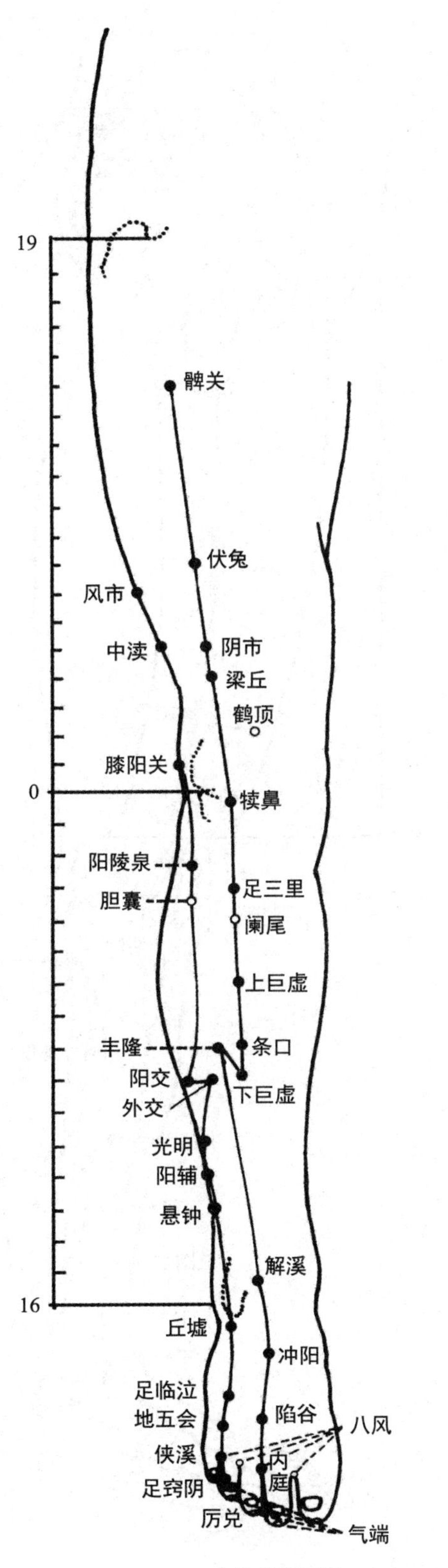

图 10-12　下肢前外侧面穴（一）

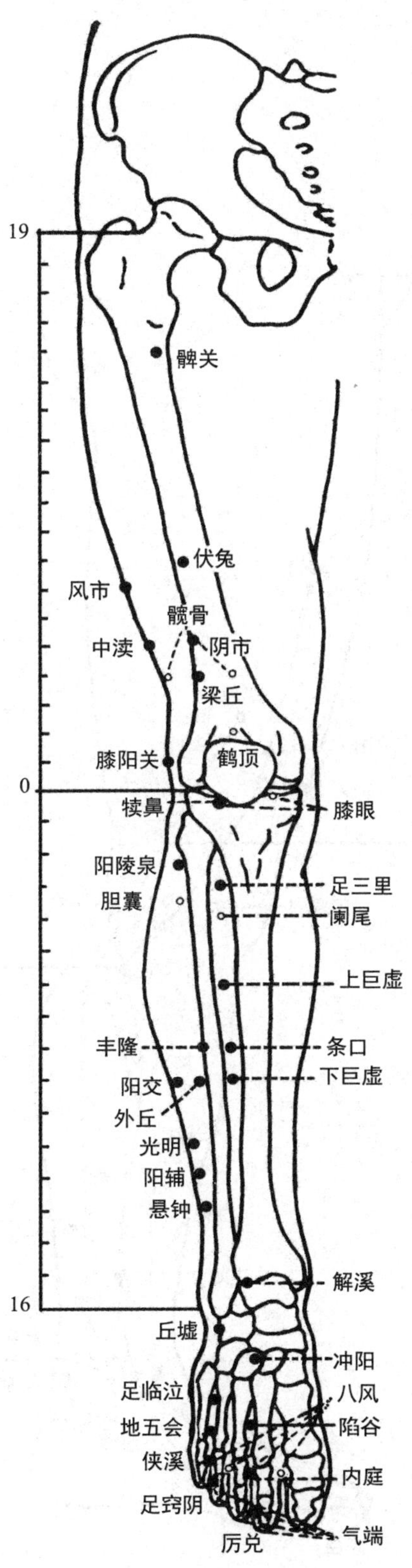

图 10-13　下肢前外侧面穴（二）

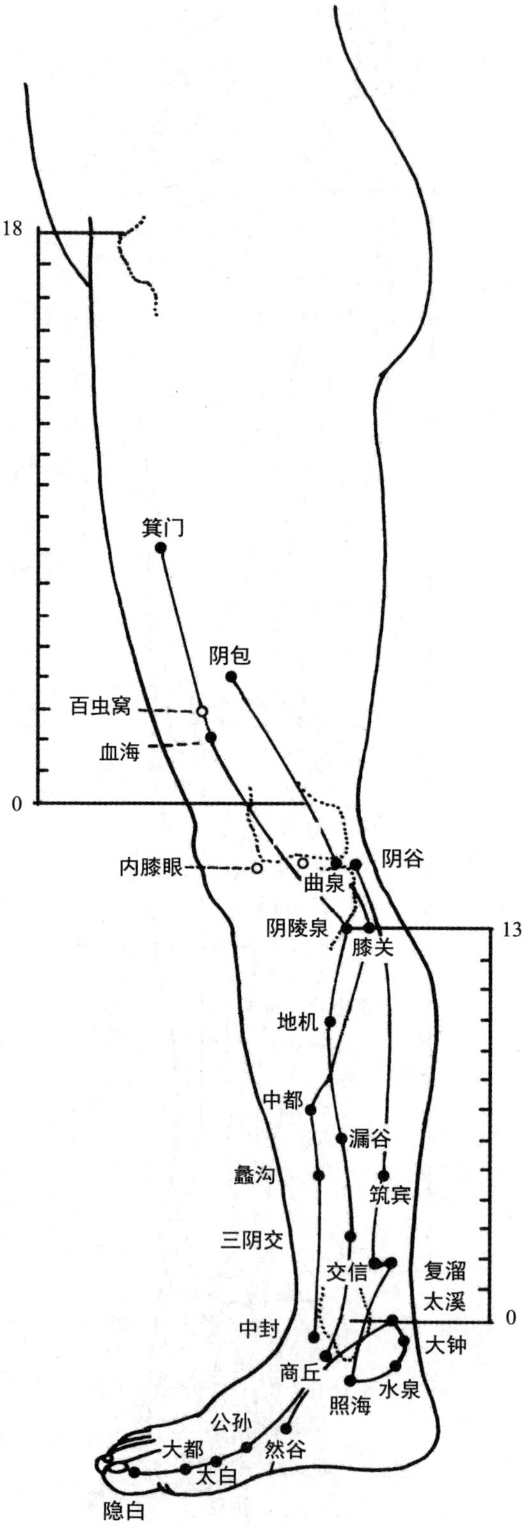

图 10-14 下肢内侧面穴（一）

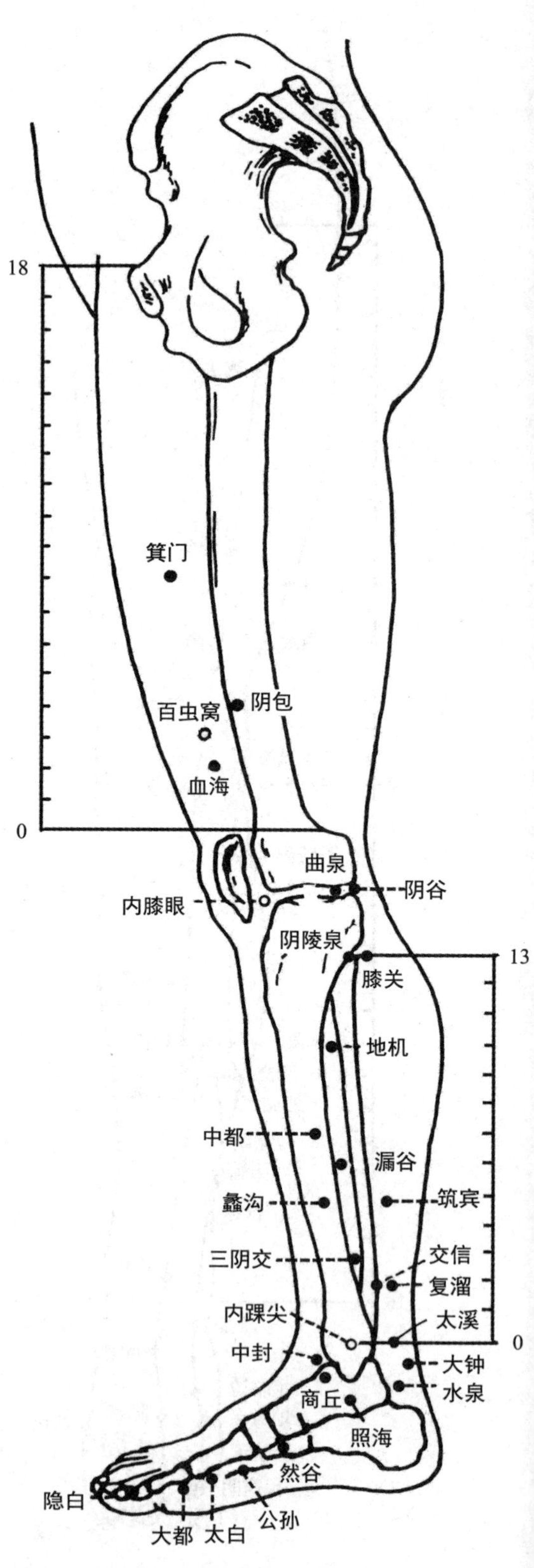

图 10-15 下肢内侧面穴（二）

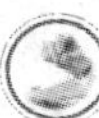

7. 承光

位置　五处穴后 1.5 寸。

局解　在帽状腱膜中，分布着三叉神经第一支的额神经支和面神经的颞支，有颞浅动脉。

主治　头痛、眩晕、眼痛、鼻塞。

8. 头临泣

位置　阳白穴直上，入发际 0.5 寸。

局解　在额肌中，分布着三叉神经第一支的额神经支和面神经的颞支，有眶上动脉。

主治　眼疾、脑疾、面瘫。

9. 目窗

位置　头临泣穴后 1 寸。

局解　分布着额神经分支，有颞浅动脉。

主治　头痛、眼疾、脑疾。

10. 正营

位置　目窗穴后 1 寸。

局解　在帽状腱膜中，分布着额神经分支，有颞浅动脉。

主治　头痛、脑疾。

11. 本神

位置　神庭穴旁开 3 寸。

局解　在额肌中，分布着额神经分支，有颞浅动脉额支和额外侧动脉。

主治　头痛、眼痛、脑疾。

12. 睛明

位置　目内眦旁约 0.1 寸。

局解　分布着三叉神经第一支的滑车下神经，有睑内侧韧带、内眦动脉。

主治　各种眼病。

附注　禁灸，勿刺伤眼球。

13. 攒竹

位置　眉头凹陷中。

局解 有皱眉肌，分布着三叉神经第一支的额神经，有额内侧动脉。

主治 多种眼病、面瘫。

14. 眉冲

位置 眉头直上，神庭穴旁。

局解 在额肌中，分布着三叉神经第一支的额神经，有额内侧动脉。

主治 三叉神经痛、前额头痛。

15. 阳白

位置 目正视，瞳孔直上，眉上1寸。

局解 在额肌中，分布着额神经分支，有额外侧动脉。

主治 眼疾、面瘫、三叉神经痛。

16. 丝竹空

位置 眉梢外凹陷中。

局解 在眼轮匝肌中，分布着额神经分支，有颞浅动脉。

主治 多种眼疾、三叉神经痛、面瘫。

17. 瞳子髎

位置 目外眦旁0.5寸。

局解 在眼轮匝肌和颞肌中，分布着面神经颧支、三叉神经第二支，有颞浅和颞深动脉的分支。

主治 多种眼病、三叉神经痛。

18. 承泣

位置 目正视，瞳孔直下，当眶下缘与眼球之间。

局解 在眼轮匝肌中，分布着眶下神经，有眶下动脉。

主治 多种眼病。

19. 四白

位置 目正视，瞳孔直下，眶下孔凹陷处。

局解 在上唇方肌中，分布着面神经、眶下神经，有眶下动脉。

主治 眼疾、面瘫、三叉神经痛。

20. 印堂

位置 眉心的正中，直对鼻尖。

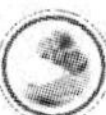

局解 在额肌中，分布着额神经分支，有额内侧动脉。

主治 前额痛、鼻塞。

21. 听会

位置 耳屏间切迹前，下颌骨髁状突后缘，张口时有凹陷。

局解 分布着颞浅动脉分支。深部有腮腺和面神经、颈外动脉。

主治 耳鸣、耳聋、三叉神经痛、牙痛。

22. 听宫

位置 耳屏前，下颌骨髁状突后缘，张口呈现凹陷处。

局解 局部解剖同听会穴。

主治 耳鸣、耳聋、三叉神经痛、牙痛。

23. 耳门

位置 耳屏上切迹前，下颌骨髁状突后缘凹陷处。

局解 分布着耳颞神经和颞浅动脉。

主治 耳鸣、耳聋、牙痛、三叉神经痛。

24. 和髎

位置 鬓发后缘，平目外眦，颞浅动脉后缘。

局解 分布着耳颞神经、面神经的颞支。

主治 偏头痛、三叉神经痛、面瘫。

25. 曲鬓

位置 耳前鬓发后缘直上，平角孙穴。

局解 在耳前肌中，分布着耳颞神经、面神经的颞支，有颞浅动脉的分支。

主治 偏头痛、三叉神经痛。

26. 素髎

位置 在鼻尖的正中。

局解 分布着三叉神经第一支的鼻睫神经，有鼻背动脉。

主治 鼻部疾患。可抢救脱虚、昏迷。

27. 水沟

位置 人中沟中央近鼻孔处。

局解 在口轮匝肌中，分布着三叉神经的第二支和面神经颊支，有上唇动脉。

主治 面瘫、三叉神经痛，可抢救虚脱、晕厥等。

28. 兑端

位置 上唇尖端，红唇与皮肤相接处。

局解 分布着面神经颊支和眶下神经，有唇上动脉。

主治 三叉神经痛、面瘫。

29. 龈交

位置 上唇系带与齿龈相接处。

局解 分布着三叉神经的分支，有唇上动脉。

主治 齿龈肿痛。

30. 承浆

位置 颏唇沟的中点。

局解 在口轮匝肌中，分布着颊神经，有唇下动脉。

主治 三叉神经痛、牙痛、面瘫。

31. 迎香

位置 鼻唇沟中，平鼻翼的下缘。

局解 在上唇方肌中，分布着面神经颊支、眶下神经。

主治 多种鼻疾、面瘫、三叉神经痛。

32. 巨髎

位置 目正视，瞳孔直下，平鼻翼下缘处。

局解 上唇方肌中，神经分布同迎香。

主治 三叉神经痛、牙痛、面瘫。

33. 地仓

位置 口角旁 0.4 寸。

局解 在口轮匝肌中，分布着三叉神经第二、三支和面神经颊支。

主治 面瘫、面肌痉挛、三叉神经痛。

34. 大迎

位置 下颌角前 1.3 寸骨陷中。

局解 在咬肌附着部前缘，分布着面神经和三叉神经的分支，有面动脉。

主治 牙痛、三叉神经痛、腮腺炎。

 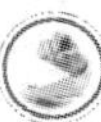

35. 颊车

位置　下领角前上方一横指凹陷中，咀嚼时咬肌隆起处。

局解　在咬肌附着部，皮下为腮腺，分布着三叉神经和面神经的分支。

主治　三叉神经痛、牙痛、腮腺炎。

36. 下关

位置　颧弓与下颌切迹之间的凹陷中。

局解　在腮腺和咬肌中，有三叉神经和面神经的分支，分布着面横动脉。

主治　牙痛、三叉神经痛、耳鸣、耳聋、面瘫。

37. 颧髎

位置　目外眦直下，颧骨下缘凹陷中。

局解　在咬肌起始部，分布着三叉神经和面神经的分支，有面横动脉。

主治　牙痛、三叉神经痛、面瘫。

38. 上关

位置　下关穴直上，颧弓上缘。

局解　在颞肌中，分布着三叉神经和面神经的分支，有颞浅动脉。

主治　偏头痛、三叉神经痛、牙痛、面瘫。

39. 悬厘

位置　头维与曲鬓穴弧形连线的下 1/4 与上 3/4 交界处。

局解　在颞肌中，分布着面神经和三叉神经的分支，有颞浅动脉额支。

主治　偏头痛、三叉神经痛。

40. 悬颅

位置　头维穴至曲鬓穴弧形连线的中点。

局解　在颞肌中，分布着三叉神经和面神经的分支，有颞浅动脉。

主治　偏头痛、三叉神经痛、面瘫。

41. 颔厌

位置　头维与曲鬓穴弧形连线的上 1/4 与下 3/4 交界处。

局解　在颞肌中，分布着面神经和三叉神经的分支，有颞浅动脉。

主治　偏头痛、三叉神经痛。

42. 头维

位置 额角发际直上 0.5 寸。

局解 在颞肌上缘,分布着面神经和三叉神经的分支,有颞浅动脉。

主治 头痛、三叉神经痛。

43. 率谷

位置 耳尖直上,入发际 1.5 寸。

局解 在颞肌中,分布着耳颞神经、枕小神经,有颞浅动、静脉的额支。

主治 头痛、枕项部痛。

44. 太阳

位置 眉梢与目外眦之间向后约 1 寸凹陷处。

局解 在颞肌中,分布着三叉神经第二、三支,有颞浅动脉分支。

主治 偏头痛、三叉神经痛、眼痛。

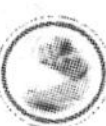

第十一章　颈髓节段支配区内的经穴

颈髓（C1~8）节段支配区内的腧穴包括上部颈髓节段（C1~4）支配区内的腧穴和下部颈髓节段（C5~8）支配区内的腧穴两部分。

第一节　上部颈髓节段（C1~4）支配区内的腧穴

这部分腧穴（32个）大都分布在枕部、颈项部，主要治疗枕部、颈项部的病症，有的可以治疗脑部、膈肌的病症。

1. 百会

位置　后发际直上7寸。

局解　分布着发自颈髓2（C2）节段的枕大神经，有颞浅动脉和枕动脉吻合的动脉网。

主治　巅顶痛、枕神经痛，亦可治疗神经衰弱、精神失常及脱肛。

2. 后顶

位置　强间穴直上1.5寸。

局解　分布着来自C2的枕大神经，有枕大动脉的分支。

主治　枕神经痛、颈项痛。

3. 强间

位置　脑户穴直上1.5寸。

局解　分布着来自C2的枕大神经，有枕大动脉的分支。

主治　枕神经痛、项强，亦可治疗精神失常。

4. 脑户

位置　在枕外隆凸上缘的凹陷处。

局解　分布着来自C2的枕大神经，有枕动脉的分支。

主治　枕部疼痛、颈项强痛、眩晕。

5. 通天

位置　承光穴后，平百会穴的两旁。

局解　分布着来自 C2 的枕大神经，有颞浅动脉和枕动脉吻合的动脉网。

主治　后头痛、眩晕。

6. 络却

位置　通天穴后，平强间穴的两旁。

局解　在枕肌停止部，分布着来自 C2 的枕大神经，有枕动脉。

主治　枕肌和斜方肌痉挛疼痛、项强。

7. 玉枕

位置　络却穴后，平脑户穴的两旁。

局解　在枕后隆凸外侧稍上，分布着来自 C2 的枕大神经，有枕动脉。

主治　枕部痛、项强痛、眩晕。

8. 承灵

位置　正营穴后，平百会和通天穴。

局解　分布着来自 C2 的枕大神经、三叉神经下颌支的耳颞神经的分支，有颞浅动脉和枕动脉吻合的动脉网。

主治　头痛、颈项酸痛。

9. 脑空

位置　承灵穴后，平脑户和玉枕穴。

局解　分布着来自 C2 的枕大神经、枕小神经的分支，有枕动脉。

主治　枕部疼痛、肩项部肌肉痉挛。

10. 天冲

位置　耳根后缘直上，平强间穴和络却穴。

局解　分布着来自 C2 的枕小神经，有耳后动脉。

主治　后头痛、颈项部痛。

11. 浮白

位置　耳根上缘向后入发际 1 寸，平脑户穴。

局解　在耳后肌中，分布着来自 C2 的枕小神经、来自 C2~3 的耳大神经、面神经的

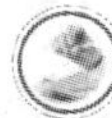

耳后支。

主治 颈项强痛、膈肌痉挛、胸胁痛、呼吸困难、面神经麻痹。

12. 头窍阴

位置 浮白穴下，乳突的根部。

局解 在耳后肌中，分布着来自 C2 的枕小神经、来自 C2~3 的耳大神经。

主治 颈项痛、膈肌痉挛、胸胁痛。

13. 角孙

位置 耳尖处的发际。

局解 在耳上肌中，分布有来自 C2 的枕小神经和三叉神经第三支的耳颞神经，有颞浅动脉和耳后动脉的分支。

主治 颈项强痛、牙痛、三叉神经痛。

14. 颅息

位置 耳后，翳风穴与角孙穴沿耳轮连线的上 1/3 与下 2/3 交界处。

局解 在耳后肌中，分布着来自 C2 的枕小神经，有耳后动脉。

主治 枕小神经疼痛、项强。

15. 瘈脉

位置 乳突中央，翳风与角孙穴沿耳轮连线的下 1/3 与上 2/3 交界外。

局解 在耳后肌中，分布着来自 C2 的耳大神经，有耳后动脉。

主治 颈项强痛、呃逆、呕吐。

16. 翳风

位置 乳突的前下方，平耳垂下缘的凹陷中。

局解 分布着来自 C2~3 的耳大神经，该部皮下有面神经的耳后支通过，深部正当面神经穿出茎乳孔处。

主治 面瘫、项强、呃逆、语言障碍，亦可治疗耳鸣、耳聋。

17. 天容

位置 下颌角后，耳垂根部下 1 厘米，胸锁乳突肌终止部的前缘。

局解 在腮腺的后缘，分布着来自 C2~3 的耳大神经，深部有颈内静脉。

主治 颈项痛、呃逆、呼吸困难、胸胁痛、语言不利。

18. 风府

位置 枕外隆凸直下和第一颈椎之间的凹陷处。

局解 分布着来自 C2 的枕大神经、来自 C3 的第三枕神经，有枕动脉的分支。深部是枕寰间隙，为延髓和脊髓的交界处。

主治 颈项部痛、舌骨肌麻痹，亦可治疗精神病、癫痫。

附注 严格把握针刺深度。

19. 风池

位置 胸锁乳突肌与斜方肌之间，平风府穴。

局解 分布着来自 C2 的枕大神经、枕小神经，有枕动脉、静脉。

主治 项背强痛、头痛、晕眩，亦可治疗神经衰弱、癫痫、精神病。

附注 深部为延髓，应严格把握针刺深度和角度。

20. 完骨

位置 乳突后下方凹陷中。

局解 在颞骨乳突根部后缘，分布着来自 C2~3 的耳大神经和来自 C2 的枕小神经。

主治 颈项肌肉痉挛、语言障碍、呃逆。

21. 哑门

位置 风府穴直下，在第一颈椎与第二颈椎之间。

局解 分布着来自 C3 的第三枕神经，有枕动脉的分支。深部椎管内有脊髓。

主治 颈项强痛、语言障碍、声音嘶哑、呃逆。

附注 不可深刺。

22. 天柱

位置 哑门穴旁开 1.3 寸，当斜方肌外侧缘凹陷中。

局解 分布着来自 C2 的第三枕神经、来自 C2 的枕小神经，有枕动、静脉的分支。

主治 枕肌、颈项肌、肩胛肌的痉挛疼痛。

附注 不可向内上方深刺，以免刺伤脊髓。

23. 天牖

位置 乳突后下方，胸锁乳突肌的后缘，约平下颌角处。

局解 分布着来自 C2~3 的耳大神经、来自 C2 的枕小神经，有耳后动脉。

主治 颈项肌痉挛疼痛、呃逆、呼吸困难、胸胁痛。

 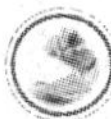

24. 天窗

位置 喉结旁开 3.5 寸，即扶突穴后 0.5 寸，胸锁乳突肌后缘的中点。

局解 正当来自 C2~3 的耳大神经、来自 C2 的枕小神经、来自 C2~3 的颈皮神经、来自 C3~4 的锁骨上神经丛、颈神经丛的发出部。

主治 颈项肌肉和肩胛部肌肉痉挛疼痛、胸胁痛、舌骨肌麻痹、呃逆、呼吸困难。

25. 扶突

位置 人迎穴外侧，胸锁乳突肌的肌腹中央凹陷处。

局解 分布着来自 C2~3 的颈皮神经、来自 C3~4 的锁骨上神经、副神经，胸锁乳突肌下有迷走神经、颈内静脉，有来自甲状颈干的颈升动脉。

主治 舌骨肌麻痹、斜颈，亦可治疗甲状腺疾患。

26. 人迎

位置 在胸锁乳突肌前缘，平甲状软骨上缘。

局解 在颈总动脉的分叉处，稍外有舌下神经降支，后方有迷走神经，分布着来自 C2~3 的颈皮神经。

附注 此穴禁针、禁灸。

27. 廉泉

位置 在喉结上方的凹陷处，即舌骨体下缘和甲状软骨切迹围成的空间内。

局解 在左右甲状舌骨肌的中间，分布着舌下神经降支、来自 C2~3 的颈皮神经，有甲状腺上动脉。

主治 舌肌瘫痪、流涎、舌下肿痛。

附注 针刺不要过深，进针后，患者不要做吞咽动作，防止弯针或断针。

28. 天鼎

位置 在胸锁乳突肌下部后缘，与甲状软骨下缘平高。

局解 分布着来自 C2~3 的颈皮神经，有来自甲状颈干的颈浅动脉和颈外静脉。该穴正当膈神经的通路，深部是臂神经丛。

主治 膈肌痉挛、颈肩部疼痛，亦可治疗扁桃体炎、咽喉肿痛。

29. 水突

位置 在胸锁乳突肌下部的前缘，同甲状软骨下缘平齐。

局解 分布着来自 C2~3 的颈皮神经，深部有颈总动脉，沿该动脉之前有舌下神经降支,该动脉之外有迷走神经通过。

主治 舌肌麻痹、咽喉肿痛。

30. 缺盆

位置 锁骨上窝中央,前正中线旁开 4 寸。

局解 在颈阔肌中,分布着来自 C3~4 的锁骨上神经,有肩胛上动脉。深部有锁骨下动脉,臂神经丛从锁骨上部通过。

附注 该穴正对肺尖部,禁止针刺。

31. 气舍

位置 人迎穴直下,锁骨上。

局解 分布着来自 C2~3 的颈皮神经。深部有颈总动脉,有迷走神经与交感神经干通过。

主治 咽喉肿痛。

32. 天突

位置 胸骨上窝正中。

局解 分布着来自 C2~3 的颈皮神经、来自 C1~4 颈丛的肌支,内部为胸骨舌骨肌、胸骨甲状肌,有从甲状颈干来的甲状腺下动脉,深部有气管,再往下在胸骨柄后方有左右无名静脉和主动脉弓。

主治 舌骨肌麻痹,亦可治疗咳喘、咽喉痛、甲状腺疾病。

附注 严格掌握针刺的方向和深度。

第二节 下部颈髓节段(C5~8)支配区内的腧穴

这部分腧穴大都分布在肩胛区、上肢,主要治疗颈肩区、上肢的病症,有些腧穴还可治疗膈肌、心肺的病症。

(一)分布在肩胛区及其周围的腧穴

这部分腧穴(12 个)多与胸髓节段无关。

1. 肩中俞

位置 大椎穴旁开 2 寸,即第七颈椎棘突下旁开 2 寸。

局解 表层是斜方肌,深层是肩胛提肌,分布着来自 C6 的后支,来自 C3~5 的肩胛背神经、副神经，有颈横动脉。

主治 颈肩背部酸痛、肩胛上提无力、肝区疼痛。

2. 肩外俞

位置 第一胸椎刺突下旁开 3 寸。

局解 表层是斜方肌，深层是肩胛提肌和小菱形肌，分布着来自 C6~7 的后支，来自 C3~5 的肩胛背神经、副神经，有颈横动脉。

主治 颈肩背部酸痛、肩胛部活动障碍、肝区疼痛。

3. 肩井

位置 大椎穴与肩髃穴连线的中点。

局解 表层为斜方肌，下层在肩胛提肌和冈上肌之间，分布着来自 C3~4 的锁骨上神经，来自 C3~5 的肩胛背神经，来自 C5~6 的肩胛上神经、副神经，有肩胛上动脉。

主治 颈肩背部肌肉痉挛疼痛、副神经麻痹、呃逆、肝区疼痛。

附注 深部为肺尖，不可深刺。

4. 天髎

位置 肩井穴直下，肩井穴与肩胛冈上缘的中点。

局解 皮下是斜方肌，深层是冈上肌，分布着来自 C3~4 的锁骨上神经，来自 C5 的肩胛上神经、副神经，有肩胛上动脉。

主治 颈肩背部酸痛、肩胛部活动障碍、胸胁痛、呃逆。

5. 曲垣

位置 肩胛骨冈上缘内侧凹陷中。

局解 在斜方肌和冈上肌中，分布着来自 C3~4 的锁骨上神经，来自 C5 的肩胛上神经、副神经，有肩胛上动脉。

主治 颈肩背部和臂部疼痛或麻木、呃逆、肝区痛。

6. 秉风

位置 天宗穴直上，肩胛骨冈上缘中央。

局解 在斜方肌和冈上肌中，分布着来自 C3~4 的锁骨上神经，来自 C5 的肩胛上神经、副神经，有肩胛上动脉。

主治 颈肩背部酸痛、臂部活动障碍、呃逆、肝区痛。

7. 天宗

位置 秉风穴直下，肩胛骨冈下窝的中央。

局解 在冈下肌中，分布着来自 C5~6 的肩胛上神经，有旋肩胛动脉。

主治 肩臂酸痛、呃逆、胸胁痛。

8. 肩贞

位置 腋后皱襞直上 1 寸。

局解 在三角肌后缘，下层是大圆肌，分布着来自 C5~8 的肩胛下神经、来自 C5~6 的腋神经、臂内侧皮神经，有旋后肱动脉的分支。

主治 肩背臂部酸痛、呃逆、肝区痛或胸胁痛。

9. 臑俞

位置 腋后皱襞直上，肩胛冈下缘凹陷中。

局解 在三角肌中，分布着来自 C5~6 的腋神经、来自 C3~4 的锁骨上神经、臂外侧皮神经和臂后皮神经，有肩胛上动脉、旋肩胛动脉和旋后动脉的分支。

主治 肩臂部疼痛或活动障碍、胸胁痛、呃逆。

10. 巨骨

位置 在肩胛关节内侧，锁骨与肩胛冈接合部的凹陷处。

局解 浅层是三角肌，深层是冈上肌的集合部，分布着来自 C5~6 的腋神经、来自 C5 的肩胛上神经、来自 C3~4 的锁骨上神经，有肩胛动脉的分支。

主治 肩胛部痛、肩关节周围炎、呃逆。

11. 肩髎

位置 在肩峰的后下方，肩髃穴与臑俞穴连线的中点，举臂时，该穴处呈一凹陷。

局解 上层是三角肌，下层是冈下肌，分布着来自 C5~6 的肩胛上神经和腋神经，来自 C3~4 的锁骨上神经、臂外侧皮神经，有复杂的动脉网。

主治 肩部疼痛或运动障碍、胸胁痛、呃逆。

12. 肩髃

位置 三角肌上部，肩峰与肱骨大结节之间，上臂外展平举时肩前呈现的凹陷处。

局解 上层是三角肌，下层是冈下肌，分布着来自 C5~6 的肩胛上神经和腋神经，来自 C3~4 的锁骨上神经、臂外侧皮神经，有复杂的动脉网。

主治 肩臂疼痛不举、呃逆。

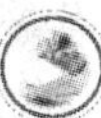

（二）分布在上肢的前内侧的腧穴

这部分腧穴（26 个）中大部分与胸髓节段有关，但前 5 个穴位与胸髓节段的关系较远。

1. 天泉

位置 上臂掌侧，腋前皱襞顶端水平线下 2 寸，肱二头肌长、短头之间。

局解 分布着来自 C5~7 的肌皮神经、臂内侧皮神经，有肱动脉的分支。

主治 上臂掌侧痛、前臂屈曲障碍。

2. 天府

位置 腋前皱襞上端向外的水平线下 3 寸，肱二头肌外缘。

局解 分布着来自 C5~7 的肌皮神经、臂外侧皮神经，有桡侧副动脉。

主治 肩臂外侧痛、前臂运动障碍、胸胁痛。

3. 侠白

位置 肱二头肌的外侧缘，天府穴下 1 寸。

局解 分布着来自 C5~7 的肌皮神经、臂外侧皮神经，有桡侧副动脉。

主治 肩臂外侧痛、上肢运动障碍。

4. 尺泽

位置 肘横纹中，肱二头肌腱桡侧。

局解 在肱肌的起始部，分布着来自 C5~8 的桡神经、来自 C5~7 的肌皮神经，有桡侧返动脉。

主治 肘部疼痛、前臂运动障碍，亦可治疗呼吸系统疾病。

5. 孔最

位置 在尺泽与太渊穴的连线上，腕横纹上 7 寸。

局解 浅层是肱桡肌的内侧缘，深层是拇长屈肌的外侧缘，深部有来自 C5~8 的桡神经和桡动脉通过，分布着前臂外侧皮神经。

主治 前臂运动障碍、伸腕无力，亦可治疗咳喘、咯血。

6. 列缺

位置 桡骨茎突上方，腕横纹上 1.5 寸。

局解 在旋前方肌中，分布着来自 C7~T1 的正中神经、桡神经、前臂外侧皮神经，有桡侧动脉的分支。

主治 血管性头痛、项强、扁桃体炎、心悸、咳喘、手腕无力。

7. 经渠

位置 桡骨茎突内缘,腕横纹上1寸。

局解 在旋前方肌中,分布着来自C5~8的桡神经,来自C7~T1的正中神经、前臂外侧皮神经,有桡动、静脉通过。

主治 桡神经麻痹、咳喘、心悸、头痛、扁桃体炎。

8. 太渊

位置 在手掌侧腕横纹的桡侧端,桡侧腕屈肌腱的外侧,拇长肌腱的内侧。

局解 在旋前方肌的下缘,分布着来自C5~8的桡神经,来自C7~T1的正中神经、前臂外侧皮神经,有桡动脉。

主治 手臂麻木、咳喘、心悸、咽喉肿痛。

附注 针刺时要避开桡动脉。

9. 鱼际

位置 第一掌骨的中点,赤白肉际。

局解 在拇短展肌的停止部,分布着来自C8~T1的正中神经,有桡动脉。

主治 咳喘、心慌、头痛、头晕、咽喉肿痛、腮腺炎。

10. 少商

位置 拇指的桡侧,距指甲角约0.1寸。

局解 分布着发自C6~T1的正中神经的指掌侧固有神经,有指掌侧固有动脉形成的动脉网。

主治 咽喉肿痛、腮腺炎、头痛、急性眼炎。

11. 曲泽

位置 肘窝正中,肱二头肌腱的尺侧缘。

局解 在来自C6~T1的正中神经和肱动脉的通路上,皮下有正中静脉,分布着臂内侧皮神经和前臂内侧皮神经。

主治 心痛、心悸、咳喘、手臂麻木。

12. 郄门

位置 在掌长肌腱和桡侧腕屈肌腱之间,腕横纹上5寸。

局解 深部有来自C6~T1的正中神经通过,有骨间掌侧动脉,分布着前臂内侧皮神经、前臂外侧皮神经。

主治 多种心脏疾患、咳喘,亦可治疗精神病。

13. 间使

位置 在掌长肌腱和桡侧腕屈肌腱之间,腕横纹上3寸。

局解 深部有来自C6~T1的正中神经通过,有骨间掌侧动脉,分布着前臂内侧皮神经、前臂外侧皮神经。

主治 多种心脏疾患、前臂麻木,亦可治疗精神病。

14. 内关

位置 在掌长肌腱与桡侧腕屈肌腱之间,腕横纹上2寸。

局解 深部有来自的C6~T1正中神经通过,有掌侧骨间动脉,分布着前臂内侧皮神经、前臂外侧皮神经。

主治 心脏疾患、手臂麻木,亦可治疗疟疾、高血压、呕吐。

15. 大陵

位置 在掌侧腕横纹的正中,掌长肌腱和桡侧腕屈肌腱之间。

局解 深部有来自C6~T1的正中神经通过,正中神经掌皮支,有骨间掌侧动脉。

主治 多种心脏疾患、手臂麻木、头痛,亦可治疗精神病、癫痫。

16. 劳宫

位置 掌心横纹中,第三掌骨与第四掌骨之间。

局解 在掌腱膜中,有正中神经(来自C6~T1)与尺神经(来自C7~T1)合成的指掌侧总神经,有尺动脉、桡动脉合成的掌浅弓。

主治 心悸、心痛、咳喘、手臂麻木。

17. 中冲

位置 在中指末节的尖端,距指甲约0.1寸。

局解 分布着来自C5~T1的正中神经的指掌侧固有神经,有指掌侧固有动脉形成的动脉网。

主治 心脏疾患,亦可治疗热病、中暑。

18. 极泉

位置 在腋窝的前外侧壁(腋平线上),紧靠胸大肌下缘和肱二头肌短头的内侧缘。

局解 深部正当腋动脉移行于肱动脉的持续部,有尺神经和正中神经通过,分布着臂内侧皮神经、肋间神经、来自 C5~T1 的胸前神经、肌皮神经。

主治 心悸、心痛、胸胁痛、肩臂酸痛。

19. 青灵

位置 肱二头肌的内侧缘,少海穴上 3 寸。

局解 在肱二头肌的内侧缘,下层是肱肌,深部是来自 C6~T1 的正中神经、来自 C7~T1 的尺神经的通路,有肱动脉、贵要静脉,分布着来自 C6~7 的肌皮神经、臂内侧皮神经。

附注 此处有重要的动、静脉,同时皮肤肌肉特别敏感,为禁针穴。

20. 少海

位置 在肱骨内上髁前面,肘横纹尺侧凹陷中。

局解 在肱肌停止部,分布着来自 C6~7 的肌皮神经、臂内侧皮神经、前臂内侧皮神经,有尺侧下副动脉。

主治 心痛、肘部痛、手臂麻木。

21. 灵道

位置 通里穴上,距腕横纹 1.5 寸。

局解 在尺侧腕屈肌腱的桡侧,是来自 C7~T1 的尺神经与尺动脉的通路,分布着尺神经的分支、前臂内侧皮神经。

主治 多种心脏疾患、咳喘、尺神经麻痹、手臂麻木。

22. 通里

位置 神门穴上,距腕横纹 1 寸。

局解 在尺侧腕屈肌与指浅屈肌之间,是尺神经和尺动脉的通路,分布着来自 C7~T1 的尺神经,来自 C6~T1 的正中神经、前臂内侧皮神经。

主治 多种心脏疾患、手臂麻木、头痛、咽喉肿痛。

23. 阴郄

位置 神门穴上,距腕横纹 0.5 寸。

局解 在尺侧腕屈肌和指浅屈肌之间,是尺神经和尺动脉的通路,分布着来自 C7~T1 的正中神经、前臂内侧皮神经。

主治 心脏疾患、血管性头痛、手臂麻木,亦可治疗盗汗、暴喑。

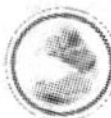

24. 神门

位置　在手腕掌侧横纹的尺侧，尺侧腕屈肌腱的桡侧缘之凹陷处。

局解　在尺神经和尺动脉的通路上，分布着来自 C7~T1 的尺神经和前臂内侧皮神经。

主治　心脏疾患、手臂麻木，亦可治疗神经衰弱、精神病。

25. 少府

位置　在第四、五掌骨之间，平劳宫穴。

局解　在骨间肌中，分布着来自 C7~T1 的尺神经，有指掌侧总动脉。

主治　心脏疾患、手臂麻木。

26. 少冲

位置　小指桡侧指甲角旁约 0.1 寸。

局解　分布着来自 C7~T1 的尺神经，有指掌侧固有动脉网。

主治　心肺疾患，亦可治疗精神病、热病、昏迷。

（三）分布在上肢后外侧的腧穴

这部分腧穴（35 个）中的半数与胸髓节段有关，但前 15 个穴位与胸髓节段的关系较远。

1. 臂臑

位置　肱骨的外侧，三角肌尖端的后缘，肱三头肌的外侧缘，曲池穴上 7 寸。

局解　分布着来自 C5~8 的桡神经，来自 C5~6 的腋神经、臂外侧皮神经，有旋肱后动脉。

主治　肩臂疼痛、举臂困难。

2. 手五里

位置　在肱骨的外侧，肱三头肌外缘，曲池穴上 3 寸。

局解　深部有来自 C5~8 的桡神经、桡侧副动脉，表层分布着臂外侧皮神经、臂后皮神经。

主治　肘臂疼痛、麻木。

3. 肘髎

位置　曲池穴外上方 1 寸，肱骨的边缘。

局解　在肱桡肌的起始部，分布着来自 C5~8 的桡神经、臂后皮神经，有桡侧副动脉。

主治 肘臂疼痛、上肢麻木。

4. 曲池

位置 屈肘，肘横纹桡侧端的凹陷中。

局解 在桡侧腕长伸肌的起始部，肱桡肌的外侧，分布着来自C5~8的桡神经、前臂外侧皮神经和臂后皮神经。

主治 肘臂疼痛、上肢不遂，亦可治疗高血压，能提高免疫机能。

5. 手三里

位置 在阳溪与曲池穴的连线上，曲池穴下2寸。

局解 分布着来自C5~8的桡神经、前臂背侧皮神经和前臂外侧皮神经，有桡动脉的分支。

主治 手臂麻木、上肢不遂。

6. 上廉

位置 在阳溪穴与曲池穴的连线上，曲池穴下3寸。

局解 在桡侧腕长伸肌的后方，桡侧腕短伸肌的上方。分布着来自C5~8的桡神经、前臂背侧皮神经和前臂外侧皮神经，有桡动脉的分支。

主治 手臂麻木、上肢不遂。

7. 下廉

位置 在阳溪穴与曲池穴的连线上，曲池穴下4寸。

局解 在桡侧腕短伸肌中，分布着来自C5~8的桡神经、前臂背侧皮神经、前臂外侧皮神经，有桡动脉的分支。

主治 桡神经麻痹、手臂麻木。

8. 温溜

位置 在阳溪穴与曲池穴的连线上，阳溪穴上5寸。

局解 分布着来自C5~8的桡神经、前臂背外侧皮神经。有桡动脉的分支。

主治 手臂麻木或不遂，亦可治疗咽喉肿痛、腹痛。

9. 偏历

位置 在阳溪穴与曲池穴的连线上，阳溪穴上3寸.

局解 在拇短伸肌腱和拇长伸肌腱之间，分布着来自C5~8的桡神经的分支、前臂

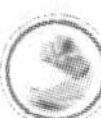

外侧皮神经。

主治　手臂麻木，亦可治疗牙痛、目赤、咽喉肿痛。

10. 阳溪

位置　腕背横纹的桡侧端，拇短伸肌腱和拇长伸肌腱之间的凹陷中。

局解　分布着桡神经的浅支，有桡动脉的分支。

主治　手腕痛、桡神经麻痹，亦可治疗头痛、眼炎、咽喉肿痛。

11. 臑会

位置　肩髎穴下 3 寸，三角肌的后缘。

局解　在肱三头肌外侧头的上部，分布着来自 C5~6 的腋神经、臂外侧皮神经，有旋肱后动脉。

主治　颈肩臂部疼痛、上肢运动障碍。

12. 消泺

位置　清冷渊穴上 3 寸。

局解　在肱三头肌中，分布着来自 C6~8 的桡神经、臂后皮神经和臂外侧皮神经，有桡侧副动脉。

主治　颈肩及后臂部疼痛、上肢运动障碍。

13. 清冷渊

位置　尺骨鹰嘴上 2 寸。

局解　在肱三头肌腱中，分布着来自 C6~8 的桡神经、臂后皮神经和臂内侧皮神经，有桡侧副动脉。

主治　肩及后上臂部疼痛、上肢运动障碍。

14. 天井

位置　肱骨后面，鹰嘴窝的凹陷中。

局解　在肱三头肌腱中，分布着来自 C6~8 的桡神经、臂后皮神经、臂内侧皮神经，有肘关节动脉网。

主治　肘部痛、上肢运动障碍，亦可治疗癫痫。

15. 四渎

位置　尺骨与桡骨之间，肘下 5 寸。

局解　在指总伸肌与尺侧腕伸肌之间，分布着来自 C5~8 的桡神经的肌支、前臂背侧皮神经,有骨间背侧动脉。

主治 手臂麻木、上肢运动障碍,亦可治疗牙痛、咽喉肿痛。

16. **合谷**

位置 手背,第一、二掌骨之间,约平第二掌骨的中点。

局解 在第一骨间背侧肌中,分布着来自 C8~T1 的正中神经、来自 C5~8 的桡神经的浅支,有来自桡动脉的掌背动脉。

主治 手臂麻木、咳喘、胁痛、牙痛、三叉神经痛、咽喉肿痛、面瘫、腮腺炎。

17. **三间**

位置 握拳,当第二掌骨小头桡侧后凹陷中。

局解 在第二掌骨和第一掌骨间背侧肌之间,分布着来自 C5~8 的桡神经、来自 C6~T1 的正中神经的指掌侧固有神经,有桡动脉的掌背动脉。

主治 手臂麻木、咳喘、牙痛、咽喉肿痛。

18. **二间**

位置 握拳,当食指桡侧掌指关节前凹陷中。

局解 分布着来自 C5~8 的桡神经、来自 C6~T1 的正中神经的指掌侧固有神经,有桡动脉的指背动脉。

主治 手臂麻木、咽喉肿痛、牙痛、头痛。

19. **商阳**

位置 食指桡侧端,距指甲角约 0.1 寸。

局解 分布着来自 C6~T1 的正中神经的指掌侧固有神经,有指掌侧固有动脉形成的动脉网。

主治 手指麻木、头痛、咽喉肿痛、牙痛。

20. **三阳络**

位置 尺骨与桡骨之间,腕背横纹上 4 寸。

局解 在指总伸肌和小指固有伸肌之间,下层是拇长伸肌和拇短伸肌,分布着来自 C6~T1 的正中神经,有骨间背侧动脉。

主治 手臂不遂或麻木,亦可治疗暴喑。

21. **会宗**

位置 支沟穴尺侧 1 寸。

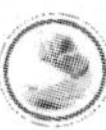

局解 在尺侧腕伸肌和小指固有伸肌之间，分布着来自 C6~T1 的正中神经、前臂内侧和背侧皮神经，有骨间背侧动脉。

主治 手臂麻木、上肢运动障碍。

22. 支沟

位置 尺骨与桡骨之间，腕背横纹上 3 寸。

局解 在指总伸肌和小指固有伸肌之间，分布着来自 C6~T1 的正中神经的分支，深部有正中神经通过，有骨间背侧动脉。

主治 手臂麻木或疼痛、上肢不遂、心脏疾患、胸胁痛，亦可治疗暴喑、耳鸣。

23. 外关

位置 尺骨与桡骨之间，腕背横纹上 2 寸。

局解 在指总伸肌和小指固有伸肌之间，分布着来自 C6~T1 的正中神经，有骨间背侧动脉。

主治 手臂麻木或疼痛、上肢不遂、心悸、胸胁痛、头痛、眼肿痛，亦可治疗高血压。

24. 阳池

位置 腕背横纹中，指总伸肌腱尺侧缘凹陷中。

局解 分布着来自 C7~T1 的尺神经的手背支和桡神经浅支，有腕背侧动脉。

主治 腕痛、尺神经麻痹。

25. 中渚

位置 握拳，第四、五掌骨小头后缘之间凹陷中，液门穴后 1 寸。

局解 分布着来自 C7~T1 的尺神经的指背神经。

主治 手臂麻木或疼痛、头痛、目赤、咽喉肿痛。

26. 液门

位置 握拳，第四、五指之间，掌指关节前凹陷中。

局解 分布着来自 C7~T1 的尺神经的指背神经，有尺动脉的指背动脉。

主治 手臂麻木或疼痛、头痛、目赤、咽喉肿痛。

27. 关冲

位置 第四指尺侧，指甲角旁约 0.1 寸。

局解 分布着来自 C7~T1 的尺神经的指掌侧固有神经，有指掌侧固有动脉形成的动脉网。

主治 目赤、头痛、咽喉肿痛。

28. **小海**

位置 在肱骨的内上髁与尺骨鹰嘴之间的凹陷处。

局解 在尺侧腕屈肌起始部，为来自C7~T1的尺神经通过之处，分布着尺神经、臂内侧皮神经和前臂内侧皮神经，有尺侧下副动脉。

主治 手臂麻木、尺神经麻痹、肘部疼痛、头痛，亦治疗癫痫。

29. **支正**

位置 阳谷穴与小海穴的连线上，阳谷上5寸。

局解 在尺侧腕伸肌的尺侧缘，分布着来自C6~T1节段的神经，有骨间背侧动脉。

主治 手臂麻木或疼痛、头痛，亦治癫狂。

30. **养老**

位置 掌心向胸，当尺骨小头桡侧缘的凹陷中。

局解 在尺侧腕伸肌腱的尺侧，分布着来自C7~T1的尺神经手背支、桡神经、前臂内侧皮神经，有腕背侧动脉。

主治 手臂麻木、头痛，亦可治疗视力下降。

31. **阳谷**

位置 腕背横纹尺侧端，尺骨小头前凹陷中。

局解 在尺侧腕伸肌腱的尺侧缘，分布着来自C7~T1的尺神经的手背支、桡神经，有腕背动脉。

主治 腕臂疼痛、头痛、口腔疾患。

32. **腕骨**

位置 手背尺侧，第五掌骨底和三角骨之间的凹陷中。

局解 在尺侧腕伸肌停止部的外缘、小指展肌中，分布着来自C7~T1的尺神经的手背支、桡神经，有尺动脉。

主治 手指及腕部疼痛或麻木、肩臂颈痛、眼痛。

33. **后溪**

位置 握拳，第五掌骨小头后方尺侧，掌横纹端赤白肉际凹陷处。

局解 在小指展肌和第五掌骨之间，分布着来自C7~T1的尺神经的指背神经，有掌背动脉。

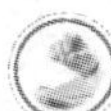

主治　手臂疼痛或麻木、头痛项强、牙痛、咽喉肿痛，亦可治疗癫狂、疟疾。

34. 前谷

位置　握拳，第五掌指关节前尺侧，横纹头赤白肉际凹陷处。

局解　分布着来自 C7~T1 的尺神经的指背神经，有尺动脉的指背动脉。

主治　手臂麻木、头项痛、目赤、咽喉肿痛。

35. 少泽

位置　小指尺侧指甲角旁约 0.1 寸。

局解　分布着来自 C7~T1 的尺神经的指掌侧固有神经，有尺动脉的指掌侧固有动脉。

主治　手指麻木、头痛、目赤、咽喉肿痛、咳喘，亦可治疗乳汁不足、乳腺炎。

第十二章　胸髓节段支配区内的经穴

胸髓（T1~12）节段支配区内的腧穴包括上部胸髓（T1~5）节段支配区内的腧穴和下部胸髓（T6~12）节段支配区内的腧穴两部分。

第一节　上部胸髓（T1~5）节段支配区内的腧穴

这部分腧穴（约 9 个）大都分布在胸部、背侧上部，主要治疗所在躯体部位、胸腔内器官的疾患。

1. 大椎

位置 在第七颈椎棘突和第一胸椎棘突之间的凹陷处。

局解 在斜方肌的起始部，皮下有棘上韧带，深部有棘间韧带，分布着包括来自 C8 的颈神经后支、副神经，有颈横动脉的分支。

主治 颈项肌痉挛疼痛、咳喘，亦可治疗精神病、疟疾、发烧。

2. 璇玑

位置 前正中线，胸骨柄的中央，正对第一肋骨端凹陷处。

局解 分布着来自 C4 的锁骨上神经、来自 T1 的肋间神经前皮支，有胸廓内动脉的穿支。

主治 咳喘、心悸、胸痛，亦可治疗咽喉肿痛。

3. 俞府

位置 锁骨下缘，前正中线旁开 2 寸。

局解 有胸大肌与锁骨下肌，分布着来自 C5~T1 的胸前神经、来自 C3~4 的锁骨上神经、来自 C5~7 的锁骨下神经肌支、来自 T1 的肋间神经前皮支，有胸廓内动脉。

主治 呼吸系统疾患、肋间神经痛、膈肌痉挛或麻痹。

4. 气户

位置　锁骨下方,锁骨和第一肋骨邻接部、前正中线旁开 4 寸。

局解　浅层是胸大肌,深层是锁骨下肌,分布着来自 C5~T1 的胸前神经、来自 C3~4 的锁骨上神经、来自 C5~7 的臂丛的锁骨下肌支,有上肋间动脉。

主治　呼吸系统疾患、膈肌痉挛或麻痹、肩胸部疼痛。

5. 云门

位置　锁骨下缘,前正中线旁开 6 寸。

局解　在胸大肌的上部,分布着来自 C5~T1 的胸前神经、来自 T1 的肋间神经、来自 C3~4 的锁骨上神经,皮下有头静脉通过,深部正当腋动脉的起点,有胸肩峰动脉,有臂神经丛。

主治　呼吸系统疾患、心脏疾患、呃逆、肩胸部痛。

6. 陶道

位置　在第一、第二胸椎棘突间的凹陷处。

局解　在斜方肌的起始部,皮下有棘上韧带,深部有棘间韧带,分布着包括来自 C8~T1 在内的下位颈神经和上位颈神经的后支、副神经,有颈横动脉分支。

主治　头项强痛、咳喘、心悸,亦可治疗疟疾、精神病。

7. 大杼

位置　第一胸椎棘突下旁开 1.5 寸。

局解　浅层是斜方肌,深层是小菱形肌、上后锯肌和骶棘肌,分布着来自包括 T1 的胸神经后支和肋间神经,来自 C4~5 的肩胛背神经、副神经。

主治　头项强痛、肩背部酸痛、咳喘、心悸、肝区痛。

8. 华盖

位置　前正中线,胸骨角的中点。

局解　分布着来自 T1 的肋间神经前皮支,有胸廓内动脉的穿支。

主治　多种呼吸系统疾病、上胸部痛,亦可治疗咽喉肿痛。

9. 彧中

位置　在第一、第二肋骨之间,前正中线旁开 2 寸。

局解　在胸大肌中,分布着来自 T1 的肋间神经和来自 C5~T1 的胸前神经,有肋间动脉。

主治 呼吸系统的多种疾患、肋间神经痛。

10. 库房

位置 在第一二肋骨之间，前正中线旁开 4 寸。

局解 在胸大肌中，深部是肋间肌，分布着来自 C5~T1 的胸前神经、来自 T1 的肋间神经，有肋间动脉。

主治 呼吸系统疾患、肋间神经痛。

11. 中府

位置 前正中线旁开 6 寸，平第一肋间隙。

局解 在上部胸大肌中，深部是前锯肌、肋间肌，分布着来自 C5~T1 的胸前神经、来自 C5~7 的胸长神经、来自 T1 的肋间神经，有胸肩峰动脉。

主治 呼吸系统的多种疾患、心脏病、上胸壁痛。

12. 风门

位置 在第二胸椎棘突下旁开 1.5 寸。

局解 浅层是斜方肌，深层是大菱形肌、上后锯肌和骶棘肌，分布着来自 T2 的胸神经后支和肋间神经、来自 C4~5 的肩胛背神经、副神经，有腰横动脉降支。

主治 项背部酸痛、咳喘、心悸、相应的肋间神经痛。

13. 附分

位置 第二胸椎棘突下旁开 3 寸。

局解 在肩胛冈内侧端的边缘，浅层是斜方肌，深层是大小菱形肌边缘，分布着来自 T2 的胸神经后支和肋间神经、来自 C4~5 的肩胛背神经、副神经，有颈横动脉分支。

主治 颈项肩背部酸痛、咳喘、肋间神经痛。

14. 紫宫

位置 前正中线，平第二肋间隙处。

局解 分布着来自 T2 的肋间神经前皮支，有胸廓内动脉的穿支。

主治 呼吸系统的多种疾患、心脏疾患、肋间神经痛。

15. 神藏

位置 在第二、第三肋之间，前正中线旁开 2 寸。

局解 在胸大肌中，分布着来自 C5~T1 的胸前神经、来自 T2 的肋间神经，有肋间动脉。

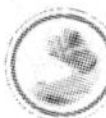

主治 呼吸系统疾患、心脏疾患、肋间神经痛。

16. 屋翳

位置 在第二肋间隙，前正中线旁开 4 寸。

局解 在胸大肌中，分布着来自 C5~T1 的胸前神经、来自 T1 的肋间神经，有肋间动脉。

主治 咳嗽、气喘、心悸、肋间神经痛。

17. 周荣

位置 在第二肋间隙中，前正中线旁开 6 寸。

局解 在胸大肌中，深层依次是胸小肌、前锯肌、肋间肌，分布着来自 C5~T1 的胸前神经、来自 C5~7 的胸长神经、来自 T2 的肋间神经，有胸外侧动脉。

主治 咳喘、心悸、上部胸胁痛。

18. 身柱

位置 在第三、第四胸椎棘突之间的凹陷处。

局解 在斜方肌的起始部，皮下有棘上韧带，深部有棘间韧带，分布着来自 T3 的胸神经后支、副神经，有颈横动脉的降支和肋间动脉的后支。

主治 咳喘、心悸、肩背酸痛，亦可治疗癫痫。

19. 肺俞

位置 在第三胸椎棘突下旁开 1.5 寸。

局解 浅层是斜方肌，深层是大菱形肌、上后锯肌和骶棘肌，分布着副神经、来自 C4~5 的肩胛背神经、来自 T3 的胸神经后支和肋间神经，有颈横动脉降支和肋间动脉后支。

主治 咳喘、心悸、肩背酸痛，亦可治疗潮热、盗汗。

20. 魄户

位置 第三胸椎棘突下旁开 3 寸。

局解 浅层是斜方肌，深层是大菱形肌，分布着来自 C4~5 的肩胛背神经、来自 T3 的胸神经后支和肋间神经、副神经，有颈横动脉降支。

主治 咳喘、心悸、肩背酸痛。

21. 玉堂

位置 前正中线，平第三肋间隙处。

局解 分布着来自 T3 的肋间神经前支，有胸廓内动脉的穿支。

主治 咳喘、心悸、胸胁痛、乳腺病。

22. 灵墟

位置 第三肋间隙，前正中线旁开 2 寸。

局解 在胸大肌中，分布着来自 T3 的肋间神经、来自 C5~T1 的胸前神经，有肋间动脉。

主治 咳嗽、气喘、心悸、胸胁痛、乳腺病。

23. 膺窗

位置 第三肋间隙，前正中线旁开 4 寸。

局解 在胸大肌中，深部依次是胸小肌、肋间肌，分布着来自 T3 的肋间神经、来自 C5~T1 的胸前神经，有胸肩峰动脉的胸肌支和肋间动脉。

主治 咳喘、心悸、胸胁痛、乳腺病。

24. 胸乡

位置 第三肋间隙，前正中线旁开 6 寸。

局解 在胸大肌中，深层有胸小肌、前锯肌、肋间肌，分布着来自 C5~T1 的胸前神经、胸长神经、来自 T3 的肋间神经，有胸外侧动脉。

主治 咳喘、心悸、胸胁痛。

25. 厥阴俞

位置 第四胸椎棘突下旁开 1.5 寸。

局解 浅层是斜方肌，深层是骶棘肌，分布着来自 T4 的胸神经后支、副神经。

主治 心悸、心痛、咳喘。

26. 膏肓俞

位置 在第四胸椎棘突下旁开 3 寸。

局解 浅层是斜方肌，深层是大菱形肌，分布着来自 T4 的胸神经后支和肋间神经，来自 C4~5 的肩胛背神经、副神经。

主治 咳嗽、气喘、心脏病、胸胁痛。

27. 膻中

位置 前正中线，平第四肋间隙。

局解 分布着来自 T4 的肋间神经前皮支，有胸廓内动脉的分支。

主治　多种心脏疾患、呼吸系统疾患、胸胁痛。

28. 神封

位置　第四肋间隙，前正中线旁开 2 寸。

局解　在胸大肌中，分布着来自 T4 的肋间神经、来自 C5~T1 的胸前神经，有肋间动脉。

主治　咳喘、心悸、乳腺病、胸胁痛。

29. 乳中

位置　第四肋间隙沉头的正中。

局解　在胸大肌中，深部有胸小肌、肋间肌，分布着来自 C5~T1 的胸前神经、来自 T4 的肋间神经，有胸肩峰动脉的胸肌支和肋间动脉。

附注　禁针、禁灸。

30. 天池

位置　第四肋间隙，乳头外侧 1 寸。

局解　在胸大肌中，深层是胸小肌、肋间肌，分布着来自 C5~T1 的胸前神经、来自 T4 的肋间神经，有胸外侧动脉。

主治　呼吸系统疾病、心脏病、乳腺病。

31. 天溪

位置　第四肋间隙，前正中线旁开 6 寸。

局解　在胸大肌的外下缘，深层有前锯肌、肋间肌，分布着来自 T4 的肋间神经、来自 C5~7 的胸长神经，有胸外侧动脉。

主治　呼吸系统的多种疾患、心脏病、胸胁痛、乳腺病。

32. 辄筋

位置　第四肋间，渊腋穴前 1 寸。

局解　在胸大肌的外侧、前锯肌中，深层是肋间肌，分布着来自 C5~7 的胸长神经、来自 T4 的肋间神经，有胸外侧动脉。

主治　咳喘、胸胁痛。

33. 渊腋

位置　举臂，腋中线直下第四肋间。

局解　在前锯肌和肋间肌中，分布着来自 T4 的肋间神经、来自 C5~7 的胸长神经，有肋间动脉和胸外侧动脉。

主治 咳喘、胸胁痛。

34. 神道

位置 在第五、六颈椎棘突间的凹陷处。

局解 在斜方肌和大菱形肌的起始部，皮下是棘上韧带，深部是棘间韧带，分布着来自T5的胸神经后支、副神经、来自C4~5的肩胛背神经，有肋间动脉后支。

主治 心悸、心痛、咳喘、肋间神经痛。

35. 心俞

位置 第五胸椎棘突下旁开1.5寸。

局解 在斜方肌和骶棘肌中，分布着来自T5的胸神经后支、副神经，有肋间动脉后支。

主治 多种心脏疾患、咳喘，亦可治疗盗汗。

36. 神堂

位置 第五胸椎棘突下旁开3寸。

局解 在斜方肌、大菱形肌中，分布着来自C4~5的肩胛背神经、副神经，来自T5的胸神经后支。

主治 心脏疾患、咳喘、脊背酸痛。

37. 步廊

位置 第五肋间隙，前正中线旁开2寸。

局解 在胸大肌中，分布着来自T5的肋间神经、来自C5~T1的胸前神经，有肋间动脉。

主治 咳喘、心悸、胸胁痛。

38. 乳根

位置 第五肋间隙，前正中线旁开4寸。

局解 在胸大肌中，深部有腹外斜肌、肋间肌，有来自C5~T1的胸前神经、来自T5的肋间神经，有肋间动脉。

主治 咳喘、心悸、乳腺病、胸胁痛。

39. 食窦

位置 第五肋间隙，前正中线旁开6寸。

局解 在前锯肌中，深部是肋间肌，分布着来自 C5~T1 的胸长神经、来自 T5 的肋间神经，有胸外侧动脉。

主治 咳喘、心悸、胸胁痛

第二节　下部胸髓（T6~12）节段支配区内的腧穴

这部分腧穴（57 个）大都分布在腹部、背侧下部，主要治疗上腹部器官、下腹部器官及相应躯体部位的病症。

1. 灵台

位置 第六胸椎棘突下凹陷中。

局解 在大菱形肌与斜方肌起始部，有棘上韧带和棘间韧带，分布着来自 T6 的胸神经后支、副神经、肩胛背神经，有肋间动脉后支。

主治 咳喘、脊背痛、上腹痛。

2. 督俞

位置 第六胸椎棘突下旁开 1.5 寸。

局解 有斜方肌、背阔肌、骶棘肌，分布着来自 T6 的胸神经后支、副神经、胸背神经，有肋间动脉后支。

主治 咳喘、心痛、上腹痛。

3. 譩譆

位置 第六胸椎棘突下旁开 3 寸。

局解 在斜方肌外缘、大菱形肌下缘，主要分布着来自 T6 的胸神经后支，有颈横动脉降支、肋间动脉后支。

主治 咳喘、脊背痛、呕吐，亦可治疗疟疾。

4. 中庭

位置 胸剑联合的中点。

局解 分布着来自 T6 的肋间神经前皮支，有胸廓内动脉的穿支。

主治 咳喘、胁痛、上腹痛。

5. 大包

位置 腋中线直下第六肋间隙。

局解 在前锯肌、肋间肌中，分布着来自 T6 的肋间神经、胸长神经，有胸外侧动脉。

主治 咳喘、胁痛、上腹痛。

6. 至阳

位置 第七胸椎棘突下凹陷处。

局解 有棘上韧带、棘间韧带，分布着来自 T6 的胸神经后支、副神经，有肋间动脉后支。

主治 肝、胆、脾、胃、胰的疾患及脊背痛。

7. 膈俞

位置 第七胸椎棘突下旁开 1.5 寸。

局解 有斜方肌、背阔肌、骶棘肌，分布着来自 T7 的胸神经后支、副神经，有肋间动脉后支。

主治 肝、胆、脾、胰、胃的疾患。

8. 膈关

位置 第七胸椎棘突下旁开 3 寸。

局解 在背阔肌中，分布着来自 T7 的胸神经、胸背神经，有肋间动脉后支。

主治 肝、胆、脾、胰、胃的疾患。

9. 鸠尾

位置 剑突下，脐上 7 寸。

局解 在腹白线起始部、分布着来自 T7 的肋间神经，有腹壁上动脉、上静脉分支。深部正对肝左叶。

主治 肝、胆、脾、胃、胰的疾患，亦可治疗肋软骨炎。

10. 巨阙

位置 前正中线，脐上 6 寸。

局解 分布着来自 T7 的肋间神经前皮支，有腹壁上动脉分支。深部正对肝左叶。

主治 肝、胆、胃、胰、脾的疾患。

11. 上脘

位置 前正中线，脐上 5 寸。

局解 在脐上腹白线中，分布着来自 T7~8 的肋间神经前皮支，有腹壁上动脉分支。

主治 肝、胆、胃、胰、脾的疾患。

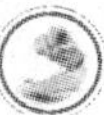

12. 幽门

位置　巨阙穴旁开 0.5 寸。

局解　在腹直肌内缘，分布着来自 T7 的肋间神经，有腹壁上动脉的分支。

主治　肝、胆、脾、胰、胃的疾患。

13. 不容

位置　巨阙穴旁开 2 寸。

局解　在腹直肌中，分布着来自 T7 的肋间神经，有腹壁上动脉。

主治　肝、胆、胃、脾、胰的疾患。

14. 腹通谷

位置　上脘穴旁开 0.5 寸。

局解　腹直肌内缘，分布着来自 T7~8 的肋间神经，有腹壁上动脉的分支。

主治　肝、胆、胃、脾、胰的疾患。

15. 承满

位置　上脘穴旁开 2 寸。

局解　在腹直肌内，分布着来自 T7~8 的肋间神经，有腹壁上动脉。

主治　肝、胆、胃、脾、胰的疾患。

16. 中脘

位置　前正中线，脐上 4 寸。

局解　在脐上腹白线中，分布着来自 T8 的肋间神经前皮支，有腹壁上动脉的分支。

主治　胃、肝、胆、脾、胰的疾患。

17. 阴都

位置　中脘穴旁开 0.5 寸。

局解　在腹直肌内缘，分布着来自 T8 的肋间神经，有腹壁上动脉的分支。

主治　胃、肝、胆、脾、胰的疾患。

18. 梁门

位置　中脘穴旁开 2 寸。

局解　在腹直肌内，分布着来自 T8 的肋间神经，有腹壁上动脉。

主治　胃、肝、胆、脾、胰的疾患。

19. 建里

位置 前正中线，脐上3寸。

局解 在脐上腹白线中，分布着来自T8~9的肋间神经前皮支，有腹壁上动脉的分支。

主治 肝、胆、胃、脾、胰的疾患。

20. 石关

位置 建里穴旁开0.5寸。

局解 在腹直肌内，分布着来自T8~9的肋间神经，有腹壁上动脉的分支。

主治 胃、肝、胆、脾、胰的疾患。

21. 关门

位置 建里穴旁开2寸。

局解 在腹直肌内，分布着来自T8~9的肋间神经，有腹壁上动脉。

主治 胃、肝、胆、脾、胰的疾患。

22. 期门

位置 乳头直下，第六肋间隙。

局解 在肋间肌内，分布着来自T6~8的肋间神经，有腹壁上动脉。

主治 肝、胆、胃、十二指肠、脾、胰的疾患。

23. 日月

位置 期门穴直下，第九肋软骨附着部的下缘。

局解 有腹外斜肌、腹内斜肌、腹横肌，分布着来自T8~9的肋间神经，有腹壁上动脉。

主治 肝、胆、胃、十二指肠、脾、胰的疾患。

24. 筋缩

位置 第九胸椎棘突下凹陷处。

局解 有棘上韧带、棘间韧带，分布着来自T9的胸神经后支、副神经。

主治 胃、十二指肠、肝、胆、脾、胰的疾患。

25. 肝俞

位置 第九胸椎棘突下旁开1.5寸。

局解 有腰背筋膜、骶棘肌，分布着来自T9的胸神经后支，有肋间动脉后支。

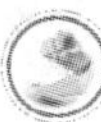

主治 肝、胆、胃、十二指肠、脾、胰的疾患。

26. 魂门

位置 第九胸椎棘突下旁开 3 寸。

局解 在背阔肌中,分布着来自 T9 的胸神经后支、胸背神经,有肋间动脉。

主治 肝、胆、胃、十二指肠、脾、胰的疾患。

27. 下脘

位置 前正中线,脐上 2 寸。

局解 在腹白线上,分布着来自 T9~10 的肋间神经前皮支,有腹壁上动脉的分支。

主治 胃、十二指肠、肝、胆、脾、胰的疾患。

28. 商曲

位置 下脘穴旁开 0.5 寸。

局解 在腹直肌内缘,分布着来自 T9~10 的肋间神经前股,有腹壁上动脉的分支。

主治 胃、十二指肠、肝、胆、脾、胰的疾患。

29. 太乙

位置 下脘穴旁开 2 寸。

局解 在腹直肌中,分布着来自 T9 的肋间神经,有腹壁上动脉。

主治 胃、十二指肠、肝、胆、脾、胰的疾患。

30. 中枢

位置 第十胸椎棘突下凹陷处。

局解 有棘上韧带、棘间韧带,分布着来自 T10 的胸神经后支、副神经,有肋间动脉后支。

主治 小肠、脾、胰、肾脏疾患。

31. 胆俞

位置 第十胸椎棘突下旁开 1.5 寸。

局解 有腰背筋膜、骶棘肌,分布着来自 T10 的胸神经后支,有肋间动脉后支。

主治 小肠、脾、胰、肾的疾患。

32. 阳纲

位置 第十胸椎棘突下旁开 3 寸。

局解 在背阔肌中,分布着来自 T10 的胸神经后支、胸背神经,有肋间动脉后支。

主治 脾、胰、肾、睾丸、卵巢的疾患。

33. 水分

位置 前正中线，脐上 1 寸。

局解 在脐上腹白线内，分布着来自 T10 的肋间神经前皮支，有腹壁上动脉的分支。

主治 胃、小肠、睾丸、卵巢的疾患。

34. 滑肉门

位置 水分穴旁开 2 寸。

局解 在腹直肌中，分布着来自 T10 的肋间神经，有腹壁上动脉。

主治 小肠的多种疾患及睾丸、卵巢的疾患。

35. 腹哀

位置 日月穴直下约 1.5 寸，前正中线旁开 4 寸。

局解 有腹外斜肌、腹内斜肌、腹横肌，分布着来自 T10 的肋间神经，有腹壁上动脉。

主治 小肠及睾丸、卵巢、肾的疾患。

36. 神阙

位置 脐的正中。

局解 分布着来自 T10 的肋间神经前皮支，有腹壁上动脉的分支。

主治 小肠的多种疾患及肾、睾丸、卵巢的疾患。

附注 只灸，禁针。

37. 肓俞

位置 神阙穴旁开 0.5 寸。

局解 在腹直肌内缘，分布着来自 T10 的肋间神经，有腹壁上动脉分支。

主治 小肠的多种疾患及肾、睾丸、卵巢的疾患。

38. 阴交

位置 神阙穴直下 1 寸。

局解 在脐下腹白线内，分布着来自 T10 的肋间神经前皮支，有腹壁下动脉的分支。

主治 小肠、睾丸、卵巢的疾患。

 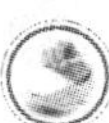

39. 中注

位置 阴交穴旁开 0.5 寸。

局解 在腹直肌内缘，分布着来自 T10 的肋间神经，有腹壁下动脉的分支。

主治 小肠、睾丸、卵巢、肾脏的疾患。

40. 天枢

位置 神阙穴旁开 2 寸。

局解 在腹直肌内，分布着来自 T10 的肋间神经，有腹壁上、下动脉。

主治 小肠、大肠的多种疾病。

41. 气海

位置 脐直下 1.5 寸。

局解 在脐下腹白线中，分布着来自 T10 的肋间神经前皮支，有腹壁下动脉的分支。

主治 小肠、大肠及肾、睾丸、卵巢的疾患。

42. 石门

位置 脐直下 2 寸。

局解 在脐下腹白线中，分布着来自 T11~12 的肋间神经前皮支。

主治 肾脏、睾丸、卵巢及大肠、小肠的疾患。

43. 四满

位置 石门穴旁开 0.5 寸。

局解 在腹直肌中，分布着来自 T11~12 的肋间神经，有腹壁下动脉的分支。

主治 肾脏、睾丸、卵巢、小肠、结肠的疾患。

44. 外陵

位置 阴交穴旁开 2 寸。

局解 在腹直肌中，分布着来自 T11 的肋间神经，有腹壁下动脉。

主治 小肠、结肠、肾脏、睾丸、卵巢的疾患。

45. 大横

位置 脐中旁开 4 寸。

局解 有腹外斜肌、腹内斜肌、腹横肌，分布着来自 T11 的肋间神经，有腹壁浅动脉、腰动脉。

主治 小肠、结肠、肾脏等的疾患。

46. 章门

位置 第十一肋端。

局解 有腹外斜肌、腹内斜肌、腹横肌，分布着来自 T10~11 的肋间神经，有肋间动脉。

主治 小肠、大肠、肾脏、睾丸、卵巢的疾患。

47. 脊中

位置 第十一胸椎棘突下凹陷中。

局解 有棘上韧带、棘间韧带，分布着来自 T10~11 的胸神经后支，有肋间动脉后支。

主治 脊背疼痛及小肠、大肠、肾脏的疾患。

48. 脾俞

位置 第十一胸椎棘突下旁开 1.5 寸。

局解 有腰背筋膜、骶棘肌，分布着来自 T11 的胸神经后支，有肋间动脉后支。

主治 小肠、结肠、肾脏、睾丸、卵巢的疾病。

49. 意舍

位置 第十一胸椎棘突下旁开 3 寸。

局解 在背阔肌中，分布着来自 T11 的胸神经后支、胸背神经，有肋间动脉后支。

主治 小肠、结肠、肾脏及睾丸、卵巢的疾患。

50. 大巨

位置 石门穴旁开 2 寸。

局解 在腹直肌中，分布着来自 T11~12 的肋间神经，有腹壁下动脉。

主治 小肠、结肠、肾脏及睾丸、卵巢的疾患。

51. 腹结

位置 大横穴下 1.3 寸左右。

局解 有腹外斜肌、腹内斜肌、腹横肌，分布着来自 T11~12 的肋间神经，有腹壁浅动脉。

主治 小肠、结肠、肾脏的疾患。

 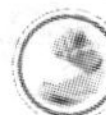

52. 带脉

位置 章门直下平脐处。

局解 有腹外斜肌、腹内斜肌、腹横肌，分布着来自 T11 的肋间神经，有腰动脉。

主治 上泌尿道（肾脏、输尿管）、睾丸、卵巢、小肠、结肠的疾患。

53. 胃俞

位置 第十二胸椎棘突下旁开 1.5 寸。

局解 有腰背筋膜、骶棘肌，分布着来自 T12 的胸神经后支，有肋间动脉后支。

主治 大肠、上泌尿道的疾患。

54. 胃仓

位置 第十二胸椎棘突下旁开 3 寸。

局解 在背阔肌中，分布着来自 T12 的胸神经后支、副神经、胸背神经，有肋间动脉后支。

主治 上泌尿道、大肠的疾患。

55. 关元

位置 脐直下 3 寸。

局解 在脐下腹白线中，分布着来自 T12 的肋下神经皮支，有腹壁下动脉分支。

主治 大肠、上泌尿道、生殖系统病症。

56. 气穴

位置 关元穴旁开 0.5 寸。

局解 在腹直肌中，分布着来自 T12 的肋下神经前股，有腹壁下动脉的分支。

主治 大肠、肾脏疾患，治疗生殖系统、泌尿系统下部的疾患有良好疗效。

57. 京门

位置 在腹部侧面第十二肋软骨的尖端部。

局解 有腹外斜肌、腹内斜肌，分布着来自 T12 的肋神经，有肋下动脉。

主治 上泌尿系、大肠的疾患。

第十三章　腰髓节段支配区内的经穴

腰髓节段(L1~5)支配区内的腧穴包括分布在腰腹部的腧穴、下肢前外侧面的腧穴、下肢后内侧面的腧穴三个部分。主要治疗盆腔内器官、腰腿部的疾患。

第一节　分布在腰腹部的腧穴

这部分腧穴(24 个)主要治疗盆腔内器官、腰腿部的疾患。

1. 悬枢

位置 第一腰椎棘突下凹陷中。

局解 有棘上韧带、棘间韧带,分布着来自 T12~L 1 的神经,有腰动脉后支。

主治 大肠、肾脏及盆腔内器官的疾患,腰脊痛。

2. 命门

位置 第二腰椎棘突下凹陷中。

局解 有棘上韧带、棘间韧带,分布着来自 L2 的腰神经后支,有腰动脉后支。

主治 泌尿生殖系统(主要是盆腔内器官)、直肠的疾患,腰脊痛。

3. 腰阳关

位置 第四腰椎棘突下凹陷中。

局解 有棘上韧带、棘间韧带,分布着来自 L4 的腰神经后支,有腰动脉后支。

主治 腰脊痛及盆腔内器官的疾患。

4. 三焦俞

位置 第一腰椎棘突下旁开 1.5 寸。

局解 有腰背筋膜、骶棘肌,分布着来自 L1 的腰神经后支,有腰动脉后支。

主治 肾脏、盆腔内器官的疾患。

5. 肾俞

位置　第二腰椎棘突下旁开 1.5 寸。

局解　有腰背筋膜、骶棘肌，分布着来自 L2 的腰神经后支，有腰动脉后支。

主治　肾脏、盆腔内诸器官的疾患。

6. 气海俞

位置　第三腰椎棘突下旁开 1.5 寸。

局解　有腰背筋膜、骶棘肌，分布着来自 L3 的腰神经后支，有腰动脉后支。

主治　盆腔内诸器官的疾患。

7. 大肠俞

位置　第四腰椎棘突下旁开 1.5 寸。

局解　有腰背筋膜、骶棘肌，分布着来自 L4 的腰神经后支，有腰动脉后支。

主治　腰痛、坐骨神经痛、闭孔神经痛。

8. 关元俞

位置　第五腰椎棘突下旁开 1.5 寸。

局解　有腰背筋膜、骶棘肌，分布着来自 L5 的腰神经后支，有骶中动脉后支。

主治　坐骨神经痛、股外侧皮神经炎。

9. 小肠俞

位置　第一骶椎棘突下旁开 1.5 寸。

局解　有腰背筋膜、骶棘肌，分布着来自 L5 的腰神经后支，有骶中动脉后支。

主治　坐骨神经痛。

10. 肓门

位置　第一腰椎棘突下旁开 3 寸。

局解　在背阔肌中，分布着来自 L1 的腰神经后支、胸背神经，有腰动脉后支。

主治　肾脏及盆腔内诸器官的疾患。

11. 志室

位置　第二腰椎棘突下旁开 3 寸。

局解　在背阔肌中，分布着来自 L2 的腰神经后支、胸背神经，有腰动脉后支。

主治　盆腔内诸器官的病症。

12. 中极

位置 脐直下 4 寸。

局解 在脐下腹白线中，分布着来自 T12 的肋下神经的前皮支、来自 T12~L4 的髂腹下神经，有腹壁下动脉的分支。

主治 盆腔内器官的多种疾病。

13. 曲骨

位置 脐直下 5 寸，耻骨上缘正中。

局解 在锥状肌停止部的中间，分布着来自 T12 的肋下神经的前皮支、来自 T12~L4 的髂腹下神经，有腹壁下动脉分支和阴部外动脉。

主治 泌尿生殖系统的多种疾患。

14. 大赫

位置 中极穴旁开 0.5 寸

局解 在腹直肌中，分布着来自 T12 的肋下神经的前皮支、来自 T12~L4 的髂腹下神经，有腹壁下动脉的分支。

主治 生殖泌尿系统的多种疾患。

15. 横骨

位置 曲骨穴旁开 0.5 寸。

局解 有锥状肌、腹直肌。分布着来自 T12 的肋下神经的前皮支、来自 T12~L4 的髂腹下神经，有腹壁下动脉、阴部外动脉。

主治 泌尿生殖系统的多种疾患。

16. 水道

位置 关元穴旁开 2 寸。

局解 在腹直肌下部近外侧缘处，分布着来自 T12 的肋下神经的前皮支、来自 T12~L4 的髂腹下神经，有腹壁下动脉。

主治 泌尿生殖系统及大肠的疾患。

17. 归来

位置 中极穴旁开 2 寸。

局解 在腹直肌下部的外缘，分布着来自 T12~L4 的髂腹下神经，有腹壁下动脉。

主治 大肠、泌尿生殖系统的疾患。

18. 气冲

位置 曲骨穴旁开 2 寸。

局解 在腹直肌停止部的外侧，分布着来自 T12~L4 的髂腹下神经、髂腹股沟神经，有腹壁下动脉、旋髂浅动脉。

主治 泌尿生殖系统、大肠的疾患。

19. 急脉

位置 耻骨联合下旁开 2.5 寸。

局解 在髂腹股沟管皮下环处，为精索或子宫圆韧带的通过处，分布着髂腹股沟神经和生殖股神经，有阴部外动脉。

附注 禁针。本穴不常用。

20. 府舍

位置 中极穴旁开 2 寸。

局解 有腹外斜肌腱膜、腹内斜肌，分布着来自 T12~L4 的髂腹下神经、髂腹股沟神经和肋下神经，有腹壁浅动脉、旋髂动脉。

主治 大肠、泌尿生殖系统的疾患。

21. 冲门

位置 曲骨穴旁开 3.5 寸。

局解 分布着来自 T12~L4 的髂腹股沟神经，有腹壁下动脉和旋髂浅动脉。

主治 生殖泌尿系统的疾患。

22. 五枢

位置 髂前上棘前 0.5 寸。

局解 在腹外斜肌的下缘，深部是腹内斜肌，分布着来自 T12~L4 的髂腹下神经、肋下神经，有旋髂浅动脉。

主治 泌尿生殖系统、大肠的疾患。

23. 维道

位置 五枢穴前下 0.5 寸。

局解 有腹外斜肌腱膜、腹内斜肌，分布着来自 T12~L4 的髂腹下神经、髂腹股沟神经和肋下神经，有腹壁浅动脉、旋髂动脉。

主治 大肠、泌尿生殖系统的疾患。

24. 居髎

位置 髂前上棘与股骨大转子联线的中点。

局解 分布着来自 L2~3 的股外侧皮神经、来自 L4~S1 的臀上神经，有旋髂浅动脉。

主治 泌尿生殖系统、大肠的疾患及坐骨神经痛、股外侧皮神经炎。

第二节 分布在下肢前外侧面的腧穴

这部分腧穴（4 个）主要治疗盆腔内器官、腰腿部的疾患。

1. 髀关

位置 髂前上棘与髌骨外缘的连线上，平臀沟处。

局解 在股直肌的上端，缝匠肌和阔筋膜张肌之间，分布着来自 L2~4 的股神经肌支、来自 L4~5 的臀上神经、来自 L2~3 的股外侧皮神经，有旋股外侧动脉。

主治 盆腔内器官疾患、股外侧皮神经炎、下肢痛。

2. 伏兔

位置 髂前上棘与髌骨外缘的连线上，髌骨外上缘上 6 寸。

局解 在股直肌内，分布着来自 L2~4 的股神经，有旋股外侧动脉的降支。

主治 股部痛、盆腔内器官疾患。

3. 阴市

位置 髌骨外上缘上 3 寸。

局解 在股直肌和股外侧肌之间，分布着来自 L2~4 的股神经，有旋股外侧动脉降支。

主治 盆腔内器官疾患、下肢运动障碍。

4. 梁丘

位置 髌骨外上缘上 2 寸。

局解 在股直肌和股外侧肌之间，分布着来自 L2~4 的股神经，有旋股外侧动脉降支。

主治 盆腔内器官疾患、膝关节疼或运动障碍。

第三节　分布在下肢后内侧面的腧穴

这部分腧穴（5个）主要治疗盆腔内器官、腰腿部的疾患。

1. 阴廉

位置 曲骨穴旁开2寸，直下2寸。

局解 在耻骨肌的内侧缘，分布着来自T12~L4的髂腹股沟神经、闭孔神经、股神经，有阴部动脉。

主治 泌尿生殖系统的疾患。

2. 足五里

位置 曲骨穴旁开2寸，直下3寸。

局解 在耻骨肌的内侧缘，分布着来自T12~L4的髂腹股沟神经、闭孔神经、股神经，有阴部动脉。

主治 泌尿生殖系统的疾患。

3. 阴包

位置 股骨内上髁上4寸，缝匠肌后缘。

局解 分布着来自L2~4的闭孔神经、股神经前皮支。深部有股动脉通过。

主治 盆腔内器官疾患、膝关节运动障碍。

4. 箕门

位置 髌骨内上缘上8寸，股四头肌内侧缘凹陷处。

局解 在长收肌的下端，分布着来自L2~4的闭孔神经、股神经，有股动脉。

主治 泌尿生殖系统的疾患。

5. 血海

位置 髌骨内上方2寸处。

局解 在缝匠肌和股内侧肌之间，分布着来自L2~4的闭孔神经、股神经肌支、隐神经，有膝上内动脉。

主治 泌尿生殖系统的疾患、膝关节运动障碍。

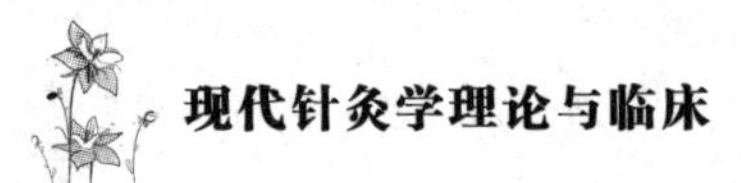

第十四章　骶髓节段支配区内的经穴

骶髓节段（S1~5）及尾神经支配区内的腧穴包括分布在骶部的腧穴、下肢前外侧且与腰髓（主要是L4~5）节段有关的腧穴、下肢后内侧且与腰髓节段（主要是L2~5）有关的腧穴三部分。

第一节　分布在骶部的腧穴

这部分腧穴（12个）大都分布在骶神经支配区内，主要治疗盆腔内器官的疾患、骶部和腰部疼痛。

1. 上髎

位置 第一骶后孔中。

局解 在腰背筋膜和骶棘肌中，分布着来自S1的骶神经后支，有骶外侧动脉。

主治 骶部痛、坐骨神经痛。

2. 次髎

位置 第二骶后孔中。

局解 在腰背筋膜中，分布着来自S2的骶神经后支，有骶外侧动脉。

主治 盆腔内器官疾患。

3. 中髎

位置 第三骶后孔中。

局解 在腰背筋膜中，分布着来自S3的骶神经后支，有骶外侧动脉。

主治 盆腔内器官疾患、骶部痛。

4. 下髎

位置 第四骶后孔中。

局解 在腰背筋膜中，分布着骶神经后支，有骶外侧动脉。

主治　盆腔内器官疾患、骶部痛。

5. 腰俞

位置　在骶管裂孔处。

局解　在腰背筋膜起始部，分布着骶神经后支，有骶中动脉的后支。

主治　盆腔内器官疾患。

6. 膀胱俞

位置　第二骶椎棘突下旁开 1.5 寸。

局解　在腰背筋膜中，骶棘肌的起始部，分布着来自 S2 的骶神经后支，有骶中动脉后支。

主治　泌尿生殖系统疾患、骶部痛、大肠疾患。

7. 中膂俞

位置　第三骶椎棘突下旁开 1. 5 寸。

局解　在腰背筋膜中，臀大肌起始部，分布着来自 S3 的骶神经后支，有臀上动脉。

主治　盆腔内器官疾患、骶部痛。

8. 白环俞

位置　第四骶椎棘突下旁开 1.5 寸。

局解　在臀大肌中，分布着来自 L4~S1 的臀下神经和骶神经后支，深部有臀下动脉。

主治　盆腔内器官疾患、腰骶部痛、坐骨神经痛。

9. 秩边

位置　第四骶椎棘突下旁开 3 寸。

局解　有臀大肌、梨状肌，分布着来自 L4~S1 的臀神经、第一和二骶神经的分支，有臀上动脉，深部有坐骨神经通过。

主治　腰痛、坐骨神经痛、盆腔内器官疾患。

10. 会阳

位置　骨尖旁开约 0.5 寸。

局解　在臀大肌的起始部，分布着来自 L4~S1 的臀下神经、来自尾丛的肛门尾骨神经，有肛门动脉。

主治　盆腔内器官疾患、坐骨神经痛。

11. 长强

位置 尾骨尖下约 0.5 寸。

局解 在尾骨尖和肛门外括约肌中，分布着来自 S2~4 的阴部神经，有阴部内动脉的分支。

主治 盆腔内器官疾患、肛周疾患。

12. 会阴

位置 男性在阴囊根部与肛门的中间，女性在大阴唇后联合与肛门的中间。

局解 在球海绵体肌的中央，分布着来自 S2~4 的会阴神经，有阴部内动脉的分支。

主治 盆腔内器官、肛周、外阴部的疾患。

第二节　分布在下肢前外侧、且与腰髓（主要是 L4~5）节段有关的腧穴

这部分腧穴（44 个）主要治疗腰腿部疾患、盆腔内器官疾患。

1. 犊鼻

位置 髌骨下缘髌韧带外侧凹陷中。

局解 分布着来自 L4~S1 的胫神经和腓总神经的关节支，有膝关节动脉网。

主治 膝关节疼痛或运动障碍。

2. 足三里

位置 犊鼻穴下 3 寸，胫骨前嵴外一横指处。

局解 在胫骨前肌和趾长伸肌之间，分布着来自 L4~S1 的腓总神经，深部为来自 L4~S3 的胫神经，有胫骨前动脉。

主治 坐骨神经痛、膝关节运动障碍，治疗胃肠疾病有良效，能够增强机体的免疫机能。

3. 上巨虚

位置 足三里穴下 3 寸。

局解 在胫骨前肌中，分布着来自 L4~S1 的腓深神经、腓肠外侧皮神经，有胫骨前动脉。

主治 下肢运动或感觉障碍，治疗肠道疾患有较好疗效。

 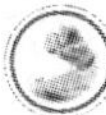

4. 条口

位置　上巨虚下 2 寸。

局解　在胫骨前肌、趾长伸肌中，分布着来自 L4~S1 的腓深神经、腓肠外侧皮神经，有胫前动脉。

主治　腰腿疼痛、下肢运动障碍，亦可治疗肠道疾病。

5. 丰隆

位置　条口穴外 1 寸。

局解　在胫骨前肌肌腹的外侧缘，分布着来自 L4~S1 的腓总神经，有胫前动脉的分支。

主治　腰腿痛、下肢运动障碍，亦可治疗大肠疾患、精神病。

6. 下巨虚

位置　上巨虚穴下 3 寸。

局解　在胫骨前肌和趾长伸肌之间，深部是足大趾长伸肌，分布着来自 L4~S1 的腓总神经，有胫前动脉。

主治　腰腿痛、下肢运动障碍，亦可治疗肠道疾患。

7. 解溪

位置　足背踝关节横纹的中央，足大趾长伸肌腱与趾长伸肌腱之间。

局解　在小腿十字韧带中，分布着腓总神经和胫神经的分支，有胫前动脉。

主治　足腕痛或运动障碍，亦可治疗肠道疾患。

8. 冲阳

位置　内庭穴上 5 寸。

局解　在趾长伸肌腱的内侧缘，分布着来自 L4~S1 的胫神经和腓浅神经，有足背动脉。

主治　足关节疼痛、下肢运动障碍或麻木，亦可治疗大肠的疾患。

9. 陷谷

位置　内庭穴上 2 寸，第二、三跖骨间隙中。

局解　在第二趾、第三趾的趾长伸肌腱之间，分布着来自 L4~S1 的胫神经和腓浅神经，有足背动脉。

主治　下肢麻木或不遂，亦可治疗大肠的疾患。

10. 内庭

位置 足背第二、三趾间的缝纹端。

局解 在第二趾短伸肌腱的外侧，分布着来自 L4~S1 的胫神经和腓浅神经，有足背动脉。

主治 下肢麻木，亦可治疗便秘、颠狂。

11. 厉兑

位置 第二趾外侧趾甲角旁约 0.1 寸。

局解 分布着来自 L5~S1 的腓浅神经、趾背神经，有胫前动脉的分支趾背动脉。

主治 下肢麻木，亦可治疗癫狂。

12. 环跳

位置 股骨大转子与骶管裂孔连线的外 1/3 与内 2/3 交界处。

局解 在臀大肌、臀中肌中，分布着来自 L4~S1 的臀上神经、来自 L5~S2 的臀下神经，有臀上动脉和臀下动脉。

主治 坐骨神经痛、腰痛、下肢运动或感觉障碍。

13. 风市

位置 大腿外侧中间腘横纹水平线上 7 寸。

局解 在股外侧肌和股二头肌之间、髂胫束中，分布着来自 L2~4 的股神经、来自 L4~S2 的腓总神经、来自 L4~S3 的胫神经、来自 L2~3 的股外侧皮神经，有旋股外侧动脉。

主治 腰腿痛、盆腔内器官疾患。

14. 中渎

位置 风市穴直下 2 寸。

局解 在股外侧肌和股二头肌之间、髂胫束中，分布着来自 L2~4 的股神经、来自 L4~S2 的腓总神经、来自 L4~S3 的胫神经、来自 L2~3 的股外侧皮神经，有旋股外侧动脉。

主治 坐骨神经痛、股外侧皮神经炎、盆腔内器官疾患。

15. 膝阳关

位置 阳陵泉穴上 3 寸，股骨外上髁边缘凹陷中。

局解 在股二头肌腱的前方，分布着来自 L4~S3 的胫神经和腓总神经，有膝关节动脉网。

主治 膝关节痛、下肢麻痹。

16. **阳陵泉**

位置 腓骨小头前下方凹陷处。

局解 在腓骨长肌和趾长伸肌之间，正对来自 L4~S2 的腓总神经分为腓浅神经与腓深神经的分叉处，分布着腓肠外侧皮神经，有胫前动脉分支。

主治 下肢麻木或麻痹。对于治疗胆道疾患，特别是胆道蛔虫有良效。

17. **阳交**

位置 外丘穴后 1 寸。

局解 在腓骨长肌的附着部，分布着来自 L4~S1 的腓浅神经，有腓动脉分支。

主治 下肢麻痹或麻木、坐骨神经痛。

18. **外丘**

位置 外踝上 7 寸，腓骨前缘。

局解 在趾长伸肌和腓骨长肌之间，分布着来自 L4~S2 的腓浅神经和腓深神经，有胫前动脉的分支。

主治 腰腿痛、下肢运动障碍。

19. **光明**

位置 外踝上 5 寸，腓骨前缘。

局解 在趾长伸肌和腓骨短肌之间，分布着来自 L4~S2 的腓浅神经和腓深神经，有胫前动脉的分支。

主治 下肢麻痹或麻木、坐骨神经痛。

20. **阳辅**

位置 外踝上 4 寸，腓骨前缘稍前。

局解 在趾长伸肌和腓骨短肌之间，分布着来自 L4~S2 的腓浅神经和腓深神经，有胫前动脉的分支。

主治 坐骨神经痛、下肢麻痹。

21. **悬钟**

位置 外踝上 3 寸，腓骨前缘。

局解 在趾长伸肌和腓骨短肌的邻近部，分布着来自 L4~S2 的腓浅神经和腓深神经，有胫前动脉的分支。

主治 坐骨神经痛、下肢麻痹。

22. 丘墟

位置 外踝前下方,趾长伸肌腱外侧凹陷中。

局解 在腓骨短肌腱上缘,分布着来自 L4~S2 的腓浅神经和腓深神经的分支,有胫前动脉的外踝前动脉。

主治 踝关节扭伤、足腕痛、坐骨神经痛。

23. 足临泣

位置 第四、五跖骨间的后端凹陷处,侠溪穴上 1.5 寸。

局解 在第五趾长伸肌腱之后,分布着来自 L4~S2 的腓浅神经,有足背动脉。

主治 足部痛、下肢麻痹、盆腔内疾患。

24. 地五会

位置 第四、五跖骨之间的前端,侠溪穴上 1 寸。

局解 在第五趾长伸肌腱的前面,分布着来自 L4~S2 的腓深神经和腓浅神经的分支,有胫前动脉的分支足背动脉。

主治 足部痛、下肢麻痹、盆腔内器官疾患。

25. 侠溪

位置 足背,第四、五趾间的缝纹端。

局解 在第四、第五趾长伸肌腱之间,分布着来自 L4~S2 的腓浅神经的分支,有足背动脉。

主治 下肢麻木、盆腔内器官疾患。

26. 足窍阴

位置 第四趾外侧趾甲角旁约 0.1 寸。

局解 分布着来自 L4~S2 的腓浅神经的趾背神经,有胫前动脉的分支趾背动脉。

主治 足趾麻木、生殖系统疾患。

27. 承扶

位置 臀沟中央。

局解 分布着来自 L5~S2 的臀下神经、股后皮神经,深部有来自 L4~S3 的坐骨神经,有臀下动脉。

主治 腰背痛、坐骨神经痛、盆腔内器官疾患。

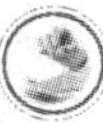

28. 殷门

位置　承扶穴下6寸。

局解　在股二头肌和半腱肌之间，深部有坐骨神经通过，有股深动脉的穿支，分布着来自L4~S2坐骨神经的分支和股后皮神经。

主治　腰背部痛、坐骨神经痛、盆腔内器官疾患。

29. 浮郄

位置　委阳穴上1寸。

局解　在股二头肌内侧，分布着来自L4~S2的腓总神经，来自L4~S3的胫神经、股后皮神经，有膝上外侧动脉的分支。

主治　坐骨神经痛、下肢麻痹、盆腔内器官疾患。

30. 委阳

位置　腘横纹外端，股二头肌腱内缘。

局解　分布着来自L4~S2的腓总神经，来自L4~S3的胫神经、股后皮神经，有膝上外动脉和膝下外动脉。

主治　腰腿痛、膝关节痛、盆腔内器官疾患。

31. 委中

位置　腘窝横纹正中。

局解　在股二头肌、半腱肌、半膜肌及腓肠肌的内、外侧头等围成的腘窝中，有来自L4~S3的胫神经通过，分布着股后皮神经。

主治　腰膝痛、坐骨神经痛、下肢麻痹。

32. 合阳

位置　委中穴下2寸。

局解　在腓肠肌内、外头的会合部，分布着来自L4~S3胫神经的分支、腓肠内侧皮神经。

主治　腰痛、坐骨神经痛、生殖系统疾患。

33. 承筋

位置　合阳与承山穴连线的中点。

局解　在腓肠肌两肌腹间，分布着来自L4~S3胫神经的分支、腓肠内侧皮神经，有胫后动脉。

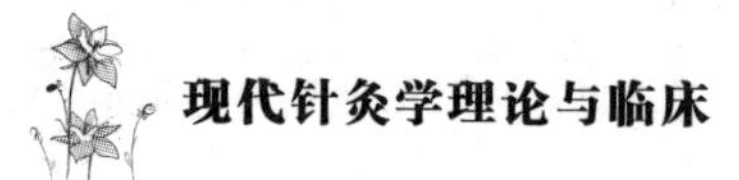

主治 腰痛、坐骨神经痛、腓肠肌痉挛、大肠疾患。

34. 承山

位置 腓肠肌两肌腹之间凹陷的顶端。

局解 分布着来自 L4~S3 胫神经的分支、腓肠内侧皮神经，有胫后动脉。

主治 腰痛、坐骨神经痛、盆腔内器官疾患。

35. 飞扬

位置 昆仑穴直上 7 寸。

局解 在腓肠肌外肌腹移行于跟腱处，分布着来自 L4~S2 胫神经的分支和腓肠外侧皮神经，有腓动脉。

主治 腰痛、坐骨神经痛、下肢麻痹。

35. 附阳

位置 昆仑穴直上 3 寸。

局解 在腓骨短肌中，分布着来自 L5~S1 胫神经的分支、腓肠外侧皮神经，有腓动脉。

主治 坐骨神经痛、下肢麻痹。

37. 昆仑

位置 外踝与跟腱之间凹陷中。

局解 在腓骨短肌中，分布着来自 L4~S2 的腓浅神经、腓肠神经，有踝后动脉、腓动脉。

主治 坐骨神经痛、下肢麻痹、踝关节痛、生殖系统疾患。

38. 仆参

位置 昆仑直下，赤白肉际。

局解 分布着腓肠神经的跟外侧支，有腓动脉的分支。

主治 足跟痛、下肢麻痹。

39. 申脉

位置 外踝下缘凹陷中。

局解 在小趾展肌的上缘，分布着来自 L5~S2 胫神经的分支，有腓动脉分支。

主治 腰腿痛、下肢麻痹、月经病。

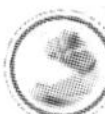

40. 金门

位置　在足外侧，当外踝前缘直下，骰骨下缘处。

局解　在小趾展肌的上缘，分布着来自 L5~S2 胫神经的分支，有足底外侧动脉。

主治　腰腿痛、下肢麻痹。

41. 京骨

位置　第五跖骨粗隆下，赤白肉际。

局解　在小趾展肌中，分布着来自 S1~2 胫神经的足底外侧神经，有足底外侧动脉。

主治　腰腿痛、下肢麻痹、泌尿生殖系统疾患。

42. 束骨

位置　第五跖骨小头后缘，赤白肉际。

局解　在小趾展肌的前端，分布着来自 S1~2 胫神经的足底外侧神经，有足底外侧动脉。

主治　腰腿痛、下肢麻痹、盆腔内器官疾患。

43. 足通谷

位置　第五跖趾关节前缘，赤白肉际。

局解　分布着来自 S1~2 胫神经的足底外侧神经，有足底外侧动脉。

主治　腰腿痛、下肢麻木、生殖泌尿系统疾患。

44. 至阴

位置　足小趾外侧趾甲角旁约 0.1 寸。

局解　分布着来自 L4~S2 的腓浅神经、腓肠神经，有趾骨动脉。

主治　腰腿痛、生殖泌尿系统疾患。灸该穴治疗胎位不正有良效。

第三节　分布在下肢后内侧、且与腰髓节段（主要是 L2~5）有关的腧穴

这部分腧穴（27 个）主要治疗腰腿疾患、盆腔内器官疾患。

1. 阴陵泉

位置　胫骨内侧髁下缘凹陷中。

局解　在缝匠肌的附着部，分布着来自 L2~4 股神经的隐神经、来自 L4~S2 的胫神

经,有膝下内动脉。

主治 腰痛、膝关节痛,大肠及泌尿生殖系统疾患。

2. 地机

位置 阴陵泉穴下3寸。

局解 在胫骨后缘和比目鱼肌之间,分布着来自L2~4股神经的隐神经、来自L4~S2的胫神经,有胫后动脉的分支。

主治 腰痛、下肢麻痹、盆腔内器官疾患。

3. 漏谷

位置 三阴交穴上3寸。

局解 在比目鱼肌中,分布着来自L2~4的隐神经、来自L4~S2的胫神经,有胫后动脉的分支。

主治 泌尿生殖系统和肠道疾患、腰腿痛。

4. 三阴交

位置 内踝上3寸,胫骨内侧面后缘。

局解 在比目鱼肌和趾长屈肌之间,深部有足大趾长屈肌,分布着来自L2~4的隐神经、来自L4~S3的胫神经,有胫后动脉。

主治 泌尿生殖系统的多种疾患、肠道疾患、腰腿痛,可提高机体的免疫机能。

5. 商丘

位置 内踝前下方凹陷中。

局解 在小腿十字韧带的下方,分布着来自L2~4的隐神经、来自L4~S2的腓浅和腓深神经,有内踝前动脉。

主治 踝关节痛,大肠和膀胱等盆腔内器官疾病。

6. 公孙

位置 第一跖骨底的前缘,赤白肉际。

局解 在足大趾展肌中和足大趾长屈肌上缘,分布着来自L5~S3的胫神经,有足底内侧动脉。

主治 大肠、泌尿生殖系统疾患。

7. 太白

位置 第一跖骨小头后缘,赤白肉际。

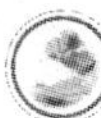

局解　在足大趾展肌中和足大趾长屈肌上缘，分布着来自 L5~S3 的胫神经，有足底内侧动脉。

主治　大肠、泌尿生殖系统疾患。

8. **大都**

位置　足大趾内侧，第一跖趾关节前缘，赤白肉际。

局解　分布着来自 L5~S3 的胫神经，有足底内侧动脉。

主治　生殖泌尿系统、肠道疾患。

9. **隐白**

位置　足大趾内侧趾甲角旁约 0.1 寸。

局解　分布着来自 L5~S2 腓浅神经的趾背神经、来自 L2~4 的隐神经，有趾背动脉。

主治　泌尿生殖系统和大肠的疾患。

10. **曲泉**

位置　屈膝，当膝内侧横纹头上方的凹陷中。

局解　在半膜肌停止部，分布着来自 L2~4 股神经的分支、来自 L4~S3 的胫神经，有膝关节动脉网。

主治　泌尿生殖系统疾患、膝关节痛。

11. **膝关**

位置　阴陵泉穴后 1 寸。

局解　在腓肠肌内侧头的上部，分布着来自 L2~4 股神经的隐神经、来自 L4~S3 的胫神经，有膝下内动脉。

主治　膝关节痛、盆腔内器官疾患。

12. **中都**

位置　内踝上 7 寸，胫骨后缘。

局解　在胫骨后缘和比目鱼肌之间，分布着来自 L2~4 股神经的隐神经、来自 L4~S2 的胫神经，有胫后动脉的分支和大隐静脉。

主治　下肢疼痛或麻痹、盆腔内器官疾患。

13. **蠡沟**

位置　内踝上 5 寸，胫骨后缘。

局解　在胫骨后缘和比目鱼肌之间，深部是胫骨后肌。分布着来自 L2~4 股神经的隐神经、来自 L4~S2 的胫神经,有胫后动脉的分支和大隐静脉。

主治 生殖泌尿系统疾患、下肢麻痹。

14. 中封

位置 内踝前 1 寸,胫骨前肌腱内缘。

局解 分布着来自 L4~S2 腓浅神经的分支、来自 L2~4 股神经的隐神经,有内踝前动脉。

主治 泌尿生殖系统疾患、踝关节痛。

15. 太冲

位置 足背第一、二跖骨底之间凹陷中。

局解 在足大趾长伸肌腱的外侧缘,分布着来自 L4~S2 的腓深神经,深部有来自 L5~S3 的胫神经,有足背动脉的分支。

主治 下肢麻痹、泌尿生殖系统疾患。

16. 行间

位置 足背第一、二趾间的缝纹端。

局解 分布着来自 L4~S2 的腓深神经,深部有来自 L5~S3 的胫神经,有足背动脉的分支。

主治 下肢麻痹、泌尿生殖系统疾患。

17. 大敦

位置 第一趾外侧趾甲角旁 0.1 寸。

局解 分布着来自 L4~S2 腓深神经的趾背神经,有趾背动脉。

主治 泌尿生殖系统、肠道疾患。

18. 阴谷

位置 屈膝,腘窝内侧,半腱肌与半膜肌之间。

局解 分布着来自 L4~S3 胫神经的分支,有腘动脉分支。

主治 生殖系统疾患、膝腘部疼痛。

19. 筑宾

位置 太溪穴直上 5 寸。

局解 在腓肠肌内侧肌腹下方,深部有胫后动脉和来自 L4~S3 的胫神经通过,分布着胫神经的分支。

 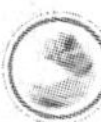

主治 腓肠肌痉挛、生殖系统疾患。

20. 交信

位置 复溜穴前 0.5 寸。

局解 在趾长屈肌中，分布着来自 L2~4 的股神经的隐神经、来自 L5~S2 的胫神经分支，有胫后动脉。

主治 泌尿生殖系统疾患、下肢麻痹。

21. 复溜

位置 太溪穴上 2 寸。

局解 在比目鱼肌的下部，分布着来自 L4~S2 的胫神经分支，有胫后动脉。

主治 生殖系统疾患、下肢麻痹、腰痛。

22. 照海

位置 内踝下缘凹陷中。

局解 在足大趾展肌停止部，有胫后动脉、来自 L4~S3 的胫神经通过，分布着胫神经的分支。

主治 泌尿生殖系统疾患、足腕痛。

23. 水泉

位置 太溪穴下 1 寸。

局解 在足大趾长屈肌腱的后下方，分布着来自 L5~S2 的胫神经分支，有胫后动脉的分支。

主治 泌尿生殖系统疾患。

24. 大钟

位置 太溪穴下 0.5 寸稍后，跟腱内缘。

局解 在跟腱的下端，有来自 L4~S3 的胫神经和胫后动脉通过，分布着小腿内侧皮神经。

主治 泌尿生殖系统疾患。

25. 太溪

位置 在内踝与跟腱之间的凹陷处。

局解 有来自 L4~S3 的胫神经和胫后动脉通过，分布着小腿内侧皮神经。

主治 泌尿生殖系统疾患。

26. 然谷

位置 足舟骨粗隆前下缘凹陷中。

局解 在足大趾展肌中，足大趾长屈肌的上缘，分布着来自 L5~S3 的胫神经，有足底内侧动脉。

主治 泌尿生殖系统疾患。

27. 涌泉

位置 足底中，第二、三跖骨之间凹陷处。

局解 在跖腱膜中，分布着来自 L5~S3 的足底内侧、外侧神经，有足底弓动脉。

主治 泌尿生殖系统疾患。治疗小儿抽搐有良效。

第四篇

针灸适宜病种的治疗

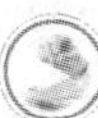

第十五章　治疗总论

一、经穴作用规律与经穴疗法的选穴处方原则

在第二篇第五章中曾介绍过“经穴作用的基本规律”,在第六章中曾介绍过针刺经穴效应的分类。针刺腧穴所产生的调节作用是十分复杂的,不过从针刺腧穴所产生的作用范围来讲,各种复杂的针刺效应可以概括为两大主要类别:I类是节段性效应;II类是整体性效应。针刺任何一个传统腧穴,这两类效应均同时产生,所不同的是二者的存在范围不一样。通常情况下,针刺某一腧穴时,分布在与该穴相同节段及邻近节段内的组织器官所受到的针刺影响,往往是节段性效应与整体性效应的叠加。

针刺的节段性效应取决于相关节段神经的分布空间。针刺效应与神经节段性支配的这种密切相关性是不容置疑的。腧穴的主治症候是先人数千年实践经验的总结,这种经验总结在很大程度上与我们的理论概括相吻合,这种相关规律性还得到了许多现代有关研究的支持[1],很明显,针刺的节段性效应的产生机制也就是神经的节段性支配联系。前面已经谈过,体节是脊椎动物和人体的原始性局部机能单位。一个原始体节内,由神经节段向躯体和内脏分别发出躯体神经和内脏神经,将二者联成一个整体。随着胚体的生长、分化,内脏器官无论变成什么形状,肢芽如何向外伸展,躯体的皮节、肌节如何向远处变位、转移,其神经根怎样重新排列、组合,形态上尽管形成了复杂的神经丛,但机能上却仍然保持着节段性支配关系,即其原来所属的节段支配领域基本保持不变。针刺的I类效应就是通过神经的节段性联系所产生的。根据张香桐教授的两种不同感觉传入在中枢内相互作用的理论概括[1],脊髓水平的整合活动是第一步,而这第一步整合活动的节段性效应,较已观察过的高级中枢部位要明显得多。针刺部位和痛源属于同节段或近节段的针刺效果较好,属于远节段的效果差[2,3]。

根据这些研究成果,我们将现代针灸学的取穴原则定为:与发病器官及相关病理环节处在相同或相近的神经节段支配区内的腧穴均在选用范围之内,其中的一线腧穴为首选[4,5]。我们认为这是选用经穴的根本原则,如果还有其他现代科学意义上的取穴原则,也只能作为这一根本原则的补充。但是,根据这一原则可以选用的穴位并不是每次都要使用,而是少选、精选,并且要交替使用[6]。

在此之前,虽然无人系统提出这一“节段性取穴原则”,但根据其他各种取穴原则选用的经穴在具体操作层面上总体趋势与“节段性取穴原则”相吻合。我们曾对“中国期刊全文数据库”近十几年中(1994—2007年)涉及针灸治疗慢性胆囊炎、胆石症的107篇相关研究报道进行了穴位的频次统计整理,结果涉及的取穴原则多达12种,涉及的穴位多达59个,其中31个穴位在出现的总穴位中不足0.2%,超过10%的穴位只有12个。使用次数排在前九位的经穴有:胆俞(BL19)、肝俞(BL20)、日月(GB24)、期门(LR14)、中脘(RN12)、阳陵泉(GB34)、胆囊(EX-LE6)、太冲(LR3)、足三里(ST36)。这9个穴位之所以在治疗胆系疾病中被广泛使用,是因为都与胆道系统有密切的神经解剖及生理学联系[7],即都与胆系处于相同或密切相关的神经节段支配区内。

总之,在脊髓水平,由于脊髓中间神经元及脊神经节的中枢突在脊髓内的上下联系,或交感干神经节之间的上下联系,所以对于“腧穴的主治规律”,也就是“腧穴的主治范围主要是由相关神经节段的支配空间决定的”理论应当有一个全面认识[15]。针灸的“节段性效应”既包括同一个脊髓节段水平内的“节段内效应”,也包括相邻近或密切相关联的数个脊髓节段之间的“节段间效应”。

二、耳穴作用规律与耳穴疗法的选穴处方原则

耳穴等全息穴位系统是经穴系统之外的一个独立的穴位系统,该系统的这种独立性决定了选用耳穴等全息穴位的取穴组方原则完全不同于经穴系统,不能以经络学说或神经节段理论为指导,只能遵照全息生物医学理论。耳穴疗法的选穴处方原则包括主穴的选取原则和配穴的选取原则。随着全息生物医学研究的不断深入,耳针疗法的选穴处方原则也逐渐获得了补充、修正和完善。下面就这一原则作些介绍。

(一)主穴的选取原则

选取的主要耳穴应该以其具有最明显的针刺效应为原则。也就是应选取发病组织器官在耳廓的投射区为主穴[8-11]。

现代研究发现,针刺任何一个耳穴均可产生三种效应:一是对针刺耳穴所对应的组织器官的调节作用,称为全息 - 特异性效应;二是对与所针刺耳穴相同神经核支配区

内的组织器官的调节作用，被称为全息 - 神经核性效应；三是对全身机能的调节，称为全息 - 广泛性效应。第一种效应是通过全息反射机制完成的；第二种效应是由神经核联系（类似于节段性联系）实现的；第三种效应通过非特异的神经联系和体液途径所产生。从总体上讲，全息 - 特异性效应的意义最为重要，因为这是针刺耳穴所产生的主要效应；全息 - 广泛性效应不具有特异性，在治疗上只起辅助作用；全息 - 节段性效应的意义介于特异性效应和广泛性效应之间，其作用范围大于特异性效应，但小于广泛性效应。

虽然针刺同一个耳穴，上述三种效应可同时产生，但对不同的效应器官来讲，却不一定同时受到这三种作用的影响。效应器官到底受哪种效应的影响取决于效应器官和所针穴位之间的联系。（1）假若针刺要观察的效应器官所对应的耳穴，并且二者处在同一神经核水平，那么该器官所表现出来的反应将是这三种效应叠加的结果；（2）假若针刺要观察的效应器官所对应的耳穴，但二者处在不同的神经核水平，则该器官所表现出来的反应就是其中两种效应：全息 - 特异性效应与全息 - 广泛性效应叠加的结果；（3）假若针刺要观察的效应器官非对应的耳穴，但二者处在相关联的神经核水平，则该器官所表现出来的反应就是另外两种效应：全息 - 广泛性效应和全息 - 节段性效应叠加的结果；（4）假若针刺要观察的效应器官非对应的耳穴，并且二者处在不相关联的神经核水平，那么该器官所表现出来的反应就只是单一的全息 - 广泛性效应。

显而易见，在上述四种情况中，第一种情况的针刺效应最为显著，第二种情况次之，第三种情况次次之，第四种情况的针刺效应最为弱小。按照主穴的选取原则，主要耳穴理应按照第一种情况的条件进行选取，即所针耳穴必须是待治部位的投射区，并且二者处在同一神经核水平（类似于处在相同的神经节段区内）。但是，这两个条件常常是无法满足的，在二者不能兼顾的情况下，应该舍弃第二个条件——不考虑所取耳穴与其对应组织器官的神经核联系，而只满足第一个条件——所取耳穴必须是所要治疗的组织器官的对应区。事实上，临床实践中也正是这样，一般不考虑节段性（神经核）联系在选取主要耳穴中的作用。

（二）配穴的选取原则

配穴的选取应该以其与疾病的病理过程有着较为密切支配关系为原则[8-11]。那么除了主穴之外，哪些耳穴还与该疾病的病理过程有关系呢？

我们知道，人体是一个有机的整体，机体的各个器官系统之间并不是彼此孤立地进

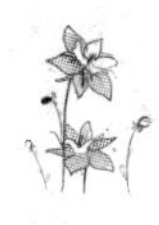

行活动，而是在机能上密切配合、协调进行的。这一整体特性决定了某一器官系统发生疾病时，常常会影响与之密切相关的其他器官系统的机能活动，这种影响作为病理过程的一部分达到一定程度时，便可能在此器官系统对应的耳区内产生压痛、良导、低阻等病理反应。这就是说，某一组织器官发生疾病时，不但在其对应的耳穴内产生病理反应，而且还可在其某些非对应的耳穴内产生敏感反应。可以肯定地讲，凡是产生了病理反应的其他耳穴，它们所对应的组织器官都与病理过程有密切关系。也可以肯定地讲，这些产生了病理反应的、病灶对应区之外的耳穴也都与病理过程有密切关系。根据配穴的选取原则，发病器官对应区之外的、发生了病理反应的耳区均可选作配穴。当然，并非所有与病理过程有关联的组织器官都一定要在其对应的耳穴内出现就我们目前的观察手段所能发现的反应。所以，严格一点讲，仅仅依靠探测耳廓阳性反应来选取配穴是不够妥当的。总之，要使选取的配穴更符合配穴的选取原则，配穴的选用应当以整个病理过程所涉及的组织器官为依据。

这里可举一例：用耳针疗法治疗十二指肠溃疡病时，按照主穴的选取原则，主穴应选十二指肠区；根据配穴的选取原则，配穴应选皮质下、脑点、脑干、胃。那么为什么要选取这几个耳区为辅穴呢？这就需要从十二指肠溃疡病的整个病理过程来谈起。十二指肠溃疡的发病除了与壁细胞总数增多有关之外，还与神经系统和内分泌系统有重要关系。大脑皮层和下丘脑通过以下两个途径调节胃肠道的分泌、消化、运动功能和血液循环：(1)植物神经(前下丘脑 - 迷走神经核 - 迷走神经)；(2)内分泌系统(下丘脑 - 垂体 - 肾上腺轴)。迷走神经的异常兴奋使胃酸分泌过高，在十二指肠溃疡的发病原理中起重要作用。植物神经系统既受大脑皮层的调节，因此后者功能的障碍往往是迷走神经兴奋性异常增高的原因。所以持续和过度的精神紧张、情绪激动等神经精神因素在十二指肠溃疡的发生和复发中占有重要地位。

下丘脑 - 垂体 - 肾上腺轴调节肾上腺皮质激素的产生。后者具有兴奋胃酸、胃蛋白酶分泌和抑制胃黏液分泌的作用。当出现功能紊乱而有过多肾上腺皮质激素产生时，这一作用加强，从而有利于十二指肠溃疡的形成。下丘脑也受大脑皮层的控制，所以除了内分泌系统本身可发生功能障碍之外，大脑皮层的功能紊乱亦可导致肾上腺皮质激素的分泌。

由此可以看出，大脑皮层、下丘脑 - 垂体部、肾上腺、胃均与十二指肠溃疡的发病有重要关系。所以，根据配穴的选取原则，就应该选取它们在耳廓的投射区作为配穴。

这里再顺便谈一谈按照中医理论选穴的问题。以往许多人把根据祖国医学脏腑经络学说及其生理病理关系作为耳针疗法选穴处方的主要原则之一。如皮肤病选肺穴,是根据“肺主皮毛”的理论;心律不齐选用小肠穴,是根据“心与小肠相表里”的理论;偏头痛选用胆穴,是根据胆经循行时“上抵头角”循行于侧头部的理论;目赤肿痛选用肝穴,是根据“肝开窍于目”的理论。现代研究逐步证实,把传统中医理论作为耳针疗法的选穴处方原则是错误的。应该清楚,耳穴是各个解剖器官的投射区,每个耳穴通过全息反射机制与其对应的器官相联系。而传统中医学理论中的组织器官并非专指现代解剖学中的相应器官,它所强调的主要是其抽象的功能。由于这是两个内涵不同的概念,所以,把耳穴作为传统中医学的概念范畴是不妥当的。自然,耳针疗法中根据传统中医学理论进行选穴处方也是错误的。

三、针灸作用规律与针灸治疗方案的确立原则

针灸治疗方案的科学化是提高疗效的基础,针灸治疗方案的关键内容包括取穴组方、针刺时机、针刺手法、留针时间、针刺频次等几个方面,这些关键因素的确定均应当遵循腧穴作用的基本规律和针刺作用的基本规律。取穴原则需要遵循腧穴作用的基本规律,这在本章的前两节作过介绍,在此不再赘述。治疗方案涉及的针刺时机、针刺手法、留针时间、针刺频次等关键技术应遵循针刺作用的基本规律。

(一)针刺手法的确定与针刺手法的基本作用规律

传统针灸学强调针刺手法的补泻。现代研究证实,生物体对刺激的反应有两种形式,即兴奋与抑制,而反应性质是兴奋性的还是抑制性的主要取决于生物体的机能状态,其次是取决于刺激量的大小,较强的刺激往往产生抑制性反应,较弱的刺激往往产生兴奋性反应。针刺腧穴也是一种刺激,这种刺激作用到机体所产生的反应性质与刺激量之间也呈现出类同的关系。一般说来,机能低下的疾病宜用较弱的刺激手法,使用较弱的刺激手法多产生兴奋性效应;机能亢进的疾病宜用较强的刺激手法,使用较强的刺激手法多产生抑制性效应。这一基本规律已被许多实验所证实。不过针刺手法的作用是一个较为复杂的问题,因为个体差异较大,针刺刺激的强弱只是相对而言,很难找到一个划分的基准,至少目前还无法做到这一点,临床上也只是依靠患者的主观感觉和医生本人的经验而定[5]。

(二)针刺时机的确定与针刺时间的基本作用规律

针刺时间的基本作用规律也就是针刺的时间生物学效应产生的基本规律,也可称之

为针刺时机的基本规律、针刺时间与针刺效应的相关规律。传统针灸学十分重视针刺疗效与施术时间的关系，并形成了一门独具特色的，以子午流注法、灵龟八法、飞腾八法等针刺疗法为主要构成的针灸学分支——时辰针灸疗法。大量研究表明，针刺疗效与针刺时间之间的确具有极为密切的关系。另外，生理学、生物化学的研究已经证实，机体的各种生理机能在一天不同时间内的状态是不一样的，并且这种差异遵循着一定的模式，也就是说各种生理机能在一天之内的变化各自遵循着一定的节律性。我们的工作表明，如果需要增强或提高某种低下状态的生理机能就应在该机能的谷值期内进行针刺，在谷值期内针刺往往能够获得更好的兴奋性效应；如果需要抑制某一亢奋状态的生理机能就应在该机能的峰值期内进行针刺，在峰值期内针刺往往自能够获得更好的抑制性效应。这便是针刺的时间生物学效应产生的基本规律。对针刺效应与针刺时间的相关规律性的研究已形成了一门现代科学意义上的边缘学科——现代时间针灸学。现代时间针灸学在临床上运用的关键，首先是要弄清楚所要调节的生理机能的昼夜节律模式，找出其谷值时相和峰值时相[10,11]。

（三）留针时间、针刺频次的确定与针刺作用的时效规律

所谓针刺作用的时效规律也就是针刺作用的时效关系，是指针刺作用或针刺效应随时间变化的规律，可以用时效关系曲线来表达针刺作用的显现、消逝过程。弄清针刺作用时效关系，对于指导制定临床治疗方案，提高针刺治疗的效果具有重要意义[12-14]。留针时间的长短应当以最佳诱导期为依据，如果留针时间明显短于最佳诱导期，则达不到最佳治疗作用；如果留针时间明显长于最佳诱导期，不但不能增强疗效，反而使穴位容易产生疲劳而降低疗效，特别是使用电针疗法时更容易产生这样的问题[12-14]。

针刺频次的确定应当以针刺作用的半衰期和残效期为科学依据。根据有关的研究，我们认为从获取最佳疗效的角度来讲，将针刺频次确定为每天 1 次并不是最合理的选择，而每天针刺 2 次比每天针刺 1 次则更具有科学性。需要指出的是针刺频次的增加，随之出现的问题是穴位的疲劳性也相应地增加，为了克服这个问题，我们主张临床取穴实行 2~4 分组的方法，几组穴位交替使用，确保同一组穴位在 1~2 天内只取用 1 次。另外，为了解决针刺频次与穴位的疲劳性问题，亦可将体针疗法与耳穴贴压疗法相结合，耳穴的贴压也是左右交替[12-14]。

四、针灸操作时的体位问题

针灸操作时的体位选取有两大基本原则：

1. 第一原则：保证患者舒适、安全，这是首要原则。比如高龄患者、心肺功能偏差的人、部分颈椎病变眩晕患者，首选体位是仰卧位，其次是侧卧位，一般不宜采用俯卧位。内科上册疾病的针灸治疗，多数宜采用平卧位，只有一部分患者取用背腧穴而采用侧卧位、或俯卧位，即便需要采用俯卧位操作，也要注意控制时间，特别是心血管系统和呼吸系统的病变患者更要注意这一问题。

2. 第二原则：医生操作要方便，但这一原则要服从患者舒适、安全的原则。具体操作过程中，体位的选取原则要和穴位的选取原则结合起来。前面介绍取穴原则时讲过，一线穴位多数分布于四肢、胸腹部，这些穴位的针灸操作多采用仰卧位，这和体位的选用原则是相吻合的。

参考文献

[1] 张香桐 . 针刺镇痛的神经生理学基础 [J]. 中国科学 ,1978(4):465~475.

[2] 刘荣垣 . 穴位节段性特征的电生理学研究 [J]. 西安医科大学学报 ,1987,8(4):336.

[3] 吴建屏 , 等 . 刺激传入神经对猫脊外侧纤维对伤害性刺激反应的抑制作用 [J]. 中国科学 ,1974,(17):526.

[4] 陈少宗 , 等 . 现代针灸学研究迫切需要解决的两大问题 [J]. 医学与哲学 : 人文社会医学版 ,2007,28(12):62.

[5] 陈少宗 . 现代针灸学理论与临床应用 [M]. 济南 : 黄河出版社 ,1990:4.

[6] 陈少宗 . 论腧穴特异性研究中的思维方法问题 [J]. 医学与哲学 : 人文社会医学版 ,2004,25(9):53.

[7] 陶之理 , 等 . 足三里穴区传入神经元的节段性 [C]. 北京 : 中国解剖学会 1980 年学术会议论文要 ,1980:299.

[8] 陈少宗 . 全息生物医学研究与临床应用 [M]. 济南 : 黄河出版社 ,1991:147.

[9] 陈少宗 . 全息耳针疗法 . 北京 : 华夏出版社 ,1995:49.

[10] 陈少宗 . 全息生物医学研究 – 现代耳针疗法临床应用 [Z]. 山东中医药大学使用教材第二版 ,2000:94.

[11] 臧郁文 . 中国针灸临床治疗学 [M]. 青岛 : 青岛出版社 ,2003:246.

[12] 陈少宗 . 针刺时效关系研究的临床意义 [J]. 针灸临床杂志 ,2008,24（6）:1~3.

[13] 陈少宗 , 等 . 内科疾病的针灸治疗 [M]. 天津 : 天津科技翻译出版公司 ,2008:4.

[14] 陈少宗 , 等 . 老年科疾病的针灸治疗 [M]. 天津 : 天津科技翻译出版公司 ,2008:4.

[15] 郭珊珊 , 等 . 针刺治疗慢性胆囊炎、胆石症的取穴现状分析 [J]. 针灸临床杂志 ,2009,29(9):43~45.

第十六章 头痛的针灸治疗

一、偏头痛

偏头痛是一种反复发作性的头痛，发病常有季节性，有遗传倾向，女性多发，首次发病多在青春期前后。病因复杂，至今尚不十分清楚。有人认为颈交感神经反应性激惹、过敏、短暂性脑水肿、短暂性垂体肿胀、内分泌障碍、精神因素与本病的发生有一定关系。

诊断要点

一、常在疲劳、紧张、情绪激动、睡眠欠佳、月经期、特定季节发病。

二、部分患者有短暂的前驱症状：嗜睡、精神不振或过分舒适、视物模糊、畏光、闪光、彩色火星、流泪、盲点、偏盲，或有肢体感觉异常、运动障碍等。

三、头痛大多位于额、颞、眼区周围，局限于一侧，个别为双侧，呈剧烈跳痛、钻痛、胀裂痛，持续数小时至 1 日或 2 日，间隔数日或数月后再发。

四、可伴有胃肠道及植物神经症状：恶心、呕吐、腹胀、腹泻、多汗、流泪、面色苍白、皮肤青紫、心率加快或减慢。

五、特殊类型的偏头痛：①眼肌麻痹型偏头痛：发作时伴有眼肌的麻痹，眼肌麻痹常在数日内恢复。②内脏型偏头痛：发作时伴有消化道症状或盆腔内疼痛。③基底动脉型偏头痛：枕颈部的发作性头痛，伴有共济失调、眩晕、耳鸣、口舌麻木等。

 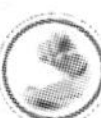

治疗

⊙ 体针疗法

1. 取穴：分为三组，第一组取头部的穴位，如印堂、鱼腰、太阳、阳白、百会、风池等；第二组取相关节段内远隔部位的穴位，如胸夹脊穴 1~2、大杼、风门、华盖、紫宫、神门、内关、合谷等；第三组取三阴交、肾俞、足三里。三组穴位同时选用，第一组、第二组穴位每次每天可选用 2~3 个；第三组穴位每次选用 1 个。如属特殊类型的偏头痛，可根据情况随症加取穴位。第一组穴位取患侧，第二组、第三组属双侧分布的穴位均双侧取穴（如无特殊说明，凡是双侧分布的穴位均双侧取穴）。

2. 治法：以中等强度刺激手法为主。每次留针 20~40 分钟，留针期间可行针 2~3 次。每日治疗 1 次。亦可用电针疗法。

⊙ 耳针疗法

1. 取穴：主穴取额、太阳、眼、脑干、皮质下、脑点、内分泌等；配穴可根据伴有的消化道症状或植物神经症状随症加取。每次选用 2~3 个穴位，双侧穴位交替使用。

2. 治法：以中等强度刺激手法为主。每次留针 20~40 分钟，每日治疗 1 次。还可用耳穴埋针疗法或耳穴压豆疗法（即耳穴按压疗法）。用耳穴埋针疗法或耳穴按压疗法，3 天左右更换材料 1 次，可双侧同时选用，亦可双侧交替选用，无论双侧同时选用还是双侧交替使用，原则上同一个穴位不要连续选用。

按语

本病的发病原因虽不十分清楚，但被认为是一种血管舒缩功能障碍性疾病，而血管的运动障碍又与支配神经的功能异常有关，因而又有人将本病称之为血管舒缩性头痛、血管神经性头痛。在针刺体穴治疗本病时，应考虑到这两个方面的病理机制。头部血管分布着来自 $T_{1\sim2}$（或者 $C_8\sim T_1$）的植物神经，所以主要穴位应选在 C_8-T_2 节段区内[1]。通过调节相应节段的植物神经的功能来恢复血管的正常舒缩活动，选用第二组穴位的目的就在于此。因植物神经的功能又是由高位中枢控制的，而头部的一些穴位对高位中枢的机能有良好的调节作用，故而取用第一组穴位。取用第三组穴位，旨在调节患者的内分泌机能和 5-HT 的水平，此外，针刺这几个穴位对植物神经的机能或消化道机能也有调节作用。因偏头痛的发生是由于头皮或硬脑膜血管的反应性扩张而发生局限性水肿所致，所以针刺时使用中等强度刺激手法为宜，这样既可以通过调节植物神经的功能而间接调节血管的舒缩功能，又可起到一定的镇痛作用。如果单纯地为了追求镇痛效果，而采用强烈的刺激手法，有可能抑制交感神经的功能，使已经处于扩张状态的血管受到进一步抑制，反而事与愿违。

本病虽为偏头痛，根据全息生物医学理论，在使用耳针疗法时，不应只取太阳、额，更重要的是要取用一些能调节中枢神经和内分泌功能的穴位，如脑干、皮质下、脑点、内分泌等[2]。

需要说明一点，有的患者有明显的前驱症状，如果恰在前驱症状期就诊，则可先用较强的刺激手法针刺，前驱症状期过后再用中等强度刺激手法针刺。因为前驱症状的出现是由于颈内动脉分支的一过性痉挛引起脑局限性缺血所致，此时应首先缓解动脉的痉挛，故而先采用较强的刺激手法为宜。

研究表明，90% 以上的偏头痛患者伴有血液流变的异常，其中超过半数的患者出现血小板黏附率增强。血小板黏附率增强可释放大量 5-HT，引起血管痉挛，而大量 5-HT 消耗之后又使血管反射性扩张，这可能是偏头痛的主要发病原理之一。大量研究证实，针刺疗法既能够调节异常的植物神经机能状态和异常的血管机能状态，也能够调节异常的 5-HT、TXB2 及血液流变学。

附录

用针灸法治疗偏头痛有较好疗效[3-37]。刘康平用缪刺法针风池、安眠 2，强刺激但不留针，配合针涌泉透太冲，每日治疗 1 次，5~7 日为 1 疗程，共治疗 33 例本病患者，其中痊愈 22 例，好转 10 例，总有效率为 97%[3]。谭必根用电针加拔罐的方法治疗 70 例本病患者，其中 57 例获得良好疗效，进步 13 例，有效率为 100%。方法是：取痛点和临近部位的穴位，用平刺法将 1.5 寸毫针快速刺入穴位，捻转得气后接 G6805 治疗仪，通电 15 分钟，频率为 160 次 / 分左右，电流大小以患者耐受性为度。起针后不按压针孔，任其流血。眉间痛取印堂或攒竹；前额痛取痛点；颞部痛取同侧太阳穴或耳根部皮下静脉区。用三棱针快速点刺后，立即拔罐，吸出瘀血 2 毫升左右，每日 1 次，3 次为 1 疗程[4]。马应乘单用刺血疗法治疗偏头痛 102 例，方法是：前额及眼区周围疼痛者取四白、头维、神庭、印堂、商阳、厉兑；颞部疼痛者取额厌、率谷、太阳、悬厘、关冲、足窍阴；枕部、颈部疼痛者取玉枕、风府、脑空、风池、少泽、会阴；头顶部疼痛连及目系者取百会、四神聪、大敦、中冲、涌泉。局部穴位用三星针叩刺出血，远道穴用三棱针点刺出血3~5滴。3日治疗1次，5次为1疗程。102例患者中，痊愈88例，占86.27%；显效8例，占7.84%；有效4例；总有效率为96.04%[5]。刘心莲用耳穴按压疗法治疗偏头痛43例，其中痊愈18例，占41.86%；有效24例，占55.8%；总有效率为97.67%。方法是：主穴取神门、皮质下、心、肝、枕、太阳，配穴取内分泌。用耳穴探测仪寻找出双侧敏感点，常规消毒后，用胶布将半个绿豆圆形面固定于敏感点上。每日按压3~5次。每隔5~7日更换1次，5次为1疗程。同时配合上耳根及下耳尖放血[6]。王静云用氦－氖激光照射治疗本病150例，其中治愈129例，占86%；显效15例，占10%；好转6例，占4%，有效率为100%。方法是：取太阳、印堂、攒竹、率谷、上星、头维、百会、哑门、风池、外关、列缺、后溪、足三里、涌泉、阿是穴。每次选用5~6穴，用HNZSQ－α 型氦－氖激光器，光斑直径5毫米，光纤末端输出功率≥5毫瓦，功率密度25.48毫瓦/平方厘米，用单晶石英纤维传导光束直接接触穴位照射，每穴3分钟。10次为1疗程，疗程间隔5~7日[7]。马慧平用穴位注射疗法治疗偏头痛204例，其中痊愈（症状完全消失，2年以上随访未复发）160例，显效（症状基本消失，偶有轻微发作）24例，好转16例，无效4例，总有效率为98.4%。方法是：取风池穴直上0.5寸处，按压该处时多数患者感到疼痛难忍并向同侧眼区或前额传导，将维生素 B_{12} 0.25毫克注入该穴，3日1次，3次为1疗程[8]。雷景和等用循经取穴的方法治疗偏头痛126例[63]，张月成等用针刺耳穴的方法治疗偏头痛106例[64]，李炜等用穴位埋线的方法治疗偏头痛125例[65]，刘辉等以颈部穴位为主治疗偏头痛76例[66]，邓伟哲等用深刺风池穴方法治疗偏头痛28例[67]，也都取得了较好的治疗效果。

魏风坡等在观察电针治疗偏头痛疗效的同时，还观察了针刺翳风穴对本病患者脑血流图的影响，实验（偏头痛患者30例，正常人50例）用上海产RG–2B型电桥式血流图仪，观察针刺前、中、后10分钟脑血流图的变化。患者针前波幅明显增高，双侧波幅不对称；针后头痛缓解，其波幅随之下降至正常，双侧相继对称；少数患者头痛时波幅降低，针刺后明显升高（P 值均 < 0.01），表明针刺疗法对本病患者的血管状态具有双向良性调节作用[25]。黄文庆等在观察针刺水突穴治疗偏头痛疗效的同时，也观察了针刺疗法对偏头痛患者脑血流图的影响。观察发现，针刺疗法的确能够调节脑血管的舒缩机能，即针刺疗法既能够清除偏头痛患者颈内动脉系统的异常扩张状态，也能够消除偏头痛患者颈内

动脉系统的痉挛状态[68]。刘克英等还观察了针刺疗法对偏头痛患者血液流变学的影响，发现针刺疗法能够改善偏头痛患者血液流变学的多项指标[69]，另外，大量研究证实，针刺疗法对5-HT具有明显的调节作用。大量研究还证实，针刺疗法对TXB2也有明显的调节作用。这些研究均为针刺疗法治疗偏头痛提供了科学依据。

二、丛集性头痛

本病亦称偏头痛性神经痛、组胺性头痛、岩神经痛、Horton头痛。多发于青壮年，男性发病率为女性的4~7倍。一般无家族史。

诊断要点

一、患者在某个时期内突然出现剧烈头痛，许多患者会在每年的同一季节发生。一般无先兆症状。

二、疼痛多见于眼眶或（及）额颞部，头痛为非搏动性剧痛，患者坐立不安或前俯后仰地摇动，为缓解疼痛部分患者会用拳击打头部。许多患者的头痛在每天的固定时间内出现，每次发作持续15分钟至3个小时左右，可自动缓解。发作期持续2周到3个月（称为丛集期）

三、伴同侧眼结膜充血、流泪、眼睑水肿或鼻塞、流涕，有时出现瞳孔缩小、眼睑下垂、脸红颊肿等症状。

四、间歇期可为数月到数年，其间症状完全缓解，但约有10%的患者有慢性症状。

治疗

⊙ 体针疗法

1. 取穴：分为3组，第一组取头部的穴位，如风池、百会、太阳、印堂、鱼腰等；第二组取相关脊髓节段区内远隔部位的穴位，如C_8–T_2夹脊穴、大杼、风门、华盖、神门、内关、合谷等；第三组取三阴交、肾俞、足三里。三组穴位同时选用，第一组、第二组穴位每次每组可选用2~3个；第三组穴位每次可选用1个或2个。

2. 治法：用中等强度刺激手法为主。每次留针 20~40 分钟，留针期间可行针数次。丛集期每日治疗 1 次，间歇期间可 2~3 日治疗 1 次。亦可用电针疗法。

⊙ 耳针疗法

1. 取穴：主要穴位取额、太阳、眼、脑干、皮质下、脑点、内分泌。每次选用2~3个穴位，双侧穴位交替使用。

2. 治法：用中等强度刺激手法为主。每日治疗 1 次，每次留针 20~40 分钟，留针期间可行针数次。可用埋针疗法，亦可用耳穴按压疗法。用埋针疗法或耳穴按压疗法，3~4 日更换 1 次。

按语

丛集性头痛也被认为是神经血管功能异常所导致的头痛，曾被作为偏头痛的一种特殊类型。所以在治疗上同偏头痛的治疗相类似。需要指出的一点是，使用强的松或地塞米松能够有效地阻断多数病人的丛集性发作，从这一点来分析，如果用针刺疗法治疗本病，在设法调节神经血管机能的同时，还应注意提高肾上腺皮质系统的机能，体针疗法中选用三阴交、肾俞、足三里，耳针疗法中取用内分泌、皮质下，就是出于这种考虑。此外，为了有效地提高肾上腺皮质系统的机能，根据新创立的现代时间针灸学理论[37]，上述穴位的针刺时间选在每日下午的 4 时以后为宜。

三、紧张性头痛

本病又称肌收缩性头痛、精神肌源性头痛、单纯头痛、普通头痛等。主要由精神紧张及颅周肌肉张力增高所引起。

诊断要点

一、长期焦虑、紧张、抑郁或睡眠障碍，高强度的工作、缺乏适当休息，以及某些单调、机械工种使头、颈或肩胛带长期处于不良的姿势等，均可诱发本病。

二、头痛为非搏动性，常为双侧或整个头部的弥漫性紧压痛。枕区的疼痛多牵涉颈项及肩胛区疼痛。头痛的程度多为轻、中度。

三、头痛影响日常工作，但并不阻碍病人的活动。

四、头颅周围及颈部、肩胛区肌肉有压痛

治疗

⊙ 体针疗法

1. 取穴：颈部脊髓节段支配区内的穴位（如颈部夹脊穴、玉枕、天柱等）、头颈部及肩胛区内的阿是穴及风池、百会、太阳等。每次选用 2~4 个穴位

2. 治法：用较强刺激手法针刺。每日治疗 1 次，每次留针 20~30 分钟，留针期间可行针数次。亦可用电针疗法。

⊙ 梅花针疗法

1. 取穴：同体针疗法。

2. 治法：用较强的刺激手法扣打，扣打的重点部位是头颈部和肩胛带区的压痛点或压痛区。每个穴区每次扣打 3~5 分钟左右，以局部皮肤潮红、起丘疹、不出血为度。每日治疗 1 次。

⊙ 耳针疗法

1. 取穴：分两组，第一组取头部的对应耳区，如额、太阳、枕、脑干、脑点；第二组取颈部、肩胛带对应耳区内的敏感点。两组穴位同时选用，每次每组穴位选用 1~3 个。可双侧同时选用，亦可双侧交替选用。

2. 治法：用较强刺激手法针刺。每日治疗 1 次，每次留针 20~30 分钟。亦可用耳穴按压疗法。

按语

头部及颈肩部的肌肉主要接受来自颈部脊髓节段神经的支配，所以在选取体穴时，主要应在颈部脊髓节段的支配区内进行，即选用颈部夹脊穴及颈部、肩胛带区、头部的阿是穴等。我们在临床实践中发现，只选用头部的穴位，有时效果并不理想，而同时取用颈夹脊穴或颈部、肩胛带区的阿是穴则能立竿见影。

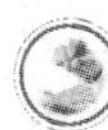

出于同一种考虑，使用耳针疗法时，亦应注意选穴的针对性。针刺时均用较强的刺激手法，目的在于有效地缓解肌肉的紧张。

此外，对于焦虑、紧张、抑郁的病人，在使用针刺疗法治疗的同时，应在精神上给予诱导和劝慰。因工作繁重所致者，应设法调节作息规律，适当放松和注意休息。

附录

用针刺疗法治疗紧张性头痛具有良好效果[38-53]。杜红用电针疗法治疗 46 例本病患者，经 1 次治疗，疼痛即消失者 6 例，疼痛明显减轻者 38 例，略有好转者 2 例。经过 2~7 次治疗后，基本痊愈 42 例，有效 4 例。其方法是：取百会、风池、率谷、外关、合谷，常规消毒后，用毫针首取百会，向后针刺 1 寸，行针至有沉胀感；次取双侧率谷沿皮下透向耳根，颞部有热感为宜；风池穴向对侧风池穴透刺 2 寸，忌大幅度捻转；外关与合谷交叉取穴。针刺后，进行高频操作，术者与患者相距一定距离站立，使高频手持器尖端与毫针针柄相距 1 厘米（不能接触）。高频手持器尖端与毫针之间产生火花放电，随之针柄产生高频震荡，患者可感到针刺部位有较强的酸麻沉胀的感觉，并迅速往内传导。按此方法每穴做 1 分钟，依次做完后即取针[38]。孙远征等用梅花针疗法治疗紧张性头痛 48 例，治愈（自觉症状及体征消失）20 例，显效（自觉症状及体征明显好转）14 例，好转（自觉症状及体征减轻）12 例，无效 2 例。方法是从百会穴向下呈网状形叩打数行至枕部，扣打频率为 90 次左右 / 分钟，用中等强度刺激，至局部皮肤潮红丘疹，不出血为度[39]。用耳穴按压疗法治紧张性头痛亦有较好效果，来心平用本法治疗 128 例本病患者，痊愈 67 例，显效 25 例，有效 32 例。具体操作法为：取耳穴中的肝、肾、脑干、神门、皮质下，用王不留行籽按压上述穴位，每日按压 3~4 次，每次按压 3~5 分钟。双侧交替使用，隔日治疗 1 次，5 次为 1 疗程[40]。沈壮英用按压神门、额、枕、大肠、皮质下等耳穴的方法治疗 60 例本病患者，治愈 20 例，显效 20 例，好转 18 例，无效 2 例[41]。李德初等用穴位埋线的方法治疗 50 例头痛患者，痊愈 19 例，显效 14 例，好转 16 例，无效 1 例，总有效率为 98%。其方法是：主穴取太阳、风池、天柱、天应，配穴取足三里、三阴交、神门、内关、心俞。每 7 日交替埋线 1 次，每次埋 4~6 穴[42]。用穴位注射疗法治疗紧张性头痛亦有较好效果，兰胜才等用本法治疗该病 76 例，痊愈 43 例，好转 29 例，无效 4 例，总有效率为 94.74%。方法是：常规消毒后，用 5 毫升注射器、7 号针头抽取氟美松 5 毫克、维生素 B_{12} 500 微克、

2% 的利多卡因 2 毫升，共计 4 毫升。取风池穴，针尖向鼻尖方向刺入 0.6~1.2 厘米，注入药液 1 毫升。3 日治疗 1 次，治疗 3 次为 1 疗程[43]。施葵未用盐酸普鲁卡因穴位注射的疗法治疗紧张性头痛 33 例，治愈 32 例，无效 1 例，总有效率为 97%[44]。妇女在月经之前或月经期发生的头痛属于紧张性头痛的一种。张风琴等用针刺疗法治疗 105 例经前或经期的头痛患者，这些患者的病程为 3 个月至 18 年。治疗 1 次痊愈者 80 例，治疗 3 次痊愈者 18 例，治疗 10 次痊愈者 7 例。所有患者随访半年均未复发。治疗方法是：选取风池、正营，用 30 号 2 寸毫针。针风池穴时向鼻尖方向刺入 1.2 寸，用较强的捻转手法，要求针感传向同侧眼部。针正营穴时，向后平刺 1.5 寸，用较强的捻转手法。双侧头痛时取双侧的穴位，单侧头痛时取患侧的穴位[70]。

四、外伤性头痛

头部的各种外伤均可引起头痛。临床表现因受伤部位及组织不同而异。

诊断要点

一、头皮裂伤或脑挫伤后疤痕形成，刺激颅内外痛觉敏感结构而引起头痛。疼痛部位比较局限，常伴有局部皮肤痛觉过敏。

二、颈前部受伤累及颈交感神经链，导致支配头颅的交感神经失去控制而引起的头痛属植物神经功能异常性头痛。病人诉说一侧额颞区发作性头痛，伴同侧瞳孔改变（先扩大后缩小），眼睑下垂及面部多汗。

三、外伤后因颈肌持续收缩而出现的头痛和肌紧张性头痛的表现相类似，而且常与精神因素有关。

四、外伤后神经不稳定性头痛常见于脑震荡后遗症，伴有头晕、耳鸣、失眠、注意力不集中、记忆力减退、精神萎靡不振或情绪易激动等症状。无神经系统的器质性损害。头痛与精神因素有一定关系。

治疗

⊙ 体针疗法

1. 头皮裂伤或脑挫伤后疤痕形成，刺激颅内外痛觉敏感结构引起的头痛，取阿是穴、风池穴及上颈部脊髓节段支配区和 C_8~T_2 节段支配区内的穴位。既可单用毫针进行针刺，亦可用电针疗法，还可用梅花针疗法。以轻、中度刺激手法针刺为主。每日治疗 1 次。每次选用 2~5 穴。

2. 外伤引起的植物神经功能异常性头痛，取 C_8~T_2 节段区内的穴位（如相应的夹脊穴、背俞穴等）及印堂、太阳、风池等。用较强的刺激手法针刺。每日治疗 1 次。每次治疗 20~30 分钟。留针期间行针 3~4 次。亦可用电针疗法。每次选用 3~4 穴。

3. 外伤后因颈肌持续性收缩引起的头痛，取阿是穴、颈部脊髓节段区内的穴位为主（如玉枕、天柱、相应夹脊穴等）。用较强的刺激手法针刺。每日治疗 1 次。每次留针 20~30 分钟，留针期间可行针 3~4 次。亦可用电针疗法或梅花针疗法。每次选用 2~4 穴。

4. 外伤后神经不稳定性头痛，取风池、玉枕、天柱、百会、太阳等。用中等强度刺激手法针刺。每日治疗 1 次，每次留针 20~30 分钟，留针期间行针 2~3 次。亦可用电针疗法。

⊙ 耳针疗法

取穴分为三组：第一组取额、枕、太阳；第二组取脑干、皮质下、脑点；第三组取颈项区。头皮裂伤或脑挫伤后疤痕形成，刺激颅内外痛觉敏感结构引起的头痛及外伤引起的植物神经功能异常性头痛，三组穴位可同时选用，亦可交替选用。外伤后因颈肌持续性收缩引起的头痛，取第三组和第一组穴位。外伤后神经不稳定性头痛，取用第二组穴位。用中等强度或中等强度以上的刺激手法针刺。亦可用耳穴贴压疗法，双侧交替，3 天左右更换 1 次。

按语

虽然都是外伤性头痛，但因伤及的部位和组织不同，头痛产生的病理生理学机制也各有所异。因此使用针灸体穴疗法时，不能机械地一概“头痛医头”，只注重取用头部的穴位，而应当根据不同类型的外伤性头痛的病理生理学过程，科学地选用穴位。譬如外伤后疤痕形成刺激颅内外痛觉敏感结构引起的头痛、外伤引起植物神经功能异常性头痛及外伤后因颈肌持续性收缩引起的头痛，穴位的选取均不应只限于头部，耳穴的选取亦不能只限于脑的对应区，而应当考虑到颈部因素和颈交感神经的因素。要做到这一点，确切的诊断是非常重要的。可以说进行疾病的准确诊断，弄清疾病的病理生理，是进行科学选穴的基本前提。这就是说，作为针灸临床医生，仅仅懂得“如何”扎针是远远不够的，应当具有更广博的知识，我们认为，这也是针灸科学发展对现代针灸临床大夫的要求。

附录

张和平用针刺哑门穴的方法治疗脑外伤后遗症 31 例，痊愈 19 例，好转 12 例。方法是：用 1.5 寸毫针快速刺入皮肤，向下颌部轻轻捻转刺入 0.8 寸左右，会触及弓间韧带，继续轻缓下压穿透该韧带，指下出现空虚感时出针，每日治疗 1 次，10 次为 1 疗程[54]。高金来等亦用针刺疗法治疗 69 例本病患者，治疗 1 次痊愈者 52 例，占 75.4%；治疗 2 次痊愈者 9 例，占 13.0%；治疗 3 次以上痊愈者 6 例，占 8.7%；未愈者 2 例；总有效率为 97.1%[55]。刘文汉运用针刺对耳屏的方法治疗脑震荡 15 例，治疗 1 次痊愈者 13 例，治疗 2 次痊愈者 2 例，治愈率为 100%。方法是：取对耳屏尖端、对耳屏基底部。常规消毒后，用 1 寸毫针在对耳屏尖端进针，沿屏软骨里侧刺入 2 厘米。对耳屏基底部是指呈长方形的小软骨体处（相当于枕、太阳、额点之部位）。顺小骨体长轴刺入约 1.5 厘米。进针后捻转 2~3 下，留针半小时[56]。魏玲用针刺加穴位注射疗法治颅脑外伤后综合征 31 例，治疗 2 个疗程后，痊愈 23 例（占 74.2%），痊愈病人随访 3 个月无复发。治疗方法是：主穴取百会、太阳、头维、前顶、后顶、风池、合谷、足三里。失眠多梦加三阴交、神门；心悸加心俞、神门；耳鸣加翳风、听会。头部的穴位只用针刺疗法，头部以外的穴位先用针刺疗法，取针后再作穴位注射。操作时先对选取的穴位进行常规消毒，针刺时要快速进针，头部的穴位用捻转法行针，头部以外的穴位用提插捻转混合手法行针。用中等强度刺激手法每隔 10 分钟行针 1 次。每次治疗留针 20~30 分钟。针刺完毕再对头部以外的穴位做穴位注射，注射时要对穴位再次消毒。选用 10ml 无菌注射器和 5½ 注射针头，抽取脑活素 6~8ml，快速进针，抽取无回血时缓慢注射药物，每穴注射 0.5~2.0ml。出针后用干棉球压迫针孔，以防出血和渗出药物。每天针刺 1 次，穴位注射每 3 天进行 1 次。针刺 12 次和穴位注射 4 次为一个疗程，两个疗程间休息 2~3 天[71]。还有人运用全息治疗法治疗外伤性头痛，亦获得较好疗效[59]。

顾国柱等在观察用激光照射疗法治疗脑外伤头痛的同时，还观察了氦－氖激光疗法对本病患者甲皱微循环的影响，取穴为百会、风府及患侧风池、太阳、合谷穴。采用HN8–1型氦－氖激光器，功率8毫瓦，光导纤维输出端功率5毫瓦。将光导纤维探头直接对准穴位照射，每穴照射4分钟，1次治疗20分钟。每日治疗1次，10次为1疗程。治疗期间不服用药物。照射20分钟后，45例患者中头痛消失者12例，25例疼痛减轻，8例无效，即时镇痛有效率为82.2%。同时发现，45例患者中38例（84.4%）微血管血流明显加快，血细胞不同程度解聚[57]。李盛昌等还观察了激光照射疗法对颅脑损伤患者脑血流图的影响，共20例患者，一次照射20分钟后血流速度加快，其中头痛消失或减轻者流速增加更明显（$P < 0.05$）。方法是：用HN8–1型氦－氖激光器照射百会、风府及患侧风池、太阳、合谷，输出功率为8毫瓦，每穴照射4分钟，每日1次，10次为1疗程[58]。

五、颅内低压性头痛

腰椎穿刺后是引起本病的主要原因。

诊断要点

一、腰椎穿刺后数小时内出现枕部的搏动性头痛，起坐或站立时头痛加剧，平卧后好转。

二、一般在1~3日内自然恢复，个别患者可持续10~14日。

治疗

⊙ 体针疗法

1. 取穴：风池、百会、合谷为主。

2. 治法：用中等强度刺激手法针刺。每日治疗1~2次，每次留针20~40分钟，留针期间可行针2~4次。可用电针疗法。

⊙ 耳针疗法

1. 取穴：以枕、太阳、脑干、皮质下、脑点为主。每次选用2~3穴。双侧可交替选用，亦可双侧同时选用。

2. 治法：用中等强度刺激手法针刺，每日治疗1次，每次留针20~30分钟。亦可用耳穴按压疗法。

按语

采用针刺疗法治疗本病的同时，应鼓励病人多饮水，如每日口服盐水2000~3000毫升，取头低位卧床休息有利于头痛缓解。

附录

病例：王XX，女，47岁，公务员。1999年3月14日就诊。

主诉与病史：头痛、头晕15天。15天前发怒之后入睡，醒后坐起时即感头痛、头晕，平卧后症状缓解。去某医院就诊时，曾以脑供血不足给予西药静脉点滴，治疗3日后无明显效果，于是转至另一家医院做进一步检查。测定脑脊液压力为0.62kpa，其他检测未发现异常。诊断为颅内低压综合征。患者要求用针刺治疗。

针刺治疗：一诊取百会、复溜。复溜穴刺入1.5寸，留针30分钟，每10分钟行针1次，行针时用中等强度刺激手法。百会穴用圆钉型揿针刺入，留针20小时取出。第二天复诊时，头痛、头晕稍有减轻，精神有所好转。治疗时取百会、太溪。太溪穴的针刺方法同复溜，百会穴的针刺方法同前。第三天复诊时症状明显减轻，按第二诊的方法继续治疗一次。第四天复诊时，仍有轻微的头痛、头晕，治疗时取百会、肾俞，均用图钉型揿针刺入，然后用胶布固定，留针48小时。至第5天，症状完全消失。5个月后随访未复发[72]。

六、枕神经痛

本病因流行性感冒或受寒所致枕神经炎或其他刺激而引起。

诊断要点

一、后枕部或兼有颈部的锐痛，比较表浅，发作性加剧，常向头顶部放射。

二、头颈部猛烈活动、咳嗽或打喷嚏时可激发或加剧疼痛。

三、发作时头颈部转动严重受限，使头颈部处于伸直位置。

四、检查可见枕神经分布区内感觉过敏，有的可有感觉迟钝，枕大神经出口处（两乳突连线中点外侧约 3 厘米）有明显压痛。

治疗

⊙ 体针疗法

1. 取穴：主要取上颈部脊髓节段支配区的穴位。取穴分为两组，第一组取头后部的穴位，如后顶、强间、络却、玉枕、脑空等；第二组取颈后部的穴位，如风池、天柱、上部颈（$C_{1\sim3}$）夹脊穴、阿是穴等。两组穴位可交替使用，亦可同时使用。每次选用 3~5 个穴。

2. 治法：多用较强的刺激手法针刺。每日治疗 1 次，每次留针 20~30 分钟，留针期间可行针 2~4 次。可用电针疗法。

⊙ 耳针疗法

1. 取穴：主要取枕区、颈区。

2. 治疗：先在枕区、颈区内寻找敏感点。用较强的刺激手法针刺。每日治疗 1 次，每次留针 20~30 分钟。留针期间可行针 2~4 次。可用耳穴按压疗法。

按语

枕神经由来自于 $C_{1\sim3}$ 的神经组成，分布于枕部，体针疗法中第一组穴位多在枕神经的分布区内。因为来自 $C_{1\sim3}$ 的一部分神经还分布到颈深肌群，所以本病发作时常兼有颈项部的锐痛，使患者不敢转动头部。所以还应取颈后区内的穴位。第二组的部分穴位虽然不在枕神经的支配区内，但却都在 $C_{1\sim3}$ 节段区内。因此，即使没有颈项部异常表现的本病患者，亦可取用第二组穴位。

使用耳针疗法治疗本病时，不应把皮质下、脑干、脑点作为主要穴位来取用，因为本病的发生与这些穴位所对应的部位没有多大关系。

附录

余绍祖等用激光照射疗法治疗30例枕神经痛患者，经2~5次治疗后，疼痛消失者29例，无效者1例。方法是：取风池或翳风穴，用HB-741型氦-氖激光器进行照射，输出功率为82毫瓦，光斑直径0.8厘米，距离50厘米聚焦照射10分钟。每日治疗1次[60]。王静云用类似的方法治疗18例本病患者，痊愈10例，显效4例，好转3例，无效1例[61]。陆安源等用野木瓜、维生素B_{12}穴位封闭疗法治疗枕神经痛89例，1次治愈者30例，2次治愈者45例，3次治愈者12例，无效者2例。其方法是：在双侧乳突下缘至枕外粗隆下缘连线中点凹陷处（相当于风池穴处），先用拇指深压，找到压痛最明显处，取木瓜液2毫升、维生素B_{12}注射液500微克，用4号针头进针，将药液1次性注入。每日或隔日治疗1次，5~7日为1疗程[62]。顾玉娟用电针加穴位注射法治疗枕大神经痛54例，治疗10天后，治愈35例（64.8%），显效15例，无效4例，总有效率为92.6%。治疗方法是：主穴取风池、天柱，配穴取脑室、玉枕。风池穴为枕大神经痛的压痛点，找准风池穴处的压痛点后，向鼻尖方向直刺0.8寸，用较强的捻转手法行针，使针感传向枕大神经分布区。天柱穴直刺0.8寸，用捻转手法得气。脑室、玉枕均向上平刺1寸。4个穴均加用G6805治疗仪，选连续波，频率为10Hz，留针并通电30分钟，电流强度以病人能耐受为宜。针刺完毕，在风池穴处注射维生素B_{12} 500微克。所有穴位进针前都要进行常规消毒。每天治疗1次[73]。

七、其他原因引起的头痛

眼、鼻、副鼻窦、耳等部位的许多疾病均可引起头痛。如青光眼、虹膜炎、眼眶肿瘤、球后视神经炎、高度远视、眼外肌不平衡等原因均可引起球后或额颞区的疼痛。鼻腔或副鼻窦发炎时，因黏膜充血、水肿可引起牵涉性头痛。急性副鼻窦炎时常引起眼球周围或额颞区的头痛。因副鼻窦内的脓性分泌物经过一夜睡眠后积聚增多，所以病人清晨起床后头痛特别严重，待脓液排出后头痛明显减轻。急性乳突炎可引起耳后部疼痛。病毒性膝状神经节带状疱疹引起的疼痛常位于外耳道内或耳后，疼痛数日后出现带状疱疹及面瘫。此外，鼻腔肿瘤、鼻咽部肿瘤、牙周脓肿、颞下颌关节功能障碍等均可引起头部的牵涉性疼痛。颅内的占位性病变及高血压病亦可引起头痛。

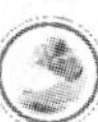

上述疾病引起的头痛应结合原发性疾病的一系列症状注意进行鉴别。对这一类头痛主要做病因治疗。非占位性病变引起的头痛,可把针灸疗法作为主要的治疗方法来使用。但占位性病变引起的头痛,只能把针灸疗法作为辅助的治疗方法来使用。具体的治疗方法可参考其他的有关文献,在此不作详述。

参考文献

[1] 陈少宗 . 现代针灸学理论与临床应用 [M]. 黄河出版社,1990：16.

[2] 陈少宗 . 全息生物医学理论与临床应用 [M]. 黄河出版社,1991：30.

[3] 刘康平 . 针刺治疗血管性头痛 33 例 [J]. 国医论坛,1989,(5):35.

[4] 谭必根 . 电针加拔罐治疗血管神经性头痛 70 例 [J]. 上海针灸,1989,(2):16.

[5] 马应乘 . 刺血治疗血管神经性头痛 102 例 [J]. 针灸学报,1990,(2):12.

[6] 刘心莲 . 耳穴按压治疗偏头痛 43 例 [J]. 中国针灸,1987,(2):8.

[7] 王静云 . 氦 – 氖激光治疗血管性头痛 150 例 [J]. 中华理疗,1988,(3):183.

[8] 马慧平 . 穴位注射治疗偏头痛 204 例 [J]. 上海针灸杂志,1990,(2):46.

[9] 张文元 . 头痛新穴治疗偏头痛 [J]. 四川中医,1990,(3):30.

[10] 马应乘 . 循经取穴治疗血管神经性头痛 106 例小结 [J]. 云南中医,1988,(6):35.

[11] 郭效宗,等 . 有效点治疗偏头痛、神经性头痛 157 例临床观察 [J]. 中国针灸,1989,(4):15.

[12] 盛玲玲,等 . 头针治疗血管性头痛 34 例疗效观察 [J]. 上海针灸,1987,(4):15.

[13] 王佐良 . 针刺治疗偏头痛 50 例 [J]. 上海针灸,1988,(1):15.

[14] 谢中灵 . 针刺治疗偏头痛 [J]. 四川中医,1988,(6):48.

[15] 唐丽亭 . 单纯针刺治疗偏头痛 [J]. 北京中医学院学报,1989,(3):26.

[16] 胡芝兰 . 人迎穴治疗偏头痛 32 例 [J]. 浙江中医学院学报,1988,(3):50.

[17] 辛桂珍 . 以列缺穴为主治疗偏头痛 42 例 [J]. 中医药研究,1987,(5):16.

[18] 张亮烽 . 磁电七星针治疗血管神经性头痛 38 例报告 [J]. 针灸学报,1989,(1):29.

[19] 王瑞平,等 . 经皮穴位电刺激治疗血管性头痛 [J]. 中国针灸,1989,(2):17.

[20] 李秀鸾,等 . 耳穴头穴贴压法治疗血管神经性头痛 50 例疗效观察 [J]. 河北中医,1988,(1):48.

[21] 管遵惠 . 灵龟八法治疗血管神经性头痛 80 例 [J]. 云南中医药,1987,(5):25.

[22] 孙秀本,等 . 耳背静脉放血治疗血管神经性头痛 [J]. 上海针灸,1988,(1):17.

[23] 聂汉云,等 . 皮内埋针治疗偏头痛 166 例 [J]. 新中医,1990,(10):32.

[24] 李秀琴,等 . 刺入式氦 – 氖激光纤维针疗仪治疗血管性头痛 33 例 [J]. 吉林中医药,1989,(6):18.

[25] 魏风坡,等 . 针刺治疗偏头痛 150 例临床观察及实验研究 [J]. 中国针灸,1988,(5):27.

[26] 王继元 . 针刺治疗血管性偏头痛 384 例疗效观察 [J]. 中国针灸,1991,(1):25.

[27] 李一清 . 用粗毫针泻悬颅穴治疗偏头痛 120 例 [J]. 中国针灸，1991,(1):24.
[28] 王霞 . 耳穴贴压治疗血管性偏头痛 [J]. 中国针灸，1993,(5):28.
[29] 李有田，等 . 阿氏穴注射生理盐水治疗顽固性血管性头痛 [J]. 中国针灸，1993,(5):28.
[30] 刘国升 . 辨证针刺加拔罐治疗偏头痛 [J]. 中国针灸，1993,(5):28.
[31] 王国洪，等 . 电针治疗偏头痛 [J]. 中国针灸，1993,(5):29.
[32] 董自斌 . 深刺风池穴治疗血管性偏头痛 248 例 [J]. 针灸临床，1993,(1):18.
[33] 曹利民 . 针刺太冲穴治疗偏头痛 [J]. 上海针灸，1993,(4):157.
[34] 徐宗，等 . 行气针法治疗偏头痛疗效分析 [J]. 上海针灸，1993,(3):97.
[35] 陈健，等 . 针刺治疗偏头痛 40 例 [J]. 上海针灸，1994,(1):47.
[36] 刘乡士 . 针刺颞后线为主治疗血管神经性头痛 38 例 [J]. 针灸学报，1992,(5):4.
[37] 陈少宗 . 现代时辰针灸学理论与临床应用 [M]. 黄河出版社，1990：20.
[38] 杜红 . 高频电针治疗神经性头痛 [J]. 四川中医，1990,(1): 封 3.
[39] 孙远征，等 . 头部梅花针治疗肌紧张性头痛 48 例 [J]. 针灸学报，1991,(2):42.
[40] 来心平 . 耳压治疗神经性头痛 128 例 [J]. 上海针灸，1988,(3):48.
[41] 沈壮英 . 耳穴压丸治疗头痛 [J]. 上海针灸，1988,(2):27.
[42] 李德初，等 . 穴位埋线疗法治疗功能性头痛 50 例 [J]. 湖南中医学院学报，1988,(3):56.
[43] 兰胜才，等 . 穴位注射治疗紧张性头痛 76 例 [J]. 实用中西医结合杂志，1990,(5):285.
[44] 施葵未 . 盐酸普鲁卡因穴位注射治疗紧张性头痛 [J]. 实用中西医结合杂志，1990,(4):225.
[45] 彭原 . 耳穴压迫治疗头痛 [J]. 山西中医，1988,(4):23.
[46] 王淑琴，等 . 穴位封闭法治疗神经官能性头痛的临床观察 [J]. 吉林中医药，1987,(4):9.
[47] 蒋映民 . 风池穴药物注射治疗头痛 82 例 [J]. 广西中医药，1989,(5):11.
[48] 林才生，等 . 运用全息律针刺治疗头痛 89 例 [J]. 陕西中医，1989,(4):180.
[49] 王永信 . 手掌穴封闭治疗顽固性头痛 11 例 [J]. 针灸学报，1992,(4):36.
[50] 罗光会 . 耳穴压豆治疗神经性头痛 [J]. 针灸临床，1993,(增刊):240.
[51] 张宁 . 穴位注射治疗张力性头痛 30 例 [J]. 上海针灸，1991,(2):23.
[52] 王海江 . 针刺颞前线治疗头痛 322 例 [J]. 中国针灸，1991,(4):5.
[53] 岳进 . 针刺治疗偏头痛、紧张性头痛的临床观察 [J]. 上海针灸，1992,(3):15.
[54] 张和平 . 针刺哑门穴治疗脑外伤后遗症 31 例 [J]. 针灸学报，1990,(1):26.
[55] 高金来，等 . 针刺治疗脑损伤后综合征及肢体功能障碍 69 例临床分析 [J]. 中国针灸，1992,(1):21.
[56] 刘文汉 . 针刺对耳屏治疗脑震荡 [J]. 中国针灸，1992,(2):14.
[57] 顾国柱，等 . 氦 – 氖激光治疗脑外伤后头痛及实验观察 [J]. 中国针灸，1991,(5):5.
[58] 李盛昌，等 . 激光穴位照射对颅脑损伤血淤患者的影响 [J]. 上海针灸，1990,(4):11.
[59] 张若芬，等 . 运用全息生物论诊治头痛 120 例疗效分析 [J]. 中国针灸，1990,(3):11.
[60] 余绍祖，等 . 氦 – 氖激光治疗枕神经痛 30 例 [J]. 中华理疗，1988,(4):234.

[61] 王静云．氦－氖激光针治疗头痛 114 例 [J]. 山东中医，1987,(3):17.
[62] 陆安源，等．野松、维生素 B12 穴位封闭治疗枕大神经痛疗效观察 [J]. 新中医，1987,(2):30.
[63] 雷景和，等．循经取穴针刺治疗血管性头痛 126 例疗效观察 [J]．中国针灸，2002,(2)；8.
[64] 张目成，等．针刺耳门与西药对照治疗偏头痛疗效观察 [J]. 中国针灸，2002,(3)；15.
[65] 李炜，等．快速植线治疗偏头痛的临床研究 [J]．中国针灸，2002,(3):233.
[66] 刘辉，等．针刺治疗神经血管性头痛 76 例临床观察 [J]. 中国针灸，2002,(5)；297.
[67] 邓伟哲，等．深刺风池穴为主治疗偏头痛临床观察 [J]. 中国针灸，2002,(10):661.
[68] 黄文庆，等．针刺水突穴治疗偏头痛临床研究 [J]．中国针灸，2001,(10):599.
[69] 刘克英，等．针刺与药物治疗偏头痛临床疗效对比研究 [J]．中国针灸，2001,(9):515.
[70] 张风琴，等．针刺治疗行经头痛 [J]．中国针灸，2001；(3):190.
[71] 魏玲．针刺加穴位注射治疗颅脑外伤后综合征疗效观察 [J]．中国针灸，2001,(8):483
[72] 张勇，等．低颅内压综合征案 [J]．中国针灸，2001,(2):125.
[73] 顾玉娟．电针加穴位注射治疗枕大神经痛 54 例 [J]．中国针灸，2002,(4):275.

第十七章 颜面部疼痛性疾病的针灸治疗

一、三叉神经痛

本病又称原发性三叉神经痛，是一种原因未明的面部三叉神经分布区域内反复发作的、短暂的、阵发性剧痛。

诊断要点

一、面部三叉神经一支或几支分布区内突发性电击样针刺、刀割或烧灼样剧痛，历时约几秒至十几秒，多不超过 1~2 分钟。疼痛可长期固定在某一支，亦可两支同时受累。初期发作次数较少，之后发作次数增多。重者每分钟发作数次，一日内连续发作几十次。

二、上唇外侧、额、口角、犬齿、舌处存在着“触发点”，即这些部位稍被触动便可发作。重者洗脸、刷牙、说话、咀嚼、吞咽时也引起发作。但发作之前无先兆症状。

三、检查时无明显阳性体征。

治疗

⊙ 体针疗法

1. 取穴：分为四组：第一组取眉弓附近及额部的穴位，如阳白、鱼腰、眉冲、攒竹等；第二组取面颊部的穴位，如四白、颧髎、上关等；第三组取耳前和下颌部的穴位，如下关、承浆、颊车等；第四组取特殊穴位合谷。第一组至第三组穴位应根据疼痛的部位灵活选用，同时配用第四组穴位。如眉弓及前额痛，则选用第一组和第四组穴位；如面颊部疼痛，则选用第二组和第四组穴位；如果下颌部疼痛，则选用第三组和第四组穴位；如果

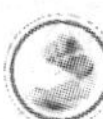

疼痛的部位比较广泛，则要相应地扩大联合选穴的范围。患侧取穴为主，辅以健侧少量取穴。

2. 治法：均用较强刺激手法针刺。每日治疗 1 次，每次留针 30 分钟左右，留针期间可行针 3~4 次。针刺时以避开“触发点”为宜。可用电针疗法。

⊙ 耳针疗法

1. 取穴：分为两组，一组取面颊、额、眼、牙痛点；另一组取脑干。可单用患侧，亦可辅以健侧取用。

2. 治法：用较强刺激手法针刺，每日治疗 1 次，每次留针 30 分钟左右，留针期间可行针 3~4 次。同时可配合耳穴按压疗法。

按语

三叉神经末梢纤维分为三支，所选用体穴第一组至第三组穴位就分别位于第一支、第二支、第三支三叉神经的支配区内。第一组至第三组穴位的选用，应根据三叉神经发生病变的部位而定。合谷穴是治疗本病的有效穴位，无论哪一个分支发生疼痛，均应配用该穴。此外，由于患侧面部存在着“触发点”，这些点稍被触及即引起剧痛发作，所以针刺时避开“触发点”为宜。我们在临床上发现，面部“触发点”较多者针刺患侧穴位疗效并不理想，此时改针健侧穴位或患侧非病变分支内的穴位却能收到一定效果。

使用耳针疗法时，除了选用三叉神经分布区对应的耳穴外，还取用了脑干区。这是因为与三叉神经直接相关的神经核团均位于脑干内。针刺耳廓脑干区的目的在于通过对有关核团的调节，以缓解三叉神经的疼痛。

附录

使用针灸疗法治疗三叉神经痛的报告较多[1-23]。田桂荣等用针刺疗法治疗三叉神经眶上支疼痛 100 例，经过 1~3 次治疗后均获痊愈。方法是：主穴取眶上穴（眶上切迹压痛点），配穴取印堂、阳白透鱼腰、太阳。病重及病程长者，第 1 次治疗时主穴、配穴同时取用，以后仅刺主穴。常规消毒后先取配穴，施以提插法；后针主穴，针尖朝上直达切迹骨壁，上下提插数次，得气后迅速出针[1]。齐锡森用类似的疗法治疗 95 例本病患者，痊愈 76 例，显效 9 例，好转 7 例，无效 3 例。方法是：主穴取眶上神经孔(鱼腰穴附近)，配穴配阳白透印堂。刺入 1~1.5 厘米，出现酸、麻等感觉且反射到眼眶与前额部时，行轻捻转并与雀啄相结合，一般不留针。每日治疗 1 次，5 次为 1 疗程，疗程间隔 3 日[2]。周继荣以深刺下关穴为主，治疗本病 32 例，治愈 15 例，好转 16 例，无效 1 例。方法是：主穴取患侧下关，配穴取健侧合谷。第一分支痛加阳白、攒竹、鱼腰；第二分支痛加四白、迎香、禾髎；第三分支痛加承浆、颊车、翳风。用泻法。针刺下关穴用 30 号 2.5 寸毫针，针法以 85 度角向对侧乳突方向深刺 2 寸左右，用紧提慢按手法，使针感向下颌方向或四周扩散并持续 20~30 秒，留针 30~60 分钟，其间每隔 10~15 分钟提插行针 1 次，出针前再提插行针 30 秒。每日治疗 1 次，10 次为 1 疗程，疗程间隔 1 周[3]。张和平用群针密刺法治疗本病 48 例，获得满意效果。方法是：沿疼痛的三叉神经干寻找最痛点，用 0.5~1.5 寸毫针缓缓向下直刺，得气后在该痛点之前后左右相距 0.5~1.0 厘米处依法各刺 1 针，留针 90 分钟，每 20 分钟捻针 1 次，平补平泻，每日治疗 1 次，10 次为 1 疗程，疗程间隔 4~5 日。一般治疗 2~5 个疗程痊愈。针刺时必须使针感达到痛处[4]。单琳珍用电针治疗三叉神经痛 41 例，痊愈 16 例，显效 14 例，好转 9 例，无效 2 例。方法是：第一支取太阳透下关、鱼腰、攒竹、丝竹空、阳白；第二支取下关、迎香透巨髎、禾髎透巨髎、合谷；第三支取颊车透大迎、四白、承浆、合谷。刺激强度根据患者体质和耐受程度而定[5]。崔述贵针刺颧髎治疗本病 65 例，痊愈 40 例，显效 12 例，好转 9 例，无效 4 例。方法是：取颧髎穴以 3 寸毫针进针 2.0~2.5 厘米时，患者即有触电样针感，扩散到整个面颊。平泻或用泻法，留针 15~30 分钟，10 分钟行针 1 次，1~2 日治疗 1 次，10 次为 1 疗程[6]。梁遂安等用水针治疗三叉神经痛 207 例，痊愈 89 例，好转 37 例，无效 25 例，总有效率为 83.44%。方法是：取下关、合谷、阿是穴。第一支痛加太阳、攒竹、阳白等穴；第三支痛加四白、颧髎、迎香等穴；第三支痛加颊车、地仓、承浆等穴。取醋酸强的松龙 25mg、10% 普鲁卡因溶液 10 毫升、维生素 B_{12} 注射液 250 微克。常规消毒后，用 5 号注射针刺入穴位，回抽无血时缓缓注入所配药液 0.5 毫升，7 日治疗 1 次，3 次为 1 疗程[7]。刘光荣用王不留行籽按压耳穴治疗眶上神经痛 27 例，总有效率达 93%。方法是：取耳廓的皮质下、额、目 1、目 2。单侧痛先贴患侧，双耳交替使用；双侧痛贴双侧。用王不留行籽贴压后，每日按压 3~5 次，每次按压 2~3 分钟，以局部有痛感且能耐受为度，3 日更换 1 次，治疗 2 次为 1 疗程[10]。严善余用耳穴三叉点封闭治疗三叉神经痛 12 例，治愈 7 例，好转 3 例，无效 2 例。方法是：在对耳屏脑点和平喘点之间找敏感点即三叉点，常规消毒后，取盐

 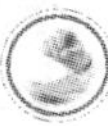

酸利多卡因注射液0.1毫升，注射于该穴皮下（单侧或双侧），1~2日治疗1次，5次为1疗程[11]。

二、舌咽神经痛

舌咽神经痛是一种原因未明的神经性疼痛。远较三叉神经痛少见。

诊断要点

一、咽腔侧壁、扁桃体、舌根部等舌咽神经支配区内反复发作性剧痛。疼痛性质类似三叉神经痛，呈刀割或针刺样间歇性发作。可向同侧外耳道、耳垂下方及颈部放射。每次发作持续数秒钟。

二、吞咽、伸舌、咳嗽或刺激扁桃体可诱发疼痛。

三、不伴有颅神经的功能破坏，检查时无阳性体征。

治疗

⊙ 体针疗法

1. 取穴：分为两组，一组取天突、廉泉、翳风、天柱；另一组取合谷。

2. 治法：用较强刺激手法针刺。每天治疗1次，每次留针20~30分钟，留针期间行针2~3次。此外，针刺天突、廉泉、翳风穴时，一定要严格把握针刺深度和针刺方向。可用电针疗法。

⊙ 耳针疗法

1. 取穴：分为两组，一组取舌、咽喉；另一组取脑干区。双侧交替取用。

2. 治法：均用较强刺激手法针刺。每日治疗1次，每次留针20~30分钟，留针期间可行针2~4次。可用耳穴按压疗法。

按语

针刺天突、廉泉、翳风穴时，除了严格把握针刺的方向和深度外，行针时以使用单纯的捻转手法为宜，以防刺伤重要器官。

三、牙痛

牙痛是一个症状，可由多种疾病引起。这里主要介绍牙髓炎引起的牙痛。急性牙髓炎可由牙髓充血未及时治疗发展而来，也可由慢性牙髓炎发作而来。

诊断要点

⊙ 急性牙髓炎

1.除遇到冷、热、酸、甜等刺激引起剧烈疼痛外，在没有外界刺激时，也有间歇性剧痛。

2.疼痛发作白天重于夜间。

3.疼痛不能定位。大部分患者不能明确指出痛处所在。

⊙ 慢性牙髓炎

1.一般没有剧烈的自发性疼痛，有时只有轻微的钝痛，但长时间遇冷热刺激后发生疼痛，除去刺激后疼痛要持续比较长的时间才逐渐消失。

2.患者可有轻微的叩痛，患者感觉咬合时疼痛不适。

治疗

⊙ 体针疗法

1.取穴：分为三组，第一组取下关、颧髎、地仓、颊车；第二组取眶下神经孔、下颌部颏神经孔；第三组取合谷穴。第一组、第二组均取患侧，第三组双侧取用。第一组、第二组可交替使用，但均配用第三组。

2.治法：用强刺激手法针刺。每日治疗1次，每次留针30分钟左右，留针期间行针3~4次。可用电针疗法。

⊙ 耳针疗法

1. 取穴：分为两组，一组取牙痛点、上颌（上牙痛取之）、下颌（下牙痛取之）；第二组取面颊区、脑干区。患侧取穴为主。

2. 治法：用较强刺激手法针刺，每日治疗 1 次，每次留针 30 分钟左右，留针期间行针 3~4 次。可用耳穴按压疗法。

按语

有关的感觉神经是三叉神经，所以治疗本病的体穴应在三叉神经的支配区内选用，也就是说治疗本病所取的穴位应当对三叉神经有明显的影响。下关、颧髎、地仓、颊车、眶下神经孔、颏神经孔均在三叉神经的支配区内。大量的临床研究证实，针刺这些穴位既能有效地治疗三叉神经痛，又能有效地治疗牙髓炎等各种原因引起的牙痛。

运用耳针疗法时，根据全息生物医学理论，除了选用牙痛点之外，还选用了面颊区、脑干区，目的也在于通过对三叉神经的调节，以加强镇痛效果。

需要指出的是，用针刺疗法治疗牙痛的同时，还应注意对因治疗，这样才能彻底消除病患。

各种原因引起的牙痛均可参考上述疗法治疗。

附录

用针灸疗法治疗牙痛具有良好疗效[24-42]。钟起哲用针刺法治疗急性牙痛 149 例，治愈 145 例（治疗 1 次痊愈 113 例，治疗 3~4 次痊愈 32 例），无效 4 例。方法是：取患侧下关、颊车、双侧合谷，伴头痛者加太阳。留针 1~2 小时，每日治疗 1 次[24]。赵昌宋用合谷穴封闭法治疗 80 例，痊愈 70 例，占 88%；好转 12 例，占 12%。方法是：取安痛定注射液 2 毫升、2% 普鲁卡因注射液 2 毫升（1 穴注射量）混合后，经皮试阴性者，在合谷进针，得气后回抽无回血时缓缓注入药液。单侧牙痛健侧取穴，两侧牙痛双侧取穴。封闭后，个别患者于注射处出现肿痛、麻木不适，采用局部热敷，多在 1~2 日内消失。无其他严重副作用[25]。申健针刺液门穴治疗牙痛 385 例，包括龋齿、急性牙髓炎、牙根尖周炎、牙周炎、齿龈炎、牙损伤及拔牙术后疼痛等。治疗 1 次即显效者 303 例，有效者 74 例，无效者

8例,治疗1次的总有效率为98%。方法是:自然握拳,于手背4、5指缝尖上方约0.5厘米处取穴。取患侧,用毫针顺掌骨间隙刺入0.5~1.0寸,捻转得气后留针20~60分钟,每隔15分钟行针1次,15分钟后效果不明显者加刺健侧[26]。王春义用背部点刺放血疗法治疗牙痛30例,包括牙周炎、根尖炎、龋齿。经过1~2次治疗后全部痊愈。方法是:于背部第7颈椎以下、第5胸椎以上、背中线旁开1~2寸的区域内,找出色泽粉红的点,这些点的直径约0.3厘米,每次选用2~4个这样的点,在其中心点刺放血,每点刺入1针,刺入深度为0.3~0.5寸,点刺后拔罐5~10分钟[27]。李焕斌用耳针疗法结合耳穴按压疗法治疗牙痛32例,全部获效。方法是:主穴取牙痛奇穴(在内分泌、三焦、内鼻三穴之间的区域内的敏感点)。风火牙痛者加肺、大肠、牙,实火牙痛者加牙、胃、三焦、交感,虚火牙痛者加牙、肾、膀胱、神门。主穴点刺治疗10分钟,随后用王不留行籽贴耳穴,每日定期按压3~5次,每次治疗3~5分钟[28]。来心平单用耳穴按压疗法治疗牙痛38例,均在一日内痛止,主穴也是取牙痛奇穴[29]。

四、颞下颌关节综合征

本病是由颞下颌关节功能紊乱而产生的一组症状。

诊断要点

一、病人主诉开口或闭口或咀嚼食物时面部关节疼痛。疼痛的特点为下颌向某一方面运动或运动达到一定程度时才出现,多为一侧性。而颞下颌关节炎的疼痛无论下颌向何方向、作何种程度的活动都会出现,甚至不活动时也有疼痛。

二、下颌运动障碍。部分病人早上起床后张口不便,即出现关节僵硬,稍微活动方可减轻。

三、颞下颌关节运动时有明显的摩擦音和弹响。

四、局部压痛。典型的压痛点在髁状突的外侧及其后方。

 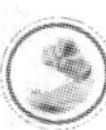

治疗

体针疗法

1. 取穴：分两组，第一组取下关（或阿是穴）听宫、颊车、颧髎、悬颅；第二组取合谷。第一组取患侧穴位，第二组双侧取用。第一组穴位中下关穴与阿是穴每次选用1个即可，同时配用第二组穴位。

2. 治法：用中等强度刺激手法针刺。每日治疗1次，每次留针20分钟左右，留针期间可行针2–3次。可用电针疗法，亦可用激光针疗法，还可用穴位注射疗法。

耳针疗法

1. 取穴：分为两组，一组取面颊区；另一组取颞区、脑干区。双侧交替取用。

2. 治法：用中等强度以上的刺激手法针刺。每日治疗1次，每次留针20分钟左右，留针期间可行针2~3次。可用耳穴按压疗法。

按语

颞下颌关节综合征的发生与嚼肌、颞肌、翼内肌、翼外肌的痉挛或功能亢进具有重要关系，这些肌肉的功能障碍还可进一步引起关节盘的病变。此外，关节囊和关节盘松弛也是引起该综合征的较常见原因。所以，针刺治疗本病应重在调节有关肌肉、关节囊及关节盘的功能。在体针疗法中，第一组穴位即与咀嚼肌有密切关系，即下关穴与嚼肌及关节囊、悬颅穴与颞肌、颊车穴与嚼肌及翼内肌、颧髎穴与翼外肌及嚼肌之间有密切的解剖关系，针刺这些穴位均可对相关的肌肉功能起到调节作用。另外，因这些肌肉主要接受下颌神经的支配，下颌神经是三叉神经的分支，而针刺合谷穴对三叉神经的功能有良好的调节作用，所以第二组穴位选用了合谷穴。

在耳针疗法中、除了选用面颊区外，根据全息生物医学理论还选用了颞区、脑干区，目的在于调节颞肌和三叉神经的机能。

附录

用针灸疗法治疗颞下颌关节综合征有较好效果[43–68]。刘世忠针刺治疗本病250例，治愈 203 例，占 90.2%；好转 39 例，占 6.9%；无效 8 例，占 2.8%。方法是：主穴取颊车、下关、合谷、内庭，面痛配颧髎、地仓，功能障碍配承浆、神门，耳鸣配听会、翳风。每日治疗 1 次，每次取 3~5 穴，治疗 10 次为 1 疗程[43]。施逸芳用温针法治疗颞下颌关节紊乱综合征 35 例，痊愈 31 例，显效 2 例，无效 2 例。方法是：取下关、颊车，用 1.5 寸毫针针刺，得气后于针柄上点燃艾绒 7~9 壮，每日 1 次，5 次为 1 疗程[44]。洪正友用指压法治疗本病 50 例，治愈 33 例，好转 14 例，无效 3 例。按揉的穴位有下关、颊车、翳风、完骨、风池、合谷。指压强度以患者能承受为度，每次 10 分钟，间日或每天治疗 1 次[45]。凌泽诒用针刺结合耳压治疗颞下颌关节综合征 50 例，痊愈 49 例，1 例中断治疗。方法是：用王不留行籽粘贴压于上颌、下颌、面颊、三焦等穴，每穴按压 1~2 分钟，每日按压 3~5 次，隔日更换 1 次，双侧交替。体穴取下关、外关、合谷、阳陵泉、太冲、丘墟，每次治疗时，体穴与耳穴异侧取用，中等刺激，留针 30 分钟。双侧患病者，均双侧取用[46]。熊源清等单用耳穴贴压法治疗本病93例，痊愈42例，好转44例，无效7例，总有效率为92.5%。方法是：用胶布将王不留行籽贴压于对耳屏阳性反应点处。先取患侧，两天后换贴对侧[48]。张亚彬用氦－氖激光照射法治疗本病 54 例，治疗 1~2 疗程后，痊愈 43 例，显效 7 例，好转 4 例，有效率为 100%。方法是：取耳门、下关、颊车、外关、合谷。用 HN4500 型氦－氖激光仪，输出功率 8 毫瓦，将光导纤维随空心针与体表呈 45 度角沿经络循行线由下向上刺入，每穴照射 5 分钟。每日 1 次，10 次为 1 疗程，疗程间隔 5~7 日[49]。赵抗民等用穴位注射法配合针刺治疗本病 86 例，痊愈 70 例，占 81.4%；显效 11 例，占 12.79%；好转 5 例，占 5.81%。方法是：主穴取下关、听宫、合谷、三间，刺入 1.0~1.5 寸，留针 15~20 分钟。在此基础上进行穴位注射。用5毫升注射器和4号或5号针头，抽取复方当归液0.5毫升，注入下关穴或听宫穴。下关和听宫每次选用1个，交替使用，隔日治疗1次，5次为1疗程，疗程间隔 3 日[50]。

参考文献

[1] 田桂荣，等．用针刺治疗眶上神经痛的体会 [J]. 实用眼科，1987,(9):574.

[2] 齐锡淼．针刺治疗原发性眶上神经痛 95 例 [J]. 浙江中医药，1989,(4):166.

[3] 周继荣．深刺下关穴为主治疗原发性三叉神经痛 32 例 [J]. 江苏中医，1989,(2):18.

[4] 张和平．群针密刺治疗三叉神经痛 48 例疗效分析 [J]. 河北中医，1989,(2):30.

[5] 单琳珍 . 电针治疗三叉神经痛 41 例疗效观察 [J]. 针灸学报,1990,(2):42.

[6] 崔述贵 . 针刺颧穴治疗三叉神经痛 65 例 [J]. 针灸学报,1989,(1):26.

[7] 梁遂安,等 . 水针治疗三叉神经痛 207 例临床观察 [J]. 针灸学报,1992,(6):21.

[8] 廖昌键 . 穴位注射治疗三叉神经痛 [J]. 四川中医,1990;(3):34.

[9] 张瑞光 . 穴位注射治疗三叉神经痛 [J]. 山东中医,1987;(1):42.

[10] 刘光荣 . 王不留行籽按压耳穴治疗眶上神经痛 12 例 [J]. 浙江中医,1990,(6):261.

[11] 严善余 . 耳穴三叉点封闭治疗三叉神经痛 12 例 [J]. 福建中医药,1990,(1):61.

[12] 李菊琦 . 耳穴按压治疗眶上神经痛 76 例 [J]. 中国针灸,1987,(6)39.

[13] 徐军,等 . 电针治疗眶上神经痛 46 例 [J]. 中国针灸,1988,(1):13.

[14] 刘士杰 . 全息疗法治疗三叉神经痛 86 例 [J]. 山东中医,1989,(5):20.

[15] 刘桂良 . 挑针治疗三叉神经痛 49 例 [J]. 安徽中医学院学报,1987,(2):38.

[16] 郑少祥,等 . 透穴浅刺治疗原发性三叉神经痛 31 例 [J]. 新疆中医药,1990,(4):43.

[17] 朱桂,等 . 针刺治疗三叉神经痛 150 例 [J]. 上海针灸,1991,(4):11.

[18] 钟亚,等 . 子午流注取穴治疗三叉神经痛 60 例临床观察 [J]. 中国针灸,1991,(6):21.

[19] 李大勋 . 直接针刺三叉神经治疗三叉神经痛 80 例 [J]. 针灸学报,1992,(4):13.

[20] 肖述钧 . 风池穴注射利多卡因治疗三叉神经痛 32 例 [J]. 中国针灸,1992,(3):20.

[21] 郑培銮 . 灯火灸治疗三叉神经痛 32 例 [J]. 中国针灸,1993,(2):30.

[22] 王文远 . 平衡针疗法治疗原发性三叉神经痛的临床研究 [J]. 针灸临床,1993,(4):28.

[23] 康希圣,等 . 针刺治疗三叉神经痛 [J]. 上海针灸,1994,(1):18.

[24] 钟起哲,等 . 针刺治疗急性牙痛 149 例 [J]. 针灸学报,1990,(2):42.

[25] 赵昌宋 . 合谷穴封闭治疗牙痛 [J]. 四川中医,1988,(12):46.

[26] 申健 . 针刺液门穴治疗牙痛 385 例 [J]. 陕西中医,1989,(2):83.

[27] 王春义 . 背部点刺放血治疗牙痛 30 例 [J]. 新中医,1990,(12):33.

[28] 李焕斌 . 耳针治疗牙痛方 [J]. 陕西中医函授,1988;(6):35.

[29] 来心平 . 耳穴贴压治疗牙痛 38 例 [J]. 浙江中医,1988;(4):164.

[30] 杨惠 . 耳压粘贴治疗牙痛 [J]. 四川中医,1989;(6): 封 4.

[31] 周丽 . 耳穴三焦治疗牙痛 30 例小结 [J]. 江西中医药,1989,(2):39.

[32] 方奕海 . 耳压治疗牙痛效果好 [J]. 江西中医药,1989,(3):12.

[33] 韩长根 . 太冲配下关治疗牙痛 67 例 [J]. 中医杂志,1989,(8):18.

[34] 田元生 . 针刺翳风穴可治各种牙痛 [J]. 国医论坛,1990,(5):45.

[35] 李尊桂 . 灸法治疗牙痛 [J]. 四川中医,1987,(11):34.

[36] 钟明红,等 . 针灸防治牙髓炎封砷疼痛的临床观察 [J]. 浙江中医学院学报,1990,(6):6.

[37] 王秋菊 . 一罐三针治疗牙痛 [J]. 针灸学报,1992,(6):10.

[38] 王玲,等 . 耳压治疗牙痛 36 例临床总结 [J]. 针灸学报,1992,(6):21.

[39] 邢栓桂 . 穴位注射治疗牙痛 246 例疗效观察 [J]. 针灸学报，1992,(6):24.
[40] 韩碧英，等 . 探棒按压耳区阳性反应点治疗牙痛 [J]. 中国针灸，1992,(2):17.
[41] 溥蕴英 . 针刺治疗慢性牙周炎 121 例 [J]. 中国针灸，1993,(2):9.
[42] 焦念学 . 针刺大杼穴治疗牙痛 [J]. 针灸临床，1993,(4):25.
[43] 刘世忠 . 针刺治疗颞下颌关节紊乱症 250 例 [J]. 中国针灸，1991,(3):51.
[44] 施逸芳 . 温针治疗颞下颌关节紊乱综合征 35 例 [J]. 上海针灸，1989,(3):45.
[45] 洪正友，等 . 指压法治疗颞下颌关节功能紊乱综合征 50 例 [J]. 辽宁中医，1989,(5):35.
[46] 凌泽诒 . 针刺和耳压治疗颞颌关节功能紊乱 [J]. 四川中医，1989,(1):45.
[47] 顾毅，等 . 皮内针治疗颞下颌关节紊乱综合征 [J]. 上海针灸，1988,(4):36.
[48] 熊源清，等 . 耳穴贴压治疗早期颞颌关节功 O 能紊乱症 93 例 [J]. 中国农村医学，1990,(1):32.
[49] 张亚彬 . 氦 – 氖激光针刺治疗颞下颌关节炎 54 例 [J]. 中华理疗，1989,(4):207.
[50] 赵抗民，等 . 穴位注射加针刺治疗颞颌关节紊乱综合征 86 例疗效观察 [J]. 中国针灸，1992,(4):13.
[51] 石信箴 . 针灸配合穴位注射治愈颞下颌关节功能紊乱综合征 6 例 [J]. 山西中医，1989,(5):39.
[52] 冯恩，等 . 五倍子膏贴敷治疗颞下颌关节功能紊乱综合征 [J]. 浙江中医，1987,(10):453.
[53] 金惠芬，等 . 药罐治疗颞下颌关节功能紊乱 [J]. 上海针灸，1987,(3):27.
[54] 丁金榜，等 . 针灸治疗颞下颌关节功能紊乱 35 例 [J]. 陕西中医，1988,(1):38.
[55] 常风云 . 针刺通里穴治疗下颌关节炎 21 例 [J]. 河北中医，1987,(4):39.
[56] 崔允孟 . 针刺足三里治疗颞颌关节功能紊乱症 [J]. 上海针灸，1989,(3):14.
[57] 宋瑛 . 温针治疗颞颌关节痹 [J]. 河北中医，1987,(3):25.
[58] 黄慧芬，等 . 光针治疗颞下颌关节功能紊乱综合征 [J]. 上海针灸，1991,(3):20.
[59] 刘世忠 . 针灸治疗颞下颌关节紊乱症 250 例 [J]. 中国针灸，1991,(3):57.
[60] 王克非 . 针灸治疗颞下颌关节功能紊乱综合征 68 例 [J]. 上海针灸，1992,(2):26.
[61] 管遵惠 . 面穴齐刺治疗颞下颌关节功能紊乱综合症 120 例疗效观察 [J]. 针灸临床，1993,(6):15
[62] 张香桐，等. 针灸针麻研究 [M]. 北京：科学出版社，1986：76.
[63] 范镭，等. 猫尾核头部前区对三叉神经尾端脊束核的抑制作用及其方式 [C]. 第二届全国针灸针麻学术讨论会论文. 北京：中国针灸学会，1984：295.
[64] 刘庆莹，等. 针刺对大白鼠三叉神经脊束核中 P 物质影响的免疫学观察 [C]. 第二届全国针灸针麻学术讨论会论文. 北京：1984：366.
[65] 吉林医科大学生理教研室. 中枢特异与非特异传导系统在针刺麻醉中的作用 [M]. 全国针刺麻醉学习班资料选编（二）. 北京：人民卫生出版社，1974：276.
[66] 卢勤姝. 颊车穴深刺为主治疗牙痛 45 例 [J]. 中国针灸，2002,(1):50.
[67] 邱晓虎，等. 艾灸治疗颞下颌关节紊乱综合征咀嚼肌群功能紊乱 65 例疗效观察 [J]. 中国针灸，2001；(11):657.
[68] 徐立玉，等. 针灸治疗颞下颌关节功能紊乱 [J]. 中国针灸，2001,(12):746.

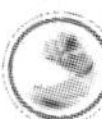

第十八章　颈肩部疼痛性疾病的针灸治疗

一、颈部扭伤

本病俗称“落枕”“失枕”。多由睡眠时颈部位置不当引起，晨起时突然感觉颈部不适。

诊断要点

一、晨起后突然感到颈后部、上背部疼痛不适，以一侧为多。

二、颈部左右旋转活动严重受限，严重者仰俯亦有困难。

三、检查时，除颈部活动受限外，局部可有明显压痛点，局部浅层肌肉如斜方肌、胸锁乳突肌等有明显痉挛、僵硬等改变，即所谓“条索状改变”。

四、病程较短，一周左右即可痊愈，及时治疗可缩短病程。

治疗

⊙ 体针疗法

1. 取穴：取穴分为两组：第一组取邻近部位的穴位，即分布在颈后区、肩胛部、肩胛间区的穴位，如天柱、风池、天窗、颈部夹脊穴、肩中俞、肩外俞、肩井等，或在颈区、肩部、背部肩胛间区寻找敏感点及条索状反应物；第二组取远隔部位的穴位，如列缺、支沟、外关、后溪等。两组穴位可同时选用，亦可单独选用，但以同时选用效果为佳。每次可选用 2~4 个穴位。

2. 治法：用较强的刺激手法针刺。每日治疗 1 次，每次留针 20 分钟左右，留针期间可行针 2~3 次。可用电针疗法，亦可用梅花针疗法。

⊙ 耳针疗法

1. 取穴：颈区和颈椎区内的敏感点。

2. 治法：用较强的刺激手法针刺。每日治疗 1 次，每次留针 20 分钟左右，留针期间可行针 2~3 次。

按语

颈部肌肉由来自 C1~4 的颈神经支配，因而应取 C1~4 的穴位。与 C1~4 相关的体穴大都分布在颈项部、肩部和肩胛间区，也就是取用的第一组穴位。远隔部位的穴位，如列缺、后溪等虽然不在 C1~4 支配区内，但它们所处的节段区与病灶所处的节段区相近，故而选取这种远隔部位的穴位，亦能获得一定的疗效，但根据我们的经验，这两组穴位同时选用疗效更好。此外，列缺、内关、外关、后溪、中渚等穴位所处的位置，大都与颈项部所对应的全息穴位相重叠或相近，我们认为这也是针刺这些远隔部位的穴位能取得疗效的机制之一。

附录

用针灸疗法治疗颈部扭伤有良好疗效[1-23]。周连仲用针刺法治疗落枕患者 170 例，治疗 1 次痊愈者 160 例，治疗 2 次痊愈者 10 例，治愈率为 100%。其方法是：取患部压痛点、落枕穴（握拳，手背面 2、3 掌骨间，掌指关节后 1.5 寸处），均用泻法，留针 20~30 分钟，每日治疗 1 次[1]。薛浩用梅花针及拔火罐的方法治疗落枕 100 例，1 次治愈者 99 例，2 次治愈者 2 例，治愈率亦为 100%。方法是：取阿是穴（在颈部找出压痛点或痛筋），消毒后用梅花针扣打，使皮肤微见渗血为度。拔火罐时一般留罐 5 分钟[2]。郭瑞兰在针刺落枕穴的基础上，配合梅花针扣打颈部、颈部拔火罐，治疗 50 例本病患者，治疗 1 次痊愈者 41 例，治疗 2 次痊愈者 7 例，治疗 3 次痊愈者 2 例[3]。夏红晨用针刺后溪、中渚穴的方法治疗 32 例落枕患者，全部治愈。方法是：常规消毒后，刺入 0.5~1.0 寸，得气后提插捻转，均用强刺激手法，使针感同时向全手掌、肩部扩散，留针 20 分钟，每隔 3~5 分钟行针 1 次[4]。杨风瑞用巨刺外关穴的疗法治疗 122 例落枕患者，经 1 次治疗后，显效（疼痛消失，颈部功能基本正常）54 例，进步 65 例，无效 3 例，总有效率为 97.5%。

方法是：取健侧外关穴，常规消毒后直刺 0.8~1.0 寸，或外关透内关，提插捻转 1 分钟，同时让患者活动颈部，留针 10 分钟[5]。骆汉成则用巨刺内关穴的疗法治疗 50 例本病患者，经 1~2 次治疗，均获痊愈。方法是：常规消毒后，用 1.5 寸毫针垂直快速刺入穴位，得气后根据患者体质捣针数次，同时令患者左右旋转颈部，不留针[6]。贾锐用按摩疗法治疗落枕，治疗 1 次疼痛消失者 193 例，治疗 2 次疼痛消失者 77 例。方法是：在患者颈部寻找压痛点，在痛点下 2 寸处找 1 个配穴，天宗穴外下方找第 2 个配穴。用手指尖端按捏施以抑制法，每隔 2~3 分钟嘱患者前后左右活动颈部，反复治疗 2~3 次，每日治疗 1 次[7]。孟庆良还用眼针疗法治疗 79 例本病患者，治疗 3 次后，痊愈 74 例，显效 5 例。方法是：常规消毒后，用 30 号 5 分毫针在距眼眶缘外 2 分处取双侧上焦穴，左眼顺时针，右眼逆时针，横刺至皮下，旋以泻法，得气后留针 15~20 分钟。留针期间活动颈部，每日治疗 1 次[8]。张连生报告，用按压耳穴疗法治疗落枕具有良好效果，方法是：取颈、颈椎区、枕，用拇指按压穴上，食指抵于耳穴背面，用力由下至上按压，同时嘱患者活动颈部，疼痛立止[9]。

二、颈椎病

本病又称颈椎骨关节炎、增生性颈椎炎、颈神经综合征等。临床表现为颈椎的慢性退行性损害、压迫颈神经根及其他组织。

诊断要点

一、起病缓慢，年龄多在 40 岁以上。

二、临床上分为以下几种类型，可为单独性，亦可为混合性。

1. 神经根综合征

（1）感觉神经根受刺激：产生神经性疼痛，其特征为发麻或触电样疼痛，位于上肢远端，大多在前臂桡侧及手指部，其分布与神经根支配节段的皮肤区域一致。

（2）运动神经根受刺激：产生肌痛性疼痛，其特征为深部钻刺样不适感或钝痛，多位于上肢近端、肩部及肩胛区。

（3）冈上肌、冈下肌及三角肌常有压痛，日久这些肌肉可出现萎缩；相应节段区内感觉减退和腱反射减低。

2. 椎动脉综合征：头痛、头晕、昏厥发作；共济失调，步态不稳；复视、面部麻木、吞咽困难等。

3. 脊髓压迫综合征：病变位于上颈段，可出现四肢上运动元性瘫痪；如病变位于下颈段，则上肢呈下运动元性瘫痪，下肢呈上运动元性瘫痪。病变相应节段以下感觉障碍。

三、颈椎X线摄片可见颈椎生理曲度消失，椎体前后缘唇样增生，椎间隙变窄，椎间孔变小和关节突有肥大性改变。

治疗

这里介绍的主要是神经根综合征的针灸治疗。椎动脉综合征的针灸治疗可参考神经根综合征的治疗方法。脊髓压迫综合征的针灸治疗可参考治疗偏瘫的有关方法。无论何种类型的颈椎病，使用针灸疗法的同时，再配合牵引治疗，会获得更好的效果。对脊髓压迫综合征，应首先解除压迫，然后再使用针灸疗法治疗。

⊙ 体针疗法

1. 取穴：分为三组，第一组取前臂偏桡侧和手部的穴位，如孔最、经渠、鱼际、内关、合谷、劳宫、温溜、支沟、液门等；第二组取肩臂部和肩胛区的穴位，如肩井、肩中俞、肩外俞、天宗、秉风、臑俞、肩髃、臂臑、臑会、天府、侠白等；第三组取颈夹脊穴（颈4~6为主）。感觉神经根受刺激为主者，以第一组和第三组穴位为主，第二组穴位为配穴；运动神经根受刺激为主者，以第二组和第三组穴位为主，第一组穴位为辅助穴位；感觉神经根和运动神经根均受刺激者，三组穴位都作为主穴使用。主穴组每次选用3~5个，配穴组每次选用2~3个。患侧取穴为主。

2. 治法：用强刺激手法针刺。每日治疗1次，每次留针30分钟左右，留针期间行针3~4次。可用电针疗法。

⊙ 耳针疗法

1. 取穴：分为两组，第一组为主穴，取颈椎、颈、肩、臂、手；第二组为配穴，取脑干、脑点。双侧交替选用。

2. 治法：用强刺激手法针刺，每日治疗1次，每次留针30分钟，留针期间可行针3~4次。可用耳穴按压疗法。

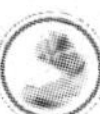

按语

颈椎病主要影响颈椎 4~5 及颈椎 5~6，临床上主要表现为压迫 C5 和 C6 神经根而产生臂丛神经痛。这种疼痛因被压迫神经根的成分不同被分为两类：一类是刺激背侧感觉神经根产生神经痛性疼痛，该类疼痛位于上肢的远端；另一类是刺激腹侧运动神经根产生肌痛性疼痛，该类疼痛位于上肢的近端、肩部及肩胛区。根据现代针灸学理论[24]，在体针疗法中，以第一组和第三组穴位为主的治疗方案适用于神经痛性疼痛，以第二组和第三组为主的治疗方案适用于肌痛性疼痛。

附录

针灸治疗颈椎病的报道很多[25-65]。王国雄针刺结合手法治疗本病 160 例，痊愈 82 例，显效 39 例，有效 26 例，无效 13 例。方法是：主穴取颈夹脊穴、风池。神经根型配肩井、肩髃、臂臑、曲池、手三里、外关、合谷、后溪；椎动脉型配百会、四神聪、头维、太阳、三阴交。得气后行针使气至病所，留针 20 分钟。再于颈部施以轻柔的按摩手法，痛点用一指禅按压约 1 分钟，然后提捏肩井穴，最后于颈椎两侧施以擦法，以局部发热为度。每日治疗 1 次[25]。仲跻尚用电针配合按摩疗法治疗颈椎病 65 例，痊愈 39 例，好转 21 例，无效 5 例，总有效率为 92%。方法是：取相应病变部位的夹脊穴。进针得气后接 G6805 型电针治疗仪，连续波，频率为 500~800 次 / 分，电流大小以患者能耐受为度。用 1.5 寸毫针直刺大椎，留针 20~30 分钟。同时配合分筋、理筋、拿、捏、揉、点、按等手法按摩。每日或间日 1 次，7 次为 1 疗程，疗程间隔 3~5 日[26]。关强等用穴位注射法治疗 320 例颈椎病，经 1~3 个疗程治疗后，痊愈 167 例，显效 134 例，有效 54 例，无效 13 例，总有效率为 96.4%。方法是：取双侧颈 5、6 夹脊穴，每次选用 1 穴。患者坐位，头部前倾 10~20 度，用 5 号针垂直刺入 1.2~1.5 寸，针感传至枕、肩、背、肘、指时，缓慢注入复方当归注射液、骨宁注射液各 2 毫升。间日治疗 1 次，10 次为 1 疗程[27]。王铁兵等用激光针疗法治疗本病 50 例，显效 21 例，有效 28 例，总有效率为 94%。方法是：用 HNZSQ-2 型 He-Ne 激光仪，输出功率 25 毫瓦，照射距离 100 厘米，光斑直径 2 厘米。作局部压痛点照射。另取风池、夹脊、肩髃、曲池，用 JGI 型激光仪，将光纤末端贴近皮肤，每穴照射 5 分钟，每日治疗 1 次，10 次为 1 疗程[28]。李达清等用耳穴按压疗法治疗颈椎病

39 例，治疗 1~3 个疗程后，痊愈 11 例，显效 17 例，有效 9 例，无效 2 例，总有效率为 94.8%。方法是：将王不留行籽用胶布贴于耳穴上自行按压，每穴接压 27 转次，每日按压 3~5 次，双侧交替贴压，每周更换 3 次，10 次为 1 疗程[29]。陆珍千等还观察了耳穴压豆治疗颈椎病与血浆中单胺类物质含量的关系，29 例患者治疗 1 次后，痊愈 5 例，显效 14 例，有效 10 例，总有效率为 100%。同时血浆中 5-HT 增加、NA 和和 DA 明显减少（P 值均 <0.05），而正常人耳压前后无此变化[30]。贾怀玉还用头针疗法治疗本病 46 例，显效 29 例，占 63%；有效 15 例，占 33%；无效 2 例，占 4%；总有效率为 96%。方法是：取顶中线为主穴，颈肩痛者配颈肩线，眩晕者配额中线，四肢运动或感觉障碍者配对侧顶颞前斜线或顶颞后斜线。用 30 号 3 厘米毫针快速刺入皮下，斜刺达 25 毫米，然后用指力向外速提，速提时凭指力与技巧使针身不动，如此行针 2~3 分钟。行针后可对颈肩部施以按摩手法。每日治疗 1 次，7~10 次为 1 疗程，疗程间隔 3~5 日。每次留针 2~24 小时[31]。

三、肩关节周围炎

肩关节周围炎又称漏肩风、凝肩。多由肱二头肌腱鞘炎、冈上肌肌腱炎或肩峰下滑囊炎所致。

诊断要点

一、起病较缓，病程较长。症状逐渐加重，少数患者呈急性发作，多在受凉后出现症状。

二、以肩部周围疼痛为主，可向上臂外侧放射。疼痛在肩部活动时或在夜间加剧。因疼痛常不能自己梳头、穿衣。

三、肩关节活动受影响，特别是外展、外旋和内旋活动严重受限。

四、肱二头肌肌腱或冈上肌肌腱通过处有明显压痛。

五、早期 X 线检查多无异常，晚期可有局部骨质疏松或钙化点。

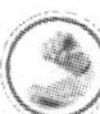

治疗

体针疗法

1. 取穴：主要取用肩关节周围的穴位，如臂臑、肩髃、肩髎、秉风、巨骨及肩关节周围的压痛点。每次选用 3~4 穴。

2. 治法：用较强刺激手法针刺。每日治疗 1 次，每次留针 30 分钟，留针期间行针 3~4 次。可用电针疗法，亦可用穴位注射疗法。

耳针疗法

1. 取穴：主要取肩部、上臂部对应耳区内的敏感点。可双侧同时取用，亦可双侧交替取用。

2. 治法：用较强刺激手法针刺，每日治疗 1 次，每次留针 30 分钟，留针期间可行针 3~4 次。可用耳穴按压疗法。

按语

在使用针刺疗法治疗本病的同时，应配合患侧肩关节的功能锻炼，这样才能够获得更好的疗效。

体针疗法中所取用的穴位均分布在病灶的周围，它们都与病源处于相同或相近的神经节段支配区内。

此外，有人报道，针刺条口穴或条口透承山治疗肩关节周围炎也有一定疗效，这一点用我们创立的全息生物医学理论或现代针灸学的神经节段理论[66.67.24]尚难作出解释。

附录

用针刺疗法治疗肩关节周围炎具有较好效果[68–96]。范羽等用针刺法治疗本病 97 例，治愈 36 例，显效 59 例，无效 2 例。方法是：取患侧肩髃、肩后穴（肩后腋纹上 2 寸）、肩前穴（肩前腋纹上 2 寸）、天宗、曲池、阿是穴。肩三针均向手臂方向深刺 2~3 寸，留针 30 分钟，每 5 分钟捻针 1 次。可配合红外线或神灯照射。每日 1 次，15 次为 1 疗程[68]。于全忠等用电针法治疗肩周炎 51 例，痊愈 31 例，显效 10 例，好转 6 例，无效 4 例，与针刺组比较，电针疗法见效快、疗效高。方法是：取风池、肩井、肩中俞、肩外俞为主穴。气血两虚配三阴交，气滞血瘀配阿是穴、华佗夹脊穴，风寒湿配大椎、肩髃、肩髎、臂臑，臂痛臂麻配臂臑、曲池、外关，手麻配合谷、八邪，肩胛痛配曲垣、天宗，颈痛配百劳、天柱。每日治疗 1 次，每次电针 20~30 分钟，电针频率 80~150 次 / 分[69]。陈宗敏等用穴位注射法治疗本病 200 例，痊愈 84 例，显效 95 例，有效 20 例，无效 1 例，总有效率为 99.5%。方法是：取肩髃、侠白、曲池、合谷、肩三针、阿是穴。每次取 3~5 穴，交替使用。用 10 毫升针管套 6·½ 号针头穴位注射 0.25% 普鲁卡因共 10~20 毫升。必要时配用地塞米松 5 毫升、强的松龙 1 毫升、中药注射剂抗风湿灵 2 毫升。间日或每日 1 次，10 次为 1 疗程，疗程间隔 3~5 日[70]。王步云等用按摩加耳穴压籽治疗本病 134 例，显效 70 例，好转 62 例，无效 2 例，总有效率为 98.5%。方法是：点按肩部痛点为主，配合肩外俞、肩贞、肩髃、天宗等。用芥兰药籽贴压患侧的耳穴肩、颈、肘、神门。每次每穴按压 3~5 分钟，每日按压 4 次，3 日贴换 1 次[71]。谢可永等用激光照射穴位治疗肩周炎 103 例，优 39 例，良 51 例，中 7 例，差 6 例，优良率为 87.3%。方法是：取肩髃、肩贞，用 JG–1 型氦氖激光仪，功率 2~3 毫瓦，距离 40~70 毫米，每穴照射 10~15 分钟，间日 1 次。同时让患者活动肩关节[72]。袁清顺用火针治疗肩周炎 290 例，痊愈 220 例，显效 56 例，有效 14 例，总有效率为 100%。方法是：取肩髃、肩前、肩后、天宗、臂臑、曲池。每次取 3~4 穴，用酒精灯烧红针头后迅速刺入 0.5~1.0 寸，即刻退针，以干棉球揉按针孔。活动受限者加刺对侧条口透承山，剧痛者加刺同侧扶突[73]。

四、肩胛上神经卡压综合征

本病征是指肩胛上神经在肩胛切迹处的一个骨、韧带管内被卡压，而引起的一组病症。

诊断要点

一、壮年和老年均可发病。起病慢，除个别患者外，多数无明显外伤史。

二、肩部持续性钝痛，夜间尤甚，并向颈部和肩腋区放射。

三、肩关节活动时疼痛加重，肩关节外展、外旋无力。

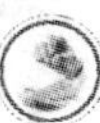

四、冈上肌和冈下肌明显萎缩，三角肌可有轻度废用性萎缩。

五、局部无压痛。可与肩关节周围炎鉴别。

六、肌电图检查显示冈上肌和冈下肌去神经现象。可与肩关节周围炎鉴别。

治疗

⊙ 体针疗法

1. 取穴：分为两组，第一组取天宗、秉风、曲垣、肩井、巨骨、肩髎、臑俞等；第二组取颈 4~6 夹脊穴。第一组取患侧穴位，第二组可双侧取穴。两组穴位同时取用。每次可选用 4~5 穴。

2. 治法：用较强刺激手法针刺。每日治疗 1 次，每次留针 30 分钟，留针期间行针 3~4 次。可用电针疗法。

⊙ 耳针疗法

1. 取穴：主穴取肩胛部对应的耳穴；配穴取颈、颈椎对应的耳区。双侧同时取用或双侧交替取用。

2. 治法：用较强刺激手法针刺，每日治疗 1 次，每次留针 30 分钟、留针期间行针 3~4 次。可用耳穴按压疗法。

按语

肩胛上神经是来自于颈 4、5、6 神经根所组成的神经的分支，通过肩胛切迹处的骨、韧带管进入冈上窝，其分支又经肩胛冈外侧分布于冈下窝。根据我们创立的现代针灸学理论[24]，使用体针疗法时，应在颈 4、5、6 神经节段支配区内选穴。体针疗法所取用的两组穴位正是遵循了这一原则。

因为本病影响到颈部，根据全息生物医学理论，使用耳针疗法时，除了选用肩胛部对应的耳区外，还应选用颈、颈椎对应的耳区。

参考文献

[1] 周连仲 . 针刺治疗落枕 170 例 [J]. 中国针灸，1987,(4):8.
[2] 薛浩 . 梅花针及拔火罐治疗落枕 100 例 [J]. 四川中医，1988,(1):46.
[3] 郭瑞兰 . 针刺颈项点加梅花针拔罐疗法治疗落枕 50 例 [J]. 四川中医，1987,(5):52.
[4] 夏红晨 . 针刺后溪、中诸穴治疗落枕 [J]. 陕西中医函授，1987,(2):24.
[5] 杨风瑞 . 巨刺外关治疗落枕 [J]. 中国骨伤，1990,(5):26.
[6] 骆汉成 . 针刺内关治疗落枕 [J]. 中级医刊，1990,(10):6.
[7] 贾锐 . 指针治疗落枕 260 例 [J]. 中国针灸，1988,(4):43.
[8] 孟庆良 . 眼针治疗落枕 79 例的体会 [J]. 中原医刊，1990,(3):43.
[9] 张连生 . 按压耳穴治疗落枕 [J]. 河北中医，1990,(5):25.
[10] 衬运宏 . 火灸风池穴治疗落枕 [J]. 四川中医，1987,(6):49.
[11] 孙岩 . 针刺扣溪落枕速愈 [J]. 河北中医，1987,(2):31.
[12] 冯琼华 . 循环取穴治疗落枕 76 例 [J]. 云南中医，1987,(4):34.
[13] 刘爱滨 . 针刺推拿治疗落枕 32 例临床报告 [J]. 黑龙江中医，1987,(6):33.
[14] 刘江 . 磁针治疗落枕 [J]. 四川中医，1988,(10): 封 3.
[15] 邓华 . 穴位按揉治疗落枕 14 例 [J]. 中级医刊，1990,(10):45.
[16] 杨日和 . 针刺养老穴按摩治疗落枕 120 例 [J]. 针灸学报，1990,(2)46.
[17] 谷瑞起 . 针刺悬钟穴治疗落枕 [J]. 山东中医，1990,(2):53.
[18] 刘秀萍 . 耳压治疗落枕 61 例 [J]. 江苏中医，1990；(8)29.
[19] 赵福成 . 针刺阳陵泉治疗落枕 95 例初步观察 [J]. 贵阳中医学院学报，1990,(2):36.
[20] 刘炬 . 针刺天井穴治疗落枕 [J]. 四川中医，1990,(8):29.
[21] 王玉华 . 一针治疗落枕 100 例 [J]. 中国针灸，1992,(4):52.
[22] 梁宝玉，等 . 针刺配合活动治疗落枕 307 例 [J]. 中国针灸，1993,(5):20.
[23] 苏锦花 . 针刺手三里治疗落枕 [J]. 中国针灸，1994,(1):22.
[24] 陈少宗 . 现代针灸学理论与临床应用 [M]. 黄河出版社，1990：21.
[25] 王国雄 . 针刺结合手法治疗颈椎病 160 例临床观察 [J]. 中国针灸，1988,(6):9.
[26] 仲跻尚 . 电针配合按摩治疗颈椎病 65 例疗效观察 [J]. 江苏中医，1989,(7):29.
[27] 关强，等 . 穴位注射治疗颈椎病 518 例临床观察 [J]. 中国针灸，1990,(1):10.
[28] 王铁兵，等 . 氦－氖激光治疗神经根型颈椎病观察 [J]. 中华理疗，1989,(2):89.
[29] 李达清，等 . 耳穴压丸治疗颈椎病 39 例 [J]. 云南中医，1989,(5):39.
[30] 陆珍千，等 . 耳穴压豆治疗颈椎病与血浆中单胺类物质的关系探讨 [J]. 中国中医骨伤科，1989,(1):14.
[31] 贾怀玉 . 头针治疗颈椎病 46 例 [J]. 上海针灸，1993,(3):113.
[32] 潘纪华 . 耳穴压丸治疗颈椎病 51 例疗效观察 [J]. 陕西中医，1987,(3):369.

 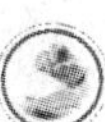

[33] 吴晋怀 . 耳针加颈夹脊穴位注射治疗颈椎病 30 例疗效观察 [J]. 福建中医药，1989,(5):31.

[34] 王红，等 . 针刺配合药棒治疗颈椎病 112 例 [J]. 北京中医，1990,(1):40.

[35] 罗庆道，等 . 针灸、拔伸法治疗颈椎骨质增生 106 例 [J]. 安徽中医学院学报，1989,(3):57.

[36] 孙丽�，等 . 穴位药物注射与扣针拔罐治疗颈椎综合征 312 例 [J]. 中国针灸，1988,(1):12.

[37] 韩斌如 . 穴位注射治疗颈椎病 100 里 6 疗效观察 [J]. 内蒙古中医药，1987,(3):23.

[38] 王志义，等 . 药物穴位注射治疗颈椎病 350 例疗效观察 [J]. 中国针灸，1989,(3):14.

[39] 张永红 . 穴位注射加点送电疗治疗颈椎病 83 例 [J]. 湖南中医学院学报，1989,(3):163.

[40] 李碧生 . 穴位注射智力哦啊颈椎病 200 例 [J]. 上海针灸，1993,(1):39.

[41] 李正东 . 穴位注射智力哦啊颈椎病的临床观察 [J]. 上海针灸，1993,(3):110.

[42] 宋毅勤，等 . 温针夹脊穴治疗颈椎病 46 例 [J]. 中国针灸，1988,(6):6.

[43] 周志杰，等 . 哑 1–4 穴深刺治疗颈椎病 1337 例 [J]. 陕西中医，1988,(5):197.

[44] 吴旭初 . 针刺为主治疗颈椎病 41 例临床小结 [J]. 湖北中医，1989,(5):36.

[45] 傅永民 . 梅花针配合拔罐治疗颈椎病 66 例 [J]. 陕西中医，1990,(10):467.

[46] 陈幸生 . 颈丛刺配合芒针治疗颈椎病 67 例 [J]. 陕西中医，1990,(2):85.

[47] 董良，等 . 小宽针刺血拔罐治疗颈椎病 [J]. 山东医药，1988,(10):33.

[48] 马士功 .CO2 激光治疗颈椎病 100 例 [J]. 中华理疗，1988,(2):67.

[49] 迟振荣，等 . 氦 – 氖激光照射治疗颈椎病 [J]. 中华理疗，1990,(1):25.

[50] 杨光波 . 针刺配推拿治疗颈椎病 56 例 [J]. 针灸学报，1990,(2):53.

[51] 周鼎兴 . 针灸配合牵引治疗神经根型颈椎病 144 例临床观察 [J]. 中国针灸，1989,(4):19.

[53] 孔尧其 . 针刺治疗颈椎病 162 例 [J]. 浙江中医，1989,(9):418.

[54] 张明志 . 挑割治疗颈椎病 50 例 [J]. 山东中医，1988,(3):28.

[55] 丛德滋，等 . 宽针为主治疗颈椎病 243 例 [J]. 上海针灸，1991,(4):23.

[56] 曹淑润 . 挑治法治疗颈椎病 500 例 [J]. 中国针灸，1991,(2):5.

[57] 崔新坤 . 针刺推拿为主治疗神经根型颈椎病 138 例疗效观察 [J]. 中国针灸，1991,(6):5.

[58] 吴玉珍 . 颈三针治疗颈椎病 20 例临床观察 [J]. 针灸学报，1991,(4):42.

[59] 刘树本 . 梅花针配合拔罐治疗颈椎病 66 例临床观察 [J]. 针灸学报，1992,(5):41.

[60] 粟漩，等． 电针肩井穴为主治疗颈肩综合征 84 例疗效观察 [J]． 中国针灸，2001,(12):713.

[61] 尚秀蔡，等． 针刺 "四天" 穴为主治疗神经根型颈椎病临床观察 [J]． 中国针灸，2002,(11):732.

[62] 黄聪阳，等． 针刺颈夹脊穴调节颈椎病所致椎动脉血液动力学紊乱的即刻与近期效应 [J]． 中国针灸，2002,(5)；325.

[63] 谭吉林，等． 针刺配合颈牵引治疗椎动脉型颈椎病临床研究 [J]. 中国针灸，2002,(6):371.

[64] 赵岩． 温针法治疗肩关节周围炎 54 例临床研究 [J]． 中国针灸，2001,(9):527.

[65] 方剑乔，等． 经皮穴位电刺激治疗瘀滞型肩周炎疗效观察 [J]. 中国针灸，2002,(4)225.

[66] 陈少宗 . 全息生物医学理论与临床应用 [M]. 黄河出版社，1991：42.

[67] 陈少宗．全息耳针疗法 [M]. 华夏出版社，1995：50.
[68] 范羽，等．针刺治疗冻结肩 97 例临床体会 [J]. 河北中医，1989,(4):39.
[69] 于全忠，等．针刺与电针治疗漏肩风对照观察 [J]. 针灸学报，1990,(2):38.
[70] 陈宗敏，等．穴位注射治疗肩周炎 200 例 [J]. 陕西中医，1989,(12):551.
[71] 王步云，等．按摩加耳穴压籽治疗肩周炎 178 例 [J]. 中华理疗，1989,(2):116.
[72] 谢可永，等．激光穴位照射治疗肩周炎 103 例临床报道 [J]. 中国针灸，1987,(5):11.
[73] 袁清顺．火针治疗肩关节周围炎 290 例 [J]. 浙江中医，1989,(10):460.
[74] 王俊华，等．电针治疗肩周炎 154 例疗效观察 [J]. 中国针灸，1988,(5):20.
[75] 晏建立．药棒点穴治疗肩周炎 132 例小结 [J]. 湖南中医学院学报，1990,(4):239.
[76] 刘英茹．针刺 9 加火罐治疗肩周炎 90 例 [J]. 陕西中医函授，1990,(1):37.
[77] 公平．红外线温针治疗肩周炎 150 例疗效观察 [J]. 中国针灸，1987,(4):20.
[78] 张和平．丹参注射液穴位注射治疗肩周炎 84 例 [J]. 中国针灸，1990；(4):34.
[79] 汤红香．微波针灸治疗肩周炎 87 例 [J]. 针灸学报，1990,(1):21.
[80] 孙法轩．针刺 9 加红外线治疗肩周炎 222 例疗效观察 [J]. 针灸学报，1990,(4):18.
[81] 陶首亚．温和灸为主治疗 80 例肩周炎 [J]. 浙江中医，1988,(10):450.
[82] 王波．针刺 9 阳陵泉下穴治疗肩关节周围炎 57 例 [J]. 吉林中医药，1989,(2):19.
[83] 杨庆林．针刺配合隔姜灸治疗肩周炎 187 例 [J]. 湖北中医，1987,(6):35.
[84] 朱明清，等．头皮针治疗肩周炎 122 例 [J]. 浙江中医，1987,(3):116.
[85] 王义朝，等．腕针治疗肩周炎 [J]. 中国针灸，1989,(5):51.
[86] 聂汉云，等．电针配合封闭疗法治疗肩周炎 560 例临床报道 [J]. 中国针灸，1991,(1):21.
[88] 景宽，等．电针巨刺治疗肩周炎 80 例疗效观察 [J]. 中国针灸，1991,(3):23.
[89] 高维滨，等．针刺颈部夹脊、后溪穴治疗肩周炎 46 例 [J]. 针灸学报，1991,(1):27.
[90] 董峰．水针治疗肩周炎 110 例 [J]. 针灸学报，1992,(6):23.
[91] 王玉明，等．长针透穴治疗肩周炎 263 例 [J]. 针灸学报，1992,(6):30.
[92] 王满增，等．针刺加灸治疗肩周炎 500 例临床观察 [J]. 中国针灸，1992,(2):25.
[93] 肖建华．锋勾针治疗肩周炎 100 例观察 [J]. 针灸临床，1993,(2，3):52.
[94] 胡晓东．头针治疗肩周炎 63 例 [J]. 上海针灸，1993,(1):30.
[95] 姚正刚，等．穴位注射治疗漏肩风 188 例 [J]. 上海针灸，1993,(3):114.
[96] 许玉民．巨刺法治疗肩周炎 120 例 [J]. 上海针灸，1994,(3):116.

第十九章　上肢疼痛性疾病的针灸治疗

一、肱骨外上髁炎

本病俗称“网球肘”，好发于需经常旋转前臂、伸屈肘关节的劳动者，是因经常用力过度而引起的附着于肱骨外上髁的伸肌肌腱的慢性劳损。

诊断要点

一、劳作时常感患侧肘部酸痛无力，疼痛逐渐加重，并向前臂或肩背部放射。

二、用力握拳旋转时（如绞毛巾动作）或负重旋前位屈曲前臂时，疼痛加重。

三、肱骨外上髁处有局限性压痛点。非负重状态下，患侧肘关节伸屈及前臂旋转均无障碍。但前臂旋前位对抗前臂的前屈时，患处疼痛加剧。

治疗

⊙ 体针疗法

1. 取穴：分为两组，第一组取肱骨外上髁局部压痛点；第二组取曲池、手三里、下廉、上廉、三阳络、支沟、外关，疼痛向肩臂部放射者，疼痛放射处任选 2~3 穴。均取患侧穴位。第一组每次必取，第二组穴位每次选取 3~4 个。

2. 治法：用中等强度刺激手法针刺。每日治疗 1 次，每次留针 20~30 分钟。留针期间行针 3~4 次。可用电针疗法。亦可用穴位注射疗法，还可用穴位激光照射疗法。使用手针疗法、电针疗法的同时，还可配合灸疗法。

⊙ 耳针疗法

1. 取穴：主要取肘、前臂、上臂对应的耳区。可单取患侧，亦可双侧交替使用。

2. 治法：用较强刺激手法针刺。每日治疗 1 次，每次留针 30 分钟，留针期间行针 3~4 次。可用耳穴按压疗法。

按语

本病虽为前臂伸肌肌腱附着部的慢性劳损，但常影响到前臂和肩臂部，故而在体针疗法的取穴方面，不能仅仅顾及伸肌肌腱附着的局部，为此取用了第二组穴位。这些穴位不但处在相关的神经节段支配区内，而且它们的局部解剖大都与神经有密切关系。

使用耳针疗法时，根据全息生物医学理论[28,29]，除了选用肘部对应的耳穴外，还应选用前臂、上臂对应的耳区。

附录

用针灸疗法治疗肱骨外上髁炎有较好疗效[1~23,25~27]。梅忠英用针灸疗法治疗本病 52 例，痊愈 25 例，显效 19 例，好转 6 例，无效 2 例，总有效率为 96.15%。方法是：取曲池、手三里、合谷、肘髎、肘部压痛点为主穴，配穴取肩井、外关、中渚、尺泽、列缺。每日治疗 1 次，每次留针 30 分钟。起针后再以枣核大的艾柱隔姜灸 3~5 壮，灸处灼热难忍时，可将姜片顺经上下移动，以免灼伤皮肤[1]。何汝益单用隔姜灸法治疗本病 30 例，痊愈 18 例，显效 9 例，有效 2 例，无效 1 例，总有效率为 96.7%。方法是：将刺有许多小孔的约半分厚的鲜生姜片放在痛点处，上置蚕豆大艾柱，患者感到灼痛难忍时，即将生姜片提起，稍候几秒钟再灸。每次灸 7~10 壮，每日 1 次[2]。文喧等用火针治疗肱骨外上髁炎 58 例，经 1~2 周治疗后，痊愈 30 例，显效 23 例，无效 5 例，总有效率为 91.38%。方法是：患者正坐并抬平患肢，先用鍉针标出最痛点，用细火在酒精灯上烧红后迅速刺入，疾入疾出，每次点刺 2~3 点；前臂疼痛者加刺曲池、手三里。术后用酒精棉球压针孔并用胶布固定，当日局部勿沾水[3]。马应乘用穴位射疗法治疗本病 126 例，痊愈 110 例，占 87.3%；显效 9 例，有效 3 例，无效 4 例，总有效率为 96.82%。方法是：取曲池穴，用 5 毫升注射器套 6·½ 针头抽取强的松龙 25 毫克、2% 普鲁卡因 2~4 毫升摇匀。进针 0.7~1.5 寸，针尖斜向肱骨外上髁，回抽无回血后将药物注入，出针后按揉针孔，活动肘关节2分钟。6日注射1次。普鲁卡因过敏者可用利多卡因2毫升代替。结核、溃疡病、妇女经期孕期禁用[4]。王梅阁用电针配合灸法治疗本病120例，痊愈30例，好转82例，无效8例。方法是：主穴取曲池、压痛点，配穴取合谷、手三里。将毫针刺入穴位，行针得气后接G6805电针治疗仪，电流量以病人能耐受为度。每次电针20分钟，起针后局部用艾条灸10~20分钟，每日治疗1次，10~15次为1疗程[5]。牛庆强等用新九针为主治疗本病60例，治愈49例（81.67%），明显好转6例（10.00%），有效3例（5.00%）。方法是：在肱骨外上髁附近及伸腕肌走行方向上寻找压痛点作为主穴。选用新九针中的磁圆针、鍉针、细火针。先用磁圆针在肱骨外上髁附近及手阳明经前臂段轻扣打3~5遍，以局部轻度发红为宜。再用细火针在压痛点处点刺3~5针。最后用鍉针针刺。一周治疗2次，病程较长者，针刺完毕后可以配合使用灸法[35]。

二、雷诺氏病

本病是一种末梢血管痉挛性疾病，故又称为肢端动脉痉挛症。多见于手指，20~40岁的女性多发。寒冷季节发作次数增多而且较重。

诊断要点

一、四肢末梢（尤其是双手）的皮肤颜色，在受寒或情绪激动后，呈对称性的顺序发生苍白—青紫—反应性充血变化，但有30%~40%的病例缺乏这种典型改变而仅有其中一种或两种肤色改变。每次发作持续数分钟至数十分钟。

二、同时伴有局部冷、麻、针刺样疼痛。

三、部分患者指端皮肤出现营养障碍、溃疡和坏死，可伴有剧烈疼痛。

四、毛细血管镜检查，可以发现“缺血期—缺氧期—恢复期”（充血期）的顺序性变化。

五、末梢主干动脉搏动良好。

治疗

⊙ 体针疗法

1. 取穴：分为两组，第一组取邻近部位的穴位，如少府、劳宫、后溪、三间、合谷、液门、内关、复溜、支沟等；第二组取远隔部位的穴位，如肺俞、魄户、厥阴俞、膏肓俞、心俞、神堂、胸夹脊穴 2~7 等。第一组取患侧穴位，第二组取双侧穴位。两组穴位同时取用，每次选用 6~8 穴。

2. 治法：用中等强度刺激手法针刺。每日治疗 1 次，每次留针 30 分钟，留针期间行针 3~4 次。可用电针疗法。使用手针疗法、电针疗法的同时，可配合使用灸法。

⊙ 耳针疗法

1. 取穴：分为两组，第一组取手部对应的耳区；第二组取脑干、脑点、皮质下上部胸椎对应的耳区。可单取患侧，亦可双侧交替使用。

2. 治法：用中等强度刺激手法针刺。每日治疗 1 次，每次留针 30 分钟。留针期间行针 3~4 次。可用耳穴按压疗法。

按语

本病是周围血管、神经功能紊乱引起的，治疗上应当调节神经、血管的机能。上肢的血管平滑肌分布来自 $T_{2\sim5}$ 或 $T_{4\sim7}$ 节段的交感神经，根据现代针灸学理论[24]，使用体针疗法时，应选用 $T_{2\sim5}$ 或 $T_{4\sim7}$ 节段内的穴位，体针疗法中的两组穴位即在 $T_{2\sim7}$ 节段内。针刺第一组穴位所产生的节段性效应，针刺信号的传入与交感神经的传入纤维可能也有一定关系（有人报道，交感神经的传入纤维，从周围中枢，沿其传出纤维逆行，而上肢血管的交感纤维是从邻近的神经干得到的）。因为本病发作时，伴有局部冷、麻、针刺样疼痛，适逢发作时，最好不要针刺手部的穴位，以避免加重患者不舒服的感觉。

上肢血管平滑肌分布着来自 $T_{2\sim5}$ 或 $T_{4\sim7}$ 节段的植物神经，而位于脊髓的低级植物神经中枢又受到高级植物神经中枢的控制。想据全息生物医学理论[28,29]，使用耳针疗法时，除了取用第一组穴位外，还应取用第二组穴位，这样才能通过对植物神经的调节更加有效地调整末梢血管的机能。

此外，因为本病主要发生在手部，故而主要介绍的是有关手部病变的治疗方法。如果本病发生在足部，使用针灸疗法时，亦应在现代针灸学理论或全息生物医学理论指导下进行选穴。

附录

张继武用针刺法治疗雷诺氏病31例，治疗2~4个疗程后，痊愈21例，显效10例，有效率为100%。方法是：病发双手指者取缺盆，配十宣，拇、食指症状重者配手五里，中指症状重者加内关，无名指和小指症状重者加小海；病发足趾者取三阴交、照海，配足十宣、环跳或秩边。针缺盆用雀啄法，不留针，十宣单刺放血，其余留针20分钟。针刺时要求出现强烈的放射至指（趾）尖的触电感。每日1次，18次为1疗程，疗程间隔7日[30]。鲍家铸用针刺法治疗本病43例，痊愈23例，显效16例，好转3例，无效1例。方法是：取极泉、臂中、阳池、三阴交为主穴，兼郁症配合谷、太冲，体虚久病配关元、足三里。针刺极泉、臂中、三阴交要求针感放射至末梢。配穴用温针疗法，每日治疗1次，每次留针15~25分钟。每晚灸阳池、足三里各30分钟[31]。孙旗立等用氦－氢激光照射穴位治疗本病40例，治疗两个疗程后，痊愈26例，占65%；显效10例，占25%；好转4例，占10%。总有效率为100%。方法是：取患指井穴，用氦－氖激光直接照射穴位，功率8毫瓦，每日治疗1次，每穴照射10分钟。一个月为1疗程[32]。黄丽春等还证实用耳穴按压疗法对本病亦有一定治疗作用[33]。刘岩红采用艾灸配合中药熏洗的方法治疗本病66例，治愈29例（43.9%），明显好转37例（56.1%）。其中治疗1个疗程痊愈8例，治疗2个疗程痊愈21例，治疗3个疗程明显好转37例。方法是：取曲池、外关、合谷、中渚、足三里、三阴交、行间、足临泣。每次选用4个穴位施灸，每个穴位施灸5分钟左右。每天灸1次，灸10次为1疗程。中药熏洗处方：桂枝、红花、桃仁、当归、川芎、赤芍、干姜各15g，丹参、牛膝各20g，熟地30g。水煎后趁热熏洗患肢。每日一次，10次为一疗程[37]。

Kaada在研究中发现，TNS可促使雷诺氏病患者表皮血管扩张和皮肤温升高。这一效应不被纳洛酮拮抗，但可被中枢内5-HT拮抗剂cyroheptadine所阻断。将TNS治疗前后病人的血清加入离体大鼠门静脉标本的水浴中，用TNS治疗后的血清具有更强的舒张血管作用。进一步发现，TNS除了促进中枢释放5-HT外，还促进血浆中血管活性肠多肽增加30%~50%[38]。更多的研究证实，针灸可使异常收缩状态的血管舒张，又可使异常舒张状态的血管收缩。

三、肱骨髁上棘突综合征

肱骨髁上棘突综合征是因肱骨内上髁上方的异常骨突及该处形成的骨—纤维管压迫、刺激正中神经所致。

诊断要点

一、肱骨内上髁处有外伤、炎症或职业劳动史。

二、初起时肘部或前臂疼痛，向桡侧3个手指放射，屈指无力。后期手指疼痛，劳动时疼痛加重，夜间疼痛缓解。如果肱动脉受压可出现前臂的缺血性疼痛，称为“前臂间歇性疼痛”。

三、肱骨下端内侧有局部压痛点，并可触及骨突。

四、X线检查：肱骨内上髁上方3~5厘米处，可见一个异常骨突。

治疗

⊙ 体针疗法

1. 取穴：分为两组，第一组取间使、内关、大陵、合谷、劳宫、液门等；第二组取用颈5~8及胸1夹脊穴。两组穴位同时取用，每次选用5~6穴。

2. 治法：用较强刺激手法针刺。每日治疗1次，每次留针30分钟，留针期间行针3~4次。可用电针疗法。

⊙ 耳针疗法

1. 取穴：主要取上臂下部、前臂、腕、手对应的耳区。患侧取穴为主。

2. 治法：用较强刺激手法针刺。每日治疗1次，每次留针30分钟，留针期间可行针3~4次。可用耳穴按压疗法。

 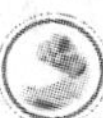

按语

因为本病主要是正中神经受刺激所致，而正中神经来自于颈5~8及胸1神经根构成的臂丛，根据现代针灸学理论[24]，使用体针疗法时，应在颈5~8和胸1神经节段支配区内选穴。体针疗法中的两组穴位就是按照这一理论选取的。如果肱动脉受压引起“前臂间歇性疼痛”，第二组穴的选取应扩大到颈5~胸7夹脊穴或背俞穴。因为上肢血管分布的神经是来自于胸2~7节段的植物神经，选用该节段区内的夹脊穴或背俞穴，对于缓解因受刺激而发生的动脉痉挛有积极作用。

四、肘管综合征

又称肘部尺管综合征，是由架于肱骨内上髁和尺骨鹰嘴之间的韧带压迫、刺激尺神经所致。

诊断要点

一、起病缓慢，第4、5指刺痛、发凉，屈指无力，有沉重、麻木、易疲劳等症状，晚期刺痛加重。

二、尺侧一个半手指、半个手掌和手背感觉迟钝。

三、小鱼际肌萎缩，前臂尺神经支配的肌肉萎缩，形成前臂尺侧凹陷。

四、于肘下3厘米处扣击尺神经表面，出现小指放射痛及冲击感。向肱骨内上髁轻轻压迫尺神经即有明显触痛。

五、特殊检查：小指外展不能内收。

治疗

⊙ 体针疗法

1. 取穴：分为两组，第一组取灵道、通里、阴郄、神门、少府、后溪及萎缩的肌肉处取4~6个阿是穴；第二组取颈5~8及胸1夹脊穴或背俞穴。第一组取患侧穴位，第二组取双侧的穴位。两组穴位同时选用。每次可选用 5~7 穴。

2. 治法：用较强刺激手法针刺，每日治疗 1 次，每次留针 30 分钟，留针期间可行针 3~4 次。可用电针疗法。

⊙ 耳针疗法

1. 取穴：主要取肘、前臂、腕、手对应的耳区。患侧取穴为主，亦可双侧交替使用。

2. 治法：用较强刺激手法针刺。每日治疗 1 次，每次留针 30 分钟，留针期间行针 3~4 次。可用耳穴按压疗法。

按语

肘管综合征是因尺神经在肘部受到压迫、刺激所致，而尺神经来自颈 5~8 及胸 1 节段的神经根所构成的臂丛，根据现代针灸学理论[24]，使用体针疗法时，主要应在该节段支配区内选穴。手少阴心经的灵道、通里、阴郄、神门等穴和手太阳小肠经的后溪穴及萎缩肌肉处的阿是穴均处在这一节段支配区内；相关的夹脊穴或背俞穴也是根据这一理论进行选取的。

五、肱骨内上髁骨骺炎

本病系由投掷损伤所致。

诊断要点

一、肘内侧疼痛，肘关节屈曲挛缩，伸屈功能受限。

二、肘内侧局部压痛。

三、X 线检查，可见肱骨内上髁骨骺碎裂、增大或分离。

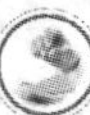

治疗

⊙ **体针疗法**

1. 取穴：肘内侧阿是穴为主。

2. 治疗：采用电针疗法或激光针疗法为宜。

⊙ **耳针疗法**

1. 取穴：肘部对应耳区内的压痛点。

2. 治法：用较强刺激手法针刺。每日治疗 1 次、每次留针 30 分钟，留针期间可行针 3~4 次。可用耳穴按压疗法。

按语

电针疗法和激光针疗法对于促进骨质破坏后的修复具有较好作用，故宜选用这两种疗法。

此外，使用针刺疗法的同时，应注意控制肘关节的运动。

六、旋前圆肌综合征

旋前圆肌综合征又称前臂骨间掌侧神经卡压综合征。因正中神经在肘部穿越旋前圆肌二头之间时受到肥厚、痉挛的旋前圆肌的压迫、刺激所致。

诊断要点

一、男性居多，常发生于前臂反复猛烈旋转的职业者，如铲土工人、使用螺丝刀者、推拿工作者、理发师等。

二、起病缓慢，初期肘部或前臂疼痛，且向桡侧 3 个手指放射。后期手指疼痛，劳动时疼痛加重，夜间疼痛缓解。

三、旋前圆肌起点有僵硬感，局部有压痛并向远侧放射。阻抗前臂旋前时，疼痛加重。

四、拇指屈肌、食指和中指指深屈肌及拇指对掌肌无力，大鱼际肌萎缩。手掌桡侧三个半手指的掌面皮肤及其背面末两节皮肤感觉障碍。

治疗

⊙ 体针疗法

1. 取穴：取穴与肱骨髁上棘突综合征相似，亦分为两组，第一组取郄门、间使、内关、大陵、劳宫、合谷、液门、鱼际、孔最、少海穴下 2 寸左右旋前圆肌处、旋前圆肌的起点僵硬处等；第二组取颈 5~8 及胸 1 夹脊穴。第一组取患侧穴位，第二组取双侧穴位。两组穴位同时取用，每次选用 6~7 穴。

2. 治法：用较强刺激手法针刺。每日治疗 1 次，每次留针 30 分钟，留针期间行针 3~4 次。可用电针疗法。

⊙ 耳针疗法

1. 取穴：主要取肘、前臂、腕、手对应的耳区。可只取患侧穴位，亦可双侧交替使用。

2. 治法：用较强刺激手法针刺。每日治疗 1 次，每次留针 30 分钟，留针期间行针 3~4 次。可用耳穴按压疗法

按语

本病与肱骨髁上棘突综合征都是正中神经在肘部附近受到刺激、压迫所致，故在取穴方面比较相似。所不同的是，二者的病因有所差异，旋前圆肌综合征乃因旋前圆肌的肌质肥厚、炎症、损伤等所致，故而在取穴上应充分考虑到对旋前圆肌的调节。所以使用体针疗法时，还选取了旋前圆肌起点僵硬处（起于肱骨内上髁）、少海穴下 2 寸左右旋前圆肌处、孔最穴（旋前圆肌止于桡骨体中部外面，孔最穴位于该肌的前缘处，针刺时可向上斜刺）。

此外，在治疗过程中，也可以采用体针疗法与耳针疗法或耳穴按压疗法相结合的方法。治疗过程中还应注意休息。

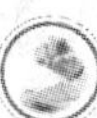

七、旋后肌综合征

旋后肌综合征又称骨间背侧神经卡压综合征、桡管综合征、骨间背侧神经炎等。是桡神经深支在肘关节远端的桡管内被发生炎症或损伤的旋后肌浅的腱弓和(或)桡侧腕短伸肌起点腱弓压迫、刺激所致。

诊断要点

一、中老年常见,发病缓慢,与某些职业劳动史有关,如木工、石工、乒乓球运动员、繁忙的家庭主妇等多发。

二、劳累后前臂疼痛。夜间休息时疼痛不但不减轻,反而加重。

三、前臂旋后无力,伸指、外展拇指无力,尤其不能伸直掌指关节,但可伸直指间关节。前臂背侧伸肌萎缩,但肱桡肌正常。本病并不出现垂腕。

四、桡骨小头前压痛。

五、前臂皮肤感觉正常。所以本病的特征是“肌肉瘫痪而感觉正常,垂指而不垂腕”。

治疗

⊙ 体针疗法

1. 取穴:分为两组,第一组为桡骨小头前压痛点、手三里、上廉、下廉、肱骨外上髁与四渎穴之间连线上任选 3~4 穴、四渎、三阳络、支沟、外关等;第二组为颈 5~8 及胸 1 夹脊穴。第一组取患侧穴位,第二组取双侧穴位。两组穴位同时选用,每次可选用 4~6 穴。

2. 治法:用较强刺激手法针刺。每日治疗 1 次,每次留针 30 分钟,留针期间可行针 3~4 次。可用电针疗法。此外,桡骨小头前压痛点可配合激光照射。

⊙ 耳针疗法

1. 取穴:主要取肘、前臂、腕、手对应的耳区。可单取患侧,亦可双侧交替取用。

2. 治法:用较强刺激手法针刺。每日治疗 1 次,每次留针 30 分钟,留针期间可行针 3~4 次。可用耳穴按压疗法,亦可与体针疗法配合使用。

按语

体针疗法中穴位的选取遵循了现代针灸学的神经节段理论[24]，使用体针疗法时，第一组穴位中的四渎、三阳络、支沟、外关、手三里、上廉、下廉及第二组穴位均在相关的神经节段支配区内。肱骨外上髁与四渎穴之间并无固定的经穴，在这两个部位的连线上选取针刺点，也是遵循了现代针灸学的神经节段理论。取用桡骨小头前的压痛点，目的在于消除局部的炎症和粘连。为了获得更好的疗效，桡骨小头前的压痛点可用激光进行照射，用激光照射对消除炎症、松解粘连有较好的作用。

八、腕管综合征

腕管综合征又称腕管狭窄性腱鞘炎，是正中神经因腕管局部炎症等原因被卡压而引起的一系列症状。

诊断要点

一、多发于手工劳动者和家庭妇女，发病比较缓慢。

二、桡侧三个半手指针刺样疼痛或麻木。夜间尤重，温度增高时加重，常常需起床甩手或摩擦双手，症状方可缓解。晨起手部肿胀和活动笨拙。

三、桡侧手指无力，大鱼际肌萎缩。

四、手掌桡侧及桡侧三个半手指感觉过敏、减退。

五、特殊检查：屈腕 90 度，40 秒后麻、痛加剧。腕关节过伸位，40 秒后麻、痛亦加重。压迫腕部正中神经卡压点时，疼痛加重。

治疗

⊙ 体针疗法

1. 取穴：分为两组，第一组取腕部卡压点、劳宫、鱼际、三间、合谷、液门、内关、间使、郄门等；第二组取颈 5~8 及胸 1 夹脊穴。第一组取患侧穴位，第二组取双侧穴位，两组

 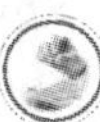

穴位同时选用,每次选用 5~7 穴。

2. 治法:用较强刺激手法针刺。腕部卡压点可配合用激光照射疗法。每日治疗 1 次,每次留针 30 分钟,留针期间行针 3~4 次。可用电针疗法。

⊙ 耳针疗法

1. 取穴:主要取前臂、腕、手对应的耳区。可单取患侧,并可双侧交替使用。

2. 治法:用较强刺激手法针刺,每日治疗 1 次,每次留针 30 分钟,留针期间行针 3~4 次。可用耳穴按压疗法,还可与体针疗法配合使用。

按语

腕部卡压点配合使用激光照射,目的亦在于消除局部肌腱及滑膜的炎症。

附录

彭江华用针灸治疗腕管综合征 48 例,治疗 2 个疗程后痊愈 22 例(45.8%),好转 24 例(50%)。方法是:选取 4 个针刺点,分别是 A1、A2、B1、B2。A1 位于下端腕横纹,尺侧腕屈肌腱的桡侧缘。A2 位于 A1 的下方(远心端)2cm,尺侧腕屈肌腱的桡侧缘。B1 位于下端腕横纹,桡侧腕屈肌腱的尺侧缘。B2 位于 B1 的下方(远心端)2cm,桡侧腕屈肌腱的尺侧缘。选用 28 号 1 寸毫针,均用平刺法进针。针 A1 与 B1 时向指尖方向平刺 0.8cm,针 A2 与 B2 时向腕部平刺 0.8cm。A1 与 A2 单向反方向同时行针,A1 用右手顺时针单向行针,A2 用左手逆时针单向行针,行针至有明显的阻力感时,用胶布将针体固定,防止针体回旋。B1 与 B2 用同样的方法行针。留针 20 分钟,留针过程中使用温和灸法,每穴施灸 3 分钟左右,灸至皮肤微红即可。每日治疗 1 次,治疗 10 次为一疗程[39]。

九、腕背隆突综合征

病因尚不十分清楚,可能与腕部劳损有关。

诊断要点

一、腕背部有一疼痛性的局限性隆起，腕背伸时疼痛加重，腕关节活动受限。

二、检查见第二或第三掌骨基底部背侧有骨性隆起，局部压痛。

三、腕关节背侧切位X线片，显示第二、第三掌骨基底背侧和头状骨远端背侧有唇状骨质增生，关节隙变窄，不平整。有局限性骨质钙化。

治疗

⊙ 体针疗法

1. 取穴：阿是穴为主。

2. 治法：用中等强度刺激手法针刺。每日治疗1次，每次留针30分钟，留针期间行针3~4次。可用电针疗法，亦可用激光针疗法。

⊙ 耳针疗法

1. 取穴：手腕部对应耳区内的敏感点

2. 治法：用较强刺激手法针刺。每日治疗1次，每次留针30分钟，留针期间行针3~4次。可用耳穴按压疗法。

十、肩手综合征

本病征是指以肩关节疼痛和活动受限为主，同时伴有手指疼痛、肿胀及上肢血管舒缩功能异常为特征的一组病征。原因比较复杂。

诊断要点

一、发病年龄多在50岁以上，无性别差异。

二、肩、腕及手部关节疼痛、各关节活动受限。数周后出现手部疼痛、肿胀（手背有扩张性压迹水肿）。皮肤温暖、湿润、感觉过敏。

三、注意与颈椎病、肩关节周围炎进行鉴别。

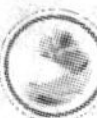

治疗

⊙ 体针疗法

1. 取穴：分为三组，第一组取肩、腕关节周围的穴位，如巨骨、肩髃、肩髎、臑俞、神门、大陵、太渊及内关等；第二组取手部的穴位，如合谷、三间、液门、后溪等；第三组取颈5~8及胸1~7夹脊穴。第一组、第二组取患侧穴位，第三组取双侧穴位。三组穴位同时选用，每次选6~8穴。

2. 治法：用中等强度刺激手法针刺。每日治疗1次，每次留针30分钟。留针期间可行针3~4次。可用电针疗法。

⊙ 耳针疗法

1. 取穴：主要取肩、腕、手对应的耳区。可单取患侧，亦可双侧交替使用。

2. 治法：用较强刺激手法针刺，每日治疗1次，每次留针30分钟，留针期间行针3~4次。可用耳穴按压疗法。

按语

本病除了肩、腕及手部的疼痛外，还伴有上肢血管舒缩功能的异常。根据现代针灸学理论[24]，在取用夹脊穴时，不能单取颈5~8及胸1夹脊穴，还应取用胸2~7夹脊穴，因为支配上肢血管运动的植物神经来自胸2~5或胸4~7节段。

十一、狭窄性腱鞘炎

狭窄性腱鞘炎多发生于手腕桡骨茎突和手掌面掌骨头部的腱鞘。本病虽发生的部位不一，但临床表现相类似。

诊断要点

一、起病较缓，偶有急性发作。

二、患部周围疼痛，有的有放射性。早上症状明显，活动后减轻。

三、局部压痛明显，或可触到小硬结。急性者局部可有肿胀。

四、不同部位的腱鞘炎各有自己的某些特殊表现：桡骨茎突部的狭窄性腱鞘炎，患侧拇指屈曲、内收及握拳、腕关节向尺侧倾斜时，桡骨茎突处疼痛加剧。拇长屈肌肌腱腱鞘炎，拇指伸屈到一定程度时，活动即受阻，常需用力才能使拇指完全伸直或屈曲，此时可听到弹响声，故而又称为"弹响指"或"板机指"。

治疗

体针疗法

1. 取穴：主要取局部阿是穴。

2. 治法：用中等强度以上刺激手法针刺。每日治疗 1 次，每次留针 15~20 分钟。留针期间行针 2~3 次。可用电针疗法，也可配用激光针疗法。

耳针疗法

1. 取穴：主要取腕部或手部对应耳区内的敏感点。可单取患侧，亦可双侧交替取用。

2. 治法：用中等强度刺激手法针刺。每日治疗 1 次。每次留针 30 分钟，留针期间行针 3~4 次。可用耳穴按压疗法。

十二、颈肋综合征

颈肋综合征是第七颈椎畸形压迫臂丛神经和锁骨下动脉引起的一组病征。

诊断要点

一、30 岁以上的女性多发，以从事体力劳动者居多。

二、臂丛受压症状：最常见的是患侧上肢疼痛、麻木。其特征为痛、麻起自肩部或锁骨下部，沿上肢放射至手部，转颈、提重物时疼痛加重，休息或向健侧侧卧则疼痛减失。伴有患肢感觉障碍、无力、肌肉进行性萎缩。

三、动脉受压症状：桡动脉搏动减弱或消失。若植物神经受累，手发凉，皮色可以由苍白变为到紫绀，但多为单侧。

四、锁骨上可触及突起的颈肋，臂丛有压痛。

五、患肢腱反射减失。

六、斜角肌试验阳性。患者端坐，仰头并转向患侧，深吸气后屏气。同时下压患侧肩部，桡动脉搏动减失，锁骨下可听到杂音，即为阳性。

七、X 线检查可见颈肋，但颈肋的纤维部分不易发现。

治疗

⊙ 体针疗法

1. 取穴：分为两组，第一组取上肢的穴位，如肩髃、天泉、尺泽、曲池、孔最、合谷、郄门、内关、灵道、神门、手三里、上廉、三阳络、支沟、外关、支正、后溪等；第二组取颈 5~8 及胸 1~7 夹脊穴。第一组取患侧穴位，第二组取双侧穴位。两组穴位同时选用，每次选用 6~8 穴。

2. 治法：用中等或较强刺激手法针刺。每日治疗 1 次，每次留针 30 分钟，留针期间行针 3~4 次。可用电针疗法。

⊙ 耳针疗法

1. 取穴：主要取颈椎、颈、肩、上臂、前臂、腕、手对应的耳区。可单取患侧，亦可双侧交替取用。

2. 治法：用强刺激手法针刺。每日治疗 1 次，每次留针 30 分钟。留针期间行针 3~4 次。可用耳穴按压疗法。

按语

体针疗法的有关穴位也是根据现代针灸学理论[1]进行选取的。臂丛由颈 5~8 及胸 1 节段的神经组成，颈肋综合征除了臂丛受影响外，支配上肢血管平滑肌的交感神经纤维也常受影响。取用颈 5~8 及胸 1~7 夹脊穴，不但可以调节臂丛神经的功能，还可以调节有关植物神经的功能。

十三、前斜角肌综合征

本病征是由于前斜角肌痉挛等原因,引起斜角肌三角狭窄,使臂丛或锁骨下动脉受压而出现的一组病征。临床表现与颈肋综合征相似。

诊断要点

一、多见于青年女性。

二、臂丛受压症状:肩部疼痛、麻木,多数沿尺侧放射至手部,少数累及桡侧,伴有患肢感觉障碍、无力、肌肉萎缩。

三、动脉受压症状:若锁骨下动脉受压可出现桡动脉搏动减失,可伴有植物神经功能紊乱和血管运动障碍。

四、第一肋骨前斜角肌附着处明显压痛。

五、患肢腱反射(特别是肱二头肌腱反射)减弱。

六、斜角肌试验阳性。

治疗

⊙ 体针疗法

1. 取穴:分为三组,第一组、第二组取穴同颈肋综合征,即第一组取上肢穴位,如肩髃、天泉、尺泽、曲池、孔最、合谷、郄门、内关、灵道、神门、手三里、上廉、三阳络、支沟、外关、支正、后溪等;第二组取颈5~8及胸1~7夹脊穴和相应的背俞穴;第三组取颈1~4夹脊穴。第一组取患侧穴位,第二组、第三组取双侧穴位。三组穴位同时选用,每次选用2~4穴。

2. 治法:用较强刺激手法针刺。每日治疗1次,每次留针30分钟,留针期间行针3~4次。可用电针疗法。

⊙ 耳针疗法

1. 取穴:主要取颈椎、颈、肩、上臂、前臂、腕、手对应的耳区。可单取患侧,亦可双侧交替使用。

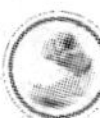

2. 治法：用较强刺激手法针刺，每日治疗 1 次，每次留针 30 分钟，留针期间行针 3~4 次。可用耳穴按压疗法。

按语

本病和颈肋综合征的临床表现颇为相似，故在治疗上也较为相似，即体针疗法中的第一组、第二组取穴及耳针疗法的取穴和治疗手法二者都是一样的。所不同的是本病征还取用了第三组穴位（颈 1~4 夹脊穴）。因为本病是由斜角肌痉挛、损伤等引起的，而斜角肌接受来自颈 1~4 节段的颈丛的支配，故取用了颈 1~4 夹脊穴（根据现代针灸学的神经节段理论），通过颈丛来调节斜角肌的功能。

此外，需要说明的是，斜角肌属颈深肌群。其下部附着处的内侧即是肺尖，为了安全，我们不主张取用前斜角肌附着处的压痛点为针刺点，如果取用可使用激光照射疗法。

十四、第一胸肋骨综合征

是第一肋骨先天畸形压迫臂丛或动脉而产生的一组症状。

诊断要点

一、臂丛受压症状：患侧上肢疼痛、麻木，特点为自肩部向手部放射，伴有上肢无力、肌肉萎缩、感觉障碍。

二、动脉受压症状：如果锁骨下动脉受压，则桡动脉搏动减弱，可伴有患肢植物神经功能紊乱和血管运动功能失常，出现手部发凉、苍白或紫绀。

三、上肢腱反射减弱。

四、X 线检查：第一肋骨发育不全，与第二肋骨形成骨性融合或假关节，或第一肋骨骨端呈游离状，或第二肋骨或胸骨上端变形。

治疗

治疗可参考颈肋综合征和前斜角肌综合征。如果用保守疗法治疗效果不佳,可考虑手术治疗。

按语

本综合征和前面介绍的颈肋综合征、前斜角肌综合征及后边要介绍的锁肋综合征、过度外展综合征,临床症状都比较相似。它们的分类和命名是根据引起压迫的原因而确定的。然而,在临床工作中,有时难以查明确切病因,故可称为胸廓出口综合征。如果不能找出确切原因,在治疗上均可按照颈肋综合征和前斜角肌综合征的治疗方法进行治疗。

十五、锁肋综合征

锁肋综合征也称肋锁综合征,是因锁骨与第一肋骨的间隙变窄,压迫了在该间隙通过的臂丛下部(颈 8 至胸 1)和锁骨下动脉而产生的一组病征。

诊断要点

一、发病年龄多在 30~50 岁,女性多于男性。

二、臂丛受压症状:颈、肩、上臂疼痛。疼痛发作多始于肩胛后面,向颈部及前臂内侧和手掌放射,其性质为针刺样或烧灼样疼痛。疼痛的程度轻重不一,有的疼痛轻微,有的则剧痛难忍,上肢后伸或外展可使疼痛加重,而内收或屈曲位时,则疼痛减轻或消失。常伴有前臂和手尺侧的麻木感。晚期出现感觉减退和手部肌肉萎缩。

三、动脉受压症状:若锁骨下动脉受压,则桡动脉搏动减弱,手部发冷。可伴有植物神经功能紊乱,出现阵发性苍白和紫绀。重者出现雷诺氏现象。

四、撑肩试验阳性。即患者坐位,前胸挺直,将两上肢向下方牵拉,使双肩后伸下垂,若桡动脉搏动减弱或消失,即为阳性。另一方法是,患者立正位,挺胸,后伸双上肢,若引

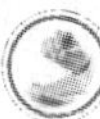

起手麻木或疼痛，桡动脉搏动减弱或消失，即为阳性。

五、斜角肌试验、肩过度外展试验等均阴性。

治疗

参考前斜角肌综合征和颈肋综合征治疗部分。

十六、过度外展综合征

本病是因上肢过度外展而引起的一系列神经、血管方面的症状。

诊断要点

一、有长期从事过度外展上肢工作的历史，如油漆工。部分患者在睡眠时，因上肢过度外展而出现症状。

二、臂丛受压症状：通常以神经受压表现为主，如上肢麻木、疼痛、感觉障碍、无力等。

三、动脉受压症状：锁骨下动脉受压的表现较轻。

四、过度外展试验阳性：患者呈坐位或立位，两上肢外展、外旋、高举过头，如桡动脉搏动减弱或消失，即为阳性。另一方法是，上肢呈高举、外展、外旋位，快速伸屈手指，若自指尖向前臂出现疼痛、麻木，并迅速加重，以致上肢自动下垂，亦为阳性。

⊙ **体针疗法**

1. 取穴：分为三组，第一组、第二组取穴同颈肋综合征及前斜角肌综合征，即第一组取上肢穴位，如肩髃、天泉、尺泽、曲池、孔最、合谷、郄门、内关、灵道、神门、手三里、上廉、三阳络、支沟、外关、支正、后溪等；第二组取颈 5~8 及胸 1~7 夹脊穴和相应的背俞穴；第三组取胸部穴位，如天池、胸乡、周荣。

2. 治法：用较强刺激手法针刺。每日治疗 1 次，每次留针 30 分钟。留针期间行针 3~4 次。可用电针疗法。

⊙ **耳针疗法**

1. 主穴：主要取胸、肩、上臂、前臂、腕、手对应的耳区。可单取患侧，亦可双侧交替使用。

2. 治法：用强刺激手法针刺。每日治疗1次，每次留针30分钟，留针期间行针3~4次。可用耳穴按压疗法。

按语

体针疗法中，取用第三组穴位的目的在于调节胸小肌的功能。

参考文献

[1] 梅忠英．针灸治疗肱骨外上髁炎52例[J]. 上海针灸，1987,(3):28.
[2] 何汝益．隔姜灸治疗肱骨外上髁炎[J]. 上海针灸，1987,(2):46.
[3] 文喧，等．火针治疗网球肘58例[J]. 云南中医，1988,(10):24.
[4] 马应乘．穴位注射治疗肢骨外上髁炎[J]. 四川中医，1988,(10):34.
[5] 王梅阁．电针加艾灸治疗肢骨外上髁炎[J]. 针灸学报，1992,(6):42.
[6] 韦勇．电针配合隔姜灸治疗肱骨外上髁炎和挠骨茎突狭窄性腱鞘炎20例[J]. 中国针灸，1987,(1):6.
[7] 管遵惠．电针配合穴位注射治疗肢骨外上髁炎60例[J]. 吉林中医药，1987,(1):15.
[8] 吴志明．尺泽透痛点治疗肢骨外上髁炎[J]. 中医杂志，1989,(9):13.
[9] 张丽民．埋针治疗网球肘53例[J]. 针灸学报，1990,(3):27.
[10] 周辉．麦粒灸治疗网球肘[J]. 浙江中医，1990,(1):45.
[11] 钟友鸣，等．推拿、艾灸加外敷治疗肱骨外上髁炎[J]. 按摩与引导，1990,(6):3.
[12] 闻庆汉．推拿兼艾柱灸治疗肢骨外上髁炎21例[J]. 湖北中医，1987,(5):37.
[13] 陈学义．针灸治疗肱骨外上髁炎50例[J]. 陕西中医，1989,(11):514.
[14] 刘贵红．隔药灸治疗网球肘100例小结[J]. 山西中医，1987,(5):33.
[15] 孔尧其．肱骨外上髁炎的头皮治疗[J]. 新中医，1987,(9):34.
[16] 蔡国伟．关刺法穴位注射治疗肱骨外上髁炎50例[J]. 广西中医药，1989,(4):34.
[17] 丘汉春，等．针灸治疗网球肘48例[J]. 上海针灸，1991,(1):11.
[18] 侯士文．针刺治疗肱骨外上髁炎[J]. 上海针灸，1991,(4):26.
[19] 邵士雄．针刺治疗网球肘100例[J]. 针灸学报，1992,(2):24.
[20] 谷岩峰．围针重灸治疗网球肘[J]. 中国针灸，1993,(2):28.

[21] 陈俊军 . 穴位埋置皮内针治疗网球肘 [J]. 中国针灸，1993,(2):28.

[22] 陈兰芳 .DTP 加痛点注射治疗网球肘 [J]. 中国针灸，1993,(2):2.

[23] 王黎明，等 . 火针治疗肱骨外上髁炎 [J]. 中国针灸，1993,(2):29.

[24] 陈少宗 . 现代针灸学理论与临床应用 [M]. 黄河出版社，1990：17.

[25] 郭明芳，等 . 其刺加灸治疗网球肘 [J]. 中国针灸，1993,(2):29.

[26] 林鹏志 . 直接灸治疗肱骨外上髁炎 [J]. 中国针灸，1993,(2):29.

[27] 王志岩 . 穴位注射治疗网球肘 [J]. 中国针灸，1993,(2):29.

[28] 陈少宗 . 全息生物医学理论与临床应用 [M]. 济南：黄河出版社，1991：14.

[29] 陈少宗 . 全息耳针疗法 [M]. 北京：华夏出版社，1995：23.

[30] 张继武 . 针刺治疗雷诺氏病 31 例 [J]. 中国针灸，1988,(4):25.

[31] 鲍家铸 . 针刺治疗雷诺氏病 43 例 [J]. 上海针灸，1988,(1):10.

[32] 孙旗立，等 . 氦 – 氖激光治疗雷诺氏病 40 例 [J]. 中国针灸，1992,(1):18.

[33] 黄丽春，等 . 耳穴贴压对雷诺氏现象治疗作用的初步观察 [J]. 针灸临床，1994,(1):28.

[34] 包黎恩 . 针刺治疗雷诺氏病的体会 [J]. 针灸临床，1994,(3):50.

[35] 牛庆强，等．新九针为主治疗肱骨外上髁炎 60 例 [J]．中国针灸，2002,(4):264.

[36] 崔联民，等．艾灸加外敷药物治疗网球肘 50 例 [J]．中国针灸，2001,(5):270.

[37] 刘岩红．艾灸配合中药熏洗治疗雷诺氏病 66 例 [J]．2002,(4):267.

[38] Kaada．TNS 疗法引起血管舒张的机制 [J]．国外医学 – 中医中药分册．1986,(4):57.

[39] 彭江华．平刺单向捻转针灸治疗腕管综合征 48 例 [J]．2002,(8):550.

第二十章 胸背部疼痛性疾病的针灸治疗

一、肋软骨炎

又称为一过性胸肋关节滑膜炎、胸廓软骨炎、结节性肋软骨病等。病因尚不十分清楚。

诊断要点

一、发病部位多在胸骨旁第 2~4 肋软骨，其中以第二肋软骨最为常见。

二、起病较急，初发时为上胸部钝痛或锐痛，有针刺感。数日后累及的肋软骨肿大隆起，表面光滑、边界清楚，触之疼痛加重。患肢上举、外展或咳嗽等牵拉胸大肌的动作均可加重疼痛。局部皮肤无红肿和静脉怒张。

三、疼痛症状常在 3~4 周内自行消失，但肋软骨肿胀需经 2~3 个月方逐渐消退，少数可持续数年。

四、偶有低热，极少数出现全身症状。

治疗

⊙ 体针疗法

1. 取穴：主要取局部压痛点。

2. 治法：可在病灶处选取针刺点，每次选取 2~3 个，用较强刺激手法针刺。每日治疗 1 次，每次留针 20~30 分钟，留针期间行针 3~4 次。可用电针疗法，亦可用穴位激光照射疗法，还可配合使用灸法或封闭疗法。

 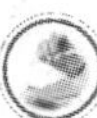

⊙ 耳针疗法

1. 取穴：主要取胸部对应耳区内的敏感点。可只取患侧耳穴，亦可双侧交替取用。

2. 治法：用较强刺激手法针刺。每日治疗 1 次，每次留针 30 分钟，留针期间行针 3~4 次。可用耳穴按压疗法。

附录

林素筠用痛点封闭法治疗肋软骨炎 144 例，痊愈 136 例，占 94.44%；无效 8 例，占 5.56%。方法是：急性患者用强的松龙 0.5 毫升、2% 奴佛卡因 1.5 毫升作痛点注射，进针深度为 0.2~0.5 厘米。慢性患者用当归注射液 1 毫升作痛点注射。3 日治疗 1 次。双侧痛者，剂量加倍作双侧痛点注射[1]。邓可平用针刺法治疗本病 56 例，痊愈 50 例，好转 4 例，无效 2 例，总有效率为 96.43%。方法是：取各肋软骨压痛敏感点之外 0.5 寸处，常规消毒后，用 1.5 寸毫针针刺，针尖以 45 度角斜向胸骨方向刺入；肋弓处发病可在压痛敏感点之内下方距压痛点 0.5 寸处向痛点斜刺，以刺中肋软骨为度。施提插捻转手法行针 10~15 次。留针 20 分钟。痛甚者可在针的上下方加刺 1~2 针，手法同前，隔日治疗 1 次[2]。

二、滑动肋骨综合征

又称移动肋软骨、肋骨滑脱、肋骨倾斜综合征等。当下胸部及上腹部疼痛原因不明时，应考虑本病征的可能。

诊断要点

一、有不典型肋软骨外伤史，于休息或活动时突然发病。

二、下胸部或上腹部剧痛或灼样钝痛，间歇性发作。每次发作短者数十分钟或数小时，长者数天或数月，也有的为持续性疼痛，伴有恶心、呕吐。

三、呼吸时有弹响声，不敢用力呼吸。

四、病变的肋软骨关节有压痛。于疼痛区肋缘下用“钩形”手法检查，可明确诊断。方法是：四指拢成钩状自患侧肋缘后，向前上牵拉肋弓，可诱发典型剧痛，并伴有“咔哒”声。

治疗

⊙ 体针疗法

1. 取穴：主要取病变处的压痛点。

2. 治法：每次在压痛处取用 2~3 个针刺点。用较强刺激手法针刺。每日治疗 1 次，每次留针 20~30 分钟，留针期间行针 3~4 次。可配合用灸法，也可用电针疗法、穴位注射疗法。

⊙ 耳针疗法

1. 取穴：主要取胸部对应耳区内的敏感点。可单取患侧，亦可双侧交替取用。

2. 治法：每日治疗 1 次，每次留针 20~30 分钟，留针期间行针 3~4 次。用较强刺激手法针刺。可用耳穴按压疗法。

三、剑突疼痛综合征

本病征是指以剑突部疼痛为主要表现的综合征，故名剑突疼痛综合征。又称过敏性剑突、剑突综合征。病因尚不十分清楚。

诊断要点

一、发病年龄均在中年以上，与性别无关。

二、胸骨剑突部疼痛，呈间歇性发作，短者持续数分钟，长者可达数日，疼痛偶可放射到心前区、上腹部、肩、臂或背部，饱食后加重，以致被迫挺胸，不敢向前弯腰，并伴有恶心。

三、剑突部有压痛，并可引起疼痛发作，此点有助于确诊。

四、本病征可反复发作，间歇期为数周或数月，甚至数年。但弯腰、直腰、转头、大量进食等均可诱发本病征。

五、X 线及化验检查均无异常发现。

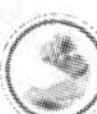

治疗

⊙ 体针疗法

1. 取穴：分为两组，第一组取剑突压痛处；第二组取颈 8 至胸 9 夹脊穴或相关背俞穴，每个疼痛放射处可任选 1~2 个。两组穴位同时取用。第一组每次在压痛处任选 2~3 个针刺点；第二组穴位中的夹脊穴或背俞穴双侧取用，每次选用 4~8 穴。

2. 治法：用较强刺激手法针刺。每日治疗 1 次，每次留针 30 分钟，留针期间行针 3~4 次。第一组穴位可配合使用灸法或穴位激光照射疗法。可用穴位注射疗法，亦可用电针疗法。

⊙ 耳针疗法

1. 取穴：主要取胸下部对应耳区内的敏感点，配穴取疼痛放射处对应的耳区。可双侧交替使用。

2. 治法：用较强刺激手法针刺。每日治疗 1 次，每次留针 30 分钟，留针期间行针 3~4 次。可用耳穴按压疗法。

按语

本病征虽然为剑突的病变，但可影响较大的范围，即疼痛可向心前区、上腹部、肩、臂、背部放射。根据现代针灸学理论[3]，使用体针疗法时，除了选用第一组穴位外，还应选用第二组穴位。

耳针疗法的穴位则是根据全息生物医学理论进行选取[4,5]。

四、库母氏病

病因及发病机理目前尚不十分清楚。

诊断要点

一、胸椎损伤后，当时 X 线摄片未发现椎体有压缩骨折征象，过一段时间（通常为

3~18 个月)后,逐渐发生胸背疼痛和驼背畸形。

二、长期劳损,引起胸椎疲劳性骨折,出现胸背部疼痛和驼背畸型。

三、X 线片显示椎体有不同程度的楔状变形,胸部弧状后突畸形。

治疗

⊙ 体针疗法

1. 取穴:病变椎体及相邻正常椎体相应节段内的夹脊穴、背俞穴、上述椎体棘突之间的凹陷处。夹脊穴和背俞穴可交替使用。

2. 治法:用较强刺激手法针刺。每日治疗 1 次,每次留针 30 分钟,留针期间可行针 3~4 次。可用电针疗法。

⊙ 耳针疗法

1. 取穴:主要取病变椎体对应耳区内的压痛点。双侧交替使用。

2. 治法:用较强刺激手法针刺。每日治疗 1 次,每次留针 30 分钟,留针期间行针 3~4 次。可用耳穴按压疗法。

五、肩胛肋骨综合征

肩胛肋骨综合征又称肩胛骨脊椎间痛。病因复杂,外伤和局部软组织炎症是主要原因。

诊断要点

一、发病年龄为中青年,隐性渐进性起病。

二、主要表现为双侧肩胛骨之间的三角区疼痛,并可向颈、枕、胸、臂及手部放射。

三、肩关节功能无障碍,肩部及胸部无炎症表现。

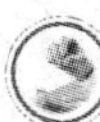

治疗

⊙ 体针疗法

1. 取穴：分为两组，第一组取肩胛骨之间疼痛区内的夹脊穴、背俞穴；第二组取疼痛放射处的穴位，即颈枕部及上肢的穴位，如颈部夹脊穴、肩髃、臂臑、曲池、郄门、内关、支沟、外关、合谷、后溪等。均双侧取穴，每次可选有 8~10 穴。

2. 治法：用较强刺激手法针刺。每日治疗 1 次，每次留针 30 分钟，留针期间行针 3~4 次。可用穴位注射疗法，还可用电针疗法。

⊙ 耳针疗法

1. 取穴：主穴取肩胛间区对应耳区内的压痛点（即胸椎对应耳区的周围）；配穴取颈、枕、上臂、前臂、手对应的耳区。双侧耳穴交替取用。

2. 治法：用较强刺激手法针刺。每日治疗 1 次，每次留针 30 分钟，留针期间行针 3~4 次。可用耳穴按压疗法。

六、肋间神经痛

肋间神经痛可由多种原因引起，如带状疱疹、肋骨疾病、胸椎疾病、胸内疾病等均可引起。

诊断要点

一、阵发性或持续性沿肋间神经支配区域的剧痛。

二、咳嗽、喷嚏或深吸气时疼痛加重。

三、仔细询问病史及检查，可以发现引起肋间神经痛的原因。

治疗

体针疗法

1. 取穴：主要取相应于病变肋间神经的夹脊穴、背俞穴及其相应肋间区内的穴位或阿是穴。以患侧取穴为主。

2. 治法：用较强刺激手法针刺。每日治疗 1 次，每次留针 20~30 分钟，留针期间行针 3~4 次。可用电针疗法，亦可用梅花针疗法。

耳针疗法

1. 取穴：主要取胸部对应区内的敏感点。可双侧交替使用，亦可单取患侧穴位。

2. 治法：用较强刺激手法针刺。每日治疗 1 次，每次留针 30 分钟，留针期间行针 3~4 次。

按语

应注意对因治疗。

附录

刘玉芝针刺治疗肋间神经痛 61 例，治疗 1 次痊愈者 57 例，占 93.4%；治疗 2 次痊愈者 4 例，占 6.6%；治愈率为 100%。方法是：胸前区痛者取内关，少阳经痛者取支沟、阳陵泉，背部疼痛者取膀胱经的膈关、委中。每穴行强刺激 3 分钟，支沟与阳陵泉接电疗仪，通电 15 分钟。配合 TDP 局部照射 30 分钟，热度以患者感觉舒适为宜[6]。吴奇方用针刺内关、支沟的方法治疗本病 46 例，痊愈 34 例，占 74%；好转 8 例，占 17%；无效 4 例，占 9%。总有效率为 91%[7]。孙平用梅花针加体针法治疗带状疱疹后神经痛 100 例，治疗 1~3 个疗程后，全部痊愈。方法是：局部痛者，只在疱疹后皮肤色素沉着区用梅花针扣刺。沿神经分布区出现疼痛、麻木者，加相应的体针。每日治疗 1 次，每次留针 30 分钟，7 次为 1 疗程[8]。吴菊卿用穴位注射带状疱疹后遗肋间神经痛 32 例，治愈 20 例（62.5%），好转 12 例（37.5%）。方法是：选用的穴位有日月、期门、阳陵泉、支沟。用 5ml 注射器抽取维生素 B_1 100mg（2ml）、维生素 B_{12} 0.5mg（1ml），选用 7 号针头。穴位皮肤常规消毒后进针，有明显针感后，如果回抽无血，每穴注入药物 0.75ml。每天治疗 1 次。两侧穴位

 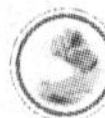

交替使用，10天为一疗程，连续治疗两个疗程后统计治疗结果[9]。魏玲等用穴位注射夹脊穴结合围针法治疗老年带状疱疹后遗神经痛80例（其中肋间神经痛45例），治疗16天后，痊愈65例（81.3%），明显好转11例（13.7%），略有好转4例（5%）。治疗方法是：胸背部神经痛取患侧T_1~T_8夹脊穴，腰腹部神经痛取患侧T_6~L_5夹脊穴。穴位注射使用的药物为醋酸强的松龙1.5ml（37.5mg）、维生素B_1 100mg、维生素B_{12} 0.5mg、2%利多卡因2ml。操作时用10ml注射器套上5号半针头，抽取上述药物并充分混匀，让患者伏于桌上，充分暴露背部，将穴位常规消毒后，快速刺入1.3~2.0cm，回抽无血时把药物缓缓注于穴位中，出针后用消毒干棉球压迫针孔，以防出血和渗药。每次选用2~3个穴位，每个穴位注射2ml，隔日注射1次。另外，根据病损部位的大小，选用30号2寸毫针6~8支，由病灶周围向中央进行平刺1.5寸，运用捻转手法行针，留针30分钟，每天针刺1次[10]。

七、乳房囊性增生病

乳房囊性增生病为腺管、腺泡的囊性扩张及数量增生、上皮增生性的疾病。局限性的称为乳腺小叶增生。

诊断要点

一、常见于中年妇女。

二、乳房疼痛，特别在月经期前更为明显。

三、检查可发现整个乳房均呈结节状，其中一个或两个结节比较明显。肿块质地较软，与周围组织分界不清，与皮肤和胸大肌无粘连。腋窝淋巴结一般不肿大。

治疗

⊙ 体针疗法

1. 取穴：分为两组，第一组取乳腺附近的穴位，如屋翳、膺窗、乳根、膻中等；第二组取远隔部位的穴位，如三阴交、太溪、足三里等。双侧分布的穴位均双侧取用。每次可选用3~5穴。

2. 治法：用较强刺激手法针刺。每日治疗 1 次，每次留针 30 分钟，留针期间行针 3~4 次。可用电针疗法。

⊙ 耳针疗法

1. 取穴：主穴取乳腺对应的耳区；配穴取内分泌，皮质下、卵巢。双侧交替取用。

2. 治法：用较强刺激手法针刺。每日治疗 1 次，每次留针 30 分钟，留针期间行针 3~4 次。可用耳穴按压疗法。

按语

本病的发生与内分泌功能失调有一定关系，所以在治疗时还应注意对内分泌的调节。体针疗法中选用第二组穴位、耳针疗法中选用配穴，目的均在于此。

附录

用针灸治疗本病也有较好疗效[11-23]。郭诚杰等用针刺治疗乳腺小叶增生 114 例，痊愈 62 例，显效 46 例，无效 6 例，总有效率为 94.74%。方法是：取穴分为两组，一组取屋翳、合谷、膻中；另一组取肩井、肝俞。两组穴位交替使用。肝火盛者去合谷加太冲；肝肾阴虚去肝俞加太溪；气血两虚者去合谷，加足三里；月经不调者加三阴交。虚补实泻，留针 20~30 分钟，留针期间行针 2~3 次。每日治疗 1 次，10 次为 1 疗程，疗程间隔 3~4 日[11]。袁硕等用微波针灸治疗乳腺增生病 53 例，痊愈 25 例，显效 13 例，有效 12 例，无效 3 例。方法是：取乳根、阳陵泉（双）；膺窗（双）、膻中。两组穴位交替使用。气滞痰凝型加丰隆或足三里；气滞血瘀型加血海或膈俞。治疗时将无针辐射器放于所取的穴位上，以产生温热感为度，一般 20~50 伏。开始治疗每穴 20 分钟，症状减轻后每穴 15 分钟，每日 1 次，10 次为 1 疗程[12]。沈志忠用耳压法治疗本病 35 例，治疗 1~3 疗程后，痊愈 18 例，好转 9 例，无效 8 例，总有效率为 77.1%。方法是：用伤湿止痛膏将王不留行籽贴压于耳廓的交感、内分泌、皮质下、乳腺、垂体、卵巢、子宫、肝穴，按压至耳廓潮红发热。于月经前 15 日开始治疗，每隔 3 日更换 1 次。每日治疗 3 次，每次治疗 15 分钟，连续治疗 3 个月经周期[13]。郭英民等用电法法治疗乳腺小叶增生 260 例，痊愈 167 例，占 64.2%；显效 47 例，占 18.1%；有效 41 例，占 15.8%；无效 5 例，占 1.9%。总有效率为 98.1%。方法是：主穴分两组，一组取屋翳（双）、膻中、合谷（双）；另一组取天宗（双）、肩井（双）、肝俞（双）。肝火者去合谷，加太冲；肝肾阴虚者加太溪；气血双虚者加足三里、气海；月经不调者加三阴交；乳痛甚者加乳根。针刺得气后接 G6805 治疗仪，选用连续波，频率为 60HZ，电流量以患者能耐受为度。每次通电 20~30 分钟，每日治疗 1 次，10 次为 1 疗程。经期停止治疗[14]。

郭诚杰等观察了针刺疗法对乳腺增生患者 E2、孕酮、睾酮的影响，发观针刺后 E2 可降低到正常水平，孕酮、睾酮水平明显升高[47]。刘丽军等在观察中发现，电针疗法能够明显降低乳腺增生患者在卵泡期内的血浆泌乳素水平（$P<0.05$）。冀萍等在观察中发现，乳腺增生患者的性激素分泌节律紊乱，表现为孕激素分泌时间过长，雄激素分泌在卵泡期、月经前期升高，而在排卵期降低。FSH 在排卵期降低，在黄体期略有升高。LH 在排卵期、黄体期均降低。经针刺治疗后，乳腺增生患者的下丘脑－垂体－卵巢系统的分泌节律基本恢复正常[48]。

郭诚杰在动物实验中发现，E2、E3 升高是导致动物乳腺增生的主要原因，而针刺疗法对于 E2 或 E3 升高所导致的乳腺增生具有较好的治疗作用[49-51]。郑平菊等观察了针刺对 E2 诱导的大鼠乳腺增生细胞 DNA 含量的影响，发现针刺治疗后，增生乳腺细胞核 DNA 的含量显著降低（与对照组比较 $P<0.01$），提示针刺疗法能够抑制 DNA 的复制[52]。鞠大宏等在研究中发现，针刺不但能够对抗 E2 所致的大白鼠乳腺增生，而且能够对抗 E2 引起的胸腺、脾脏的萎缩，对抗 E2 所引起的外周淋巴细胞、胸腺细胞、脾脏细胞中酸性酯酶阳性细胞的百分率和淋巴细胞转化率的下降，从而提高了细胞免疫功能[53]。刘丽军等在研究中发现，针刺能够明显增加 E2 所致乳腺增生小鼠的 NK 细胞活性（与对照组比较 $P<0.05$），这对于预防乳腺增生可能导致的癌变具有积极意义[54]。

八、急性乳腺炎

急性乳腺炎又称“乳痈”，是乳腺的急性化脓性感染。

诊断要点

一、多见于哺乳期的妇女，尤以初产妇为多见。一般发生在产后 2~4 周。

二、初起乳房肿胀、搏动性疼痛，局部变硬、发红，伴有恶寒、发热。进一步发展，局部红、肿、热、痛日趋加剧。最后感染逐渐局限，形成脓肿。

三、初起局部即有压痛。腋下淋巴结肿大压痛。

四、白细胞升高。

治疗

⊙ 体针疗法

1. 取穴：分为两组，第一组取乳腺附近的穴位，如屋翳、膺窗、乳根、膻中；第二组取远隔部位的穴位，如内关、合谷、肩井及肩胛间区的背俞穴。两组穴位同时取用，第一组取患侧穴位为主，第二组可双侧取用。

2. 治法：用较强刺激手法针刺。肩胛间区可配合使用梅花针疗法。每日治疗 1 次，每次留针 30 分钟，留针期间行针 3~4 次。可用电针疗法，亦可用穴位注射疗法。

⊙ 耳针疗法

1. 取穴：主穴取乳腺对应的耳区，配穴取耳垂及耳轮上的 2~4 个点。双侧交替使用，亦可双侧同时选用。

2. 治法：乳腺穴用较强刺激手法针刺。每日针治 1 次，每次留针 30 分钟，留针期间行针 3~4 次。所取配穴使用三棱针点刺放血，也是每日 1 次。

按语

本疗法主要适用于未成脓的患者。

附录

针刺治疗急性乳腺炎亦具有一定疗效[24-46]。陈仓子用针刺法治疗急性乳腺炎 35 例，治愈 30 例，显效 3 例，好转 2 例。方法是取膻中、少泽、乳根为主穴，取内关、肩井为配穴，用中等强度刺激。每日治疗 1 次，每次留针 30 分钟，每隔 10 分钟行针 1 次[24]。林更焰用针刺背部肩胛间区的方法治疗本病 100 例，经 1~3 次治疗后，痊愈 96 例，有效 1 例，无

 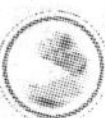

效 3 例，总有效率为 97%。方法是：背部肩胛间区的皮肤和毛囊均可作为针刺点。不论病灶位于哪一侧、哪个象限，每次任取 2~3 个针刺点，施以强刺激，每穴行针 1~2 分钟，不留针。每日治疗 1 次[25]。王智松用穴位注射法治疗本病 82 例，经 3 次治疗后，痊愈 81 例，无效 1 例。方法是：取患侧郄门穴，注射器套用 7 号针头垂直刺入穴内，得气并回抽无回血后，在 2~3 分钟内将 10% 葡萄糖 8~12 毫升注入穴内。每日治疗 1 次，症状消失后巩固治疗 1 次[26]。李志红用激光针治疗本病 30 例，治疗 1~4 次后，全部痊愈。方法是：挤压排空乳汁，用 JG–1 型激光仪，将光束集聚于不通畅的乳腺管开口，朝硬结方向照射 30 分钟，每日治疗 1 次[27]。曲惠珍等用局部围刺法为主治疗急性乳腺炎 60 例，痊愈 56 例（93.3%），明显好转 4 例（6.7%）。56 例痊愈的病例中，治疗 1 次痊愈者 23 例（41.1%），治疗 3 次痊愈者 29 例（51.8%）。其余 4 例治疗 5~8 次。治疗方法是：以患侧肿块局部取穴为主，配穴取患侧的足三里、曲池，发热者加合谷、风池。对针刺部位常规消毒后，选用 30 号 1.5 寸不锈钢毫针快速插入，肿块中心先刺 1 针，再围绕肿块刺 4~5 针，针尖均要深达肿块内部。针刺配穴时用较强的刺激手法行针。起针时摇大针孔，不按压，如果有血液或乳汁流出，可让其自行停止。每天治疗 1 次，治疗 10 次后总结疗效[55]。

九、胸腔内器官疾病引起的胸痛

引起胸痛常见的胸腔器官疾病是冠心病和大叶性肺炎，这里只介绍冠心病的针灸治疗。冠心病共分五型：隐性冠心病、心绞痛、心肌梗塞、心肌硬化、猝死。下面主要介绍冠心病心绞痛的针灸治疗，隐性冠心病和心肌梗塞的针灸治疗可参考本法。

诊断要点

一、多在 40 岁以后发病。

二、典型发作为突发性的、位于胸骨体上段或中段之后的压榨性或窒息性疼痛，可放射到左肩、左上肢前内侧，达无名指与小指。疼痛历时 1~5 分钟，很少超过 10~15 分钟，休息或含用硝酸甘油后在 1~2 分钟内（很少超过 5 分钟）缓解。

三、不典型的疼痛可位于胸骨下段、左心前区或上腹部，放射至颈、下颌、左肩胛部或右前胸，疼痛可很轻或仅有左前胸不适、发闷感。

四、常在体力劳累、情绪激动、受寒、饱食、吸烟时发生。

五、发作时以 R 波为主的导联中，ST 段下降、T 波低平或倒置。

治疗

⊙ 体针疗法

1. 取穴：分为三组，第一组取内关、间使、神门、灵道等；第二组取胸 1~5 夹脊穴或相应的背俞穴；第三组取三阴交、足三里。第一组、第二组穴位交替使用，每次都配用第三组穴位。第一组或第二组穴位每次可选用 2~3 穴。

2. 治法：用中等强度刺激手法针刺。每日治疗 1 次，每次留针 30 分钟，留针期间行针 3~4 次。可用电针疗法。

⊙ 耳针疗法

1. 取穴主要取心脏对应的耳区。

2. 治法：用中等强度刺激手法针刺。每日治疗 1 次，每次留针 30 分钟，留针期间行针 3~4 次。可用耳穴按压疗法。

附录

针刺疗法不但具有缓解冠心病心绞痛的良好作用，而且还具有明显改善冠心病患者左心功能的作用[60-66]。刘富强针刺治疗 32 例冠心病患者，对心绞痛的治疗有效率为 92.3%，ECG 的改善率为 62.5%。取用的主要穴位有心俞、厥阴俞、膻中、内关[56]。许国光等针刺治疗冠心病 160 例，对心绞痛的治疗有效率为 89.4%,ECG 的改善率为 65%。取用的主要穴位为心俞、厥阴俞、膻中、内关、郄门等[57]。韩艾观察了针刺疗法与药物的协同作用，针刺疗法加口服消心痛治疗冠心病 40 例，显效 10 例，有效 26 例，总有效率为 90%。取用的穴位是内关、郄门、三阴交。只口服消心痛治疗 30 例，显效 6 例，有效 19 例，总有效率为 83.3%[58]。李雪苓针刺治疗冠心病心绞痛 40 例，心绞痛症状改善率为 85%，ECG 改善率为 67.5%。取用的主要穴位有内关、间使、神门、足三里[59]。

陈少宗等观察了针刺疗法对冠心病心绞痛患者左心功能的影响，通过 STI 测定发现，冠心病心绞痛患者的 LVEI 缩短，PEPI/TICT 延长，PEPI/LVETI 增加，LVTI/PEPI、

 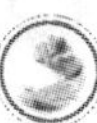

LVETI/TICT减小，表明冠心病患者的心脏功能受到了损伤，而单独针刺内关、间使、神门、大陵、灵道其中的任何一个穴位，上述异常的指标都能够得到明显改善[60-63]。陈少宗等进一步观察了针刺疗法对冠心病心绞痛患者心脏动力学的改善作用，通过ECG、ICG测定发现，高压力负荷冠心病心绞痛患者的SV、SI、SWI、CO、CL、CWI、Vi等指标明显异常，进一步证实了高压力负荷冠心病患者心脏功能的下降，而单独针刺内关、间使、神门其中的任何一个穴位，或者单独针刺耳廓上的心穴，上述异常的动力学指标都能够获得明显改善，进一步证实针刺疗法能够提高冠心病心绞痛患者的心脏动力学功能[64-66]。研究还发现，针刺疗法对冠心病患者血小板活性[67]、TXB2、6-K-PGFL1a、ET等具有明显的调节作用[59,68]。赵艳玲等在研究中发现，针刺冠心病心绞痛患者的内关、郄门、膻中、心俞、厥阴俞等穴位后，能够明显改善心绞痛的症状及ECG，同时血浆ET明显降低，TXB2显著下降，6-K-PGFL1a明显升高[68]。韩艾在观察中发现，针刺治疗冠心病心绞痛，能够明显增强SOD的活性，显著降低LPO的含量，表明针刺治疗心绞痛的过程中，还具有较强的抗氧自由基损伤和抗脂质过氧化损伤作用[58]。

大量的动物研究证实，针刺疗法能够明显增加缺血心肌的冠状动脉的血流量，增加缺血心肌的糖原合成酶、糖原和磷酸化酶，增加心肌对FFA的摄取量，减少对GLU的摄取量，增加缺血心肌边缘区的ATP、ADP含量，明显降低缺血心肌中cAMP含量，降低cAMP/cGMP比值，所有这些变化，对于缺血的心肌都有积极的保护作用，而针刺疗法的这些调节作用主要是通过神经系统的作用实现的[69]。

参考文献

[1] 林素筠 . 痛点封闭为主治疗144例肋软骨炎[J]. 四川中医，1988,(4):44.
[2] 邓可平 . 针刺治疗肋软骨炎56例[J]. 中国针灸，1992,(4):23.
[3] 陈少宗 . 现代针灸学理论与临床应用[M]. 济南：黄河出版社，1990：13.
[4] 陈少宗 . 全息生物医学理论与临床应用[M]. 济南：黄河出版社，1991：21.
[5] 陈少宗 . 全息耳针疗法[M]. 北京：华夏出版社，1995：10.
[6] 刘玉芝 . 针刺加TDP照射治疗肋间神经痛61例[J]. 针灸临床，1993,(增刊):42.
[7] 吴奇方 . 针刺治疗肋间神经痛46例[J]. 上海针灸，1991,(4):18.
[8] 孙平 . 梅花针加体针治疗带状疱疹后遗神经痛[J]. 中国针灸，1992,(5):14.
[9] 吴菊卿 . 穴位注射治疗带状疱疹后遗肋间神经痛32例[J]. 中国针灸，2002,(3):158.

[10] 魏玲,等．穴位注射夹脊穴加针刺治疗老年带状疱疹后遗神经痛疗效观察 [J]. 中国针灸,2001,(6):333.
[11] 郭诚杰,等．针刺治疗乳腺增生病 114 例疗效观察及机理探讨 [J]. 陕西中医,1988,(5):193.
[12] 袁硕,等．微波针灸治疗乳腺增生病 53 例疗效观察 [J]. 中医杂志,1987,(6):55.
[13] 沈志忠．耳压治疗乳腺小叶增生症 35 例 [J]. 江苏中医,1989,(8):31.
[14] 郭英民,等．电针治疗乳腺增生 260 例疗效观察 [J]. 中国针灸,1992,(6):13.
[15] 姚林,等．川芎注射液治疗慢性乳腺病 50 例 [J]. 江苏中医,1990,(3):11.
[16] 郑少祥,等．灸法治疗男性乳腺增生 25 例 [J]. 上海针灸,1987,(3):30.
[17] 王广,等．射频温控电针治疗乳腺增生症 40 例临床观察 [J]. 中西医结合杂志,1988,(6):359.
[18] 张和媛．耳穴按压治疗乳腺增生症 15 例 [J]. 贵阳中医学院学报,1987,(4):46.
[19] 孙冠兰．针挑治疗乳腺小叶增生症 41 例疗效观察 [J]. 针灸学报,1991,(4):45.
[20] 马骏祥．针刺治疗乳腺增生 [J]. 中国针灸,1992,(3):38.
[21] 王惠芬,等．针药并用治疗乳腺增生 54 例 [J]. 针灸临床,1993,(2,3):30.
[22] 于莲文,等．针刺治疗乳腺增生 [J]. 针灸临床,1993,(增刊):158.
[23] 马新平．火针治疗乳腺增生 25 例疗效观察 [J]. 针灸临床,1994,(3):49.
[24] 陈仓子,等．针刺治疗急性乳腺炎 35 例 [J]. 湖北中医,1989,(4):35.
[25] 林更焰．针刺治疗急性乳腺炎 100 例 [J]. 陕西中医,1989,(8):368.
[26] 王智松．郄门穴注射葡萄糖液治疗急性乳腺炎 [J]. 实用中西医结合杂志,1990,(1):47.
[27] 李志红．激光治疗急性乳腺炎 30 例 [J]. 针灸学报,1990,(3): 封 3.
[28] 陈俊义．皮肤针治疗急性乳腺炎 134 例 [J]. 新疆中医药,1988,(2):45.
[29] 王桂英．梅花针扣刺拔火罐治疗急性乳腺炎 30 例 [J]. 内蒙古中医药,1989,(1):26.
[30] 韩冰．针刺加拔罐综合治疗乳痈 [J]. 中医药学报,1988,(2):31.
[31] 目克义．针刺治愈急性乳腺炎 53 例 [J]. 吉林中医药,1988,(2):32.
[32] 梁国玉,等．刺血拔罐治疗急性乳腺炎 35 例 [J]. 辽宁中医,1990,(7):41.
[33] 范长清．针刺“内关”穴治疗急性乳腺炎 [J]. 新中医,1989,(10):37.
[34] 王炳炎．郄上穴穴位注射治疗急性乳腺炎 60 例 [J]. 陕西中医函授,1990,(2):43.
[35] 朱润厚．郄门穴注射生理盐水治疗乳痈 [J]. 四川中医,1987,(3):44.
[36] 黄先．肩井穴穴位注射治疗乳腺炎 [J]. 中级医刊,1989,(1):43.
[37] 程吉昌,等．针刺治疗急性乳腺炎 197 例 [J]. 针灸学报,1990,(2):43.
[38] 张彩梅,等．针刺治疗乳痈症 36 例疗效观察 [J]. 陕西中医,1988,(6):275.
[39] 林志明．针刺治疗急性乳腺炎体会 [J]. 中国针灸,1988,(5):9.
[40] 东贵明．针刺乳痈穴治疗乳痈 [J]. 中医研究,1988,(3):43.
[41] 张世允．皮肤针配合火罐治疗急性乳腺炎 50 例 [J]. 中国针灸,1988,(3):43.
[42] 吴德秀,等．指针治疗乳痈 120 例 [J]. 中国针灸,1988,(2):19.
[43] 董治良,等．穴位冷冻治疗急性乳腺炎 104 例 [J]. 中国针灸,1991,(4):13.

[44] 立兴华 . 鱼腥草穴位注射治疗急性乳腺炎 48 例 [J]. 中国针灸,1991,(4):13.

[45] 张秀荣 . 三棱针刺治疗急性乳腺炎 258 例 [J]. 上海针灸,1993,(2):65.

[46] 唐华生 . 用经络治疗仪治疗急性乳腺炎 58 例 [J]. 中国针灸,1993,(5):19.

[47] 郭诚杰,等. 针刺治疗乳腺增生病 114 例疗效观察及机理探讨 [J]. 陕西中医杂志,1988,(5):193.

[48] 冀萍,等. 针刺对乳腺纤维性囊肿患者下丘脑 – 垂体 – 卵巢轴周期节律的影响 [J]. 中国针灸,1988,(8):137.

[49] 郭诚杰,等. 针刺对 E2 所致家兔乳腺增生病的观察 [J]. 陕西中医,1977,(11):517.

[50] 郭诚杰,等. 针刺对 E2 所致大白鼠乳腺增生病疗效的实验观察 [J]. 中国针灸,1991,(1):33.

[51] 修贺明,等. 针刺对小白鼠实验性乳腺增生症抑制作用的病理形态定量研究 [J]. 中国针灸,1997,(9):559.

[52] 郑平菊,等. 针刺对乳腺增生大鼠细胞核 DNA 含量的影响 [J]. 中国针灸,1995,(6):29.

[53] 鞠大宏,等. 针刺对 E2 所致大白鼠乳腺增生模型细胞免疫的影响 [J]. 陕西中医学院学报,1992,(2):39.

[54] 刘丽军,等. 针刺对乳腺增生病模型小鼠自然杀伤细胞活性的影响 [J]. 中国针灸,1997,(5):297.

[55] 曲惠珍,等. 局部围刺为主治疗急性乳腺炎 60 例 [J]. 中国针灸,2001,(8):503.

[56] 刘富强. 针刺治疗冠心病的临床观察 [J]. 针灸临床杂志,1997,(6):20.

[57] 许国光,等. 针刺治疗 160 例冠心病疗效分析 [J]. 安徽中医临床杂志,1995,(1):1.

[58] 韩艾. 针刺在治疗冠心病患者过程中的抗氧自由基作用 [J]. 1999,(6):27.

[59] 李雪苓. 针刺治疗冠心病心绞痛患者血浆 TXB2、6-keto-PGFLa 调整的临床研究 [J]. 中国针灸,1999,(4):227.

[60] 陈少宗,等. 用平补平泻手法针刺内关穴对冠心病患者左心功能的影响 [J]. 针灸学报,1992,(2):10.

[61] 陈少宗,等. 针刺大陵穴对冠心病患者左心功能的即时影响 [J]. 中国针灸,1992,(5):39.

[62] 陈少宗,等. 针刺神门、间使穴对冠心病患者左心功能的即时影响 [J]. 针灸临床杂志,1993,(1):20.

[63] 陈少宗,等. 针刺灵道穴对冠心病患者左心功能的即时影响 [J]. 国际针灸临床杂志,1993,(3):26.

[64] 陈少宗,等. 辰时、未时针刺内关穴对高压力负荷冠心病患者心脏动力学影响的初步观察 [J]. 时间医学杂志,2000,(1):36.

[65] 陈少宗,等. 辰时、未时针刺间使穴对高压力负荷冠心病患者心脏动力学影响的初步观察 [J]. 时间医学杂志,2000,(2):19.

[66] 陈少宗,等. 针刺耳廓心区对高压力负荷冠心病患者心脏动力学的影响 [J]. 上海针灸杂志,2000,(4):6.

[67] 张朝晖,等. 针刺内关、神门对冠心病患者血小板活性的影响 [J]. 中国针灸,2000,(2):119.

[68] 赵艳玲,等. 针药并用治疗冠心病心绞痛临床疗效观察及对血浆 cET、cGRP 影响研究 [J]. 中国针灸,2001,(2):70.

[69] 李容,等. 针灸改善心肌缺血作用机理研究概况 [J]. 中国针灸,2002,(8):566.

第二十一章 上腹部疼痛性疾病的针灸治疗

一、急性胃炎

急性胃炎(acute gastritis)系指各种病因所致胃黏膜的炎性病变。病因可由化学物质、物理因素、微生物感染或细菌毒素等引起，临床常见者为单纯性和糜烂性两种，以前者为多见。

诊断要点

一、临床起病较急，病人多在进食污染食物后数小时至二十四小时发病，主要表现为上腹部不适、疼痛、厌食和恶心、呕吐等。

二、此病严格地讲，是一种组织学诊断，即利用胃镜检查，它不仅可以直接窥视患者胃黏膜的病变，而且还可决定其类别并观察其演进，准确地诊断胃炎。

三、另外，有的病人因伴有肠炎而腹泻，或感染沙门氏菌而发热，还有的仅感上腹部或脐周有轻度压痛，肠鸣音亢进。本病病程较短暂，一般可在数天内症状消失。

治疗

⊙ 体针疗法

1. 取穴：共分三组。第一组取背部与胃肠(大小肠)处于相关神经节段(T_6~T_{10}、T_9~T_{10}、T_{11}~L_2)内的穴位，如督俞、肝俞、膈俞、譩譆、魂门、膈关、胸夹脊穴6~10，脾俞、胃俞、三焦俞、肾俞、肓门等；第二组取腹部相关神经节段内的穴位，如中脘、巨阙、上脘、建里、下脘、天枢、梁门、神阙、滑肉门、腹哀等；第三组取特殊穴位，如足三里、内关等。

 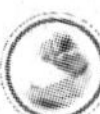

2. 治法：第一组、第二组穴位可交替使用，亦可单独使用，无论交替使用，还是单独使用，均应配用第三组穴位。每次选用 4~6 个穴位。腰、腹部穴按一般常规针刺，采用提插、刮针手法，四肢穴用提插捻转手法，背部穴易浅刺，严防气胸。每次治疗应持续行针至症状减轻或消失，留针 30~60 分钟。留针期间，若腹痛、腹泻等症状再出现时，可仍按上法持续行针，如此反复针至症状不再出现，方可起针。留针同时也可在神阙穴位，采用隔姜灸 3 至 5 壮，多数患者针 1~2 次即愈。

以上穴位在行针得气后，亦可接通 G6805 电针仪治疗，电流大小以病人能耐受为度，选用疏密波与断续波交替使用，留针 30~60 分钟，每日 1 次至 2 次。

⊙ 耳针疗法

1. 取穴：主穴取胃、脾、耳尖、神门，交感、肾上腺、皮质下等，配穴可根据伴有的消化道症状随症加取。每次选用 4~6 个穴位。

2. 治法：以较强刺激手法为主。每次留针在 30~60 分钟，每日治疗 1 次。还可用耳穴埋针疗法或耳穴压豆疗法。应用耳穴埋针法或耳穴压豆疗法，均 2~3 天更换 1 次，可双侧同时选用，亦可双侧交替选用。但同一个穴位最好不要连续使用。

按语

本病主要表现为胃肠运动功能障碍与胃肠黏膜的病变，故治疗时除了对因治疗外，还应尽快地保护胃肠的功能。胃部分布着来自 T_6~T_{10} 节段的交感神经，小肠处于 T_9~T_{10} 节段，而大肠处于 L_{11}~L_2 节段，故应在 T_6~L_2 神经节段区内选穴，如第一组、第二组的穴位。胃还受迷走神经支配，针刺足三里穴能够调节胃的迷走神经的功能，对本病有重要的治疗作用。胃与足三里穴并不处在相同或相近的节段内，但通过脊髓固有束等将二者的神经支配联系在了一起，故将其列为特殊穴位。治疗急性胃炎时，足三里穴易采用强刺激手法针刺。

附录

针刺治疗本病有较好的治疗效果[1-6]。张玉璞用针刺疗法治疗本病 210 例，经 1~3 次治疗，治愈（症状体征完全消失）201 例，占 95.7%；无效 9 例，占 4.3%。方法是：取穴：

公孙、内庭、水分、中庭、曲池，直到得气后用补泻法，留在计30分钟、10分钟捻转1次[1]。赵恒龄用同类疗法治疗本病20例，治疗1~2次均获愈。具体操作是：患者取仰卧位，医者用右手拇指、食指点按双天枢穴数次，再用拇指指甲按压神阙穴数次；用毫针在天枢穴（双）直刺，取重刺激手法，刺中脘穴施平补平泻法；再有神阙穴拔火罐，针罐各留15分钟。感冒加刺双曲池、双合谷、大椎，施平补平泻法；呕吐加双内关穴、双足三里穴，施平补平泻手法；上吐下泻补中脘穴，泻足三里穴[2]。张胜利用注射用水注入穴位治疗本病203例，结果治愈185例，占91.13%，好转9例，占4.43%，无效9例，占4.43%，总有效率为95.56%。方法是：取天突，发烧配曲池。常规消毒后，用4½~5号针头抽1~2毫升注射用水，快速刺入穴位至肌层，上下提插，有酸麻胀感后，回抽未见血即注射，注射后用拇指尖切人中穴1~2分钟（防治晕针），每日2次[3]。刘森彪用灸法灸中脘、天突、长强三穴治疗本病，疗效亦较满意[6]。洪秋林用穴位注射法治疗23例，注射2次后，显效19例，有效、无效各2例，总有效率为91.3%。方法是：用5毫升注射器、7号针头吸取庆大霉素2毫升，654-2也取2毫升，于足三里穴注入，进针2.5~3厘米，拔针后指压2~3分钟，每日1次[7]。

大量研究证实，针灸疗法不但具有调节胃运动的良好作用，而且还具有保护胃黏膜的良好作用。易受乡等在观察中发现，针灸能使胃黏膜受损的大鼠胃排空率增加[66]。常小荣等研究了针刺对胃黏膜损伤大白兔胃运动的影响，发现胃黏膜损伤后胃运动振幅指数显著下降（$P < 0.01$），而针刺足三里等穴后，胃运动振幅指数显著升高（$P < 0.01$）[67]。这表明针刺对胃黏膜损伤的胃动力具有良好的调节作用。

李英等在研究中发现，用化疗药物引起大鼠胃肠功能紊乱后，针刺足三里能够避免化疗药物所致的胃黏膜厚度变薄及壁细胞减少[68]。朱舜丽等观察了电针对胃黏膜的保护作用，发现电针能使胃黏膜损伤大鼠的胃黏膜NOS水平趋于正常，可使胃黏膜5-HT水平大幅度回落（$P < 0.01$），使血清中的5-HT、5-HIAA含量持续增高[69]。王月芳在研究中发现，艾灸法也具有保护胃黏膜的作用，艾灸可使大鼠受损伤的胃黏膜GBF、胃窦、胃体及血清中NO含量明显升高（与对照组比较$P < 0.05$），可使胃黏膜损伤指数（LI）明显下降（$P < 0.05$）[70]。杨丹红证实，灸法可使大鼠受损伤的胃黏膜PGE2水平升高、GBF增加，可使LI降低（与对照组比较，各项指标$P < 0.01$），有效避免了胃黏膜厚度变薄[71]。

冀来喜等在研究中发现，损伤胃黏膜组织中NO/ET的平衡破坏，针刺足三里后，损

 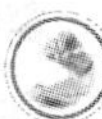

伤胃黏膜组织中的 NO 明显升高（$P < 0.01$），ET 含量明显下降（$P < 0.01$），而且 LI 明显下降（$P < 0.01$）[72]。杨丹红、松辛、孙大勇等在观察中均证实，针灸能够明显增加损伤胃黏膜的 GBF。这与针灸疗法对损伤胃黏膜中 NO、ET 含量的调节是相吻合的。NO 是一种重要的舒血管物质，而 ET 则具有强烈的缩血管特性，NO 能够增加胃黏膜的血流量，ET 则降低胃黏膜的血流量。针灸疗法对 NO、ET 比例的调节在保护胃黏膜中具有重要作用[71,73,74]。

吴学飞等还观察了针灸对损伤胃黏膜中 SOD、MDA 的影响，发现大鼠损伤胃黏膜及血清中 SOD 含量明显降低（$P < 0.01$），胃黏膜及血浆中 MDA 含量明显升高（$P < 0.01$）。针刺足三里后，损伤胃黏膜及血清中 SOD 含量明显增加（$P < 0.01$），损伤胃黏膜及血浆中 MDA 含量明显降低（$P < 0.01$），胃黏膜损伤指数（LI）明显低于对照组（$P < 0.01$）[75]。于天源等进行了类同的研究，证实针刺疗法对损伤胃黏膜中 SOD、MDA 的含量具有良好的调节作用，能够使 LI 明显降低[76]。

二、慢性胃炎

慢性胃炎系指不同病因所引起的慢性胃黏膜炎性病变。其病因尚未完全阐明。

诊断要点

一、本病发病缓慢，致病因素很广，具有病程长、反复发作的特点，而且发病率随年龄而增长，有人通过对人群中胃镜普查结果表明，50 岁以上的人，其发病率可达 50% 左右。

二、本病因病程迁延，大多无明显症状，部分患者有消化不良表现，包括上腹饱胀不适（特别在餐后）、无规律性腹痛、嗳气、反酸、恶心、呕吐等。

三、临床可分为胃体胃炎和胃窦胃炎两种，一般胃体胃炎消化道症状较少，但可出现明显厌食和体重减轻，并伴有贫血（多为缺铁性的），少数可发生恶性贫血。胃窦胃炎的胃肠道症状较明显，特别是伴有胆汁反流较多或胆囊结石的患者。

四、确切地讲，本病病史和症状并不特异，X 线检查也仅仅是提示本病，确诊主要依赖胃镜检查和胃黏膜活检。在我国有 50%~80% 患者在胃黏膜中可找到幽门螺旋杆菌。

治疗

体针疗法

1. 取穴：分为三组，第一组取背部相关节段（T_6~T_{10} 神经节段）内的穴位，如督俞、肝俞、膈俞、譩譆、魂门、膈关、胸夹脊穴 6~10；第二组取腹部相关神经节段内的穴位，如中脘、巨阙、上脘、下脘、建里、神阙、滑肉门、腹哀等；第三组取特殊穴位，如足三里等。

2. 治法：第一组、第二组穴位可交替使用，亦可单独使用。无论交替使用，还是单独使用，均应配用第三组穴位。每次选 4~6 个穴位，以中等强度刺激手法为主，每次留针 20~40 分钟，留针期间可行针 2~4 次。在医治阶段每天针灸，到巩固阶段可针灸几天休息几天，或隔日针灸 1 次。也可用电针治疗。

耳针疗法

1. 取穴：主穴取脾、胃、交感、神门、脑干、枕、皮质下等；配穴可根据伴有的消化道症状随症酌加。每次选用 4~6 个穴位，双侧耳穴交替使用。

2. 治法：不论主穴还是配穴，均以中等强度刺激手法为主。每次留针 20~40 分钟，治疗期间每天 1 次。此外，还可用耳穴埋针疗法或耳穴压豆疗法。应用耳穴埋针疗法或耳穴压豆疗法，均 2~3 日更换 1 次，可双侧同时选用，亦可双侧交替选用。不管双侧同时选用还是双侧交替使用，原则上同一个穴位不要连续地选用。

按语

胃部分布着来自 $T_{6\sim10}$ 节段交感神经，故而应在 $T_{6\sim10}$ 节段区内选穴，如第一组、第二组穴位。另外，胃还分布着迷走神经，针刺足三里、内关等穴能够调节迷走神经的功能，对本病具有重要的治疗作用。但胃与足三里等穴并不处在相同或相近的神经节段内，故将其列为特殊穴位[1]。

本病虽为慢性胃炎，但在使用耳针治疗时，也不应只取胃，更重要的是需取用一些能调节中枢神经功能的穴位，如交感、皮质下、脑干等。有关研究表明，中枢神经功能失调，影响胃的功能，与本病的发生有一定关系，故而取用了对应脑部的耳穴。

 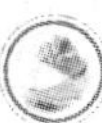

附录

针灸对本症有较好疗效[8-19]。荆尔滨等用针灸疗法治疗本病42例，痊愈6例，显效18例，有效7例，无效1例，总有效率为97.62%。方法是：主穴取中脘、内关、足三里、三阴交和胸3~9、11~l2夹脊穴。肝胃不和加太冲、期门；脾胃气虚或虚寒加灸；胃阴不足加阳陵泉、太溪。先针夹脊穴，留针15分钟后，再针其他穴，留针30分钟[8]。李德益等用穴位埋线治疗本病112例，治愈67例，有效39例，无效6例，总有效率为94.6%。方法是：第一组取穴：中脘透上脘、梁门，胃俞透脾俞（均双侧）；第二组穴：建里透平脘，足三里透上巨虚（均双侧）。常规消毒后，用2%普鲁卡因局部麻醉，再将0–1号铬制羊肠线穿于三角缝针上，自中脘穴进入肌层，于上脘穴出针，剪断肠线埋于肌层；再从梁门穴行针至肌层，于右梁门穴出针，剪断肠线埋于肌层内，敷盖无菌纱布3~5天。其他穴方法同上。初诊时用第1组穴，1次不愈者，行第2、第3次埋线，每次间隔30天。肠线完全吸收，可取原穴埋入；若未完全吸收，选用第二组穴位。本组最多埋用5次[9]。吴军用火针、毫针与药物3组对照治疗本病420例，3组分别显效160、12、17例，有效105、36、12例，无效20、12、46例，总有效率分别为93%、80%、38.1%。火针组疗效最优，毫针组次之，药物组较差，3组比较有显著性差异（$P<0.01$）；火针组浅表性萎缩性胃炎疗效优于慢性萎缩性胃炎（$P<0.01$），胃阴不足型疗效偏低但无显著差异（$P>0.05$），疗程长者效果好。具体方法是：火针组285例。主穴：1.膈俞、脾俞、上脘、建里、足三里；2.肝俞、胃俞、中脘、下脘、足三里。脾胃虚弱加章门；肝胃不和加期门；胃阴不足加三阴交；胸闷、恶心加内关。以上两组主穴、背俞穴与相应夹脊穴及其他穴位两侧均交替使用。穴位常规消毒后，将细火针针柄在酒精灯上烧红至白亮，迅速刺入穴内即可出针，随后用消毒干棉球按压针孔。毫针组60例，取穴同火针组，常规针刺，施平补平泻法，留针30分钟，行针2次。两组均隔日1次，10次为1疗程，疗程间隔10日，治疗3个疗程。药物组75例，用维酶素、维生素E、维生素C、三九胃泰、猴头菌片等治疗，连服3个月[10]。钱忠顺等还用药物穴位注射治疗本病200例，胃脘痛等临床症状消失或基本消失者112例，症状减轻者74例，无效14例，总有效率为93%，肠上皮化生消失率为35%（14/40例）；由慢性萎缩性胃炎转为慢性浅表性胃炎者占52.44%（43/82例）。治法是：取黄芪注射液和复方当归注射液各4毫升、胎盘组织液2毫升、维生素B_{12} 100微克或维生素C 250毫克，均匀混合后，于双侧肝俞和胃俞各注入1.5毫升，直到或向脊柱斜刺，深不超过1.5厘米；

于双侧足三里穴各注入2毫升，进针深2.5~3厘米。隔日1次，3月为1疗程，一般治疗2个疗程。治疗前及每个疗程后进行胃电图及细胞学、病理学检查[11]。尉迟静等用耳针治疗本病25例，获明显效果。方法是：取胃窦穴、幽门穴、前列腺穴、脾穴，用王不留行籽置于小块胶布上压穴，部分病例埋针[12]。

自由基过高不利于胃黏膜修复，许多研究证实，针灸可以抗自由基损伤[75-77]。陈德成等用穴位注射疗法治疗28例慢性萎缩性胃炎，并观察了穴位注射对氧自由基（O-2）和SOD的影响。选用的穴位是足三里、肝俞、胃俞，穴位注射的药物为黄芪注射液与复方当归注射液的混合液。观察发现，慢性萎缩性胃炎患者治疗前血清O-2偏高，血清SOD偏低，治疗后血清O-2明显下降（$P < 0.05$），血清SOD明显上升[77]。针刺疗法对于慢性胃炎患者的胃泌素分泌有良好的调整作用。韩根言等针刺治疗50例慢性胃炎，在针刺前、针刺后分别测定血清胃泌素。针刺前血清胃泌素为230±59.61，针刺上脘、中脘、下脘、足三里后，胃泌素降到63.20±26.14，接近正常水平（60.11±25.23）[78]。吴亚丽等观察了电针疗法对慢性浅表性胃炎患者胃泌素的影响，电针治疗后，本组患者的血清胃泌素由治疗前的4.36±2.10上升到5.69±2.57（$P < 0.05$），表明电针疗法对胃泌素的分泌有明显的调整作用[79]。陆斌等在动物实验中也证实，针刺疗法能够促使萎缩性胃炎大鼠的胃黏膜泌酸功能趋于正常，促使萎缩的胃黏膜逆转[80]。

三、消化性溃疡

消化性溃疡（Peptic ulcer）是指发生在胃和十二指肠球部的慢性溃疡，这些溃疡的形成和发展均与胃酸和胃蛋白酶的消化作用有关，故称消化性溃疡。本病的发病机理较为复杂，迄今尚未完全阐明。一般临床较易被X线检查发现，十二指肠溃疡中男性患者较女性为多，但在胃溃疡中则无显著性别差异。十二指肠溃疡患者以青壮年居多，胃溃疡患者的平均年龄要比十二指肠患者大10岁。

 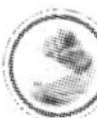

诊断要点

一、本病的发生多与长期紧张、情绪波动、饮食不节和失调、药物的不良作用有一定的关系。

二、临床表现为慢性过程，长达几年或十几年，呈周期性发作。发作有季节性，一般多见于秋冬或冬春之交。疼痛有一定的规律性。

三、主要症状为剑突下、上腹部疼，其疼痛性质可为钝痛、灼痛、胀痛或剧痛，但也可仅感饥饿不适。可被制酸剂或进食后缓解。

四、约半数以上十二指肠溃疡的患者，疼痛具有规律性，具体为晨起空腹不痛，午餐前或餐前 1~2 小时疼痛发作，餐后缓解。疼痛也可于睡前或午夜出现，称之夜间痛。午夜痛醒常提示患有十二指肠溃疡。胃溃疡也有其规律性疼痛，疼痛多在餐后 30~60 分钟时出现，至下次餐前消失，午夜痛少见。

治疗

⊙ 体针疗法

1. 取穴：分为四组：第一组取背部相关节段内穴位，如督俞、膈俞、肝俞、譩譆、膈关、魂门、胸夹脊穴 6~10 等；第二组取腹部相关节段区内的穴位，如中庭、大包、上脘、幽门、中脘、建里、下脘、太乙等；第三组取特殊穴位，如足三里；第四组取头项部治疗脑疾的穴位，如百会、风池、风府等。

2. 治法：第一组、第二组穴位可以交替使用。亦可单独使用，同时均配用第三组、第四组穴位。每次选用 4~6 个，其中第三组、第四组各选用 1 个穴位。第一组、第二组、第四组穴位均用中等刺激强度手法针刺，针刺第三组穴位（如足三里）治疗胃溃疡时用弱刺激手法针刺，治疗十二指肠溃疡时用强刺激手法针刺。疼痛较重时均用强刺激手法针刺。无论是胃溃疡，还是十二指肠溃疡，均可采用相同的穴位进行治疗。

⊙ 耳针疗法

参考急性胃炎。

按语

胃接受来自 T_6~T_{10} 节段的交感神经的支配，十二指肠和空肠接受来自 T_9~T_{10} 节段的交感神经的支配。根据现代针灸学理论，体针疗法应选取分布在 T_6~T_{10} 节段区内的穴位。第一组是分布在背部的 T_6~T_{10} 节段内的穴位。第二组是分布在腹部的 T_6~T_{10} 节段内的穴位。胃与十二指肠均接受迷走神经的调节，消化性溃疡患者多有迷走神经功能异常，针刺足三里则具有调节迷走神经功能的良好作用，该穴对胃、十二指肠溃疡有特殊治疗效果。另外，消化性溃疡患者多伴有高级中枢的功能紊乱，故选用了第四组穴位。

胃溃疡与十二指肠溃疡的发生部位并不相同，并且胃与小肠所处的节段位置也不完全一致，但均可取用相同的穴位进行治疗，这是因为胃溃疡的发生与十上指肠的机能异常有关，而十二指肠溃疡的发生与胃机能异常也有关。在胃溃疡患者中，常出现幽门运动功能失调（幽门括约肌松弛），大量十二指肠液得以反流入胃，破坏胃黏膜屏障，从而导致本病的发生；在十二指肠溃疡患者中，常有迷走神经和下丘脑－垂体－肾上腺系统的功能亢进，这两种因素均可导致胃酸分泌过多，胃酸分泌过多是引起十二指肠溃疡的主要原因。由此看来，治疗胃溃疡的同时，应当抑制胃酸的分泌。因此，无论是胃溃疡，还是十二指肠溃疡，均可以取用相同的穴位。

此外，胃溃疡患者多伴有迷走神经功能减退、十二指肠溃疡患者多伴有迷走神经功能的亢进，所以针刺胃溃疡患者的足三里穴易用弱刺激手法，针刺十二指肠溃疡患者的足三里穴易用强刺激手法。

附录

针灸治疗本病有较好的治疗效果[20-27]。李静用羊肠线穴位埋藏治疗本病 140 例，分 2 组，痊愈率分别为 76.%、73.3%，好转率分别为 21.3%、25%，总有效率分别为 97.6%、98.3%。2~3 年复发率分别为 6.6% 及 9.84%、29.5% 及 36.4%，两组比较有显著差异（P<0.05）。具体方法是：治疗组 80 例，于双侧手三里、胃俞、内关、中脘穴埋入羊肠线，每次取 2~3 穴，20~30 日为 1 周期。对照组 60 例，用甲氰咪胍 0.2 克 / 日 3 次，口服 42 日[20]。温木生用敏感穴位埋线法治疗本病 388 例，结果痊愈 167 例，占 43%；显效 127 例，好转 68 例，有效率 93.3%；无效 26 例，占 6.7%。其中治疗 1 次痊愈 33 例，2~5

次 112 例，5~10 次 22 例。用穴位按诊法探测敏感穴位。其中在背部发现敏感穴位 316 例，多见于胃俞、脾俞、肝俞、胆俞、至阳、胃仓等；腹部发现者 368 例，多见于中脘、上脘、巨阙、梁门等。少数找不到敏感穴，可选用脾俞、胃俞、中脘、上脘。下肢选穴以足阳明胃经为主，压痛不明显，急性期取梁丘，缓解期取足三里。常规消毒后，用 10% 普鲁卡因在穴位上下各 1.5 厘米处做皮内浸润麻醉皮丘 0.5~1 厘米，用三角缝合针穿 1 号羊肠线，从一侧皮丘刺入另一侧皮丘后穿出，来回牵拉肠线，使产生麻胀感，剪去皮外两端肠线。盖上纱布，用胶布固定。下肢穴埋线用装 2 厘米肠线的腰椎穿刺针刺入皮下肌肉层，并进行提插弹拨，产生酸胀感后将肠线推入。5 次为 1 疗程，每次间隔 20~30 日，疗程间隔 3 个月[22]。张书春等用维生素 B_1、维生素 B_{12} 穴位注射法治疗本病 90 例，经过 1~4 个月治疗，痊愈 66 例，显效 16 例，好转 6 例，无效 2 例，总有效率为 97.78%。方法是：主穴：足三里（双）、中脘、胃仓（右）、脾俞（右）。腹胀配阳陵泉、恶心配肩井，呕吐配内关。用 5 毫升注射器抽吸维生素 B_1 100 毫克、维生素 B_{12} 250 微克，充分混合，以 4 号针头刺入所选穴位，待得气后将药液缓慢推入，每穴 0.5 毫升，每次选用 3~5 个穴，每日 1 次，10 次为 1 疗程[23]。黄东伶用当归注射液穴位注射治疗 43 例，治疗 8 周后，治愈 36 例，显效 5 例，无效 2 例。方法是取胃俞、足三里和脾俞、足三里，两组穴每 2 周交换 1 次，每穴注入本液 1~2 毫升，每日 1 次，左右交替进行。腹痛加中脘，4 周为 1 疗程[24]。

Sodipo 研究了针刺对十二指肠溃疡病人胃酸分泌的影响及止痛作用。针刺的穴位有足三里、中脘、阳陵泉、梁门、太冲。所有病人针刺前后都进行胃酸测定。经 6 个月治疗后，十二指肠溃疡病人的平均基础胃酸分泌量显著下降，从治疗前的（4.04 ± 1.07）毫克分子 / 小时下降到（1.05 ± 2.5）毫克分子 / 小时，平均最大分泌量以（34.72 ± 13.81）毫克分子 / 小时，下降到（15.34 ± 4.01）毫克分子 / 小时。经针刺治疗后，所有患者疼痛明显缓解[81]。大量的动物实验证实，针灸疗法具有保护胃黏膜，促进溃疡愈合的作用[66–72,82–87]。沈德凯等观察了电针对大鼠应激性溃疡的预防作用，发现电针组分泌的胃黏液层厚度是对照组的 2.8 倍，胃黏膜厚度是对照组的 1.2 倍[82]。郭诚杰等观察了针刺疗法对大鼠急性胃黏膜损伤的超微结构的影响，发现针刺能够明显缓解胃黏膜细胞线粒体及生物膜的损伤，促进黏膜修复[83]。郭永明等观察了针刺疗法对慢性胃溃疡大鼠胃窦黏液细胞超微结构的影响，发现胃溃疡大鼠胃窦黏液细胞内原颗粒稀少或没有，线粒体肿胀或固缩，内质网高度扩张低倍镜下在核周围形成大量空泡，高倍镜下与核周围间隙相通，细胞间隙增宽。针刺治疗后上述病理改变得到明显改善，并基本恢复正常[84]。艾炳蔚等观察了针刺对胃溃疡大鼠胃黏膜组织中 PGE2、PGE2a 的影响，证实针刺能够明显提高胃黏膜中 PGE2、PGE2a 的含量，这一结果与甲氰咪胍治疗的结果相类似[85]。

潘朝宠等在研究中发现，电针足三里能够抑制大鼠胃体肾上腺素能神经的活动，使胃壁交感神经递质 NA 释放减少。同时，连续电针 7 次后，胃黏膜层和肌层的 AchE 活性明显降低，表明胆碱能神经受到抑制。这些变化使得引发溃疡的因素减弱，而有利于胃黏膜的保护和修复[86]。裴文芬等在研究中发现，损毁 DMV 后能基本消除电针对胃黏膜的保护作用。这表明迷走神经通路，特别是 DMV 在调整胃肠功能和影响电针的保护效应中起重要作用[87]。

四、急性胰腺炎

急性胰腺炎（aucte pancreatitis）是指胰腺及其周围组织被胰腺分泌的消化酶自身消化引起的化学性炎症。临床上以急性腹痛伴有恶心、呕吐及血尿淀粉酶增高为特点，是消化系统常见的急症之一。按病理组织学改变，本病可分为急性水肿型胰腺炎与急性出血坏死型胰腺炎两种。前者多见，临床上占急性胰腺炎的 90%，预后良好。本篇主要指急性水肿型胰腺炎的治疗。

诊断要点

一、本病常发生于素有胆道疾患、酗酒及暴饮暴食之人。此外与腹部手术或创伤，内分泌与代谢障碍，急性传染病及药物等有关。

二、大多数患者为突然发作。主要表现为剧烈、持续的上腹部钝痛、钻痛、刀割痛或绞痛，可向腰背部呈带状放射，取弯腰卷腿体位可减轻疼痛。伴有腹胀、发热、恶心、呕吐。

三、查体可发现有腹膜炎体征，实验室检查时可见血清或尿淀粉酶短期内明显增高。X 线腹部平片可发现肠麻痹；B 超与 CT 扫描可见胰腺普遍增大，光点增多、轮廓与边界不清楚等，均有一定的诊断意义。

 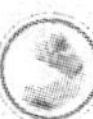

治疗

⊙ 体针疗法

1. 取穴：分为三组。第一组取背部的相关节段内的穴位，如督俞、膈俞、肝俞、胆俞、膈关、魂门、阳纲等；第二组取分布在腹部的相关节段内的穴位，如中庭、大包、上脘、中脘、建里、下脘、期门、日月、腹哀等；第三组取特殊穴位足三里。

2. 治法：第一组、第二组穴位可以交替使用，亦可单独使用，无论交替使用，还是单独使用，每次均要取用第三组穴位（足三里）。每次可选用 4~6 个穴位。均用强刺激手法刺激。得气后留针 30~60 分钟。上述穴位，亦可以用电针治疗，疏密波，强度以患者能耐受为宜，持续刺激 60 分钟左右。无论是体针还是电针，急性期每日针 2~3 次。

⊙ 耳针疗法

1. 取穴：胰（胆）、胃、脾、大肠、小肠、神门、交感、肾上腺、耳尖。每次选用4~6个穴位。

2. 治法：每穴均用强刺激手法针刺，一般留针 30~60 分钟，急性期每日针 1~2 次，也可用耳穴埋针法或耳穴压豆疗法。

⊙ 穴位注射

1. 取穴：①常用穴：足三里、下巨虚；②备用穴：地机、日月、内关、中脘。

2. 治法

药液：10% 葡萄糖注射液、阿托品注射液。

每次仅取一常用穴，依症加一备用穴。一般每穴注入 5~10 毫升 10% 的葡萄糖注射液。均用注射针头深刺得气后，加速推入药液，务使感应强烈。如腹痛剧烈，则于地机、日月各注入 0.25 毫克阿托品。每日治疗 2 次。

按语

胰脏接受来自 T_6~T_{10} 节段的交感神经的支配，故而所选用的体穴与治疗胃部疾患的穴位相似，胃部亦分布着来自 T_6~T_{10} 节段的交感神经。第三组穴位中的足三里被证实是治疗消化系统疾病的重要穴位，针刺该穴对迷走神经的紧张性具有良好的调节作用。急性胰腺炎是一种自身消化性疾病，在治疗上抑制胰液的分泌是非常重要的，而胰腺的分泌主要受迷走神经的控制。选取足三里，并用强刺激手法针刺该穴，就是为了通过抑

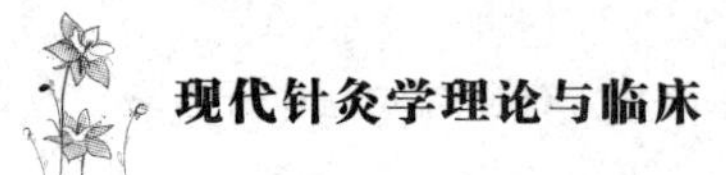

制迷走神经的兴奋性，以控制胰腺的分泌机能。

附录

临床证明，针灸对本病有较好的止痛、消炎、解痉、止呕的作用[28-31]。田成文等针刺治疗本病13例，全部治愈。方法是：取穴：1. 上脘、脾俞、足三里、合谷；2. 中脘、胃俞、下巨虚、大椎；3. 胆俞、内关、阳陵泉、大横。每组穴位针刺10~15分钟，间隔2小时，轮流交替针刺，强刺激，并加疏密波电脉冲以增强刺激量。1例因持续高热，呕吐予以静脉补液[28]。李长模用沿皮下透刺四穴法治疗本病。方法是：令患者取仰卧位，双腿略向上弯曲，术者左手固定绷紧上脘穴周围皮肤，右手持针3寸毫针，经消毒后，从上脘进针，沿皮下平刺，直透中脘、建里、下脘3穴，反复捻转，得气后留针10~30分钟，间歇行针至疼痛缓解或消失。然后大幅度捻转3~5下后，缓慢出针。治疗腹痛症，一般多在30分钟内缓解[30]。近来还有动物实验证实，电针可以显著抑制大鼠胰酶的分泌，有利于促进发炎胰腺的恢复，认为这可能是针刺治疗急性胰腺炎的主要机理之一[31]。

五、急性胆囊炎

本病系指胆囊管梗阻，被细菌感染、高度浓缩的胆汁或反流入胆囊的胰液的化学刺激所引起的急性炎症性疾病。临床主要表现为突发性右上腹痛伴有胆囊区压痛、发热、呕吐、腹胀。白细胞计数和中性粒细胞比例增高，部分病人可有黄疸表现。

诊断要点

一、急性胆囊炎的初发和慢性胆囊炎的急性发作均有较典型的过程。起病常在进食油腻食物后，主要表现为右上腹部剧烈绞痛，阵发性加重，疼痛常放射至右肩或右背部，尔后出现恶心、呕吐，病情重的还会出现畏寒和发热。

二、检查时可发现右上腹部有压痛和肌紧张。墨菲氏征阳性，常可在右上腹部触及肿大而又触痛的胆囊。如果大网膜包裹形成胆囊周围炎性团块时，则右上腹部肿块界限不清，活动度受限。感染严重时，部分病人可出现黄疸。一般急性胆囊炎的病程不长，多

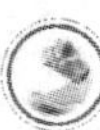

持续数小时至数日。

三、腹部 X 线平片检查对诊断有一定的价值。但因急性胆囊炎多由于胆囊管梗阻而起，而且胆囊的浓缩功能减退，所以口服胆囊造影术往往不能显示胆囊。进行静脉胆道系统 X 线造影，如胆囊不显影，则支持急性胆囊炎的诊断。腹部 B 超有助于诊断。

治疗

⊙ 体针疗法

1. 取穴：分为四组。第一组取背部相关节段内的穴位，如膈俞、肝俞、胆俞、膈关、胸夹脊穴 7~9、魂门等；第二组取腹部相关节段内的穴位，如期门、日月、建里、下脘等；第三组取特殊穴位，如阳陵泉、胆囊穴；第四组取右肩胛区相关节段内的穴位，如肩中俞、肩外俞、肩井、曲垣等。

2. 治法：第一组与第四组穴位配合使用，第二组与第三组穴位配合使用。每次选用 4~6 个穴位，治疗中期门不宜深刺，胆俞等背俞穴斜刺向脊柱，第三组穴位均宜直刺、深刺。在引发出强烈得气感应的基础上，持续运针 3~5 分钟，留针 30~60 分钟，每隔 10 分钟运针 1~2 次，每日可针刺 1~2 次。也可用电针。

⊙ 耳针疗法

1. 取穴：主穴分两组。第一组取肝、腹、胰胆、耳迷根；第二组取肩、神门、交感。配穴取胃、十二指肠。

2. 治法：急性发作时取主穴的第一组针刺，如效果不明显，可加配穴。一般采取病人能忍受的强刺激，持续捻转或用电针。留针 30~60 分钟，直至症状有所缓解。取针后，再选第二组穴行耳穴压豆法。各穴贴好后，按压数分钟，并嘱病人每日自行按压 3~4 次，每次每穴持续按压 50~100 下。急性发作时，可增加按压次数，延长按压时间。

⊙ 激光针治疗

1. 取穴：日月（右）、期门（右）、胆囊穴（双）。

2. 治法：氦－氖激光治疗仪，功率 7 毫瓦、波长 6328A，用导光纤维直接照射上述穴位，每穴照射 10 分钟，每日 1 次，10 次 1 疗程。

按语

胆道系统接受来自 $T_{7\sim9}$ 节段的交感神经的支配。根据现代针灸学理论,所取用的体穴应分布在 T_7~T_9 节段区或与该区相近的范围之内,第二组穴位则分布在腹部的 T_7~T_9 节段之内。第一组穴位即分布在背部的 T_7~T_9 节段之内。实践证明第三组穴对治疗胆道系统疾患具有重要作用,但第三组穴与本病并不处在相同相近的节段区内,故而将其列为特殊穴位。另外,胆道系统还分布着来自 C_3~C_5 节段内的神经,故此还应选用 C_3~C_5 节段内的穴位即第四组穴位,针刺第四组穴位具有良好的止痛作用。无论是急性胆囊炎,还是慢性胆囊炎急性发作,在疼痛较重时均易采用强刺激手法针刺是有其道理的。因为胆囊管梗阻是引起急性胆囊炎的主要原因,由细菌引起者多数也是继发于胆囊管梗阻或胆总管的梗阻及胆汁淤滞之后,胰液反流导致本病者,也多是由于胆总管与主胰管的共同开口处阻塞之故,所以疼痛较重时宜强刺激手法针刺。疼痛减轻或缓解后,应加强胆囊的排空能力,此时不宜再用强刺激手法针刺,应改用中等强度刺激手法针刺。肩胛区部位的俞穴在针刺时应注意深度。

该疗法主要适用于轻、中型急性胆囊炎和慢性胆囊炎及慢性胆囊炎急性发作的治疗。

胆道系统其他疾病的治疗均可参考上述方案。

附录

针灸治疗本病有较好的疗效[32-38]。张玉璞用针刺法治疗本病 150 例,治愈 142 例,占 94.7%;无效 8 例,占 5.4%。方法是:令患者仰卧位,右侧取穴。手法及针感:膝四穴(屈膝,髌骨外缘上 4 寸)呈直刺快速进针,深刺得气后行逆时针捻转;阳陵泉呈 90 度角刺入,逆时针捻转,上两穴都得气后酸麻胀感沿大腿向上传导。期门呈 45 度针尖向下刺入,得气后顺时针捻转,酸麻胀感向下传导,腹胀明显减轻。留针 30 分钟,每 10 分钟捻转 1 次[32]。程启明用针刺法治疗 388 例,经治 1 周至 2 月后均愈。方法是:取穴以季肋部相当于胆囊解剖位为中心点,呈扇形向上,找到压痛点即是穴,如有多个压痛点,则取离中心点最近、疼痛最明显处;如疼痛放射至右肩背者,可根据疼痛的中心点呈圆形渐次向外寻找压痛点。得气后留针 15~30 分钟,每 5~10 分钟捻针 1 次[33]。张仲前等用穴

 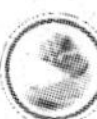

位注射疗法治疗胆囊炎引起的胆绞痛35例,痊愈33例(94.3%)。方法是:在胆囊穴和胆俞穴处各注射维生素K 42mg、庆大霉素4万单位的混合液。一般注射一次即可解除胆囊绞痛,未完全止痛者次日再注射1次[88]。陈兴胜等还用单刺右侧浮白穴的方法治疗胆囊炎38例,治愈5例,明显好转33例[89]。

游志红等观察了王不留行籽贴压对胆囊收缩的影响,用B超观察70例。结果是:3组在贴穴后胆囊均发生明显收缩,胆囊收缩率正常组及胆结石组均为100%,胆囊炎组为95%;胆囊斜切面积治疗前后比较各组均有非常显著差异(P值均<0.01);正常组与胆结石组和胆囊炎组比较有显著差异(P均<0.01);胆囊炎组与胆结石组比较均无显著差异($P>0.05$)。具体方法是:正常人组42例、胆囊炎组20例、胆结石组8例,分别观察3组在贴耳穴前后胆囊的变化情况。3组均在清晨空腹情况下接受试验。在贴耳穴前,先在B型超声波下采用右肋下斜切扫查空腹胆囊斜切面积大小,然后用王不留行籽贴压耳穴双侧胆囊、肝、十二指肠、交感穴。30分钟内受试者自行按压耳穴10次,再在B超下测试胆囊斜切面积大小[37]。郑子萍等进行了同样的观察,获得了类同的观察结果[90]。这些研究表明,针刺疗法对急性胆囊炎患者或慢性胆囊炎急性发作患者的胆囊运动功能具有明显的调节作用。

六、慢性胆囊炎

慢性胆囊炎为临床上胆囊疾病中最常见的一种,约有70%的慢性胆囊炎患者伴有胆结石。本病临床症状常不典型。但大多数患者素有胆绞痛病史,可伴有厌食油腻、腹胀、嗳气等消化道症状。右上腹胆囊区可有轻度压痛和不适感。

诊断要点

一、慢性胆囊炎缺乏典型症状,大部分患者有胆绞痛病史,有的病人有厌食油腻、腹胀、嗳气等消化道症状。有时伴有畏寒、高热和黄疸。有时出现右肋部和腰背部隐痛等不适感。

二、查体见右上腹胆囊区压痛及叩击痛,为最可疑的体征。

三、超声波检查可间接探查出膨大或缩小的胆囊、收缩不良、较大的胆石等情况,对诊断有参考价值。腹部X线平片检查,X线胆囊造影术及十二指肠引流术等是诊断慢性胆囊炎的重要手段。

治疗

⊙ 体针疗法

1. 取穴:共分为四组。第1组取背部相关节段内的穴位;第二组取腹部相关节段内的穴位;第三组取特殊穴位;第四组取右肩胛区相关节段内的穴位。具体取穴可参考急性胆囊炎。

2. 治疗:第一组与第四组穴位配合使用,第二组与第三组穴位配合使用。治疗中期门、日月不宜深刺,胆俞等背俞穴应向脊柱方向斜刺,第四组穴如肩井穴等在针刺时应注意其深度,余穴均直刺。在引发出强烈得气感应的基础上,施以中等强度刺激手法,留针30~60分钟,期间行针3~10次,每日或隔日行针刺,亦可接通G6805电针治疗仪,选用疏密波或断续波,电流量为中等强度刺激,以病人能耐受为度。每日治疗1次,5~10次为1疗程,疗程间隔3~7天。

⊙ 耳针疗法

1. 取穴:肝区、胆区、耳迷根、腹区、神门、肾上腺、内分泌、肩。

2. 治法:每次选用4~6个穴位,用中等刺激手法针刺,留针期间间断捻针或用电针。或采用压丸法,两耳交替压丸,每日自行按压3~4次,每穴按压50次左右,3~5天换丸1次。3~5次为1疗程。

⊙ 穴位注射

1. 取穴:期门、足三里(或胆囊穴)、梁门、内关。

2. 治法:常规消毒。用0.5~1%盐酸普鲁卡因5毫升。取右侧的期门、足三里或梁门、内关,每穴注射2.5毫升,每日1次,6次为1疗程。

按语

针灸治疗慢性胆囊炎有很多报道,电针、穴位注射、耳针、激光针、腕踝针等法均有应用,治疗效果也有了不断的提高。不少实验已证明,针灸不仅能增强机体的防御能力和

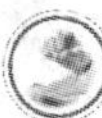

代谢功能,同时对胆囊本身的功能活动也有明显调节作用,正是从这一点考虑,我们选用了部分对整体机能有调节作用的穴位,如体针的第三组穴位,耳针的神门、肾上腺等穴。正是在这一基础上,产生抗炎、镇痛、利胆的作用,使胆囊从病理状态得以恢复。一般在针刺时,多取右侧穴位治疗,如期门、日月。

平时还应注意限制脂肪食物的摄入,控制情绪的波动,配合服用胆盐及利胆药物、中西医结合治疗等,这些均有利于症状的缓解或消失。

附录

针灸治疗本病的报道甚多[39~46]。陶正新用针灸为主治疗本病 167 例,临床病症消失者 162 例(97%),好转 5 例(3%)。方法是:1. 穴位诊断:临床检查右阳陵泉穴直下 0.5~2 寸处有明显压痛点者 167 例,其中 74 例经 B 超检查诊断为胆囊炎、胆囊胆管扩大及胆石者共 70 例,符合率为 94.6%;93 例经超声波检查诊断为胆囊充盈不良者 90 例,符合率为 96.8%。2. 治疗:取反应点、右足三里、中脘、右阳陵泉等穴,平补平泻,得气后留针;前两穴各加灸 2~3 壮,中脘加艾条灸。隔日治疗 1 次[39]。滕凯等用耳穴埋敷结合体针治疗本病 100 例,痊愈 9 例,显效 80 例,好转 10 例,无效 1 例。方法是:用胶布粘王不留行籽敷贴肝、胆、胰、大肠、小肠、胃、交感,两耳轮换,隔日 1 次,嘱病人每日压耳穴 4~5 次,分别在三餐后和临睡前,每次 15 分钟。配合电针双侧胆囊穴及合谷穴,每次 20 分钟[42]。盖景彬等用穴位埋线治疗本病 67 例,痊愈 18 例,显效 27 例,好转 17 例,无效 5 例。方法是:取主穴胆俞、配穴日月(右)、胆囊穴。局部消毒,盖无菌洞巾,以 0.5% 普鲁卡因局麻,用 11 号刀片按上述穴位行纵行切口,长 0.5~0.8 厘米,用蚊式钳分离至肌筋膜下,并用钳夹数次,将 0~1 号消毒肠线 2~4 根(0.5 厘米长)放入肌筋膜处,表皮缝合 1 针,覆盖消毒纱布,加压包扎,7 日后拆线。一般治疗 2~3 次,每次间隔 2 日。术后忌辛辣食物 20 日[43]。谢波等用耳穴压丸治疗本病 45 例,治愈 9 例,有效 34 例,无效 2 例。常用穴为胰胆、肝、脾、神门、肾上腺。胆区疼痛明显,在胰胆、神门实施对压法(在穴位背侧对应部位加贴耳压丸),并加贴交感穴;恶心、厌食油腻、纳呆明显,在脾穴上实施对压法,并加贴胃穴;腹胀明显伴腹泻,在腹、三焦穴实施对压法,并加贴小肠、大肠。嘱病人每 4~5 小时按压 1 次,每次每穴按压 1~2 分钟,2 日后换对侧耳廓 10 次为 1 疗程[44]。

游志红、郑子萍等在研究中证实,针刺疗法对慢性胆囊炎患者的胆囊运动功能具有良好的调节作用[37,90]。我们的研究证实了针灸疗法对胆囊动力的修复作用[91–94]。

七、胆石症

胆石症是指因胆囊、胆道内结石而产生的症状，在我国是一种常见病症，其发病率随年龄增长而增高。本病的病因和发病机理尚未完全明确。近年来，通过使用B型超声检查发现自然人群的胆石发生率达10%左右，且有逐年增高趋势。女性患病率比男性高出一倍左右。据报道，70年代以前，我国的胆石症中原发性胆管结石占大多数，近几年有了变化，胆囊结石的比率明显增高，与胆管结石之比可达1.5 ∶ 1，这与营养、卫生条件改善有密切关系。

诊断要点

一、胆囊结石开始形成时，常无明显症状，有时仅有轻微的消化道症状，以后则视结石的大小、部位，是否梗阻，有无炎症而各异。

二、当胆囊结石嵌于胆囊颈部时，可导致囊内压力增高，加之胆汁酸刺激胆囊黏膜，可引发急性胆囊炎，出现一系列临床症状。胆绞痛是最典型的症状，表现为右上腹部出现阵发性绞痛，并向右肩背放射，同时伴有恶心、呕吐、寒战或全身明显黄染。

三、体检可见右上腹肌紧张，压痛或反跳痛，有时可触及肿大的胆囊、墨菲氏征阳性。

四、十二指肠引流可见胆汁中的胆砂和胆固醇结石。B型超声检查或腹部X线平片、X线口服法胆囊造影，亦有诊断的价值。

治疗

⊙ 体针疗法

1. 取穴：主穴：日月、期门。配穴：胆俞、阿是穴（巨阙与右腹哀连线之中点）。

2. 治法：首选主穴，疼痛剧烈、胆囊肿大者加配穴。诸穴均取右侧。斜刺进针，胆俞斜刺向脊柱，腹部阿是穴则宜向胆囊胀大中心斜刺至腹外科肌下，得气后接通G6805电针仪，用疏密波，强度以病人最大耐受量为度，持续通电60~90分钟。起针后服50%硫酸镁 50 毫升。每日 1 次，10 次为 1 疗程[47]。

⊙ **耳针疗法**

1. 取穴：主穴：肝、胰胆、十二指肠、交感。配穴：脾、胃、三焦、神门、肩、食道大肠、耳迷根、内分泌。

2. 治法：具体方法请参照“急性胆囊炎”一节。

按语

目前已有大量临床报道，针灸有较好的镇痛、利胆作用，但要注意适应证的选择，如属胆总管结石，其直径在 1 厘米左右，胆管下端无器质性狭窄者；肝内胆管多发性结石，直径小于 0.3 厘米的胆囊结石，胆囊排空较好者。均可采用针灸治疗。但肝胆严重梗阻感染并发其他严重情况者，应积极准备手术或行其他疗法，不可单一用针灸抢救病人。

在疾病发作期间，尤其要注意低脂饮食；出现排石先兆的阵痛时，可适当应用镇痛剂，并给病人适当的安慰、解释。

所谓的排石先兆，就是指针灸治疗后可重新出现腹痛、发热、脉速、黄疸，常提示结石被推至总胆管下，应密切注意观察，如果腹痛突然消失，体温下降、感觉轻松，则表明已排石。结石愈大，此类现象愈明显[48]。

附录

使用针灸疗法治疗本病的临床报道甚多[49-58]。杨兰绪等用耳穴治疗本病 500 例，痊愈 46 例，占 9.2%；显效 295 例，占 59%；有效 145 例，占 29%；无效 14 例，占 2.8%，总有效率为 97.2%。方法是：胆囊结石者取主穴：胰胆、肝、胃三角、缘中、胆 1、胆 2、肾上腺；配穴：内分泌、枕。胆管结石者取主穴：胰胆、肝、胆 3、胆 4、缘中、皮质下、交感；配穴：肾、肾上腺、脑干、脑点。疼痛甚者加神门、耳中。用王不留行籽贴压，每次 1 侧，两耳交替，隔日 1 次，10 次为 1 疗程。嘱病人每日自行按压 3~5 次，每次 5 分钟。便秘者给予大黄或硫酸镁，适当进食脂餐和增加活动量[49]。卞学平等用氦 – 氖激光穴位照射治疗本病 32 例，并与对照组进行了比较，两组分别治愈 10、5 例，好转 18、16 例，无效 4、9 例，总有效率为 87.5%、70%，总排石率为 46.9%、36.7%，排空率为 31.3%、16.7%，虽然治疗组疗效优于对照组但未达显著性差异（P>0.05）。治疗组治疗后胆囊前后径、长径均显著减小，胆总管内径显著增大（P均<0.01）。方法是：治疗组先取期门、日月穴，胆管结石加双耳穴肝、胆，胆囊结石加双胆囊穴。用HNZSQ-2型氦－氖激光器，输出功率25毫瓦，耦合光纤输出功率18毫瓦，光斑直径0.2厘米，功率密度573毫瓦/厘米^2，每穴照射10分钟。再取双胆俞穴，以特制空芯针灸针（威海产）刺入得气后，用JG-10型氦－氖激光针分别通过针芯导入穴位深部，每穴照射10分钟。对照组30例，用G6809电杆仪治疗，取穴及刺激时间同治疗组。均每日1次，10次为1疗程，疗程间隔7日[51]。

钱治元用耳穴与体针合治本病515例，结石排净者（经B超复查，部分患者胆道造影证实结石排净，随访半年无复发）89例，显效（排石率80%）307例，有效（排石率50%）115例，无效4例。本组均经B超检查确诊，胆囊结石伴胆囊炎480例，肝内胆管结石8例，胆总管结石27例。治法：将附有王不留行籽的胶布贴于耳穴肝、胆、交感、十二指肠、皮质下，隔日1换，两耳交替。剧痛者加神门；排石困难加耳边根。1月1疗程。同时针刺双侧阳陵泉、丘墟，均用泻法。阳陵泉留针20分钟，丘墟提插1分钟出针。每日1次，10次为1疗程，疗程间隔5~8日。治疗期间停服排石药物，并忌脂肪饮食[53]。

游志红、郑子萍等在研究中证实，刺激耳穴能够促进胆结石患者胆囊的运动功能[37,90]，我们的研究也证实，针灸疗法对于胆囊动力的修复具有明显作用[91-94]，这对于促进结石的排出具有十分积极的意义。

八、胆道蛔虫症

蛔虫钻入胆道时易形成胆道蛔虫症。当肠道机能紊乱，胆道有病变时，易促使蛔虫窜入胆道，引发一系列并发症。本病在卫生条件良好的地区很少发生。

诊断要点

一、约80%患者为儿童和青年人，常伴有蛔虫病史。

二、腹痛发作急剧，开始时上腹部剑突下呈剧烈阵发性绞痛，伴有“钻顶”感，可向肩胛间区或右肩放射。痛甚时病人手抚上腹，弯腰屈膝，辗转不安，四肢厥冷，大汗淋漓。痛后可如常人，或疼痛性质转变为持续性胀痛或腹胀满不适。每天可发作多次。

三、恶心、呕吐在腹痛发作时发生，先吐胃内容物，后为胆汁，约有 1/3 病人可吐出蛔虫。

四、发热可在中晚期有继发感染时出现。如引起急性梗阻性化脓性胆管炎时，可出现高热、寒战、黄疸等症状。

五、体征与临床剧痛症状不符。腹部多平坦、柔软，仅剑突下偏右下方有明显压痛点和轻度反跳痛；胆囊部位有时也有触痛，但较剑突右下方为轻。在间歇期以上体征可减退或消失。合并胆囊炎者，右上腹可有压痛及肌紧张。合并胰腺炎时，压痛可发生于全腹。

六、胆囊穴（右侧阳陵泉穴下 0.5~2 寸）有触痛或触及硬结。

七、血白细胞计数多有轻度增高，嗜酸性白细胞比率增高。合并胰腺炎时，血、尿淀粉酶升高，粪便可查到蛔虫卵。

治疗

⊙ 体针疗法

1. 取穴：主穴：日月、期门、胆囊穴、足三里；配穴：内关、中脘、阳陵泉、行间、巨阙、大敦。

2. 治法：先用主穴 1~2 个，根据症状酌加配穴。日月、期门顺肋间隙斜刺，胆囊穴及足三里直刺，得气后宜采用“气至病所”手法，反复施行，使针感向腹部方向传导。留针 30~60 分钟，其间行针 3~6 次，每日治疗 1~2 次。或用电针进行治疗。以上主穴均取右侧，余穴均用泻法。

⊙ 耳针疗法

1. 取穴：主穴：胰胆、耳迷根；配穴：肝、胃、十二指肠、神门、交感。

2. 治法：先选主穴，酌加配穴。先针刺右侧耳穴，若痛不止再针左侧。捻转运针，刺激须强，留针 30~60 分钟，每 5~10 分钟行针 1 次。

⊙ 穴位注射

1. 取穴：主穴：期门、腹部阿是穴（腹部压痛最显著处）、胆俞；配穴：中脘、阳陵泉。

2. 治法：药液为维生素 K_3 注射液。选主穴治疗，疗效不明显者加配穴。每次取 2~3 穴，阿是穴必取。阿是穴须用皮内注射针头刺入，将注射用水 0.3 毫升左右注入皮内。余穴注入维生素 K_3 每穴 0.5 毫升，待针入得气后，缓缓推入，穴位注射每日 1~2 次。

按语

本病若无严重并发症者，针灸治疗有很好效果。大量的临床实验证明，针刺有效穴位，对奥狄氏括约肌及胆管平滑肌有明显解痉作用，这可能是针刺驱除胆道蛔虫的生理基础。

此外，针刺治疗的同时可服解热止痛片 2 片或饮食醋适量，每日 3 次，鼓励病人进高脂肪餐，目的是为了配合针灸，更好地安蛔、驱蛔。待痛缓解 24 小时后，每日应服驱虫药驱蛔，连服两天。

应指出的是，对于非手术治疗的本病，针灸疗法可作为主要的治疗方法来使用；但对于胆道蛔虫症伴有严重并发症者，如并发急性梗阻性化脓性胆管炎、坏死性胆囊炎，或疑有胆道穿孔者，应采取手术治疗，针灸疗法只能作为一种辅助疗法来使用。

附录

用针灸治疗本病的报道甚多[59~65]。马登旭用针刺治疗本病 45 例，治疗组 30 例，针刺四白透迎香。得气后行强刺激，留针 30 分钟，每 10 分钟行针 1 次。对照组 15 例，用阿托品 1 毫克、杜冷丁 50~100 毫克肌注。结果两组分别显效（针刺 3 分钟或用药 10 分钟内痛止并持续 2 小时）21、3 例，有效（针刺 10 分钟或用药 10 分钟内痛缓解并持续 2 小时）8、6 例，无效 1、6 例。治疗组疗效显著优于对照组（$P < 0.01$）[59]。宋修亭用穴位注射维生素 K_1 治疗本病 36 例，均 1 次而愈，未见复发。方法是：用维生素 K_1 20 毫克，取右侧足三里，将针头插入并反复提插和捻转，得气、上腹痛止后，将药液分 2 次，在深 2.5 厘米及 1.5 厘米处缓慢注入，多数患者右下肢有针感，而且针感沿阳明胃经传导至梁门处，痛即止后服乌梅汤[60]。张天寿用维生素 C 行鸠尾穴位注射治疗本病 54 例，经 1 次注射后，显效 49 例，有效 4 例，无效 1 例。方法是：用 6 号针头注射器取本穴垂直或稍向下斜刺 0.5~1.5 厘米，至有明显酸胀感时缓慢注入本药，9~16 岁 0.3~0.4 克 / 次，大于 16 岁 0.4~0.5 克 / 次[61]。符宝第用手针治疗本病，疗效较满意。方法是：取胆穴（手掌内横纹与无名指相对处下缘），男左女右，常规消毒后进针 1~1.5 厘米（勿穿透），施捻转泻法，不提插，留针 15 分钟，共计 2 次而愈[62]。莫廷文针刺本病 20 例，治疗组与药物组分别显效 48、44 例，有效 21、26 例，无效认 1、6 例，总有效率分别为 98.6% 和 92.1%，二者比较 $P < 0.05$，认为本取穴法疗效优于一般传统疗法，如在针后服用驱虫剂则效果更佳[64]。

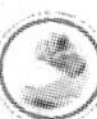

参考文献

[1] 张玉璞 . 针刺治疗急性胃肠炎 210 例 [J]. 中国针灸,1987,7(4):41.

[2] 赵恒龄 . 针刺治疗急性胃肠炎 20 例报告 [J]. 辽宁医学,1988,24(4):222~223.

[3] 张胜利 . 注射用水注入穴位治疗急性胃肠炎 203 例 [J]. 中国针灸,1987,7(3):22.

[4] 迟建平 . 耳穴贴压治疗急性胃肠炎 256 例 [J]. 中国针灸,1992,12(3):27.

[5] 王力行 . 针刺治愈急性胃肠炎 [J]. 四川中医,1989,7(9):46.

[6] 刘森彪 . 灸治急性胃肠炎 [J]. 湖南中医,1987,3(6):10.

[7] 洪秋林 . 穴位注射治疗急性胃肠炎 23 例疗效观察 [J]. 国医论坛,1988,(4):46.

[8] 荆尔滨,等 . 针灸治疗急性胃肠炎 42 例疗效观察及机制探讨 [J]. 中国针灸,1989,9(4):23.

[9] 李德益,等 . 穴位埋线治疗慢性胃炎 112 例疗效观察 [J]. 中国针灸,1989,9(3):20–21.

[10] 吴军 . 火针、毫针与药物治疗慢性萎缩性胃炎 420 例疗效观分析 [J]. 中国针灸,1990,10(5):1~3.

[11] 钱忠顺,等 . 药物穴位注射治疗慢性萎缩性胃炎的疗效观察及实验研究 [J]. 中国针灸,1988,8(2):1~3.

[12] 尉迟静,等 . 慢性胃窦炎的耳针治疗 [J]. 江西中医药,1990,21(1):54.

[13] 谢忠灵 . 芒针治疗慢性胃炎 42 例 [J]. 上海针灸,1990,9(3):16.

[14] 肖秀 . 穴位注射当归注射液治疗慢性胃炎 43 例 [J]. 湖北中医,1989,(3):39.

[15] 施土生,等 . 化脓灸对慢性胃炎疗效观察 206 例 [J]. 中医药研究,1990,(3):8~11.

[16] 李尊桂 . 猪鬃埋藏治疗糜烂性胃炎 [J]. 四川中医,1988,6(4):45.

[17] 潘纪华 . 耳压治疗慢性胃炎 73 例 [J]. 陕西中医,1990,11(1):33.

[18] 孙学忠,等 . 针刺治疗慢性胃炎 20 例疗效观察 [J]. 河南中医,1988,8(3):30.

[19] 万启华,等 . 耳穴贴压疗法治疗慢性胃炎 26 例 [J]. 陕西中医,1990,11(1):32.

[20] 李静 . 羊肠线穴位埋藏治疗消化性溃疡病 140 例临床分析 [J]. 国医论坛,1989,(5):32.

[21] 王淑兰,等 . 针刺配合乐得胃治疗消化性溃疡 24 例疗效观察 [J]. 中西医结合杂志,1990,10(7):428.

[22] 温木生 . 敏感穴位埋线治疗慢性胃炎和胃溃疡 388 例疗效观察 [J]. 中国针灸,1988,8(4):10~12.

[23] 张书春,等 . 维生素 B1、B12 穴位注射治疗胃十二指肠溃疡病 90 例临床观察 [J]. 中国针灸,1989,9(3):17.

[24] 黄东伶 . 当归注射液穴位注射治疗 43 例十二指肠球部溃疡 [J]. 云南中医,1988,9(2):36~37.

[25] 王昱 . 针刺治疗胃十二指肠溃疡的研究概况 [J]. 山西中医,1990,6(5):43~44.

[26] 朱江 . “同病异治”是针灸治疗不同类型胃、十二指肠溃疡的基本法则 [J]. 山西中医,1989,5(5):34~35.

[27] 程富春,等 . 以穴位埋线为主治疗胃及十二指肠球部溃疡 1364 例疗效观察 [J]. 中国针灸,1990,10(1):1~3.

[28] 田成文,等 . 针刺治疗急性胰腺炎 13 例 [J]. 中国针灸,1987,7(6):33.

[29] 丁峰 . 针刺缓解急性胰腺炎腹痛一例 [J]. 上海针灸，1985,(1):11.
[30] 李长模 . 沿皮下透刺四穴治疗腹痛症 [J]. 陕西中医，1984，5(10):34.
[31] 王贵喜，等 . 电针“足三里”对大鼠胰腺外分泌功能的影响 [J]. 中西医结合杂志，1985，5(8):489.
[32] 张玉璞 . 针刺治疗急性胆囊炎 150 例 [J]. 中国针灸，1986，6(4):5~6.
[33] 程启明 . 针刺宁胆穴治疗胆囊炎 88 例 [J]. 浙江中医，1990，25(7):324.
[34] 张玉璞 . 针刺治疗急性胆囊炎 [J]. 浙江中医，1987，22(3):115.
[35] 单序新，等 . 穴位注射治疗胆囊炎 42 例疗效观察 [J]. 陕西中医函授，1990,(1):16.
[36] 王晓英，等 . 电冲击耳穴变阻点和中药对照治疗胆囊炎 100 例 [J]. 辽宁中医，1988，12(4):26~27.
[37] 游志红，等 . 王不留行贴压耳穴对胆囊收缩的影响 . 附 B 超观察结果 70 例 [J]. 甘肃中医学院学报，1989,(1):31–32.
[38] 阮夏君，等 . 音频电穴位治疗胆囊炎 110 例 [J]. 中华理疗，1990，13(3):143.
[39] 陶正新 . 穴位诊断并以针灸为主治疗胆囊炎、胆系结石 167 例 [J]. 中国针灸，1986,(1):36~37.
[40] 成跃红，等 . 应用耳压综合治疗 534 例胆囊炎胆结石症临床观察 [J]. 黑龙江中医药，1986,(1):36~37.
[41] 胡连峰 . 针刺治疗胆囊炎的初步观察 [J]. 河北中医，1986,(6):48.
[42] 滕凯，等 . 耳穴埋敷结合体针治疗胆囊炎胆石症 100 例临床分析 [J]. 中西医结合杂志，1986，6(2):111~112.
[43] 盖景彬，等 . 穴位埋线治疗胆囊炎 67 例临床疗效观察 [J]. 中级医刊，1990，25(3):63.
[44] 谢波，等 . 耳穴压丸治疗慢性胆囊炎 45 例小结 [J]. 河北中医，1990，10(2):15.
[45] 张广蕊，等 . 针药并用治疗慢性胆囊炎 60 例 [J]. 针灸学报，1990，6(4):20.
[46] 宋晓鸽，等 .B 超观察耳针对胆囊收缩功能的影响 [J]. 安徽中医学院学报，1987，6(2):41~42.
[47] 文登中心医院外科 . 电针加服硫酸镁治疗胆管结石 522 例临床疗效观察 [C]. 全国针麻学术讨论会论文摘要 (一). 北京：中国针灸学会，1979：3~4.
[48] 张红，等 . 耳穴压丸对胆系排石及舒缩功能的影响—附 57 例临床分析 [J]. 中医杂志，1986，27(3):24.
[49] 杨兰绪，等 . 耳穴治疗肝胆结石症 500 例临床观察 [J]. 中国针灸，1989，9(6):23~24.
[50] 海风 . 耳针为主治疗胆结石 906 例疗效观察 [J]. 中国针灸，1989,9(4):5~6.
[51] 卞学平，等 . 汉氖激光穴位照射治疗胆结石 32 例 [J]. 中华理疗，1988,11(1):13~15.
[52] 彭澍，等 . 中医耳穴疗法治疗胆石症的研究 [J]. 贵阳中医学院学报，1989,(1):39，13.
[53] 钱治元 . 耳压与体针合治胆结石 515 例 [J]. 湖北中医，1988,(6):38.
[54] 吴志明 . 耳压旋磁综合疗法治疗胆石病疗效观察 [J]. 云南中医学院学报，1989，12(3):32~33.
[55] 徐玉雯 . 耳针配中药治疗胆石症 65 例 [J]. 中国针灸，1990，10(2):49.
[56] 王仰孟 . 经络电冲击配合压迫耳穴法治疗胆石症 40 例 [J]. 山西中医，1990，6(2):35~36.
[57] 马树安 . 气功配合耳穴压丸治疗胆结石 [J]. 东方气功，1987,(2):39~43.
[58] 雷新强 . 针刺特定穴治疗胆结石 38 例临床观察 [J]. 中医研究，1989,(2):71，43.
[59] 马登旭 . 针刺治疗胆道蛔虫症 45 例 [J]. 陕西中医，1989，10(7):316.

[60] 宋修亭 . 穴位注射治疗胆道蛔虫症 [J]. 上海针灸杂志，1989，8(1):47.
[61] 张天寿 . 维生素 C 鸠尾穴位注射治疗胆道蛔虫胆绞痛 [J]. 皖南医学院学报，1989，8(2):145.
[62] 符宝第 . 手针治疗胆道蛔虫症 [J]. 河北中医，1989，11(4):39.
[63] 刘炎 . 针罐治疗胆道蛔虫症 [J]. 上海针灸，1987，6(2):47.
[64] 莫廷文 . 针刺 9 止痛治疗胆道蛔虫症 70 例观察 [J]. 中国针灸，1987，7(5):13-14.
[65] 季一珊 . 维生素 K_3 穴位注射治疗蛔虫病腹痛 [J]. 上海中医药，1988,(12):20.
[66] 易受乡，等．逐点动态刺激足阳明胃经对大鼠胃黏膜损伤保护作用的实验研究 [J]．湖南中医学院学报，1996,(4):53.
[67] 常小荣，等．针刺阳明经穴对兔胃黏膜损伤前后胃运动功能的影响 [J]．中国针灸，2002,(10):675.
[68] 李英，等．电针对化疗大鼠胃肠功能影响的实验研究 [J]．中国针灸，1996,(3):31.
[69] 朱舜丽，等．电针对应激大鼠 5-HT、NOS 及胃黏膜的影响 [J]．新消化病学杂志，1997,(8)493.
[70] 王月芳，等．针灸对胃黏膜损伤的保护作用及其与 NO 的关系 [J]．安徽中医学院学报，1997,(4):44.
[71] 杨丹红，等．神阙穴隔药灸对荷瘤化疗大鼠胃黏膜保护作用的研究 [J]．中国针灸，1999,(8):483.
[72] 冀来喜，等．腧穴组方对胃黏膜损伤大鼠胃黏膜保护作用的研究 [J]．中国针灸，2002,(7):467.
[73] 松辛，等．全日本针灸学会志，1994,(2):170.
[74] 孙大勇，等．电针对狗胃黏膜血流量的影响与血浆胃肠激素的关系 [J]．华人消化杂志，1988,(11):96.
[75] 吴学飞，等．温通针法预防大鼠应激性胃黏膜损伤的实验研究 [J]．中国针灸，2001,(10):609.
[76] 于天源，等．电针不同穴位、频率对胃黏膜保护作用的观察 [J]．中国针灸，2001,(11):667.
[77] 陈德成，等．穴位注射对慢性萎缩性胃炎患者血清 O2- 和 SOD 的影响 [J]．中国针灸，1998,(5):263.
[78] 韩根言，等．针刺对慢性胃炎患者胃泌素的影响 [J]．上海针灸杂志，1996,(3):9.
[79] 吴亚丽，等．电针内关穴对胃酸分泌、血清胃泌素、血浆生长抑素及胃动素的影响 [J]．中国医科大学学报，1996,(1):63.
[80] 陆斌，等．穴位注射防治 CAG 的研究 [J]．中国针灸，1998,(3):182.
[81] Sodipo JOA etal .Am J chin Med.1979,(4):356.
[82] 沈德凯，等. 电针预防大鼠应急性胃溃疡过程中胃泌素、肥大细胞和黏膜屏障的作用[J]. 针刺研究，1995,(3):46.
[83] 郭诚杰，等．针刺对大鼠急性胃黏膜损伤氧自由基及胃黏膜超微结构的影响 [J]．上海针灸杂志，1995,(5):235.
[84] 郭永明，等．热补法对胃溃疡大鼠胃窦黏液细胞超微结构的影响 [J]．中国针灸，2002,(11):753.
[85] 艾炳蔚，等．针刺对大鼠实验性胃溃疡胃黏膜组织前列腺素含量的影响 [J]．上海针灸杂志，1995,(5):235.
[86] 潘朝宠．针刺对大鼠胃黏膜保护作用及其相关的神经递质影响的观察 [J]．针刺研究．1990,(1):48.
[87] 裴文芬，等．大鼠迷走神经脊核在电针保护胃黏膜损伤中的作用 [J]．中国中西医结合脾胃杂志，

1997,(2):92.

[88] 张仲前,等．穴位注射治疗胆囊炎胆绞痛疗效观察 [J]．中国针灸,2002,(5):299.

[89] 陈兴胜,等．单刺右侧浮白穴治疗胆囊炎疼痛 38 例 [J]．中国针灸,2002,(11):762.

[90] 郑子萍,等．耳穴按压对胆囊收缩功能调整的超声观察 [J]．中国针灸,2001,(5):303.

[91] 陈少宗,等．针刺阳陵泉对慢性炎性高张力胆囊运动影响的时效规律初步观察 [J]．山东中医杂志,2014,33(12):988.

[92] 魏凌波,等．针刺期门、阳陵泉对炎性低张力胆囊运动影响时效规律的初步观察 [J]．辽宁中医杂志,2014,41(6):1264.

[93] 陈少宗,等．电针对慢性炎性低张力胆囊动力学影响的时效规律初步观察 [J]．上海针灸杂志,2013,32(12):1025.

[94] 陈少宗,等．电针阳陵泉对慢性炎性低张力胆囊动力学影响的时效规律初步观察 [J]．上海针灸杂志,2013,29(9):35.

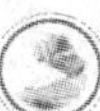

第二十二章　下腹部疼痛性疾病的针灸治疗

一、溃疡性结肠炎

溃疡性结肠炎(ulcerative colitis)又称慢性非特异性溃疡性结肠炎,主要临床表现是腹泻、黏液脓血便、腹痛和里急后重。本病病因尚未完全明确,病情轻重不等,多反复发作。

诊断要点

一、本病可发于任何年龄,以20~40岁的青壮年为多见,亦可见于儿童或中年。男女发病率无明显差别。

二、起病多数缓慢,病程可为持续性,也可间歇出现缓解期。主要症状是腹泻,腹痛不太剧烈,多在左下腹部。

三、有的可发病急骤,在急性阶段每日可达10~20次的腹泻,伴有脓、血及黏液,有时出现大量出血。病情严重或病程较长的病人,往往伴有发热、乏力、食欲不振、消瘦、贫血等。精神刺激、劳累、饮食失调为本病的发作诱因。

四、除根据临床表现外,X线钡灌肠和纤维结肠镜检查最有价值,但严重急性发作期不宜施行。

治疗

⊙ 体针疗法

1. 取穴：分为 5 组：第一组取位于背腰部相关节段内的穴位，如脾俞、胃俞、三焦俞、肾俞、胃仓、肓门、志室等；第二组取腹部相关节段内的穴位，如天枢、神阙、中注、阴交、石门、关元、中极，大巨等；第三组取骶部相关节段内的穴位，如八髎穴、膀胱俞、中膂俞、白环俞等；第四组取下肢相关节段内的穴位，如三阴交、公孙、阴陵泉、复溜等；第五组取特殊穴位，如足三里、上巨虚、下巨虚等。

2 治法：第一组、第三组、第五组穴位配合使用，第二组、第四组、第五组穴位配合使用。这两种配穴方法可单独使用其中的一种，亦可二者交替使用。每次选用 4~6 个穴位，其中上巨虚与足三里可交替使用。多用较强的刺激手法针刺，留针 30~60 分钟，留针期间宜多次运针，以增强针感。亦可用电针。一般每日针 1~2 次。12 次为 1 疗程，疗程间可休息 3~5 天。

⊙ 耳针疗法

1. 取穴：大肠、小肠、直肠下段、皮质下、交感、肾上腺。

2. 治法：每次选 3~5 个穴位，双耳交替进行 . 寻得敏感点，毫针刺入，快速捻转，以病人能耐受的强度刺激为宜，留针 30~60 分钟，并间断地作持续运针，直至病人腹痛症状减轻或消失。亦可在上述耳穴上压丸治疗。

按语

本病的主要病变在结肠，特别是乙状结肠和直肠。结肠和直肠分布着来自 T_{11}~L_2 节段的交感神经，结肠左曲以下的大肠还分布着来自 $S_{2\text{-}4}$ 节段的副交感神经，故而使用体针疗法时，应取用这两个节段神经支配区的穴位，第一组、第二组穴位即在 T_{11}~L_2 节段神经支配区内。第三组、第四组穴位则在 $S_{2\text{-}4}$ 节段，第五组穴位对本病具有良好的治疗作用，但这些穴位与病源处于不同节段神经支配区内，故列为特殊穴位。在此需要指出的是，传统的取穴中多无第三组、第四组穴位，采用第一组者亦不太多见。但实际上第三组、第四组穴位也很重要，针刺这几组穴位对缓解直肠的刺激症状具有良好的调节和治疗作用。

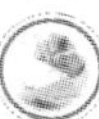

本疗法主要适应于轻、中型患者的治疗。

附录

采用针灸治疗本病的报道临床上很多见[1-6]。侯松琦等用针灸治疗本病30例，痊愈19例，好转9例，无效2例。方法是：取穴：天枢、中脘、足三里、气海、脐上下左右各1寸处。进针后用1厘米长艾条分别插入针柄，点燃至尽。每日1次，10次为1疗程，疗程间隔1周[1]。朱跃平用穴位注射治疗本病43例，两组分别近期治愈29、12例，显效8、5例，好转5、2例，无效1、3例。两组的近期总有效率相比较有显著性差异（$P < 0.05$）。方法是：取穴为脾俞、大肠俞、足三里、上巨虚，均双侧，后两穴交替使用。药物以胎盘组织液2毫升、黄芪注射液4毫升、维生素B_{12} 100微克作穴位注射（妇女月经期停治，有肺结核史者不用胎盘组织液），隔日1次，10次为1疗程，疗程间隔2~3日。设西药对照组22例，用药物保留灌肠[2]。聂云汉等用针刺和经穴灸疗仪照射治疗本病82例，经2~5疗程治疗后痊愈62例，好转20例。方法是：1. 采用JJY-1型经穴灸疗仪进行穴位照射，取神阙、天枢、大肠俞、胃俞、脾俞等穴，先涂一些艾油后再照射，每穴照射15~30分钟。2. 针刺选中脘、天枢（双）、气海、足三里（双）、三阴交（双）、公孙（双）、平补平泻。每日治疗1次，12次为1疗程[3]。施斌比较了针刺、中药、西药三种疗法治疗该病的疗效，发现针刺疗法治疗本病的疗效明显好于中药组和西药组（$P < 0.05$）[3]。冯国汀等比较了穴位贴敷疗法与西药疗法治疗本病的疗效，发现穴位贴敷的疗效明显优于西药组[44]。

吴焕淦等在研究中证实。灸法和电针疗法治疗UC均能获得较好的疗效，并发现灸法和电针疗法均能上调UC大鼠结肠黏膜中IL-1ramRNA表达，降低IL-1βmRNA、IL-6mRNA表达及iNOSmRNA的表达，从而能够有效地控制UC已启动的炎症反应和免疫级联反应[45,46]。

张光奇等观察了穴位埋线疗法对UC大鼠结肠组织中CD_{44}、CD_{54}及血清IL-2含量的影响，观察发现UC大鼠结肠组织中CD_{44}、CD_{54}及血清中IL-2含量明显低于正常对照组（$P < 0.01$）。穴位埋线后UC大鼠结肠组织中CD_{44}、CD_{54}显著升高，并明显高于SASP治疗组（$P < 0.01$）。穴位埋线后UC大鼠血清IL-2的含量也明显升高（$P < 0.05$）。这表明穴位埋线疗法对UC大鼠的免疫机制有明显的调节作用[47]。

二、急性阑尾炎

急性阑尾炎是最常见的急腹症。其临床表现为持续性伴阵发性加剧的右下腹痛，恶心、呕吐，多数病人白细胞和嗜中性白细胞计数增高。随着治疗和护理的改进，绝大多数病人能够治愈，死亡率已降至 0.1% 左右。

诊断要点

一、腹痛多起于上腹部或脐周部，开始痛不甚严重，位置不固定，呈阵发性。数小时后，腹痛转移并固定在右下腹部，痛呈持续性加重。有 70%~80% 的急性阑尾炎具有这种典型的转移性腹痛的特点，但也有少数病例发病开始即出现右下腹痛。

二、不同病理类型阑尾炎的腹痛亦有差异，如单纯性阑尾炎是轻度隐痛；化脓性呈阵发性剧痛和胀痛；坏疽性呈持续性剧烈腹痛，穿孔后腹痛可暂减轻，但出现腹膜炎后，腹痛则持续加剧。

三、同时伴有胃肠道症状。恶心、呕吐常很早出现，但程度较轻，便秘和腹泻也可能发生。有的还伴有全身症状，如早期可出现乏力、头痛等。

四、右下腹压痛是急性阑尾炎常见的重要体征，尽管阑尾的位置可有变异，但压痛始终在一个固定的位置上；同时还有腹膜刺激征，如腹肌紧张，反跳痛和肠鸣音减弱或消失等。实验室检查，多数病人的白细胞计数及嗜中性细胞比例增高。

治疗

⊙ 体针疗法

1. 取穴：分为三组：第一组取腰背部相关节段内的穴位，如脾俞、胃俞、三焦俞、胃仓、肓门、志室等；第二组取位于腹部相关节段内的穴位，如神阙、天枢、石门、关元、外陵、大巨、大横、腹结等；第三组取特殊穴位，如足三里、上巨虚、阑尾穴等。

2. 治法：第一组与第三组穴位配合使用，第二组与第三组穴位配合使用。这两种配穴方法可以交替使用，也可以单独使用其中的一种。每次可选用 3~5 个穴位，每穴（除神阙穴用灸法外）均用捻转结合提插之泻法，行强刺激 1~2 分钟，留针 30~60 分钟，隔

 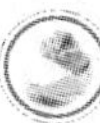

10 分钟运针 1 次。亦可接通 G6805 电针仪，用疏密波，强度以病人能耐受为度。每日针 2~4 次。

⊙ 耳针疗法

1. 取穴：主穴为阑尾、耳舟中段；配穴为大肠、小肠、皮质下、耳迷根。

2. 治法：毫针刺每次只取阑尾和耳舟中段之压痛点，依据症情酌选配穴 2~3 个穴位。探得敏感点后，速针入快速捻转，刺激宜强，持续捻转 2~3 分钟后，留针 30~60 分钟，其间可行间断刺激。每日 2~4 次。耳轮穴可用点刺放血法，每日 1 次。若症情缓解后，上穴可用耳穴压丸法治疗，每日 1~2 次。

⊙ 激光疗法

1. 取穴：主穴为阑尾穴、足三里、阿是穴（系右下腹压痛最明显点，即麦氏点）。配穴为上脘、内关、曲池、尺泽、大肠俞、次髎等。

2. 治法：先取主穴，酌选配穴，每次取穴 2~5 个穴位，主穴仅取右侧。以氦－氖激光器照射，波长 6328A，输出功率 2 毫伏，光斑直径 2 厘米左右，每穴分别照射 10 分钟，每日 2~4 次。

按语

针灸治疗急性阑尾炎，特别是近 20 余年来的大量临床实践已完全证实，针灸可作为单纯性阑尾炎和轻型化脓性阑尾炎的主要治疗方法。对其他类型的急性阑尾炎，针灸也是有效的辅助疗法。从解剖角度分析其机理可知，阑尾起端开口于盲肠的下后内侧壁，二者均是大肠的一部分。大肠分布着来自 T_{11}~L_1 节段的内脏神经，故使用体针疗法时，应在 T_{11}~L_1 节段神经支配区内选取穴位，如第一组、第二组穴位便是。第三组穴位是治疗阑尾炎十分有效的穴位，这早已被临床所证实，但这些穴位与病源均处在不同的节段神经支配区内（这几个穴位分布着来自 L_4~S_2 节段内的神经）。虽然 L_4~S_2 节段的原发性传入纤维和升支有可能到达 T_{11}~L_1 节段，但仅此并不能说明针刺这几个穴位（第三组）对本病良好治疗作用的机理。这还需有待于今后的进一步探讨。

通过大量的实验研究表明，针灸不仅可改善阑尾的血液供应、促进机体对炎症过程中有害物质的清除、恢复和加强阑尾有效的蠕动、有利于阑尾腔的排泄及炎症的吸收，同时还能增强机体免疫机能，从而使病变的阑尾获得恢复。有人发现，人的阑尾并非退化器官,它能分泌免疫活性物质,切除阑尾的人中,恶性肿瘤的发病率明显升高。从这一意义上看,针灸治疗急性阑尾炎就具有更重要的价值了。

此外,激光针治疗本病,不仅疗效与他疗法相类似,而且具有安全无痛,不易感染其他疾病等特点,更易被广大病人所接受。

本疗法主要适用于轻、中型病人的治疗

附录

针灸治疗急性阑尾炎临床上有大量的报道[7-12]。韩铁山等用蒸馏水封闭阑尾穴治疗本病 97 例,治疗 2~4 次全部治愈,随访 1~5 年未复发。方法是:用灭菌注射用水 10~20 毫升于双侧阑尾穴(足三里穴下 1~2 寸)封闭。体质强壮、针感迟钝者,针尖向上斜刺与皮肤呈 45° 角,注射速度稍快,每穴 10 毫升,5 分钟内推完;体质弱针感强者,针尖向下斜刺或直刺,每穴 5 毫升,缓慢推入,每日 1 次[7]。陈全新用针灸治疗本病 165 例,痊愈 146 例,占 88.5%,无效 19 例,占 11.6%。本组中,轻中型的疗效满意,无效而中转手术的 19 例均为阻塞性合并严重坏疽。认为本法的主要适应症为单纯性阑尾炎。方法是:单纯型:取上巨虚、天枢、三阴交穴,施平泻法。蜂窝组织炎性:取足三里或上巨虚、内庭、阿是穴,施泻法,取耳穴大肠埋针。严重坏疽、化脓性:取足三里或上巨虚、血海、天枢、曲池,施泻法,取耳穴大肠埋针。急性期每日 2~3 次,留针 30~60 分钟,每 10 分钟行针 1 次,或接电针仪[8]。杨同山等用针罐结合治疗本病 50 例,经治 2~4 次,均获临床治愈。方法是:取穴为天枢、关元、大肠俞、中脘、足三里、阑尾、合谷、内关。强刺激结合拔罐放血法[11]。

安徽医学院的一个研究小组用人工方法造成犬的盲肠炎,然后观察针刺双侧足三里、阑尾穴和一侧天枢穴对盲肠蠕动的影响,发现针刺疗法能够加强盲肠和阑尾的蠕动,改善盲肠和阑尾的血液循环。如果封闭这些穴位,针刺效应就不再出现。如果封闭或切断迷走神经,针刺足三里和阑尾穴也不再产生上述效应。封闭相关的交感神经后,针刺足三里和阑尾穴的效应没有受到明显影响。这表明迷走神经在针刺足三里、阑尾穴促使盲肠和阑尾蠕动的过程中具有重要作用[48-50]。上海的一个研究小组在观察中发现,针刺治疗阑尾炎的过程中,白细胞总数逐渐下降,但吞噬指数呈上升趋势,血清黏蛋白增高更加明显,血清 γ-球蛋白有下降趋势,α2 球蛋白也逐渐下降。这表明针刺疗法能加强

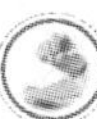

阑尾炎患者的机体防御机能[51]。

三、痛经

妇女在行经前后，或行经期间，小腹或腰部疼痛，甚则剧痛难忍，常可伴有面色苍白，头面冷汗淋漓，手足厥冷，恶心，呕吐等症，并随着月经周期而发作，称为“痛经”，也称为“行经腹痛”。

诊断要点

一、痛经系一种自觉症状，临床上分为原发性和继发性两种。月经初潮时下腹部疼痛者为原发性痛经；行经以后发生的下腹部疼痛称继发性痛经。

二、在经期内或经期前后发生下腹部剧烈疼痛为主要表现，严重时可伴有恶心、呕吐或其他不适感。腹痛程度轻重不一，疼痛性质多为钝痛、刺痛或绞痛，可持续几小时或数日。

三、痛经病因大多与精神因素有关。继发性痛经与生殖器官病变有关，如子宫发育不良，过度前倾和后倾，子宫颈管狭窄，子宫内膜呈片状排出，盆腔炎，子宫内膜异位症等病以及内分泌失调等。

治疗

⊙ 体针疗法

1. 取穴：分为五组。第一组取位于腰部的相关节段区内的穴位，如胃俞、三焦俞、肾俞、气海俞、大肠俞、志室等；第二组取腹部相关节段内的穴位，如中极、曲骨、水道、府舍、归来、大赫等；第三组取骶部相关节段内的穴位，如八髎穴、膀胱俞、中膂俞、白环俞、长强等；第四组取位于下肢相关节段内的穴位，如三阴交、阴陵泉、公孙、太溪、曲泉等；第五组取特殊穴位，如足三里。

2. 治法：第一组、第三组和第五组穴位配合使用，第二组与第四组穴位配合使用。每次选用 1~4 个穴位，诸穴多用较强刺激手法针刺，有强烈的沉胀感后留针 20~40 分钟。

足三里穴针 1.5~2 寸，提插捻转手法，持续行针至腹痛减轻或消失后留针，留针时间同上，每 10 分钟行针 1 次，或接通电针治疗仪。在留针过程中，可用温和灸法灸腹部痛点，大多 1 次能止痛。在每月经期针灸 1~2 次，大多数用 2~3 个月即能治愈。

⊙ 耳针疗法

1. 取穴：子宫、神门、内分泌、交感、皮质下。

2. 治法：每次取 2~3 个穴，用中等强刺激针刺，留针 20 分钟左右。也可用耳穴埋针或耳穴压豆法。

⊙ 其他疗法

灸法：腹痛部位取关元、曲骨、子宫等穴。用隔姜灸或艾条灸。每穴施灸 3~5 壮，艾条灸每穴 10~20 分钟，并嘱其每次月经来潮前 2~3 日开始灸烤，灸至行经期后。按此法治疗 2~3 个月。

按语

因为子宫及其周围的组织主要分布着来自 T_{12}~L_3 节段和 S_2~S_4 节段的神经，所以使用体针疗法时应在这两个节段神经支配区内选用穴位。第一组、第二组穴位即分布在 T_{12}~L_3 节段神经支配区内，第三组、第四组穴位则分布在 S_2~S_4 节段神经支配区内。针刺足三里，能够调节植物神经的功能，对本病有着重要的治疗作用，故将其列入特殊穴位。

附录

针灸治疗痛经有很好的镇痛效果[13-23]。仲远明等用耳穴贴压法治疗 50 例，经过 1~4 次贴压后，治愈 49 例，无效 1 例，总治愈率为 98%。方法是将王不留行籽用胶布贴压于耳穴内分泌、内生殖器、神门等，按压 0.5~1 分钟。如效果不显每隔 5~10 分钟自行按压 10~15 次。贴压 12~24 小时。双耳同时进行[13]。薛浩用温针治疗本病 45 例，显效 36 例，痊愈 9 例。方法是：取到足底部 2~3 次，然后将 0.5~1 寸长之艾条插到针柄上施灸 15 分钟。日 1 次，5 次为 1 疗程。经期、经前均可施治[14]。梁淑娟用梅花针治疗本病 106 例，痊愈（行经 3 月无任何不适）30 例，显效（刺 3 次后，第 1 个月行经略有微痛）39 例，进步（刺 6 次后，自第 3 个月起行经不痛）25 例，无效 12 例，总有效率为 88.7%。方法是：

 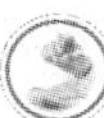

取穴：行间、隐白、公孙、太冲、三阴交、关元。常规消毒，用梅花针在穴位上以腕力弹刺，每分钟扣刺70~90次。每次月经前3天开始，每日1次，至月经来潮次日，连续治疗3个月经周期，行经期间禁食生冷和涉凉水[17]。张崇芬等用熨热神阙穴的方法治疗痛经62例[52]，张忆平用针刺太冲穴的方法治疗痛经50例[53]，赵兰用毫米波照射中极穴治疗痛经28例[54]，均获得了较好的疗效。

现代研究发现，痛经的发生于子宫内膜及血液中PGF2的含量增高有关。在分泌期，由于孕激素的作用，子宫内膜合成并释放更多的PGF2，PGF2作用于子宫肌内血管，引起子宫的痉挛性收缩而产生疼痛。葛书翰等在研究针刺治疗痛经的过程中，曾观察了37例患者在针刺前后月经血中PGF2的变化，发现治疗前PGF2含量明显高于正常（$P < 0.01$），针刺治疗后PGF2含量明显下降，并接近正常水平（$P > 0.05$）[55]，另有研究证实，针刺10~20分钟内，子宫内压和子宫收缩幅度就明显下降。如果切断相关的交感神经或骶后神经，上述针刺效应消失，这提示针刺对子宫活动的调节，有赖于骶后神经传入纤维—脊髓中枢—交感神经环路的完整性。

四、慢性盆腔炎

慢性盆腔炎系指内生殖器官（包括子宫、输卵管及卵巢）的慢性炎症、慢性盆腔结缔组织炎及盆腔腹膜炎。

诊断要点

一、本病多由急性盆腔炎治疗不当迁延而致，但亦有急性期不明显，开始发病即为慢性者。病情常较顽固，当机体抵抗力低下时易急性发作。

二、全身症状多不明显，主要表现为下腹坠胀痛，腰骶酸痛，有时伴有肛门坠胀不适，多在劳累、性交后、排便时及月经前后加重，有的亦可伴有尿频、白带增多、月经异常、痛经及不孕等。

三、妇科检查可见阴道分泌物增多，子宫多后倾，活动受限。若炎症累及双侧输卵管，则可在子宫的单侧或双侧扪及增粗的条索状物或片块状物，并伴有压痛。若为盆腔结缔组织炎，子宫两侧可呈片状增厚并有不同程度的压痛。

治疗

体针疗法

1. 取穴：分为四组，第一组取位于腰部相应节段内的穴位，如三焦俞、气海俞、肾俞、志室等；第二组取腹部相关节段内的穴位，如中极、曲骨、归来、大赫、水道等；第三组取骶部相关节段内的穴位，如八髎穴、膀胱俞、中膂俞、白环俞等；第四组取下肢相关节段内的穴位，如三阴交、地机、阴陵泉、太溪、大钟，公孙等。

2. 治法：第一组与第三组穴位配合使用，第二组与第四组穴位配合使用。每次选用4~6个穴位。多用中等强度刺激手法针刺。每次留针30~60分钟，每10分钟行针1次。亦可选用电针治疗。

耳针疗法

1. 取穴：子宫、内分泌、卵巢、神门、皮质下、肾上腺。

2. 治法：每次取3~6个穴位，用中强刺激法针刺，留针20分钟左右。亦可用耳穴埋针或耳穴压豆法。

按语

因为女性内生殖器官及其周围的组织主要分布着来自 $L_{1\sim3}$ 节段和 $S_{2\sim4}$ 节段的神经。所以，使用体针疗法时应在这两个节段神经支配区内选用穴位。第一组、第二组穴位即分布在 $L_{1\sim3}$ 节段神经支配区内，第三组、第四组穴位则分布在 $S_{2\sim4}$ 节段神经支配区内。

本病若有明显肿块（输卵管积水等），应行手术治疗。对于急性盆腔炎，应结合中西医其他疗法治疗。

附录

针灸治疗慢性盆腔炎有很好的疗效[24-29]。黄宝英等用氦－氖激光穴位照射治疗本病758例，治疗1~3个疗程后，痊愈440例，显效193例，好转98例，无效27例，总有效率为96.4%。病程短、疗程长、包块小者疗效好，且对不排卵患者有促排卵作用。方法是：氦－氖激光波长6328埃，红色光，选用以下两种激光器。1. 用低功率3~5毫瓦治疗631

例，光斑直径0.3厘米，照射距离5~10厘米，垂直照射。主穴：子宫；配穴：中极、气海、关元、肾俞、关元俞、三阴交。以经络探测仪探测穴位，每次主穴照射10分钟，随症配4穴，每穴5分钟。两个激光器同时照射2个穴位，共20分钟。于月经第6日开始治疗。2.用25毫瓦氦－氖激光治疗127例，调节光斑至5~6厘米，光束垂直照射穴位。主穴：子宫；配穴：八髎穴，每次照射20分钟。均每日1次，15次为1疗程[24]。李桂敏等用刺络拔罐综合法治疗本病100例，治疗1~2个疗程后，痊愈68例，好转28例，无效4例，总有效率为96%。方法是：采用先拔罐、后刺络，每日选两穴进行1次，14日为1疗程[25]。尚校琪用灸法治疗本病38例，张宏等用温针法配合超短波治疗该病68例，李和等用火针治疗该病90例[58]，均取得了较好的疗效[56-58]。这些方法中选用的主要穴位有：关元、中极、子宫穴、三阴交、足三里、肾俞、次髎。

五、泌尿系统结石

尿路结石是泌尿外科最常见的疾病之一，男性发病率是女性的四至五倍，形成机制尚未完全阐明，有多种学说。本病复发率高，尚无十分理想的预防方法。泌尿系统结石发病有地区性，在我国以江南多见。近30年来，我国上尿路（肾、输尿管）结石发病率显著提高，下尿路（膀胱、尿道）结石日趋减少。

5.1　上尿路结石

上尿路结石系指肾脏和输尿管处发生的结石。

诊断要点

一、上尿路结石好发于20~50岁。男性多于女性。男性发病年龄高峰为35岁。女性有两个高峰，为30岁及55岁左右。有报道证实，其结石的产生与饮食结构关系密切。此外还与水分的摄入量、气候、代谢和遗传等因素有关。

二、临床主要表现是与活动有关的血尿和疼痛。其程度与结石的部位、大小、活动与否及有无并发症及其程度等因素有关。血尿可表现为肉眼血尿或镜下血尿。有时活动后镜下血尿是上尿路结石的唯一临床表现。肾区及侧腹部隐痛或阵发性绞痛。继发感染时表现为肾盂肾炎症状。

三、实验室检查可有镜下血尿，伴感染时有脓尿，有95%以上结石能在平片中发现。当腹部平片未显示结石，排泄性尿路造影有充盈缺损而未能确诊时，可做输尿管肾镜检查以明确诊断并及时进行治疗。

治疗

⊙ 体针疗法

1. 取穴：分为两组。第一组取腰背部相应节段内的穴位，如胆俞、脾俞、胃俞、三焦俞、意舍、胃仓、肓门等；第二组取在腹部相关节段内的穴位，如阴交、石门、关元、中极、中注、四满、气穴、大赫、水道等。

2. 治法：两组穴位可以交替使用，亦可单独使用。每次选用3~5个穴位。多用较强刺激手法针刺。或进针得气后，作提插捻转，以提插为主，得气后针感宜传至患侧肾区或少腹部，然后接通G6805电针仪，以断续或疏密波交替，输出电流强度按病人耐受力而定。留针40分钟左右，疼痛发作甚者可延长至1小时。体针于留针期间可行针3~5次。

⊙ 耳针疗法

1. 取穴：肾、膀胱、交感、肾上腺、输尿管、尿道。

2. 治法：强刺激，每次取2~4个穴，留针20~40分钟，每日1次。或用耳穴压豆法治疗，每3~5日换1次豆，两耳交替进行。

按语

肾脏分布着来自T_{10}~L_1节段的交感神经，故而使用体针疗法时所取的穴位应在T_{10}~L_1节段内或与之相近的节段内。而输尿管分布着来自T_{11}~L_2节段的交感神经，因肾脏和输尿管分布的神经有一部分来自共同的神经节段，故所选用的穴位是相同的。

5.2 下尿路结石

下尿路结石是指膀胱、尿道内发生的结石。

 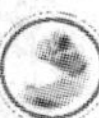

诊断要点

一、在我国,下尿路结石日趋少见,原发性结石明显少于继发性结石。

二、膀胱结石常见于膀胱出口梗阻,临床典型症状为排尿突然中断,并感疼痛,放射至阴茎头部和远端尿道,伴排尿困难和膀胱刺激症状。尿道结石典型症状为急性尿潴留伴会阴部剧痛,亦可表现为排尿困难,点滴状排尿及尿痛。

三、腹部 X 线平片能显示绝大多数结石。B 型超声检查能显示结石声影,膀胱镜检查及直肠指诊均可确定诊断。

治疗

⊙ 体针疗法

1. 取穴:分为四组:第一组取位于腰部相关节段内的穴位,如肾俞、气海俞、志室、大肠俞等;第二组取位于腹部相关节段内的穴位,如中极、曲骨、水道、府舍、归来、气冲等;第三组取骶部相关节段内的穴位,如八髎穴、膀胱俞、中膂俞、白环俞等;第四组取位于下肢相关节段内的穴位,如阴陵泉、三阴交、曲泉、膝关、照海、太溪等。

2. 治法:第一组与第三组穴位配合使用,第二组与第四组穴位配合使用。每次选用 4~5 个穴位。第一组、第二组穴位用强刺激手法针刺,第三组、第四组穴位用中等强度刺激手法针刺。亦可接通 G6805 电针仪进行治疗,具体方法及耳针疗法请参考上节。

按语

因为下尿路接受来自 $L_{1\sim3}$ 节段的交感神经的支配,这与输尿管分布的神经有一部分来自共同的脊髓节段,所以,治疗下尿路结石的部分体穴与治疗输尿管结石的部分穴位是相同的。下尿路除受交感神经的支配外,还分布着来自 $S_{2\sim4}$ 节段的副交感神经,故此还应取 $S_{2\sim4}$ 节段神经支配区内的穴位,即第三组和第四组穴位。因为副交感神经兴奋使膀胱壁收缩、内括约肌松弛,促进排尿;交感神经兴奋,使膀胱壁松弛、内括约肌收缩,促使膀胱贮尿。本病出现绞痛,多是因为结石嵌于膀胱颈部或尿道中,导致尿路平滑肌痉挛而引起。因此,治疗时原则上应解除痉挛,促使嵌顿的结石排出体外。第一组、第二组穴位用强刺激手法针刺，第三组、第四组穴位用中等强度刺激手法针刺，就是为了通过抑制交感神经，兴奋副交感神经，以解除平滑肌痉挛，使结石能够顺利排出体外。

针灸治疗输尿管结石、肾结石是有其适应征的，若结石直径在 1 厘米以内，形状规则，确有良好的排石作用。绞痛发作时，针灸的解痉、镇痛作用十分明显，但对于结石横径大于 1 厘米、表面不光滑、形状不规则，或停留时间过久而结石与输尿管壁有粘连者，则应采取中西医结合治疗法，或行膀胱镜或手术取石。

针灸治疗的同时，应注意多饮水，口服排石药，并结合适当的跳跃运动。

附录

针灸治疗本病的报道很多[30-42]。袁明经用针刺法治疗本病 58 例。结果：1. 急性发作肾区及少腹绞痛难忍者 33 例，治疗后当即痛止者 27 例，痛减者 6 例；针 1 次疼痛消失未再复发者 32 例。2. 有明显血尿、尿频、尿急症状 33 例，尿后余滴未净 11 例，针后 8~24 小时小便畅快无痛感者 28 例，24~48 小时改善症状者 16 例，肾积水 8 例，积水消失 6 例。3. 输尿管结石 7~15 日内排出者 45 例，另 7 例无明显排石感觉，但 30 日后 X 光片示结石消失。方法是：体穴选肾俞（双）、京门（患侧）、气海、中极、归来（患侧）、阴陵泉（双）；耳穴选肾、输尿管、膀胱、尿道口、交感。痛剧加神门，耳迷根。先取俯卧位刺肾俞、京门，平补平泻，留针 15~30 分钟（急性剧痛、留针至痛减），每 10 分钟捻针 1 次；继取仰卧位，刺气海、中极、归来、阴陵泉，泻法，留针 15~30 分钟，10 分钟捻针 1 次（剧痛者留针至痛止）。气海、中极、归来的针感一定要向会阴部放射，阴陵泉的针感向大腿内侧至会阴部放射。日 1 次，10 次为 1 疗程。针刺耳穴用 30~32 号 Q 型的皮内针针刺埋入所选耳穴中，用胶布固定。每次刺埋 1 侧，两耳轮换，2 日换针 1 次，令患者每日按压埋针 3~6 次[32]。张美丽等用电针耳穴的方法治疗肾绞痛 30 例，治疗 15 分钟内疼痛缓解者 26 例。方法是：取耳穴中的神门、皮质下、输尿管、肾，用 30 号 0.5 寸毫针刺入穴位后，在输尿管、神门穴上加用电针仪，用密波，刺激量以患者能耐受为度，留针 15 分钟[59]。李平用拔罐疗法治疗泌尿系结石引起的肾绞痛 100 例，治疗 1 次疼痛缓解，3 个月内未复发者 45 例；治疗 2 次疼痛缓解，3 个月内未复发者 25 例；治疗 3 次疼痛缓解，3 个月内未复发者 25 例。B 超显示结石完全排出者 85 例。方法：取双侧三焦俞、肾俞、膀胱俞为主穴。每日拔罐 1~2 次，每次拔罐 3~4 个，每次留罐 5~10 分钟[60]。

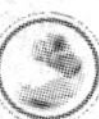

安徽医学院的一个研究小组发现，用中等强度的电针（断续波）刺激一侧的照海、三阴交，能使输尿管蠕动波幅明显增大，能使尿流量明显增多。但是，过于强烈的电针刺激会产生完全相反的效应[61.62]。陈映超等在静脉肾盂造影中发现，用中等强度的刺激手法针刺三阴交、昆仑穴，能够加速造影剂的排空，提示针刺三阴交、昆仑穴可使肾盂收缩加强，使输尿管蠕动加快[63]。曹及人等观察了电针肾俞穴对豚鼠输尿管平滑肌自发放电的影响，发现电针肾俞穴后输尿管平滑肌自发电位的频率和幅度均明显增加（$P < 0.05$）[64]。进一步证实针刺能够促进输尿管的蠕动。

参考文献

[1] 侯松琦，等．针灸治疗溃疡性结肠炎 30 例 [J]. 针灸学报，1990，6(3):25.

[2] 朱跃平．穴位注射治疗慢性溃疡性结肠炎 43 例 [J]. 上海针灸，1990，9(2):15.

[3] 聂云汉，等．针刺和经穴灸疗仪照射治疗慢性结肠炎 82 例 [J]. 辽宁中医，1988，12(8):28.

[4] 赵米智．针灸治疗溃疡性结肠炎 39 例 [J]. 河南中医，1989；9(6):43.

[5] 张伟华，等．耳压治疗溃疡性结肠炎合并高血压一例 [J]. 陕西中医，1990，11(7):292.

[6] 李坤久 .654–2 注射液穴位注射治疗慢性结肠炎过敏症的临床报告 [J]. 内蒙古中医药，1989，8(4):25~26.

[7] 韩铁山，等．蒸馏水封闭阑尾穴治疗单纯性阑尾炎 97 例临床观察 [J]. 中国针灸，1990，10(5):17~18.

[8] 陈全新．针灸治疗肠痈 165 例疗效分析 [J]. 上海针灸，1988，7(4):17~19.

[9] 袁振涛，等．阑尾穴位封闭制止阑尾切除术时牵拉反应 [J]. 第一军医大学学报，1989，9(3):263.

[10] 周德宜，等．针药结合治疗急性阑尾炎 205 例 [J]. 云南中医，1989，10(2):27~28.

[11] 杨同山，等．针罐结合治疗急性阑尾炎 50 例 [J]. 针灸学报，1990，6(3):56.

[12] 吴春光．针刺与超短波治疗阑尾炎 35 例 [J]. 针灸学报，1990，6(3):25.

[13] 仲远明，等．耳压法治疗痛经 50 例 [J]. 南京医学院学报，1989，9(2):134.

[14] 薛浩．温针治疗原发性痛经 [J]. 四川中医，1988，6(11):46.

[15] 施亚萍，等．发泡膏治疗痛经 82 例林穿观察 [J]. 北京中医，1990，(5):28~29.

[16] 刘继光．杨刺法加温针治愈痛经 23 例 [J]. 上海针灸，1987，6(1):13.

[17] 梁淑娟．梅花针治疗痛经 106 例 [J]. 中国针灸，1987，7(4):26.

[18] 骆方．针刺十七椎治疗原发性痛经 64 例 [J]. 浙江中医，1988，23(8):370.

[19] 贾广田，等．高温火针 治疗妇女痛经 425 例 [J]. 中国针灸，1990，10(4):10.

[20] 曾祥龙．针刺承山三阴交为主治疗痛经 95 例 [J]. 针灸学报，1990，6(3):26~27.

[21] 马登旭．针灸治疗痛经 61 例 [J]. 中医杂志，1988，29(8):54.

[22] 殷克敬．痛经针灸证治 [J]. 陕西中医函授，1989，(3):36.

[23] 杜建斌,等.针药并施治疗痛经 70 例 [J]. 湖北中医,1990,(2):34.
[24] 黄宝英,等.氦－氖激光穴位照射治疗盆腔炎 758 例临床观察 [J]. 中西医结合杂志,1989,9(4):229~230.
[25] 李桂敏,等.刺络拔罐综合治疗慢性盆腔炎 100 例 [J]. 国医论坛,1990,(1):28.
[26] 刘琨,等.消化膏穴位敷贴治疗慢性盆腔炎 301 例 [J]. 上海中医药,1987,(3):2~4.
[27] 王连清,等.氦－氖激位照射治疗盆腔炎 60 例近期疗效观察 [J]. 中国针灸,1983,6(1):40.
[28] 张耀华,等.隔姜灸治疗慢性盆腔炎 71 例疗效分析 [J]. 中国针灸,1986,6(6):36~38.
[29] 吴希靖,等.氦－氖激光穴位照射治疗盆腔炎疗效分析 [J]. 中国针灸,1986,6(3):23~24.
[30] 贾学铭.针药并用治疗泌尿系结石 20 例 [J]. 山东中医,1990,9(5):25.
[31] 陆惠新.耳穴药籽按压法治疗泌尿系结石 20 例 [J]. 上海中医药,1990,(2):19.
[32] 袁明经.针刺治疗泌尿系结石 58 例疗效观察 [J]. 针灸学报,1989,5(1):20~21.
[33] 占金玉.耳压治疗泌尿系结石 24 例临床观察 [J]. 江西中医药,1987,(4):38.
[34] 曹广夫,等.耳、体穴电冲击与中药治疗泌尿系结石 127 例 [J]. 辽宁中医,1989,13(6):37~38.
[35] 刘杭华,等.以穴位注射疗法为主治疗尿路结石 23 例 [J]. 中国针灸,1989,9(4):35.
[36] 江有源.针药结合治疗尿路结石 118 例临床报道 [J]. 中国针灸,1987,7(1):5~6.
[37] 聂汉云.针刺加经穴灸疗仪治疗尿路结石 44 例 [J]. 中国针灸,1988,8(2):11.
[38] 杨丁林.针刺治疗泌尿系结石及绞痛 150 例初探 [J]. 中国针灸,1987,7(4):9~10.
[39] 曾锐.电针刺激耳穴治疗泌尿系结石 50 例 [J]. 湖北中医,1989,(5):16.
[40] 向芳世.针刺治疗泌尿系结石绞痛 19 例 [J]. 湖北中医,1989,(5):20.
[41] 王志英,等.耳压法治疗尿石症 68 例 [J]. 山东中医,1989,8(8):15.
[42] 程红峰.耳穴电脉冲加贴压王不留行籽治愈输尿管结石一例 [J]. 中医杂志,1988,29(8):63.
[43] 施斌. 针灸中药西药治疗慢性结肠炎疗效对比观察 [J]. 中国针灸,2001,(2):67.
[44] 冯国汀,等. 痛泻宁穴位贴敷治疗溃疡性结肠炎临床观察 [J]. 中国针灸,2002,(5):312.
[45] 吴焕淦,等. 针灸治疗大鼠溃疡性结肠炎细胞因子基因表达的探讨 [J]. 世界华人消化杂志,1998,(10):853.
[46] Wuhuangan,etal.Morphologial Study on Colonic Pathology in Ulcerative Colitis Treated by Moxibustion. Treat[J].World Journal of Gastroenterology.1959,(4):340.
[47] 张光奇,等. 穴位埋线对实验性大鼠溃疡性结肠炎粘附分子 CD44、CD54 及 IL–2 的影响 [J]. 中国针灸,2002,(11):765.
[48] 安徽医学院针灸研究小组. 针刺对患有急性实验性炎症狗的盲肠运动及其血运的影响 [J]. 安徽医学院学报,1959,(4):340.
[49] 高春生,等. 针刺对狗盲肠运动的影响(迷走神经作用的研究)[J]. 安徽医学院学报,1960,(2,3):52.
[50] 高春生,等. 针刺对狗盲肠运动的影响(交感神经的作用)[J]. 安徽医学院学报,1960,(4):349.
[51] 上海市针灸治疗阑尾炎机制研究协作小组 [J]. 急性阑尾炎发病机制及针灸治愈机制的初步探讨.

上海中医杂志,1962,(2):13.

[52] 张崇芬,等. 熨敷神阙穴治疗痛经 62 例 [J]. 中国针灸,2001,(3):134.

[53] 张忆平. 针刺中冲治疗痛经 [J]. 中国针灸,2002,(9):612.

[54] 赵兰. 毫米波中极穴位照射治疗痛经 [J]. 中国针灸,2002,(7):477.

[55] 葛书翰,等. 针刺配合拔火罐治疗原发性痛经 98 例疗效观察 [J]. 中国针灸,1999,(12):725.

[56] 尚校琪. 药灸法治疗慢性盆腔炎 [J]. 中国针灸,2001,(5):274.

[57] 张宏,等. 温针灸加超短波治疗慢性附件炎 68 例 [J]. 中国针灸,2002,(2):107.

[58] 李和,等. 火针辩证治疗慢性盆腔炎 [J]. 中国针灸,2002,(5):295.

[59] 张美丽,等. 电耳针加耳压治疗肾绞痛 30 例 [J]. 中国针灸,2001,(5):293.

[60] 李平. 交替火罐法治疗泌尿系统结石肾绞痛 100 例 [J]. 中国针灸,2001,(7):391.

[61] 天津市南开医院,等. 新急腹症学 [M]. 北京:人民卫生出版社,1978:462.

[62] 中医研究院. 针灸研究进展 [J]. 北京:人民卫生出版社,1981:270.

[63] 陈映超,等. 针刺三阴交、昆仑穴对输尿管蠕动的影响 [J]. 中国针灸,1981,(3):35.

[64] 曹及人,等. 电针肾俞穴对输尿管电活动的影响 [J]. 上海针灸杂志,1988,(4):25.

第二十三章 腰部疼痛性疾病的针灸治疗

一、急性腰扭伤

急性腰扭伤亦称为“闪腰岔气”。本病多因在突然遭受间接外力作用下，腰背部肌肉骤然强烈收缩所致。

诊断要点

一、本病多见于青壮年体力劳动者，20~30岁者的发病率为50%以上，儿童与老人较少见。多数患者有不同程度的腰部扭伤史。

二、临床表现为外力作用后突感腰部（一侧或两侧）剧烈疼痛，腰部不能挺直，俯仰屈伸、转侧起坐均感困难；腰肌常有明显痉挛，咳嗽、深呼吸等均能加重疼痛。

三、病人面部常有痛苦或紧张表情。常以手扶住腰部，防止因活动而产生更剧烈的疼痛，严重者疼痛汗出，不能站立；腰脊柱多向患侧倾斜，如扭伤在左侧，身体向右侧屈时疼痛加重；有的伤后虽还能继续工作，但休息一夜后腰部剧痛；腰痛有明显的局限性，患者常能指出扭伤或疼痛的区域。约20%~60%的患者同时伴有下肢牵扯痛。

四、多数患者有明显的压痛点，其压痛点多在第三腰椎横突尖、腰骶关节和髂嵴后部。半数以上患者，有不同程度的腰椎曲线改变，当疼痛和痉挛解除后，此种畸形亦自行消失。

五、X线检查。对于严重的腰扭伤患者，应拍腰骶部正、侧、斜三种不同方位的X片。目的在于排除关节突、腰椎峡部或横突等部位的骨折、骨质增生、肿瘤或结核等病变。

六、影响到神经根者直腿抬高试验呈阳性，骨盆旋转试验呈阳性。

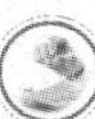

治疗

⊙ 体针疗法

1. 取穴：分为两组,第一组取腰骶部相关节段区内的穴位，如肾俞、气海俞，大肠俞、关元俞、小肠俞等，或取腰骶部的压痛点；第二组取位于下肢相关节段内的穴位，如秩边、环跳、委中、悬钟等。

2. 治法：第一组穴位为主穴，第二组穴位为配穴。根据腰痛的部位,每次可选用2~5个穴位，患侧取穴为主。均用强刺激手法进行针刺，每穴行针2~3分钟，得气后不留针。急性期1~2次/日，待症状缓解后可适当留针或用电针疗法,每日1次，每次留针20分钟左右,12次为1疗程。

⊙ 耳针疗法

1. 取穴：腰骶椎区、肾区为主穴,肾上腺、神门、皮质下为配穴。

2. 治法：中强刺激手法针刺。每次取穴3~4个穴位,留针15~20分钟,每日治疗1~2次,一般2~3天缓解。亦可用耳穴贴压疗法。

⊙ 其它措施

1. 急性期应卧硬板床休息,治疗期间若配合热敷则疗效更佳

2. 急性期症状缓解而有残余疼痛时,除可继续针灸治疗外,尚应进行腰背肌的锻炼及配合按摩、理疗等。平时注意劳动的姿势。

按语

本病的特点是伤后的腰部剧痛,活动受限。压痛点多在第三、四腰椎水平面的两侧骶棘肌上,或在第五腰椎横突与髂骨之间,还有的在骶髂关节部位,这是因为腰骶关节是脊柱的枢纽,骶髂关节是躯干与下肢的桥梁,体重的压力和外来的冲击力多集中在这些部位,最易受损,故而选用的主要体穴均分布在$L_{2\sim5}$节段神经支配区内。

不论使用体针疗法还是耳针疗法治疗本病,均应嘱病人配合腰部的适度活动,尽量呼吸吐纳,这样才能够获得更好的疗效

附录

用针刺疗法治疗急性腰扭伤有较好的疗效[1-45]。郭建民用针刺疗法治疗本病500例,治愈480例(占96%),显效15例(占3%),无效5例(占1%),总有效率为99%。其中1次即愈者432例,占86.4%。方法是:后溪透合谷。单侧腰痛取患侧,腰脊柱中间及双侧痛取双侧。患者空握拳,医者选用4~5寸长毫针,从后溪穴进针,针尖向合谷方面透刺,以不透过皮肤为度。留针20分钟,其间行针2~3次。同时嘱病人反复旋转活动腰部,每日1次。以病程短者疗效佳[1]。章金明用推拿加针刺治疗本病60例,结果全部有效,其中1次即愈者17例,3次治疗恢复正常者35例,3次治疗显效率为87%。方法是:腰脊正中损伤,主穴取禾髎透人中;两侧损伤,主穴取同侧攒竹或睛明;配穴均取手穴腰痛点、上都穴(第二、三指掌关节间,握拳取之)。禾髎透人中,用1寸毫针从左禾髎穴进针,横刺透过人中穴,抵达右禾髎穴;以患者能耐受为度,施以捻转,10分钟1次,共3次。攒竹穴进针得气后,作轻提插;睛明穴不施手法。手部腰痛点用捻转泻法。留针1小时。留针期间,进行推拿和自行活动。推拿取肾俞、腰阳关、委中、殷门、局部压痛点。手法用捻、按、推、拿、擦、点等及腰部被动运动[3]。吴绪荣用刺络拔罐治疗本病68例,痊愈46例,显效18例,无效4例。方法是:取痛点、委中(患侧)。患者俯卧,医者持三棱针在患者痛点散刺(豹纹刺),在委中穴点刺出血数滴,然后在痛点用大号玻璃罐拔罐,每次留罐10~15分钟,每日一次,5次为1疗程。散刺必须浅而快,点刺委中勿伤动脉,出血量不宜过多[5]。戴厚柄采用耳针治本病51例,经1~3次治疗,痊愈46例、显效5例,总有效率为100%。方法是:局部常规消毒后,取神门、肾两穴,直刺至耳软骨。取腰痛相应部位用45° 斜刺法,双耳同时进行,留针10~15分钟,同时嘱患者随意活动腰部[19]。黄迁隆采用氦-氖激光穴位照射治疗本病32例,均获满意疗效。方法是:双侧腰痛取肾俞(双)、委中(双),配阿是穴(双侧交替)。单侧腰痛取患侧腰眼、昆仑。波长6328埃,功率8~13毫瓦,光斑直径2~5毫米,照射距离10~20厘米。病人取坐位,手掌平放床端,术者先以拇指按压穴位1分钟。首次照射主配穴时各10分钟,照距5厘米,每次照射后令病人站位,边照边活动腰部,每日1次,10次为1疗程[22]。万森和用灸法治疗该病也获得了较好疗效[22]。

 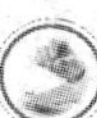

二、急性腰部韧带损伤

体重的冲击力和外来的暴力是发病的主因。

诊断要点

一、多有明显的外伤史，如弯腰劳动，搬取重物或不慎转身，或从高处摔落，肩负重物突然失力等。多见于青壮年体力劳动者。发病突然。

二、伤时患者自觉腰部有一干脆响声或撕裂样感觉，随即局部突然疼痛，常呈现断裂样、针刺样或刀割样疼痛，局部可出现瘀斑肿胀、坐卧困难，偶伴有下肢反射性疼痛。

三、检查：腰部肌肉痉挛，活动明显受限。前屈时局部疼痛加重。于棘突与棘间压痛明显。仰卧屈髋试验阳性。

四、X 线拍片：主要用以确定其损伤的程度，有否骨折或脱位。

治疗

⊙ 体针疗法

1. 取穴：分为两组：第一组取腰骶部相关节段区内的穴位，如肾俞、命门、阳关、大肠俞、关元俞等，或选用腰部的压痛点；第二组取位于下肢相关节段内的穴位，如秩边、环跳、委中等。

2. 治法：第一组穴位为主穴，第二组穴位为配穴。根据腰痛位置的不同，每次可选穴 2~5 个穴位。均用强刺激手法针刺。

⊙ 耳针疗法

1. 取穴：腰骶椎区、神门。

2. 治法：在耳穴腰骶椎区、神门各寻找敏感点，用 5 分毫针针刺，行中强刺激 3~5 分钟，痛不减者留针 10 分钟，间歇加强刺激。

按语

本病与急性腰肌筋膜扭伤不易鉴别，临床上二者往往合并存在，所以在治疗上与急性腰扭伤的治疗相类似。但是急性腰扭伤多在两侧骶棘肌及腰骶筋膜分布区，且压痛浅在而广泛，肌肉痉挛也较明显；而本病压痛点多在棘突与棘间明显，局限而又敏锐，如合并骨折则疼痛更加严重。需要指出的一点是，若疼痛严重，可用 0.5%~1.0% 普鲁卡因 5~10 毫升，于损伤处进行局部封闭，疼痛可以立即缓解。因而分析和弄清疾病的病因、病理，确切地诊断疾病，是进行科学选穴的基本前提。

需要指出的是，在用针灸疗法治疗本病的同时，必须对其损伤程度进行确定，如有骨折或脱位等现象，需给予及时的固定和复位等，这样才能根除疾患。针灸主要用于治疗稳定性韧带损伤。

附录

用针灸治疗本病具有良好的镇痛效果[1~45]。王先农用针灸疗法治疗本病 70 例，治愈 61 例，好转 7 例，无效 2 例。方法是：取双手三里，直刺 1 寸左右，得气后提插捻转 1 分钟。疼痛不减者，加针肾俞、委中，留针 20 分钟。起针后嘱患者做腰部运动[46]。赵生富采用手针腰痛穴治疗本病 100 例，痊愈 72 例，显效 13 例，好转 10 例，无效 5 例，总有效率为 95%。方法是：取手部腰痛穴（一手两穴），用约 3.3 厘米 30 号毫针，快速进针，斜刺入伸指肌腱下约 1~1.5 厘米，双手同时捻转两针，并令患者来回走动和弯腰，腰痛消除后起针[12]。窦庆莲用耳针神门穴治疗本病。方法是：用 5 分毫针针刺耳穴神门，中强手法刺激 3~5 分钟，痛不减者留针 10~15 分钟，中间行针加深刺激。共治 48 例均获效。针 3~5 分钟疼痛止者 30 例，6~10 分钟止者 15 例，1~2 日痛止者 3 例[20]。李长春用指针治疗本病。方法是：嘱患者俯卧，两腿伸直，先用手指轻轻揉按压痛点，然后用拇指用力点按约 10 下，再用手按揉其处。接着点按委中、承山如前法，随后令患者伸腰转动，咳嗽走步，一般一次即愈[17]。

三、腰肌劳损

腰肌劳损是引起慢性腰痛的常见疾患之一，亦称之为“功能性腰痛”或“腰背肌筋膜炎”等。主要是因腰背部肌纤维、筋膜等软组织的病变所致。

诊断要点

一、此病多见于青壮年，有时外伤史不明显，常与职业和工作环境有一定关系。

二、发病缓慢，腰背部酸痛或胀痛，休息则轻，劳累加重，若适当活动或经常改变体位也会使症状减轻。

三、腰痛常与天气变化有关，阴雨天气、潮湿环境或感受风寒，会致疼痛常常加重。

四、腰部功能活动无障碍，腰部外形也多无变化，有时可见部分病人一侧或两侧骶棘肌膜之发板、压痛。压痛常在骶髂后部，或骶骨后面肌止处，或腰椎横突部。

五、X 线检查。多无异常发现，少数患者在腰骶椎可有先天性变异或骨质轻度增生。

治疗

⊙ 体针疗法

1. 取穴：分为两组；第一组取腰骶部相关节段区内的穴位，如肾俞、气海俞、大肠俞、关元俞、小肠俞等，或取腰部、骶髂后部的压痛点；第二组取位于下肢相关节段内的穴位，如秩边、环跳、委中、悬钟等。

2. 治法：第一组穴位为主穴，第二组穴位为配穴。根据腰痛的部位，每次可选用 2~5 个穴位，患侧取穴为主。用平补平泻手法，压痛点则可一针多向刺。得气后可加用温针或电针等。每日或隔日 1 次，12 次为 1 疗程。

⊙ 耳针疗法

1. 取穴：腰骶椎区、神门、肾、皮质下。

2. 治法：用 5 分毫针中强刺激。隔日治疗 1 次，12 次 1 疗程。亦可用耳穴压豆疗法。

⊙ 其它疗法

1. 电针：取华佗夹脊穴。腰脊痛选 $L_{3\sim5}$ 夹脊，腰椎旁痛选腰 $L_{1\sim2}$ 夹脊，腿痛选同侧

L_2~S_2 夹脊穴。

用28号2~4寸毫针，与皮肤呈60度角向椎体方向进针，得气后接上电针仪，强度以病人能耐受为度。每次留针20~40分钟，其间可加强电脉冲刺激2~3次。每日或隔日1次，12次为1疗程。

2. 穴位注射：取局部压痛点。

用10%葡萄糖10毫升左右加维生素$B_1$100毫克，在压痛点按一针多向透刺法，分别向几个方向注入药液。每3~4天治疗1次，12次为1疗程。

按语

针灸治疗以腰肌劳损的腰痛为宜，对由于腰椎间盘脱出症、隐性脊柱裂、肥大性脊柱炎等骨骼病所致者，可有缓解作用，但必须进行对因治疗。由妇科、泌尿系疾病引起者须用其他方法治疗。因腰肌劳损与急性腰扭伤所损伤的部位基本相同，而且部分病因是由于急性腰扭伤后，没有得到及时正确的治疗拖延而致，故在治疗上可以相互参考。

附录

针灸治疗腰肌劳损的报道很多[47~53]。黄瑞彬用皮内针治疗本病30例，治愈23例，显效4例，有效3例。方法是：取常用穴命门、腰阳关，肾俞、志室、气海俞、关元俞、17椎下，华佗夹脊穴14~17、腰眼等。每次取3~5个穴，常规消毒后，用麦粒型揿针，避开浮络，针尖向外，横刺皮肤，嘱病人轻微活动，针处无刺痛不适后，胶布固定，留针1周；夏季多汗，留针1~2天；5次为1疗程[47]。高建芳用耳穴压豆法治疗本病60例，显效22例，有效34例，无效4例。方法是：取耳穴腰痛点、腰骶椎、神门、肾、交感、内分泌。贴压王不留行籽，嘱病人每日按压3~4次，每次压5~6下，隔日换1次，左右耳交替使用[48]。王富春针刺按摩治疗腰棘间韧带损伤80例，治愈67例，显效9例，好转3例，无效1例，总有效率为98.75%。经对64例进行5月~4年随访，治愈48例，显效8例，有效4例，复发4例，远期有效率为93.75%。方法是：患者取卧位，用28号2寸毫针，直刺委中穴，然后施以提插捻转泻法，使针感向腰部或下肢放射，留针30分钟，留针期间术者以双手在腰骶部捏拿腰椎棘间韧带，约15分钟后，用右手背和小鱼际部在腰骶部施摇滚手法10分钟。最后双手握拳在局部轻轻拍打3~5分钟。每日1次,6次为1疗程,疗程间隔1日[51]。

谢可永还用电针为主治疗急性腰扭伤和慢性腰肌劳损94例,结果急性与慢性分别显效16、22例,有效14、38例,无效各2例,总有效率为94%、97%。两组患者治疗后肌电显著下降,与治疗前比较有显著差异($P<0.01$)。方法是:1.急性者32例,用国产G6805型治疗仪,负极接压痛点,正极接委中穴。连续脉冲,频率为200~300次/分,电流强度以患者适宜为度。每次20~25分钟,每日1次,5次为1疗程。2.慢性者62例,用电针为主,14次为1疗程。同时每日做1~2次腰、腹肌锻炼:患者仰卧,两髋、两膝同时屈曲,两手抱膝,用力向前胸按压。然后取俯卧位,两上肢、下肢做背伸运动,每次各30~40遍。腹肌锻炼法:患者仰卧,双侧上下肢伸直,然后收腹坐起,每次20~30遍[53]。

四、下腹部疾患引起的腰痛

腰痛在此主要指慢性腰痛,为临床上常见症状之一,无论男、女、老、幼均可发生,内外妇儿各科均有。病因多而体征又相似,临床上需仔细检查,认真分析,本节就不做详述。现就几种引起腰痛的妇科疾患(慢性盆腔炎、痛经、子宫后屈后倾症等)与泌尿系统疾病(肾盂肾炎、肾炎、泌尿系结石及肿瘤等)加以叙述。

4.1 急性肾盂肾炎

急性肾盂肾炎是尿路感染中最具有临床意义的疾病。它是细菌(极少数可由真菌、原虫、病毒)直接侵袭所引起。

诊断要点

一、本病好发于女性。根据我国的初步调查,女男发病率为10:1,其中又以农村妇女的发病率较高,好发于已婚、育龄妇女,老年妇女和女婴。妊娠期的患病率最高,据一组调查显示高达10.2%。

二、全身表现。起病大多数急骤,常伴有寒战或畏寒、高热、周身不适、头痛、乏力、食欲减退,也可伴有恶心、呕吐。如兼有上呼吸道炎症时,则症状颇似感冒。

三、腰痛。多为钝痛或酸痛,程度不一,少数有腹部绞痛,剧痛时疼痛常沿输尿管向膀胱方向放射；体格检查有上输尿管点或肋腰点压痛，肾区叩痛征阳性。

四、膀胱刺激症状。有尿频、尿急和尿痛以及膀胱区压痛等症状，在上行性感染时，常先于全身症状出现。

五、实验室检查。血象白细胞一般可升高到 1 万 ~ 2 万 / 毫升；尿取清洁中段尿，尿中可见白细胞或脓细胞增多，少量颗粒管型，若有白细胞管型出现，则表示肾脏内有炎症或化脓。可见少量蛋白尿。尿中可见红细胞，甚至出现肉眼血尿。尿细菌检查含有大量细菌（多于 10 万个 / 毫升）。确定细菌的类别，对选择有针对性的药物治疗有指导意义。

治疗

⊙ 体针疗法

1. 取穴：分 3 组：第一组取腰部、背部相应节段内的穴位，如脾俞、胃俞、肾俞、膀胱俞、三焦俞等；第二组取腹部相关节段内的穴位，如关元、中极、水道、阴交、石门、中注等；第三组为特殊穴位，如足三里、三阴交、曲池、内关等。

2. 治法：第一组、第二组穴位可以单独使用，亦可以交替使用；不论是单独使用，还是交替使用，均应配用第三组穴位。每次选用 4~6 个穴位。第一组穴与第二组穴用中等强度刺激手法针刺，第三组穴位用较强的刺激手法针刺，每日一次。

⊙ 耳针疗法

1. 取穴：肾、膀胱、神门、腰椎、皮质下。

2. 治法：用中等强度以上的刺激手法针刺，每天治疗 1 次，每次选 3~4 个穴位，留针 20 分钟左右，留针期间可行针 2~3 次。亦可用埋针法或耳穴压豆法治疗。

按语

肾脏分布着来自 T_{10}~L_1 节段的交感神经，故而所取的穴位应在 T_{10}~L_1 节段内或与之相近的节段内，如第一组、第二组穴位便是；因本病同时还表现为全身症状，如高热、寒战、恶心、呕吐、周身乏力等，针刺足三里等穴对植物神经功能及全身症状具有良好的调节作用。故将第三组穴位定为特殊穴。

使用耳针治疗时，除了选用肾、膀胱等耳穴外，还取了内分泌、肾上腺及耳尖等穴，这

 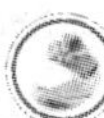

是因为此病的产生还与人体的抵抗力降低，免疫功能不足有关。针刺肾上腺、皮质下等穴的目的在于通过对自身免疫力、抵抗力的提高，来缓解全身症状，减轻肾实质的损伤。

此外，本病多因细菌上行感染所致，故做好妇幼卫生宣传工作，特别是在月经期、妊娠期以及女婴尿布卫生方面，对防止肾盂肾炎的发生有重要的意义。

本病在针灸治疗的同时，应使用抗菌药物等治疗方法。

慢性肾盂肾炎的治疗可参考上述方案。

附录

董淑君等用穴位注射抗生素法治疗慢性肾盂肾炎急性发作 63 例，治疗 20 天后，痊愈 62 例。方法：分为两组取穴，第一组取关元、肾俞、足三里；第二组取中极、三阴交。选用敏感抗生素加维生素 B_{12} 的混合液，每穴注射 0.5~1.0 毫升，每日 1 次，两组穴位交替使用[61]。孙学全用针刺加红外线照射治疗慢性肾盂肾炎 75 例，痊愈 66 例（88%）。方法：在腰部寻找压痛点，每次选用 2~3 个压痛点进行针刺，用中等强度的提插捻转混合手法行针，每次留针 40 分钟。留针期间用红外线照射腰部压痛区[62]。

4.2 急性肾小球肾炎

急性肾小球肾炎简称为急性肾炎，以血尿、蛋白尿、少尿为主，常伴有高血压、水肿、甚至氮质血症为临床特征的一组疾病。多与链球菌感染有关。

诊断要点

一、本病为链球菌感染后发生的急性肾炎，多为散发，儿童男性多于女性，大部分预后良好。

二、起病于前驱感染后 1~3 周。临床表现为肉眼血尿，呈洗肉水样或棕色酱油样，多于数天内消失。少尿，水肿典型表现为晨起眼睑水肿，呈“肾炎面容”。严重时可波及全身。多见一过性高血压，严重时可导致高血压脑病。

三、全身表现。常有腰部钝痛、乏力、厌食、恶心、呕吐及头痛。

四、实验室检查。镜下血尿伴红细胞管型及轻、中度蛋白尿。可有一过性肾小球滤过功能受损,轻度氮质血症。于利尿治疗数日后恢复正常。

治疗

⊙ 体针疗法

1. 取穴：分为三组；第一组取腰背部相应节段内的穴位,如胆俞、脾俞、胃俞、三焦俞、意舍、胃仓、肓门等；第二组取腹部相关节段内的穴位,如三阴交、石门、关元、中极、中注、四满、气穴、大赫、水道等；第三组为特殊穴,取足三里、阴陵泉。

2. 治法：具体治法均同于急性肾盂肾炎一节。

⊙ 耳针疗法

1. 取穴：双侧肾区寻找压痛点、肾上腺。

2. 治法：以毫针捻转刺入压痛点,持续行针 2~3 分钟,留针 4~6 小时。每日 1 次,6 次为 1 疗程。亦可用电针法或耳穴贴压法治疗。

⊙ 穴位注射

1. 取穴：肾俞、膀胱俞、三焦俞、小肠俞。

2. 治法：每次取一侧穴位,两侧交替使用。用促肾上腺皮质激素 10 个单位,每穴注射 2 个单位。每日治疗 1 次,10 次为 1 疗程。

按语

本病治疗原则以休息、对症为主。因本病的病变主要在肾小球,引起血尿、蛋白尿及肾小球滤过率下降,所以治疗本病的主要体穴应分布于肾脏的神经节段内,第一组、第三组便属于此类。第三组穴中的足三里,针刺后即能提高机体的抗病能力,又能够调节和稳定机体的免疫功能；针刺阴陵泉利尿消水肿,对治疗具有积极意义,故将其列为特殊穴位。

运用耳针治疗时,需留针 4~6 小时,这在前面的章节中,均未有出现过。据报道,徐州医学院附属医院曾用耳针治疗慢性肾炎肾病型 5 例,收到了消退水肿、缓解症状、改善小便异常变化的疗效。《耳针研究》编者认为,留针时间长短与利尿作用有关,一般不能少于 1 小时[54]。

 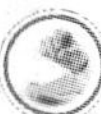

还应注意的是，急性期应卧床休息，在肉眼血尿消失、水肿消退、血压恢复正常后，逐步增加活动。急性期还应进低盐（每日 1~3 克）、低蛋白（每日每公斤体重 0.5 克高质量蛋白）、高维生素饮食。

慢性肾小球肾炎的治疗可参考上述方案。

泌尿系统结石所致的腰痛，前面已做过论述；肿瘤所引起的腰痛，只能把针灸疗法作为辅助的治疗方法来使用。具体的方法可参考其他的有关文献，在此不做详述。

附录

吴平路等用针灸治疗急性肾小球肾炎 22 例、慢性肾小球肾炎 31 例。急性肾小球肾炎患者经 1~2 个疗程的治疗全部治愈。慢性肾小球肾炎患者经 2~10 个疗程治疗，痊愈 25 例。方法：主穴分为两组，一组为足三里、阴陵泉、脾俞；另一组为三阴交、血海、肾俞。先针背部穴位，留针 20 分钟，留针期间加用灸法。针完背部穴位再针下肢穴位，留针 20 分钟，不用灸法。均用中等强度刺激手法行针。两组穴位交替使用，每天治疗 1 次，治疗 6 次为 1 疗程，疗程间休息 1 天 [63]。芦安等用督脉埋线治疗慢性肾炎蛋白尿取得较好疗效，多数患者治疗后 8 天之内尿中蛋白消失。仍有蛋白尿的个别患者可于第 1 次埋线后 15 天进行第二次埋线。方法：取胸 5~6、腰 1~2 两段，常规消毒后，用角针将 1 号羊肠线埋于皮下，每段埋入的长度为 3~4 厘米，在两端针眼处将羊肠线剪断，使线头完全埋于皮下，用无菌纱布敷盖并固定，2 天后可去掉纱布 [64]。

4.3 子宫后屈后倾症

子宫后屈是指宫颈保持原位，而宫体向后倒。后倾是指整个子宫沿其纵轴方向，向后变位。通常同时混合发生，亦称为子宫后位。

诊断要点

一、子宫后位分为三度：Ⅰ度为子宫底倾向骶骨岬方向。Ⅱ度为子宫底倾向骶凹。Ⅲ度为子宫底倒在子宫直肠陷凹内。

二、患者偶有月经过多、经期延长或痛经。

三、重度子宫后位者往往有腹背酸痛、白带增多、性交不适或便秘。合并妊娠时,可能引起子宫嵌顿和导致流产,但属少见。

四、子宫后位者容易并发子宫脱垂。

治疗

⊙ 体针疗法

1. 取穴:分为四组。第一组取位于腰部相关节段区内的穴位,如三焦俞、肾俞、气海俞、志室等;第二组取位于腹部相关节段内的穴位,如曲骨、中极、水道、归来、大赫、府舍等;第三组取骶部相关节段内的穴位,如膀胱俞、八髎穴、白环俞、长强、会阴等;第四组取位于下肢相关节段内的穴位,如三阴交、阴陵泉、公孙、太溪、曲泉等。

2. 治法:第一组与第三组穴位配合使用,第二组与第四组穴位配合使用。每次选用3~5个穴位。针腹部穴位时,要求针感达子宫处。均用中等强度刺激手法针刺,每日或隔日1次,每次留针15~30分钟,间歇运针2~3次。10次为1疗程,疗程间隔5~7天。

⊙ 耳针疗法

1. 取穴:主穴为子宫、腰骶椎;配穴为神门、皮质下。

2. 治法:选用主穴治疗,若疗效不佳,可选用配穴,每次选3~4个穴位,用毫针或电针行中度刺激手法针刺,每日1次,主穴、配穴均单侧取用,双侧交替。也可用耳穴贴压疗法。

按语

子宫接受来自T_{12}~L_3神经节段和S_2~S_4神经节段的植物神经的支配。所以,应在这两个节段神经支配区内选用穴位。第一组、第二组穴位即分布在T_{12}~L_3神经节段支配区内,第三组、第四组穴位则分布在S_2~S_4神经节段支配区内。

多数患者无显著症状,亦无不良后果,需要治疗的属于少数。临床观察表明,减少子宫后位的发生,预防重于治疗。应注意产褥期休养及适当早起床活动,避免长期仰卧。在产后不应过早参加体力劳动。注意每日呈胸膝卧位2次,每次15分钟,这样可减轻无粘连的子宫后位症状。

4.4 子宫脱垂

子宫颈外口沿阴道方向下降至坐骨棘水平以下时称为子宫脱垂。

诊断要点

一、下腹、阴道、外阴坠胀及腰背酸痛，站立及劳动时加剧。

二、自觉有块状物向阴部脱出，轻者平卧时可自行回复，重者不能自行还纳，行走亦感困难。

三、并发膀胱膨出及直肠膨出时，可伴有大便困难及尿频、排尿困难或张力性尿失禁。

四、妇科检查可见子宫脱垂（分三度）、宫颈炎症。

治疗

⊙ 体针疗法

1. 取穴：分为四组。第一组取腰部相关节段区内的穴位，如胃俞、肾俞、三焦俞，气海俞、大肠俞、志室等；第二组取腹部相关节段区内的穴位，如中极、曲骨、水道、府舍、归来、大赫等；第三组取骶部相关节段内的穴位，如次髎、下髎、膀胱俞、中膂俞、白环俞、长强等；第四组取位于下肢相关节段内的穴位，如三阴交、阴陵泉、太溪、曲泉、公孙等。

2. 治法：第一组与第三组穴位配合使用，第二组与第四组穴位配合使用。每次选用3~5个穴位，均用中等强度刺激手法针刺，每次留针20~40分钟，行针3~4次。亦可用电针疗法治疗。每日或隔日1次，10次为1疗程。疗程间隔5~7天。

⊙ 耳针疗法

1. 取穴：子宫、盆腔、肾为主穴，盆腔神经丛、腰椎为配穴。

2. 治法：每次均用主穴和配穴，每次选用3~4个穴位，用中等强度手法针刺，每日1次，10次为1疗程。也可用耳穴贴压疗法。

按语

子宫脱垂多由于生产、生育过多、年老或先天性盆底组织松弛等原因，使支持子宫的韧带、筋膜、肌肉发生损伤或过度松弛所致。所以使用体针疗法治疗本病时，不仅选用了来自 T_{12}~L_3 节段和 $S_{2\sim4}$ 节段神经支配区内的穴位，还选取了支持子宫正常位置的有关组织所属的脊髓节段内穴位，这是恢复子宫周围支持组织功能的关键环节。

还应注意的是，在针刺前须先把脱出的子宫推入阴道，然后再施术，同时垫高臀部。针刺时针尖向子宫体方向刺入，手法以提插为主，使之产生触电样针感，并放射至前阴部和少腹部，当针刺 3~5 次时就有子宫上提感者为最佳。

附录

关于针刺治疗本病也有不少报道[55-65]。姜娜薇等用针刺疗法治疗本病 18 例，经过 3~5 个疗程的治疗后，痊愈 15 例，显效 2 例，好转 1 例。方法是：取百会、气海、子宫透曲骨、足三里、三阴交穴。腹部腧穴用长针，使针感达子宫。用补法，得气后留针 30 分钟，留针期间行针 1 次，10 次为 1 疗程，疗程间隔 2~3 日[55]。张万荣还采用针灸并施来治疗本病，方法是：取百会、气海、维道、照海、太冲穴，行针 15 分钟，自觉阴部抽缩，再行针 20 分钟，配艾灸 3 壮，脱垂全部消失[56]。欧阳智鸿单用灸法治疗本病，方法是：取直径 2 厘米、厚 0.4 厘米之附子片 1 块，上置 7 分艾条，隔附子片灸百会穴，每次灸 3~4 壮，至头昏胀，再卧床休息片刻，日 1 次。杨翊用针刺疗法治疗老年性子宫脱垂 23 例，治愈 12 例（包括Ⅰ度脱垂 6 例，Ⅱ度脱垂 5 例，Ⅲ度脱垂 1 例）。所取穴位：百会、肾俞、次髎、关元、中极、足三里、三阴交。每次留针 30 分钟，均用较强刺激手法行针。隔日治疗 1 次，10 次为一疗程。疗程间休息 3~5 天，连续治疗 3 个疗程[57]。

参考文献

[1] 郭建民．后溪透合谷治疗急性腰扭伤 500 例 [J]. 中国针灸，1990，10(5):31.
[2] 刘宝林．针灸治疗急性腰扭伤 140 例 [J]. 针灸学报，1990，6(2):54.
[3] 章金明．推拿加针刺治疗急性腰扭伤 60 例临床观察 [J]. 新疆中医药，1987,(2):40~41.

 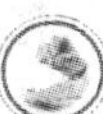

[4] 郭万寿．针刺外关透三阳络治腰扭伤 135 例 [J]. 四川中医，1987，5(3):39.

[5] 吴绪荣．刺络拔罐治疗急性腰扭伤 68 例 [J]. 湖北中医，1987，5(3):39.

[6] 何周智，等．针刺治疗急性腰扭伤 150 例 [J]. 上海针灸，1989，8(3):46.

[7] 李化同，等．针刺奇功穴治疗急性腰扭伤 105 例 [J]. 河南中医，1989,9(1):36~37.

[8] 高世田．针刺加推拿治疗急性腰扭伤 100 例 [J]. 河北中医，1990,12(4):37.

[9] 徐百秀，等．针刺支沟穴治疗急性腰扭伤 421 例 [J]. 上海针灸，1990,(3):10.

[10] 王素芬．针刺治疗急性腰扭伤 400 例的临床经验 [J]. 中国针灸，1988，8(2):7.

[11] 郑学良，等．腰三针治疗急性腰扭伤 81 例 [J]. 中国针灸，1987，7(4):21.

[12] 赵生富．手针腰痛穴治疗急性腰扭伤 100 例 [J]. 浙江中医，1990，25(7):325.

[13] 戈国荣．手针疗法治愈 35 例腰扭伤 [J]. 四川中医，1989，7(9):48.

[14] 吴耀持．针刺治疗急性腰扭伤 150 例 [J]. 上海针灸，1991,10(2):18–19.

[15] 孙法轩，等．电兴奋穴位治疗急性腰扭伤 248 例 [J]. 中国针灸，1987，7(2):17~18.

[16] 王第道．放血疗法治疗急性腰扭伤 [J]. 中国康复医学，1987，2(3):98.

[17] 李长春．指针刺治疗急性腰扭伤 [J]. 黑龙江中医药，1988,(1):35.

[18] 周会友．灵龟八法按时针刺外关穴治疗急性腰扭伤 128 例临床观察 [J]. 中国骨伤，1990，3(2):39.

[19] 戴厚柄．耳针治疗急性腰扭伤 51 例临床观察 [J]. 江苏中医，1990，11(5):28~29.

[20] 窦庆莲．耳针神门学治疗急性腰扭伤 [J]. 天津中医，1990,(2):39.

[21] 迟振荣．氦 – 氖激光针治疗急性腰扭伤 150 例 [J]. 山东中医，1988，7(4):29.

[22] 黄廷隆．氦 – 氖激光穴位照射治疗急性腰扭伤疗效观察 [J]. 中医杂志，1988，29(2):39.

[23] 岳岚．针刺治疗急性腰扭伤四法 [J]. 中国运动医学，1988，7(4):241.

[24] 薛浩．针刺治疗 100 例 [J]. 北京中医，1988,(6):39.

[25] 彭道贤．针刺支沟治愈急性腰扭伤 [J]. 浙江中医，1988，23(3):132.

[26] 刘亚珍．针刺配火罐治疗急性腰扭伤 64 例 [J]. 针灸学报，1990，6(4):12.

[27] 梁玉昌．针刺攒竹水沟穴治疗急性腰扭伤 50 例 [J]. 中医杂志，1989，30(3):13.

[28] 朱广运．综合治疗急性腰扭伤 [J]. 上海针灸，1990，9(2):48.

[29] 陈兴元，等．针刺后溪治疗急性腰扭伤 [J]. 上海针灸，1990，9(2):47~48.

[30] 薛富林．针刺人中委中治疗急性腰扭伤 [J]. 浙江中医，1989，24(8):363.

[31] 回克义．针刺秩边、养老穴治疗急性腰扭伤 [J]. 内蒙古中医药，1990，9(2):19~20.

[32] 康俊秀．坐骨穴治疗急性腰扭伤 39 例 [J]. 内蒙古中医药，1988，7(2):41.

[33] 何通道．针刺耳穴腰痛点治疗急性腰扭伤 [J]. 中医杂志，1990，31(8):37.

[34] 张文荣．巨刺治疗急性腰扭伤 251 例 [J]. 河北中医，1990，12(2):10.

[35] 赵渊．针刺 “扭伤” 穴治疗急性腰扭伤 101 例 [J]. 中西医结合杂志，1989，9(3):178~179.

[36] 卢奇．针刺手下廉治疗急性腰扭伤 50 例 [J]. 河南中医，1989，9(5):48.

[37] 梁丽娟．红外线温针治疗急性腰扭伤 [J]. 吉林中医药，1988,(5):18.

[38] 张俊峰 . 双针刺法治疗急性腰扭伤 [J]. 山东中医，1990，9(1):49.
[39] 鲁冰丰 . 指针疗法治疗急性腰扭伤 [J]. 浙江中医学院学报，1990，14(6): 封 4.
[40] 耿敏 . 针刺内关透外关治疗急性腰扭伤 51 例 [J]. 针灸学报，1989，5(3):29.
[41] 杨祖访，等 . 药水灸法治疗急性腰扭伤 167 例 [J]. 针灸学报，1989，5(3):22.
[42] 赵宝文 . "一针一钉" 治疗急性腰扭伤 [J]. 上海针灸，1989，8(3):46~47.
[43] 金长禄 . 手针治疗急性腰扭伤 346 例临床观察 [J]. 中国针灸，1991，11(3):30.
[44] 刘成信，等 . 电针夹脊穴治疗急性腰扭伤 61 例 [J]. 陕西中医，1988，9(5):200.
[45] 李尊桂 . 耳轮水针疗法治疗急性腰扭伤 [J]. 四川中医，1988，6(5):48.
[46] 王先农 . 针刺治疗急性腰扭伤 70 例 [J]. 针灸学报，1990,(2):46.
[47] 黄瑞彬 . 皮内针治疗慢性腰肌劳损 30 例 [J]. 黑龙江中医药，1988,(6):35.
[48] 高建芳 . 耳穴贴压王不留行籽治疗腰扭伤 60 例 [J]. 安徽中医学院学报，1989，8(2):43.
[49] 王祥福 . 走提罐法治疗腰软组织伤痛 100 例 [J]. 陕西中医，1989，10(1):35.
[50] 金成哲 . 封闭结合推拿治疗慢性腰肌劳损 [J]. 吉林中医药，1989,(3):32.
[51] 王富春 . 针刺按摩治疗腰棘间韧带损伤 80 例临床小结 [J]. 江苏中医，1989，10(8):21~22.
[52] 李章澜 . 自血穴位注射治疗急慢性腰部软组织损伤 44 例 [J]. 福建中医药，1990，21(5):58.
[53] 谢可永 . 电针为主治疗急性腰扭伤和慢性腰肌劳损 [J]. 上海针灸，1987，6(2):26~27.
[54] 胡伯虎，等 . 现代针灸师手册 [M]. 北京：北京出版社，1990：453.
[55] 姜娜薇，等 . 针刺治疗子宫脱垂 18 例 [J]. 中国乡村医生，1990,(4):39.
[56] 张万荣 . 针灸并施治疗阴挺一例 [J]. 上海针灸，1990，9(1): 封 3.
[57] 欧阳智鸿 . 灸治子宫下垂 [J]. 四川中医，1990，8(9):43.
[58] 万森和．中药隔姜灸治疗急性腰痛 [J]．中国针灸，2002,(9):627.
[59] 杨安府，等．皮针加走罐治疗腰肌劳损 32 例 [J]．中国针灸，2002,(3):201.
[60] 催义良．穴位埋线治疗腰肌劳损 78 例 [J]．中国针灸，2001,(4):237.
[61] 董淑君，等．抗菌素穴位注射治疗慢性肾盂肾炎急性发作 [J]．泸州医学院学报，1990,(4):292.
[62] 孙学全．针灸临床集验 [M]．济南：山东科学技术出版社，1984：287.
[63] 吴平路，等．针灸治疗肾小球肾炎蛋白尿 53 例 [J]．中国针灸，2001,(7):411.
[64] 芦安，等．督脉埋线治疗慢性肾炎蛋白尿 [J]．新中医，1989,(11):32.
[65] 杨翊，等．针刺治疗老年女性子宫脱垂 23 例 [J]．中国针灸，2002,(6):368.

第二十四章　下肢疼痛性疾病的针灸治疗

一、坐骨神经痛

坐骨神经痛是指坐骨神经通路及其分布区内发生的疼痛。

诊断要点

临床表现

一、为烧灼样或针刺样疼痛，并自臀部沿大腿后面、小腿后外侧向远端放射。如第 5 腰椎受损，则疼痛沿小腿前外侧至足背。此种放射痛可因咳嗽、喷嚏、排便等而加重。

二、直立时腰稍向前屈曲，同时伴有腰椎侧凸。受损的腰椎旁肌肉有压痛。直腿抬高试验呈阳性。沿坐骨神经通路可有明显压痛点。

三、X 线检查，可发现脊柱及骨盆病变。疑有椎间盘突出，椎管内肿瘤或蛛网膜炎后粘连者，可做 CT 或核磁检查。

治疗

体针疗法

1. 取穴：分为两组。第一组取位于腰骶部相关节段内的穴位，如大肠俞、关元俞、小肠俞、腰夹脊穴 4~5、秩边等；第二组取下肢相关节段内的穴位，如环跳、委中、承山、阳陵泉、绝骨、昆仑等。

2. 治法：两组穴位同时选用，以患侧取穴为主。用强刺激手法针刺，每日 1 次，10 次为 1 疗程或用电针疗法治疗。

⊙ 耳针疗法

1. 耳穴：坐骨区、臀部、腰骶椎区、神门。

2. 先选用患侧耳穴。毫针刺穴后，反复捻转，刺激宜强，待耳廓局部潮红、发热，留针30~60分钟，其间行针3~6次，或接通电针仪治疗，用疏密波。每日1次或2次。亦可用埋针或耳穴压豆法治疗。

按语

根据现代针灸学理论，坐骨神经来自 L_4–S_3 的节段神经，所以使用体针疗法时应在 L_4–S_3 节段神经支配区内选穴。如第一组、第二组穴位便属此类。坐骨神经痛是一种症状，可以由坐骨神经本身的病理引起，称为"原发性坐骨神经痛"，如坐骨神经炎；也可以由坐骨神经通路上的病变影响坐骨神经而造成，称为"继发性坐骨神经痛"。如椎间盘突出，马尾神经根或脊膜发炎，或肿块压迫等。应该指出的是，针灸对坐骨神经炎引起的疼痛治疗效果较好，而对因腰椎机械性压迫所致者，还应对因治疗，针灸疗法仅能缓解症状。其中如腰椎间盘脱出症，可配合推拿、手法复位等疗法。在急性期时宜卧床休息，平时应注意腰腿部保暖，睡硬板床，并结合适当的体育活动。

附录

针灸治疗坐骨神经痛的报道有很多[1-39]。高文杰用电针配合穴位注射治疗本病502例，痊愈（症状体征全消失）262例，占52.2%；显效（症状体征基本消失）125例，占24.9%；好转（症状体征减轻）110例，占21.9%；无效5例，占1%，总有效率为99%。方法是：主穴取气海俞、大肠俞、上髎、秩边、环跳。配穴取阳陵泉、委中、承山、绝骨。治则为下肢后侧痛取膀胱经，外侧痛取胆经；疼痛剧烈者先用穴位注射，痛缓解后用电针。药用25%硫酸镁10毫升加2%奴佛卡因4毫升，选主穴2~5个，每穴注入0.5~3毫升。每日1次，3~5次为1疗程。针刺得气后，接G6805治疗仪，给密波、疏密波各5~15分钟。密波止痛效果好，可500次/分。久病者给疏波、断续波5~15分钟，每日1次，1个月为1疗程[1]。

魏秀奇等采用复方当归液穴位注射本病100例，两组分别痊愈92例，显效8例，无效 2 例。穴位注射组疗效优于针刺组（$P<0.01$）。方法是：取复方当归液、复方秦艽液各 4 毫升，维生素 $B_1$2 毫升，10% 葡萄糖 15 毫升，混合。用 6 号针头 20 毫升注射器取上述药液 25 毫升，注入环跳穴 10~15 毫升，配合承扶、殷门、承山、阳陵泉交替使用，每次 1~2 穴，每穴注入 5~10 毫升，每周 2 次，10 次为 1 疗程，注射完毕令患者平卧 10~15 分钟。对照组 20 例，用 4~10 厘米长毫针，病在太阳取肾俞、秩边、承扶、殷门、委中、承山、昆仑；病在少阳经取环跳、风市、阳陵泉、悬钟。施提插捻转，中强刺激留针 20 分钟，1~2 日 1 次，10 次为 1 疗程，疗程间隔 5~7 日[4]。张战军用不同方法（耳针、体针和埋线）分别治疗本病 150 例，分别痊愈 52、87、98 例，显效 46、31、31 例，有效 37、24、17 例，无效 15、8、4 例，总有效率为 90%、94.7%、97.3%。三组比较有显著性差异（$P<0.05$）。方法是 :1. 耳针组：取心、肝、肾、交感、神门、腕、膝、踝等穴。中强刺激，留针 20 分钟，两耳交替、日 1 次，12 次为 1 疗程。2. 体针组：辨病取穴和循经取穴相结合，每日 1 次，12 次为 1 疗程。3. 埋线组：取环跳、殷门、阳陵泉、昆仑穴。穴位局部消毒后，将 2~3 厘米长的羊肠线置入腰穿针尖端内，然后用右手拇、食指捏住针身上 1/3 处，对准穴位，使皮肤和针身呈 90 度角，快速刺入适宜深度，有针感后，右手向上提针，左手用针芯将羊肠线埋于穴位。10 日 1 次，3 次为 1 疗程[5]。

环跳穴是治疗坐骨神经痛的主要穴位，在各种经穴处方中，都有这个穴位。张国玺等研究了电针环跳穴对大鼠的镇痛作用及对蓝斑内组化成分的影响，发现电针环跳穴的镇痛效应十分明显，电针后蓝斑内 AchE 反应明显增强，蓝斑内核酸的染色明显增强（$P<0.01$）。同时发现针刺必须达到一定的深度才能产生明显的效应[78]。关新民等研究了电针环跳穴对脊髓后角和脊神经节内 Ach 代谢的影响，证实电针环跳穴具有明显的镇痛作用，电针后脊神经节和脊髓背角内 ChE 和 AchE 活性均明显升高（P 值均 <0.01）。提示电针环跳穴产生镇痛效应时，脊神经节和脊髓背角内的 Ach 释放，降解加快，脊髓背角内的 Ach 合成加速。切断一侧背根后，针刺镇痛作用受到抑制，同时手术一侧的脊髓背角内 ChE 活性明显降低（$P<0.01$）。提示 ChE 阳性神经纤维参与了环跳穴的针刺信号向中枢传入的过程[79]。

二、红斑性肢痛症

红斑性肢痛症是由肢体远端的血管过度扩张所致。多发于下肢。

诊断要点

一、可见于各年龄组，无性别差异。多在寒冷季节发病，气温转暖后自行好转。多缓慢起病，也可突然发生。

二、症状初起为局限于肢体远端的发作性烧灼样疼痛，患处皮肤发红、发热、肿胀、出汗，局部血管搏动增强。以后疼痛可波及整个肢体。

三、发作多在晚间，每次发作可历时几分钟至数小时。凡可引起血管扩张的因素皆可导致发作，如局部加热、温暖的环境、运动、站立，甚至肢体的下垂，均可导致疼痛的加剧。患肢不发生营养障碍。

治疗

⊙ 体针疗法

1. 取穴：分为两组。第一组取背腰部相关节段内的穴位，如肾俞、三焦俞、胆俞、胃俞、胃仓、T_{10}~L_2 两旁的夹脊穴等；第二组取腹部相关节段内的穴位，如中极、曲骨、关元、气冲、归来、水道、神阙、大赫等。此外，还可取用邻近部位即下肢远端的穴位，如三阴交、绝骨、太溪等。

2. 治法：第一组、第二组穴位交替使用，亦可配用下肢远端的穴位。每次选用 5~8 个穴位。用弱刺激手法或中等强度刺激手法针刺。

⊙ 耳针疗法

1. 取穴：患肢相应部位；配穴：肾、交感、肾上腺、皮质下。

2. 治法：每次选用 2~3 个穴位，用毫针行弱刺激手法或中等强度刺激手法针刺，留针 1~2 小时，期间行针 3~6 次，每日 1 次，12 次为 1 疗程，或用耳穴压豆法治疗。

按语

下肢的血管平滑肌分布来自 T_{10}~L_2 节段的交感神经，故而使用体针疗法时应在 T_{10}~L_2 节段神经支配区内选取穴位，以通过调节植物神经功能来恢复血管的正常运动，第一组、第二组、第三组穴位属于此类情况。因本病是由血管过度扩张所致，故易用弱刺激或中等强度的刺激手法针刺。此外,在急性期应卧床休息,抬高患肢、局部适度冷敷可减轻症状。

附录

针灸治疗本病具有良好的治疗效果[40~45]。徐文亮等用针刺疗法治疗本病30例,痊愈22例,显效5例,有效3例。方法是:取红斑局部、血海穴、足三里穴。皮损部常规消毒后,取三棱针用点刺法直刺皮损红斑的中央,进针约1~2毫米,行震颤手法,使针刺周围产生热胀感,持续数秒钟退针。其他穴位用毫针行泻法,得气后留针30分钟,10分钟捻针1次。隔日治疗1次,5次为1疗程[40]。汪循东采用了654–2穴位注射治疗本病134例,病程数月至19年,除2例外均有反复多年的冻疮史。结果痊愈118例,好转16例,疗程5~9日,多数2日见效,3日疗效明显,平均6.5日痊愈。方法是:针足三里,得气后注入654–2约10毫克,每日1次,左右两侧交替[43]。陈森然用针刺加刺血拔罐治疗本病8例,治疗10~14日后,痊愈5例,好转2例,无效1例。方法是:用28号40~50毫米毫针,秩边穴用75毫米针,上肢取C_6~T_3夹脊穴、曲池、外关,下肢取$L_{1\text{-}5}$夹脊穴、秩边,阳陵泉。施捻转泻法,行针3~5分钟,5分钟行针1次,留针15~20分钟。每次取1~2穴,交替使用,每日1次,10次为1疗程。2. 刺血拔罐。上肢取八邪穴或上八邪穴,下肢取八风或上八风穴,每次取1穴,常规消毒后用三棱针点刺,再拔火罐,以吸出5~10毫升血液为度。隔日1次,5次为1疗程[44]。韩祖濂用针灸治疗本病1例,取三阴交、太溪、太冲、均平补平泻,10次即愈,1年未复发[45]。陈维渝单用针刺法治疗该病28例,痊愈18例。取穴以足三里、三阴交、太冲、内庭为主[80]。中山医学院的研究小组用肢体容积曲线为指标,观察了针刺足三里对血管舒缩活动的影响,发现无论是较弱的刺激,还是较强的刺激,均能够促使异常扩张状态的血管发生收缩[81]。而针刺对血管运动的调节是通过对神经系统特别是植物神经系统的调节实现的。

三、血栓闭塞性脉管炎

血栓闭塞性脉管炎是一种动脉、静脉都被侵犯,进行性缓慢的闭塞性炎症病变。病因不明,其诱因与受冻、外伤、烟硷中毒及精神刺激等因素有密切关系。

诊断要点

一、多见于25~40岁的男性。好发于四肢末端，以下肢更为多见。患者有吸烟、受冻、小腿外伤史。

二、初期，患肢有沉重、怕冷、麻木感，足趾有针刺痛，小腿肌肉有抽搐痛现象，开始出现间歇性跛行，手足受冷后疼痛加剧，足背动脉搏动减弱无力。或伴有浅静脉迁移性血栓性静脉炎。

三、中晚期局部皮肤发冷、肢体位置试验阳性、疼痛转变为持续性。行走困难，夜寐不安，患肢肌肉逐渐萎缩（亦可有水肿），甚则波及足趾、足背，肉枯筋萎，呈干性坏死。或溃破腐烂，创口流紫黑色血水，有腐肉，气味恶臭，疼痛剧烈，不得安眠，足背动脉搏动消失。

四、特殊检查可进行皮温测定，动脉示波测量，超声波检查，必要时可行动脉造影。

治疗

⊙ 体针疗法

1. 取穴：分为两组。第一组取背腰部相关节段内的穴位，如胆俞、阳纲、脾俞、意舍、胃仓、三焦俞、盲门、肾俞、T_{10}~L_2 的夹脊穴等；第二组取腹部相关节段内的穴位，如神阙、石门、关元、中极、曲骨、气冲、归来、水道、大赫、横骨等。此外，还可取用邻近部位即下肢远端的穴位，如三阴交、公孙、涌泉、太溪等。

2. 治法：第一组、第二组穴位交替使用，亦可配用下肢远端的穴位。每次选用5~8个穴位。用中等刺激手法为主，留针30~60分钟，疼痛重者用重刺激。每日1次，12次为1疗程，疗程间隔7日。亦可用电针治疗。

⊙ 耳针疗法

1. 取穴：臀区、坐骨区、患肢相应部位。配交感、皮质下、下丘脑。

2 治法：每次选2~3个穴位，毫针强刺激。连续捻转1~2分钟，留针1~2小时，期间行针3~6次，每日1次，12次为1疗程。亦可用耳穴贴压疗法。

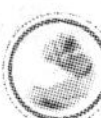

按语

治疗本病同治疗红斑性肢痛症有一定的相似之处，也是通过调节植物神经功能来恢复血管的正常运动。因下肢血管平滑肌分布着来自 T_{10}~L_2 节段的交感神经，故而使用体针疗法时应在 T_{10}~L_2 节段神经支配区内选取穴位，如第一组、第二组穴位。针灸治疗本病以早期为宜，中期亦有一定作用。但在晚期发生溃疡者，则必须配合外科疗法。应注意的是，本病患者在接受治疗前后都应严禁吸烟，注意保温，防止患部受凉或外伤。患肢应进行适当的运动锻炼。

附录

针灸对血栓闭塞性脉管炎也有良好的治疗作用[46–52]。张怀忠等用针刺治疗本病181例，临床治愈89例，占49.2%；显效57例，占31.5%；好转31例，占17.1%；无效4例，占2.2%。方法是，取患肢相关经脉部位有敏感反应的俞穴为主穴，结合发病部位及症状循经辨证取穴。下肢主穴：血海、阴包；病在足拇指配阴陵泉、地机；病在第二、三趾配足三里、丰隆；第四趾及小腿外侧配阳陵泉、悬钟；病在第五趾及小腿后侧配承山、昆仑；病在足底部配太溪。每次选1~5穴，每日或隔日1次，15次为1疗程，疗程间隔3~5日。破溃期有感染者配用抗生素，创面外敷加红一效膏[46]。

孙旗立等用氦－氖激光治疗本病83例。治愈55例，显效18例，好转10例，总有效率100%。肢体血流图及甲皱微循环观察，治疗后均较疗前有显著改善（$P<0.001$ 和 $P<0.01$）。方法是：取十二经的井穴（少泽、历兑、商阳、至阴、关冲、大敦、少冲、隐白、少商、中冲、窍阴、涌泉）。治疗时只选择凉痛患趾（指）上的井穴。Ⅲ期溃疡坏死者对破溃处照射。采用功率≥8mW，波长6328Å的氦－氖激光照射穴位及破溃处，每日每处照射1次，每处10分钟，1个月为1疗程[47]。

李连生观察了巨刺法对该病患者肢体血流图的影响，实验结果表明：巨刺组和非巨刺组均能引起双侧肢体血流图波幅升高，但巨刺组主要引起患侧肢体血流图波幅升高，与针前相比有较显著性差异（$P<0.01$）；非巨刺组亦有升高，但与针前相比无显著性差异（$P>0.05$）。对于改善患肢血流的即时效应，巨刺法优于非巨刺法[49]。

四、梨状肌综合征

梨状肌损伤后，可以出现一系列的症状，这些症状统称为梨状肌综合征。

诊断要点

一、多由下肢扭伤或肩负重物或久站久蹲，感受风寒而使梨状肌损伤。损伤严重或日久，亦能引起臀大肌、臀中肌萎缩，造成坐骨神经痛。

二、起初自觉患肢稍短，行走轻度跛行，臀部酸胀、发沉，有时患肢大腿后侧及小腿外侧有放射性痛和皮肤感觉稍减弱；甚则行走跛行明显，臀部疼痛向小腹部及大腿后面和小腿的外侧扩散，阴部不适或阴囊睾丸抽痛；双下肢不能伸直，臀部剧痛，用力或咳嗽时觉下肢窜痛，日久患肢肌肉渐渐萎缩。

三、检查：直腿抬高试验 50 度为阳性，但在抬到 70 度以上时，疼痛反而减轻。梨状肌张力试验，下肢在内旋、内收时局部及坐骨神经疼痛加剧，为梨状肌损伤的重要体征。

治疗

⊙ 体针疗法

1. 取穴：主穴取关元俞、大肠俞、环跳、秩边、殷门。配穴取委中、阳陵泉、承山、绝骨、$L_{2\sim5}$ 夹脊。

2. 治法：主穴每次必选，根据症状适度增加配穴，用中等强度刺激手法针刺，使麻电感放射至远端，甚至到达足趾。一般在急性剧痛期，每日治疗 1~2 次，用强刺激手法针刺；在慢性胀痛期时，每日或隔日 1 次，用中等强度手法针刺。亦可接通电针治疗。

⊙ 耳针疗法

1. 取穴：臀区、坐骨区、神门、腰骶椎区、皮质下。

2. 治法：每次选用 2~4 个穴位，用 5 分毫针强刺激，留针 30~60 分钟，其间行针 3~6 次，每日或隔日治疗 1 次。亦可用埋针法或压豆法。

 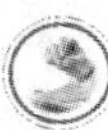

按语

针灸治疗本病效果较好。治疗时一般多选用患侧体穴。急性期宜卧床休息，并注意平时局部保暖，睡硬板床。在缓解期要进行适当的体育活动。

附录

针灸治疗本病的报道较多[53~58]。李宇俊用刺血疗法为主治疗本病30例，痊愈23例，显效4例，进步2例，无效1例。方法是：在压痛最明显处用掌根揉按片刻，局部消毒后用三棱针迅速点刺3~5下，并加拔火罐，留罐10~20分钟，起罐后，循经取穴，取下肢1~2穴点刺出血。2天治疗1次，当天禁用冷浴[53]。

高润生等采取针灸与按摩治疗本病52例，经2个疗程治疗后，痊愈15例，好转37例。方法是：针刺环跳穴，行提插手法，使患肢产生触电之感为度，留针并局部艾灸15分钟。配合局部按摩，点按肾俞、环跳、承扶、委中等穴。10次为1疗程[54]。

严金保等采用针刺治疗本病100例，痊愈61例，好转39例。方法是：主穴取环跳、秩边、居髎或臀部压痛点。疼痛沿下肢外侧放射者加阳陵泉、丘墟；疼痛沿下肢前面放射者加足三里；疼痛沿下肢后侧放射者加委中、昆仑；腰痛者加相应背俞穴。环跳、秩边穴深刺2~3寸，运用提插法使酸麻感向下肢放射；居髎或臀部压痛点针刺手法宜重，使得气感向四周扩散，针后拔火罐；肢体阴寒怕冷者加温针灸1~3壮；疼痛剧烈者加用电针，刺激强度适中。每日1次，疼痛缓解后隔日1次[57]。张挺等针刺阳陵泉、阿是穴治疗该病36例，痊愈29例。用26号3寸粗针进行深刺。阿是穴为梨状肌的体表投影处。每次针3个穴（2个阿是穴，患侧阳陵泉）。每次留针30分钟。用中等强度刺激手法行针。隔日治疗1次，5次为1疗程，治疗2个疗程，疗程间休息3天[82]。

五、风湿性关节炎

风湿性关节炎的真正原因不明，与溶血性链球菌感染有关。祖国医学称之为痹症。严格来讲，本病是一种全身性疾病。

诊断要点

一、本病多见于青少年，常因咽峡炎、扁桃体炎、上呼吸道感染而发病。过度劳累，环境潮湿、外伤、神经衰弱等都能诱发，多发于春秋两季。

二、临床表现为关节发红、灼热、肿痛、夜间疼痛更甚。关节痛为游走性，多累及四肢大关节，极少出现畸形，可伴有心肌损伤。

三、局部关节压痛明显，活动时痛更甚。实验室检查示血清抗链球菌溶血素 O 效价增高，而类风湿因子呈阴性。水杨酸制剂疗效迅速而显著。

治疗

⊙ 体针疗法

1. 取穴：分为四组。第一组取上肢远隔部位的腧穴，如肺俞、厥阴俞、膏肓俞、心俞、胸夹脊穴 2~7 等；第二组穴取邻近部位的腧穴，如肩髃、曲池透少海、内关、合谷、阳池、阳溪、养老等；第三组取腰背部相关节段内的穴位，如胆俞、脾俞、三焦俞、肾俞、T_{10}~L_2 两侧的夹脊穴等；第四组取邻近部位即下肢远端的穴位，如环跳、居髎、阳陵泉、阴陵泉、鹤顶、犊鼻等穴。

2. 治疗方法：如果病变的部位在上肢关节，应选用第一组和第二组穴位；病变部位在下肢关节，则应选用第三组和第四组穴位；若是上、下肢多个关节病变，就应在以上四组穴位内对症选穴。每次选用 4~8 个穴位，均用中强刺激手法针刺，亦可加用电针治疗。在红肿明显的关节部位可加用灸法，疼痛明显者可留针 1~2 小时，15~20 分钟加强 1 次刺激量，1 日 1 次，10 次为 1 疗程，疗程间隔 2~3 天。

⊙ 耳针疗法

1. 取穴：相应敏感点、皮质下、下丘脑、神门、肾上腺。

2. 方法：选在相应区内探到敏感点，如肢体关节红肿疼痛明显，可在肢体关节区内探及最敏感的一点。用中等强度刺激手法针刺，留针 20~40 分钟，余穴均同。每日或隔日治疗 1 次，也可用耳穴埋针法或耳穴压豆法治疗。

按语

本病与关节周围的血管神经受损有关，治疗上应当调节血管、神经的机能。上肢分布着来自 $T_{2\sim5}$ 或 $T_{4\sim7}$ 节段的交感神经，根据现代针灸学理论，使用体针疗法时应选用 $T_{2\sim5}$ 或 $T_{2\sim7}$ 节段内的穴位，如第一组、第二组的穴位便属于此类。下肢分布着来自 $T_{10}\sim L_2$ 节段的交感神经，故而应在 $T_{10}\sim L_2$ 节段神经支配区内选取穴位，如第三组、第四组穴位。对本病的针灸治疗方法颇多，细观古今有关资料，多数医家主张取穴以局部为主。然而我们经多年的临床观察认识到，有些病例单取局部穴位治疗效果不显著，而配用远离患部有整体治疗作用的穴位后却获得良好效果。这可能是因为机体本身抵抗力低下是主要因素，关节疼痛虽然表现在局部，而实质与整个机体的机能状态有着密切的关系，局部病情的转归往往取决于整个机体的体质是否强盛。因此，调整整个机体的机能状态对于局部症状的恢复有着十分重要的意义。从本病的疼痛游走性的特点来看，也说明了整体治疗的必要性。故这里介绍的无论是体针，还是耳针疗法，都注意到了这一点。

附录

用针灸疗法治疗本病的资料很多[59-65]。张亮烽等用磁圆针配针灸法治疗本病 109 例，经 3 个疗程的治疗，痊愈 33 例，显效 40 例，有效 36 例，有效率为 100%。方法是：1. 膝关节炎：磁针取犊鼻、阴市、阳陵泉、双膝眼、膝阳关、足三里及痛点；毫针取秩边、三阴交、冲阳。2. 肩关节炎：磁针取肩髎、肩髃、臑俞、臂臑、曲垣及痛点；毫针取阳陵泉、外关、合谷。3. 腰痛：磁针取腰阳关、夹脊、肾俞、命门、阿是穴；毫针取委中、昆仑、腰痛点。4. 髋关节炎：磁针选秩边、环跳、次髎及痛点；毫针取肾俞、昆仑、阳陵泉。5. 踝关节炎：磁针取局部痛点；毫针取阳陵泉、足三里、冲阳。6. 肘关节炎：磁针取曲池、天井、手三里及痛点；毫针取外关、合谷、肩髃。7. 腕关节炎：磁针取阳池、外关、阳溪等；毫针取曲池、解溪、肩髎。8. 多部位关节炎：同上循经对症取穴。毫针辨证分型加减取穴：行痹加风门、膈俞、肝俞、血海；痛痹加肾俞、关元；着痹加足三里、商丘；热痹加大椎、曲池。磁针叩击、按压穴位，每穴按压 3~5 分钟，循经叩击 5~10 遍，针刺留针 20~30 分钟。每日 1 次，7 次为 1 疗程[59]。贺普仁用针灸治疗本病 468 例，痊愈 94 例，占 20.1%；显效 107 例，占 22.9%；好转 211 例，占 45.1%；无效 56 例，占 12%；总有效率为 88%。方法是：取穴：

肩肘关节痛取条口、肺俞、肩髃、中府、巨骨、阿是穴、曲池；腕指关节痛取外关、合谷、中渚、阿是、阳池、阳溪；腰背痛取大椎、身柱、命门、肾俞、大肠俞、委中；髋关节痛取肾俞、八髎、环跳、风市、阴市、阿是；膝关节痛取犊鼻、阳陵泉、阴陵泉、阳关、曲泉、阿是穴；踝关节痛取解溪、昆仑、照海、八邪、阿是穴。均用毫针，针刺得气后，根据病情虚实采用捻转或提插之补泻手法，留针20~30分钟。局部红肿者，可在病灶周围用三棱针点刺放血；出血不畅，可配拔火罐吸出。本法对急性病例较为适合。灸法：艾卷灸每穴10~20分钟，至局部红晕为止；艾炷灸每穴5~7分钟，至局部产生轻微灼痛为度。本法结合针刺，对慢性病例较为适宜。急性者每日针刺1次，慢性者隔日针灸1次，12次为1疗程，疗程间隔1~2周[60]。肖均用维生素B_1、维生素B_{12}，穴位注射治疗101例，痊愈68例，显效28例，好转4例，无效1例。方法是：将维生素$B_1$100毫克、维生素B_{12}0.25毫克混合后，分注于双侧委中穴中，要求针感酸胀痛。每日1次，10次为1疗程[61]。吴素清用针刺加拔火罐治疗本病486例，经治1~3次，痊愈398例，占81.9%；显效79例，占16.3%；好转9例，占1.9%。方法是：在病变部位寻找压痛点，无明显压痛点者，在患部肿胀处循经取穴。一般用泻法，针刺得气后可留针，亦可出针后在患处拔火罐，留罐30分钟。如有水泡，取罐后，用75%酒精消毒水泡患处皮肤，用消毒针穿刺水泡放尽水，纱布覆盖。次日依旧放水，至水泡内无水为止[62]。

张青竹等观察了灸法对风湿性关节炎患者血沉值的影响，发现灸法能够显著降低患者的血沉值，这一效应与症状的改善、消失相吻合[83]。黄迪君等发现，灸法、针法均能提高关节炎大鼠血浆皮质醇含量，增强关节炎大鼠的细胞免疫功能，调节体液免疫水平[84]。王洪蓓等在研究中证实，电针能够明显提高风湿性关节炎大鼠的痛阈，而且低频（5Hz）电针能够明显提高关节炎大鼠血浆中cAMP和皮质醇的水平。这提示针灸可能通过神经－内分泌系统对免疫机能进行调整，从而抑制炎症反应[85]。

六、踝关节扭伤

踝关节扭伤是指踝关节部位软组织（尤其是肌腱、韧带）受到过度牵拉或扭转而引起的损伤。

诊断要点

一、有明显外伤史即踝关节扭伤史。损伤后踝关节骤然疼痛，尤以内、外翻活动及走路时疼痛明显。局部呈明显肿胀、疼痛及瘀斑。伤后 2~3 天皮下瘀血青紫更为明显。主要表现为跛行，走路时伤足不敢用力着地。

二、检查损伤韧带局部有明显压痛点。韧带牵拉试验呈阳性（韧带不全断裂者）。X 线摄片可以排除撕脱骨折。

治疗

⊙ 体针疗法

1. 取穴：主穴为局部压痛点。配穴取绝骨、三阴交、昆仑、丘墟。

2. 治法：以局部压痛点为主，用中等度刺激手法；再配用治疗局部扭伤的相关经穴，用强刺激手法针刺。每次留针 20~40 分钟，每日 1 次。有瘀血处可用三棱针点刺放血，或用电针治疗。

⊙ 耳针疗法

1. 耳穴：踝区、神门、皮质下、脑点。

2. 方法：毫针中强刺激，每次留针 20~40 分钟，每日或隔日 1 次，一般 2~4 次即可缓解。

按语

本病必须在排除骨折后方可用针灸疗法，如有韧带断裂时，宜先外科处理。韧带损伤急性期，在疼痛减轻及固定下，应尽早练习趾跖关节的屈伸活动，进而做踝关节背伸跖屈运动。待肿胀消退后，要做踝关节的内翻、外翻的功能活动，目的是为防止韧带的粘连，加强各韧带的力量。在针灸治疗本病的同时，若配合局部艾灸则疗效更好。

附录

针灸治疗各种关节扭伤疗效均较好[66-70]。陈远发治疗本病 89 例均痊愈。最少针 1

次，最多7次。方法是：主穴取八风，配穴取足三里、冲阳。用23号毫针刺八风穴中的1~2穴，肿胀明显配冲阳，进针深度以酸胀麻并向足背放射为宜，留针30分钟。每日1次[66]。马钦城用LY–5电子针灸按摩器治疗306例，5日内痊愈186例，10日内痊愈95例，15~20日内痊愈23例，20日以后痊愈2例。方法是：在损伤部位寻找穴位，将电子针灸按摩器（福建霞浦电子仪器厂生产）放在最佳效应穴位上，调节频率可根据部位和病人的耐受程度而定，时间20~30分钟，日1次，5次为1疗程[67]。孙继城还采用推拿加耳针治疗本病73例，痊愈67例，好转6例。具体方法是：推拿手法：取阿是穴、昆仑、丘墟、足三里、阳陵泉、上巨虚、环跳。采用伸筋法、捏拿法、肘运法。耳针取穴：踝、膝、神门、皮质下、肾上腺。取一尖端约1.5平方毫米的圆头探针，在上述穴位点压，勿刺破皮肤，以有痛、麻、酸、胀、热感为度，同时嘱患者将伤踝做旋转扭动，不断地做自感最痛的动作，如此反复施术，至患者有一定的轻松感[70]。彭光亮在丘墟穴处注射2%的普鲁卡因与当归注射液的混合液1.5ml，治疗该病100例，经3次治疗痊愈者92例（占92%）[86]。

七、足跟痛

足跟痛大多由跟骨骨质增生引起，属于中医“痹证”范畴。

诊断要点

一、行走或站立时，足跟疼痛，行动受限。

二、X线拍片可见跟骨骨质增生的征象。

治疗

⊙ 体针疗法

1. 取穴：取局部压痛点，配穴取太溪、昆仑、涌泉。

2. 治法：用中等强度刺激手法针刺。每次治疗1次，每次留针30~40分钟，留针期间行针3~4次。亦可用电针疗法。

 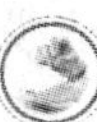

⊙ **耳针疗法**

1. 取穴：取足跟相对应耳穴内的敏感点，配穴取肾、肾上腺。

2. 治疗：用中强刺激手法针刺，每日治疗 1 次，每次治疗 30 分钟左右，留针期间可行针 3~4 次。可用耳穴压豆法治疗。

⊙ **隔姜灸法**

1. 取穴：局部压痛点。

2. 治法：用鲜生姜切成 0 3~0.5 厘米厚的薄片，中间以针刺数孔，另将艾炷放在姜片上灸之，待其烧尽而足跟感到灼痛时，可用姜片擦痛处。或用艾条温和灸 10~20 分钟。每日 1~2 次，7~10 次为 1 疗程。

按语

跟骨骨质增生引起的足跟痛，多见于 50 岁以上的人，在日常生活中实属多见。用针灸治疗须坚持一段时间方能见效。

附录

针灸治疗本病也有不少临床报道[71-76]。徐恒照针刺下照海穴治疗本病 10 例，治愈（疼痛完全消失）6 例，显效 4 例。取穴与方法是：该穴在照海穴直下约 1.5 寸的赤白肉际处。针刺入皮肤后，使针尖向着足跟痛点方向进入，得气后行平补平泻手法，足跟部有明显的酸胀感后留针 15~20 分钟，3~5 分钟运针 1 次。日 1 次，10 次为 1 疗程[71]。梁焕书用同类方法治疗 100 例，痊愈 74 例，显效 14 例，好转 10 例，无效 2 例。方法是均取合谷穴向后约 1 寸处直刺，深约 1.5 寸，以有酸胀感为度，留针约 1 小时。有效者接受治疗 3~30 次不等，针后约 5~10 分钟觉足跟部有发热感者疗效明显[72]。赵万成针刺风池穴治疗本病 216 例，治愈 134 例，显效 43 例，好转 22 例，无效 17 例，有效率为 92.1%。本组患者包括跟骨刺、跟部滑囊炎、跟腱炎、跟垫炎、跟骨骨折及症状性足跟痛等病症，病程 7 天至 8 年。单侧痛用直刺法，以 28 号 1.5 寸针向穴位对侧眼眶之内下角刺入 0.5~1 寸深，得气后捻转 5~10 次，留针 50 分钟，每 10 分钟重复 1 次手法。双侧痛用透刺法，术者左手拇、食指捏住两侧穴位，右手持 28 号 3 寸毫针直刺一侧穴位 2~3 寸深后，将针横向对侧穴位进针 2–2.5 寸（不可穿透皮肤），提插 3–5 次后大幅度捻转，刺激量以病人能耐受为度，留针 50 分钟，并酌情复用手法[75]。运用针刺阿是穴（足跟部压痛点）的方法，或运用挑刺阿是穴出血的方法治疗该病也能获得较好疗效[87,88]。

参考文献

[1] 高文杰 . 电针配合穴位注射治疗坐骨神经痛 502 例疗效观察 [J]. 中国针灸，1988，8(6):7~8.
[2] 向师林 . 火针、水针、电针综合治疗坐骨神经痛 79 例 [J]. 云南中医，1988，9(2):38.
[3] 李孟平 . 眼针治疗坐骨神经痛 23 例观察 [J]. 中国乡村医生，1990,(4):37.
[4] 魏秀奇，等 . 复方归秦液穴位注射治疗原发性坐骨神经痛 100 例 [J]. 河北医药，1989，11(3):169~170.
[5] 张战军 . 不同方法治疗坐骨神经炎 450 例疗效观察 [J]. 中国针灸，1990，10(4):7~8.
[6] 魏翼 . 针刺补泻手法及电针治疗坐骨神经痛疗效比较 [J]. 中国针灸，1987，10(2):21.
[7] 丁洁贞 . 电冲击疗法治疗坐骨神经痛 [J]. 天津中医，1987，4(6):17.
[8] 钱大雄 . 针刺治疗坐骨神经痛 135 例 [J]. 上海针灸，1988，7(2):12~13.
[9] 陈华丰 . 疏导足三阳经治疗坐骨神经痛 50 例分析 [J]. 中医杂志，1990，31(7):34.
[10] 姚玉芳，等 . 针刺和穴位注射治疗坐骨神经痛 124 例 [J]. 安徽中医学院学报，1990，9(1):43~44.
[11] 张滨农 . 压痛点刺血加火罐治疗坐骨神经痛 48 例 [J]. 陕西中医，1990，11(1):34.
[12] 甘承 . 四腰穴针刺加拔罐治疗坐骨神经痛 50 例 [J]. 浙江中医，1990，25(10):454.
[13] 李有田 . 针药并用治疗坐骨神经痛 144 例 [J]. 吉林中医药，1990,(3):18.
[14] 邱继夫，等 . 头皮针为主治疗坐骨神经痛 51 例 [J]. 针灸学报，1990，6(2):48.
[15] 陈英炎 . 麦粒灸治疗坐骨神经痛 70 例 [J]. 云南中医，1988，9(4):40–41.
[16] 管遵惠，等 . 热针综合疗法治疗坐骨神经痛 208 例 [J]. 云南中医，1989，10(3):35~37.
[17] 赵安民，等 . 穴位注射治疗坐骨神经痛 1000 例临床观察 [J]. 中国针灸，1990，10(5):9~10.
[18] 蔡德 . 贴穴法治疗坐骨神经痛 1192 例 [J]. 北京中医，1990,(5):20.
[19] 么忠柏 . 针刺治疗坐骨神经痛 258 例 [J]. 河北中医，1989，11(5):42.
[20] 毕福高，等 . 针刺环中上穴治疗坐骨神经痛 161 例临床疗效观察 [J]. 中医研究，1988，1(1):30~31.
[21] 姜春，等 . 针刺放血治疗坐骨神经痛 54 例临床观察 [J]. 黑龙江中医药，1988,(3):30–31.
[22] 严红 . 复方独活注射液与针刺治疗坐骨神经痛 200 例疗效观察 [J]. 甘肃中医，1990,(2):36~37.
[23] 马应乖 . 水针治疗坐骨神经痛 [J]. 四川中医，1989，7(2):45.
[24] 柳国良，等 . 内灸式激光针灸仪治疗坐骨神经痛 80 例 [J]. 河北中医，1990，12(3):44.
[25] 蓝延荣，等 . 针挑疗法治疗坐骨神经痛 [J]. 新中医，1989,(12):26.
[26] 徐以经，等 . 经脉首尾齐刺法治疗坐骨神经痛 80 例 [J]. 国医论坛，1988,(2):39.
[27] 黄宗勖 . 针灸结合中药薰洗治疗坐骨神经痛 170 例 [J]. 北京中医，1987,(2):20–21.

 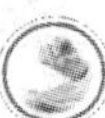

[28] 张向前 . 微波针灸仪治疗坐骨神经痛 60 例 [J]. 中国针灸，1987，7(5):14.
[29] 谌桂芝 . 长针治疗坐骨神经痛 100 例疗效观察 [J]. 中国针灸，1988,8(2):16~17.
[30] 姚金仓，等 . 痛点埋药治疗坐骨神经痛 120 例 [J]. 中国针灸，1988，8(3):16.
[31] 王耀斌 . 针刺气海俞治疗坐骨神经痛 200 例 [J]. 中国针灸，1988，8(6):8.
[32] 黄荣发，等 . 小宽针综合治疗坐骨神经痛 78 例 [J]. 山东中医，1987,(1):17.
[33] 王杰林 . 第二掌骨侧全息针刺治疗坐骨神经痛 56 例 [J]. 辽宁中医，1989，13(3):33.
[34] 周智旭，等 . 针刺阿是穴对应点治疗坐骨神经痛 51 例 [J].1988，12(12):21.
[35] 赵生富 . 二推一针治疗坐骨神经痛 130 例 [J]. 浙江中医学院学报，1990，14(4):50.
[36] 杨定明 . 手针疗法治疗坐骨神经痛 100 例 [J]. 湖北中医，1989,(4):35.
[37] 张智龙 . 意气热补法治疗坐骨神经痛 60 例 [J]. 山西中医，19884,(1):39~40.
[38] 石振岭 . 穴位埋线治疗坐骨神经痛 23 例 [J]. 山东中医，1989，8(4):22–23.
[39] 王富春，等 . 针刺治疗坐骨神经痛 320 例临床小结 [J]. 黑龙江中医药，1988,(6):19，33~39.
[40] 徐文亮，等 . 针刺治疗多形性红斑临床观察 [J]. 中国针灸，1987，7(5):18~19.
[41] 胡顺金 . 针刺治愈红斑性肢痛症 [J]. 四川中医，1990，8(9):52.
[42] 陈克勤，等 . 针灸治疗红斑性肢痛症 [J]. 四川中医，1989，7(3): 封 3.
[43] 汪循东，等 .654–2 穴位注射治疗寒冷性多形红斑 [J]. 上海中医药，1988,(1):24.
[44] 陈森然 . 针刺加刺血拔罐治疗 8 例红斑性肢痛症 [J]. 安徽中医学院学报，1988，7(4):39.
[45] 韩祖濂 . 针灸治疗红斑性肢痛症 [J]. 上海针灸，1988，7(4):45.
[46] 张怀忠，等 . 针刺治疗血栓闭塞性脉管炎 181 例临床小结 [J]. 中国针灸，1981，1(3):10~12.
[47] 孙旗立，等 . 氦 – 氖激光治疗血栓闭塞性脉管炎 83 例 [J]. 中国针灸，1989，9(4):36.
[48] 邸自励，等 . 理脉通脉针灸法治疗血栓闭塞性脉管炎 77 例报告 [J]. 中医杂志，1988，29(12):49~50.
[49] 李连生 . 巨刺对 88 例血栓闭塞性脉管炎患者肢体血流图的影响 [J]. 中西医结合杂志，1989，9(2):97.
[50] 李志明 . 针灸治疗血栓闭塞性脉管炎的体会 [J]. 北京医学，1981，3(2):106~107.
[51] 高洪宝 . 针灸治疗 8 例血栓闭塞性脉管炎的初步体会 [J]. 上海针灸，1982,(1):46.
[52] 韦有根 . 针刺磁疗中药治疗脱疽一例 [J]. 云南中医，1981，2(5):34~35.
[53] 李宇俊 . 刺血疗法为主治疗梨状肌损伤综合症 [J]. 浙江中医，1985，20(2):67.
[54] 高润生，等 . 针灸与按摩治疗梨状肌损伤综合症 [J]. 云南中医，1990，11(3):39.
[55] 钟有鸣，等 . 按摩配合艾灸治疗梨状肌损伤 [J]. 新中医，1989，21(8):29~30.
[56] 包贵兆 . 刺血治疗梨状肌损伤综合征 35 例 [J]. 陕西中医，1990，11(12):557.
[57] 严金保，等 . 针刺治疗梨状肌损伤综合征 100 例临床小结 [J]. 江苏中医，1988，9(7):21.
[58] 张熙照 . 针灸、按摩治疗梨状肌损伤综合征 [J]. 四川中医，1989，7(7): 封 4.
[59] 张亮烽，等 . 磁园针配针灸法治疗风湿性关节炎 109 例 [J]. 中医研究，1990，3(4):37~38.
[60] 贺普仁 . 针灸治疗 468 例风湿性关节炎临床疗效分析 [J]. 北京中医，1988,(3):38~40.
[61] 肖均 . 维生素 B_1、维生素 B_{12} 穴位注射治疗风湿性关节炎 101 例 [J]. 中国针灸，1987，7(1):10.

[62] 吴素清 . 针刺加拔火罐治疗风病 486 例 [J]. 中国针灸，1990，10(1):44.
[63] 贾广田，等 . 竹罐疗法治疗风湿性关节炎 1853 例临床观察 [J]. 中国针灸，1989，9(6):7~8.
[64] 龚孝纯 . 班麝泡灸法治疗风湿性关节痛 498 例 [J]. 中国针灸，1990，10(2):14.
[65] 何正川 . 针刺治疗风湿性关节炎 120 例 [J]. 中国针灸，1987,(2):55.
[66] 陈远发 . 针刺治疗踝关节扭伤 [J]. 中国针灸，1987，7(2):55.
[67] 马钦城 .LY-5 电子针灸按摩器治疗踝关节扭伤 [J]. 福建中医药，1990，21(1):63.
[68] 王耀堂 . 踝针治疗急性踝关节扭伤 [J]. 中医研究，1989,(2):43~44.
[69] 秦黎虹 . 透刺加温针治疗反复性发作性踝关节扭伤 [J]. 新中医，1989,(2):33.
[70] 孙继城 . 推拿加耳针治愈急性踝关节扭伤 [J]. 新中医，1989,(2):33.
[71] 徐恒照 . 针刺下照海穴治疗足跟痛 10 例报告 [J]. 贵州医药，1984，8(1):56.
[72] 梁焕书 . 针刺治疗足跟痛 100 例 [J]. 中医杂志，1985，26(2):60.
[73] 熊新安 . 足跟痛针刺治验 [J]. 上海针灸，1985,(3):23.
[74] 舒忠民 . 隔姜灸治疗足跟痛 115 例 [J]. 湖北中医，1968,(3):45.
[75] 赵万成 . 针刺风池穴治疗足跟痛 216 例 [J]. 中医杂志，1986，27(11):35.
[76] 王洁 . 针灸治疗足跟痹 55 例 [J]. 山东中医，1987,(3):16.
[77] 朱国祥，等. 环跳穴不同深度刺法治疗坐骨神经痛疗效观察 [J]. 中国针灸，1999,(11):679.
[78] 张国玺，等. 电针深刺、汪、浅刺环跳穴对大鼠镇痛及蓝斑内组化成分的影响 [J]. 针刺研究，1990,(3):203.
[79] 关新民，等. 针刺镇痛时脊髓后角和脊神经节内 Ach 代射的变化 [J]. 针刺研究，1990,(1):18.
[80] 陈维渝. 针刺治疗肢端红痛症 [J]. 中国针灸，2001,(5):280.
[81] 中山医学院生理教研组. 针同学或电针双侧足三里穴对臂血管运动的影响 [J]. 针灸研究专刊（中山医学院科学论文集），1960,(1) 上册：18.
[82] 张挺，等. 粗针齐刺加隔姜灸治疗梨状肌综合征 36 例疗效观察 [J]. 中国针灸，1999,(8):477.
[83] 张青竹，等. 艾灸对风湿性疾病降血沉的临床观察 [J]. 中国针灸，1999,(8):477.
[84] 黄迪君，等. 灸刺对实验性类风湿性关节炎大鼠细胞免疫功能和血浆皮质醇影响观察 [J]. 中国针灸，1995,(6):25.
[85] 王洪蓓，等. 不同频率电针对急性实验性关节炎大鼠痛阈及血浆环核苷酸和皮质醇含量的影响 [J]. 中国针灸，1999,(3):170.
[86] 彭光亮. 穴位注射丘墟治疗踝关节扭伤 100 例 [J]. 中国针灸，2001,(5):294.
[87] 贺军德. 针刺治疗足跟痛 [J]. 中国针灸，2002,(6):399.
[88] 唐流刚. 挑刺放血疗法治疗足跟痛 [J]. 中国针灸，2002,(6):399.

 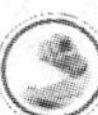

第二十五章　瘫痪性疾病的针灸治疗

一、周围性面神经麻痹

本病可由多种原因引起，依据不同的致病原因可分为面神经炎、耳源性面神经麻痹、外伤性面神经麻痹等，最为常见的是面神经炎，所以这里主要介绍面神经炎的诊断与治疗。面神经炎是一种急性非化脓性炎症，主要由病毒感染所致。

诊断要点

一、起病前数日可有同侧耳内乳突部疼痛。

二、多在晨起时发现面部僵硬，面颊动作不灵。病侧表情肌瘫痪、额部皱纹消失、眼裂扩大、口角下垂，患者不能皱额、促眉、闭目、鼓颊。闭目时患侧眼球上转，因眼裂不能闭合，露出巩膜。进食时，食物滞留在齿、颊间，唾液自口角外流。

三、面神经管中鼓索支分出处的远端受损，只表现为面部表情肌受损。面神经管中鼓索支和镫骨肌支之间受损，多伴有舌前 2/3 味觉丧失及涎腺分泌功能障碍。面神经管中镫骨肌支和膝状神经节之间受损，多伴有舌前 2/3 味觉丧失，涎腺分泌功能障碍，听觉过敏。膝状神经节处受损，多伴有舌前 2/3 味觉丧失，涎腺分泌障碍，泪液分泌丧失，听觉异常，耳廓周围疼痛。膝状神经节上部受损时还可伴有耳鸣。

治疗

体针疗法

1. 取穴：分为两组，第一组取头面部的穴位，如翳风、听宫、听会、鱼腰、下关、地仓、颊车、迎香、承浆、风池等；第二组取特殊穴位，如合谷、内关。以患侧取穴为主，每次取患侧 4~6 个穴位；也可以考虑以对侧取穴为辅，每次取对侧穴 2~3 个。也可以双侧穴位交替取用。

2. 治法：多用中等强度刺激手法针刺或行针。每次留针 30 分钟，每天行针 1 次，也可用电针。

耳针疗法

1. 取穴：额区、面颊区、眼区、脑干区、口区等。

2. 治法：每天行针 1 次。每次留针 20 分钟。用中等强度手法针刺，以患侧穴位为主，也可以每次取对侧的 2~3 个耳穴。

按语

体针疗法的第一组穴位大都分布在面神经的分布区内或面神经的通路上。合谷、内关是治疗面部疾患的重要穴位，但这些穴位的神经分布与面神经的来源并不一致，故而作为特殊穴位。

用针灸治疗该病，以往大都是取用患侧的穴位。我们在研究中发现，适当取用对侧的穴位，疗效有时更加稳定。有关的研究也发现，针刺一侧的穴位，可使双侧面肌反射增强。这表明针刺对侧的穴位，对患侧的面神经也具有调节作用。

在耳针疗法中，除了选取面部表情肌对应的耳穴外，还选取了脑干对应穴位，目的在于通过加强对脑干的调节，以促进面神经功能的恢复。

附录

针灸治疗面神经麻痹具有良好疗效，每年都有许多报道[1-12]。杨明华等用针灸方法治疗周围性面神经麻痹 50 例，痊愈 40 例，明显好转 6 例。方法：取穴为风池、翳风、

 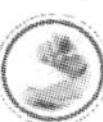

四白、颧髎、颊车、地仓、下关、合谷、迎香、承浆。每日 1 次，每次留针 30 分钟，用中等强度刺激手法行针。留针期间加用灸法。10 次为 1 疗程。疗程间休息 4 天。根据病情治疗 1~4 个疗程[1]。程海英等用火针为主治疗该病 40 例，痊愈 24 例，明显好转 9 例。方法：取穴为鱼腰、丝竹空、攒竹、四白、下关、迎香、地仓、颊车、太阳、头维、合谷、足三里、太冲。面部穴位每次取用 6 个，肢体穴位每次都取用，先用火针在面部穴位处迅速点刺，不留针，进针深度为 0.1~0.2 寸。点刺完毕，再用毫针刺法，以中等强度刺激手法行针。每次留针 30 分钟。隔日治疗 1 次，根据病情治疗 10~30 次[2]。孙六合等用针刺地仓、水沟以及地仓和水沟连线中点处对应的口腔黏膜点治疗该病 56 例，痊愈 28 例，明显好转 10 例[3]。周晨山用电针配合穴位注射治疗顽固性面神经麻痹 37 例，痊愈 33 例（占 89.2%）。方法：取穴为患侧的翳风、阳白、四白、地仓、颊车、睛明和健侧的合谷。用 G6805 治疗仪，疏密波，刺激量以患者能耐受为度。每日 1 次，每次留针 30 分钟。穴位注射取穴分为两组，一组为患侧翳风、阳白、四白、太阳，另一组为患侧迎香、地仓、颊车。每穴注射硝酸 – 叶秋碱 0.5ml，两组穴位交替使用，隔日 1 次，10 次为 1 疗程，疗程间休息 4 天，治疗 3 个疗程[4]。

杨兆民等在观察体针疗法及耳针疗法治疗该病的同时，还对该病患者治疗前后的肌电变化进行了观察。观察发现，患侧面肌失神经支配或部分失神经支配及兴奋性降低。针刺之后多数患者得到了恢复。即原来失神经支配的肌纤维重新获得了神经支配。部分患者在针刺耳穴后，肌电的即时变化表现为随意收缩的电位频率明显增加，峰值电压增高。这表明针刺耳穴对面神经有即时的良性调节作用[11]。为进一步探索针灸治疗面神经麻痹的机制，王菊明等在 19 例正常人和 14 例面神经麻痹患者身上做了实验。发现针刺或电针后，直接肌电反应始终不变，但双侧面肌反射增强，表现为幅度增大，潜伏期缩短，并有明显后作用。同时也证实，面神经麻痹时面肌反射大大减弱，针刺后反射活动趋向活跃，而且对针刺的反应更加灵敏。这提示针刺对面肌反射的易化效应可能是通过脑干网状结构而传递的非特异性信号激活的。刺激的作用可能是激活了脑干网状结构，提高了面神经中枢的兴奋性，因而促进了面神经的恢复[12]。

二、急性脑血管疾病

急性脑血管疾病是神经科常见的疾病。该病分为出血性和缺血性两大类。

诊断要点

一、脑出血

1. 发病前偶有后头部、颈项部疼痛，肢体轻度运动或感觉障碍，可因颅内压增高而出现眩晕、视网膜出血等。

2. 多数在白天发病，多数患者出现昏迷且程度较深。

3. 多数患者起病时发生呕吐。严重病例因胃内出血，呕吐物呈咖啡色。

4. 急性期深、浅反射消失，慢性期腱反射亢进。

5. 内囊出血者出现对侧半身瘫痪、半身感觉障碍、偏盲；主侧出血者可出现失语。小脑出血者出现强烈眩晕，水平性眼球震颤。

6.CT 检查可进一步确诊出血部位。

二、脑动脉血栓形成

1. 前驱症状较为明显，有头痛、眩晕、记忆力减退、肢体感觉异常或无力，语言障碍等表现。

2. 多在睡眠或安静状态下发病。

3. 大脑中动脉闭塞：临床上最为常见，表现为对侧偏瘫、偏身麻木、同向偏盲，主侧病变伴有失语。

4. 大脑前动脉闭塞：对侧偏盲、下肢轻度感觉障碍。

5. 大脑后动脉闭塞：对侧同向偏盲，主侧病变者有失读症。

6.CT 检查可进一步确诊闭塞部位。

治疗

一、急性期伴有昏迷者

⊙ 体针疗法

取人中、十宣、涌泉、内关、合谷、足三里、丰隆、太冲。人中、十宣采用点刺法，手法要轻、快。其他穴位采用毫针法。也可用电针法，每次留针 30 分钟，用中等强度刺激。患侧与健侧穴位交替取用。每天治疗 1~2 次，每次留针 30 分钟。神志清醒者可以不取人中、十宣。

 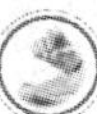

⊙ **耳针疗法**

取脑干、缘中(脑点)、内分泌、上肢与下肢对应的耳区。可用毫针法,也可用电针法,用中等强度刺激。患侧与健侧穴位交替取用。每天治疗1~2次,每次留针30分钟。

体针疗法与耳针疗法可以结合使用,即每天上午使用体针疗法,每天下午使用耳针疗法。也可以每天上午使用耳针疗法,每天下午使用体针疗法。体针治疗与耳针疗法均可单侧取穴、双侧耳穴交替使用。

二、康复期

⊙ **体针疗法**

上肢瘫痪或感觉障碍者取肩髃、外关、合谷、曲池。下肢瘫痪或感觉障碍者取肾俞、大肠俞、秩边、环跳、阳陵泉、足三里、昆仑、太冲。失语者取哑门、风府、风池。以患侧穴位为主,可与健侧穴位交替取用。可用毫针法,也可用电针法,均用较强的刺激手法行针或电针。每天治疗1~2次。每次留针30分钟。

⊙ **耳针疗法**

上肢瘫痪或感觉障碍者取脑干、缘中(脑点)、内分泌、上肢对应的耳区。下肢瘫痪或感觉障碍者,取脑干、缘中(脑点)、内分泌、下肢对应的耳区。失语者取缘中(脑点)、脑干。以患侧穴位为主,可与健侧穴位交替取用。可用毫针法,也可用电针法,均用较强的刺激进行针刺或电针。每天治疗1~2次。每次留针30分钟。

体针疗法与耳针疗法可以结合使用,即两种疗法交替使用。体针疗法与耳针疗法均单侧取穴,双侧穴位交替使用。

按语

该病急性期宜采用综合疗法。脑干出血者除了静卧、吸氧、补液等一般性措施之外,还应当给予降低颅内压、控制血压过高、防止再出血及保护脑细胞的药物治疗,适合手术的患者应开颅除去血肿。脑动脉血栓形成者除了保持血压和血容量的稳定之外,还应给予扩张血管、抗凝、保护脑细胞的药物。

关于针刺治疗该病,我们在研究中发现,双侧穴位交替使用的治疗效果更稳定。该病的治疗时间较长,针刺的刺激量较大,而穴位本身又存在着耐受性或易疲劳性,所以体针疗法与耳针疗法应交替使用,患侧穴位与健侧穴应交替选用。另外,双侧穴位交替使用与取用单侧穴位比较，两种针刺疗法交替使用与单用一种疗法比较，增加了调节的途径。

附录

针灸疗法是促进本病康复的主要方法之一，这方面的研究资料非常丰富[13~24,30~42]，关于针灸治疗该病的机理研究也越来越深入。中国中医研究院的一个研究小组观察了体针对脑血栓患者脑血流图的影响，发现针刺时脑血管扩张、外周阻力减少，脑部血流量增加[13]。王文正等也证实，针刺疗法能够明显改善脑血管病患者的脑血流图[14~17]。

研究发现，针灸疗法不但能够改善脑血管病患者的脑血流图，而且还能够改善患者的血液流变学和微循环指征。邱茂良等发现，针刺改善该病患者脑血流图的同时，也改善了患者的血液流变学，表现为全血比黏度、红细胞压积、血沉方程 K 值等在治疗后明显下降[15]。孙申田、蒋达树等人的研究工作均证实了针刺疗法的这一作用[16,17]。王文新等观察了针刺疗法对该病患者甲皱微循环的影响，发现针刺后血流速度加快，管襻血色由暗红色转为红色，表明针刺疗法能够改善本病患者的微循环[20]。周杰芳等对结膜微循环的观察也证实，针刺疗法能够明显改善脑血管病患者的微循环[21]。

王光义等观察了针刺对脑梗塞患者血浆 ET-1、MDA、NO 的影响，发现针刺治疗后，患者的神经功能明显恢复，同时血浆中的 ET-1、MDA 水平显著降低，NO 水平明显回升。这表明针刺疗法具有保护脑细胞的作用[22]。傅立新等的研究也证实，针刺疗法对脑血管病患者血浆中 ET、NO 的水平具有明显的调节作用[23,24]。戴高中等在研究中发现，电针疗法不但能调节脑出血大鼠脑组织中的 NO、ET 水平，还能够明显提高 T-AOC 水平[28]。

张艳玲等在观察针刺治疗急性脑梗塞疗效的同时，还观察了针刺对本病患者血浆中 TNF-α 和 IL-6 的影响，发现针刺疗法能够明显降低患者血浆中 TNF-α、IL-6 的水平。这表明针刺疗法能抑制细胞水肿，加速炎性吸收或降低炎性反应，从而起到保护脑细胞的作用[25]。王丽平等在研究中也证实，针刺疗法能够明显降低急性脑梗塞患者血浆中 TNF-α 的含量[26]。

马岩璠等在研究中发现，针刺疗法能够明显增加实验性脑梗塞大鼠缺血区脑组织 HSP70 的基因表达。这提示针刺治疗脑梗塞，对保护脑细胞存在着相应的分子生物学机制[27]。吴绪平等观察了针刺对急性脑梗塞大鼠血浆 cAMP 与 β-EP 含量的影响，发现

 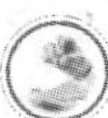

急性脑梗塞大鼠血浆中 cAMP 含量明显低于正常组，血浆中 β-EP 含量则明显高于正常组。针刺后急性脑梗塞大鼠血浆中 cAMP 的含量明显升高，β-EP 的含量显著降低，并趋于正常。cAMP、β-EP 的含量趋于正常，对于急性脑梗塞的康复具有重要的积极意义[29]。

另外，张维等还从神经生理学的角度探索了针刺疗法对假性球麻痹和真性球麻痹的治疗作用，发现针刺治疗后真性球麻痹患者环甲肌振幅、时限及舌肌的时限明显减小。针刺治疗后假性球麻痹患者的上述指标没有明显变化，但咬肌的多相位减少，并且症状明显改善。这提示针刺疗法主要增强了假性球麻痹患者与吞咽运动有关的各种肌肉的协调活动；对于真性球麻痹患者，针刺疗法主要是直接促使损伤的周围神经恢复功能[30]。

参考文献

[1] 杨明华，等．针灸治疗周围性面神经麻痹对比观察 [J]．中国针灸，2000,(5):263.

[2] 程海英，等．火针为主治疗顽固性面神经麻痹 40 例 [J]．中国针灸，2000,(8):456.

[3] 孙六合，等．口内三针为主治疗面神经麻痹后遗症 56 例 [J]．中国针灸，2002,(12):806.

[4] 周晨山．电针配合穴位注射治疗顽固性面瘫 37 例疗效观察 [J]．中国针灸，1999,(8):463.

[5] 马雄．滞针牵拉和环刺治疗陈旧性面瘫 120 例观察 [J]．中国针灸，2000,(8):467.

[6] 王敬兰．子午流注纳甲法针刺治疗面瘫 43 例疗效观察 [J]．中国针灸，2000,(8):479.

[7] 邵淑娟，等．穴位贴敷朱砂蓖麻膏治疗顽固性面瘫 36 例 [J]．中国针灸，2000,(3):159.

[8] 吴峻．电针巨刺判断周围性面神经炎预后 48 例 [J]．中国针灸，1999,(3):159.

[9] 黄国峰，等．穴位结合肌肉走行电针治疗顽固性面瘫 25 例临床分析 [J]．中国针灸，1999,(12):733.

[10] 赵义，等．闪罐加透刺治疗周围性面神经麻痹 130 例 [J]．中国针灸，2002,(12):828.

[11] 杨兆民，等．针刺治疗周围性面神经麻痹的临床疗效及肌电变化 [C]．全国针灸针麻学术讨论会论文摘要（一）. 北京：中国针灸学会，1979：53.

[12] 王菊明，等．针刺对面肌反射的中枢性易化作用 [C]．全国针灸针麻学术讨论会论文摘要（二）. 北京：中国针灸学会，1979：6.

[13] 中医研究院针灸研究所．针刺治疗脑血栓形成 209 例和对脑血流图、肌电图影响的观察 [J]．中医杂志，1979,(9):15.

[14] 王文正，等．针刺内关、合谷对高血压和早期脑动脉硬化患者脑血流图的影响 [J]．浙江中医杂志，1979,(9):315.

[15] 邱茂良，等．针刺对中风患者脑血流图与血液流变学等治疗前后变化的影响 [C]．第二届全国针灸

针麻学术讨论会论文摘要 . 北京：中国针灸学会，1984：429.
[16] 孙申田，等．针刺百会透曲鬓治疗脑血管病偏瘫 500 例临床报告与机制研究 [C]．第二届全国针灸针麻学术讨论会论文摘要 . 北京：中国针灸学会，1984：13.
[17] 蒋达树，等．针刺治疗急性中风病人的疗效和血液流变学变化的观察及脑血流量的实验研究 [C]．第二届全国针灸针麻学术讨论会论文摘要 . 北京：中国针灸学会，1984：10.
[18] 孙怀玲，等．头穴透刺治疗脑卒中临床研究 [J]．中国针灸，2001,(5):275.
[19] 孟庆刚，等．头穴透刺配合溶栓治疗急性脑梗塞的临床机理研究 [J]．中国针灸，2001,(4):243.
[20] 吴文新，等．电针对 50 例脑血栓患者甲皱循环的影响 [J]．上海针灸杂志，1984,(1):10.
[21] 周杰芳，等，针灸对微循环作用的临床和实验研究 [C]．针灸论文摘要选编 . 北京：中国针灸学会，1987，366.
[22] 王光义，等．头针对脑梗塞患者血浆 ET-1、MDA、NO 的影响 [J]．中国针灸，2001,(4):241.
[23] 傅立新，等．针刺对脑 - 心卒中患者血中 ET、NO 含量影响的动态观察 [J]．中国针灸，2002,(9):628.
[24] 张红星，等．头针治疗中风及对血浆 ET 含量的影响 [J]．中国针灸，2002,(12):831.
[25] 张艳玲，等．针刺治疗急性脑梗死对 TNF-α、IL-6 及肌力的影响 [J]．中国针灸，2001,(11):677.
[26] 王丽平，等．针刺对急性脑梗塞患者血清中肿瘤坏死因子的影响 [J]．中国针灸，2002,(2):17.
[27] 马岩璠，等．醒脑开窍针刺法干预实验性脑梗塞大鼠热休克蛋白基因表达的研究 [J]．中国针灸，2001,(2):107.
[28] 戴高中，等．电针对脑出血模型大鼠脑组织 NO、ET、T-AOC 的影响 [J]．中国针灸，2002,(7):489.
[29] 吴绪平，等．针刺对急性脑梗塞大鼠血浆 cAMP 与 β-EP 的影响 [J]．中国针灸，2002,(7):485.
[30] 张维，等．针刺治疗中风慢性期中重度吞咽障碍机理探讨 [J]．中国针灸，2002,(6):405.
[31] 唐国喜，等．药氧针刺法治疗中风肢体功能障碍的临床研究 [J]．中国针灸，2001,(2):77.
[32] 李勇，等．“甲角”穴治疗中风偏瘫上肢手指拘挛的疗效观察 [J]．中国针灸，2001,(4):211.
[33] 杨青兰，等．针刺及舌下放血治疗假性延髓麻痹的临床疗效观察 [J]．中国针灸，2001,(11):651.
[34] 唐胜修．头穴为主治疗缺血性中风后遗症活血与改瘀正相干效应的临床研究 [J]．中国针灸，2002,(2):79.
[35] 王寅，等．不同针刺取穴方法结合系统康复治疗中风后肩手综合征疗效观察 [J]．中国针灸，2002,(2):83.
[36] 宁京英，等．早期应用通腑针刺法治疗脑卒中疗效观察 [J]．中国针灸，2002,(6):369.
[37] 秦黎红．头针交叉刺久留针法治疗中风后偏瘫疗效观察 [J]．中国针灸，2002,(6):397.
[38] 王顺，等．透穴刺法治疗中风后小脑共济失调的疗效观察 [J]．中国针灸，2002,(7):435.
[39] 刘海荣，等．电针 - 生脉 - 管通对脑血栓患者低血压疗效的对比观察 [J]．中国针灸，2002,(7):437.
[40] 马广昊，等．局部透刺为主治疗中风腕踝关节运动功能障碍临床观察 [J]．中国针灸，2002,(9):587.
[41] 曹岱，等．马丹阳天星十二穴担截法治疗缺血性中风临床研究 [J]．中国针灸，2002,(9):591.
[42] 朱飞奇，等．TCD 下取穴治疗脑供血不足 66 例临床研究 [J]．中国针灸，2002,(12):803.

第二十六章　其他常见疾病的针灸治疗

一、支气管哮喘

支气管哮喘（Bronchial Asthma）是因支气管痉挛、黏膜水肿、分泌物增多而引起支气管阻塞的疾病，其特点有阵发性呼吸困难、哮鸣、咳嗽和咯痰。本病反复发作，病变严重者，可并发阻塞性肺气肿、肺不胀或气胸。本病需与心脏性哮喘、喘息性支气管炎相鉴别。

本病属中医学“喘证”“哮证”的范畴。多因痰饮内伏，加之风寒袭肺，或痰热壅阻，使肺失宣降所致。由于肺气根于肾，如哮喘日久，肾气虚衰，可出现肾不纳气或上实下虚表现。

诊断要点

⊙ 临床表现

1. 起病突然，胸闷不适，呼吸困难，伴哮鸣。患者端坐，胸廓膨隆，颈部副呼吸肌运动，部分患者有紫绀。肺部叩诊呈高清音，两肺布满哮鸣音。发作时间自数小时至数日不等。

2. 外源性哮喘与吸入某些外界致敏原有关，内源性哮喘诱发因素多与呼吸道感染有关，混合型哮喘兼有上述两型特点。

3. 哮喘持续状态：哮喘发作持续 24 小时以上，严重呼吸困难以至虚脱、大汗、脱水或青紫，动脉血氧饱和度降低，也可出现呼吸性酸中毒，须及时抢救。

⊙ 辅助检查

1. 呼吸功能降低。

2. 外源性哮喘患者的血中 ESO、IgE 增高。

治疗

⊙ 体针疗法

以仰卧位为主，慎重采用侧卧位，不宜采用俯卧位。

1. 处方：取穴分为四组。第一组取位于背部相关节段内的穴位，如风门、肺俞、厥阴俞、胸 2~4 夹脊穴等；第二组取位于胸部相关节段内的穴位，如膻中、玉堂、紫宫等；第三组取位于上肢的相关节段内的穴位，如孔最、列缺、太渊、鱼际等；第四组取位于下肢的穴位，如足三里、三阴交、太溪等。

第一组穴位与第四组穴位同时使用，第二组穴位与第三组穴位同时使用。这两种处方交替使用。双侧分布的穴位可以左右交替取穴。每次可选用双侧 6~10 个穴位（即 6~10 针即可）。

2. 操作方法：常规消毒后，选用 28~30 号毫针，向脊柱方向 45 度角斜刺风门、肺俞、厥阴俞、胸 2~4 夹脊穴（0.6 ± 0.2）寸。向下平刺膻中、玉堂、紫宫（1.2 ± 0.2）寸。斜刺孔最（1.2 ± 0.2）寸，平刺列缺（1.2 ± 0.2）寸，直刺太渊（0.4 ± 0.1）寸，直刺鱼际（0.8 ± 0.2）寸。直刺足三里（2.0 ± 0.5）寸，直刺三阴交（1.4 ± 0.2）寸，直刺太溪（0.8 ± 0.2）寸。

每天针刺 2~3 次，每次留针 30 分钟，留针期间行针 3~5 次。第一组、第二组、第三组穴位用较强刺激手法针刺，捻转的幅度为 3~4 圈，捻转的频率为每秒 3~5 个往复，每次行针 10~30 秒；第四组穴位用中等强度捻转手法，捻转的幅度为 2~3 圈，捻转的频率为每秒 2~4 个往复，每次行针 10~30 秒。

⊙ 电针体穴疗法

1. 处方：与体针疗法的选穴相同。第一组取位于背部相关节段内的穴位，如风门、肺俞、厥阴俞、胸 2~4 夹脊穴等；第二组取位于胸部相关节段内的穴位，如膻中、玉堂、紫宫等；第三组取位于上肢的相关节段内的穴位，如孔最、列缺、太渊、鱼际等；第四组取位于下肢的穴位，如足三里、三阴交、太溪等。

第一组穴位与第四组穴位同时使用，第二组穴位与第三组穴位同时使用。这两种处方交替使用。双侧分布的穴位可以左右交替取穴。每次可选用双侧 6~8 个穴位（即 6~8 针即可）。

2. 操作方法：分为两步。第一步，进针操作与体针疗法一样；第二步为电针疗法操作方法。第一步操作完毕后，在第一组（背部的穴位）与第四组穴位之间、第三组（胸部的穴位)与第二组穴位之间,分别连接电针治疗仪的两极导线,采用疏密波,刺激量的大小以出现明显的局部肌肉颤动或患者能够耐受为宜。

每次双侧电针 2~3 组穴位。每次电针治疗 20 分钟,每天治疗 2~3 次。没有接电疗仪的穴位,按普通体针疗法进行操作。

按语

支气管与肺脏接受来自 $T_{2\sim4}$ 节段的交感神经的支配,根据现代针灸学理论,使用体针疗法时应当在 $T_{2\sim4}$ 节段及其附近的节段内选用穴位。第一组、第二组穴位是分布于胸部前后 $T_{2\sim4}$ 节段及其附近节段内的穴位。上肢血管平滑肌分布着来自 $T_{2\sim5}$(或 $T_{3\sim6}$)的交感神经,这些交感神经与支配气管、肺脏的交感神经来自相同或相近的胸髓节段,这也是针刺第三组穴位治疗本病的重要解剖生理学基础。

支气管哮喘患者常常伴有下丘脑 - 垂体 - 肾上腺皮质系统的机能不足,为了加强该系统的机能,稳定和调节机体的免疫机能,因此取用了第四组穴位。本病发作期,第一组、第二组、第三组穴位用较强刺激手法针刺,旨在缓解支气管平滑肌的痉挛;第四组穴位用中等强度捻转手法,目的在于加强交感神经的兴奋性,调节或稳定机体的免疫机能,使低下的或不稳定的内分泌、免疫机能恢复正常。

附录

刘红娥用针刺法治疗支气管哮喘 87 例。治疗方法:取膻中、定喘、肺俞、鱼际穴、肾俞。膻中、定喘施捻转提插(泻法)手法;肺俞、肾俞予斜刺,补法;鱼际穴针尖向掌心斜刺,平补平泻。以上腧穴出现针感后留针 20~30 分钟,5 分钟捻转行针 1 次,每周 2~3 次,10 次为一疗程。治疗结果:32 例临床痊愈(哮喘症状完全缓解,即使偶然有轻度发作不需用药即可缓解。FEV1 增值在 35% 以上,或达预计值 80%~100%),占 36.8%;5 例显效(哮喘发作较治疗前明显减轻,FEV1 增值 25% 以上,或达预计值的 60% 以上,仍需用皮质激素或支气管舒张剂,但只需既往用药剂量的 1/3),占 5.7%;27 例好转(哮喘症状有所减轻,FEV1 增值 15%~25%,仍需皮质激素或 / 和支气管舒张剂,用药剂量不能少于原来的 1/2),占 31%;23 例无效(临床症状和 FEV1 测定值无改善或反而加重),占

26.5%[1]。

韩健等针刺鱼际穴对支气管哮喘患者肺功能的影响及即刻平喘效应进行了观察。治疗方法：将 577 例患者随机分为两组：针刺组（289 例）和喷吸组（288 例）。基础治疗：所有患者均行吸氧，阿奇霉素（福建省天健制药有限公司生产，0.25g/ 支）抗感染治疗，0.5g 静脉滴注，每日 1 次。针刺组在基础治疗基础上，采取以下治疗法：①根据中华人民共和国国家标准《腧穴名称与定位》（GB/ T 12346-2006）进行穴位定位，根据新世纪全国高等中医院校规划教材《经络腧穴学》确定穴位的针刺方向、深浅。②针刺器械取直径 0.30mm、长 40mm 一次性不锈钢针。③哮喘急性发作时，立即取双侧鱼际穴，皮肤常规消毒后，针尖向掌心方向斜刺 20~35mm，采用提插、捻转、补泻手法，得气后留针 60min，每 5min 捻转行针 1 次。若不得气，可调整针刺的深浅，并用手指顺着经脉的循行方向，在腧穴的上下部轻轻循按，以激发经气运行；或用手指轻弹针尾，使针体微微震动，以加强针感。喷吸组在基础治疗的基础上，喷吸沙丁胺醇气雾剂（100ug/ 喷，上海医药集团有限公司信谊制药总厂）200ug，24 小时少于 8 喷。治疗结果：针刺组针刺后即刻与喷吸组喷吸后 5min 肺功能指标、中医症状评分均较治疗前明显改善（$P < 0.05$），喷吸组优于针刺组（$P < 0.05$）；针刺组留针 5min 以上指标与针刺后即刻无明显差异（$P > 0.05$）；针刺组留针 30min 以上指标较针刺即刻明显改善（$P < 0.05$），与喷吸组疗效相当（$P > 0.05$）；针刺组留针 60min 与留针 30min 以上指标差异无统计学意义（$P > 0.05$）。结论：针刺鱼际对支气管哮喘急性发作具有平喘功效，起效快，留针 30min 达最佳疗效，与喷吸沙丁胺醇疗效相当[2]。

刘志斌等针刺“新肺俞”穴治疗支气管哮喘 50 例。治疗方法：将 100 例患者分为治疗组和对照组各 50 例。对照组：取双侧肺俞穴，常规消毒，进针后施平补平泻手法，每次留针 30 min，每日 1 次，共治疗 10 次。治疗组：取双侧“新肺俞”穴（第 6 颈椎棘突左右旁开 1.5 寸），常规消毒，进针后施平补平泻手法，每次留针 30 min，每日 1 次，共治疗 10 次。疗效标准：临床控制：哮喘的症状完全缓解，偶有轻度发作，不需用药自行缓解；显效：哮喘的症状较治疗前明显缓解，偶有发作，需用药才能缓解；有效：哮喘的症状有所缓解，时有发作，需用长期规律用药才能缓解；无效：哮喘的症状无改善。治疗结果：治疗组：临床控制 5 例，显效 15 例，有效 28 例，无效 7 例，总有效率为 86.0%。对照组：临床控制 5 例，显效 10 例，有效 25 例，无效 10 例，总有效率为 80.0%。针制组疗效好于对照组（$P < 0.05$）[3]。

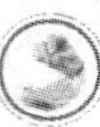

阮桂英等用针刺、穴位注射治疗哮喘60例。治疗方法：取定喘、风池、风门、肺俞、膻中、天突、尺泽、列缺、太渊、孔最、足三里。背部穴位宜刺0.5寸左右，胸部及其他穴位刺0.8寸为宜，其中天突刺不留针。以上穴位均捻转，使病人有酸麻胀感为度，通电15~20min，每日1次，10次为1个疗程。若夹有风痰取核酪注射液2ml对定喘、肺俞、风门、丰隆作穴位注射，每日1次，10次为1个疗程。治疗效果：42例痊愈（哮喘诸症消失，随访3年无复发），占70%；6例显效（支气管阻塞、痉挛症状消失，可平卧，但有轻度胸闷），占10%；3例有效（病人可平卧，遇诱因加重），占5.%；9例无效（哮喘诸症无改善），占15%[4]。

江海玲用穴位埋线治疗支气管哮喘100例。治疗方法：急性期以宣通肺气、止咳平喘为主，取大椎、定喘、肺俞、足三里、丰隆。慢性期以化湿利痰、健脾补肾为主，取肾俞、肺俞、脾俞、足三里、丰隆。以咳为主加孔最，以喘为主加鱼际。埋线前先做普鲁卡因皮试，阴性者方可手术。使背部穴位充分暴露，穴位局部常规消毒，将剪好的长2cm的1号羊肠线装入16号上颌窦穿刺针内，右手持针棒，左手用无菌纱布包住针梗，使针与穴位成45~60度，用力迅速刺入穴位皮下，再将针缓慢刺入适当深度，待患者有强烈的酸、麻、胀、重的感觉后，右手稍向上提，左手拇指隔无菌纱布压住针口处，左手缓缓将针芯向下推，将线埋入穴位内。拔针后压迫针孔，如无出血，即用2.5%碘酒及75%酒精消毒针孔，并用无菌纱布及胶布固定即可。下肢穴位用0~3号肠线，用9号腰穿针操作。20日1次，3次为1个疗程，2个疗程后观察疗效。辅助治疗及注意事项：急性期症状较重者，可配合中西医药物对症治疗。操作时应严格执行无菌操作，防止感染。治疗期间禁食生冷、鱼虾、肥腻及刺激性食物。治疗后1周内，禁止重体力劳动。治疗结果：60例临床治愈（咳喘症状完全消失，体质增强，参加各种体力劳动后无任何不适，1年内无复发），占60%；20例显效（哮喘症状较治疗前明显减轻，重体力劳动后或受凉时有轻微不适），占20%；15例好转（症状明显改善，发作次数减少），占15%；无效5例。总有效率为95%[5]。

班旭升等用针刺、体穴埋线治疗哮喘84例。治疗方法：主穴取鱼际、天突、大椎、肺俞；配穴取膻中、定喘、肺俞。发作期：针刺鱼际、天突、大椎、肺俞，提插、捻转交替应用，以得气为宜，隔5分钟行针一次，留针30分钟，1日1次，每10次为1疗程。缓解期：选取膻中、肺俞、定喘，用羊肠线埋植。标定穴位，常规消毒，用2%普鲁卡因于穴位中点两侧注入，造成lcm直径的皮丘，再将1号肠线穿在三角缝合针上，从一侧植入穴位的正中肌层的适当深度，由另一侧穿出，剪断肠线两端，稍提皮肤埋入线头，无菌敷料包扎，胶布固定3天。每隔20天埋植1次，3次为1疗程。治疗结果：20例临床控制（症状完全消失，药物全部停服，能正常工作和学习，随访半年未见复发），占23.8%；45例显效（咳喘症状明显喊轻，发作次数明显减少，不需再服用药物治疗），占53.6%；13例好转（咳喘症状减轻），占15.5%；6例无效（治疗前后无变化），占7.1%，总有效率92.9%[6]。

二、阵发性室上性心动过速

包括阵发性房性心动过速及房室连接处心动过速，两者的病因、临床表现与治疗均相同。常见于青年人、无心脏病证据者，也见于风湿性心脏病、甲状腺功能亢进性心脏病、冠状动脉硬化性心脏病、预激症候群，以及洋地黄中毒等。

诊断要点

⊙ 临床表现

1. 阵发性发作，突然发生，突然消失，发作时心率可达160~220次/分，心律规则。

2. 发作时有心悸、心前区不适（或心绞痛）、眩晕；发作持续时间长而严重时，血压常下降。

3. 压迫颈动脉窦或其他刺激迷走神经的方法，如有效，可使心率立即恢复正常，无逐渐减慢阶段。

⊙ 辅助检查

心电图检查有助于诊断。

治疗

⊙ 体针疗法

以仰卧位为主，也可采用侧卧位，不宜采用俯卧位。

1. 处方：取穴分为四组。第一组取位于背部相关节段内的穴位，如肺俞、厥阴俞、心俞、胸1~5夹脊穴等；第二组取位于胸部相关节段内的穴位，如膻中、玉堂、紫宫等；第三组取位于上肢的相关节段内的穴位，如内关、间使、神门等；第四组取位于下肢的特殊穴

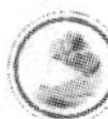

位，如三阴交、阴陵泉、足三里、太溪等。

第一组穴位与第四组的三阴交、阴陵泉同时使用，第二组穴位与第三组穴位、第四组的足三里、太溪穴位同时使用。这两种处方交替使用。双侧分布的穴位可以左右交替取穴，每次可选用双侧 3~6 个穴位（即 3~6 针即可）。

2. 操作方法：常规消毒后，选用 28~30 号毫针，向脊柱方向 45 度角斜刺肺俞、厥阴俞、胸 1~5 夹脊穴（0.6 ± 0.2）寸。向下平刺膻中、玉堂、紫宫（1.2 ± 0.2）寸。直刺内关、间使（1.2 ± 0.2）寸，直刺神门（0.4 ± 0.1）寸。直刺三阴交、阴陵泉（1.4 ± 0.2）寸。直刺足三里（2.0 ± 0.5）寸，直刺太溪（0.8 ± 0.2）寸。

每天针刺 1~2 次，每次留针 30 分钟，留针期间行针 3~5 次。均用中等强度捻转手法，捻转的幅度为 2~3 圈，捻转的频率为每秒 2~4 个往复，每次行针 10~30 秒。

⊙ **电针体穴疗法**

1. 处方：与体针疗法的选穴相同。取穴分为四组。第一组取位于背部相关节段内的穴位，如肺俞、厥阴俞、心俞、胸 1~5 夹脊穴等；第二组取位于胸部相关节段内的穴位，如膻中、玉堂、紫宫等；第三组取位于上肢的相关节段内的穴位，如内关、间使、神门等；第四组取位于下肢的特殊穴位，如三阴交、阴陵泉、足三里、太溪等。

第一组穴位与第四组的三阴交、阴陵泉同时使用，第二组穴位与第三组穴位、第四组的足三里、太溪穴位同时使用。这两种处方交替使用。双侧分布的穴位可以左右交替取穴。每次可选用双侧 2~4 个穴位（即 2~4 针即可）。

2. 操作方法：分为两步。第一步，进针操作与体针疗法一样；第二步为电针疗法操作方法。第一步操作完毕后，在第一组穴位与第四组的三阴交、阴陵泉之间，或在第二组穴位与第三组穴位、第四组的足三里、太溪穴位之间，分别连接电针治疗仪的两极导线，采用疏密波，刺激量的大小以出现明显的局部肌肉颤动或患者能够耐受为宜。每次电针治疗 20 分钟，每天治疗 1~2 次。

每次双侧电针 1~2 组穴位即可。没有接电疗仪的穴位，按普通体针疗法进行操作。

按语

心脏接受来自 $T_{1\sim5}$ 节段的交感神经的支配，根据现代针灸学理论，使用体针疗法时应当在 $T_{1\sim5}$ 节段内选用穴位。第一组、第二组穴位是分布于胸部前后的 $T_{1\sim5}$ 节段内的穴位。因来自 T_1 的部分纤维参与了正中神经和尺神经的形成，所以上肢的部分穴位（即第三组穴位）也可以治疗本病。另外，上肢血管平滑肌分布着来自 $T_{2\sim5}$（或 $T_{3\sim6}$）的交感神经，这些交感神经与支配心脏的交感神经来自相同或相近的胸髓节段，这也是针刺第三组穴位治疗本病的重要解剖生理学基础。

附录

屈凤星用针刺内关法治疗室上性心动过速 34 例。治疗方法：选用单侧内关穴，左右均可，局部常规消毒，选用 1.5 寸毫针，垂直捻转进针至 0.8~1 寸。进针后即用听诊器听心率，待心率降至每分钟 80 次左右时停止捻转，留针 15 分钟，每隔 5 分钟行针 1 次。治疗结果：显效 33 例，有效 1 例，有效率为 100%。起效时间在 30 秒至 3 分钟之间 [7]。

李元鑫等通过针刺治疗阵发性室上性心动过速 24 例。48 例患者，年龄 35~65 岁，发作史 2~26 年，随机分为两组各 24 例。治疗方法：对照组：口服地尔硫卓，每日 3 次。治疗组：取穴双侧内关。局部常规消毒，毫针直刺 1 寸，行捻转补法，每 10 分钟行针 1 次，200 转 / 分，留针 40 分钟。两组均每天治疗 1 次，15 天为一疗程，治疗 2 个疗程。结果：对照组 12 例显效（临床症状消失，心率恢复至正常范围，心电图正常），5 例有效（临床症状消失，心电图好转但未达正常标准），7 例无效（临床症状、心率、心电图治疗前后无变化），总有效率为 70.83%；治疗组 16 例显效，4 例有效，4 例无效（疗效标准同对照组），总有效率为 83.33%，明显优于对照组（$P < 0.05$）[8]。

杨明昌等用针刺法治疗室上性心动过速 27 例。治疗方法：主穴取内关（双）。配穴取合谷（双）、人中。患者取坐位或平卧位，皮肤常规消毒，用 28 号 1.5 寸毫针，于内关穴垂直刺入 0.8~1.2 寸，合谷穴垂直刺入 0.5~0.8 寸，持续捻转 30 秒钟左右，即能使室上性心动过速转变为窦性心律。个别严重病例，加刺人中穴，从下向上斜刺 0.3~0.5 寸，捻转数秒钟即可取效。治疗结果：25 例能立即终止心动过速，有 6 例曾间歇复发，但经再次针刺治疗仍能立即转复为窦性心律；无效 2 例，均为洋地黄过量所致者；总有效率为 92.59% [9]。

刘志娟等通过耳穴贴压结合护理干预治疗阵发性室上性心动过速 44 例。将 88 例患者随机分为两组各 44 例。对照组平均年龄（42.31 ± 2.16）岁，观察组平均年龄（42.75 ± 2.42）岁。治疗方法：两组均予耳穴压豆治疗，取神门、心、交感、内分泌为主穴，

 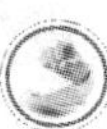

皮质下、枕反射区为配穴，常规消毒后将王不留行籽贴于穴位敏感点上，拇指和食指按揉穴位 5 min，至发红透热。每日 3 次，3 天后换另一侧耳穴按压。对照组：给予常规治疗护理，指导患者遵医嘱治疗。同时向患者介绍疾病的相关知识，指导其养成良好的生活习惯和饮食习惯。观察组：在常规治疗护理的基础上增加护理干预：①安抚患者情绪，向患者及家属介绍该病的相关知识及治疗上的成功案例，缓解患者的负面情绪，提高患者的治疗依从性；②加强临床用药和治疗指导，密切监测患者的心电图、心率变化及治疗后副作用等，记录患者的心率异常时间和频率，若发现不良反应则及时与主治医师取得联系；③指导患者养成良好的生活习惯和饮食习惯，避免增加心脏负荷。叮嘱家属要注意安慰患者，避免情绪波动过大。结果：对照组 18 例显效（治疗后半小时内，恢复窦性心律，且疾病体征、临床症状完全改善），14 例有效（心室率减慢，未转为窦性心律，疾病症状及体征有所改善），12 例无效（临床症状和疾病体征无明显变化，甚至加重），总有效率为 72.73%；观察组 29 例显效，13 例有效，2 例无效（疗效标准同对照组），总有效率为 95.45%，明显优于对照组（$P < 0.05$）[10]。

谢黎明用针刺治疗室上性心动过速 31 例。治疗方法：取内关、间使、神门、胸夹脊（4~5）。针内关、间使，针感向腋部传导，神门、夹脊穴均用导气法，留针时间从有得气感、心率开始减慢为宜。治疗结果：痊愈 5 例，占 16.2%；显效 9 例，占 29.03%；有效 14 例，占 46.5%；总有效率为 90. 3% [11]。

曹奕用内关穴位注射法治疗阵发性室上性心动过速 30 例。治疗方法：以 5ml 消毒注射器抽取新福林 10 mg，取双侧内关穴，常规消毒后刺入，提插得气，抽无回血后缓慢推药，每穴 5 mg，出针时用消毒干棉球按压针孔，避免出血。治疗结果：27 例有效（治疗后发作中止，恢复窦性心律），占 90%；3 例无效（症状体征不能缓解，心电图仍表现室上性心动过速特点），占 10%[12]。

三、心脏神经官能症

心脏神经官能症是神经官能症的一种特殊类型，以心血管系统功能失常为主要表现，可兼有神经官能症的其他症状。大多发生在青年和壮年，以 20~40 岁者为最多，多见于女性，尤其是更年期的妇女。一般并无器质性心脏病证据，但可与器质性心脏病同时存在，或在后者的基础上发生。症状多种多样，时好时坏，影响劳动力，常与器质性心脏病的症状相混淆，造成鉴别诊断上的困难，因而有一定的重要性。

诊断要点

⊙ 临床表现

症状繁多易变，一度好转后容易复发，少数病程可达数年至10余年之久，除心血管系统的症状外，尚可有神经系统或其他系统的症状。症状常在受惊、情绪激动或久病后首次出现，入睡前、欲醒和刚醒时，以及情绪波动等状态下最易发作，过度劳累或情绪改变可使之加重。

心血管系统最常见的症状

（1）心悸：是最常见的症状，患者能感觉到心跳、心前区搏动和心前区不适，运动后或情绪激动时症状更明显。多数患者有心率增快、心排血量增加与短暂血压升高，轻度活动可使心率不相称地明显增快，患者的活动常因此受到限制。

（2）心前区痛：部位常不固定，以位于左前胸乳部或乳下者为多见，也可在胸骨下或右前胸。痛的性质不尽相同，大多为一过性刺痛，每次1秒至数秒钟，或持续隐痛，发作可持续数小时或数天。体力活动当时常无心前区痛发作，但活动后或精神疲劳后，甚至休息时均可出现。

（3）气短：主要是患者主观上感到空气不足，呼吸不畅，呼吸频率常不增快。屋内人多拥挤或通风较差的地方容易引起发作。有时发生在夜间，发作时喜坐起或起床开窗而在窗口深吸气。平时经常有叹息样呼吸，即深吸气后行一个长而带叹息样的呼气，自觉如此才能解除憋气感。较长时间深吸气可导致血中二氧化碳浓度降低，出现过度换气所致的呼吸性碱中毒，伴四肢发麻、手足搐溺、头晕等表现。

神经系统的常见症状：乏力、头晕、多汗、失眠、焦虑等一般神经系统的症状。

体格检查可无异常发现。患者可有焦虑和紧张的表情，手掌汗多，两手颤抖，体温有时略升高，血压轻微升高且易波动。心率增快、心搏强有力和心音增强。

⊙ 辅助检查

心电图常有窦性心动过速，部分患者可见ST-T波改变。大多表现为ST段水平样下移和（或）T波低平、双相或倒置，且较易改变，时而消失，时而加重。心率增快常使ST-T波异常加重，而心率减慢时，ST-T波可完全恢复正常。

治疗

⊙ 体针疗法

以仰卧位为主，也可采用侧卧位，不宜采用俯卧位。

1. 处方：取穴分为五组，第一组取位于背部相关节段内的穴位，如肺俞、厥阴俞、心俞、胸1~5夹脊穴等；第二组取位于胸部相关节段内的穴位，如膻中、玉堂、紫宫等；第三组取位于上肢的相关节段内的穴位，如内关、间使、神门等；第四组取位于下肢的特殊穴位，如三阴交、阴陵泉、足三里、太溪等；第五组取百会、风池。

第一组、第三组穴位与第五组的风池同时使用，第二组、第四组穴位与第五组的百会同时使用。这两种处方交替使用。双侧分布的穴位可以左右交替取穴。每次可选用双侧4~6个穴位（即4~6针即可）。

2. 操作方法：常规消毒后，选用28~30号毫针，向脊柱方向45度角斜刺肺俞、厥阴俞、胸1~5夹脊穴（0.6±0.2）寸。向下平刺膻中、玉堂、紫宫（1.2±0.2）寸。直刺内关、间使（1.2±0.2）寸，直刺神门（0.4±0.1）寸。直刺三阴交、阴陵泉（1.4±0.2）寸。直刺足三里（2.0±0.5）寸，直刺太溪（0.8±0.2）寸。

每天针刺1~2次，每次留针30分钟，留针期间行针3~5次。均用中等强度捻转手法，捻转的幅度为2~3圈，捻转的频率为每秒2~4个往复，每次行针10~30秒。

⊙ 电针体穴疗法

1. 处方：取穴同体针疗法，也分为五组。第一组取位于背部相关节段内的穴位，如肺俞、厥阴俞、心俞、胸1~5夹脊穴等；第二组取位于胸部相关节段内的穴位，如膻中、玉堂、紫宫等；第三组取位于上肢的相关节段内的穴位，如内关、间使、神门等；第四组取位于下肢的特殊穴位，如三阴交、阴陵泉、足三里、太溪等；第五组取百会、风池。

第一组、第三组穴位与第五组的风池同时使用，第二组、第四组穴位与第五组的百会同时使用。这两种处方交替使用。双侧分布的穴位可以左右交替取穴。每次可选用双侧4~6个穴位（即4~6针即可）。

2. 操作方法：分为两步。第一步，进针操作与体针疗法一样；第二步为电针疗法操作方法。第一步操作完毕后，在第一组穴位与第四组的三阴交、阴陵泉之间，或在第二组穴位与第三组穴位、第四组的足三里、太溪穴位之间，分别连接电针治疗仪的两极导线，采用疏密波，刺激量的大小以出现明显的局部肌肉颤动或患者能够耐受为宜。每次电针治疗 20 分钟，每天治疗 1~2 次。

每次双侧电针 1~2 组穴位即可。没有接电疗仪的穴位，按普通体针疗法进行操作。

按语

心脏接受来自 $T_{1\sim5}$ 节段的交感神经的支配，根据现代针灸学理论，使用电针疗法时应当在 $T_{1\sim5}$ 节段内选用穴位。第一组、第二组穴位是分布于胸部前后的 $T_{1\sim5}$ 节段内的穴位。因来自 T_1 的部分纤维参与了正中神经和尺神经的形成，所以上肢的部分穴位（即第三组穴位）也可以治疗本病。另外，上肢血管平滑肌分布着来自 $T_{2\sim5}$（或 $T_{3\sim6}$）的交感神经，这些交感神经与支配心脏的交感神经来自相同或相近的胸髓节段，这也是针刺第三组穴位治疗本病的重要解剖生理学基础。第四组、第五组穴位是为了调节大脑的功能。

附录

陈朝明等用针刺法治疗心脏神经官能症 32 例。治疗方法：主穴取内关，配穴取神门、足三里、三阴交、太溪。主穴内关每次均用，配穴随证加减。中等刺激，使得气感向肢端放散。其中内关穴宜斜刺，深 1~1.5 寸，针尖向上，用小幅度捻转法，使针感缓慢扩散至肘、腋、前胸等处。留针 20~30 分钟，中间行手法 1~2 次。每日或隔天针治 1 次，10 次为 1 疗程。治疗结果：全部有效，其中 24 例显效（症状消失，恢复工作），8 例有效（症状明显改善，偶有心悸、失眠）[13]。

陈立娜用针灸治疗心脏神经官能症 30 例。65 例患者，年龄 17~56 岁，病程 1 周至 2 年，随机分为药物组 35 例和针刺组 30 例。治疗方法：药物组：黛力新 10.5mg，每天 2 片，早晨、中午各 1 片，治疗 8 周。针刺组：百会及神庭采用头皮针法，内关、足三里、太冲和三阴交穴常规针刺，诸穴针刺得气后均接电针仪，疏密波，频率 0.83~1.67Hz，强度以能耐受为度。一般留针 20~30 min，平补平泻手法，每周治疗 6 次，周日休息 1 天，4 周为 1 个疗程，针刺 2 个疗程。结果：药物组 17 例显效，10 例有效，8 例无效，总有效率为 77%；针刺组 16 例显效，8 例有效，6 例无效，总有效率为 80%，两组疗效比较无显著性差异（$P > 0.05$），但在治疗 4 周时针刺组疗效明显优于药物组疗效（$P < 0.05$），即两组疗效相当，但针刺组治疗起效快[14]。

 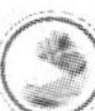

马向明等通过针刺结合推拿治疗心脏神经官能症30例。将60例本病患者，随机分为两组，每组各30例。对照组年龄25~46岁，病程26天至9年；治疗组年龄28~48岁，病程1个月至8年。治疗方法：对照组：艾司唑仑片2mg，每晚1次；美托洛尔片25mg，1日2次，视病情加用谷维素、百忧解等。治疗组：①针刺：取穴心俞、巨阙、神门、内关、三阴交、太冲。心气虚、心阳不振配气海、关元、百会；脾虚痰盛配足三里、丰隆；血瘀配血海、曲泽、少海。心俞刺0.5~0.8寸，神门直刺0.3~0.4寸，巨阙、内关、三阴交、太冲、气海、关元直刺0.5~1寸，足三里、丰隆直刺0.5~1.5寸，百会平刺0.5~0.8寸，少海直刺0.5~0.8寸，血海、曲泽直刺0.8~1.0寸，小幅度提插捻转，得气即可。②推拿：背部施以擦法、按法、揉法、㨰法为主，患者卧位，用㨰法在患者胸椎两侧的膀胱经及督脉循行路线治疗5分钟，寻找背部阿是穴，按揉1分钟，按揉心俞、厥阴俞、脾俞、身柱、灵台、神堂各1分钟，施擦法于督脉及两侧膀胱经背部循行部位，以热透为度，并可根据辨证选穴按揉针刺疗法所选穴位。以上两种治疗方法，每日1次，15次为1疗程，间隔3天后进行下一疗程，治疗2个疗程。结果：对照组5例治愈（主症消失，伴随症状好转或消失，生活、学习、工作、睡眠均正常，1年以上无复发），12例好转（主症消失或改善，伴随症状好转或时有反复，学习工作无影响），13例无效（症状无好转或加剧），总有效率56.7%；治疗组12例治愈，10例好转，8例无效（疗效标准同对照组），总有效率为73.3%，明显优于对照组（$P < 0.05$）[15]。

四、反流性食管炎

反流性食管炎是指胃内容物反流入食管而引起的食管下段黏膜的炎症。

诊断要点

一、主要变现为胸骨后或胸窝部不适、灼热感、嗳酸或疼痛，在食物通过时诱发或加重，疼痛可放射至颈部或背部。早期炎症引起局部痉挛时，可出现间歇性咽下困难和呕吐。后期纤维化引起痉挛时，可出现持续性吞咽困难和呕吐。

二、X线吞钡检查时，食管下段呈现为痉挛性收缩或狭窄，边缘光滑、规则或稍粗糙，两侧对称，仍有相当程度的舒张功能。狭窄段以上的食管多有扩张。

三、难于确诊的病例，可进一步做食管镜检查和活检。

治疗

体针疗法取穴分为三组：第一组取背部相关节段内的穴位，如心俞、督俞、膈俞、譩譆、膈关、魂门等；第二组取胸腹部相关节段内的腧穴，如膻中、上脘、中脘、建里、下脘、幽门等；第三组取特殊穴位，如足三里。第一组、第二组穴位可以单独使用，也可以交替使用，但每次都配用第三组穴位。每次取用 2~4 个穴位。均用中等强度刺激手法针刺。

按语

反流性食道炎主要是由于食道下端括约肌（LES）功能减弱所致。LES 分布着来自 $T_{5\sim6}$ 节段的交感神经。但上述方案中不仅选用了 $T_{5\sim6}$ 节段内的穴位，还选取了 $T_{6\sim10}$ 节段内（胃与小肠均在该节段区内）的穴位和特殊穴位足三里，这是为什么呢？因为 LES 除了分布有交感神经外，主要还受迷走神经和胃泌素的调节。胃泌素由胃窦 G 细胞分泌，G 细胞的功能受迷走神经和胰液泌素的调节，迷走神经兴奋可促进胃泌素的分泌，胰液泌素则抑制胃泌素的分泌。为了促使迷走神经及胃泌素对 LES 的调节恢复正常，故而也选取了 $T_{6\sim10}$ 节段内的穴位（主要是针对胃、小肠考虑的）和足三里穴。针刺足三里对迷走神经的功能具有良好的调节作用。

可以看出，我们治疗反流性食道炎的着眼点并不是单纯地治疗炎症，而是消除引起炎症的根本原因。

附录

文娜等通过针刺治疗肝胃郁热型反流性食管炎 31 例。61 例患者，随机分为两组。针刺组 31 例，平均年龄 35.7 岁，平均病程 18 年；药物组 30 例，平均年龄 36.2 岁，平均病程 24 年。治疗方法：针刺组：取穴足三里、中脘、胃俞、内关。胸满、胸骨后疼痛加公孙，咽下不利加天突、膻中。中脘、胃俞以局部酸胀重感并放射至上腹部及胸背部为佳。留针 30min，每隔 10min 运针 1 次。每日 1 次，每 5 次休息 2 天。药物组：口服奥美拉唑，每次 1 片，每日 1 次，晨起空腹口服。两组均 4 周为一疗程，共治疗 2 个疗程。结果：针刺组 12 例痊愈（症状基本消失或治疗后症状积分值较治疗前下降≥ 90%，食管镜积分 0 分，病理积分 0 分），10 例显效（症状积分值较治疗前下降 60%~89%，食管镜积分减少 2 分，病理积分减少 2 分），6 例有效（症状积分值较治疗前下降 30%~59%，食管镜积分减少 1 分，病理积分减少 1 分），3 例无效（症状积分值较治疗前下降＜ 30%，食管镜积分无变化或增加 1 分以上，病理积分无变化或增加 1 分以上），总有效率为 90.3%；随访 22 例，复发 2 例，复发率为 9.1%。药物组 11 例痊愈，10 例显效，6 例有效，3 例无效（疗效标准同针刺组），总有效率为 90.0%；随访 21 例，复发 9 例，复发率为 42.9%。与针刺组疗效无显著性差异（$P > 0.05$），但针刺组远期疗效明显优于药物组（$P < 0.05$）[16]。

曹雨佳通过电针治疗反流性食管炎 45 例。90 例患者，随机分为两组各 45 例。对照组平均年龄（36.00 ± 8.94）岁，病程 21 天至 8 年；电针组平均年龄（37.24 ± 11.22）岁，病程 30 天至 10 年。治疗方法：对照组：奥美拉唑肠溶胶囊，20mg/d，晨起空服口服。电针组：取穴百会、内关、足三里、中脘、四神聪、丰隆、金津、玉液、期门、太冲。百会平补平泻不留针；金津、玉液点刺出血；其余穴位常规针刺；中脘、足三里、内关、丰隆四穴针刺后加电针。针刺后留针 30min，每日 1 次。两组均治疗 4 周为 1 个疗程，连续治疗 2 个疗程。结果：对照组 25 例痊愈（临床症状基本消失，食管镜检查显示黏膜炎性症状消失，可有少量组织学改变），10 例好转（临床症状有明显改善，食管镜检查显示黏膜病变情况减轻，有点状或条状发红，但无糜烂、无融合），12 例无效（临床症状无变化，食管镜检查无变化），总有效率为 73.3%；电针组 29 例痊愈，12 例好转，4 例无效（疗效标准同对照组），总有效率为 91.1%，明显优于对照组总有效率（$P < 0.05$）[17]。

吴练红通过中药穴位贴敷治疗反流性食管炎 42 例，年龄 21~67 岁，病程 6 个月至 7 年。治疗方法：药物组成：柴胡 30g，枳实 30g，厚朴 30g，白芍 30g，木香 20g，延胡索 20g，陈皮 30g，瓦楞子 30g，白及 30g，黄芪 50g，白术 20g，黄连 10g，吴茱萸 20g。将上述药物打成粉调配成泥膏状，搓制成直径 0.5~1.5cm，厚 0.1~0.3cm 大小的药饼，直接外敷于所选穴位，用 2~3cm 胶布固定，每次敷约 2~4h。取穴：中脘、足三里（双侧）、太冲（双侧）、内关（双侧）、公孙（双侧）、期门（双侧）、肝俞（双侧）、胃俞（双侧），9、10、12 胸椎脊突下各旁开 0.5 寸之夹脊穴。每次取穴 8 个，左右交替，14d 为 1 疗程，治疗 2 个疗程。结果：17 例显效（反酸、胃灼热等主要症状基本消失，胃镜检查积分减少 2 分），21 例有效（反酸、胃灼热等症状明显改善，发作次数减少 50% 以上，胃镜检查积分减少 1 分以上），4 例无效（症状与胃镜复查无明显变化，积分仍为 3），总有效率为 90.48%[18]。

王雪莲等通过穴位注射治疗及护理反流性食管炎 45 例。90 例患者，随机分为对照组和干预组各 45 例。对照组平均年龄（45.1 ± 4.9）岁，平均病程（2.3 ± 2.0）年；干预组平均年龄（43.5 ± 4.7）岁，平均病程（2.1 ± 1.9）年。治疗方法：对照组：改变生活方式与饮食习惯，将床头抬高 15~20cm 以减少夜间反流；进食后避免立即卧床、睡前 2h 内避免进食；避免进食高脂肪、巧克力、咖啡等使食管下括约肌（LES）压力降低的食物；戒烟禁酒；枸橼酸莫沙必利片口服，5mg/ 次，3 次 /d；西咪替丁片口服，0.2g/ 次，2 次 /d；2 周为 1 个疗程。干预组：在对照组治疗基础上予穴位注射甲氧氯普胺。取穴：胃俞、膈俞、足三里、中脘。胃俞、膈俞每穴 2ml，足三里、中脘 1ml。注射后观察 10min 无不良反应后无菌处理。每周治疗 2 次，2 周为 1 个疗程。结果：对照组 9 例治愈（临床症状消失，食管镜检查局部轻度充血，无明显水肿，糜烂面消失），11 例显效（临床症状明显改善，食管镜下局部黏膜炎症仍较明显，水肿、充血、糜烂面缩小 1/2 以上），19 例有效（临床症状有所改善，食管镜下局部黏膜炎症有改善），6 例无效（临床症状及食管镜检查无变化），总有效率为 86.7%；干预组 13 例治愈，20 例显效，8 例有效，4 例无效（疗效标准同对照组），总有效率为 91.1%，明显优于对照组（$P < 0.05$）[19]。

李昌武通过雷贝拉唑结合艾灸治疗反流性食管炎 45 例。90 例患者，随机分为两组各 45 例。对照组平均年龄（49.6 ± 6.3）岁，平均病程（6.7 ± 1.4）年；观察组平均年龄（49.1 ± 6.8）岁，平均病程（6.9 ± 1.5）年。治疗方法：对照组：口服雷贝拉唑肠溶片。每次 20mg，1 次 /d，于早晨饭前 30min 口服。治疗组：在对照组的治疗基础上给予艾灸。取穴足三里、上脘、中脘、下脘、梁门、胃俞等行艾灸。隔日 1 次。两组均治疗 8 周。结果：①临床疗效：对照组 7 例痊愈（反流症状完全消失，疗效指数 ≥ 95%），14 例显效（反流症状基本消失，偶出现症状但很快消失，疗效指数 70%~95%），15 例有效（反流症状较以前减轻，但未消失，疗效指数 30%~70%），9 例无效（反流症状无改善，疗效指数 < 30%），总有效率为 80%；观察组 8 例痊愈，20 例显效，16 例有效，1 例无效（疗效标准同对照组），总有效率为 97.78%。②内窥镜疗效：对照组 11 例痊愈（食管镜下食管黏膜恢复正常），10 例显效（食管镜下炎症较前改善，治疗前后积分差 2 分），13 例有效（食管镜下炎症较前改善，治疗前后积分差 1 分），11 例无效（食管镜下炎症无改变，治疗前后积分差 0 分或负值），总有效率为 75.56%；观察组 16 例痊愈，18 例显效，8 例有效，3 例无效（疗效标准同对照组），总有效率为 93.33%，明显优于对照组（$P < 0.05$）[20]。

五、贲门失弛缓症

贲门失弛缓症是指神经肌肉功能障碍所引起的食管下端括约肌不能松弛，食管张力和蠕动减低，食管扩张、伸长和屈曲，导致食物发生滞留。

诊断要点

一、吞咽困难。多数患者起病缓慢，少数可突然发生，常常因情绪波动或食用过冷、辛辣等刺激性食物时诱发。

二、胸骨下部及剑突下疼痛。吞咽时发生哽噎感，同时伴有疼痛，可为隐痛或剧痛，并向心前区、颈部放射，也可向上肢放射。

三、病程较长，可达数年或更久。咽下困难多为间歇性发作，为减轻哽噎，多缓慢进食，进食时不断饮水下冲食物。

四、食管钡剂造影及食管镜检查可以帮助确诊。

治疗

体针疗法取穴分为三组：第一组取背部相关节段内的腧穴，如心俞、督俞、膈俞、譩譆、膈关、胸夹脊穴（5、6）等；第二组取下胸部相关节段内的穴位，如膻中、步廊、乳根等；第三组取特殊穴位，如足三里。第一组、第二组穴位交替使用，亦可单独使用，但每次都配用第三组穴位。每次取用 2~4 个穴位。第一组、第二组穴位用强刺激手法针刺，第三组穴位用中等强度刺激手法针刺。

按语

食管贲门接受来自 $T_{5\sim6}$ 节段的交感神经的支配，来源于 $T_{5\sim6}$ 节段的躯体神经按胚胎期节段支配方式分布于躯干部，根据现代针灸学的理论，所选取的体穴（第一组、第二组）应分布在 $T_{5\sim6}$ 节段内。因躯干部前面的穴位和后面的穴位无法同时针刺，所以第一组、第二组穴位交替使用或单独使用。另外，贲门失弛缓症的发生，一般认为是食管壁肌间神经丛的变性,引起植物神经系统的功能失调,交感神经作用占优势,食管运动功能不能协调而致,故而第一组、第二组穴应用强刺激手法针刺,以抑制交感神经的兴奋性。食管还接受迷走神经的支配,用中等强度刺激手法针刺足三里,可以调节迷走神经的功能,促进消化道平滑肌恢复正常运动。因足三里穴与病源并不处在相同或相近的节段内,但对治疗本病又有一定的作用,故将其列为特殊穴位。

附录

侯玉亭等用针刺治疗贲门失弛缓症 114 例,均经过 X 线钡造影确诊为贲门失弛缓症患者。女性 71 例,男性 43 例。治疗方法:选取膻中、下脘、章门、太冲、足三里、内关,采取平补平泻手法。每日 1 次,每次取穴 2~3 个,每次留针 20~30 分钟,每 10 次为 1 个疗程。每疗程间隔 3~5 天,本组患者最多治疗 4 个疗程。治疗结果:27 例治愈(临床症状消失,饮食恢复正常。X 线造影未见典型食管下端鸟嘴样变细);33 例显效(仍有一定的临床症状,饮食明显改善。X 线造影见食管轻微变狭,钡剂大部分能通过贲门);34 例有效(病人有明显临床症状,饮食较治疗前有一些改善。X 线造影见食管下段略呈鸟嘴样改变,仅少量钡剂通过贲门);20 例无效(病人症状基本如治疗前,X 线造影见食管下段呈典型的鸟嘴样改变,无钡剂通过贲门)。总有效率为 82.45%[21]。

六、胃下垂

本病是由于膈肌悬力不足,支撑内脏器官韧带松弛,或腹内压降低,腹肌松弛所致。多见于瘦长体型的人。

诊断要点

一、消化系统症状:可有腹胀、恶心、嗳气、无规律性胃痛,偶有便秘、腹泻。

二、全身状态:体型瘦长者易患该病,可伴有眩晕、乏力、直立性低血压等。

三、胃肠钡剂造影:胃位置下降,紧张力降低,胃小弯弧线最低点在髂嵴线以下。

治疗

体针疗法取穴分为三组：第一组取背部相关节段内的穴位，如膈俞、肝俞、胆俞、膈关、魂门、阳纲等；第二组取腹部相关节段内的穴位；如巨阙、上脘、中脘、下脘、神阙、承满、梁门等；第三组取特殊穴位足三里。第一组、第二组穴位既可交替使用，亦可单独使用。无论交替使用，还是单独使用，均应配用第三组穴位。每次选用3~5个穴位。多用中等强度刺激手法针刺。

按语

胃部分布着来自$T_{6\sim10}$节段的交感神经，故而应在$T_{6\sim10}$节段区内选用体穴，如第一组、第二组穴位。胃还分布着迷走神经，针刺足三里能够调节迷走神经的功能，对本病有着重要的治疗作用。但足三里与胃并不处在相同或相近的节段内，故将其列为特殊穴位。

附录

何天友用针刺背俞透夹脊治疗胃下垂60例，均经上消化道X线钡餐透视及拍片，胃下极在髂嵴连线下大于6cm。治疗方法：取膈俞、胃脘、肝俞、脾俞、肾俞、三焦俞、气海俞、胃俞穴及与其相对应的夹脊穴。患者取俯卧位，常规消毒后，选2.5寸毫针从背俞穴进针，与皮肤呈60度角向夹脊穴透刺，至夹脊穴的深度为1.5寸左右。行补法，得气后留针30分钟，中间行针1次。每日针1次，15次为一疗程，休息2日后，再行第2疗程。3疗程后统计疗效。治疗结果：25例临床治愈（胃部胀满不适等临床症状消失，X线钡透及拍片提示，胃下极的位置升至髂嵴连线水平或以上），占41.7%；23例显效（胃部胀满不适等临床症状明显改善，胃下极的位置较治疗前上升3 cm以上），占38.3%；10例有效（胃部胀满不适等临床症状有所改善，胃下极的位置较治疗前上升1~2.9 cm），占16.7%；2例无效（临床症状未改善，X线钡透及拍片无变化）占33.%；总有效率为96 7%[22]。

迟竹云等用针灸治疗胃下垂56例。治疗方法：主穴取足三里、中脘、胃上（脐上2寸，旁开4寸处）、百会、关元。胃脘灼热加内庭；胸闷、嗳气配膻中；恶心、泛酸加内关；便秘或泄泻加天枢；肠间有声泻丰隆；腹胀补脾俞。针刺用补法加灸，腹部俞穴宜深刺2寸，酸麻胀痛感明显，用补法，留针30分钟，每10分钟行针1次；温和灸关元、足三里，每穴灸15~20分钟，每日1次，10次为1疗程，疗程间隔3~5天。治疗结果：应用本法治疗56例，其中40例痊愈（临床症状消失，X线钡餐检查胃上升正常位置，2个月复查未复发），占71.4%；10例显效（症状基本消失，X线钡餐检查胃上升3cm以上），占17.9%；4例进步（症状明显好转，X线钡餐检查胃上升1cm以上），占7.1%；2例无效（症状无改善，X线钡餐检查胃未见上升及自行停诊者），占3.6%；总有效率为96.4%[23]。

樊力超通过针灸推拿治疗胃下垂36例。48例患者，年龄30~50岁，病程2年以内8例，2~5年37例，5~10年3例，随机分为对照组12例和治疗组36例。治疗方法：对照组：根据病情的不同情况，腹胀、胃排空缓慢者，选用吗丁啉10mg，每日3次，或胃复安5~10mg，每天3次。并用ATP治疗，每日早、午餐前0.5h肌注，每次20mg，每日2次，25日为1疗程，间隔5d后再进行第2个疗程。治疗组：先进行推拿疗法：①患者呈卧位，医者位于其右侧用轻柔的一指禅推法、揉法及大鱼际揉法于腹部以鸠尾、中脘为重点，然后循序往下至腹部及少腹部，以肚脐周围及天枢、气海为重点治疗，往返操作5~10遍。②患者呈卧位，医者立其头侧，以双手指交叉，合掌置于下腹部，以小指侧着力，随呼吸徐徐向上托起，托至脐部，慢慢放下。反复操作5~10遍。③患者呈坐位，医者立其后，以食、中、无名指掌背沿患者肩胛骨内下角向肩胛骨内上插入，以能忍受为度，持续1~3min。在进行完推拿治疗之后休息3~5min后，再进行针刺治疗。头针部位：采取焦氏头针治疗，头针部位为胃区，该区位置为瞳孔直上发际处为起点，向上引平行于前后正中线2cm长直线。针刺方法：头针以针双侧胃区为主。针尖与头皮呈30°左右夹角，快速刺入皮下或肌层，然后沿刺激区快速推进到相应的长度。进针后固定针体，持续快速捻针2min，捻针速度为200次/min左右。随后静留针5~10min后再重复捻转，用同样的方法再捻转2次，即可起针。每天针1次，针治2周为1疗程，休息3d后再进行下一疗程。头针治疗期间辅以体针，提胃（脐上1寸，旁开3~4寸）为主穴，内关、足三里、中脘、气海、梁丘为配穴，施补法。恶心、嗳气加刺内关、中脘、足三里；反酸加刺梁丘；腹胀加刺气海、足三里。结果：对照组无痊愈病例（临床症状消失或显著改善，钡餐立体透视显示胃小弯切迹回升，平髂嵴连线或在髂嵴连线之上），9例好转（临床症状改善，钡餐立体透视显示胃小弯切迹回升达1cm以上，但未平髂嵴连线），3例无效（治疗满4个疗程，疗效未达到好转标准），总有效率为75.0%；治疗组30例痊愈，4例好转，2例无效，总有效率为94.4%，明显优于对照组（$P < 0.01$）[24]。

 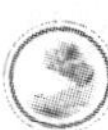

杨圆圆通过电针治疗胃下垂 38 例。76 例患者，年龄 30~67 岁，病程 1 个月至 15 年，随机分为两组各 38 例。治疗方法：取穴中脘、气海、关元、天枢、足三里、三阴交、内关、百会。天枢穴直刺 1~1.5 寸，用捻转补法，针感放射至上腹部。得气后接电针仪，负极接中脘穴，正极接天枢穴，治疗组用断续波，对照组用疏密波，电量以耐受为度。通电 30min，每日 1 次，10 次为 1 个疗程，休息 1d，继续下个疗程，共治疗 2 个疗程。结果：对照组 11 例痊愈（临床症状消失，钡餐透视检查示胃下极回升至正常位置），10 例显效（临床症状明显减轻，钡餐透视检查示胃下极回升 4cm 以上），7 例有效（临床症状减轻，钡餐透视检查示胃下极回升 1cm 以上，或临床症状显著减轻，但钡餐透视检查未见改变），10 例无效（症状略有改善或无改善，体征无变化），总有效率为 73.7%；治疗组 18 例痊愈，12 例显效，5 例有效，3 例无效（疗效标准同对照组），总有效率 92.1%，明显优于对照组（$P < 0.01$）[25]。

郭敏用电针配合拔罐治疗胃下垂 46 例。治疗方法：取头穴胃区、百会，体穴中脘、提胃（中脘旁开 4 寸）、胃上、足三里、气海。恶心加内关，肝气不疏加太冲等。中脘、提胃、胃上均向天枢方向斜刺。接电针，用疏密波，强度以引起腹肌收缩、病人能耐受为度，留针 30min，每日 1 次，10 次为 1 个疗程。针后在中脘、脾俞、胃俞穴上拔罐，留罐 10~15min，隔日 1 次。治疗结果：治愈 39 例，占 84.78%；好转 6 例，占 13.04%；无效 1 例，占 2.17%；总有效率为 97.83%[26]。

范桂滨用穴位注射黄芪注射液治疗胃下垂 42 例。X 线钡餐造影检查，胃小弯弧线的最低点均低于髂嵴连线以下，低于髂嵴连线 2cm 以内者为轻度，低于髂嵴连线 2~4cm 者为中度，低于髂嵴连线 4cm 以上者为重度。治疗方法：取穴为膈俞、脾俞（或胃俞）、中脘、气海（或关元）。穴位常规消毒后，用一次性 7 号针头注射器，抽取黄芪注射液，对准穴位，快速刺入皮下，然后缓慢进针，待得气后，回抽无血，将药液注入，每穴注入 1cm。每日 1 次，2 周为一疗程，疗程间隔 5 天。另设对照组 38 例，服用补中益气汤为主，兼胃阴虚者合用一贯煎，每日 1 剂，2 周为一疗程，疗程间隔 3~5 天。治疗结果：治疗 2 疗程后，治疗组有 25 例痊愈（经 X 线钡餐检查，胃小弯弧线最低点恢复至髂嵴连线以上，随访半年未复发），占 59.52%；8 例显效（胃小弯弧线最低点上升 2cm 以上），占 19.05%；7 例有效（胃小弯弧线最低点上升 1~2cm），占 16.67%。总有效率为 95.24%。对照组痊愈 13 例，占 34.21%；显效 10 例，占 26.32%；有效 3 例，占 31.58%；总有效率为 92.11%。治疗组疗效明显优于对照组（$P < 0.05$）[27]。

七、神经性呕吐

神经性呕吐是胃肠道功能紊乱的一种类型,也称为癔病性呕吐。常发生于青年女性。

诊断要点

⊙ 临床表现

1. 由精神因素引起的慢性复发性呕吐,常于进食后不久突然发生,一般无明显恶心,呕吐量不大,吐后即可进食,不影响食欲和食量。

2. 多数无明显营养障碍。可伴有癔病色彩,如夸张、做作、易受暗示、突然发作、间歇期完全正常,因此也称为癔病性呕吐。精神治疗对部分病人有效。

⊙ 辅助检查

检查未能发现有任何相关的器质性病变或异物。

治疗

⊙ 体针疗法

以仰卧位为主,也可采用俯卧位。

1. 处方:取穴分为五组。第一组取背部相关节段内的穴位,如督俞、膈俞、肝俞、胸6~10夹脊穴等;第二组取腹部相关节段区内的穴位,如上脘、中脘、下脘等;第三组取下肢后内侧的特殊穴位,如太溪、公孙;第四组取下肢前外侧的特殊穴位,如足三里、内庭;第五组取百会、风池等穴。

第一组穴位与第三组穴位配合使用,第二组穴位与第四组穴位配合使用。这两种配穴方法交替使用。双侧分布的穴位可以左右交替取穴。每次可选用双侧4~6个穴位(即4~6针即可)。两种配穴方法均可加用第五组穴位。

2. 操作方法:常规消毒后,选用28~30号毫针,向脊柱方向45度角斜刺督俞、膈俞、肝俞、胸6~10夹脊穴(0.6±0.2)寸。直刺上脘(1.2±0.2)寸,直刺中脘、下脘(1.4±0.4)寸。直刺足三里(2.0±0.5)寸,直刺内庭(0.8±0.2)寸,直刺公孙(1.2±0.2)寸,直刺太溪(0.8±0.2)寸。

每天针刺 1~2 次，每次留针 20 分钟，留针期间行针 2~3 次，均用中等强度刺激手法行针，捻转的幅度为 2~3 圈，捻转的频率为每秒 2~4 个往复，每次行针 5~10 秒。

⊙ **电针体穴疗法**

1. 处方：与体针疗法的选穴相同。取穴分为五组。第一组取背部相关节段内的穴位，如督俞、膈俞、肝俞、胸 6~10 夹脊穴等；第二组取腹部相关节段区内的穴位，如上脘、中脘、下脘等；第三组取下肢后内侧的特殊穴位，如太溪、公孙；第四组取下肢前外侧的特殊穴位，如足三里、内庭。

第一组穴位与第三组穴位配合使用，第二组穴位与第四组穴位配合使用。这两种配穴方法交替使用。双侧分布的穴位可以左右交替取穴。每次可选用双侧 4~6 个穴位（即 4~6 针即可）。

2. 操作方法：分为两步。第一步，进针操作与体针疗法一样；第二步为电针疗法操作方法。第一步操作完毕后，在第一组（背部的穴位）与第三组穴位之间，在第二组（腹部的穴位）与第四组穴位之间，分别连接电针治疗仪的两极导线，采用疏密波，刺激量的大小以出现明显的局部肌肉颤动或患者能够耐受为宜。每次双侧电针 1~2 组穴位，治疗 20 分钟，每天治疗 1~2 次。没有接电疗仪的穴位，按普通体针疗法进行操作。

按语

1. 本病主要与胃、高级神经系统有关，胃接受来自 T_6~T_{10} 节段的交感神经的支配，小肠接受来自 T_9~T_{10} 节段的交感神经的支配，根据现代针灸学研究，使用体针疗法时应选取分布在 T_6~T_{10} 节段区内的穴位。第一组主穴是分布在背部的 T_6~T_{10} 节段内的穴位，第二组主穴是分布在腹部的 T_6~T_{10} 节段内的穴位。胃还接受迷走神经的调节，针刺足三里、内庭、太溪、公孙则具有调节迷走神经功能及内分泌功能的良好作用。第五组穴位是为了调节高级中枢的功能。

2. 针灸治疗本病具有良好效果，但治疗次数不等，有的治疗 1 次即愈，有的则需要治疗数十次。

3. 配合心理治疗能够获得更好的疗效。

附录

高志才等用针刺内关、内庭穴治疗神经性呕吐31例。治疗方法：患者吃完饭后，在未出现呕吐之前，立即引仰卧位，按常规取双侧内关、内庭穴，消毒后快速进针约0.6–1寸深，得气后，施提插手法10~20次，在反复提插过程中，嘱患者作深吸气和深呼气3~4次，此时患者出现腹部舒适感，并无恶心、呕吐之意，随后分别在5、10、15分钟各重复1次，30分钟后出针。每天治疗2次。治疗结果：经治疗后当时控制而未出现呕吐者23例，其余8例在起针后自感轻微恶心，但无呕吐。第1天（治疗2次）治愈7例，第2天（治疗4次）治愈8例，第3天（治疗6次）治愈9例，第4天（治疗8次）治愈3例，第5天（治疗10次）治愈2例。所有病例均经随访半年以上未见复发[28]。

张立欣等针灸治疗神经性呕吐20例。40例患者，平均年龄（34 ± 1.2）岁，随机分为两组各20例。治疗方法：对照组：口服舒必利，每次100~200mg（1~2片），每日2~3次，疗程为14天。针灸组：取穴中魁穴、中脘、足三里、内关、公孙，得气后均艾条灸并且留针30分钟。胃热采用泻法或平补平泻法加内庭、曲池、合谷等；胃寒采用补法并重用灸法加百会、神阙、关元；肝气犯胃采用平补平泻法配太冲，期门。每个疗程需要重复10次，当呕吐症状停止或大幅度减少时，仍然需要再进行针灸1~2个疗程，以便巩固疗效。结果：对照组4例治愈（呕吐症状停止，工作学习都恢复正常水平），3例好转（呕吐症状的次数出现明显减少或者发作的时间间隔延长），13例无效（呕吐症状没有改善，并伴有加重的迹象），总有效率为35%；针灸组15例治愈，5例好转，总有效率为100%，明显优于对照组（$P < 0.05$）[29]。

多杰措等藏医用烟儿灸联合油脂涂擦治疗神经性呕吐45例。年龄25~65岁，病程5个月至5年。治疗方法：①烟儿灸处方：肉豆蔻、白石、藏茴香。器械：纱布、酒精灯、陈酥油、铜缸、药勺。操作：第1步：先把肉豆蔻5g、藏茴香5g、白石5g（为延期热量）磨碎，用纱布包裹，中间插小木棍（为便拿起）。第2步：先用药勺将适量陈旧酥油放到铜缸，然后在酒精灯上加热溶液，再把烟儿灸放到铜缸熔酥油里，使之充分加热约1分钟后取下，待适温后备用。第3步：将加热的烟儿灸首先放在前顶穴，再依次置于囟会穴、百会穴，大椎穴、心俞穴、神道穴、天突穴、膻中穴、手足掌心等穴位。②油脂涂擦，处方：肉豆蔻、阿魏、糌粑、陈酥油。器械：酒精灯、铜缸、药勺。操作：第1步：先把粉碎的肉豆蔻6g、阿魏6g、糌粑6g、陈酥油10g。第2步：先用药勺将适量陈旧酥油放入铜缸，然后在

 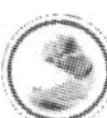

酒精灯上加热溶液，再把药粉及糌粑放到铜缸熔酥油里，使之充分熔煳约 1 分钟后取下，待适温后备用。第 3 步：将加热的酥油涂擦于颈部及背上部，用手掌用力搓揉。③疗程：1 日 2 次，7 天或 14 次为 1 疗程。结果：31 例治愈（呕吐及其他神经性症状消失，停止治疗 3 个月内未复发），11 例有效（治疗后呕吐次数减少，间隔时间长），3 例无效（呕吐及其他神经性症状未消失），总有效率为 93.3%[30]。

陈东等针刺治疗神经性呕吐 16 例。患者年龄 22~45 岁，病程 10 天至 1 年余。治疗方法：主穴取百会、智三针 [神庭、本神（双侧）]，配穴取完骨（双侧）、内关（双侧）、中脘（双侧）、足三里（双侧）、三阴交（双侧）、公孙（双侧）、太冲（双侧）。百会、智三针针刺得气后，百会与神庭一组，双侧本神一组，在针柄上接通电针仪，连续波针刺 30min；余穴针刺后施以平补平泻法，得气后留针 30min。1 次 /d，每周针刺 6 次，2 周为一个疗程。结果：12 例治愈（呕吐停止，症状消失，饮食工作和学习均恢复正常），4 例好转（呕吐减轻，呕吐次数减少或间歇时间延长），总有效率为 100%[31]。

八、神经性嗳气

神经性嗳气（吞气症）是胃肠道功能紊乱的一种类型。

诊断要点

⊙ 临床表现

1. 患者有反复发作的连续性嗳气，企图通过嗳气来解除患者本人认为是胃肠充气所造成的腹部不适和饱胀。事实上是由于不自觉地反复吞入大量空气才嗳气不尽。

2. 此症亦有癔病色彩，多在别人面前发作。

⊙ 辅助检查

检查未发现有任何相关的器质性病变或异物。

治疗

与神经性呕吐的治疗方案相类同。

⊙ 体针疗法

以仰卧位为主,也可采用俯卧位。

1. 处方:取穴分为五组。第一组取背部相关节段内的穴位,如督俞、膈俞、肝俞、胸6~10夹脊穴等;第二组取腹部相关节段区内的穴位,如上脘、中脘、下脘等;第三组取下肢后内侧的特殊穴位,如太溪、公孙;第四组取下肢前外侧的特殊穴位,如足三里、内庭;第五组取百会、风池。

第一组穴位与第三组穴位、风池配合使用,第二组穴位与第四组穴位、百会配合使用。这两种配穴方法交替使用。双侧分布的穴位可以左右交替取穴。每次可选用双侧4~6个穴位(即4~6针即可)。

2. 操作方法:常规消毒后,选用28~30号毫针,向脊柱方向45度角斜刺督俞、膈俞、肝俞、胸6~10夹脊穴(0.6±0.2)寸。直刺上脘(1.2±0.2)寸,直刺中脘、下脘(1.4±0.4)寸。直刺足三里(2.0±0.5)寸,直刺内庭(0.8±0.2)寸,直刺公孙(1.2±0.2)寸,直刺太溪(0.8±0.2)寸。

每天针刺1~2次,每次留针20分钟,留针期间行针2~3次,均用中等强度刺激手法行针,捻转的幅度为2~3圈,捻转的频率为每秒2~4个往复,每次行针5~10秒。

⊙ 电针体穴疗法

1. 处方:取穴分为五组。第一组取背部相关节段内的穴位,如督俞、膈俞、肝俞、胸6–10夹脊穴等;第二组取腹部相关节段区内的穴位,如上脘、中脘、下脘等;第三组取下肢后内侧的特殊穴位,如太溪、公孙;第四组取下肢前外侧的特殊穴位,如足三里、内庭;第五组取百会、风池。

第一组穴位与第三组穴位、风池配合使用,第二组穴位与第四组穴位、百会配合使用。这两种配穴方法交替使用。双侧分布的穴位可以左右交替取穴。每次可选用双侧4~6个穴位(即4~6针即可)。

2. 操作方法:分为两步。第一步,进针操作与体针疗法一样;第二步为电针疗法操作方法。第一步操作完毕后,在第一组(背部的穴位)与第三组穴位之间,在第二组(腹部的穴位)与第四组穴位之间,分别连接电针治疗仪的两极导线,采用疏密波,刺激量的大小以出现明显的局部肌肉颤动或患者能够耐受为宜。每次双侧电针1~2对穴位,治疗20分钟,每天治疗1~2次。没有接电疗仪的穴位,按普通体针疗法进行操作。

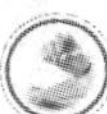

按语

3. 本病主要与胃、高级神经系统有关，胃接受来自 T_6~T_{10} 节段的交感神经的支配，小肠接受来自 T_9~T_{10} 节段的交感神经的支配，根据现代针灸学研究，使用体针疗法时应选取分布在 T_6~T_{10} 节段区内的穴位。第一组主穴是分布在背部的 T_6~T_{10} 节段内的穴位，第二组主穴是分布在腹部的 T_6~T_{10} 节段内的穴位。胃还接受迷走神经的调节，针刺足三里、内庭、阴陵泉、太溪、公孙则具有调节迷走神经功能及内分泌功能的良好作用。第五组穴位具有调节高级神经系统功能的作用。

2. 针灸治疗本病具有良好效果，但治疗次数不等，有的治疗 1 次即愈，有的则需要治疗数十次。

3. 配合心理治疗能够获得更好的疗效。

附录

陈来雄通过针药结合治疗神经性嗳气 20 例。40 例患者，平均年龄（52 ± 5.1）岁，随机分为两组各 20 例。治疗方法：对照组：口服解痉药西沙必利及 654–2 联合治疗，10mg/ 次，3 次 /d，在餐前 30min 服用，4wk 一疗程。观察组：①升降汤处方：代赭石（先煎）30g、旋覆花 12g、法半夏 10g、桔梗 10g、升麻 10g、柴胡 8g、川厚朴 15g、砂仁 6g。水煎，早晚温服，直至病情好转至基本痊愈。②针刺：取主穴足三里、内关，配穴取膈俞等背俞穴。根据症状的严重程度决定留针时间。根据并发症确定是否加刺其他穴位，如有肝胃不和则加太冲穴。进针后均在提插捻转得气后，留针 30min，治疗 3 次 /wk，以 4wk 为一个疗程，若有不适则停针，两天后继续行针刺治疗。结果：对照组 16 例治愈（临床症状、体征完全消失无复发），3 例好转（症状减轻，嗳气减少），1 例无效（临床症状、体征无明显改善），总有效率为 95%；观察组 18 例治愈，2 例好转，总有效率为 100%，明显优于对照组（$P < 0.05$）[32]。

九、神经性厌食

神经性厌食是胃肠道功能紊乱的一种类型，是一种以厌食、严重的体重减轻和闭经为主要表现而无器质性基础的病症。

诊断要点

⊙ 临床表现

1. 患者常因害怕发胖破坏体形而节制饮食,甚至拒食,在情绪上孤立,回避亲属,虽然体重减轻仍认为自己过胖,避免饮食。

2. 进行过度的体育活动,通过服药抑制食欲,甚至服利尿剂和泻药。

3. 体重减轻甚至达恶病质程度。

4. 患者常有神经内分泌功能失调,表现为闭经、低血压、心动过缓、体温过低以及贫血、水肿等。

⊙ 辅助检查

有多种胃电生理和神经激素的异常,如胃节律障碍的发生增加,胃窦收缩受损,固体食物的胃排空明显迟缓,这些紊乱可能与患者餐前饱感、早饱和餐后不适、胃胀气等症状有关。

治疗

与神经性呕吐、神经性嗳气的治疗方案相类同。

⊙ 体针疗法

以仰卧位为主,也可采用俯卧位。

1. 处方:取穴分为五组,第一组取背部相关节段内的穴位,如督俞、膈俞、肝俞、胸6~10夹脊穴等;第二组取腹部相关节段区内的穴位,如上脘、中脘、下脘等;第三组取下肢后内侧的特殊穴位,如太溪、公孙;第四组取下肢前外侧的特殊穴位,如足三里、内庭;第五组取百会、风池。

第一组穴位与第三组穴位、风池配合使用,第二组穴位与第四组穴位、百会配合使用。这两种配穴方法交替使用。双侧分布的穴位可以左右交替取穴。每次可选用双侧4~6个穴位(即4~6针即可)。

2. 操作方法:常规消毒后,选用28~30号毫针,向脊柱方向45度角斜刺督俞、膈俞、

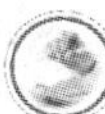

肝俞、胸 6~10 夹脊穴（0.6 ± 0.2）寸。直刺上脘（1.2 ± 0.2）寸，直刺中脘、下脘（1.4 ± 0.4）寸，直刺足三里（2.0 ± 0.5）寸，直刺内庭（0.8 ± 0.2）寸，直刺公孙（1.2 ± 0.2）寸，直刺太溪（0.8 ± 0.2）寸。

每天针刺 1~2 次，每次留针 20 分钟，留针期间行针 2~3 次，均用中等强度刺激手法行针，捻转的幅度为 2~3 圈，捻转的频率为每秒 2~4 个往复，每次行针 5~10 秒。

⊙ 电针体穴疗法

1. 处方：与体针疗法的选穴相同。取穴分为五组，第一组取背部相关节段内的穴位，如督俞、膈俞、肝俞、胸 6–10 夹脊穴等；第二组取腹部相关节段区内的穴位，如上脘、中脘、下脘等；第三组取下肢后内侧的特殊穴位，如太溪、公孙；第四组取下肢前外侧的特殊穴位，如足三里、内庭；第五组取百会、风池。

第一组穴位与第三组穴位、风池配合使用，第二组穴位与第四组穴位、百会配合使用。这两种配穴方法交替使用。双侧分布的穴位可以左右交替取穴。每次可选用双侧 4~6 个穴位（即 4~6 针即可）。

2. 操作方法：分为两步。第一步，进针操作与体针疗法一样；第二步为电针疗法操作方法。第一步操作完毕后，在第一组（背部的穴位）与第三组穴位之间，在第二组（腹部的穴位）与第四组穴位之间，分别连接电针治疗仪的两极导线，采用疏密波，刺激量的大小以出现明显的局部肌肉颤动或患者能够耐受为宜。每次双侧电针 1~2 组穴位，治疗 20 分钟，每天治疗 1~2 次。没有接电疗仪的穴位，按普通体针疗法进行操作。

按语

1. 本病主要与胃、高级神经系统有关，胃接受来自 T_6~T_{10} 节段的交感神经的支配，小肠接受来自 T_9~T_{10} 节段的交感神经的支配，根据现代针灸学研究，使用体针疗法时应选取分布在 T_6~T_{10} 节段区内的穴位。第一组主穴是分布在背部的 T_6~T_{10} 节段内的穴位，第二组主穴是分布在腹部的 T_6~T_{10} 节段内的穴位。胃还接受迷走神经的调节，针刺足三里、内庭、阴陵泉、太溪、公孙则具有调节迷走神经功能及内分泌功能的良好作用。第五组穴位具有调节高级神经系统功能的作用。

2. 针灸治疗本病具有良好效果，但治疗次数不等，有的治疗 1 次即愈，有的则需要治疗数十次。

3. 配合心理治疗能够获得更好的疗效。

附录

张江春等通过穴位贴敷结合西药治疗神经性厌食症46例。患者平均年龄31.5岁。治疗方法：①醋酸甲羟孕酮片口服，每次0.5g，每天2次，连续10天。②穴位贴敷，将自制胃肠方药膏取适量于穴位贴片上，取穴：中脘、下脘、双侧足三里、双侧胃俞，每日1次，每贴保留6小时，21天为1疗程。③心理护理及饮食指导，如开展茶话会、玩游戏等，使其保持愉快情绪，餐前勿进食影响食欲的食品或药品，餐后与患者多交流，转移其注意力，饮食或汤水中可加适量山楂、黄芪、大枣、当归、党参、枸杞子等健脾胃、补益气血之品。结果：5例治愈（食欲与食量恢复正常），13例显效（食欲增加，食量恢复到正常水平的3/4以上），20例有效（食欲增加，食量恢复到正常水平的1/2），8例无效（食欲未见改善，食量未见增加），总有效率为82.6%[33]。

十、膈肌痉挛

膈肌痉挛俗称“呃逆”。

治疗

取穴分为两组：第一组取肩胛区的穴位，如肩外俞、肩中俞、肩井、曲垣、天宗、肩贞、臑俞、巨骨等；第二组取颈后区和耳后枕部的穴位，如天容、天窗、天牖、瘈脉、完骨等。两组穴位可以单独使用，亦可交替使用。每次可选用2~4个穴位。多用较强的刺激手法针刺。

按语

膈肌由膈神经支配其运动，膈神经系由C_3（一部分）和$C_{4\sim5}$神经根组成。根据现代针灸学理论，应选用$C_{3\sim5}$节段内的穴位。$C_{3\sim5}$节段神经支配区内的穴位大都分布在肩胛区、颈后区和耳后枕区。

应当指出，根据现代针灸学理论，治疗本病取用的定位与传统的取穴有较大差异。以往多在膈肌的邻近部位取穴，如膈俞、肝俞、胆俞、脾俞、胃俞、上脘、中脘等，远端取穴也多为足三里、内关等。我们认为传统的取穴并不是最佳选择。传统取穴所遵循的原则或指导理论并不够科学。

十一、结肠易激症候群

结肠易激症群（IBS）为胃肠道功能紊乱的一种类型，是常见的一种肠道功能性疾病，过去被称为结肠过敏、结肠痉挛、结肠功能紊乱、结肠神经官能症等名称。必须在排除器质性结肠疾病及其他脏器反射性引起结肠功能紊乱症状的基础上，才能做出结肠易激症群的诊断。

诊断要点

⊙ 临床表现

1. 腹痛：可发生于结肠任何部位，以左髂窝、左中下腹区较为多见，常伴腹胀，在排气、排便后腹痛缓解。

2. 腹泻：常为含黏液的稀便，有时可有较多量黏冻样分泌物排出。有的病例伴有便秘，粪便呈羊粪状或栗子状，腹泻可与便秘交替。

3. 常伴有乏力、心悸、胸闷、失眠、尿频等神经官能症状。

4. 体检除可触及痉挛的结肠外，无其他阳性发现。

⊙ 辅助检查

1. 粪检仅有黏液而无多量红、白细胞，粪隐血试验呈阴性，红细胞沉降率正常。

2. 乙状结肠镜检可见乙状结肠痉挛和黏液增多。

3. 钡剂灌肠有以下特点：钡充盈时可见结肠变细，结肠袋形增多，于强烈收缩后可呈扩张状态。钡剂排空时见结肠变细，结肠黏膜纹明显减少。在某些强收缩后结肠袋内有钡潴留。

治疗

⊙ 体针疗法

以仰卧位为主,也可采用俯卧位。

1. 处方：取穴分为五组。第一组取位于腰骶部相关神经节段内的穴位,如脾俞、胃俞、三焦俞、肾俞、次髎穴、膀胱俞等；第二组取腹部相关神经节段内的穴位,如天枢、气海、关元等；第三组取下肢内侧内的穴位,如三阴交、公孙；第四组取下肢前外侧的穴位,如足三里、上巨虚、内庭等。第五组取百合、风池等。第一组与第三组配合使用,第二组与第四组配合使用。这两种配穴方法交替使用。双侧分布的穴位可以左右交替取穴。两种配穴方法均可同时取用第五组穴位。每次可选用双侧 4~6 个穴位(即 4~6 针即可)。

2. 操作方法

常规消毒后,选用 28~30 号毫针,向脊柱方向 45 度角斜刺脾俞、胃俞(0.6 ± 0.2)寸,向脊柱方向 45 度角斜刺三焦俞、肾俞。直刺次髎穴、膀胱俞(1.2 ± 0.2)寸,直刺气海、关元、天枢(1.4 ± 0.4)寸,直刺三阴交(1.4 ± 0.2)寸,直刺公孙(1.2 ± 0.2)寸,直刺阴陵泉(1.4 ± 0.2)寸,直刺足三里、上巨虚(2.0 ± 0.5)寸。

每天针刺 1~2 次,每次留针 30 分钟,留针期间行针 3~5 次,均用较强捻转手法,捻转的幅度为 3~4 圈,捻转的频率为每秒 3~5 个往复,每次每穴行针 10~30 秒。

⊙ 电针体穴疗法

1. 处方：取穴分为五组。第一组取位于腰骶部相关神经节段内的穴位,如脾俞、胃俞、三焦俞、肾俞、次髎穴、膀胱俞等；第二组取腹部相关神经节段内的穴位,如天枢、气海、关元等；第三组取下肢内侧内的穴位,如三阴交、公孙；第四组取下肢前外侧的穴位,如足三里、上巨虚、内庭等；第五组穴位取百合、风池等。

第一组与第三组配合使用,第二组与第四组配合使用。这两种配穴方法交替使用,亦可同时取用第五组穴位。每次选用双侧 4~6 个穴位。

2. 操作方法：分为两步。第一步,进针操作与体针疗法一样；第二步为电针疗法操作方法。第一步操作完毕后,在第一组与第三组之间,第二组与第四组之间,分别连接电针治疗仪的两极导线,采用疏密波,刺激量的大小以出现明显的局部肌肉颤动或患者能够耐受为宜。

每次电针双侧的 2~4 对穴位(交替使用),治疗 20 分钟,每天治疗 1~2 次。没有接电疗仪的穴位,按普通体针疗法进行操作。

⊙ 灸法

1. 处方:取穴分为三组。第一组取位于背腰部相关神经节段内的穴位,如脾俞、胃俞、三焦俞、肾俞、肓门、志室、八髎穴、膀胱俞等;第二组取腹部相关神经节段内的穴位,如天枢、气海、关元等;第三组取位于下肢相关或相近神经节段内的穴位,如足三里、上巨虚、三阴交、公孙、阴陵泉等。三组穴位交替使用。

2. 操作方法:每次选一组中的 4~6 个穴位即可,用艾条温和灸,或用隔姜灸,每穴灸 15 分钟,使局部有明显的温热感为宜。天枢可施灸 20~30 分钟。可加灸神阙 20~30 分钟。每日治疗 1~2 次。

按语

1. 结肠易激症群主要病变在结肠,结肠分布着来自 T_{11}~L_2 节段的交感神经,结肠左曲以下的大肠还分布着来自 S_2~S_4 节段的副交感神经,故而使用体针疗法时应取用这两个节段神经支配区内的穴位,第一组、第二组穴位即在 T_{11}~L_2 节段神经支配区内,第三组、第四组穴位则在 S_2~S_4 节段神经支配区内。第五组穴位是为了调节高级中枢的功能。

需要指出一点,传统的取穴处方中多无骶部的穴位,事实上,这些穴位也很重要,针刺这些穴位对缓解直肠的刺激症状具有良好作用。

2. 针灸对本病具有一定治疗作用,一般治疗 10 天左右即可收到明显疗效。

3. 对患者需做好耐心细致的解释工作,以提高对治疗的信心。

4. 饮食:一般以易消化、少渣的食品为宜。

附录

骆燕宁等用针灸治疗结肠易激症群 158 例。结肠易激症群在纳米比亚是常见多发疾病,治疗的 158 例患者均为该国首都温得和克国立中心医院就诊的病人,因西药治疗无效而转针灸科。治疗方法:主穴取天枢(双)、足三里(双)、上巨虚(双)、下巨虚(双)。寒湿型患者,天枢、足三里加温针灸 1 壮;湿热型加曲池、内庭;肝气犯脾型加太冲、阴陵泉;脾虚型患者,天枢、足三里、上巨虚、下巨虚诸穴加温针灸 3 壮;脾肾阳虚型患者天枢、足三里、上巨虚、下巨、关元诸穴加温针灸3壮。天枢、足三里、上巨虚、下巨虚等主穴均用平补平泻手法。以上穴位均留针30min，每日1次，7次为1个疗程，一般治疗1~3个疗程。治疗效果：111例显效（症状和体征消失，大便成形，每日1次，3个月后随访未见复发），占70.2%；33例有效（症状和体征明显减轻，大便成形，每日1~2次，3个月后随访，疗效稳定），占20.9%；14例无效（治疗前后对比，腹部症状和体征无改善），占8.9%[34]。

孔德清针刺脐周四穴治疗胃肠神经官能症31例。治疗方法：以脐为中心，脐周上下左右旁开0.5寸各取1穴，共4穴，针尖稍斜向脐刺入1~1.5寸，施提插、捻转手法得气，留针1小时，中间行针1~2次，针6次休息1天为1疗程，连针4疗程，观察疗效。治疗结果：9例痊愈（主要消化道症状、精神症状消失），17例显效（2项以上主要消化道症状消失，余减轻，精神症状明显改善），3例好转（1项主要消化道症状消失，余症减轻，精神症状改善），2例无效；总有效率为93.55%[35]。

张丽娟用针灸治疗胃肠神经官能症70例，并与口服药物治疗的56例进行了对比。治疗方法:（1）治疗组，肝气乘脾型取穴中脘、足三里、内关、章门、太冲、阳陵泉，用泻法。毫针直刺1~1.5寸，进针后大幅度提插捻转，用强刺激手法，得气后留针30分钟，每隔10分钟行针1次；气郁化火型取穴足三里、太冲、阳陵泉、期门、外关，施针方法同肝气乘脾型；脾胃阳虚型用补法加艾灸，取穴足三里、中脘、内关、上巨虚、三阴交、脾俞、胃俞。毫针直刺1~1.5寸，小幅度提插捻转，较轻刺激，同时取艾条施温和灸，留针30分钟。上述各型均每日治疗1次，连续治疗15天。（2）对照组，均口服吗丁啉片10mg，每日3次。肝气乘脾型及气郁化火型同时服用舒肝健胃丸9g，每日2次；脾胃阳虚型同时服用香砂养胃丸9g，每日2次。治疗结果：治疗组，痊愈51例，占72.86%；显效12例，占17.14%；好转4例，占5.71%；总有效率为95.71%。对照组，痊愈24例，占42.86%；显效6例，占10.71%；好转9例，占16.07%；总有效率为69.64%。治疗组疗效明显优于对照组（$P<0.05$）[36]。

刘萌等用电针耳穴法治疗胃肠神经官能症37例。治疗方法：取耳穴交感、神门、胃、皮质下等穴，常规消毒患者一侧耳廓，然后左手固定耳廓，右手持25mm毫针，将针尖对准耳穴，手指前后捻动，边捻边按，使针随捻转刺入，深度以穿入软骨但不透过对侧皮肤为度，用G6805电针仪通电，电流强度调之患者可以耐受为度，每次10分钟，两耳交替，隔天1次，10次为1个疗程，共治疗3个疗程。治疗结果：10例显效（治疗后，主要消化

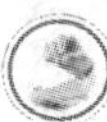

道症状、精神症状消失)，占 27%；19 例有效(治疗后，2 项以上主要消化道症状消失，余减轻，精神症状明显改善)，占 51%；6 例好转(治疗后 1 项主要消化道症状消失，余症减轻，精神症状改善)，占 16%；2 例无效(治疗后各主症及其他官能症状无明显改善)，占 5%[37]。

十二、非麻痹性肠梗阻

对于肠梗阻的诊断，需及时明确：①有无肠梗阻；②梗阻的类型：动力性(即机械性)、血管性、麻痹性；③梗阻的部位(高位小肠、低位小肠、结肠)；④梗阻的程度(完全性或部分性)；⑤梗阻的性质(单纯性或绞窄性)；⑥梗阻的具体病因，如外疝或内疝、肠粘连、蛔虫阻塞、肠扭转、肠套迭、外伤、急性感染、慢性肠道炎症、血管栓塞或血栓形成、肿瘤阻塞或压迫等引起。

诊断要点

⊙ 临床表现

1. 腹痛：首先出现，为肠梗阻早期诊断的主要依据。腹痛部位常在脐周，呈阵发性，逐渐加重。最剧烈时，疼痛的部位多为梗阻部位，高峰过后再逐步缓解，并伴有肠鸣音亢进(气过水声或金属音)。腹部有时可见肠型或肠蠕动波。阵发性腹痛与亢进的肠鸣音常同时发生、同时消失。

2. 呕吐：梗阻早期，呕吐为反射性。高位小肠梗阻时，呕吐早而频繁，吐出物为食物、胃液、十二指肠液与胆汁，在低位小肠梗阻时，呕吐仅在晚期发生。不完全肠梗阻呕吐较轻。

3. 腹胀：较晚出现，是麻痹性肠梗阻的主要症状。低位小肠梗阻与结肠梗阻时，腹胀严重；高位小肠梗阻时，腹胀可不明显。

4. 排便或排气中止：在早期，尤其是高位梗阻或部分梗阻时，仍可有少量排便与排气；在晚期与完全性梗阻，或麻痹性肠梗阻时，可无排便与排气。

5. 全身症状：口渴、尿少、脉速、虚脱、烦躁、休克等。

⊙ 辅助检查

X 线检查：一般于梗阻 4~6 小时后，才有 X 线改变。立位检查见肠腔内有多个液平面，呈阶梯样，平卧位可见高度膨胀的肠腔。空肠黏膜环状襞可呈“鱼骨刺状”，回肠黏膜则无皱襞可见，结肠则显示袋状影。在高位小肠梗阻时，可因大量呕吐而无液平或胀气；结肠梗阻时，可见局限于结肠的高度胀气；完全梗阻时，梗阻部位以下无气体。怀疑肠梗阻者，禁忌吞钡检查。

治疗

⊙ 体针疗法

取仰卧位。

1. 处方：取穴分为两组，第一组取腹部相关神经节段内的穴位，如中脘、下脘、天枢、气海、关元等（梗阻部位在小肠者以中脘、下脘、天枢、气海为主，梗阻部位在大肠者以下脘、天枢、气海、关元为主）；第二组取位于下肢相近的神经节段支配区内的穴位，如足三里、上巨虚、内庭、公孙等。双侧分布的穴位可以左右交替取穴。每次可选用双侧6~8个穴位（即6~8针即可）。

2. 操作方法：常规消毒后，选用28~30号毫针，直刺中脘、下脘（1.4 ± 0.4）寸，直刺气海、关元、天枢（1.4 ± 0.4）寸，直刺公孙（1.2 ± 0.2）寸，直刺足三里、上巨虚（2.0 ± 0.5）寸，直刺内庭（0.8 ± 0.2）寸。

每天针刺4~6次（每2~3小时针刺1次），每次留针30分钟，留针期间行针3~6次，均用较强捻转手法，捻转的幅度为3~4圈，捻转的频率为每秒3~5个往复，每次每穴行针30~60秒。

用强刺激手法行针是为了更有效地解除肠道平滑肌的痉挛，改善肠道的血液循环。

⊙ 电针体穴疗法

1. 处方：与体针疗法的选穴相同。取穴分为两组，第一组取腹部相关神经节段内的穴位，如中脘、下脘、天枢、气海、关元等（梗阻部位在小肠者以中脘、下脘、天枢、气海为主，梗阻部位在大肠者以下脘、天枢、气海、关元为主）；第二组取位于下肢相近的神经节段支配区内的穴位，如足三里、上巨虚、内庭、公孙等。两组穴位配合使用。双侧分布的穴位可以左右交替取穴。每次可选用双侧6~8个穴位（即6~8针即可）。

2. 操作方法：分为两步，第一步，进针操作与体针疗法一样；第二步为电针疗法操作方法。第一步操作完毕后，在第一组与第二组穴位之间，连接电针治疗仪的两极导线，采

 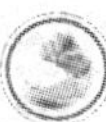

用疏密波，刺激量的大小以出现明显的局部肌肉颤动或患者能够耐受为宜。每天治疗4~6次(每2~3小时治疗1次)，每次电针治疗30分钟。

每次双侧电针2~4组穴位，没有接电疗仪的穴位，按普通体针疗法进行操作。

⊙ 灸法

对于肠梗阻的治疗，灸疗法多与其他针刺疗法配合使用，而较少单独使用。

1. 处方：与体针疗法的选穴相同。取穴分为两组，第一组取腹部相关神经节段内的穴位，如中脘、下脘、天枢、气海、关元等(梗阻部位在小肠者以中脘、下脘、天枢、气海为主，梗阻部位在大肠者以下脘、天枢、气海、关元为主)；第二组取位于下肢相近的神经节段支配区内的穴位，如足三里、上巨虚、内庭、公孙等。两组穴位配合使用。

2. 操作方法：每次选双侧6~8个穴位即可，用艾条温和灸，或用隔姜灸，每穴灸15分钟，使局部有明显的温热感为宜。每日治疗4~6次(每2~3小时治疗1次)。

按语

1. 本病主要病变在小肠或结肠，同时还影响到胃的功能，小肠接受来自T_9~T_{10}节段的交感神经的支配，结肠分布着来自T_{11}~L_2节段的交感神经，结肠左曲以下的大肠还分布着来自S_2~S_4节段的副交感神经，故而应取用这几个节段神经支配区内的穴位。第一组穴位即主要分布在T_9–L_2节段神经支配区内，第二组穴位与病源处于相近的神经节段支配区内，既能够调节胃肠机能，又能够调节免疫机能，对本病具有良好的治疗作用。

2. 针灸治疗非麻痹性肠梗阻具有较好效果，部分患者经几次治疗即可治愈。

3. 用针灸法治疗的同时，进行胃肠减压，直到腹胀改善，肠鸣音出现再停止减压。

4. 所有肠梗阻病人，尤其是高位小肠梗阻者，必须重视水、电解质补充，抗感染等全身支持治疗。

5. 在非麻痹性肠梗阻当中，伴有肠壁血液供障碍者称为绞窄性肠梗阻，应特别注意。绞窄性肠梗阻往往病情较重，其主要临床特点:(1)病情发展快，出现持续性腹痛，伴有阵发性绞痛或阵发性绞痛转为持续性腹痛。(2)腹胀为不对称性，腹部检查扪到局部肿块(闭锁的肠段)，并有明显的压痛和腹肌紧张。(3)全身中毒症状出现早、严重，如高热、脉速、白细胞升高，并可出现休克。(4)肛门有血性黏液排出，或肛指诊检查有血性黏液。(5)最多见的原因为嵌疝和肠扭转，儿童多为肠套迭。(6)X线检查：典型者可见孤立胀气肠襻,呈圆团状、C字形、8字形或花瓣形等,立位与平卧位均固定于同一位置,或有肿块阴影,即表示有肠绞窄可能。但如不出现上述典型征象,也不能排除绞窄之可能。

对于绞窄性肠梗阻,在6小时内经2~3次针灸治疗,如病情不见好转,应考虑立即手术治疗。有休克者,要同时进行抗休克治疗。

6. 单纯性肠梗阻病人,在12小时内经3~4次针灸治疗,如病情不见好转,应考虑手术治疗。最长观察时间不能超过24小时。

7. 结肠梗阻,由于回盲瓣的作用,梗阻属于闭襻性,在6小时内经2~3次针灸治疗,如病情不见好转,应考虑手术治疗。

8. 乙状结肠扭转,在6小时内经2~3次针灸治疗,如病情不见好转,应考虑手术治疗。

附录

张若申等用针刺治疗肠梗阻20例。治疗方法:患者仰卧位,取穴为合谷、曲池、中脘、天枢、足三里、上巨虚、下巨虚。呕吐加内关;腹痛加内关、章门;少腹痛加气海、关元。针刺手法采用强刺激,得气后每次留针20~30分钟,每隔5钟行针1次。每日针刺1次,3次为1疗程。如针刺3次仍不奏效,可考虑手术治疗。治疗结果:3天内治愈12例,占60%;有效4例(腹痛、腹胀明显减轻,只解少量大便);无效4例(腹痛、腹胀未见明显减轻,大便未解);总有效率为80%[38]。

李海强用电针法治疗粘连性肠梗阻16例。治疗方法:主穴取“脐周四穴”(即脐上、下、左、右各旁开2寸之下脘、双天枢、石门)、双侧足三里。患者取仰卧位,取28号1.5或2.5寸毫针,直刺患者双侧足三里穴,针深0.5~1.8寸,中等强度提插得气后,调节针感使之沿足阳明胃经向腹部传导,留针。继之针刺“脐周四穴”,针尖直指脐中,进针深1.5~2寸,提插得气后接G6805型电针,选择连续波,强度以患者能耐受为宜。每日治疗1次,留针均30分钟,连续治疗3天。胃肠湿热型加刺上巨墟、公孙;肝郁脾虚型加刺太冲、章门、期门三穴;胃阴虚型加刺三阴交、双太白穴;胃肠积滞型加刺丰隆、下巨墟。治疗结果:11例临床治愈(症状及体征消失,腹部X线检查正常),4例好转(症状及体征减轻,腹部X线检查未见液平或少量小液平),1例无效(症状、体征、腹部X线检查改善不明显或加重),总有效率为93.75%[39]。

刘乃元等用针刺配合微波治疗粘连性肠梗阻56例。治疗方法:(1)予以禁饮食,持

 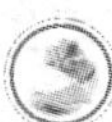

续胃肠减压，全量补充液体（40ml/kg），补充能量合剂、抗生素、维生索、氨基酸、血浆、脂肪乳等，其余对症处理，如腹痛甚，予以止痛针剂，发热予以解热剂等。（2）针刺于手术疤痕两侧取穴，即疤痕旁开 0.5 寸，小切口（5cm 左右）左右各 2 针，大切口（10cm 右）左右各 3 针，根据疤痕长短均匀排列。再配以中脘、内关、足三里、上巨虚、下巨虚、阳陵泉等。取 1.5~2.0 寸毫针，穴位局部皮肤常规消毒，持针快速进入皮下，疤痕处穴位向疤痕斜刺，其他穴位直刺，针刺深度 0.8~2.0 寸，得气后，5 分钟行针 1 次，用泻法，留针 30 分钟，每天上午针刺 1 次。（3）微波热疗采用 INO-A 型双频微波热疗机，以疤痕或压痛点为中心，距皮肤 2~3cm 进行照射，每天下午 1 次，每次 30 分钟，功率 30~50W。治疗 5 天观察疗效。治疗结果：38 例治愈（症状、体征消失，肛门排气或排便，腹透无液气平面），占 67.9%；12 例好转（症状、体征明显减轻，腹透液气平面减少，肛门尚未排气、排便），占 21.4%；6 例无效（症状、体征不减轻或加重，腹透液气平面无改变或增多增宽，并中转手术），占 10.7%；总有效率为 89.3%。好转病例继续治疗 3~5 天均达治愈[40]。

岳爱霞等用针灸配合音频治疗仪治疗粘连性肠梗阻 60 例，其中初次发病 27 例，多次发病 33 例。治疗方法：主穴取足三里（双）、上巨虚（双）、天枢（双）、腹结（双）。配穴取关元、内关。患者仰卧位，常规消毒皮肤后，取 28 号 2 寸不锈钢毫针，由足三里向上巨虚，天枢向腹结方向透刺；关元、内关直刺 0.8~1.2 寸。实证、急证者只针不灸，用泻法，强刺激，不留针；虚证、久痛者用补法，留针 20~30 分钟，在留针期间用艾条灸足三里、天枢、关元、内关，每日 1 次。音频治疗机治疗采用上海产 YL-3 型音频电疗机，频率为 2000 Hz，电流强度为 0.5~1.0mAi/cm^2，铜片电极为 10 cm × 6 cm，外套 3~4 层温湿纱布衬垫，并置于切口部位，上压沙袋后缓慢旋出输出旋钮，此时患者有明显的触麻感，1~2 分钟后渐增至患者耐受量，每日 1 次，每次 30 分钟。治疗结果：2 次治疗后 25 例痊愈（症状、体征消失，通气排便，X 线显示正常），占 41.7%；3 次治疗后 20 例痊愈，占 33. 3%；5 次治疗后 12 例痊愈，占 20%；3 例因病程长，病情重而行外科手术，占 5%；总有效率为 95%[41]。

十三、麻痹性肠梗阻

麻痹性肠梗阻是肠梗阻的一种常见类型。大多原因比较明确，其中腹腔大手术引起者最为多见。本病与非麻痹性肠梗阻在体征上有明显不同。

诊断要点

⊙ 临床表现

1. 多见于全身感染、腹腔感染、胃肠道感染、脊柱骨折或腹腔血肿压迫引起神经损伤、水盐代谢紊乱、腹腔大手术后以及机械性肠梗阻晚期。

2. 表现为腹胀、腹痛（非阵发性绞痛）。

3. 肠鸣音减弱或消失。这是本病与非麻痹性肠梗阻在体征上的明显不同。

⊙ 辅助检查

X 线检查：示小肠、结肠、直肠广泛胀气，也可见液平。

治疗

麻痹性肠梗阻与非麻痹性肠梗阻具有不同的动力学特点，但麻痹性肠梗阻的针刺治疗处方和非麻痹性肠梗阻的治疗相近似。需要注意的是，针刺手法有所不同。

⊙ 体针疗法

取仰卧位。

1. 处方：取穴分为两组，第一组取腹部相关神经节段内的穴位，如中脘、下脘、天枢、气海、关元等（梗阻部位在小肠者以中脘、下脘、天枢、气海为主，梗阻部位在大肠者以下脘、天枢、气海、关元为主）；第二组取位于下肢相近的神经节段支配区内的穴位，如足三里、上巨虚、内庭、公孙等。两组穴位配合使用。双侧分布的穴位可以左右交替取穴。每次可选用双侧 6~8 个穴位（即 6~8 针即可）。

2. 操作方法：常规消毒后，选用 28~30 号毫针，直刺中脘、下脘（1.4 ± 0.4）寸，直刺气海、关元、天枢（1.4 ± 0.4）寸，直刺公孙（1.2 ± 0.2）寸，直刺足三里、上巨虚（2.0 ± 0.5）寸，直刺内庭（0.8 ± 0.2）寸。

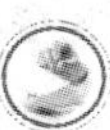

每天针刺 4~6 次(每 2~3 小时针刺 1 次),每次留针 30 分钟,留针期间行针 3~6 次,均用中等强度捻转手法,捻转的幅度为 2~3 圈,捻转的频率为每秒 2~4 个往复,每次每穴行针 30~60 秒。

⊙ **电针体穴疗法**

1. 处方：与体针疗法的选穴相同。取穴分为两组,第一组取腹部相关神经节段内的穴位,如中脘、下脘、天枢、气海、关元等(梗阻部位在小肠者以中脘、下脘、天枢、气海为主,梗阻部位在大肠者以下脘、天枢、气海、关元为主);第二组取位于下肢相近的神经节段支配区内的穴位,如足三里、上巨虚、内庭、公孙等。两组穴位配合使用。双侧分布的穴位可以左右交替取穴。每次可选用双侧 6~8 个穴位(即 6~8 针即可)。

2. 操作方法：分为两步,第一步,进针操作与体针疗法一样;第二步为电针疗法操作方法。第一步操作完毕后,在第一组与第二组穴位之间,连接电针治疗仪的两极导线,采用疏密波,刺激量的大小以出现明显的局部肌肉颤动或患者能够耐受为宜。每天治疗 4~6 次(每 2~3 小时治疗 1 次),每次电针治疗 30 分钟。

每次双侧电针 2~4 对穴位,没有接电疗仪的穴位,按普通体针疗法进行操作。

⊙ **灸法**

对于麻痹性肠梗阻的治疗,灸疗法多与其他针刺疗法配合使用,而较少单独使用。

1. 处方：与体针疗法的选穴相同。取穴分为两组,第一组取腹部相关神经节段内的穴位,如中脘、下脘、天枢、气海、关元等(梗阻部位在小肠者以中脘、下脘、天枢、气海为主,梗阻部位在大肠者以下脘、天枢、气海、关元为主);第二组取位于下肢相近的神经节段支配区内的穴位,如足三里、上巨虚、内庭、公孙等。两组穴位配合使用。

2. 操作方法：每次选双侧 6~8 个穴位即可,用艾条温和灸,或用隔姜灸,每穴灸 15 分钟,使局部有明显的温热感为宜。每日治疗 4~6 次(每 2~3 小时治疗 1 次)。

按语

1. 本病主要病变在小肠或结肠,同时还影响到胃的功能,小肠接受来自 T_9~T_{10} 节段的交感神经的支配,结肠分布着来自 T_{11}~L_2 节段的交感神经,结肠左曲以下的大肠还分布着来自 S_2~S_4 节段的副交感神经,故而使用体针疗法时应取用这几个节段神经支配区内的穴位。第一组穴位即主要分布在 T_9~L_2 节段神经支配区内,第二组穴位与病源处于相近的神经节段支配区内，既能够调节胃肠机能，又能够调节免疫机能，对本病具有良好的治疗作用。

用中等强度捻转手法行针是为了更有效地促进肠道平滑肌的运动。

2. 针灸治疗麻痹性肠梗阻具有良好效果，部分患者经 1~2 天治疗即可治愈。

3. 用针灸法治疗麻痹性肠梗阻，同时积极治疗其病因。

4. 用针灸法治疗的同时，进行胃肠减压，直到腹胀改善，肠鸣音出现后再停止减压。

4. 所有肠梗阻病人，尤其是高位小肠梗阻者，必须重视水、电解质补充，抗感染等全身支持治疗。

附录

刘颖等用针刺治疗术后麻痹性肠梗阻 38 例。76 例患者，随机分为两组各 38 例。对照组平均年龄（51 ± 11）岁，治疗组平均年龄（53 ± 10）岁。治疗方法：治疗组：取穴中脘、足三里（双）、天枢（双）、气海、关元；配穴取上巨虚（双）、下巨虚（双）、降结肠排刺。患者取仰卧位，垂直进针 20~30 mm，关元、气海、天枢、中脘施以呼吸补泻手法的补法，降结肠排刺采用呼吸补泻的泻法，刺激量适宜，每次操作 3 min。足三里行捻转补法，上、下巨虚施以捻转泻法，每分钟捻转 60 次，操作 3 min。诸穴每 15 分钟重复操作 1 次，即开始针刺时实施手法 1 次，15 min 后再实施手法 1 次，从入针开始共留针 30 min。重症患者针后 6 h 可再重复治疗。每日 1 次，治疗 3 d。对照组：取穴中脘、天枢（双）、气海、关元、降结肠排刺、足三里（双）、上巨虚（双）、下巨虚（双）。腹部、肢体穴垂直进针 20~30 mm，手法操作同治疗组，但不做行针的时间、频次、刺激强度、重复手法的要求。留针 30 min。每日 1 次，治疗 3 d。结果：对照组 19 例治愈（腹痛、腹胀消失，正常排气排便，肠鸣音恢复正常，腹部 X 线检查示肠管充气扩张消失），4 例显效（腹痛、腹胀明显减轻，无恶心、呕吐，恢复排气排便，肠鸣音基本恢复，腹部 X 线检查示肠管充气扩张明显减轻），4 例有效（腹部胀痛有所减轻，偶有恶心、呕吐，排气排便不畅，腹部听诊示肠鸣音弱，腹部 X 线检查示肠管充气扩张减轻），11 例无效（无排气、排便，临床症状、体征、腹部 X 线检查无改善，甚或加重），总有效率 71.1%；治疗组 31 例治愈，3 例显效，1 例有效，3 例无效（疗效标准同对照组），总有效率 92.1%，疗效明显优于对照组（$P < 0.05$）[42]。

杨筱明用针灸治疗术后麻痹性肠梗阻 48 例患者，年龄 35~76 岁，均为术后 4~10 天经外科常规治疗未恢复肠蠕动功能者。治疗方法：常规补液维持水电解质平衡，补充血

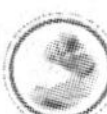

钾、抗感染、肠外营养、胃肠减压，同时给予针灸治疗。取穴足三里、上巨虚、天枢、内庭，针刺足三里、上巨虚、内庭得气后温针灸，再针天枢得气后留针。腹部以神阙为中心点放一灸盒，灸 30~45 分钟，使患者腹部有温热感。1 天 1~2 次，3 天为 1 个疗程。结果：39 例痊愈（肠鸣音正常，肠蠕动恢复，排气、排便正常，呕吐、腹胀等症状消失），9 例好转（肠鸣音出现，肠蠕动恢复，排气但尚未排便，呕吐、腹胀减轻），总有效率为 100%[43]。

任建军通过针刺治疗术后麻痹性肠梗阻 25 例。50 例患者，随机分为两组各 25 例。对照组平均年龄（53 ± 15）岁，治疗组平均年龄（53 ± 15）岁。治疗方法：对照组：采用生理盐水 600 ml 通过肛门注入肠内，每日 1 次，治疗 3 d。治疗组：取穴双侧足三里、阴陵泉、三阴交。进针后行大幅度捻转，得气后连接电针仪，连续波，留针 30 min。每日 2 次，治疗 3 d。结果：对照组 5 例痊愈（临床症状消失，无腹胀、腹痛、恶心、呕吐，并排气排便，X 线检查或钡餐造影无异常发现，肠内无积气、积液），7 例显效（自觉腹痛、腹胀明显减轻或基本消失，大便变稀并有多量气体同时排出，腹部 X 线平片示液面消失），8 例有效（临床症状缓解，X 线检查示肠内有气液平面），5 例无效（临床症状不见减轻或有所加重，或出现腹膜刺激征，X 线检查较治疗前无变化），总有效率为 76.0%；治疗组 17 例痊愈，5 例显效，3 例有效，总有效率为 100%，疗效明显优于对照组（$P < 0.01$）[44]。

杨承昌用电针、灸法治疗手术后肠麻痹 46 例。治疗方法：主穴取天枢、足三里，配穴取上脘、中脘、下脘、神阙、关元、神门、内关、三阴交、内庭。每次主穴必取，配穴取 2~3 个。主穴接电针仪，神阙穴用灸法，其他穴位采用捻转泻法。每日治疗1次，3 天为 1 疗程，如 1 疗程未愈，休息 2 日，再进行第 2 疗程。治疗结果：33 例痊愈（临床症状和体征全部消失，大、小便恢复正常），占 66.0%；12 例好转（腹胀及肠麻痹缓解，诸兼症减轻 80% 以上），占 23.9%；1 例无效（经治疗症状未见改善），占 2.2%；总有效率为 97.8%[45]。

梁宝利用针刺配合穴位注射治疗药源性肠梗阻 12 例。患者均为精神分裂症，服用氯丙嗪或奋乃静后发病。治疗方法：针刺取大肠俞、天枢、支沟、上巨虚。气血虚弱者加脾俞、胃俞、照海；热结者加合谷、曲池；气滞者加中脘、阳陵泉。实证用泻法，虚证用补法，刺激程度以病人能耐受为度，每次针刺 5~10 分钟，每日针刺 2 次，3 天为一疗程。穴位注射用丹参注射液行足三里穴位注射，每日进行 2 次，3 天为一疗程。治疗结果：9 例患者 2 天以内肠梗阻完全解除，2 例患者 2~4 天肠梗阻完全解除，1 例无效（4 天以上肠梗阻仍未解除）[46]。

张华通过穴位注射治疗重症胰腺炎并麻痹性肠梗阻 30 例。60 例患者，随机分为两组各 30 例。对照组平均年龄(42 ± 10)岁,治疗组平均年龄(40 ± 11)岁。治疗方法:所有患者均给予内科常规治疗,包括禁食,胃肠减压,补充血容量,纠正休克,维持水、电解质平衡,抗生素应用,予奥曲肽或施他林持续静脉输入,并给予硫酸镁及中药大承气汤鼻饲或口服,同时予中药灌肠以通畅肠道。对照组:臀部肌肉注射新斯的明 1 mg。心理指导:反复与患者交流,耐心解答他们的问题,消除不良情绪,树立其战胜疾病的信心,可以对病情的稳定、康复起到良好的促进作用。治疗组:仰卧,将一侧腿屈曲 90°,选足三里穴,常规消毒皮肤后,取 2ml 注射器抽取新斯的明 0.5 mg 直刺快速进针 2~4 cm,上下缓慢提插,得气后有酸、麻、胀感时,抽无回血,缓慢注入药液后拔针。结果:对照组症状缓解时间(52.88 ± 0.41),肠鸣音恢复时间(34.56 ± 2.01),肛门排气时间(37.64 ± 0.35),首次排便时间(39.63 ± 0.16);治疗组症状缓解时间(32.68 ± 0.37),肠鸣音恢复时间(26.70 ± 1.93),肛门排气时间(28.45 ± 0.45),首次排便时间(34.78 ± 0.26),各项指标明显优于对照组($P < 0.05$)[47]。

赖立英等通过按摩结合艾灸治疗老年麻痹性肠梗阻 36 例。72 例患者,平均(73.5 ± 12.4)岁,随机分为两组各 36 例。治疗方法:两组均给予抗感染、应用胃肠动力药、禁食、胃肠减压、静脉营养支持、纠正水电解质 / 酸碱失衡等支持治疗。对照组:在常规治疗基础上给予温肥皂水保留灌肠。患者取左侧卧位,臀部抬高 10cm,用 14 号导尿管插入肛门 20cm,将温肥皂水(39℃)200ml 通过输液管和导尿管缓慢滴入,保留 1 小时以上,12 小时 1 次。观察组:在常规基础上给予穴位按摩联合艾灸疗法。分别取足三里、合谷、天枢、中脘、上巨虚、下巨虚等穴位,交替按摩诸穴位,注意取穴准确,指头紧贴体表,手指略震动,用力要稳,每穴 3~5 分钟,每天 3 次。手法由轻到重逐步用力,速度缓慢、均匀,以患者感到酸麻、沉胀为宜。艾灸法分别取天枢、中脘和足三里等穴,艾条距离皮肤 2~3cm,温和悬灸 5~10 分钟,以局部有温热感或皮肤呈红晕为宜,每天 2 次。两组均连续治疗 3 天。结果:对照组 9 例痊愈(症状、体征消失,排气、排便正常,腹软,肠鸣音恢复正常,腹平片肠管气液平面消失),8 例显效(症状、体征基本消失,排气、排便正常,腹软,肠鸣音较弱,腹平片不全肠梗阻),10 例有效(症状、体征有所好转,排气、排便不畅,肠鸣音较弱,肠管充气扩张减轻,仍需留置胃肠减压管),9 例无效(症状、体征无改善,无排气,腹部胀痛未缓解,肠鸣音未恢复),总有效率为 75%;观察组 17 例痊愈,11 例显效,6 例有效,2 例无效(疗效标准同对照组),总有效率为 94.4%,疗效明显优于对照组($P < 0.05$)[48]。

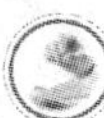

参考文献

[1] 刘红娥．针刺法治疗支气管哮喘 87 例 [J]. 陕西中医学院学报，2001，24(3):36.

[2] 韩健，等．针刺鱼际穴对支气管哮喘患者肺功能的影响及即刻平喘效应观察 [J]. 中国针灸，2012，32(10): 891~894.

[3] 刘志斌，等．针刺"新肺俞"穴治疗支气管哮喘疗效观察 [J]. 河北中医，2013，35(1):86~87.

[4] 阮桂英，等．针刺、穴位注射治疗哮喘疗效观察 [J]. 上海针灸杂志，2001，20(6):21.

[5] 江海玲．穴位埋线治疗支气管哮喘 100 例 [J]. 河北中医，2003，25(5):368~369.

[6] 班旭升，等．刺穴埋线治疗哮喘 84 例 [J]. 北京中医，1991,(5):45~46.

[7] 屈凤星．针刺内法治疗室上性心动过速 34 例 [J]. 中国针灸，1997,(5):1.

[8] 李元鑫，等．针刺内关穴治疗阵发性室上性心动过速的临床观察 [J]. 黑龙江医药，2009，22(5):699.

[9] 杨明昌，等．针刺治疗室上性心动过速 27 例 [J]. 中医杂志，1986,(7):44.

[10] 刘志娟，等．中医耳穴埋豆联合护理干预治疗阵发性室上性心动过速的疗效观察 [J]. 临床医药实践，2017，26(2):150~152.

[11] 谢黎明．针刺治疗室上性心动过速 31 例疗效分析 [J]. 甘肃中医，1994，7(5):31.

[12] 曹奕．内关穴位注射治疗阵发性室上性心动过速 30 例临床研究 [J]. 中国针灸，2002，22(4):2.

[13] 陈朝明，等．针治心脏神经官能症 32 例初步体会 [J]. 陕西中医，1985，6(2):75.

[14] 陈立娜，等．针灸治疗心脏神经官能症临床观察 [J]. 针灸临床杂志，2012，28(3):18~19.

[15] 马向明，等．针刺配合推拿治疗心脏神经官能症 30 例 [J]. 浙江中医杂志，2010，45(5):353.

[16] 文娜，等．针刺治疗肝胃郁热型反流性食管炎疗效观察 [J]. 中国针灸，2010，30(4):285~288.

[17] 曹雨佳．针灸治疗反流性食管炎 90 例疗效观察 [J]. 亚太传统医药，2016，12(20):93~94.

[18] 吴练红．中药穴位贴敷治疗反流性食管炎 42 例 [J]. 河南中医，2011，31(10):1149~1150.

[19] 王雪莲，等．穴位注射治疗及护理反流性食管炎 45 例 [J]. 中医药导报，2014，20(2):91~92.

[20] 李昌武．雷贝拉唑联合艾灸治疗反流性食管炎的临床疗效观察 [J]. 现代诊断与治疗，2015，26(7):1474~1475.

[21] 侯玉亭，等．针灸治疗贲门失弛缓症 114 例 [J]. 陕西中医，2003，24(1):65~66.

[22] 何天友．针刺背俞透夹脊治疗胃下垂 60 例 [J]. 中国针灸，2003,(8):1.

[23] 迟竹云，等．针灸治疗胃下垂 56 例 [J]. 山东中医杂志，1993，12(1):29~30.

[24] 樊力超．针灸推拿治疗胃下垂 36 例疗效观察 [J]. 山西大同大学学报，2015，31(5):50~51.

[25] 杨圆圆．通过电针治疗胃下垂 38 例 [J]. 上海针灸杂志，2014，33(8):27.

[26] 郭敏．电针配合拔罐治疗胃下垂 46 例 [J]. 上海针灸杂志，2001，20(4):47.

[27] 范桂滨．穴位注射黄芪注射液治疗胃下垂临床观察 [J]. 中国针灸，2001，21(3):2.

[28] 高志才，等．针灸内关、内庭穴治疗神经性呕吐 31 例 [J]. 贵阳中医学院学报，1999，21(4):31.

[29] 张立欣，等．针灸治疗神经性呕吐疗效分析 [J]. 四川中医，2016，34(7):202~204.

[30] 多杰措，等．藏医煳儿灸联合油脂涂擦治疗神经性呕吐的临床体会 [J]. 中国民族医药杂志，2014,(1):8–9.

[31] 陈东，等．针刺治疗神经性呕吐 16 例 [J]. 中医临床研究，2016，8(1):44~45.

[32] 陈来雄．升降汤配合针刺治疗神经性嗳气 40 例疗效观察 [J]. 内蒙古中医药，2015,(8):12~13.

[33] 张江春，等．穴位贴敷联合醋酸甲羟孕酮片治疗神经性厌食症的护理 [J]. 内蒙古中医药，2015,(4):89~90.

[34] 骆燕宁，等．针灸治疗结肠易激症群 158 例 [J]. 上海针灸杂志，2003，22(4):8.

[35] 孔德清．脐周四针治疗胃肠神经官能症的临床观察 [J]. 长春中医学院学报，1997,(2):1.

[36] 张丽娟．针灸治疗胃肠神经官能症临床观察 [J]. 河南中医，2003，23(8):63~64.

[37] 刘萌，等．耳针治疗胃肠神经官能症的临床观察 [J]. 上海针灸杂志，1995,(6):247~248.

[38] 张若申，等．针刺治疗肠梗阻 20 例 [J]. 中医外治杂志，2002，11(6):31.

[39] 李海强．电针法治疗粘连性肠梗阻 16 例 [J]. 四川中医，2001，19(4):73~74.

[40] 刘乃元，等．针刺配合微波热疗治疗粘连性肠梗阻 [J]. 中国针灸，2003，23(5):1.

[41] 岳爱霞，等．针灸配合音频治疗仪治疗粘连性肠梗阻 60 例小结 [J]. 甘肃中医，2002，15(1):64.

[42] 刘颖，等．量化针刺法治疗术后麻痹性肠梗阻临床观察 [J]. 上海针灸杂志，2016，35(6):663~665.

[43] 杨筱明．针灸治疗术后麻痹性肠梗阻 48 例 [J]. 浙江中西医结合杂志，2008，18(8):519.

[44] 任建军．针刺治疗腹部手术后麻痹性肠梗阻疗效观察 [J]. 上海针灸杂志，2015，34(3):249~250.

[45] 杨承昌．电针治疗手术后肠麻痹 46 例 [J]. 上海针灸杂志；1991,(2):14.

[46] 梁宝利．针刺配合穴位注射治疗药源性肠梗阻 12 例 [J]. 实用中医药杂志，2002，18(6):29.

[47] 张华．新斯的明足三里穴位注射治疗重症胰腺炎并麻痹性肠梗阻 30 例 [J]. 现代临床医学，2009，35(1):54~55.

[48] 赖立英，等．穴位按摩联合艾灸治疗老年麻痹性肠梗阻效果观察 [J]. 中国乡村医药杂志，2015，22(10):51~52.

English Volume

1

Introduction

Chapter 1 Two Development Modes of China Acupuncture

1-1. Two Modes of the Acupuncture Theory System

On the occasion of attending this Qingdao acupuncture development forum in early this new century, I recalled one acupuncture development forum held in Hangzhou 2 years ago (in October, 1999). The Hangzhou forum was held together with the acupoints symposium and Ear points Treatment symposium, though there were over 100 delegates, there were only 4 experts who made corresponding speech in the forum. In that forum, I made a report titled "50 Anniversary on Formation of Modern Acupuncture Theory System & Modern Study". After the conference, Prof. Li Weiheng, who was the vice Chairman and Secretary General of China Society of Acupuncture and Moxibustion, had two long talks with me. He said he had made a plan of holding a high-level acupuncture development forum at the turn of new century; the delegates should be mainly the young experts at around 40 years old. The high-level forum was just the today's forum in Qingdao. On the reasons of holding such a high-level development forum, Prof. Li said to me, after 1990s, the US had set up 10 substitution therapy research centers in 10 famous colleges and institutes, these centers had mostly regarded acupuncture study as their major study aim for the substitution therapy, and usually there was one subject in one center. Though the study in these centers could not overpass ours in short time, they will, in a long run, with the support of sufficient funding, have certain challenges toward the leading position of China; the situation could not be ignored especially after the hearing on acupuncture therapy held by the National Institutes of Health. In order to deal with the challenges easily, strategic preparations must be made. The young and middle-aged experts should play a major role in dealing with the challenges; they should be put on the front line instead of the aged experts. In addition, Prof. Li said to me that he himself knew more about the academic views and contributions of the aged experts, the younger experts had little chance to show their real academic views due to certain reasons, he very much liked to know about the views of the younger experts on the development of acupuncture. If there was such an advanced forum for acupuncture, it may be served as an opportunity for the younger experts to express their views, and he wanted to see whether the younger experts had made proper preparations for welcoming the challenges, to see what kind of preparation our younger experts had made for the challenges, what kind of strategy they had made. Even if there were no proper preparation, the holding of this forum would at least catch the attention of the younger experts to pay enough attention on this problem. I thought what Prof. Li Weiheng had told me could just reflect the background, the significance and purpose of the Qingdao Development Forum. Prof. Li also told me that, the questions or strategic understandings reached on the forum could be finally written into a comprehensive report for reference for certain decision-making departments. In addition to the questions mentioned by Prof. Li Weiheng, I thought, in such a forum, we should find a way out for the development of acupuncture science, so as to set an example for the development of China's acupuncture study.

In order to deal with the challenges easily, it was far from enough only depending on holding a development forum like in Qingdao. Things were changeable in any time; the sources of the challenges and the actual situations could also change with the time, which required us to be sharp-nosed in academic trend.

Viewing on the development of acupuncture, it was easy to see two modes had been formed in course of the formation of the acupuncture theory system, one was the traditional mode, and the other was the modern mode. The traditional mode was regarded the meridian and viscera-state doctrine as the theoretical kernel, a system proposed by the acupuncture textbooks in the traditional Chinese medical colleges in recent 50 years. The modern mode referred to the theoretical system formed by the study results on modernization in the past 50 years, which regarded the nerve doctrine and nerve-endocrine network doctrine, and the nerve-immune networks doctrine as theoretical kernel[1-5]. Whenever I talked about the two modes, I wanted to say what the European and American counterparts felt on this. Since 2001, I was engaged by President Michael of the Allerton Press, INC to serve as the editor-in-chief of the International Journal of Clinical Acupuncture. The magazine was an English-writing acupuncture periodicals founded in 1990, issued mainly in English-speaking countries of Europe and America. For a long time, President Michael had asked to enhance the translation standard.

In fact, though the concerned translators themselves considered their versions already much more smooth and accurate, there were still articles hard to be understood by the counterpart in Europe and America, particularly the part of discussion in the articles, i.e. the theorctical revealing on why the acupuncture could treat the diseases, these theoretical revealing were mainly from doctrines of meridian and zangfu, the doctrine of *ying* and *yang*, and the five-element, or from chapter and verses. In course of communicating with these foreign counterparts, I had an obvious feeling that they expected all the Chinese authors could use a revealing method understood by them, and develop a theoretical system understood by them. As to my personal view, since the acupuncture therapy spread into America in 1970s, though there was only 30 years' time, the American counterparts had no longer settled for the revealing of related questions in only the traditional acupuncture theories, and if they could not find new theories from outside world, they would necessarily explore more. Then, what was the theoretical system the European and American counterparts were seeking and expecting? I thought it should be established on the background of modern sciences, or the system should be accepted by modern scientific system. That was the second mode mentioned above, i.e. the system regarding the nerve doctrine and nerve-endocrine network doctrine, the nerve-immune network doctrine as theoretical kernel. As to this theoretical frame, I already concluded in the Hangzhou forum 2 years ago. In fact, after half century's modern research, many basic aspects in acupuncture field had been made clear, for instance, the physiological basis for producing needling signal, the outer and surrounding paths for transmitting needling signal, the working process of needling signal inside the centrum, the outer and surrounding transmitting paths for acupuncture domino effect and the spatial distribution rule for acupoints, the rule in of acupuncture domino effect influenced by different acupuncture manipulation, the rule in acupuncture domino effect influenced by acupuncture time, the rule in acupuncture domino effect influenced by the status of the body and organs. Such questions had been made clear basically. It was these research results that constituted the basic frame of the theoretical system of the modern acupuncture. One question I wanted to mention here was that, most of the staffs greatly contributed to the results were not people graduated from the colleges graduated from traditional Chinese medicines, nor were people working in the colleges or institutes of traditional Chinese medicines, most people were teaching the Western medicine, or were studying the Western medicine or biology.

1-2. Limits of Scientism & Co-development of Two Modes of Acupuncture

Since the spreading of Western medicine into the East, the TCM and traditional acupuncture had been always excluded by the Western medicine. By the light of nature, the practitioners of the TCM were always trying the best to maintain the theoretical system of both TCM and acupuncture, there also concerned social questions such as very complicated professional emotion and even a national feeling. The Western medicine always boosted its nature of being scientific, which could even be super scientism, absolutely scientific. Science indeed could produce great power, and had outstanding function, all the civilization of today were all closely related to science. However, could the science really be that absolute scientific? Are the scientific standards the standards overwhelming any other things among all the human cognitions systems? The answer should be negative. In same way, the value standards observed by Western medicine are not exclusive either; the Chinese medicine should not be judged or assessed only by the value standards favored by the Western medicine. Then what caused people produce the belief that the science is almighty?

After the 17th century, with the deepening of human being's exploration in the nature and the division of every concrete natural science from the natural philosophy, the scientism was gradually popularized; according to the scientism, the world should be created in conformity to principles of the physics, chemistry and math. Therefore, the only way in recognizing the world was to hold high the flags of scientism, to explore the world in concerning principles such as the physics, chemistry and math. The popularization prevailed as a result of this kind of philosophy. As the kernel and soul of scientific activities, scientific methods had been widely pursed and used in many fields, a proud sign too. The above success had showed its glory especially in the organic field. It was just that glory that intensified the popularization of scientism unprecedentedly. It was easy to produce he following trend under that background, scientific values were the only standards in valuing the human knowledge system. The worship toward science could easily cause the belief that science is almighty. As the expanding and appearance of modern scientific system, the Western medicine had been the everywhere embodiment of scientism. We can say it is the value standards of science that have supported the development of the Western medicine. The 50 years' modernized study on the traditional Chinese medicine and acupuncture is actually supported also the value standard of science. In fact, the science couldn't be almighty; science is not the only formation in human knowledge system either. In the angle of wide range of cultural background, besides the knowledge in form of science, the human knowledge is also another form. And the development of science must be led and exemplified by the human thought in aspect of culture. That exemplification and leading would be good for avoiding the possible negativism caused by the self-production in science world. The science is a double-edged sword, if there were no exemplification and leading due to lacking of human thought, the science itself could not create the civilization of today. Though it is generally agreed that Deng Xiaoping's thought of "Science and Technology is the first productivity" is a great thought. However, compared with the human thoughts, human thoughts would have more influence toward the productivity. The study on problems of productivity is not a scientific question of traditional sense, but a question within human scope. If there are no human thinking, no liberation in thinking, and no people who mastered the science and technology, there must be no the great thinking of "Science and Technology is the first productivity". There is concrete embodiment of the strong tendency of solely respect science. There is an interesting fact that the experts in human field have been always excluded since the establishment of academician system in China, which is a special example internationally. We should admit the dual constitution of human knowledge system. In addition, spoken from the study methods, no matter the positivism of science, or the Falsi Ficationism of science, their related methods usually could not be used in studying human subjects as they two belonged to two different fields. The modern study of traditional Chinese medicine and acupuncture just made mistakes in these aspects. The mis-recognition in the nature of traditional Chinese medicine and traditional acupuncture theoretical systems have caused the failure in reaching the expected results in course of the 50 years' modernization study totally. The theoretical system of traditional Chinese medicine and acupuncture, came into being at about 2000 years ago, would rather be the mixture of natural recognition and human knowledge than the natural understanding. This mixture includes not only elements of science but elements of humanities, the combination of the two parts constituted the theoretical system of traditional Chinese medicine and acupuncture, that feature is just the typical feature of natural philosophy. For some scholars who are taking up the modern study of acupuncture and have the greatest esteem for modern acupuncture, they do not really understand the relationship between the cultural background at that time and the birth of the theoretical system of traditional Chinese medicine and acupuncture; do not really understand the cultural feature contained by the theoretical system of traditional Chinese medicine and acupuncture; and view these traditions only narrowly from the angle of scientism, measure these traditions only simply by the general ways of the natural science. As a result, these questions couldn't be approved not only by positivism of science, but also the Falsi Ficationism of science. This embarrassed result just increased the repulsion of some people toward the theoretical system of traditional Chinese medicine and acupuncture; and also fluctuated the belief of some cultureless figures in circle of traditional Chinese medicine on the theoretical system of traditional Chinese medicine. The above fluctuation and loss of belief in traditional theoretical system also resulted into the phenomenon that some scholars of the traditional Chinese medicine and acupuncture circle could not treat the development of the traditional Chinese medicine and acupuncture in an objective and complete way in their course of safeguarding the traditional theoretical systems.

In a word, the difference in recognizing different cultures, and the different selection in value standards, have caused the two different sides in acupuncture study, and formed into two modes or trends in acupuncture development. I have discussed before the basic reason that European and American counterparts could not understand and accept the traditional Chinese medicine and acupuncture just originated from the differences in cultural backgrounds and values they hold. It can said in this way that traditional mode would pay more attention to the cultural value of the traditional Chinese medicine and acupuncture while the modern mode would rather seek for the scientific value of the modern acupuncture theoretical system. It is easy to understand the value and significance of studying and further developing the theoretical system of the acupuncture under modern scientific background. To the traditional acupuncture theoretical systems that is against the modern scientific background, it should be also inherited and developed, the reason is as follows: In the article named *The Embarrassment of Scientism and Multi-development of Traditional Chinese Medicine* (Medicine Vs Philosophy, No.7 2000), I have pointed out that the existence of traditional Chinese medicine which is in original form should be observed, there are 3 reasons for that: 1) The clinical effectiveness was the basis for its existence and deserved respecting; 2) The rich humanities inside the traditional Chinese medicine was another important reason for its ongoing existence; 3) The strong national emotion was other important reason for its ongoing existence. Due to the same reasons, the existence of traditional acupuncture theoretical systems should also be observed. In a word, as the important composing parts of traditional culture owned specially by the Chinese nationality, the theoretical system of traditional acupuncture would be doomed to long existence with its practical value, the cultural value, and the complicated national feeling contained in.

Conclusion

Generally speaking, in regard to the two modes in the development of acupuncture, it was hard to distinguish the importance. The two modes, together with the sides they represented, should have mutual identification or respect. Of course, to most of the individual researchers, they should try to have both academic development within the traditional theoretical systems and break the traditional modes to develop the modern theories of acupuncture; it is indeed very difficult thing. What I want to stress here is that no matter which mode you prefer, you should maintain the opening mental status. You should both give efforts to your own study trend, and give proper consideration to another development mode. The knowledge structure decided he could not understand anything, paying attention to your owns do not necessarily require the denial of another mode, we should treat each other in a open-minded and tolerant method.

(This article was first published in Medicine and Philosophy, No.1 2002 with title "The basic trend of China Acupuncture")

Chapter 2 Establishment of Acupuncture Treatment System under the Guide of Modern Acupuncture Theory

In the 70 years, research on modernization of Traditional Chinese Medicine has progressed significantly. However, under the banner of scientism, many important theoretical questions about Traditional Chinese Medicine have not been resolved. As a result, the direction of research of modernization of Traditional Chinese Medicine has been under criticism. In comparison with the original intent, we can say that scientism is confronted with an unprecedented challenge. Nevertheless, some achievements were gained in that period of time. In the non-aprioristic viewpoint, scientism did something positive in the "generalization" of Traditional Chinese Medicine. Apart from aprioristic objectives, fully looking into the research on modernization of Traditional Chinese Medicine, the development of acupuncture, as an example of the research on modernization of Traditional Chinese Medicine, prompted the formation of a modern acupuncture system. In reference to a modern acupuncture system, the difference of this concept to that of traditional acupuncture must be made clear. First, the theoretical basis of modern acupuncture is different from the basis of traditional acupuncture. The former uses laws of modern science as a guiding theory that are achieved by means of modern science and technology through research on relevant questions and through the explanation of the mechanism based on the related system of knowledge. However, the basic theory of traditional acupuncture concerns yin and yang, and the five elements theory, the zang and fu theory as well as the qi and blood theory. Second, modern acupuncture makes full use of modern diagnostic techniques and methods to guide its diagnoses, stressing the relation between strength of stimuli and effect in acupuncture therapy. Traditional acupuncture is concerned with differentiation of symptoms and signs guided by the four diagnostic methods and the eight principal syndromes, stressing reinforcing and reduction in acupuncture therapy. In addition, modern acupuncture is different from experimental acupuncture, but the latter forms the basis for modern acupuncture.

2-1. Basic Law of the Acupoint Effect and Clinical Acupoint Selection and Prescription

The acupoint selection and prescription, involved in the treatment of acupuncture, should follow the basic law of acupoint effect, or in other word, the basic law of acupoint selection and prescription should be guided by the basic law of acupoint effect.

A large number of studies in the past 50 years have confirmed that the basic law of acupoint effect is closely related to the segmental innervation of nerves, that is, the main range of a certain acupoint effect depends on the innervation space of the same or similar ganglion segments, that is to say, acupoints in the same or similar ganglion segment innervation area have the same regulating effect. According to these studies, the specificity of acupoint is defined as the differences in therapeutic or regulatory effects between acupoints located in the same or similar ganglion segment dominant area and those located in the distant ganglion segment dominant area. A large number of studies have shown that the scope of the main regulatory effect of needling at a certain acupoint is determined by the dominant space of the ganglion segment associated with it. In fact, if we check the relationship between the dominant function of each acupoint on the fourteenth meridian and the ganglionic segmental domination one by one according to the documented dominant function, on the whole, the dominant symptoms of most acupoints coincide with the relationship of ganglionic segmental domination. This law is particularly typical at the acupoints on the trunk. A few acupoints located in limbs can not only treat the diseases in the ganglion segment dominant area related to them, but also treat the diseases in the ganglion segment dominant area far away from them, which is mainly determined by the high center of super-segmental structure. That is to say, in summarizing the law of acupoint effect, modern acupuncture has also noticed some special effect of individual acupoints determined by the high center of super-segmented structure, but the existence of these special effect is not the basis for denying the basic law of acupoint effect, but a supplement to this basic law.

Although the regulatory effect of needling at a certain acupoint is very complex, from the perspective of effect scope of needling acupoint, the needling effect can be summarized into two main categories: segment effect and integrity effect. Needling at any traditional acupoint produces both kinds of effects at the same time. The difference is only that the scope and intensity of the two effects. When needling a certain acupoint, the organ system distributed in the dominant area of the relevant ganglion segments is often affected by the superposition of the segment effect and the integrity effect, while the organ system distributed in the dominant area of the ganglion segment (unrelated ganglion segment) far away from the acupoint is affected only by the integrity effect. The basic law of acupoint effect is the essential reflection of acupoint specificity, which determines the basic principle of acupoint selection in modern clinical acupuncture, that is, acupoints located in the ganglion segment dominant region with the pathogenic organ system should be used in clinical. Of course, this principle of acupoint selection does not apply to other types of acupoints, namely holographic acupoints such as ear points. Acupoints include two systems: one is the traditional acupoint system, the other is the holographic acupoint system. The application of holographic acupoint system in clinic follows the relevant theory of holographic biomedicine. Holographic biomedicine is a frontier subject between traditional Chinese medicine, acupuncture, modern biology and modern medicine.

The study of law of acupoint effect should not only clarify which acupoints are acting on each organ system, but also clarify the effect intensity of acupoints acting on each organ system. According to the action intensity of acupoints and the safety risk or the convenience of operation, acupoints acting on each organ system should be divided into first-line acupoints, second-line acupoints and even third-line acupoints (or only divided into first-line acupoints and second-line acupoints). The first-line acupoints are the preferred acupoints in clinical treatment, while the second-line acupoints and the third-line acupoints belong to the optional acupoints.

In addition, traditional chinese materia medica prescriptions pay attention to sovereign, minister, assistant and courier, that is, different herbal medicine plays different effects in the same prescription. Acupuncture prescriptions should also pay attention to this problem. Because the combination of acupoints is complex, we advocate that the fewer acupoints we choose, the better if we do not know whether to play a synergistic or antagonistic effect. Both the first-line acupoints and the alternative acupoints should be fewer and more refined.

2-2. The Basic Laws of Needling Effect and the Key Factor of Acupuncture Treatment

Acupuncture treatment prescription involves key factors such as needling time, manipulation, retaining time, frequency, etc. The determination of these key factors should under the guide of the basic laws of needling effect.

1. Two-Way Regulation Law of Needling

Traditional acupuncture believes that needling therapy has both reinforcing and reduction effects. In the past 50 years, numerous researches have shown that the needling effect depends on the functional status of the body. Needling a point can produce an effect on the functions of an organ, and in the case of ordinary stimuli whether the effect is excitatory or inhibitory mainly depends on the functional status of the organ. If the functions of the organ are excitatory, the needling effect is mainly inhibitory. If the functions of the organ are at a low status, the needling effect is mainly excitatory. If the functions of the organ are at a normal, stable status, needling effect is neither obviously inhibitory nor obviously excitatory, but has a stabilizing effect on the functions and reinforces anti-disturbance of the organ. This is the first law of needling effect, i.e., the two-way regulation law. Our research also shows that the character of needling effect depends on the functional status of the body, and the strength of the needling effect has some relevant regulations in relation to the functional status of the body. This means that the strength of the needling effect has a positive correlation to the deviation of the functional status from the normal level to some extent.

2. Basic Law of the Actions of Hand Skill in Needling

Traditional acupuncture stresses reinforcing and reduction of hand skill in needling. Modern research shows that the human body has two kinds of reaction to stimuli: excitement and inhibition. Whether the reactions are excitatory or inhibitory mainly depends on the stimuli. Strong stimuli usually produce inhibitory reactions, weak stimuli usually produce excitatory reactions. Needling points is a kind of stimulus, which produces reactions in the human body that have a similar relation to stimuli quantitatively. Generally speaking, to treat diseases of low functions, weak stimuli by hand skill should be used, which usually produce an excitatory effect. For hyperfunctioning diseases, strong stimuli by hand skill should be used, which usually produce an inhibitory effect. This law has been proved by numerous tests. However, the actions of hand skill in needling are quite complicated, because individual differences are significant, It is hard to establish a standard to determine the strength of the stimuli in needling at present, because it is dependent on the subjective feeling of patients and the physicians' experience in clinical treatment.

3. Basic Law of Time in Needling

The basic law of time in needling is the basic law of chrono-biological effect in needling. It can also be called the basic law of needling timing, relative law of needling time and needling effect. Traditional acupuncture takes seriously the relation of the effect and the time of needling, and forms a particular branch, chrono-acupuncture, mainly comprising midnight-noon ebb-flow, eight methods of intelligent turtle, etc.

For traditional acupuncture the basic theory is still the yin yang and five elements theory, zang fu and channel theory, as well as midnight-noon ebb-flow theory. Considerable research shows that effect of needling has very close relation to the time of needling. In addition, research in bio-physiology and biochemistry proved that bio-physiological functions of the human body are different at different times of the day, and the difference follows a certain pattern. This means that the changes of various bio-physiological functions in one day follow a certain rhythm. Our research shows that the needling should be done in a valley period of puncture to enhance the bio-physiological function in low status. In this way, needling can produce a better excitative effect. To inhibit the bio-physiological function in a stimulated status, the needling should be performed at the peak period of the function. In this way, needling can produce a better inhibitory effect. This is the basic law of needling based on the time biological effect. Research on relevant regularity of needling effect to needling time forms a borderline subject of modern time acupuncture. The key to modern time acupuncture in clinical therapy is to find the rhythmic pattern of the bio-physiological functions to be regulated and the phase at the valley and the peak period.

4. Time-Effect Law of Needling

The time-effect law of needling is the time-effect relationship of needling. It refers to the law that needling effect or needling effect changes with time, which can be expressed by the curve of time-effect relationship in the process of appearance and disappearance of the effect of needling.It is of great significance to clarify the time-effect relationship of needling, for guiding the formulation of clinical treatment programs and improving the effect of acupuncture.The retaining time and frequency of needling are important contents of the treatment of acupucnture, and are also the key common factors affecting the curative effect of acupucnture. We believe that the determination of retaining time and frequency of needling shoud be based on the research of time-effect relationship of needling. The former two are inseparably dependent on the latter. Before clarifying the time-effect relationship of needling, there is great blindness in choosing the retaining time and frequency of needling, or lack of sufficient scientific basis.

According to the information provided by the relevant literature, the optimal induction period (i.e. the best retaining time) of needling mainly depends on the outcome measures and selected acupoints. When the selected acupoints are closely related to the outcome measures, the optimal induction period is betwwen 10-60 minutes. Generally speaking, the more sensitive the outcome measures are, the shorter the optimal induction period and half-life of needling will be; conversely, the longer the optimal indcution period and half-life of needling will be. The optimal induction period of needling directly acting on nervous system and smooth muscle system is shorter, and the half-life of needling is relatively shorter. For endocrine system, immune system, blood system or other biochemical indicators, the optimal induction period and the half-life of needling are relatively longer, but the half-life seems to be more than 2 hours. According to this basic conclusion, we believe that, from the point of view of obtaining the best therapeutic effect, it is not the most reasonable choice to determine the frequency of needling as one time per day, and that two times per day is more scientific. It should be pointed out that with the frequency of needling increases , the fatigue of acupoints increases accordingly. In order to overcome this problem, we advocate that acupoints should bc divided into 2 to 4 groups. Several groups of acupoints should be used alternately to ensure that the same acupoints group be sued only once in 1 to 2 days. In addition, in order to solve the problem of needling frequency and fatigue of acupoints, body needling and auricular point sticking therapy can be combined, and auricular points are also left-right alternation.

The length of retaining time of needling should be based on the optimal induction period. If the retaining time is significantly shorter than the optimal induction period, the best therapeutic effect will not be achieved. If the retaining time is significantly longer than the optimal induction period, it will not enhance the therapeutic effect, but will make the acupoints fatigue easily and reduce the therapeutic effect, especially when using electro-acupuncture therapy.

2-3. The Bio-physiological Mechanism of Production of Needling Effect

Acupuncture is different from medication therapy. It does not interfere with extracorporeal chemical components, but plays the role of correcting deviations by adjusting the function of self-regulation system. Acupuncture treatment is achieved through nerve-endocrine-immune network system. Due to the specificity of acupoint, the regulating ways of different acupoints are different. Some acupoints play a regulating role mainly through the nerve system, some through the nerve-endocrine system, and some through nerve-endocrine-immune network system.

1. Bio-Physiological Basis of Needling Sensation and Its Peripheral Afference

De qi is the important basis of production of needling therapeutic effect. Considerable research has shown that the basis of producing a needling sensation at points is mainly the receptors in deep parts, which are comprised of five types: muscle spindle, tendon organa, corpuscula lamellosa, joint receptors and free nerve endings. The distribution of receptors is different at different body points. Various body points have their own main receptors. Generally speaking, for the points in a thick muscle, the receptors of needling sensation are mainly muscle spindle, for the points at the parts where muscle connects tendon, the receptors of needling sensation are mainly tendon organa, for the points at a tendon the receptors of needling sensation are mainly corpuscula lamellosa, for the points at joint capsule the receptors of needling sensation are mainly joint receptors, for the points at the scalp, the receptors of needling sensation are mainly free nerve endings.

The signals that the point receptors produce when receiving needling stimuli can produce regulation actions only after being transmitted to the center. Numerous research proved that the main peripheral afferent pathway of needling signals is the body sensory nerve dominating the points, among which middle-sized fibers II, III play a decisive role in transmitting the needling signals. When stimuli cause excitement in fiber III, that produces a good needling effect in analgesia.

2. Central Mechanism of Transmitting Needling Signals and the Central Principle of Needling Therapy

The needling signals are transmitted into the spinal cord, and right at that level, they interact with pain signals from the focus. Through bio-physiology, only the neurons at Rexed layer I have reaction to pain stimuli. At layer V there is a kind of cell that reacts to tactile, pressure, temperature, and nocuous stimuli, and the reaction to nocuous stimuli is high frequency continuous discharge. This kind of cell is called an extensive dynamic cell.

Professor Wu Jian-ping et al. discovered that needling points or stimulating repeatedly afferent fibers II and III, has an obvious inhibitory effect on unit electric response of cervical lemnisci or tergolateral fibers at layers IV and V of the posterior horn, which react to pain stimuli. Needling can reduce the response of 74% of neurons at the posterior horn, and layer V to nocuous heat stimulation by more than half. Another characteristic of the needling effect on the vertebra is that the segmental effect of needling is more obvious than that produced at the observed high positioned center. Needling points and focus in the same or similar segments has moreobvious needling effect than the points and focus in further segments. This means the segmental effect of needling is the basic effect.

Needling signals are transmitted to the spinal cord through thick fibers, even though research shows that the ascending transmission of needling signals in the spinal cord is not through the dorsal cord. The signals act on the posterior horn of the spinal cord, and are transmitted to a high positioned center through the ventral lateral cord. Research by Prof. Shen et al. shows that the inhibiting action of needling to the viscerosomatic reflex will disappear after amputating the ventral lateral cord at two sides. If only one side is amputated, then the needling effect at the contralateral hind limb will disappear, while the needling effect at the homolateral hind limb will still remain. Only by amputating the ventral lateral cord at two sides can needling effect in analgesia disappear fully. The results are consistent with the clinical observation of neurologic therapy. Generally, various experiments show that needling signals enter the spinal cord and interact with pathological signals, then they travel to the opposite side through an anterior commissure chiasm and are transmitted upwards through the ventral lateral cord (mainly through the anterolateral). The ascending fibers of the anterolateral cord consist of old spinal lemnisci, spinoreticular tract, spinotectal tract, etc.

The needling signals interact with pathological signals in the spinal cord, then go upwards to the brain stem. Research shows that an important pathway for needling points to inhibit pain sensitive neurons in a high positioned center is through the brain stem reticular structure. At a high positioned center, the thalamus is an integration center before feeling transfers to consciousness. The signals of pain sensation must enter the range of consciousness through the thalamus. In the thalamus, neurons relevant to pain sensation are mainly positioned at the medial medullary lamina nucleus group, especially at parafascicular nuclei and lateral central nuclei. These cells have continuous discharge for long periods and they also have a long latent period. Apart from thalami, there are similar neurons in the midbrain medial reticular structure. Needling points can inhibit effectively discharge of this kind of pain sensitive neurons. Among them, afferent fibers II, III → bulb giant cell neuclei → median thalamic neuclei → parafascicular neuclei, is one of the important central pathways of production of needling effect. Excitation in the pathway can obviously inhibit the discharge of pain sensation of the thalamus parafascicular neuclei. Besides bulb giant cell neuclei, at the brain stem level, needling signals can reach the reticular structure, neuclei of median raphe, central gray substance, and central tegmental tract. By tracing the fibers of neuclei of median raphe using autoradiography, it can be seen that some fibers of the midbrain median raphe dorsal neuclei project to the thalamus parafascicular neuclei. This means that neuclei of the median raphe → parafascicular neuclei, is another central pathway of production of the needling effect. In addition, caudate neuclei is another structure relevant to modulation of pain sensation. The structure also plays an important role in the production of needling effect. It is observed that there exists a two-way fiber connection between caudate neuclei and neuclei of median raphe by horseradish peroxidase and Nauta fibrosis, which shows that neuclei of median raphe ←→ caudate neuclei is an important pathway of needling actions.

Needling signals go upwards to thalami after being processed in brain stem. The pathway is central tegmental tract, namely giant cell neuclei → central tegmental tract → median thalamic neuclei. As median thalamic neuclei are close to parafascicular neuclei, the inhibition of median thalamic neuclei to parafascicular neuclei takes a long latent period. This shows that median thalamic neuclei may inhibit parafascicular neuclei through a pathway including the forebrain and the interbrain. Evoked response and/or inhibiting action of electrical needling points are observed at caudate neuclei and neuclei posterior thalami.

Needling signals can go further to the limbic system after being processed at thalami. Biophysiological research on pain sensation shows that impulses of pain sensation can be transmitted to various parts of the limbic system. The system also takes part in modulation of needling analgesia. Injuring some neuclei of cingulum, hippocampus, the hypothalamus produces an influence on the needling effect. So it can be seen that there might exist an important pathway of thalami and forebrain and interbrain: pain inhibiting pathway of median thalamic neuclei → cerebral cortex → caudate neuclei → parafascicular neuclei. This pathway plays an important role in the production of the needling effect.

Since Hagbarth and Kerr discovered descending inhibition of afferent impulses in somatesthesia, considerable research has shown that the descending inhibition system plays an important role in the production of the needling effect. Research by Prof. Shen et al. shows that there exists a descending inhibition system that is mainly composed of big neuclei of median raphe. The system goes downwards through the dorsolateral cord, and has presynaptic inhibition to relevant neurons of the posterior horn of the spinal cord. Further research by means of retrograde transfer of horseradish peroxidase and autoradiography discovered that large neuclei of the median raphe go downwards to layers I~V of the posterior horn of the spinal cord, where its fibers have segmental distribution. Cephalic cells of big neuclei of median raphe project to the cervical vertebrae, while caudal cells project to the lumbar. In addition, some research indicates that activities in the limbic system and other higher parts may have an influence on the transmission of pain sensation impulses in the spinal cord through large neuclei of the median raphe. Recent studies have also found that the postsynaptic double projection system of the spinal solitary dorsal cord plays an important role in the generation of needling effect.

Apart from the above, many central neurotransmitters and bio-active substances also participate in the production of the needling effect. At present, numerous materials show that, 5-hydroxytryptamine (5-HT) in the center acts to reinforce needling analgesia, and needling can increase the level of 5-HT in the center. Catecholamine (C A) counteracts needling analgesia, and needling can reduce the level of C A in some parts of the center. Blocking the synthesis of acetylcholine or acetylcholinergic receptors can lower the effect of needling analgesia, and needling can increase the level of acetylcholine in the center. Needling can increase the level of endorphins in the brain, and it has a close relation to the needling effect. Needling can activate the function of the hypothalamus — hypophysis — adrenocortical system to reinforce the needling effect. Research also shows that the level of p-p substance, cyclic nucleotide has a certain connection with the effect of needling analgesia.

3. Peripheral Efferent Pathway of Needling Signals

To control pain response or produce other regulatory effects by needling at acupoints, needling signals need corresponding efferent pathways. The peripheral efferent pathways are mainly autonomic nerve or neuve-endocrine-immune network. For example, needling at certain acupoints can activate the function of "hypothalamus-pituitary-adrenal cortex system", thus producing extensive regulatory effects.

4. Conclusion

In a word, the theory of nerve-endocrine-immune network, the law of acupoint effect, and the four laws of needling effect are the theoretical core of modern acupuncture system. Modern acupuncture theory requires scientific treatment of acupuncture, that is, acupoint selection and prescription, needling time, manipulation, retaining time and frequency should be guided by the law of acupoint effect and the four laws of needling effect. Of course, because the law of acupoint effect and the four laws of needling effect, especially the time-effect law of needling need to be further studied, there must be a gradual improvement process in the determination of acupoint selection and prescription, needling time, manipulation, retaining time and frequency involving in each specific treatemtn of acupuncture. After all, this is a landmark work. It cannot be done overnight.

Reference

For reference, see page 17 to 18 of the Chinese manuscript.

Chapter 3 The Dialogue Between Modern Acupuncture and Traditional Acupuncture

3-1. Modern Acupuncture is the Inevitable Outcome of Academic Development

Q: Acupuncture is an ancient medicine, which has a history of 3,000 years. How did modern acupuncture come into being?

A: Traditional acupuncture theoretical system has been perfected, but nowadays there is a higher standard for answering the relevant questions in the field of acupucnture.

1. The evidence of traditional acupuncture theoretical system has been perfected.

Acupuncture has never ceased to develop from Neijing to ZhenjiuJiayijing, Zhenjiudacheng, Tongrenshuxuezhenjiutujing and Cheng Dan'an. However, this development has reached its extreme point in the existing paradigm. Its concepts, categories and laws have no room for development, and the clinical diagnosis and treatment system has been far away from the practical needs. The evidence is from three aspects:

(1) Traditional acupuncture theoretical system has been perfected

Since its establishment, the basic theories of traditional acupuncture: meridian theory, viscera theory and *qi*-blood theory have gone through more than 2,000 years. Although this process has developed, the main body is interpreting classics and annotating classics. Apart from divergent options and various schools, there is no substantive innovation and development of the concept system. This fact shows that in the existing paradigm, traditional acupuncture theoretical system has reached its due perfection. Except for the fourteen meridians, why not propose other new meridians? There are five transport points, why not develop six transport points? In a word, the traditional acupuncture theoretical system has no room for development in the existing paradigm, just as classical physics has not found Newton's fourth laws and fifth laws, it is also a perfect system in the inertial system, but this does not represent the end of physics.

(2) Traditional acupuncture syndrome differentiation and treatment system has accomplished its historical mission

We have made preliminary analysis on the clinical literature of the four major professional journals in the field of acupuncture in China: China Acupuncture and Moxibustion, Acupuncture Research, Shanghai Journal of Acupuncture and Moxibustion and Journal of Clinical Acupuncture and Moxibustion in the past 10 years. The proportion of the literature on acupuncture based on syndrome differentiation alone is less than 1/10, and getting less and less. Even the title is "syndrome differentiation", the content often clearly indicates "syndrome" included diseases and cases. This reality shows that the syndrome differentiation and treatment system has been phased out in clinical practice of acupuncture.

Strictly speaking, the prevalent syndrome differentiation and treatment system of acupuncture was a copy of the syndrome differentiation and treatment of TCM internal medicine 50 years ago. Although this practice met the needs of college education at that time, it did not meet the actual needs of acupuncture clinical practice. In terms of intervention methods and pathogenesis, acupuncture is totally different from drug therapy (including western medicine and traditional Chinese medicine). Drug therapy has a natural or artificial chemical input process, while acupuncture is totally different.

(3) The terminator of traditional acupuncture syndrome differentiation and treatment system is the legal dilemma

In ancient times, due to the backwardness of technical means, the understanding o diseases was superficial. Under this background, the syndrome differentiation and treatment had its very positive significance. With the development of modern science and technology, the understanding of diseases has become deeper. Under this background, the syndrome differentiation and treatment still adhered to two thousand years ago has been out of step with the times, and brought huge safety risks. At the same time, it has also brought huge occupational risks to the doctors themselves. If the irreversible or irreversible clinical events occur because of the simple application of syndrome differentiation and treatment technology, and these incidents can be avoided in the treatment of disease differentiation, the behavior of doctors in the syndrome differentiation and treatment cannot be protected by law, on the contrary, they may face a very passive position in the possible medical disputes. Faced with the law, any theoretical basis of syndrome differentiation and treatment can not be a reasonable element to support their behavior. This legal dilemma determines that the exclusive protection of the characteristics of "syndrome differentiation and treatment" can only stay on the slogan, but cannot be supported by clinical practice. What is far away from the needs of social practice is doomed to return to history.

2. A higher standard for the answers to related questions in the field of acupuncture nowadays.

The perfection of the traditional acupuncture system in the existing paradigm cannot replace the higher requirements of the present era. It cannot conceal the incompatibility of many problems in the field of acupuncture from theory to clinic with the scientific and cultural background of the times. What is the essence of acupoints? What are the generating and conducting mechanisms of acupuncture needling signals? What is the mechanism of acupuncture? What is the compatibility law of acupoints? Is it better to use a single point or multiple points? If multiple points are used, are there are numerous optimum requirements? Is shallow needling better or deep needling? How long is the best time for each retaining time? Is it better to needling once or twice a day or once in a few days? All these theoretical and clinical problems mentioned above have not been well solved in traditional acupuncture, and the solution of these problems can only be the task of modern acupuncture.

Q: Is modern acupuncture relative to classical acupuncture? What is the watershed between modern and classical acupuncture?

A: Modern acupuncture is totally different from traditional acupuncture. It is relative to classical acupuncture, but more accurately, it is corresponding to the modern scientific and cultural background, and it is the product of adapting to the modern scientific and cultural background.

Modern acupuncture system is totally different from traditional acupuncture. The watershed between them is both macro and micro. Macroscopically, the historical and cultural backgrounds of the two systems are totally different. And the cognitive requirements, cognitive level, cognitive means and thinking methods for the same problem are all products that adapt to the times.

On the micro level, firstly, the theoretical basis of modern acupuncture is different from that of traditional acupuncture. The former is guided by the laws in the modern scientific sense acquired by using modern science, technology and methods. The clarification of mechanism is based on the relevant knowledge system in the modern scientific sense, and the theoretical core of it are nerve-endocrine-immune network theory, law of the acupoint effect, and the four laws of needling effect, while traditional acupuncture is based on the theory of Yin-Yang, five elements, zang-fu, qi-blood, meridian and collateral channels. Secondly, in clinical practice, modern acupuncture makes full use of modern diagnostic and therapeutic techniques and methods, with disease differentiation as the leading factor, and the relationship between strong and weak stimulation and needling effect is emphasized by needling techniques. But traditional acupuncture is guided by syndrome differentiation with the help of four diagnostic and eight principles, and needling techniques emphasize reinforcing and reducing.

3-2. Modern Acupuncture is not Antagonistic with Traditional Acupuncture

Q: Is the qi and blood of meridian in classical acupuncture merely a linguistic renewal or a fundamental difference of needling signal in modern acupuncture?

A: The qi and blood of meridian in classical acupuncture is not a linguistic renewal of needling signal in modern acupuncture. It would be easier, if it was.

Strictly speaking, because the traditional acupuncture system and modern acupuncture systems belong to two completely different paradigms, they are incommensurable. Any basic concept and category of the traditional acupuncture system can hardly be found in the modern acupuncture system and even in the whole modern scientific system. Meridians and collaterals are not the same as nerves or other pipeline structures, and qi and blood are not the same as needling signals, and the movement of qi and blood is not the same as the transmission of needling signals. Therefore, we cannot simply compare the basic concepts and categories of traditional acupuncture system with those of modern acupuncture system. The conclusion of far-fetched comparison is unscientific and unreliable. Many failures in the acupuncture modernization studies stem from this comparison. We always want to transfer a point of a distant coordinate system to a current coordinate system and confirm its position so that we can see more clearly and truly. But because there is no conversion relationship between the two coordinate systems, it is impossible to confirm the point's position in the current coordinate system, and we will never be able to achieve this desire.

Q: Meridian theory is the core of classical acupuncture. Does meridian theory still have its position in modern acupuncture?

A: Meridian theory, as the core of traditional acupuncture, has no position in modern acupuncture. This belongs to the problem of two coordinate systems which have no conversion relation mentioned above. Meridian theory only exists in traditional acupuncture system. There are no such concepts as meridian, qi and blood, syndrome differentiation, well point, brook point, stream point and river point in modern acupuncture system. The product of history can only be adapted to the scientific and cultural background at that time. Once it surpasses it unique historical and cultural background, it will not appropriate. That is why the conceptual systems of different paradigms only exist in their own paradigms. The famous example is that Newtonian physics is only applicable for inertial system, not for non-inertial system, so there are Classical physics and modern physics.

It must be pointed out that the absence of any position of meridian theory in modern acupuncture does not mean denying the value of meridian theory. The value of meridian theory lies in the traditional acupuncture system, which is like an old city.

We use two different development ideas of "demolishing old city to build new one" and "protecting old city to build new one" to illustrate the basic attitude of protecting traditional acupuncture while developing modern acupuncture. In recent decades, there are two modes of urban construction in China, one is to demolish the old city site and build a new one, the other is to protect the old city and build a new one at another site. The former is built in situ after demolition, while the latter is built on another site beside the old city. The main tone of the two models is development, but the former model annihilates the original local historical and cultural carriers in the background of development, while the latter model embeds the original local historical and cultural carriers in the historical corridor of development. The latter is our basic attitude.

In short, after more than two thousand years of development, the traditional acupuncture system has formed a relatively perfect system in the existing paradigm, while the modern acupuncture system, as a completely different paradigm, is like a hatched nestling, and the growth path is still long.

3-3. Modern Acupuncture is not a Branch of Modern Biomedicine

Q: Classical acupuncture has established a complete medical system of acupuncture with its unique meridian theory, qi-blood theory, acupoint combination and reinforcing-reducing manipulation. This medical system is independent of the modern biomedical system and achieves its clinical value. Can modern acupuncture still maintain its independence? Will the modern acupuncture become a branch of modern biomedicine?

A: The traditional acupuncture system is indeed independent of the modern biomedical system, but the modern acupuncture system cannot be completely independent of the modern biomedical system. Because the exploration of the principles and mechanisms of modern acupuncture is entirely based on the modern biomedical (including system biology) system, and the logical system of concepts and categories of modern acupuncture is commensurable to modern biomedical system.

However, the modern acupuncture will not become a branch of modern biomedicine. I do not think it is a simple issue of yes or no. It involves the historical origin of the two systems, the essential differences in core concepts or core ideas and so on.

Firstly, modern acupuncture still belongs to the category of acupuncture, and the research problem is still the therapeutic rule and pathogenesis of acupuncture. The object and the problems of study are still the same, which determines the independence of modern acupuncture. The transplantation and reference of research methods will not change the classification of the original discipline in the discipline system. Biophysics, quantum biology, biocybernetics, systems biology and so on still belong to the category of biology, and they have not changed their disciplines because of the transplantation and infiltration of research methods of conventional physics, quantum physics, general cybernetics and general methods of system science research.

Secondly, the origin and history of acupuncture will not change due to the establishment of modern acupuncture, it will remain independent. Any development and change of acupuncture is the history of acupuncture, which will not be replaced or drowned by the history of biomedicine.

Thirdly, as one of the intervention methods for treating diseases and health care, acupuncture is totally different from the chemical intervention of modern biomedicine. It can be said that modern biomedicine completely lack such intervention.

Fourthly, as one of the intervention methods for treating diseases and health care, acupuncture produces two-way benign regulation (which is regarded as the first law of acupuncture in modern acupuncture). It is realized by stimulating and mobilizing its own repair function. The concept emphasizes natural, homeopathy and regulation. There is no such concept in modern biomedicine. The core idea of modern biomedicine is antagonism, sterilization, hormone or other substances supplementation, inhibiting or destroying metabolic links, operation and so on. All embody the spirit of antagonism, which is often a double-edged sword, and is essentially different from the two-way benign regulation of acupuncture.

Therefore, if modern acupuncture is regarded as a branch of modern biomedicine, obviously, it will greatly reduce the value and significance of modern acupuncture.

In short, modern acupuncture as a result of university research has the basic characteristics of interdisciplinary. And the characteristics of interdisciplinary are independent and related to other disciplines, no longer with the original purity. It can be said that modern acupuncture has the independence but does not have the purity of acupuncture.

Q: In recent years, there have been many new technologies in clinical acupuncture, such as beryllium needle, small needle knife, floating needle and so on. These technologies put forward high requirements for practitioners' anatomical knowledge. In medical theory, the meridian theory of traditional acupuncture is difficult to accommodate them, and the nerve-endocrine-immune theory of modern acupuncture is also difficult to accommodate them. Therefore, the structural theory represented by fascia or myofascial fascia has risen rapidly. How to comment about this phenomenon?

A: The fascia or myofascial is only a connective tissue, which does not go beyond the level and scope of modern biomedicine. Undoubtedly, we should encourage and support the study of the role of fascia or myofascial in acupuncture treatment. According to the current research results, connective tissue only plays a certain role in the initiation process of mechanical needling signals, but this role is not the core. The so-called structure theory appearing in the core appearance has not been confirmed by modern biomedical research, and it is far from possible to constitute the theoretical core of acupuncture. The key role of single fascia or myofascial pathological changes has not been confirmed by clinicopathology and pathophysiology in the extensive treatment of muscular/motor system diseases and chronic pain diseases by acupuncture. Neither connective tissue nor any other single tissue can be the only structure that plays a role in the principle or mechanism of acupuncture. The two-way benign regulation of acupuncture depends on the synergy of multiple systems, and the nerve-endocrine-immune network is the key link.

The theory of nerve-endocrine-immune network of modern acupuncture is based on the two-way benign regulation mechanism of acupuncture, not the whole theoretical system of modern acupuncture. There are not only anatomical, histological, biochemical, histochemical, and physiological research methods about the principle or mechanism of modern acupuncture.

Besides, there are also cross-disciplinary research methods of biological cybernetics and systems biology

So called new technologies such as beryllium needle, small needle knife, floating needle and so on, have not been comprehensively, systematically and strictly tested and evaluated in effect and safety. Some safety problems have arisen in the process of popularization (to be discussed in another article). Although these technologies can be counted as the development of acupuncture technology, which should also be encouraged, this kind of development cannot replace common acupuncture technology. It can only be used as a supplement and needs to gradually standardize the indications and operating standards in the development.

In addition, beryllium needle and small needle knife, as the extension of the filiform needle, are totally different from the filiform needle therapy in the principle of treatment. The former focuses on mechanical peeling and separation, but not on two-way regulation. The latter does not have direct function of mechanical peeling and separation, and its main function is two-way regulation

Q: How to comment on the development trend and academic influence of modern acupuncture?

A: Academia regards modern acupuncture as a normal academic development that is not a special event. In recent 20 years, most people have consciously or unconsciously accepted the domination of the concept of modern acupuncture. The typical sign is that most acupuncturists adopt disease differentiation and treatment, which is the clinical core of modern acupuncture. According to the relevant articles published by Shandong acupuncture circles, more than 95% of the articles mainly adopt disease differentiation and treatment, while less than 5% adopt syndrome differentiation and treatment, which is similar to the situation in the whole country. What does this reality show? It shows that modern acupuncture has been deeply rooted in the hearts of the people. Of course, there are also some individuals who use disease differentiation and treatment in clinical practice and enjoy the advantages of it, but they cannot surpass themselves in the theoretical cognitive level.

As for the development trend and academic influence of modern acupuncture, there are many comments in *Introduction to Acupuncture* the 13th Five-Year Planning Textbook of the State Health Planning Commission (Graduate Teaching Material) published by People's Health Publishing House in December 2016. The representative comments are: the modernization of acupuncture is the inevitable result of its history and the establishment of modern acupuncture is the inevitable result.

Q: Some people think that there is no modern acupuncture, at best contemporary acupuncture. What do you think of this view?

A: On the interpretation of the meaning of modern, Habermas's statement is the most representative. He pointed out that "people's view of modernity has changed with different beliefs. This belief is motivated by science, which believes in the infinite progress of knowledge, the infinite development of society and improvement". Therefore, the so-called "modern" reflects a dynamic process, and includes progress and openness. Today's contemporary acupuncture was called modern acupuncture in past. Today's modern acupuncture will become the contemporary acupuncture in future. The development, renewal and progress of knowledge system do not depend on one's will. Only understanding modern acupuncture is a kind of separation of history and a kind of ignorance of the development and changes of acupuncture in the past century. Regardless of the rationality or scientificity of modern acupuncture, only in terms of its characteristics and development trend, it reflects at least the epochal, open and progressive nature of the system, just like the view in *Introduction to Acupuncture*: the modernization of acupuncture is the inevitable result of its history and the establishment of modern acupuncture is the inevitable result.

I have repeatedly stressed that it is difficult to distinguish between the two modes of modern acupuncture and traditional acupuncture systems in general. It should be said that the two types of research groups related to the two modes of development, or between the two research camps, should agree with each other and respect each other. Of course, for most of the research individuals, it is very difficult to achieve both academic development within the traditional theoretical system and to go beyond the traditional model and strive to develop modern acupuncture. What I emphasize here is that no matter what development model you are in favor of, you should maintain an open mind. We should not only devote ourselves to the direction of our efforts, but also give considerable concern to another development model.

Everyone's knowledge structure cannot ensure that he can understand everything and devote himself to the direction or mode of development. It is not necessary to deny another mode. We need to treat each other kindly with an open-minded and tolerant cultural mentality.

Reference

For reference, see page 26 of the Chinese manuscript.

2

Modern Acupuncture Theory

Chapter 4 The Morphological Relationship between Points and Nerves

4-1. Nerve Distribution at Point Range

Since the 1950s, researchers throughout the world have carried out extensive research on most points of the human body or an animal. They have obtained a significant amount of information on the nerve distribution at point ranges by means of laminated and cross-sectional dissection. This has increased our understanding of the morphological foundation of points.

Research in recent years have shown that point ranges have abundant nerve distributions, and55% of points are located around a nerve trunk. For 95% of all points in the range of 1.0 cm around a point, there exist nerve trunks or rather large nerve branches (See Table 4.1)[1-9]. The distribution of nerve trunks, or nerve branches in non-point parts is obviously smaller than that in point parts.

Table 4.1 The distribution of nerve trunks, nerve branches in point parts

Researcher	Number of points	Points related to the distribution of nerve trunks/nerve branches
Xuzhou Medical College	361	205 points were found around main nerve trunks (56.8%). 104 points were located near neurocutaneous main trunks (38.8%), and 122 points were located near deep main nerve trunks (33.8%).
Shanghai No.1 Medical College	324	323 points were related to nerves (99.6%);of that, 304 points were related to the superfacial cutaneous nerve (93.8%), 155 points were related to deep nerves (47.8%), 137 points were related to both (42.3%).

Researcher	Number of points	Points related to the distribution of nerve trunks/nerve branches
Beijing Institute of Tuberculosis	312	217 points were related to nervere trunks or to cutaneous nerve(69.5%).Of that, 141 points were located in the limbs, 139 points were related to nerve trunks or cutaneous nerves (98.5%).
Shanghai of Traditional Chines e Medical	309	Nerve trunks vere directly needled at 152 points (49.19%). Nerve trunks were found within0.5cm of the 157 points needled(50.81%).
Dalian Medical College	307	Nerve trunks/nerve branche were found within3 mm of the 108~142 points needled (35.2~46.1%). Nerve trunks/nerve branche were found within 4~9 mm of the 52~72 points needled (17.2~23.0%).
Henan Medical College	300	Half of the points have nerve going beneath. another half have nerve distribution around.
Fujian medical college	141	Nerve trunks were needled directly at 42 points (51.0%).There were nerve there distributed 58 points.
Na Jing No.1 Medical College	114	97% points in the upper limbs were related to nerve.95.4% points in the lower limbs were related to nerve.
Lanzhou Medical college	66	At 35 points there are nerve distribution within 0.6 cm, at19 points there are nerve distribution within 0.6~1.3 cm.
Zhou Pei-hua	323	There are nerve distribution at all points.

Bian Changtai, Wang Hanqing et al. [11] （1974） performed cross-sectional and quadrantal dissection of 295 main points of the Stomach Channel, the Urinary Bladder Channel, the Kidney Channel, the Liver Channel, the Pericardium Channel, the Large Intestine Channel, etc. on eight bodies. The results show that the main points and their routes are related to nerves, certain blood vessels, and the vegetative nerves around the vessels of the ranges where points exist. Meanwhile, it was discovered that Zusanli (ST 36) of the Stomach Channel has a distribution of blood vessel branches from deep and common peroneal nerves to the anterior tibial artery; Fuliu (KI 7) of the Stomach Channel has a distribution of blood vessel branches from the tibial nerves to the anterior tibial artery: Laogong (PC 8) of the Pericardium Channel has a distribution of blood vessel branches from the median and u1nar nerves: Hegu (LI 4) of the Large Intestine Channel has a distribution of blood vessel branches from the first common palmar digital nerves: and Sanjian (LI 3) of the Large Intestine Channel has distribution of blood vessel branches from proper palmar digital nerves. The existence of anastomotic branches between some somatic nerves and the vegetative nerve plexus may be important to the connection between somatic nerves and vegetative nerves. In addition, vivielectrophysiological research discovered that by needling Neiguan (PC 6) or Shenmen (HT 7) when the subjects experience the"De qi"sensation in the median nerves at the elbow and the armpit, electrical changes occur nearly simultaneously. This indicates that the needling sensation is transmitted through nerves. This coincides with the results of anatomical research on corpses. Researchers at Anhui Medical College[12] (1976) dissected eight adult male corpses, and observed the relationship between the connecting point of the sympathetic trunk, the communicating branch, and the spinal nerve and the points at the dorsomedial line of the Urinary Bladder Channel. It was discovered that the ratio of coincidence of the body surface projection line of the connecting point of the sympathetic trunk, the communicating branch, the spinal nerve, and the dorsomedial line of the Urinary Bladder Channel was 80%. 164 body surface projection spots of the sympathetic trunk coincided with the points of the dorsomedial line of the Urinary Bladder Channel,184 body surface projection spots of the connecting point of communicating branch and the spinal nerve coincided with the points of the dorsomedial line of the Urinary Bladder Channel.The coincidence ratio was 66%. These results show that the points at the dorsomedial line of the Urinary Bladder Channel have a very close anatomical relation to the connecting point of the sympathetic trunk, the communicating branch, and the spinal nerve.

Since the 1980s, although the number of anatomical research on the relationship between the points and the nerves around them has decreased, the nature of the research has become more in depth. Hu Peiru and Zhao Zhiyan[13] (1980) of Jinzhou Medical College conducted research on the nerve domination of points, and their results support the conclusion of past research.

The anatomical research of the past fifty years show that over 90% of points have nerve trunks or large nerve branches nearby (in a range of 1.0 cm in diameter).The probability of directly puncturing a nerve trunk or its main branches is not high, i.e. about 20% in our experience. This occurs mainly at the points around joints, such as Daling (PC 7), Neiguan

(PC 6), Shenmen (HT 7), Lingdao (HT 4), and Tongli (HT 5): around the wrist joint,Taixi (KI 3), and Sanyinjiao (SP 6), around the ankle joint, Weizhong (UB 40), and Zusanli (ST 36): and around the knee joint. Some researchers suggest that the probability of directly puncturing a nerve trunk or its main branches is not high in needling points, although, needling using common stimulation methods such as lifting and twirling can pull at tissues around it, thus stimulating the nerve trunk or its main branches indirectly[14,15].

In general, numerous studies on human dissection, microdissection, and electrophoresis-X ray photomicrography show that points are quite closely related to nerves in their morphological structure. In addition, many researchers have noted the anatomical relationship between widely distributed vegetative nerves accompanying blood vessels and points.Of course, this does not mean that nerves are the only structural basis of points. In fact, the structural basis of points include skin, subcutaneous connective tissues, musculi, nerves, blood vessels, tendons, periosts,etc.

4-2. Histological Characteristics of Point Ranges

In the 1960s, many outstanding Chinese researchers of medicine and biology carried out wide-ranging research on the histological characteristics of point ranges to test the existence of Jin Fenghan's corpuscles.They negated Jin Fenghan's corpuscles and gained more knowledge about the basic histological characteristics of point range. Anhui Medical College（1961）, Fujian Medical College（1961）, the Institute of Zoology AS（1966）, Xian Medical College（1976）etc.[16-32], carried out wide-ranging observations and comparisons of the histological characteristics of many point and non-point ranges at different sites with a human body or amputated limbs. It was discovered that there exist abundant and various nerve endings,nerve-tracts,nerve plexuses in the epiderm, dermis, subcutaneous tissues, fasciae, muscles and blood vessel tissues at point ranges. There are distributions of receptors of various nerve endings at almost all the points. The receptors are closely related to the needling effect produced when puncturing points.

The number and type of nerve endings vary according to the range of points and the layer of tissues of the range. According to research by Wang Zhongtao, et al.[33] (1962) there are more nerve endings at the dipilous ranges and the ranges that come in contact with the outside. For example, at the finger tips, among the basal layer cells of the epiderm, there are crescent-or circle-shaped free nerve endings, and in the papillary layer of the dermis there are various tactile corpuscles of complex structure. In the well-stained section, that type of nerve endings can be seen in six continually adjacent papillary layers. In the reticular layer of the dermis, there are free nerve endings, Ruffini's corpuscles, and Krause's end bulbs. At the junction of subcutaneous tissues and the dermis, numerous corpuscular lamellosas can be seen. Around blood vessels nerve-tracts composed of two kinds of nerve fibers are distributed along with blood vessels.Toes have less contact with the outside than finger tips, so at the points in the toes such as Yinbai (SP 1), and Dadun (LR 1), tactile corpuscles and free nerve endings can mainly be seen under a microscope. At the points in pubescent ranges, nerve endings are distributed mainly in hair follicles and connective tissues of the dermis. At Zusanli (ST 36), Sanyinjiao(SP 6), Neiguan (PC 6) there are receptors with and without follicles, such as various free nerve endings, Ruffini's corpuscles, Meissner's corpuscles, Krause's corpuscles, corpuscular lamellosas, Golgi's-Mazzoni's corpuscles, etc. At the points of certain ranges (e. g. the auricle) only receptors in hair follicles and free nerve endings in the connective tissues can be observed, even though these ranges can perceive various stimulation signals such as coldness, heat, contact, pressure, and pain[23,34~36]. Further histological research on nerves of the human skin show that there are over 100 nerve endings within 1 mm' from various nerve fibers. Even very slight stimulation can stimulate many nerve endings simultaneously[37].

At every point there are not only various nerve endings but also various tissues. So which are the tissues that are punctured at needling points? Which tissues are related to the needling sensations of aching, tingling, and distension (so-called De Qi)? To answer these questions, in the 1970s, Chinese researchers on morphology set up a special experimental method which involved the use of amputees as subjects. Before anesthesia and amputation, when the patients could still discriminate the nature of needling sensations, the type of needling sensation felt in the limbs targeted for amputation was determined, the tissues that produced needling sensations were stained or labeled with dyes. After the limbs were amputated, the labeled tissues were identified, then the morphological structures at the points were found and analyzed using histological methods. In this way, the tissues punctured in needling points were determined, and some evidence was obtained to help determine the tissues related to the needling sensations. The labeling methods normally used in research are: the blue point method, the improved blue point method, the methylene blue method, and the Indian ink staining method. The blue point method and the improved blue point method are based on the reaction of ferric ion-Prussian blue. The two methods are precise in location. The methylene blue method and Indian ink staining method are simple to use. In these two methods, harmless dyes are injected directly into the points witha micro-syringe.

The Shanghai Institute of Traditional Chinese Medicine[38] (1974) conducted research which involved the labeling of 35 points related to the needling sensation and discovered that all the blue points were distributed in deep tissues.In the field of view 1.5 mm in diameter around a blue point, there were nerve-tract distributions at 4 points, and blood vessel distributions at 26 points. It was concluded that there is a relationship between needling sensations and blood vessels. The results of experimental research on the influence of needling Zusanli (ST 36) in the peristalsis show that vegetative nerves on the vessel wall are probably related to the production of the needling effect. Later[39], Anhui College of Traditional Chinese Medicine[40] (1976), Xian Medical College and Shandong Medical College[41] (1979) conducted studies on 16 needling sensation points such as Zusanli (ST 36), Neiguan (PC 6) with the improved blue point method. These studies discovered that ranges that produced needling sensations are all located in deep tissues, and the needling sensations of aching and distension are mainly related to the skeletal muscles. In a field of view that covered an area of 1.0~4.0 min' around a blue point, the percentage of tissues that could be seen was: nerve-tracts 35.2%, free nerve endings 14.8%, muscle spindles 4.5%, blood vessels 45.5%. It was inferred accordingly that nerve-tracts, various deep receptors, and the nerve apparatus on a vessel wall can be punctured in needling points.

On the basis of previous studies, the Shanghai Institute of Traditional Chinese Medicine, in cooperation with Longhua Hospital, affiliated to the Shanghai College of Traditional ChineseMedicine, and the Shanghai No. 6 People's Hospital[42] (1997), observed 30 needling sensation points at Pianli (LI 6), Ximen (PC 4), Jianshi (PC 5), Shaofu (HT 8), Tianjing (SJ 10), Qinglengyuan (SJ 11), Yangchi (SJ 4), Xiaohai (SI 8), Yingu (KI 10), Weizhong (UB 40), Fengshi (GB 31), Jiexi (ST 41), and Taichong (LR 3) by labeling needling sensation points using the methylene blue method. They directly stimulated some structures during the experiment and recorded the CC of patients. They observed 34 pieces of tissues that showed needling sensation through direct stimulation. The size of the materials was 1.0×1.0×0.96 mm~3.0×6.0×0.3 mm. The observation discovered that of the 30 needling sensation points, only 6 were located in subcutaneous connective tissues, the other 29 were located in deep tissues. (See Table 4.2)

Table 4.2 Distribution of 30 needling sensation points

Distribution	**Aponeurosis**	**Periost**	**Nerve**	**Muscle**	**Vessel nerve**	**Blood vessel**	**Connective tissue between tendons or ligaments tissue**	**Subcutaneous connective**	**Total**
Frequence	7	5	4	4	1	1	2	6	30

The 34 pieces of tissues that showed needling sensations were examined under a microscope. Small blood vessels different in size and number were observed in the ordinary connective tissues and muscle fibers. Of the 34 pieces of tissues, 26 had small nerve-tracts, nerve endings (including three layers of corpuscular lamellosas), nerve trunks and branches, and no other particular structures. It was discovered that the frequency of occurrence of various needling sensations varied according to the type of tissue. Stimulating nerves produced a tingling sensation; stimulating blood vessels produced an aching sensation; stimulating tendons and periosts produced aching pain; stimulating muscles produced aching and distension. It was also observed that a nerve trunk that came in contact with surgical instruments produced a tingling sensation, and needling produced aching and distension: decomposing the sheath of a needle with a lancet produced a tingling sensation, and kneading produced a heavy feeling. In the tissues labeled at needling sensation points, it was determined that microscopic structures which participated in the needling reaction were mainly nerve-tracts, free nerve endings different in size and number, and some cyst receptors, blood vessels, and nerve structures on vessel walls. No distribution of a single, specific nerve receptor in the ranges of different needling sensations was observed. So some researchers believe that the production of the needling sensation has various structural bases, which should include nerve trunks, rami, small nerve-tracts, free nerve endings, some cyst receptors, vessels and nerve structures on vessel walls, etc.The production of needling sensations should be a result of the synthetic reaction of various structures[23,25,43]. Later, Lin Wenzhu and others from the Shanghai Institute of Acupuncture, labeled 29 points [including Zusanli (ST 36), Sanyinjiao (SP 6), Neiguan (PC 6), and Pianli (LI 6)] in 42 male and female amputees using the methylene blue staining method. There were 66 blue points, of which 50 were needling sensation points, and 16 were non-sensation points. The needling sensations of the 50 sensation points were mostly aching and distension, although heaviness, tingling, and electric shock were recorded. The needling sensation points were located in muscles, tendons, connective tissues around the tendon, periosts, vessels, nerve trunks, rami, joint capsules, and subcutaneous connective tissues, but mainly in deep tissues such as muscles and tendons[44]. (See Table 4.3)

Table 4.3 Distribution of 50 sensation points

Group	Nature of needling sensations					Tolal
	Aching	Distension	Heaviness	Tingling	Electric shock	
Muscles	6	9	1			16
Tendons and around	10	5				15
Nerve-tracts and rami	1	1		3		5
Blood vessels	1					1
Joint capsules		1			1	2
Periosts	1	2				3
Subcutaneous tissues	2	3	1	2		8
Total	21	21	2	5	1	50

The microscopic observation of tissular structures at the range of 1.5 mm in diameter around the blue points revealed that apart from muscles and connective tissues, there were myelinated and non-medullated small nerve-tracts which were different in size and number, free nerve endings, corpuscular lamellosas, muscle spindles and small vessels. The percentage of the occurrence of nerve structures at needling sensation and non-sensation points was 82.00% and 23.08% , respectively. The difference is rather significant ($p < 0.01$).

The percentage of occurrence of blood vessels in needling sensation and non-sensation points was 68.00 % and 69.28 % . The difference is not significant ($p > 0.05$). 1n certain needling sensation points, only one type of nerve structure existed at one point, while for others a several types of nerve structure existed at the same point. The percentage of occurrence of small nerve-tracts was the highest among various nerve structures, i.e., 57.9 % . The percentage of occurrence of free nerve endings was the second highest, i.e.,22.81 % . Myelinated nerve-tracts at needling sensation points differed in size, and they contained nerve fibers which differed in number. Large nerve-tracts contained some hundreds of fibers, while the smallest nerve-tracts contained only a few fibers. Most fibers in nerve-tracts had a diameter of $1\sim10\mu$, mostly below 6 μ. In addition, observation revealed that small nerve-tracts and free nerve endings existed at all the points observed, but nerve trunks, rami, corpuscular lamellosas, muscle spindles existed only at a few points. This shows that small nerve-tract and free nerve endings may be the main structural bases for the production of needling sensations. Observation also revealed that at sensation points where mainly aching, distension and heaviness were elicited, the nerve fibers in the small nerve-tracts were mostly thin fibers, while the sensation points related to tingling were mostly located in nerve trunks, rami, and nerve-tracts of thick fibers. This suggests that different needling sensations may be related to the number or type of nerve fibers stimulated in needling. it was also noticed in the observation that at needling sensation points in the vessel walls or connective tissues apart from blood vessels, there was usually a distribution of abundant nerve endings or nerve-tracts. It was inferred that the vegetative nerves on the vessel walls may participate in the formation of needling sensations (refer to the report by Gross on the discovery that pain is related to the afferent of vegetative nerves).

Wu Shulan, Cao Yuchun and others observed 23 needling sensation points[45] （1979）, includingHegu,Neiguan,Yuquan, Sanyinjiao etc. using three labeling methods: the improved blue point method, the injection of sterilized Indian ink method, and the method of retaining the silver needle method. It was discovered in the observation that the needling sensation points were mostly located at a depth of 1~3 cm. At the range of 1.5 mm in diameter around the needling sensation point, small nerve-tracts, free nerve endings, small vessels and nerves on the walls of small vessels were seen. Muscles were observed at 15 sensation points. Muscle spindles were observed at 7 sensation points. At some sensation points, corpuscular lamellosas and nerve trunks were observed together. The analysis of the relationship between histological structures and needling sensations reveal that the formation of needling sensations is the result of the synthetic reaction of various nerve structures around needling sensation points.

Pan Chaopang and Zhao Aifeng[46] （1979） researched the morphological structures of 44 needling sensation points at 14 points such as Zusanli(ST 36), Neixiyan(PC 5), and Weixiyan, using the improved blue point method. They discovered that 11 types of sensations were produced. These sensations occurred in various tissues, from the skin to the periost and in various tissues inside and outside the joint capsules, and mainly in deep tissues (about 91%). At the range of 1.8 mm in diameter, around the blue points, there was a distribution of nerve trunks, rami, and blood vessels at all the sensation points. 54%of the sensation points had distributions of free nerve endings (not including those on the vessel walls), 37% had distributions of muscle spindles, and only a few had distributions of tendon spindles, corpuscular lamellosas, and Krause's end bulbs. By analyzing the relationship between the structures of 24 needling sensation points in the muscles and the needling sensations, those in nerve trunks, rami, free nerve endings and blood vessels corresponded with the needling sensations, those in the muscles spindles roughly corresponded with the needling sensations, and corpuscular lamellosas occurred in groups at points composed mainly of connective tissues. The structures of pathological changes influenced the needling sensation. In one case, the patient showed pathological changes mainly at the blood vessels, nerves and peripheral receptors, and the patient had very poor sensations in needling. In another case, the patient had muscular tissues that were almost completely destroyed, but the blood vessels, nerves and peripheral receptors showed no obvious pathological changes. The patient experienced a good sensation in needling. These observations indicate that nerve trunks, rami, blood vessels and free nerve endings are the main receptors in the ranges where the points make up the morphological basis of the needling sensations of points.

According to research on the human anatomy, the importance of blood vessels to points are only second to that of nerves. There is usually a distribution of blood vessels around needling sensation points.So, it is reasonable to believe that postganglionic neuro-fibers of connective nerves that accompany the blood vessels are one of the histological structures that make up the points. Rabischong and Coabt[47] (1975) conducted histological research on blood vessels and the accompanying nerves at points in animals and humans. Their study discovered the existence of a spiral vascular net in the dermis, and a distribution of inter-woven, non-medullated cholinergic fibers around the vascular net. Chinese researchers, e.g. Wenchen et al.[48,49] (1981, 1993) conducted further research on the same area using histological chemistry. They discovered periarterial nerve plexus composed of adrenergic nerves and cholinergic nerves, as well as precapillary periarterial plexuses, around the small artery plexus at certain points in animals and humans. Research shows that the two types of endings are postganglionic fibers of the sympathetic ganglia which controls general peripheral resistance and regulates local blood. It was also discovered that cholinesterase positive small nerve-tracts, composed of spinal nerve non-medullated fibers, are distributed along a small artery or vein until the precapillary artery, then it forms free nerve endings, terminate in a matrix of connective tissues, and join precapillary periarterial plexuses to form anastomosis of somatic nerves and vegetative nerves at the end. It is not certain what role the widely distributed and accompanying small vessels of the sympathetic postganglionic neuro-fibers play in producing needling sensations, although, it is reasonable to consider them as part of the tissular structures of points.

In general, research on tissular structures located at the points related to the needling effect orthe needling sensation obtained the same substantive results (even though the studies are not identical),i.e. needling sensations form in various tissues from the skin to the periost, mainly in deep tissues. Thestructures related to the needling sensations or the needling effect are mainly nerves, nerve apparatuson the vessel wall, and various receptors at deep points. The receptors in shallow points are alsoconnected to the production of needling sensations or the needling effect. The therapeutic effect ofvarious moxibustion and application methods seem to support this view. Needless to say, further research is required.

Reference

For reference, see page 38 to 40 of the Chinese manuscript.

Chapter 5 The Produce of Acupuncture Signal and Peripheral Transmit of Acupuncture Signal

5-1. Physiological Basis for Producing Acupuncture Signal or Needling Sensation

According to traditional acupuncture theory, the acupuncture points are special points through which the qi of the zang-organs and fu-organs can reach the surface of the human body. Needling these points can regulate bodily functions. When treating disease with acupuncture therapy, traditional acupuncture theory held that the needling position should be accurate, and the patient should experience a needling sensation. There were two questions related to this process: a) how to recognize the spatial position of acupuncture points: and b) how is the needling sensation produced? In the following, I will examine these questions in detail.

1. Acupuncture Points have a Particular Spatial Position

Most people believe the accuracy of needling position is an important factor influencing effectiveness of treatment. Much recent research has indicated that the acupuncture points indeed have particular spatial positions.

In a 1979 study, Lu Guowei and colleagues found that needling Zusanli(ST 36) proaucea an obvious analgesic effect in 78.2 % of animals, while there was no obvious effect when a non-point position only 0.5 cm from Zusanli (ST 36) was needled[1]. Chan and Fung had similar findings in 1975: they could obviously restrain a cat's skin multi-synaptic reflex when needling Zusanli (ST 36), while there was no such effect when needling the non-point position only 0.5 cm from Zusanli (ST 36)[2] . Man and Baragar in 1973 conducted a study on 40 patients, and found 37 patients experienced obvious analgesic effect when the three points of Waixiyan, Neixiyan and Chongyang (ST 42) were accurately needled, while only two patients had a slight analgesic effect when positions away from the three points were needled[3]. In 1973, Bresler, using EEG, ECG, EMG, electrodermogram, breath, heart rate and body temperature as indicators, compared reactions when needling the acupuncture points and adjacent non-acupuncture points and found there were obvious differences in reaction[4].

In addition to the obvious differences in physiological effects between points and non-points, there are also differences in physical characteristics. As early as 1956, the Japanese researcher Nakatani found through experiment that when a 12-volt direct current passed over human skin, the electricity at certain points was clearly higher than at other points. He named these good conductivity points. To his surprise, the locations of these good conductivity points conformed very well with the positions of acupuncture points recorded in Chinese acupuncture texts[5]. In 1974, Matsumoto reported that more than 80% of acupuncture points could be found with an apparatus similar to that used by Nakatani[6]. There were many other findings on this subject, and they all confirmed that the points had the feature of low resistance or good conductivity[7~17].

In order to further clarify the coordinates of points, it was necessary to study the question from various angles and aspects. Studies were similar with respect to human and animal points. In animal experiments, if one depended only on points analogous to those of the human body, experimental results might not be reliable.

2. Acupuncture Receptors

Many studies have referred to nerves, free nerve endings, cyst receptors, blood vessels, etc. Among these tissue types, which might be point receptors? Or which types can produce a needling sensation when an acupuncture needle is applied?

2.1 Receptor Classification

Before introducing the point receptors, I would like to briefly introduce physiological receptors. A receptor is a kind of transducer, which can transform all stimuli into a cell's membrane potential: the nerve impulse formed by the membrane potential goes toward the central nervous system. There are several classification methods for receptors: for example, according to the stimulation accepted and inverted by the receptor cell, three types can be identified. 1) distributed widely, the first type are fiber branches of the first class afferent nerves of the brain and spinal nerves, which formed into simple free nerve endings and encapsulated complicated corpuscles: 2) the second type are the special sensory cells that form synapsis with the first class afferent fibers, for example, the receptors in the taste buds and internal ear; 3) the third type are also special nerve cells, i.e., neuroepithelial cells, such as the sensory cells in the retina and the mucous membrane of the nose.

A second classification can be made according to the distribution and function of the receptors, which can be classified as exteroceptors, proprioceptors and interoceptors. The first two types are the nerve endings of somatic body nerve transmitting elements: the third is the nerve ending of transmitting nerves of the internal organs.

A third classification can be made according to the relationship between receptor cells and other surrounding cells. This also includes three types:1) the free sensory nerve ending, in which the nerve fiber and its branches form a nerve plexus or develop freely, with no special relationships with the surrounding cells:2) the special nerve ending in the epidermis, in which the sensory ending has a close connection with particular cells:3) the encapsulated sensory nerve ending: these capsules are made by connective tissue or special cells, of varying degrees of complexity. A detailed exposition of this classification method follows.

2.1.1 Free Sensory Nerve Ending

Commonly referred to as free nerve endings, this is the most widely distributed receptor in the body. These receptors are distributed mainly in the skin, and also in mucosa, serosa, muscles, deep fascia and the connective tissues of many internal organs. Free nerve endings in the skin are mainly medullated nerve fibers and unmyelinated nerve fibers. Most of these medullated nerve fibers are quite thin: after losing their myelin sheath, they form into widespread nerve plexus in the deep dermis or under the epidermis. Starting from the nerve plexus under the epidermis, the branches grow through the epidermis then repeatedly produce new branches: the endings look much like nodes in formation, and end inside the epithelial cells. Little is known yet of the mechanism by which free nerve endings receive stimulation. They are older than encapsulated nerve endings, and poor in the specific features of sense, but are able to feel pain, heat, tactile sense, proprioceptive sense and vibrations.

2.1.2 Special Nerve Endings in Epidermis

Nerve endings inside the hair are abundant and are very sensitive receptors. Of the thin medullated nerve fibers of the skin nerves, 80% are in the hair. The nerve endings of the hair come from the medullated nerve fibers of the nerve plexus in the dermis. The diameter of these fibers varies from 1 to 5 microns. Due to the difference in sizes and types of hair follicles, the quantity, thickness and formation of the nerve endings also vary. These nerve endings grow toward the hair follicles, bifurcate below the meatus of the sebaceous glands, enter the fiber sheath, then grow out into fence-like endings. Some fiber branches penetrate the vitreous membrane, then bifurcate and advance. These receptors inside the hair follicles are stimulated mainly by touching and waving the hair.

2.1.3 Encapsulated Sensory Nerve Endings

These nerve endings are all similar in construction, but size and formation vary. The common structural feature is the encapsulation of the nerve ending. These receptors include Meissner's corpuscles, Pacinian corpuscles, neurotendinous organs, joint receptors and neuromuscular spindles. These receptors have their own structural and distribution features. There are several other types of encapsulated nerve endings, but little is known of them.

(1) Tactile corpuscles of meissner

This type of receptor is distributed in the skin of the hands and feet, the front part of the forearm, the eyelid membrane, mouth and lips: it is most commonly seen on hairless skin. Mature tactile corpuscles of Meissner are like a column whose long axis grows perpendicularly to the base of the epidermis, about 80 microns long, 30 microns wide, consisting of an encapsulated part and an inner core. The nerve fibers grow into many tiny branches inside the corpuscles, growing among the cells like a screw. The medullated branches appear mostly on the dermis end of the corpuscles: the unmyelinated branches are mainly on the epidermis end of the corpuscles. All the nerve branches inside the corpuscles are capsulized with lemmocytes: the neurite is not uncovered. With aging, Meissner's corpuscles gradually diminish: 80% disappear in advanced old age. The nerve fibers supplying the corpuscles diminish also, and remain in the depths of the inner core. Meissner's corpuscles are low-stimulation, fast-adapting mechanoreceptors. They are sensitive to touch and capable of providing two-point discrimination.

(2) Pacinian corpuscles

This kind of receptor is distributed in the skin of the hands and feet, the hypodermis of the fingers and toes, and also on the upper limbs, neck, the periosteum of the limbs, joints and the mesentery. The Pacinian corpuscles are comparatively larger, 2 mm long and 0.5~1 mm wide: some can be seen with the naked eye. Usually, each Pacinian corpuscle is supplied by a wide medullated fiber. The nerve fiber loses its myelin sheath when enclosed in the corpuscles, and the lemmocyte ends when entering the central axis. The naked axon passes over the whole central axis, with no branches, and the ending part swells into a big ball containing numerous large mitochondria. There are about 30 layers in encapsulated Pacinian corpuscles, having the structure of concentric circles. There is fluid between the encapsulated layers, and a certain pressure. Many electrophysiological studies have shown that this kind of nerve ending is a kind of fast-adapting mechanoreceptor, which only responds to sudden mechanical stimulation: it is especially sensitive to vibration.

(3) Neurotendinous organs

This kind of receptor is mainly distributed around the junctions of muscles and tendons. It is about 500 microns long, with diameter about 100 microns. The neurotendinous organ is also called the tendon organ. There are several tendon fibers in each tendon organ, and the organ is slightly encapsulated. There is a thin layer of collagen fibers outside the encapsulated organ. One or several medullated nerve fibers enters the encapsulated part and forms into a flower-spray: the ending swells into the form of a flower or hook: there are many small vesiculae and mitochondria. This kind of receptor is very sensitive to the active or passive drawing of tendons, so as to reduce tension when the muscle contracts. Both the formation and physiological research indicate that when the tendon expands, the tendon fibers inside the tendon organ become closer in their paralleling lining and produce stimulation signals due to the deformation of the nerve ending.

(4) Joint receptors

This kind of receptor is distributed inside or around the synovial membrane of the articular capsules of the synovial joints. Joint receptors provide sense of location, movement, and strength information to the joints. There are four kinds of joint receptors:

Type I, called Ruffini Corpuscles, are located in the outer layers of the fiber capsules, massed

together and supplied by medullated nerve fibers. They are slow-adapting low-threshold receptors, producing the feeling of movement and signaling changes of joint location. This type of nerve ending is found especially in the hip joints.

Type II called Pacini Corpuscles, smaller than the Pacinian corpuscles in the connective tissue, are usually distributed around the joint capsule in groups, especially in deep layers of the joint capsule.This type of nerve ending is a fast-adapting mechanoreceptor, very sensitive to changes of movement and pressure, supplied by the medullated afferent nerve fibers of Type II or III.

Type III are distributed inside the joint ligament, but not in the articular capsule. They are slow-adapting and high-threshold receptors. When the bordering muscles move, they may prevent the joints from overextension. This type of ending is supplied by the thick afferent fibers.

Type IV are formed by the branches of the thin nerve fibers, distributed in the joint capsule, fat pad and the blood veins of the synovial layer, and are slow-adapting, high-threshold receptors. It is hypothesized that they sense overextension and joint pain.

(5) Neuromuscular spindles

In addition to the many free nerve endings in the skeletal muscles, there is another type of receptor, complex in structure, called the neuromuscular spindle, or spindle. The spindle is in the form of fusiform neurons, 1.5 mm long, with diameter about 0.5 mm, it is found in all the skeletal muscles, and does not exist in some other types of muscles. Spindles are more numerous in muscles for tiny movement such as the musculi oculi, hand and neck muscles: there are fewer in the latissimus dorsi and greater arm muscle.

A spindle consists mainly of several tiny inner spindle muscular fibers and the sensory nerve ending and motor nerve ending distributed on it; the inner spindle muscular fiber contains a long capsule that is able to expand.The capsule is made of connective tissue, having inner and outer layers.

There are two types of inner spindle muscular fibers: nuclear chain fiber and nuclear bag fiber. The nuclear bag fiber is comparatively thick, containing more than one cell nucleus, and is gathered into groups. In the nuclear chain fiber, the cell nucleus stands in the middle of the muscle fibers in a line. The nuclear bag fiber is thick and long, two ends expanding outside the bag until the endomysium of the muscle fiber is outside the spindle. The nuclear chain fiber is short: most are shorter than the bag, the two ends stopping in the connective tissue of the bag. Each spindle contains one or two nuclear bag fibers and several nuclear chain fibers.

There are two types of sensory nerve endings in the spindle: both are branches of the sensory medullated fibers in the body. Each spindle accepts a thick medullated afferent nerve fiber, diameter 12~20 microns, called la Type afferent nerve fiber. A la Type afferent fiber loses its myelin sheath when growing near the inner spindle muscle, and divides into several branches. Each branch will circle the nuclear bag fiber or the equator of the nuclear chain fiber like a screw, which is called a primary ending or annulospiral ending. Many spindles might accept one or more tiny medullated afferent nerve fibers, diameter c. 6~8 microns, called Type II afferent fibers. Type II afferent fibers enter the corpuscle, giving up their myelin sheaths and dividing into small branches which wind the surface of the tactile cells. Most afferent nerves fibers form into secondary endings in the nuclear chain fiber or into flower-spray endings at both ends of the secondary endings.

There are three types of motor endings for the spindles: two types are γ efferent fiber endings:the third is β efferent fiber ending.

The function of the spindle is to send information on the length of the skeletal muscle, contraction speed and changes in speed.

It is important to note that most encapsulated sensory nerve endings belong to the proprioceptor type, such as the neurotendinous organs, neuromuscular spindles, Pacinian corpuscles and joint receptor in the encapsulated receptor. The proprioceptors accept stimulation from deep tissues, mainly stimuli to the movement system, such as motion, location and pressure. Therefore, these receptors are also called deep receptors. They also contain some free nerve endings.

In addition, there are plenty of mechanoreceptors in large blood veins and inner organs. There are also harm receptors in many parts. Some organs have special receptors related to those organs. As there is no relationship between these receptors and the needling sensation, they will not be discussed further here.

2.2 Point Receptors

Needling points usually produces various feelings, such as soreness, numbness, distension, heaviness and pain, usually called needling sensations. Noting the many types of receptors, we need to ask which types are touched in the course of acupuncture. Because distribution and distribution depth are different, it is necessary to first ascertain the depth of the point having the needling sensation, in order to determine which receptor is producing the sensation.

In order to study the distribution depth of needling sensation points, a team at Xi'an Medical University made a study in 1976 on points such as Hegu (LI 4), Zusanli (ST 36), Chengshan (BL 57), Chize (LI 5)and Zhongwan (CV 12), to examine needling sensation depths. After 131 observations, in 2（1.5% ）, a needling sensation was produced within 5 mm depth: in 22（16.8% ）, within a range of 5~10 mm; and 107 times (81.7%)deeper than 10 mm. If 10 mm was set as the reference depth, 81% of the needle sensation took place in a deeper place[18].

In a 1986 study by Lin Wenzhu and others at the Shanghai Acupuncture Institute which used 50 cases, 80% were in a deeper location.

In order to further study the location of the needling sensation, they treated patients under anesthesia, to observe the reaction when stimulating the blood vein, nerve, muscle, tendon and periosteum with needle or ophthalmic forceps. They made comparisons in regard to the nature of needling sensation and attempted to classify them. In this experiment, they observed the reactions of 56 cases, 128 times'direct stimulation of various deep tissues. Results are given in the tables. Reaction of Different Types of Tissue to Needle Stimulus at Different Depths.

Table 5.1 Various Reactions on Tissue Stimulating of Different Depth

Tissue	Soreness Number %	Numbness Number %	Distension Number %	Heaviness Number %	Heat Number %	Pain Number %	Total Number %
Nerve	6	30	13	2	1	4	56
	10.71	53.57	23.31	3.57	1.79	7.15	100.00
Blood Vein	3	4	1	0	0	12	20
	15.00	20.00	5.00	0	0	60.00	100.00
Muscle	3	1	6	0	0	3	15
	33.33	6.67	40.00	0	0	20.00	100.00
Tendon	8	3	3	0	0	6	20
	10	1	2	0	0	4	17
Periost	58.82	5.88	11.77	0	0	23.53	100.00

As seen from Table 5.1, stimulating blood veins, nerves, muscles, tendons and periosteum produced different reactions. But the rate of appearance of different types of reaction varied depending on the depth of the tissue. Stimulating the nerve trunk led to numbness: stimulating a blood vein produced pain: stimulating the tendon and periosteum led to soreness: stimulating the muscles led to distension and soreness[19]. These studies show a close relationship between production of a needling sensation and the deep receptors. The deep receptors might be the material basis for the needling sensation.

The five types of deep receptors, the neuromuscular spindles, neurotendinous organs, Pacinian corpuscles, joint receptors and free nerve endings, are as discussed above. These receptors are distributed differently, but there are certain patterns. The 1976 Xi'an Medical University research group raised the idea and gradually confirmed that the nature of the needling sensation was closely related to the types of receptors in the part that was stimulated. In accordance with the different distribution patterns of the five types of deep receptors. they classified the location of acupuncture points into five different environments, and the points were classified into five types according to the type of environment.

In Type I, points are located in parts with many muscles. In these joints, deep receptors are mainly neuromuscular spindles. For example, the deep receptors for Hegu (LI 4), Neiguan (PC 6).

Zusanli (ST 36), and Chengshan (BL 57) are nearly all neuromuscular spindles. Detailed results are givenin Table 2.2.

Based on these data, the Xi'an Medical University team concluded that for all the points with many muscles, especially those in the four limbs, although in some cases there was more than one type of deep receptor, the receptors were mainly neuromuscular spindles[20~22]. Among the methods of modern physiology, the nerve isolation method of electrophysiology was the best for studying receptors, and the results were reliable. Moreover, when producing a needling sensation by needling points, about 65~80% of joints would produce an electromyo, the same proportion as in Table 5.2. The tissue method also confirmed that spindles are concentrated around this type of joint.

Table 5.2 Distribution Percentage of Deep Receptors in Certain Joints

Receptor / Points	Spindles %	Neurotendinous organs %	Pressure Receptor %
Hegu (LI 4),	81.8	2.6	15.6
Neiguan (P 6)	75.4	11.5	13.1
Zusanli (S 36)	68.5	5.5	26.0
Chengshan (B 57)	76.5	17.7	5.8

Type 11 points are on the connective parts of muscles and tendon. The deep receptors in these points are mainly neurotendinous organs. Using the tiny nerve bundle exclusion method, the Chengshan (BL 57) point of a cat was examined; it was found that 17.7%were neurotendinous organs (Table 2), far higher than the percentage of neurotendinous organs in Zusanli(ST 36) and Neiguan(PC 6). Moreover, the distribution of neurotendinous organs was right in the center of that point, and the spindles surrounded the neurotendinous organs[23].

Type III were points around the muscle tendons. The deep receptors to these points were mammy Pacinian corpuscles. When studying Kunlun (BL 60) using methods of tissue science, centraiizea Pacinian corpuscles could be observed. There were as many as seven Pacinian corpuscles in one siae[23, 24~25].

Type IV were points in the skin of the head. The receptors in these points were mainly free nerve endings.For example, there are dense tree nerve endings in Renznong(GV 26)[26]. When studying Yintang (EX-HN 3), Shenting (GV 24), Shangxing (GV 23), Xinnui(GV 22), Qianding(GV 21), Baihui (GV 20), Zanzhu (BL 2) and Sizhukong （SJ 23）using the memoas of tissue science, no encapsulated receptors were observed[27].

Type V were points in articular capsules. The receptors in these points were mainly the joint receptors. These might include Ruffini corpuscles, Pacini corpuscles and tree nerve endings. Among them. the Ruffini corpuscles might be the major point receptor.

A 1974 study from the Shanghai Physiology Institute using the tiny nerve bundle exclusion method confirmed: when needling the point, the pressure receptor and stretching receptor in the muscle and connective tissues can be found[28].

To summarize, a great deal of study shows that there are no special receptors around the points: the needling sensation is not produced by special receptors. At one point, there are usually many nerve endines. with one predominant kind. In 1996, Shi Xueyi and Zhang Qinglian[29] needled the Zusanli(ST 36) point of a guinea pig in one direction, creating a feeling of heaviness and tightness. they also obtained an overall frozen section and used a scanning electron microscope to observe a sample containing the acupoints having the needling sensation. They were able to confirm through examination the existence of the known tissue structural elements, and that the physical foundation of points is composed of various known structures around the point, which form the structural foundation for producing the needling sensation around the points.

5-2. Mechanism of Peripheral Transmit of Acupuncture Signal

1. Path of Peripheral Transmit of Acupuncture Signal

As mentioned in Chapter V, the organization and structure of points were related to the nerves, blood vein, muscles and periost, then what was the path of peripheral transmit of acupuncture signal? Some people thought [30,31] that the sympathetic nerve on the blood smooth muscle and the blood vascular wall transmitted the signal. But, in accordance to the study on point receptor, the major transmission of acupuncture signal should be the body nerve. Many of the researches in the following had supported this.

1.1 Peripheral Transmit of Acupuncture Signal on Zusanli (ST 36)

There would produce a variety of acupuncture effects when needling the point of Zusanli (ST 36). For example, after injecting the pilocarpine to the rabbit, the needling of its Zusanli (ST 36) point could shorten the sustaining time of its stomach contraction waves. [32] Needling the Zusanli, could also strengthen the moving function of small intestines [33] and large intestines [34~35]. However, when cutting off the vagus nerve or preventing the sciatic nerve [36~40] or peroneal nerve[41], the 3rd ~ 7th lumbar marrow, 1st~3rd sacral marrow[35] by local anaesthesia, there were no more acupuncture effect in needling. There were also reports pointing out that the acupuncture effect by needling Zusanli (ST 36) could be removed only when the sciatic nerve and femoral nerve must be cut off simultaneously [34,40,42].

The 2nd Medical College of Shanghai in 1979 found in acute and slow experiment toward rabbits that there were no more effect toward the intestines when needling Zusanli (ST 36) if cutting off the sciatic nerve and femoral nerve; the needling effect could be still observed only on a few animals, but the morphology study showed that was due to the incomplete cutting off of the nerves. The observation indicated, direct stimulation on femoral artery could also cause the movement of intestines. If only remaining the relationship among the Zusanli (ST 36), femoral artery and femoral vein, partial acupuncture effect could also be observed when needling Zusanli (ST 36). Similar effect could be observed when pulling the femoral artery. Therefore, the vegetative nerve distributed on the vascular walls could also function in course of transmission of the acupuncture signal[43].

The study by Zhejiang University in 1977 also confirmed that partial acupuncture effect could be reserved when cutting off the related body nerves, only when further destroying the sympathetic nerve fibers, could the needling effect be completely prevented[44]. Chang Yeji et al. made special observation in 1979 on the function of rabbit's transmitting sympathetic nerve fibers in course of acupuncture pain-delivery. It was found in the observation that, after cutting off all the sympathetic nerve chains of one side, the pain-delivery effect would be greatly reduced when needling on the Zusanli (ST 36) point of the same side in behind limbs, but there were little impact to the needling effect of the opposite side. The cutting-off of gray communicating branch would also obviously impact the needling effect. The above indicated the sympathetic nerve indeed took part in the transmission of acupuncture signals [45].

1.2 Peripheral Transmit of Acupuncture Signal on Renzhong (GV 26), Sibai (ST 2)

In acupuncturing the Renzhong (GV 26) of rabbit, cat, dog and rat with electric needle or ordinary needle, to the animals that had experimental shocks due to reasons such as the blood loss, trauma, heterotypic blood transfusion, the lowering speed of the blood pressure could all be restrained [46~53]. Under the condition of acupuncture, more blood-loss volume and longer time of blood loss were needed to enter the shock status for the experimental animals. After stopping the blood loss, the acupuncturing on Renzhong (GV 26) could enable a fast blood pressure increase for the animals, even to recover to normal standard, thus decreased the death rate for the animasl, the death time also delayed than the usual. If giving transfusion treatment to the experimental animals in time of needling, the volume needed to recover the blood pressure to the normal standard was also far less than the control group [46~47]. But after cutting off the infraorbital nerve of the Renzhong (GV 26), the effect of increasing blood pressure would greatly decrease or completely disappear when needling the Renzhong (GV 26) another time [48~52]. In this time, if stimulating the centric section of the infraorbital nerve, the effect of increasing blood pressure would appear again[51]. The above indicated that the infraorbital nerve was the peripheral transmit path of acupuncture signal on Renzhong (GV 26). The study also confirmed that the infraorbital nerve was also the peripheral transmit path of acupuncture signal on Sibai (ST 2).

1.3 Peripheral Transmit of Acupuncture Signal on Hegu (LI 4)

The study panel of Shanghai Physiology Institute found in 1972 that, when needling with electric-needle the Hegu (LI 4) of a normal person, compound action potential could be recorded when the median nerve, ulnar nerve and radial nerve separately walked on the skin surface of the front arm. Among them, the largest was the potential of the median nerve, and then was the ulnar nerve and radial nerve in order [55]. Using the procaine to block the cutaneous nerve of the skin on Hegu (LI 4), there was no influence to the acupuncture effect of the Hegu (LI 4); but the acupuncture pain-delivery effect on Hegu (LI 4) would disappear only after blocking the median nerve, deep branches of the ulnar nerve in deep tissue [56~57].

It was found in animal experiment that: by pressing or needling the Hegu (LI 4) of the rabbit, rhythmic bioelectricity could be led out on the bundles of the peeled-off side palm branches of the ulnar nerve [58~59].After cutting off all the brachial plexus nerves on the front arms, the acupuncture effect on Hegu (LI 4) would be removed. These studies indicated the acupuncture signal produced by needling the Hegu (LI 4) point was transmitted mainly by the deep trunk nerves.

1.4 Peripheral Transmit of Acupuncture Signal on Neiguan (PC 6), Jianshi (PC 5), Daling (PC 7)

It would produce acupuncture effect when needling the Neiguan (PC 6) point of both human beings and animals. Needling the Neiguan (PC 6) of animals could increase the pain threshold. Injecting adrenaline could quicken the heart rate while needling the Neiguan (PC 6) could decrease the heart rate. If blocking the median nerve[61] or brachial plexus nerve[62] with medicine, or cutting off by operation the brachial plexus[60], or cutting off the posterior root of spinal nerves on the 6~7 neck [63], there all existed the function of removing the acupuncture effect on Neiguan (P 6). Liu Tingrui et al. in 1986 created the acute myocardial ischemia animal model by acting ligature on the anterior descending branches of cat's coronary artery; the needling on Neiguan (PC 6) could promote the function recovery for the acute myocardial ischemia, the effect would be obviously reduced after cutting off the median nerve that controlled the Neiguan (PC 6) point[64]. This indicated the acupuncture signal of Neiguan (PC 6) was related to the median nerves.

There were also other studies with different conclusions. The study panel of Lanzhou Medical College found in their study, cutting off the brachial plexus would not influence the acupuncture effect of Neiguan (PC 6), the effect could be obviously decreased only after further destroying with phenol the sympathetic nerve on the vascular wall of front arms. This indicated the transmitting of the acupuncture signal of Neiguan (PC 6) was related to the sympathetic nerve on the vascular wall of front arms [65].Jianshi (PC 5), Daling (PC 7) and

Neiguan (PC 6) were all points of Pericardial Channel. Some studies indicated that peripheral transmit path of the acupuncture signal of Jianshi (PC 5), Daling (P 7) were mainly the sympathetic nerves around the blood veins[66].

1.5 Peripheral Transmit of Acupuncture Signal of Points in Auricle

There were nearly a hundred points distributing on the auricle, the nerve distribution in auricle was very complicated too; the nerves contained both spinal nerve and cranial nerves, both trunk nerve and vegetative nerve. The spinal nerves distributed on the auricle were the great auricular nerve and the lesser occipital nerve. The great auricular nerve came from the plexus cervicalis, made up by 2~4 cervical nerves. The great auricular nerve went up in front of the earlap, and was divided into the upper auricular branch and lower auricular branch. The upper auricular branch distributed mainly on the helix, the opposite-side helix and triangular fossa; the lower auricular branch distributed mainly on the back of earlobe and the helix, the scapha, the opposite-side helix and tragus, triangular fossa, auricular concha cavity etc. The lesser occipital nerve also came from the plexus cervicalis, made up mainly by the 2nd cervical nerve and participated by the 3rd cervical nerve in some time. The lesser occipital nerve distributed mainly on the outer flank of the auricle and the inner flank border of the helix.

The cranial nerves distributed on the auricle included the trigeminal nerve, glossopharyngeal nerve and facial nerve. The ramus of mandible of the trigeminal nerve produced the auriculotemporal nerve. The auriculotemporal nerve came into the auricle in 3 branches, mainly distributed on the upper part of the helix and the surrounding auricular concha, tragus, the crus of helix, the rising part of helix and triangular fossa.

The glossopharyngeal nerve and facial nerve branches of vagus nerve and cranial nerve formed into a mixture branch and distributed on the auricle. This was a distributing feature of auricle nerves. The jugular vein ganglion of the vagus nerve locating in internal jugular foramen would grow a branch, and this branch, together with a branch of the glossopharyngeal nerve, would form into the auricular branch; crossed with the facial nerve on the Foramina Stylomastoideum, and interchanged with each other, and formed the auricular branch including mixture of vagus nerve, glossopharyngeal nerve and the facial nerve. The mixed branch separated into 2 branches after the tympanomastoid fissure, one of the two branches went through the cartilage of external acoustic meatus and distributed on the helix area; the other connected with the facial nerve on the Foramina Stylomastoideum, the main part located on the inner upper and middle part of the auricle. Its 3~4 branches went through the cartilage from the deep tissues at the back of the ear, and distributed on the foot part of the crus of helix and surrounding auricular concha, and the triangular fossa. Generally speaking, these sensory nerve cells of the vagus nerve jugular ganglion were from the same source with the spinal nerve ganglion cells, both belonged to the afferent neuron of the body, and centeral process stopped on the spinal nucleus of trigeminal nerve. But, also, the center of the sensory cells of some other jugular vein ganglion came into the head, and took part in the single bunde and stooped on the nucleus tract solitary. So, though all the nerve branches distributed on the auricle were considered as body nerve, further study was still needed to see whether there were parasympathetic nerves. In addition, there were still lots of sympathetic nerves surrounding the vascular wall in the auricle.

There was less study materials on the peripheral transmit of acupuncture signal of auricle points. But analyzing from the organic feature, nerve distributing feature and needle sensation features of the auricle, the transmit path should be mainly the body nerve; but the sympathetic nerve fibers might also play a role in course of the peripheral transmit of acupuncture signal of auricle points.

In a word, many researches had showed that: in course of the peripheral transmit of acupuncture signal; the body nerve played a main role. But if there existed the arteries around the points, the sympathetic nerve fibers distributed along the vascular wall might also take part in the peripheral transmission of acupuncture signal.

2. Peripheral Nerve Fibers Classification of Acupuncture Transmit Signal

As mentioned above, the body nerve played a main role in course of the peripheral transmit of acupuncture signal. But the body nerve fibers could be divided into many types, and then what were the main types of the nerve fiber. Before studying on this, the classification of nerve fiber was given as follows briefly.

2.1 Classification of Never Fiber

There were two kinds of classification criteria: one was to classify it in accordance to the electrophysiological feature of the nerve fiber, the other was to classify it in accordance to the size of the diameter and its origins of the nerve fiber.

2.1.1 Classification of Never Fiber Based on Electrophysiological Feature

The classification was mainly based on the conducting speed of the nerve fiber (time for each peak in the compound electric potential) and after-potential difference, 3 types could be made on the peripheral nerve fibers of the mammals.

Type A: the medullated body afferent nerve fiber and medullated body efferent nerve fiber. Based on its average transmitting speed, there were α, β, γ, δ four further kinds.

Type B: the medullated vegetative before-ganglionic neruo-fibers.

Type C: the unmedullated body afferent nerve fiber (drC) and the vegetative postganglionic neruo-fibers (sC).

2.1.2 Classification of Never Fiber Based on Diameter Size and Origins

According to this method, the afferent nerve fiber could be divided into 4 kinds: I, II, III, IV, details were as follows in Table 5.3 In type I, the fiber could be further divided into Ia and Ib.

Table 5.3 Classification of Afferent Never Fiber

Fiber Classification	Origins	Diameter (um)	Conducting Speed	Electrophysiological Classification
I	Muscular spindle & afferent nerve fiber of the muscle tendon	12~22	70~120	Aα
II	Mechanoreceptor afferent fiber (afferent fiber for the tactile sense, pressure sense, vibration receptor)	5~12	25~70	Aβ
III	Afferent fiber for algesia and thermoesthesia, afferent fiber for the pressure sense in deep muscle	2~5	10~25	Aδ
IV	Unmedullated algesia fiber, afferent fiber of thermoesthesia and mechanoreceptor	0.1~1.3	1	C

Both classifications were not perfect in actual application, i.e. the unmedullated fiber could be represented by both C fiber and IV fiber; Aα and I type were often used to represent the fastest conducting fiber, the chaos were produced therefore. In order to solve the problem, the first classification on efferent fiber was more often adopted at time being, while the second classification on afferent fiber was more often adopted at time being.

2.2 Classification of Peripheral Fiber for Transmitting Acupuncture Signal

In the Xi'an Medical University, from 1974 to 1981, lots of study had been made on the afferent fiber classification differences in conducting acupuncture signal[68~74].They simulated the electric needle therapy, used the method of strengthening stimulation degree gradually to stimulate in order every type of afferent nerve fiber, then observed the pain-delivery effect after each nerve fiber became excited. Or using the method of DC anode blocking to block in order every type of afferent nerve fiber, then observed the pain-delivery effect after each nerve fiber became excited. The details were as follows: selecting a rabbit 2.5kg or so, either male or female. Fixing the rabbit head, only permitting its mandible move freely; connecting the mandible movement with certain apparatus, then showed it through the oscillograph. Exposing the peroneal nerve on the behind legs of the rabbit, cutting off the bordering nerves. Then separately placed the electric-needle electrodes, Ag-AgCL electrodes, recording the electrodes and pain stimulating electrodes. The electric-needle electrodes, pain-stimulating electrodes were connected separately with the isolation machine and the stimulation machine; the recording electrodes were put into the oscillograph to show the action potential. During the operation, soaking little 1% novacain under the skin and in the muscle layer, having a 1~2 hours' rest after operation; starting the experiment after the rabbit became calm. The pain stimulation was single square wave, the wave width was 0.3 millisecond, the strengh was as high as to stimulate Wave A or Wave C, and to achieve stable mandible movement. Each interval time was 2 minutes and 30 seconds. The continuous electric pulse used in the electric stimulation were 5 times per second, 0.2 millisecond in width, to stimulate peroneal nerve of the Zusanli (ST 36) point of the rabbit. Using various strength to stimulate separately type I and II; type I, II and III; type I, II, III and IV fiber. The simulation electric-needle stimulation lasted 15 minutes each time, and then observed the pain-delivery effect after the nerve fiber excited in different combinations. The anode blocking method was to give the anode DC by

Ag-AgCL electrodes, exquisitely adjusting the current strength to separately block type I and II; type I, II and III fiber, and then observed the pain-delivery effect after the nerve fiber excited. Each action potential changes was all showed through the oscillograph, recorded by taking photos, and conducted by computer. In each experiment, the process was divided into the control period, acupuncture period and needle-removal period. The pain delivery effect could be classified into four grades: Grade I was the entire control, i.e. the mandible movement disappeared entirely or the average range dropped over 80%; Grade II was obvious control, the mandible movement disappeared mostly or the average range dropped 50~80%; Grade III was slight control, the mandible movement had no basic changes or the average range dropped 20~50%; Grade IV was no control, the mandible movement had no basic changes or the average range dropped less than 20%. Using the method of gradual stimulation, the pain delivery situation of various types of fiber by method of electric-needle simulation on Zusanli (ST 36) point was as follows in Table 5.4 [70~71].

Table 5.4 Pain-delivery Effect of Exciting Various Types of Afferent Nerve Fibers

Fiber Types	**Pain-delivery Effect Grading and Number, Percentage**				**Effective Rate (%)**	**Choiceness Rate (%)**
	I	**II**	**III**	**IV**		
I, II	1 (4.5)	7 (32.0)	4 (18.0)	10 (45.5)	54.5	36.5
I, II, III	3 (19.0)	7 (44.0)	5 (31.0)	1 (6.0)	94.0	63.0
I, II, III, IV	3 (21.5)	9 (64.5)	1 (7.0)	1 (7.0)	93.0	86.0

Results in Table 6.5 indicated that, the pain delivery effect could be produced by only exciting Type I and II afferent nerve fiber. On the base of exciting Type I and II afferent nerve fiber, furthering exciting the tiny fiber could obviously improve the pain delivery effect, and the more the variety of the excited nerve fiber, the better of the pain delivery effect.

The steps of DC anode blocking methods was: firstly, observing the pain delivery effect of exciting the type I and II fiber; secondly, finishing the above step, blocking the type I and II fiber with DC anode method, and observing the pain delivery effect of exciting type III fiber; thirdly, finishing the above step, blocking the type III fiber, and observing the pain delivery effect of exciting type IV fiber; fourthly, blocking the type I and II fiber, observing the pain delivery effect of exciting type III and IV fiber simultaneously. The experiment results were as follows as in Table 5.5 [72].

Table 5.5 Pain-delivery Effect of Exciting Various Types of Afferent Nerve Fibers

Fiber Types	Pain-delivery Effect Grading and Number				Experiment Number	Effective Rate (%)	Choiceness Rate (%)
	I	II	III	IV			
I, II	1	4	7	11	23	52.0	21.7
III	2	6	5	4	17	76.5	48.1
IV	7	7	2	2	18	89.0	77.8
III, IV	4	1	0	0	5	100	100

The results in Table 2.5 showed, there would produce pain delivery effect by exciting any type of afferent nerve fiber, but when analyzing from the choiceness rate, the order was: I, II<III<IV<III, IV.

We regarded that, thought the above study indicated there would produce pain delivery effect by exciting any type of afferent nerve fiber, and the pain delivery effect of exciting the tiny fiber was better than exciting the thick fibers; nevertheless, it could not prove the acupuncturing on points could simultaneously excite all kinds of afferent nerve fiber, and it could not prove the acupuncturing on points could excite the tiny nerve fiber. Because in practical clinic operation of acupuncture, the needle sensations such as numbness etc. should be kept to a proper degree, it was not the fiercer the better. In our practical clinic operation of acupuncture, the density of needling sensation was usually limited to the feeling of the patients; otherwise the patient would reject the treatment for they could not bear it. According to the principle of proper needle sensation, it was usually difficult to excite the IV type nerve fiber, because the threshold value between the thick nerve fiber and the tiny nerve fiber was 2~5 times in difference. Seen from the practical clinic operation, within the range that the patient was able to bear, there would be no big difference in stimulation density between slight stimulation method and heavy stimulation method. Many study materials were in conformity with this clinic situation[19, 75~78]. These studies showed the type II fiber was the first major fibers to transmit acupuncture signals, and then the type III fiber.

The study panel of 2nd Beijing Medical College ever studied in 1986 the relationship between needle sensation density and the excited fiber types[76] their study objective was human being. They classified the needle sensation density on Neiguan (PC 6) by electric-needle into 3 grades: Grade I was slight needle sensation density, i.e. there produced slight feeling of numbness, swelling or tensing, jumping around the Neiguan (PC 6) point, and conducted toward direction of middle finger, thumb or forefinger; Grade II was intermediate needle sensation density, i.e. there produced obvious feeling of numbness, swelling or tensing, jumping not only around the Neiguan (PC 6) point, but there were similar needle sensation on the middle part of the forearm, and it conducted toward direction of finger tip (but with the intermediate needle sensation density, there was no pain accompanied, the testee would not feel hard to bear either); Grade III was intense needle sensation density, i.e. there produced intense feeling of numbness, swelling or tensing, jumping on the whole forearm, and it was accompanied with unbearable pain. It was found in the study that, when needling the Neiguan (PC 6) with electric needle and the slight needle sensation density was produced, about half testees were found to have a record, on the median nerve, of a electric reaction of low swing, at an average speed of 76.4m/s. The waveform took on a negative -positive double-phase wave; there was also positive-negative-positive 3-phase wave or single-phase wave sometimes. On basis of that all testee had slight needle sensation density, there was no record on slow potential change at all (See Table 5.6).

Table 5.6 Average Value of Compound Action Potential of Median Nerve When Producing Slight and Intermediate Needle Sensation Density

Grading	**Testee Number**	**Persons having record of Potential**	**Latent period (ms)**	**Swing (uv)**	**Time period (ms)**	**Conduct Speed (m/s)**	
						>36	**<36**
I	13	6	3.05	28.4	1.61	76.4	0
II	13	13	3.13	53.8	1.82	73.7	0

By enhancing properly the stimulation on Neiguan (PC 6) by electric needle, when all the testees produced record of electric response on median nerve, the average speed was 73.7m/s, double-phase, or single-phase or 3 phase wave type. No visible slow potential response was recorded in all the testees when they had slight or intermediate needle sensation density (See Table 2.6). Further enhancing the stimulation to Neiguan (PC 6) by electric needle, when the testees produced intense needle sensation density, there was occasionally records of slow potential with an average speed less than 36m/s. Among the 12 cases, 5 cases were recoded 7 low swing slow potential; their conducting speed was 36.8m/s, 14.5m/s, 10.7m/s, 7.8m/s, 4.6m/s, 1.9m/s and 1.8m/s. The waveform took on single or double phase wave. The above study indicated, in normal clinic treatment, it was very difficult to excite the tiny fiber with the stimulation density used in point acupuncture, especially difficult to IV type fiber.

In order to study the fiber types for transmitting acupuncture signals in clinic angle, the study panel of 2nd Beijing Medical College in 1986 also made observations on changes of needle sensation and related feelings in course of pressing upper limbs with tourniquet, in course of intradural anesthesia, in course of subarachnoid anesthesia. In course of pressing upper limbs with tourniquet, changes on needling sensation on Hegu (LI 4) point and related feelings were as follows as in Table 5.7.

Table 5.7 15 Cases Healthy Person Pain Threshold
And Average Needling Sensation Value in Electric Needling Group

	Before-comparison		After pressing with tourniquet				After-comparison	
Time (S)	0	10	0	10	20	30	0	10
Needle Sensation Threshold (V)	24	29	2.5	2.8	9.1*	10.4*	4.2	3.1
Pain Threshold	0.96	0.93	0.96	0.82	0.95	0.84	1.26	0.69

* indicates $p<0.05$ after comparing with the average threshold value of before-comparison.

In the electric-needle 15 cases, after pressing the upper limbs with tourniquet, the average disappearing time was separately 32 minutes, 29.5 minutes and 26.5 minutes for the deep algesia caused by stimulating Hegu (LI 4) with electric-needle, the shallow algesia and sense of cold in skins of the Hegu (LI 4) point; the average disappearing time was separately 25 minutes and 24.5 minutes for the sense of position of the 4th finger, tactile sense in skins of the Hegu (LI 4) point; the average disappearing time was 23.5 minutes for the needling sensation in Hegu (LI 4) by electric needle. In the later 30 minutes of pressing the upper limbs with tourniquet, there was no obvious change in the deep algesia value threshold caused by electric-stimulation on Hegu (LI 4) point, while the electric-needle sensation threshold value would obviously increase 20 minutes, 30 minutes later after pressing the upper limbs with tourniquet. Compared with that before the pressing, there was obvious difference, $p<0.01$. It was comparatively dispersive for changes in the sense of the hand-needle. Disappear time of needle sensation was near to the tactile sense and the position sense, but far from the algesia. Only the disappear time of deep algesia was longer than other sensations, $p<0.001$. There was no marked difference among other senses[76].

In course of intradural anesthesia, among all the 29 testees, the shallow algesia and deep algesia disappeared first, the disappearing of the tactile sense and position sense was later than that of the shallow algesia and deep algesia. In most cases, the needling sensation decreased or disappeared after the algesia disappeared; it remained live only in a few testees. If the disappear time of the electric-needle sensation was set as the standard, among the 29 cases, there were 5 cases that the needling sensation and shallow algesia disappeared simultaneously; the disappear time of the needling sensation was later than that of the shallow algesia and deep algesia in 24 cases; there were 3 cases that the needling sensation and deep algesia disappeared simultaneously; and there were 26 cases that the disappear time of the needling sensation was later than that of the shallow algesia and deep algesia. Among the 29 testees, there was only a few ones whose needling sensation; tactile sense and position sense disappeared simultaneously, while most testees' needling sensation would disappear later than the tactile sense and position sense. The changes of the needling sensation was among the deep algesia, shallow algesia, tactile sense and position sense, there was a marked statistical difference among the three, $p<0.01$. It was comparatively dispersive for changes in the sense of the hand-needle, its disappear time was later than that of the deep algesia, shallow algesia; earlier than or close to that of the tactile sense and the position sense[76].

In course of the subarachnoid anesthesia, the shallow algesia, deep algesia, needling sensation, tactile sense, positional sense disappeared in order in all the 40 cases; their average disappear time was similar to the law occurred in the intradural anesthesia; the changes of the needling sensation was among the deep algesia, shallow algesia, tactile sense and position sense, there was a marked statistical difference among the three, $p<0.05$ [76].

The above 3 observations showed, though the sense change caused by pressing the upper limbs with the tourniquet was opposite in order with that in the and in the intradural anesthesia and the acupuncture signals transmitted by type II and III fiber played an important role in pain delivery, and the acupuncture signals transmitted by type III fiber was better than that of the type II in pain delivery. subarachnoid anesthesia; but the electric-needling sensation was among the deep algesia, shallow algesia, tactile sense and position sense, close to the changes of tactile sense and position sense. The above change indicated: the transmitting of the electric needling sensation was mainly completed by type II and III fibers, and more were the type II fiber. The changes of the hand needling sensation was among the deep algesia, shallow algesia, tactile sense and position sense, but its sensation change was comparatively dispersive; it was probably due to difference in manipulation, i.e. when the manipulation was slight, it would mainly cause the exciting of type II fiber; but when the manipulation was heavy, it would not only cause the exciting of type II fiber, but also the exciting of some type III fiber [76]. What was necessary to mention was, in order to observe the needling sensation changes in course of the intradural anesthesia or the subarachnoid anesthesia, the needling stimulation density was maybe larger than that used in actual clinic operation.

In addition, Mr. Lu Guowei et al had observed in 1986 the speed chart and diameter chart of pain deliver point afferent fiber by needling Zusanli (ST 36) of animals, the results were showed in Table 5.8 and Table 5.9 as follows[77]. Seen from Table 2.8, the afferent fiber speed chart caused by needling Zusanli (ST 36) was different to that in non-effective point (point having no function of pain delivery when needling) and the non-point point. When needling the Zusanli (ST 36), the exciting afferent fibers were mainly the type I and II, 3.1 times of the type III fiber; the type II fiber would account to 67.8% of the medullated afferent fiber. Oppositely, under the same needling conditions, the excited afferent fiber distributed rather averagely when needling the non-effective point and the non-point point; they all distributed with the type III fiber as center, the quantity proportion decreased to 1.16 and 1.61 separately, the quantity of type II and type III fiber was almost equal. As showed in table 2.10, the afferent fiber of Zusanli (ST 36) was mainly the thick fiber, type I and II fiber was about 3 times thicker than the type III fiber, and the type II fiber would account to over 50% of the medullated afferent fiber. Oppositely, the fiber quantity of type I and II decreased to the same level of type III fiber, the type II fiber was only about 1/3. This study indicated type II fiber was the main afferent fiber for the needling sensation or the needling signal.

Table 5.8 Each Afferent Fiber Unit Electric Discharge Percentage of Type A Afferent Nerve Fiber in Zusanli (ST 36) and Control Points (Non-effective and Non-point Points)

	Record Point Number	Recorded Fiber Number	Percentage of Different Fibers			Aαβγ: Aδ
			Aα	Aβγ	Aδ	
Zusanli	4	529	7.9	67.8	24.3	3.10
Non-effective point	4	389	6.4	47.6	46.0	1.17
Non-point	7	563	6.2	55.5	38.3	1.16

Table 5.9 Each Afferent Fiber Percentage of Medullated Afferent Nerve Fiber in Zusanli (S 36) and Control Points (Non-effective and Non-point Points)

	Number of Point Used	Fiber Number Tested	Percentage of Different Fibers			(I,II): III
			I	II	III	
Zusanli	5	970	22	52	26	2.8
Non-effective point	1	66	10	31	59	0.7
Non-point	2	192	15	36	49	1.0

Lin Wenzhu et al. had studied in 1986 the electric-needle afferent fiber types by electric potential superposing method[79].They made experiments on 25 adult-testees including 6 cervical vertebrae trauma patients. Details were as follows: asking the testee lie down on the back, relaxing the right upper limb as good as possible, needling into Neiguan (PC 6) with 32# acupuncture needle, no twirling, inserting the needle slowly, connecting the electric-stimulator after producing needling sensation. Placing the 7×3.5cm silver slice on the Waiguan (SJ 5) point as the indifferent electrode. The electric-needle stimulating pulse was square wave, which was put out through isolator, the wave width was 0.5ms, the frequency was once a second, strength varied from 20 to 50 v, the needling sensation produced should be limited to the degree the testee could bear. A pair of acupuncture needles was used to record the electrode, separately inserted into the 1cm place above the Quze (PC 3) point and the Quze (PC 3) point, the inserting depth was to obtain the needling sensation. There placed a grounded electrode between the electric-stimulation electrodes and the recording electrodes. The electric-response caused by electric needle stimulation was put into the superposing machine, using the stimulating machine to ignite the superposing machine; after superposing 50~500 times, records were made through methods such as showing, photograph or function recorder. It was found in the experiment, the needling sensation produced after inserting into the Neiguan (PC 6) were mainly aching and bulging; the needling sensation produced turned into numbness, bulging or aching-numbness, the thumb and forefinger (especially the thumb) jumped obviously after connecting the pulse, and at this time, there could record a 3-phase (+-+) wave or a 2-phase (-+) wave in the Quze (PC 3) point of all the testees. The wave delitescence was about 3ms, the conducting speed was 55~78m/s, the wave lasting time was 1~2ms, wave amplitude was at 2.22~69.00mv. Among them, in 7 cases there could record a second wave with a conducting speed of 42~52 m/s, lasting time 1~2ms, and the wave amplitude at 1.2~11.98mv. If increasing the stimulation strength, there would be more cases who had the electric response of 42~52 m/s. But when this happened, the testees often complained the needling sensation was too strong, based on this, if adding more stimulation, the testees could not bear it. However, to testees whose upper limb feeling lost due to cervical vertebrae trauma, they could accept a much stronger electric-needle stimulation than normal persons, and activities of the type III fiber could be recorded therefore. This study showed, in clinic application, the electric-stimulation strength could primarily stimulate the type I and II nerve fiber [79]. This result was in conformity with the study result of Collins and Bland ect [80,81].

Based on the above studies, the following conclusion could be drawn out: The type I, II, III and IV fiber could all conduct acupuncture signal, but their conditions were different. When the point stimulation strength was equal to or below the medium level, the stimulated were mainly the type I and II fiber; when the point stimulation strength was above the medium level, and the needling sensation was under degree of bearing, the stimulated were not only the type I and II fiber, but the type III fiber; when the point stimulation strength was above the degree of bearing, the type I, II, III and IV fiber could all be stimulated. In actual clinic application, the stimulation strength was usually all within the bearable degree, therefore the stimulated fiber were mainly the type I, II and III, there was very little chance for the type IV fiber.

In actual application, though the type I, II and III fibers acted a major role in conducting acupuncture signals, the function was still not clear what was the difference in the effect produced by the acupuncture signals transmitted by various fibers. At present, what was known was that the acupuncture signals transmitted by type II and III fiber played an important role in pain delivery, and the acupuncture signals transmitted by type III fiber was better than that of the type II in pain delivery.

Reference

For reference, see page 58 to 61 of the Chinese manuscript.

Chapter 6 The Working Process of Acupuncture Signal in Centre

The working process of acupuncture signal in the centre consists of two aspects: one is the electrophysiological process of the acupuncture working; the other is the nerve biochemistry process. The first section mainly introduces the research achievements in nerve electrophysiology; the second section mainly introduces the research achievements in nerve biochemistry.

6-1. Acupuncture Signal's Transmitting Paths and Working Process inside the Centre

1. Acupuncture Signal's Transmitting Paths and Working Process inside the Spinal Cord

It is found in clinic, there could produce obvious needling sensation when needling the Hegu (LI 4) point of the upper limbs of paraplegia patients, the skin pain threshold is enhanced obviously. But when needling the Zusanli (ST 36), Sanyinjiao (SP 6) or the sciatic nerve of the lower limbs, there could produce no needling sensation, no analgesia effect either [1~4]. Needling the Zusanli (ST 36) of patients who have lumbar anesthesia operation, there could produce no needling sensation, and no changes in pain threshold; but where the anesthesia disappears, when needling his Zusanli (ST 36), the needling sensation appears again, and the skin pain threshold is heightened too. It shows the spinal cord is of great importance in transmitting the acupuncture signal and producing needling sensation. Seen form the current study materials, the spinal cord has 3 kinds of functions in transmitting the acupuncture signal and producing needling sensation: (1) the spinal cord is the primary centre for the acupuncture signal to inhibit pain signal; (2) the spinal cord serves as the transmitting paths when the acupuncture signal sends toward the high-position centre; (3) the spinal cord serves as the transmitting paths for the descending inhibitory acupuncture signals.

1.1 The Spinal Cord is the Primary Centre for the Acupuncture Signal to Inhibit Pain Signal

The needling signal produced in needling points, after entering the spinal cord along the body nerves, would produce inhibit to the nerve impulse coming from the pain position. According to the study to neurobiology, after the pain signal enters the spinal cord, in the various layers of the posterior horn of the spinal cord, it could cause the central neuron' electricity release; there is a kind of cell in the 5th layer, which could produce response to the tactile sense, press sense, temperature sense, damaging stimulation and so on, moreover, it has a special demonstration, i.e. to release high frequency electricity continuously, this cell is named the multiple force type cell. To the axon of this kind of cell, one part projected upward to the out-side neck from the spinal neck thalamws tract of outer neck nucleus, arrives at dorsal thalamus after changing the neuron. The study, home and abroad, on the function of acupuncture signal's inhibiting pain signal at the spinal cord level would mostly insert microelectrode on the spinal neck thalamws tract or at the posterior horn of the spinal cord, and record the electricity release of the multiple force type cell. Mr. Wu Jianping et al. found in the research (1974~1979), when needling points or repeatedly stimulating the II and III type transmitting fiber, there would produce obvious inhibitory function to the electricity release response of the spinal neck thalamws tract with cell body mostly locates in the in IV and V layers, or of the outer dorsal cord fiber. It could enable 74% neurons in V layer reduce its response to damaging stimulations over 50%. Furthermore, if giving the point single pulse stimulation, it could arouse an EPSP in the V layer cell, and it will be continued with the long-period, large-range inhibiting IPSP. Continuous electric needle stimulation could make the cell membrane electric potential deviate toward hyper-polar situation. The 5 HZ electric-needle could cause long time hyper-polar situation, while the 150 HZ electric-needle could only result to short time hyper-polar situation. This kind of hyper-polar situation could effectively inhibit the electricity release response caused by damaging stimulations [5~7]. It shows, the horizontal spinal cord postsynaptic inhibition is of great importance in course of acupuncture signal's inhibiting toward the pain signal.

Mr. Zhu Bing et al. made a study in 1998 the neuron's response to hand-needle and electric-needle stimulation, the neuron refers to those for accepting non-particular damaging signal in the dorsal-horn of spinal cord of the adult rat. They found when needling the correspondent receipting points, it could obviously activate these neurons; the response was similar to responses caused by mechanical stimulation. With the rising of the single-pulse stimulation current, the electricity releasing frequency increases simultaneously too. When the stimulation is over 2 mA, the response consists of two activation peaks. It is approved through calculation that the two peaks like those of the transmitting response of type A and C fiber. It shows the needling signal conducted by both type A and C fiber could all have effect to the spinal cord dorsal horn[9]; only when the stimulation is strong enough, could the type C fiber send the needling signal to the spinal cord dorsal horn. In 1977, Jiangxi Medical College used the electro-microscope, made observations on the influence to the V and IV layer synapse on the spinal cord dorsal horn when needling points, and found when needling the Zusanli (ST 36), the fissure of the V and IV layer synapse on the spinal cord waist 4~6 section's dorsal horn, is enlarged, the quantity of both large-sized vesicles and small vesicles decrease greatly. Further study from the morphology shows the spinal cord dorsal horn has participated in the produce process of acupuncture effect[9].

The function of acupuncture signals inside the spinal cord is also obviously featured by that the sectional effect produced by needling points is much obvious than the hyper-section effect produced by the high rank central parts; when the needling location and the focus locate on the same or nearby nerve sections, the needling effect is much obvious to the needling effect when the needling location and the focus locate in different or far nerve sections. In 1972, the Shanghai Physiology Institute made a study in which the micro-electrode was used to record the cat's spinal cord dorsal lateral cord single nerve fiber electricity release as index, used the stimulation larger than the strengthen of the C-fiber threshold as damaging stimulation to the sural nerve. They found this kind of stimulation could enable the spinal cord dorsal lateral cord produce special electric response, showed as continuous high frequency electricity release. Using repeated electric pulse to stimulate the cat's muscles of the upper and lower limbs and the afferent nerve of skin, or needling the same side Zusanli (ST 36), there all appeared inhibitory functions to the electric responses caused by the damaging stimulations. However, the inhibitory function caused by stimulating lower limbs nerves was obviously stronger than that caused by stimulating upper limbs nerves. It shows when the needling location and the focus locate on the same or nearby nerve sections; the needling effect is much better than that when the two parts locate in two different sections[10]. Wu Jianping et al. drew the same conclusion in 1974 in their study[5]. These experimental results are in conformity with clinical practice. In clinic, better pain-release effect is found when needling the points or afferent nerves that is in the same or nearby nerve section with the operation area.

Mr. Liu Junling et al. observed in 1993 that the needling to the rabbit's Neiguan (PC 6) is able to produce activating effect to the dorsal horn neuron on chest 2~3 section; while needling to the Zusanli (ST 36) could produce only a weak function of activating to the said two sections, there are only 2 among the recorded 28 neurons. [11] Mr. Liu Ruiting et al. observed in 1984 that needing the cat's Neiguan (PC 6) by electric pulse stimulation, action potentials for exciting II and III type fibers was recorded in the spinal cord dorsal root. Its projection scope is mainly the neck 4~ chest 1, the most response section is at neck 5~7, 6~7 is the main part[12]. These studies show the nerve sectional effect caused by needling points should be a kind of most basic needling effect, i.e. the sectional effect caused by needling points decide the specialty of points, when needling the points in the same or similar nerve section control areas, the needling effect produced should be identical in spatial distribution[106]. As to question on sectional effect, special descriptions will be made later.

Moreover, many study show that the acupuncture signals also have effect to the enkephalin neurons and 5-HT neurons in the spinal cord; pain-ease effect occurred by regulating the endogenous OLS, 5-HT inside the spinal cord. The acupuncture signal also influences the concentration of SP in the spinal cord, which is also one reason to produce the pain-ease effect. The above study will be specially discussed in paragraph II of this Chapter.

1.2 The Spinal Cord Serves as the Transmitting Paths When the Acupuncture Signal Sends Toward the High-position Centre.

After the acupuncture signals, caused by needling the point, transmit into the spinal cord, what is the path for it to pass toward the high-position centre? The study panel of Xi'an Medical University found that the notochord, dorsal lateral cord, abdominal-lateral cord and abdominal-medial cord could all pass the signals to the high-position centre[13]. They used the spinal cord classification method of Lunderbeg, inducting the Mass discharge by the inner conducting cord of the spinal cord when stimulating the peroneal nerve, observing the acupuncture signal's distribution and sending inside the spinal cord fluid when needling Zusanli (ST 36). The results are as follows.

1.2.1 Notochord Evoked Potential

When stimulating the peroneal nerve in method of electricity, a double-phase fast potential accompanying a small slow inductive potential was recorded. The average conducting speed of fast potential was 108.10±2.68m/s, the wave frequency was 184.00±20.48uv, the lasting time was 1.75±0.17ms. When stimulating in grading electricity, the average threshold of the dorsal cord was 0.1±0.001mA. This indicates the inductive potential of dorsal cord is mainly caused by the Type I and II fiber of the peroneal nerves. On the dorsal cord, only the same side inductive potential could be recorded, there is no response on the opposite side. It indicates that there is no crossing fiber from the opposite side.

1.2.2 Evoked Potential on Outer Dorsal Lateral Cord

The feature of the evoked potential on outer dorsal lateral cord is similar to that of the dorsal cord, featured mainly by the fast potential which has short period and low threshold, but the slow potential is much more obvious than that in the dorsal cord. The fast potential's average conducting speed was 108.78±2.81m/s, the wave frequency was 166.00±22.86uv, the lasting time was 1.75±0.11ms. This indicates that the outer lateral cord evoked potential is also made up of thick fibers. On the outer dorsal lateral cord, only the same side inductive potential could be recorded, there is no response on the opposite side.

1.2.3 Evoked Potential on the Abdominal-lateral Cord

On the abdominal-lateral cord, the feature of the evoked potential recorded is as

 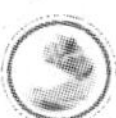

follows: the fast potential that has a short latent period becomes smaller; more obvious and complicated is the slow potential that has a long latent period, and the slow potential is often accompanied by a number of small waves. The wave frequency of the slow potential was 40.80±7.03uv, the lasting time was 23.60±0.75ms. The threshold of the evoked potential of abdominal-lateral cord is high, the average is 0.17±0.001mA. The wave frequency of the slow potential is much more obvious at 10T, there is no increase over 30T. This indicates the produce of the abdominal-lateral cord has something to do with the stimulation of the type III fiber that has a higher threshold. To the evoked potential on abdominal-lateral cord, there exist responses on both the same side and the opposite side, which indicates there exist crossing fibers from the opposite side in the abdominal-lateral cord.

1.2.4 Evoked Potential on Abdominal cord

The evoked potential features of abdominal cord are similar to that of the abdominal-lateral cord. The wave frequency of the slow potential was 43.30±6.64uv, the lasting time was 25.67±1.20ms. The threshold of the evoked potential of abdominal cord is high, the average is 0.24±0.02mA. The wave frequency of the slow potential is much more obvious at 10T, there is no increase over 30T. This indicates the evoked potential of the abdominal cord has something to do with the stimulation of the high-threshold type III fiber. To the evoked potential on abdominal-lateral cord, there exist responses on both sides, which indicates there exist crossing fibers coming from the opposite side in the abdominal cord.

1.2.5 Spinal Evoked Potential Caused by Electric-needling on Zusanli (ST 36)

Needling the point of Zusanli (ST 36) by electric needle, corresponding evoked potentials could be recorded on each ascending cord; its features are similar to that occurred in stimulating the peroneal nerve, there is no obvious difference in wave formation, lasting time and wave frequency. The only different thing is that the threshold in needling the point by electric needle is 10 times higher than that by direct simulation.

Though the dorsal cord, outer dorsal lateral cord, outer abdominal lateral cord and abdominal lateral cord can all transmit the acupuncture signal to the high position centre, the detailed functions of the acupuncture signal conducted by each transmitting cord are not clear. Based on the current study, we only know that the acupuncture signal transmitted by the outer abdominal lateral cord has important function in the acupuncture pain-ease, the related study is introduced as follows.

Zhang Jingji etc. found in 1960, needling the tamed rabbit's Hegu (LI 4) and Neiting (ST 44) could obviously inhibit the nose pain caused by electric shock or light-heat stimulation; but after conducting the spinal cord transection respectively on the 4~6th neck or the 9~12th chest, there occurred no pain-ease effect when needling the Hegu (LI 4) and Neiting (ST 44) again[14~15]. After conducting the spinal cord transection of only one side of the spinal cord, when needling the Neiting (ST 44) on the cut lateral, not only the pain-ease effect disappeared in the nose area, but the pain ease effect was similarly impacted in many areas within the scope of stomach meridian circulation. After 10 minutes' needling on the tamed rabbit's right side Neiting (ST 44), on the points that is within the scope of stomach meridian circulation, such as Ruzhong (ST 17), Burong (S 19), Tianshu (ST 25), Qichong (ST 30) and Zusanli (ST 36), the pain threshold on both left and right sides increased obviously, which indicated the needling produced acupuncture pain ease effect. If performing the right lateral horizontal cutting on the 8~9th chest section of animal spinal cord, giving another needling on right lateral Neiting (ST 44) for 10 minutes, 20 minutes, then to measure the pain ease effect respectively in the above points within the scope of stomach meridian circulation; as a result, 10 minutes later, the algesia sensitivity at the right Ruzhong (ST 17) increased, while there was no changes in pain threshold in the other four points; the algesia sensitivity in left lateral Ruzhong (ST 17) and Qichong (ST 30) decreased, while there was no changes in pain threshold in the other three points. However, when needling the left lateral Neiting (ST 44), the pain threshold increased in all the left lateral 5 points, while there was no change in all the right lateral points. This indicates that after the acupuncture signal entered the spinal cord, the acupuncture signal that produced the pain ease effect was mainly transmitted to the high position center by the transmitting bundle of the same lateral [15,16]. But there were also experiments proved that after the acupuncture signal entered the spinal cord, the acupuncture signal that produced the pain ease effect ascended to the high position center by the transmitting bundle of the opposite lateral[17].

As introduced in last chapter, the produce of acupuncture signal was mainly related

 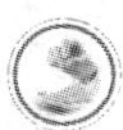

to the deep pressure receptors and drawing receptors; moreover, the acupuncture signal transmitted by type II and III fiber played a main role in the pain ease effect. This conclusion can easily enable the following assumption: after the acupuncture signal entered the spinal cord, the acupuncture signal which produced the effect of pain ease would probably directly ascend to the high position center by dorsal cord, because the deep feeling signals of the deep pressure receptors and drawing receptors were transmitted to the high position center through the funiculus posterior. But the research had showed, the ascending of the acupuncture signal that produced the pain ease effect was not through the dorsal cord, but mainly through the outer abdominal lateral cord of the spinal cord. Shanghai Physiology Institute and other units conducted a chronic experiments to the tamed rabbits from 1972 to 1976 and found that, when needling the Zusanli (ST 36) of both sides, or foot Zusanli (ST 36), Shousanli (LI 10), Quchi (LI 11) and so on, the pain threshold could all obviously increase. After conducting the spinal cord transection at the 12th chest section or 1st waist section horizontally, including the damage to the close dorsal horn area of the outer dorsal lateral cord, there produced no obvious effect to the acupuncture pain ease effect. When conducting the transection or damaged electrically one lateral outer abdominal lateral cord, with the increase of damaged scope, the acupuncture pain ease effect to the lower limbs of the opposite side could be partly or entirely canceled, while the acupuncture pain ease effect to the lower limbs of the same side still existed[18,19]. If conducting the transection to the outer abdominal lateral cord of both sides, the acupuncture pain ease effect disappeared[19~21]. These study indicated, the acupuncture signal that produced the effect of pain ease ascends to the high position center mainly through the outer abdominal lateral cord. The study made in 1976 by Hu Sandang and others also proved this conclusion[22].

The above experimental results are in conformity to the clinical observation results. Shandong medical Institute and other units found in clinic from 1972 to 1977 that, to the syringomyelia patients, due to that the pathological changes concerned the damage of the anterior commissure of spinal cord, the fiber of algesia and temperature, the sense of pain and temperature was hindered. If needling the points in which the algesia decreased slightly, there could still produce certain feeling of bitterness, swelling; needling the points in which the algesia decreased obviously, the needle sensation decreased too; needling the points in which the algesia completely disappeared, the needle sensation disappeared too. This shows that, the conducting path for the acupuncture signal ascended to the high position centre is closely related to the conducting path of the sense of pain and temperature[23,24], and the sense of pain and temperature ascends to the centre by the outer abdominal lateral cord.

1.3 Transmitting Paths for the Descending inhibitory Acupuncture Signals.

Since Hagbarth and Kerr found the descending inhibitory mechanism of the body feeling afferent signals, many proving work had showed: the brain above the spinal cord, through this kind of tonic inhibitory mechanism, conducts regulation or control to the sensory input [21], and this descending inhibitory mechanism plays a main role in acupuncture analgesia, this descending path is located on the outer dorsal lateral cord of the spinal cord[21~30].

Hu Sanjue and others initially reported in 1972 the existence of the acupuncture effect of the descending inhibitory mechanism. Later Shen E and others found in 1974 that, needling the Yanglingquan (GB 34), Xiyangguan (GB 33) and other points, there existed obvious inhibitory effect to the inner organs reflection; but after cutting off the spinal cord from higher position, the reflection electricity increased greatly, and meanwhile the acupuncture effect disappeared, and this acupuncture effect was not influenced by the decerebrate cortex. In order to decide the spinal cord path of the descending inhibitory mechanism, they conducted various transection at 2~3rd chest section, cutting off the central part of the dorsal cord, abdominal cord and the gray substance, there all produced no impact to the refection electricity and electric-needle inhibitory effect. But after damaging the part near the dorsal horn on the outer dorsal lateral cord, the reflection immediately released, the electric-needle inhibitory effect decreased or disappeared too. After cutting the outer dorsal lateral cord, there produced no impact to the blood pressure, the single synapse reflection still existed. Therefore, the disappearance of acupuncture effect was not caused by the spinal shock. As the electric-needle stimulation used was comparatively weak, the animal's pupils often kept contracting state, the blood pressure also maintained a normal level, the stress-response was not very serious[21]. Shen E and others further found in 1979, needling the Quchi (LI 11) point on the animal's upper limbs, there could produce obvious inhibitory effect toward the provocative response of the cortical orbital gyri by stimulating the inner organs; but after cutting off the outer dorsal lateral cord, the acupuncture effect decreased greatly. Additionally, after cutting off the outer dorsal lateral cord, the disappeared items also included the the L_6 and T_{12} dorsal root potential which is caused by stimulating the $T_{2\sim4}$ horizontal haly-isolateb spinal cord and stimulating middle macronucleus at P9 standard. After damaging the medullary medial reticular nucleus, the response also decreased obviously or disappeared. But the dorsal root potential were not influenced by stimulating the outer dorsal lateral cord itself[25,26]. Du Huanji and others also proved in 1978 that, stimulating the middle macronucleus or stimulating the common peroneal nerve, or needling the Yanglingquan (GB 34), Fengshi (GB 31) and other points could all produce obvious inhibitory effect; but after cutting off the outer dorsal lateral cord of both sides, these inhibitory effect would obviously decrease or disappear[27]. Zhang Guiling and others found in 1979, cutting off the outer dorsal lateral could not influence the inhibitory effect made by the middle nucleus toward the electricity release of the parafascicularis pain, but it could obviously decrease the inhibitory effect toward the parafascicularis by needling Hegu (LI 4) point with electric needle. These studies showed, after the acupuncture signal came to the middle micronucleus, it aroused the stimulation of the descending inhibitory mechanism where the middle micronucleus played major role, the stimulation signal of this mechanism descended through the outer dorsal lateral cord, and conducted inhibition to the concerned neurons at the dorsal horn of the spinal cord.

In addition, since the finding that the effective parts for producing the analgesia effect when injecting a small quantity of morphine and electric stimulating to the brain all located in the PAG, many researches had proved the two had many in common: both located in the middle micronucleus, after cutting off the outer dorsal lateral cord, the analgesia effect of the two all disappeared [30]. Meanwhile, the foreign scholars found, Naloxone may isolate the analgesia effect made by point needling, and further proved that cutting off the spinal cord or cutting off the brain stem existing between the upper and lower geminals, or cutting off the pituitary, would all greatly reduce the inhibitory effect or analgesia effects to the cat's dorsal horn V-layer cell electricity release by needling the points [31-32]. This shows: the point acupuncture, similar to injecting a small quantity of morphine and the electric stimulating, could cause the release of the inner morphine, and conducts the descending inhibition or regulates the algesia pulse on the dorsal horn of the spinal cord through the middle micronucleus—outer dorsal lateral cord's 5-HT path[30].

2. Acupuncture Signal's Conducting Paths and Working Process in the Brain Stem

The reticular formation of brain stem could accept all kinds of pulses with various nature and origins[33]; it is closely related with the body movement, inner organs' activity and various sensory functions, acts as the agent with wide range of functions inside the central nerve systems [34]. The research shows, in course of the acupuncture analgesia, the reticular formation of brain stem is of similar importance.

The comparatively identical views have been introduced before, i.e. the acupuncture signal that produced the effect of pain ease ascends to the high position center mainly through the outer abdominal lateral cord. The morphology study shows[35], the fibers of outer abdominal lateral cord ascend to the inner thalamus from two paths. One part fibers directly projected to the thalamus parafascicularis, the central lateral nucleus of thalamus, the large cell area of the medial geniculate body, the reticular nucleus of thalamus and so on; the other part would firstly projected to the giant cell nucleus of the inner medullary reticular formation, then ascend through the central tegmentum bundle to the central middle nucleus of the thalamus. The conducting path that enables the acupuncture signal to work in course of the acupuncture analgesia would be an important question in the principle study of acupuncture analgesia.

2.1 Acupuncture Signal's Conducting Path and Working Process inside Medullar

The study panel of the Chongqing Medical University found in 1975~1978, stimulating electrically the cat's greater splanchnic nerve, a positive-negative double phase evoked potential could be recorded on the giant cell nucleus of the medullary reticular formation, and this potential could be inhibited by the morphine. When needling with electrical needle the animal's Zusanli (ST 36), Quchi (LI 11), Renzhong (GV 26), Shangjizhong (between T_2 and T_3), this potential, which could inhibit the medullary giant cell nucleus, also occurred. This inhibitory effect by point acupuncture is featured by fast increase and fast decrease; moreover, the inhibitory effect varies from different points, the inhibitory effect created by needling Renzhong(GV 26) and Shangjizhong points is comparatively better[36,37]. Huang Zhongsun and others proved in 1979 in the study, the medullary giant cell nucleus not only accepts the pain signals of inner organs, but also accepts the acupuncture signals form points, and the two kinds of signals often project to the same area, and even gather on the same cell[38].

The study panel of branch Chinese Academy of Medical Sciences and study panel of the Chongqing Medical University also found in 1972~1977, pulling the animal's stomach could not only cause the evoked potential on the medullary giant cell nucleus, but also cause the cell electricity release on the nucleus group of the medullary vagus center. Electrical needling and acupuncture on Yingxiang (LI 20), Zusanli (ST 36), Quchi (LI 11) and Shangjizhong could all produce certain inhibitory effects to the inner organ pain and inner organ pulling response[39~41]. Further study shows, the acupuncture signal produced through needling with electrical needle on Zusanli (ST 36) and the signal produced by electrical stimulating on vagus nerve could all gather the same neuron which is on the 2/3 position of the inner side of anterior and posterior reticular formation on bolt location of the medullar[42]. This shows: the nerve construction of the 2/3 position of the inner side of anterior and posterior reticular formation on bolt location of the medullar, is the mutual response part for the body afferent signals and inner organ afferent signals. But we could deny the possibility of that the two signals would interact on many aspects after the acupuncture signal and signal produced by stimulating vagus nerve ascend to the central nerve.

2.2 Acupuncture Signal's Conducting Path and Working Process inside Midbrain

Jiang Zhenrong and others found in 1979, the signals produced by point acupuncture and the afferent signals produced by stimulating type II and III fibers could all ascend to the reticular giant cell nucleus and middle micronucleus[43]. The actions of the reticular giant cell nucleus and middle micronucleus could, on one side, produce descending inhibitory effect along the outer dorsal lateral cord; on the other side, these pulses would ascend upward through the central tegmentum bundle. Wei Renyu and others proved in 1974 that, needling Zusanli (ST 36) and Sanyinjiao (SP 6) could induce the evoked potential on the central tegmentum bundle area. Direct electrical stimulating on that part several seconds could inhibit the pain response over 10 minutes. Therefore, that area could be regarded as the central path for the sense of pain, and also the central path for producing the acupuncture effect[45]. Damaging the central tegmentum bundle of both sides, certain analgesia effect could also be produced by electrical needling on point. This indicates this central path is not the only path for the acupuncture analgesia effect[46].

The study panel of the Guangxi medical College found in 1974~1976, electrical needling on tamed rabbit's Zusanli (ST 36), Neiguan (PC 6), Waiguan (SJ 5) could all produce the inhibitory effect toward various response forms of the midbrain pain-sensitive neurons. Under condition of decerebrate animal and cutting off brain stem in parts, there produces no impact to the inhibitory effect of the electrical needle toward the pain-sensitive neurons' action of the midbrain. This indicates this inhibitory effect produced by electrical needling on points need no more higher centre to participate; it also indicates, the acupuncture signals' ascending to the brain stem is through more than one path[49~52].

Reynolds found in 1976, electrical stimulating the adult rat's midbrain PAG could conduct exploratory laparotomy without using the anesthetic. This discovery caused a series of research work, and these work confirmed that, stimulating the midbrain PAG of the adult rat, cat, monkey and human beings could all produce the analgesia effect; the analgesia effect to the adult rat could be likened to the 10mg/kg morphine, but there are no impacts to other senses [53]. By further study, the comparatively identical view is, the analgesia effect caused by stimulating the midbrain PAG is mainly for the sake of stimulating the middle nucleus dorsalis. On the narrow and long area of the middle line of brain stem, there is a nucleus group, usually called the middle nucleus group. Its feature is that many of its cells' neurotransmitters are the 5-HT. The action of this middle nucleus group is of importance in sleeping, temperature regulation and sexual activity. This middle nucleus group is also of importance in morphine analgesia. Injecting a small quantity of morphine in this area could increase the pain response threshold. Damaging part of this nucleus group, the morphine's analgesia would decrease or disappear. Morphine could stimulate some of the neurons [54,55]. Beijing Medical College and other units found in 1976~1979, needling the points or

 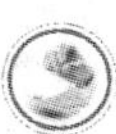

pressing deep tissue could also strengthen the electrical action of certain cells in the middle nucleus group[56,57]. Damaging part of this nucleus group, the morphine's analgesia would also decrease or disappear[58,59]. Shuiyeguangtong also confirmed in 1983, electrical needling on points could activate the PAG neurons in the midbrain, and mainly the middle nucleus dorsalis [60]. Damaging the PAG on the bordering nucleus dorsalis, the point acupuncture's analgesia effect would also decrease or disappear[61]. Stimulating the middle nucleus dorsalis could inhibit the electricity release response of the nerve cells of the thalamus parafascicularis toward the harm stimulations; injecting 5-HT in the ventricles of brain could also inhibit this electricity release response of the parafascicularis[62]. These studies indicated, the other path to inhibit the electricity release of the parafascicularisby point acupuncture might be realized through the middle nucleus dorsalis of the midbrain. Bobiller and others in 1975 put the isotope labeled leucine into the middle nucleus dorsalis, traced its fiber with the historadiography, and found part of the fibers of the middle nucleus dorsalis project to the thalamus parafascicularis[63].

In addition, there are obvious morphological and physiological relations between PAG and NRM. Many scholars regard the PAG effect is realized mainly through the NRM. Behbehani and others confirmed in 1979, PAG scarcely had or had little fibers projecting to the spinal cord, but it had a great number of fibers projecting to NRM[64].Sanmulongchong and others found in 1982, stimulating PAG could enable the NRM neurons' electricity-release frequency increase a dozen times; even after having stopped the stimulating for 3~4 minutes, its frequency was still 3~5 times higher than before [65]. This kind of activation effect could be overturned by the Naloxone. But not all the NRM neurons would produce responses to the morphine-injection in the PAG, with the increase of the quantity of injected morphine, the response cell quantity would increase accordingly, which may be related to the fact that NRM have different kinds of neurons [64,66].

The produce of the acupuncture effect is also closed related to the midbrain limbic system. The study panel led by Cao Xiaoding confirmed in 1989 after one year's study, the limbic systems such as phrenic nucleus, hippocampus and the amygdaloid nucleus are of importance in the acupuncture analgesia; injecting a small quantity of Naloxone would produce partial hindrance effect to the acupuncture analgesia[67]. The study panel led by Han Jisheng raised in 1995 the "Midbrain Limbic Analgesia Loop Assumption" based on a great deal of study. They found in the study, injecting a small amount of Naloxone on any nucleus groups of PAG, nucleus accumbens, amygdaloid nucleus and habenular nucleus could all decrease the acupuncture analgesia effect to 75% below. Injecting a small amount of enkephalin serum or the 5HT antagonist could also produce the effect similar to the Naloxone. If these nucleus groups link with the descending inhibitory paths, and the linkage is a kind of parallel connection, when prohibiting any of the nucleus group, it could only reduce 20~30% of the acupuncture analgesia effect, rather the 70~90%. Therefore, estimates could be made that PAG, nucleus accumbens, amygdaloid nucleus, habenular nucleus and other nucleus groups may constitute one loop; prohibiting any section of the nucleus group could all cause the loop system lose its function. The above deduction has been supported by many experimental results. For example, injecting a small quantity of morphine in the PAG could produce obvious analgesia effect while injecting the 5-HT antagonist in thenucleus accumbens could reduce this analgesia effect of the morphine; injecting a small quantity of morphine inside the nucleus accumbenscould also produce obvious analgesia effect, while injecting the Naloxone in the habenular nucleus could reduce this effect. Further study found, when using the point electrical needling to arouse the increase of enkephalin release in any of the above nucleus groups, injecting a small quantity of Naloxone in any of these nucleus groups could inhibit the enkephalin release in the nucleus group. This indicated this is not a single direction loop, but a kind of networks with double relations[68].

The Midbrain Limbic Analgesia Loop Assumption has been supported by the morphology. Li Qingyuan and others found in 1994, the PAG and middle nucleus dorsalis send 5-HT energy fiber, SP fiber, enkephalin energy fiber; the nucleus accumbens's 5-HT Positive axon formed synapse relationship with the enkephalin dendrite; thenucleus accumbens's descending fiber firstly formed relay on the outside of the inner habenular nucleus then arrived to the PAG. The fibers from thenucleus accumbens could also directly follow total length of the PAG including the middle nucleus dorsalis. The axon endings that descending from thenucleus accumbens to PAG and the middle nucleus dorsalis mainly have the function of stimulation to the PAG neurons, this kind of linking may be of great importance in the midbrain limbic analgesia loop and the endogenesis analgesia[69].

3. Acupuncture Signal's Conducting Paths and Working Process in the Diencephalon

3.1 The Conducting Path and Working Process of Acupuncture Analgesia Signal in Dorsal Thalamus

The dorsal thalamus is an important part of the diencephalons. Except the olfactory signal, any other sensory signal would arrive to the dorsal thalamus before reaching the cerebral cortex. The pain is a conscious sense, so it will arrive at the dorsal thalamus too. In order to make clear the dorsal thalamus's function in acupuncture analgesia, many scholars had conducted a great deal of study. Zhang Xiangtong, a famous neurophysiologist, found in his study on the functions of dorsal thalamus in 1973~1978, the inner dorsal thalamus, especially the neurons at about the 1/10 of the central lateral nucleus and the parafascicularis will produce specific electricity release response toward the harm stimulations; while conducting point acupuncture or pressing the heel tendon could inhibit the electricity release of these neurons. Zhang Xiangtong proposed based on these studies that, the ascending pulsed of the reticular giant cell nucleus would reach the dorsal thalamus central intermediary nucleus mainly through the central tegmentum bundle. Further studies confirmed, using certain electrical pulse to stimulate the central intermediary nucleus could obviously inhibit the electricity release of the parafascicularcells, the inhibiting may last as long as 5 minutes[70~71]. Luo Feisun and others also confirmed in 1978~1979 in their study, stimulating the central intermediary nucleus could inhibit the pain electricity release of the parafascicularcells, the best stimulation frequency to inhibit the pain electricity release is 4~8 times/second [72]; this best stimulation frequency is identical to the conformity with that of the electrical needling on Zusanli to inhibit the pain electricity release of the parafascicularcells. Stimulating the central intermediary nucleus with lower frequency pulse, there existed a 10~15 milliseconds long latent period after each pulse, then produced the about 160 milliseconds long entire inhibition. As such a long latent period occurred around the central intermediary nucleus and the parafascicularis, it showed that the produce and passing of this inhibitory effect might be finished through a nerve loop[73, 74]. Zhang Xiangtong regarded this nerve loop would include the forebrain, and the central caudal nucleus may be of great importance in this loop [70~73].

3.2 Hypothalamic Function in Producing Acupuncture Effect

The hypothalamic part belongs to the cortex of the high center of the vegetative nervous system, which is closely related to the brain stem reticular formation and limbic system, regulating various activities of the body together. The study proved that acupuncture signal could reach the hypothalamic part; this part could produce certain effect in course of acupuncture effect. The acupuncture effect could be usually classified into general regulatory function and acupuncture analgesia function. The acupuncture analgesia function of the hypothalamic part will be mainly introduced in the following.

The study panel of Lanzhou Medical College found in 1960, needling the tamed rabbit's Neiting (ST 44) and Hegu (LI 4) could obviously inhibit the nose pain caused by electrical shock or light-heat stimulation; damaging the hypothalamic part will reduce the analgesia effect. On the contrary, using certain faradic stimulation toward certain parts of the hypothalamic part could produce the analgesia effect in various degrees[74]. The study panle of the Qingdao Medical College found in 1978, no matter the damaging stimulation, or the electrical stimulation on Zusanli (ST 36) by acupuncture, the evoked potentials could all be recorded on the supraoptic nucleus; and the needling on Zusanli (ST 36) could inhibit the evoked potential on the supraoptic nucleus caused by the damaging stimulation. Injecting posterior pituitary hormone could also inhibit the evoked potential on the supraoptic nucleus caused by the damaging stimulation. This indicated that the supraoptic nucleus- posterior pituitary hormone participated the acupuncture analgesia process[75].

The study panel of Fudan University confirmed in 1978,stimulating the rabbit's preoptic area could increase the pain threshold, and could produce associate effect with the acupuncture analgesia[76]. Stimulating the preoptic area could also influence the self-electricity release and the pain-sensitive response by the midbrain pain-sensitive neurons[77]. This indicated that the preoptic area also played certain role in course of the acupuncture analgesia. The study panel of Tianjin Medical College found in 1978, electrical stimulation on the lateral dorsal thalamus area could also enhance the animal's pain threshold; damaging that area could obviously decrease the analgesia effect caused by needling Binao (LI 14) and Shousanli (LI 10) points[78]. Electrically needling on the animal's Zusanli (ST 36), Shangjuxu (ST 37) could directly influence the electricity release frequency of the lateral hypothalamic part and the lateral preoptic area. This indicated that the lateral area of the hypothalamic part is also a section in acupuncture analgesia[79]. The study panel of Shanghai Medical College and others confirmed in 1974~1977, the mammillary body, upper mamillary area and anterior mamillary area have certain effect in the acupuncture analgesia[80, 81].

The analgesia effect produced by point acupuncture is also closely related to the vegetative nerve center in the hypothalamic part. The study panel of PLA Medical College found in 1972, pressing the cat's heel tendon with fingers could reduce the fast wave of the anterior area's brain wave in the hypothalamic part, and increase the slow wave, and produce the 12~18 times/second short waves. With the prolonging of pressing time, the animal turned to quiet, the breath turned deep and steady, which may the reason of producing the analgesia effect. Electrical stimulating on the anterior area of the hypothalamic part, the brain wave changes are similar to those by pressing the heel tendon, and the animals had obvious salivation, this is in conformity to the parasympathetic nervous exciting phenomena of tearing and salivation in the clinic acupuncture anesthesia operations[82]. This indicated the parasympathetic center on the anterior area of the hypothalamic part participated the acupuncture analgesia. The analgesia effect produced by point acupuncture is also somewhat related to the sympathetic system. The Shanghai No. 1 Medical College and other units found in 1972~1976 in the study on acupuncture anesthesia operations, after conducting the point acupuncture induction, the patient's indexes such as the heart rate, blood pressure, breath, skin temperature, skin electrical reflection, finger blood volume and the pulse wave all changed in certain degree. These indexes are somewhat related to the acupuncture anesthesia effect. Most of the study reports indicated, to the cases with better acupuncture anesthesia effect, the patients' skin temperature usually increased, the skin electricity's spontaneous movement reduced, the finger blood vessel volume wave increased [83~85], or their indexes such as the heart rate, blood pressure, breath, skin temperature, skin electrical reflection, finger blood volume and so on were steady [86~88]. These study indicated, the sympathetic nervous center played a role in the acupuncture analgesia effect.

4. Function of Basal Nucleus in Acupuncture Analgesia

The caudal nucleus is the largest nucleus group in the basal nucleus; it composed into the new striate body together with the shell nucleus. The caudal nucleus both took part in the regulation on body movement and produced non-specific response toward various sensory stimulations including the optic stimulation, auditory stimulation, body stimulation and inner organs stimulation. A great number of study confirmed, the acupuncture signal could reach the caudal nucleus too, the caudal nucleus played a role in the acupuncture analgesia. The research staffs of the Shanghai No. 1 Medical College found in 1975, electrically needling the Hegu (LI 4), Shousanli (LI 10), Zusanli (ST 36), Binao (LI 14) points could record the evoked potential at the lateral caudal nucleus; and stimulating the head of caudal nucleus could obviously produce the analgesia effect [74~76]. Sun Gongze and others confirmed in 1978~1979, electrically needling the Hegu (LI 4) could regulate the conscious rabbit's spontaneous movement of the caudal nucleus neurons, and over 60% head neurons of the caudal nucleus were under regulation of middle nucleus [77,78]. Zhang Dexing in 1978 and Cao Xiaoding in 1989 found in their study, damaging by electrolysis the head of the caudal nucleus could obviously decrease the analgesia effect produced by point acupuncture [79,67]. He Lianfang in 1980 and Liu Xiang in 1996 also confirmed, injecting Naloxone inside the caudal nucleus could also hinder the acupuncture analgesia effect[80,81]. Certain study hinted that, except the possible loop of central middle nucleus of the thalamus-cerebral cortex-caudal nucleus-parafascicularis, there were still two paths for the analgesia effect of the caudal nucleus: one path is the caudal nucleus' inhibiting toward the afferent activity of the inner dorsal thalamus nucleus group. The study showed there existed direct fiber linking between the head of the caudal nucleus and the central middle nucleus-parafascicularis, stimulating human caudal nucleus could inhibit the evoked potential of the central middle nucleus-parafascicularis[82]. Another path is that the actions of the caudal nucleus produced influence to the PAG, then produced analgesia effect through the descending inhibitory system. The study confirmed, injecting Naloxone inside the PAG could also hinder the acupuncture analgesia effect produced by electrical needling on points and stimulating the caudal nucleus [67].

5. Function of Cerebral Cortex in Acupuncture Analgesia

The cerebral cortex is an important sensing area where various sensory signals enter the sensing filed. The first question in studying the function of cerebral cortex in acupuncture analgesia is the question whether the evoked potential caused by damaging stimulation on the cerebral cortex could reflect the sense of pain. Seen from the current studying documents, most studying reports assured that the cerebral cortex evoked potential have the sense of pain. Chen Xianggui and others found in 1978, stimulating the cat's dental pulp could arouse the evoked potential of the cerebral cortex. As the lower alveolar nerve contained A_8 and C fiber, some element of this evoked potential was related to the pain fibers[89]. Stimulating the animal's saphenous nerve and greater splanchnic nerve, or stimulating the dental pulp could produce long latent and short latent evoked potential on the opposite side cerebral cortex; the long latent evoked potential could be easily inhibited by the morphine or dolantin[89~91]. The study panel of Shanghai NO.1 Medical College in 1978 and the Institute of Chinese Materia Medica in 1976 found, electrically stimulating the right forefinger, a multiple compound evoked potential could be recorded, made up of P1N1P2, 3 basic waves. To the compound evoked potential caused by pain stimulation, its wave frequency is high and wide. Among them, the second positive P2 is much more obvious; compared with the evoked potential caused by the non-stimulation, there is a statistical difference[92,93] This indicated it could be treated as one of the objective pain index for the evoked potential.

Xu Wei and others in 1986 used the average technology by the computer to study the relationship between the evoked potential made by the cerebral cortex, and found the degree of the pain was related to the lase appearance of the cerebral cortex evoked potential caused by the pain. Intravenous injecting of fentanyl and ketanmine, or electrical needling on points could all inhibit this element of the evoked potential, the inhibitory degree was in conformity to the degrease degree of the pain[94]. Further study confirmed, the somato II (S_m II) of the cerebral cortex took part in the descending inhibitory system of the acupuncture analgesia[95]. Using the local anaesthetic to prevent locally the S_mII or γ-aminobutyric acid till it changed the function of S_mII, the acupuncture's inhibitory effect toward the nucleus group's neurons' damage response in the medullary plates of the dorsal thalamus may be delayed, shortened, reduced and enven disappear. This indicates the descending action of the cerebral cortex is somewhat related to the produce of the acupuncture analgesia effect[96]. Liu Xiang and others in 1996 found in the study, damaging the S_mII in electrolysis method, the analgesia effect would obviously minimize when needling Zusanli (ST 36); this indicates the S_mII played certain role in acupuncture analgesia. Meanwhile, they found signals produced by needling Zusanli (ST 36) would ascend to the S_mII at least in part, and reached PAG through thenucleus accumbensof the limbic system and the outer habenular nucleus, then activated the descending inhibitory path of the NRM through PAG, and produced the analgesia function at the level of spinal cord[97].

Chen Zhengqiu and others also found in 1993, using methods such as damaging, local medicine injecting or hypothermy to hold the cat's MCTX, the inhibitory effect of the ILN neurons' damage response by stimulating the S_mII in the medullary plates would be reduced; this indicated that the ascending regulating effect made by S_mII toward the ILN was partly realized through the MCTX[98]. Zheng Xin and others also found in 1994, after using the glutamic-acid2-ethylester on MCTX, electrical stimulating the S_mII, the inhibitory effect of the ILN neurons' damage response by stimulating the S_mII would be reduced; after adding the glutamic acid, it would produce the inhibitory effect similar to that produced by stimulating S_mII and point-needling electrically. These experiments confirmed, needling could activate the S_mII neurons to release glutamic acid toward MCTX, and enabled the ILN to realize the descending regulation [99]. Further study found, after using the Bicuculline locally on MCTX, the inhibitory effect of the ILN neurons' damage response by stimulating the S_mII or electrical point needling would be obviously reduced; while after using γ-aminobutyric acid (GABA) to MCTX, the inhibitory effect disappeared. This indicated the GABA of the MCTX tool part in the ascending regulation of the acupuncture analgesia made by S_mII[99].

Chen Zhengqiu and others studied in 1988 the influence toward the acupuncture analgesia effect on dorsal thalamus by changing the function state of the cerebral cortex. The study found, electrically stimulating the cat's S_mII an anterior crucial uncus could produce obvious inhibitory effect toward the damaging response of the posterior lateral nucleus of the dorsal specific nucleus group and the inner nucleus groups of the non-specific nucleus group medullary plates including the ILN, parafascicularis, central middle nucleus and outer central lateral nucleus; this kind of inhibitory effect was similar to that caused by electrical needling on points[100,101]. Xu Wei and others in 1988 used the lidocaine or GABA respectively change the function state of each cortex area, and the inhibitory effect caused by electrical needling on points was obviously reduced; the influence toward the dorsal thalamus non-specific nucleus group caused by changing the function state of the anteriorcrucial uncus was stronger than the influence caused by changing the function state of the S_mI; as to the influence toward the dorsal thalamus non-specific nucleus group, the S_mI was stronger than the anteriorcrucial uncus. The behavior experiment also observed, damaging or superficially using lidocaine or GABA locally to prevent the adult rat's S_mI, could all remove the acupuncture analgesia effect [102,103]. Xu Wei and others found in 1992 in the adult rat experiments, injecting atropine or Naloxone in lateral ventricle could remove the threshold enhancing effect caused by stimulating S_mI electrically. Further electrophysiology study confirmed, after damaging the S_mI, the effect caused by putting in morphine on the microelectrophoresis of the parafascicularis was similar to the inhibitory effect caused by damaging the S_mI electrical needling on points. These results indicated, Ach would conduct descending regulation to the pain by the M receptor to enter the S_mI; the opiate peptides would conduct descending regulation to the pain and the acupuncture analgesia by entering the S_mI Damaging the S_mI or putting the Hemicholinium-3 on the S_mI could obviously reduce or remove the inhibitory effect toward the neuron's damaging response caused by electrical needling on points; while the effect produced by putting into the Ach through microelectrophoresis was similar to the inhibitory effect of the electrical needling before damaging the S_mI or being conducted by the Hemicholinium-3[105]. These studies indicated the Ach took part in the S_mI's descending regulation of acupuncture analgesia toward the parafascicularis

6-2. Progress of Research on Neurotransmitters in Acupuncture Analgesia

In recent decades, great achievements have been made in the study of acupuncture analgesia and acupuncture anesthesia. The study on the mechanism of acupuncture analgesia has become a pioneer action for the modernization of traditional Chinese medicine. Modern researches on neurobiology suggest that acupuncture can play an important role in arresting pain by regulating a series of functional activities of the central nervous system. In this process, many humoral factors, i.e. neurotransmitters are closely involved in the regulatory activities.

1.The Choline Transmitter ——Acetylcholine (Ach)

Widely distributed in the central nervous system, Ach is involved in the regulatory process of pain. It has been found in morphology that all the sites, which are closely related to pain transmission and pain regulation in the central nervous system, contain cholinergic neurons or nerve fibers and cholinergic receptors, which provide a morphological base for the involvement of Ach in pain regulation[106~107].

It was generally considered that the involvement of Ach had strengthened the effect of acupuncture analgesia. Some direct tests on Ach showed that during the acupuncture analgesia, there was increased Ach content in the whole brain or in such cerebral areas as the cerebral cortex and thalamus, especially in hypothalamus of the experimental rats. During the acupuncture analgesia, strengthened Ach E activities are also found in such sympathetic centers as the posterior nucleus of hypothalamus, the lateral area of hypothalamus and the intermediolateral nucleus of spinal cord, and in such nuclear groups as the arcuate nuclei, nuclei of median raphe and locus ceruleus. In the thalamus and in the lateral nucleus of fasciculus thalamicus of rats, there was a strengthened cholinesterase (ChE) activity. In the lateral nucleus of faciculus thalamicus of the experimental rabbit, there was also an increased activity of Ach E and ChE. There were also some other reports, indicating that there was a dramatically decreased activity of AchE and ChE in Rolando's substantia gelatinosa and the nucleus of spinal tract of trigeminal nerve in the dorsal horn of the experimental rats. There was also a decreased ChE activity in such parasympathetic nervous centers as the medial preoptic nucleus of the hypothalamus and the dorsal nucleus of the vagus nerve[108].

Some researchers found that the effect of acupuncture analgesia was closely related to the strengthened Ach turnover rate caused by electric needling, and the accelerated Ach release was a direct evidence of Ach to participate in acupuncture analgesia, after they studied the turnover rate changes of Ach in brain during the acupuncture analgesia. They also discovered that during the acupuncture analgesia, there was a quickened degradation of Ach release in spinal ganglions and posterior horn of spinal cord and a quickened synthesis in the posterior horn of spinal cord. When the posterior nerve root from one side was severed, the pain-arresting effect of electric needling was partially inhabited, and the Ach activity on the treated side became lowered. This suggested that the signal transfer induced by point needling was at least partially realized by AchE active nerve fibres.

Some researchers treated the pain threshold of the experiment animals with eserine, a kind of cholinomimetic, and discovered that eserine, at the time when it created a pain-arresting effect, could lead to an increased Ach concentration and an inhibited AchE activity in the brain. There were also some other researchers who made a trace injection of hemicholine into rabbit's caudal nucleus so as to inhibit the biosynthesis of acetylcholine. It was found that this could partially block the pain-arresting effect of acupuncture. Therefore, injection of eserine to inhibit Ach degradation could strengthen the effect of acupuncture analgesia. When a trace amount of eserine or scopolamine was injected into the septal nucleus, we found the evidence of possible involvement of cholinergic system inside the septal nucleus in acupuncture analgesia as a result. The study by Dr. Wang[120] showed that the pain threshold of the experimental rats was enhanced when electric needling was performed or when morphine was injected. After the electric needling, the Ach content in thalamus and caudal nucleus was increased and the activity of ChAc and ChE was dramatically strengthened (especially there was a more dramatically strengthened activity of ChAc). When morphine was injected, there was an increased Ach content and strengthened ChAc activity, but there was a weakened ChE activity.

Some people considered that Ach in habenular nucleus could produce an antagonistic effect on acupuncture analgesia in the loop (the Ach fibre from habenula nucleus to locus ceruleus, and the oradrenergic fibre from locus ceruleus to habenula nucleus). If this loop was blocked with Ach blocking agent or a-receptor, the effect of acupuncture analgesia could then be strengthened.

2.The Monoamine Transmitter

2.1 5 - HT

5 -HT, belonging to indole amine in chemical structure, can be found 90% in the gastrointestinal tract, 8~9% in the blood, some in mastocytes of various tissues, and about 1% in the central nervous system. In the central nervous system, the 5-HT neurons are mainly distributed in the nuclei of median raphe as well as in paracentral area or the reticular structure area of the nuclei of median raphe.

A lot of studies in recent years have shown that acupuncture can increase the content of 5-HT in interbrain, brain stem, cortical layer, hippocampus, striate body, hypothalamus, midbrain, medulla oblongata, nuclei of median raphe, spinal cord, thalamus, caudal nucleus, gray matter around the midbrain aqueduct, median raphe nuclei of medullary bulb, black matter…etc. Both synthesis and utilization were accelerated, but the speed of synthesis surpassed utilization, resulting in the increased 5-HT[110]. It was noticed that during acupuncture analgesia, the contents of 5-HT and 5-HIAA were both increased in the whole brain (except cerebellum). In experimental rats or rabbits, the pain-arresting effect was greatly reduced if there was insufficient content of 5-HT in brain. Increased 5-HT content in brain or strengthened 5-HT activity could enhance the effect of acupuncture analgesia.

2.2 Catecholamine (CA)

CA is a collected term of dopamine and noradrenalin. With marked site specificity, CA plays a major part in antagonizing acupuncture analgesia.

2.2.1 Noradrenalin (NA)

The noradrenergic nervous fibers are very widely distributed in the central nervous system, but its cell bodies are mainly in the bulb and pons. The NA neuron in brain stem dispatches respectively an up-going projection fiber and a down-going projection fiber to connect with the brain and the spinal cord, which is called the up-going system and the down-going system.

There are contradictory reports concerning the impact of acupuncture on NA content. Some considered that acupuncture caused no significant change for NA content in NA nerve endings in medial preoptic area of the hypothalamus and dorsal nucleus of the vagus nerve, while there was a higher percentage of cases with increased NA content in posterior nucleus of hypothalamus, lateral area of hypothalamus and intermediolateral area of spinal cord when compared with cases in the control group. Some others believed that electric needling could induce a significant decrease of the NA content in the brain, especially in cortex, hippocampus, striate body, hypothalamus and brain stem. There were still some others who held that acupuncture caused no significant change of NA content in striate body, but caused a higher NA content in the cerebral cortex. Studies on NA turnover rate during acupuncture analgesia showed that there was an accelerated synthesis and utilization of NA in the brain and spinal cord in the experimental rats. As the speed of utilization was quicker than synthesis, there was decreased NA content as a result. This was an expression of strengthened functional activities of the central nervous system. Studies also showed that during acupuncture analgesia there was a decreased NA release in locus ceruleus, gray matter around the aqueduct of midbrain and macronucleus of median raphe (up-going passageway), and there was increased NA release in A_1 nucleus group (down-going passageway). When sodium glutamate (MSG) was injected into the neonatal rats to destroy the arcuate nuclei of hypothalamus, it could dramatically weaken the pain-arresting effect of acupuncture, and enhance the NA content in brain. This pain-arresting effect could also be greatly weakened when hypophysis of the experimental rat was simply removed, but there was not a significant decrease of NA content in brain.

Some people reported that injection of NA into preoptic area produced no impact on the pain threshold, but could antagonize the pain-arresting effect of acupuncture. When DOPS was used to inject into the ventricles of the experimental rats, it was found that NA was playing an antagonistic effect in acupuncture analgesia.

Zhou Zhongfu et al[111] （1981） injected a trace amount of clonidine or phentolamine into the four nuclei groups of the experimental rabbit, i.e. nucleus accumbens septi, amygdaloid nucleus, habenular nucleus and central gray matter in an attempt to observe the impact on acupuncture analgesia. When clonidine was injected into bilateral habenular nuclei, nucleus accumbens septi and central gray matter, there was a marked antagonistic effect, but no such an effect was found when it was injected into the amygdaloid nucleus. When phentolamine was injected into nucleus accumbens septi and amygdaloid nucleus, there was no antagonistic effect, but there was a mild antagonistic effect when phentolamine was injected into central gray matter, and a strong antagonistic effect when it was injected into habenular nucleus. From this we can see that the effect of NA is of a dramatic site-specificity, and the habenular nucleus plays a very important role in this effect. As colonidine is a kind of α-receptor stimulant while phentolamine is a kind of α-receptor antagonist, it can also be considered that NA in brain can antagonize the pain-arresting effect of acupuncture through the α-receiptors.

As to the roles played by NA receiptor in acupuncture analgesia, some researchers hold in recent years that the α-receiptor blocking agent can enhance the pain threshold, while α-receiptor blocking agent does not have such a pain-arresting effect.

2.2.2 Dopamine (DA)

DA is not only a middle link in the biosynthesis of NA, but also an independent nerve transmitter. The DA's neurons lie mainly in the midbrain, the interbrain and the end-brain of the mammals. 80% of DA is in the black matter and striate body, especially in caudal-shell nucleus. In paripheral nerve, it is generally considered that the DA neuron is mainly in sympathetic ganglia.

There were also some contradictory reports at home and abroad on the relationship between DA and acupuncture analgesia. Some reported that at the time when there was a marked effect of acupuncture analgesia, there seemed to be a tendency of decreased DA[109] in cerebral cortex, hippocampus, interbrain, caudal-shell nucleus and brain stem, or there was no dramatic change for the DA level in brain. Others reported that there was a dramatic increase of the DA content in caudal nucleus and dramatic increase of HVA content in caudal nucleus, interbrain and midbrain at the time when there was a marked effect of acupuncture analgesia. Injection of DA into the bilateral black matter could enhance the pain threshold of the experimental rabbits and strengthen the acupuncture analgesia.

Most scholars nowadays insist that DA can play an antagonistic effect against acupuncture analgesia. The strengthened DA activities are not in favor of acupuncture analgesia, and the strengthened DA in striate body, black matter and caudal nucleus can antagonize the analgesic effect induced by morphine and acupuncture. The receptor antagonist of DA could enhance the effectiveness of acupuncture. Injection of DA receptor blocking agent into the caudal nucleus can strengthen the effectiveness of acupuncture. Injection of a trace amount of L-THP, a kind of DA receptor broad-spectrum antagonist into nucleus accumbens septi can also strengthen the effectiveness of acupuncture analgesia. Further studies have shown that this is closely related to the activities of DA receptors in nucleus accumbens septi.

3. The Peptide Transmitter

3.1Endogenous Opioid Peptides (OLS)

OLS is widely distributed in the central nervous system, which is made up of four parts: β-endorphin, enkephalin (methionine enkephalin and leucine enkephalin), dynorphin and OFQ. In the process of acupuncture analgesia, OLS plays a very important role.

3.1.1 β-endorphin (β-EP)

The immunohistochemical studies have shown that the positive cell bodies of β-endorphin are mainly distributed in the hypophysis, the medial aspect of the basal part of hypothalamus (especially the arcuate nuclei) and the lower end of the nucleus of solitary tract. In the hypophysis of the experimental rats, the positive nerve neuron of β-endorphin has a very wide projection area, that is why its positive fibers and fiber endings are distributed very widely in the nervous system, including its projection from the arcuate nuclei to the lateral septal nuclei, nucleus accumbens septi, bed nucleus of stria terminalis and amygdaloid nucleus in limbic system; and the projection from the arcuate nuclei to the anterior part of the hypothalamus, periventricular nucleus, nucleus paraventricularis, nucleus dorsomedialis, median eminence, median preoptic region and lateral preoptic region. The β-EP-like positive fiber dispatching from the arcuate nuclei enters, via dorsal part of thalamus, the brain stem at the ventral part of midbrain, and reaches the nuclear groups related to the transmission of nocuous stimulation and analgesia, such as the periaqueductal gray matter, cuneiform nucleus, nucleus raphes magnus, nucleus raphes dorsalis, reticular formation, locus ceruleus and nucleus tractus solitarii.

Studies have shown that the effect of acupuncture analgesia in experimental rats is positively correlated to the postoperative β-EP content in brain. In case of low or moderate analgesic effect, the elevation of β-EP content is not marked, and there is even a tendency of β-EP reduction. If the analgesic effect is excellent, there is a dramatic elevation of β-EP content in the brain, especially in brain stem, interbrain and telencephalon. Injection of β-EP antibodies into PAG of experimental rabbits can noticeably weaken the effect of acupuncture analgesia. Low-frequency electric needling (2Hz) on experimental rats can make the spinal cord release β-EP, while high-frequency needling can not do so. These findings show that the β-EP is involved in acupuncture analgesia.

3.1.2 Enkephalin

It has been found by radio-immunity analysis that there is a higher content of enkephalin in caudal putamen, pallidal globus, amygdaloid nucleus, the medial preoptic nucleus and the black matter. Immunohistochemical studies have shown that two kinds of enkephalins have a similar distribution in brain. Generally the concentration of methionine enkephalin is 3~4 times higher than that of leucine enkephalin.

Studies have shown that electric needling on experimental rats with low frequency current (2 Hz) can make the spinal cord release methionine enkephalin, while high frequency current (100 Hz) can not do so. The Radio-immunity technique discovered that there was a dramatic increase of enkephalin in hypothalamus and striate body, and there was also a tendency of increase in nucleus accumbens septi.

Han Jisheng et al[117] (1985) utilized the specific peptidase inhibitors of Bestatin and Thiorphan, and non-specific peptidase inhibitor of D-Phenylalanine (DPA) together to protect the endogenously released enkephalin. They then, with the Radio-immunity analysis, determined the immune active substances of methionine enkephalin and leucine enkephalin in striate body, hypothalamus, thalamus, pons, and medullary bulb. The experiment showed that in static state the turnover rate of the enkephalin is not high in the central nervous system, but 30 minutes after the electric needling, the content of enkephalin raised by 30%~52% in striate body and hypothalamus. If electric needling was provided when the above-mentioned peptidase inhibitors were injected, the content of enkephalin raised by 94%~147%. This showed that electric needling could not only promote the synthesis of enkephalin but also promote the release of enkephalin. As the former exceeded the latter, there was a higher enkephalin content in static state. In addition, when there was an increased enkephalin content under protection in central nervous system, the effect of electric needling was also strengthened.

Studies have also shown that the impact of acupuncture on enkephalin is with a time difference. When the experimental rats were needled at 5 and 11 in the morning or at 17 and 23 in the evening, it was found that the content of leucine enkephalin was highest. At 5 in the morning, the content of leucine enkephalin in the hypothalamus was increased by 34.8%, but that in the cerebral cortex was decreased. At 17 in the evening, the content of leucine enkephalin in hippocampus was increased by 50.1%. It was found through clinical observation that in patients with certain critical diseases who were treated with acupuncture, the content of leucine enkephalin in plasma was dramatically increased, and in patients with the ischemic cerebrovascular diseases, the content of enkephalin was dramatically higher than the normal healthy persons. After Point Neiguan (PC 6) was needled, the increased lecucine enkephalin level was greatly reduced.

Injection of protein into the ventricles to inhibit actidione could weaken the effect of acupuncture analgesia and check the increase of enkephalin caused by acupuncture. It was considered that the possible mechanism of acupuncture was to accelerate the biosynthesis of enkephalin. Some researchers performed gastrectomy in experimental dogs with acupuncture anesthesia and discovered that there was an enhanced enkephalin-like immunofluorescence in some cerebral nucleear groups. It was considered that it was the acupuncture that accelerated the formation of enkephalin and prevented the excessive consumption of this substance during the acupuncture anesthesia. This also shows that acupuncture inserts certain impact on the metabolism of enkephalin.

3.1.3 Dynorphin

The cell bodies of dynorphin's positive neurons can be found in caudal shell nuclei, amygdaloid nucleus, hippocampus, supraoptic nucleus, paraoptic nucleus, dorsomedial nucleus, ventromedial nucleus, arcuate nucleus, lateral hypothalamic region, bed nucleus of stria terminalis, central gray matter of midbrain, perabrachial nucleus, nucleus tractus spinalis nervi trigemini and midbrain nucleus, nucleus of solitary tract, nucleus funiculi gracilis, nucleus funiculi cuneati, lateral bulbar reticular structure and posterior horn of spinal cord. There are also scattered distribution of positive cell bodies in various lobes of the cerebral cortex and the lobus anterior hypophyseos. The positive cell bodies of dynorphin can also be found in spinal ganglions.

It was found that both low-frequency (2Hz) and high-frequency (100Hz) electric needling could both make the spinal cord of experimental rats to release dynorphin. Han Jisheng et al found that injection of dynorphin into the spinal subarachnoid space of the experimental rats and rabbits could induce a strong analgesic effect. Based on molar comparison, its analgesic effect was more than 10 times higher than that induced by morphine. Naloxone could partially antgonize the analgesic effect of 10 microgram of dynorphin, and when it was injected at acupuncture tolerance, its analgesic effect was greatly reduced. This showed that these two had a crossed tolerance. When dynorphin antibodies were injected into the spinal subarachnoid space, the effect of acupuncture analgesia was found greatly reduced in the tail, but with no influence in the head and in the facial part. When dynorphin was injected into the lateral ventricle or PAG, it would not induce any analgesic effect. The above findings show that dynorphin participates in the acupuncture analgesic mechanism in the spinal cord, but it does not play any such role in the brain.

3.1.4 OFQ

OFQ is kind of newly discovered opioid peptide, whose structure and functions are different from the known opioid peptides, and whose effect on pain or pain-regulation is entirely different from the previously discovered opioid peptides.

For impact on basic pain threshold when OFQ was injected into the ventricles and the sheath of the experimental rats or mouse, different researchers have different opinions. Some discovered that OFQ could enhance the hyperalgia, some found that OFQ could strengthen the pain threshold, but others found that OFQ had no impact on the pain threshold. It was considered that the different effects were possibly resulted from the amount of drugs injected, from the site of injection and from the species and families of the experimental animals.

The majority research findings showed that injection of OFQ into the ventricle and the periaqueductal gray matter of the midbrain could antagonize the analgesic effect by morphine and acupuncture, and could also turn over the analgesic effect of specific μ-, δ- and κ-receptor stimulants. When the antisense clisonucleotide was used to block the expression of the OFQ in central nervous system, it could strengthen the additive analgesic effect of morphine. These studies suggested that OFQ could play the roles as was done by an opioid peptide in brain. However there were also some other researchers who held an opposite opinion. They discovered that injection of OFQ into the sheath could not lessen the analgesia of morphine, but strengthen that effect instead, induced by morphine or 100Hz electric needling.

Studies showed that OFQ was involved in the formation of tolerance by morphine or electric needling. Tian Jinhua et al found that injection of OFQ antibodies (diluted by 1:1) into ventricle inserted no influence on the acute morphine tolerance formation, but resulted in 50% reversion to chronic morphine tolerance; almost a complete reversion to acute electric needling tolerance (100Hz) and 50% reversion to chronic electric needling tolerance. Yuan Li et al found that by means of radio-immunity analysis, injection of morphine could cause an increased formation and release of OFQ in the brain of experimental rats.

3.2 Neuropeptide or Hormone

3.2.1 Substance P (SP)

The content of SP is different in various brain areas, higher in black matter, brain stem, hypothalamus and posterior horn of spinal cord, and lower in cerebral cortex, and lowest or even zero in cerebellum. There is a very wide distribution of the cell bodies and fibers of SP's positive neuron. In central nervous system, the positive cell bodies are in forebrain, interbrain, brain stem and many nuclear groups such as caudal nucleus, globus pallidus, amygdaloid nucleus, septal nucleus and neocortex in forebrain; the habenular nucleus, hypothalamus, arcuate nucleus, median eminence, periventricular nucleus and nucleus of mamillary body in interbrain; interpeduncular nucleus, gray matter around midbrain aqueduct, nuclei of median raphe, the reticular structure of brain stem, nucleus of spinal tract of trigeminal nerve, nucleus of solitary tract, area postrema and accessory nucleus of oculomotor nerve in brain stem; and the layer II, III, IV and V (especially in Layer II) in anterior horn, lateral horn and posterior horn of spinal cord. The cell bodies of the positive neuron can also be seen in spinal ganglions, trigeminal ganglions and nodose ganglions of the peripheral nervous system, most of which are parvisellular nuclei. It can also be seen that SP and CGRP coexist in a same neuron in spinal ganglions and trigeminal ganglions. The positive fiber and ending of SP can be distributed in globus pallidus, amygdaloid, bed nucleus of stria terminalis, septic nucleus, anterior hypothalamic nucleus, arcuate nucleus, lateral habenular nucleus, midbrain black matter, interpedumcular nucleus, central gray matter, nucleus of spinal tract of trigeminal nerve, dorsal parabrachial nuclei, nucleus of solitary tract and posterior horn of spinal cord. SP fiber is also distributed in sympathetic ganglia. It is generally considered that SP fibers exist in peripheral nervous system, and are distributed in peripheral organs (except the retina).

SP plays a dual effect in transmission of pain signals. On the one hand, it transmits the pain signal in spinal cord, and on the other, regulates and lowers the sensitivity of pain in the brain. The pharmacological experiments showed that SP possessed a dual function not only in the brain but also in the spinal cord. The animal experiments on rats showed that SP at microgram level could cause hyperalgesia, and SP at nanogram level could induce an analgesic effect. Injection of SP antagonist into the sheath could antagonize the decrease of pain threshold caused by SP. When SP was injected into the ventricle and gray matter around midbrain aqueduct, there would appear an analgesic effect. This analgesic effect was possibly realized through the release of enkephalin.

Dr. Bian[112](1995) discovered in his research that with low frequency (2Hz) electric needling, the content of SP immunological competent substance in spinal cord of the experimental rats became reduced, but with moderate frequency (100Hz) and conversed frequency (2/100Hz), the content of immunological competence substance became increased. Injection of SP receptor antagonists --- CP96345 and RP 67580 into the spinal subarachnoid space can block the acupuncture analgesia caused by low frequency, moderate frequency and conversed frequency needling. When 20 microgram of naloxone, an opium antagonist, was injected into the spinal subarachnoid space, electric needling at 2Hz and 15Hz could neither interfere the release of SP. To this we could deduce that it was through enkephalin that the stimulation of low frequency electric needling made a reduced release of primary SP. During the moderate frequency needling (15Hz) the combined action of enkephalin and dynorphin promoted the down-going cerebral fiber and the superficial fiber of spinal cord to have an increased release of SP. The high frequency needling (100Hz) could, through the action of dynorphin, promote the release of SP, but there was not a combined action. The SP could then play its analgesic effect by further promoting the release of opioid peptides.

Li Haidi[113]（1989）reported that during the acupuncture analgesia, the content of SP immunological competence substance was dramatically increased in hippocampus, hypothalamus and striate body, but was decreased in spinal cord ($P < 0.01$). Cui Renlin[114,115]（1990，1994）reported that there was a remarkably reduced SP in hypothalamus of experimental rats, while there was an increased SP content in brain stem and lumbar marrow when acupuncture analgesia was performed. When acupuncture was provided after phenylalanine was used to exhaust 5 – HT, it could accelerate the transmission release of SP and lower the pain threshold. He considered that acupuncture analgesia was realized partially by activating the down-going inhibitory mechanism to regulate SP's transmission and release of pain sense. Many research findings in recent years showed that the way of acupuncture influencing the SP release was through an indirect means, that is, activation of the enkephalin system, 5 –HT system …etc[116].

3.2.2 Cholecystokinin (CCK)

In central nervous system, CCK is widely distributed in various areas (except the cerebellum), especially in cerebral cortex.

Two earliest papers on CCK-8 and pain/analgesia were about injection of CCK-8 into ventricle by Jurna and Zetler in 1981 and about CCK-8 confronting β-endorphin by Itoh et al in 1982. These were two entirely contradictory reports. It was considered that reasons of this dispute were related to the dosage used, because low dose of CCK-8 had an anti-opium effect, while high dose of CCK-8 could induce the release of opioid peptides, hence the analgesic effect. According to the deduction based on a common sense, the effect at threshold concentration should be close to the physiological effect when a certain kind of biologically active drug is injected. When an effect is obtained through an extra-excessive doze, it belongs to the pharmacological action. We, therefore, deduce that CCK-8 in brain plays an anti-opium effect under physiological condition. This deduction was supported by large amount of research findings[117]. Experiments showed that a trace amount of CCK-8 could act upon the specific location in rat's brain and spinal cord, activate the CCK_B receptors and antagonize the analgesic effect induced by μ and κ opium receptors[118].

3.2.3 Oxytocin (OT)

The experiments of behavior science suggested that OT was possibly involved in regulation of pain signals in central nervous system, and was related to acupuncture analgesia[119]. However, there were also opposite reports. With glass microelectrode extracellular recording and spinal surface administration, Tan et al[120] (1995) observed the impact of OT, antioxytocin serum (AOTS) and electric point needling on nocuously-evoked discharge in dorsal horn neuron. The result showed that electric point needling and application of OT on the surface of spinal cord could partially inhibit the nocuously-evoked discharge of the superficial neuron of spinal cord. If OT was injected on basis of acupuncture, it could strengthen the analgesic effect of electric needling. On the contrary, after pretreatment with AOTS, the inhibitory effect of electric needling was abolished. This suggested that OT was involved in regulation of pain signals in spinal cord level, and it was related to acupuncture analgesia with certain frequencies.

3.2.4 Somatostat (SS)

SS is a kind of cyclic peptide that is widely distributed in central nervous system and the peripheral organs. With a very complicated physiological effect, it is involved not only in secretion function of many endocrine glands, the cerebrovesscular activities, regulation of body temperature and immunological functions, but also in regulation of pain. It was found in recent years that SS had a very strong analgesic effect. It could eliminate the stubborn pain caused by carcinoma, relieve the onset of headache, and pain caused by surgical operations[121]. Injection of SS into the sheath or ventricle could strengthen the pain threshold of experimental rats [122]. Injection of SS into lateral ventricle could elevate the pain threshold of experimental rats and strengthen the analgesic effect of acupuncture. When SS's exhauster cysteine and anti-somatostat serum were respectively injected into the lateral ventricle, it could lower the pain threshold of experimental rats and weaken the analgesic effect of acupuncture[123].

With micropuncture on nuclear groups and radioimmunoassay, Liu et al[124] (1998) observed changes of SS content in 12 nuclear groups in brain at 30 minutes after Point Zusanli (ST 36) was needled. They found that there was a dramatic increase of SS content in nucleus raphes magnus, caudal nucleus and amygdaloid nucleus; and there was no change of SS content in supraoptic nucleus, paraoptic nucleus, arcuate nucleus, nucleus ventromedialis, medial lateral nucleus, nucleus raphes dorsalis and locus ceruleus. This suggested that there were only a small number of nuclear groups that were involved in acupuncture analgesia although SS was widely distributed in brain, and it was through these nuclear groups that SS participated in acupuncture analgesia.

3.2.5 Gonadal Hormone (GH)

Ma et al[125] (1999) found that exogenous steroid hormone could strengthen the analgesic effect with various degrees in ovariectomized rats. The dosage of the steroid hormone was with a twice or three times parabola relationship to the acupuncture analgesia. It was considered that the role played by GH was closely related to the transmitter level of exogenous opioid peptides and 5-HT.

4. The Amino Acid Transmitter

This consists of excitatory amino acids, and inhibitory amino acids. Among the former, those related to pain are glutamic acid and aspartic acid, and out of the latter, that related to pain is γ-aminobutyric acid. These amino acids act as neurotransmitters in the nervous system. With the form of product of metabolism, they participate in the synthesis of protein and peptides and in the process of maintaining the distribution of water and ions inside or outside the cells.

4.1 The Excitatory Amino Acids— Glutamic Acid and Aspartic Acid

The excitatory amino acids can induce a very strong excitement in cerebral cortex, hippocampus, thalamus, cerebellum and the neuron of spinal cord, and they are the transmitters of most excitatory neurons. Glutamic acid is a kind of free amino acid that has the highest content in brain of the human beings and mammals, and its content is 3 to 4 times higher than taurine, glutamine and aspartic acid. But the difference of amount in various cerebral areas is no more than two times. The distribution of glutamic acid and aspartic acid differs greatly in spinal cord: more glutamic acid in the dorsal root than the anterior root, but more glutamic acid in the posterior horn than in the anterior horn; while more aspartic acid in the anterior horn than in the posterior horn. The cell bodies of the glutamic acid neurons in central nervous system can be seen in neopallium, hippocampus, olfactory bulb, globus pallidus, reticular thalamic nucleus, intralaminar nuclei, black matter, intermediary neurons and anterior cells of spinal cord, cerebellar cortex. In peripheral nervous system, the cell bodies of the neurons are located in vestibular ganglion, spiral ganglion, vagal ganglion nodosum and ganglion spinale.

Injection of sodium glutamate into unilateral habenular nucleus of experimental rats can excite the neurons inside, induce similar reaction like electric stimulation, facilitate the neuron related to the tail-swinging, and facilitate the tail-swinging reflex induced by nocuous stimulation. However there were also some reports on involvement of glutamic acid in analgesia: Injection of sodium glutamate into lateral hypothalamic nucleus of experimental rats could strengthen the pain threshold. A trace injection of glutamic acid into ventral intermediate orbital cortex could induce an analgesic effect, but a trace injection of GABA into bilateral PAG could block this effect. This showed that the analgesic effect of glutamic acid was possibly realized by activating PAG's down-going inhibitory system.

4.2Inhibitory Amino Acid --- γ - Aminobutyric Acid (GABA)

GABA is mainly distributed in brain, and less distributed in peripheral nervous system and other tissues. The content is highest in black matter and globus pallidus, and then in hypothalamus, and then in the superior colliculus, inferior colliculus and central gray matter of midbrain, the dentate nucleus, caudal shell nucleus, medial thalamus, cerebrum, and cerebellar cortex and white matter.

Researches on the mechanism of acupuncture analgesia showed that there were distinctive findings on relationship between GABA in brain and the analgesic effect. The GABA-blocking effect in PAG and the muclei of median raphe could turn habenular nucleus into an excitatory state, and strengthen the analgesic effect induced by acupuncture. But in the level of spinal cord, it was considered that GABA played an important role in segmental inhibition and presynatic inhibition of acupuncture analgesia.

Reference

For reference, see page 84 to 93 of the Chinese manuscript.

Chapter 7 The Regulatory Effect of Acupuncture on the Neuro-endocrine-Immune System

7-1. The Regulatory Effect of Acupuncture on the Neuro-endocrine System

Functions of various organs and systems of the body are regulated and controlled by the nervous system or the neuro-endocrine system. The important role of the nervous system in the process of needling regulation has been introduced in the previous chapters. Here in this section, the impact of acupuncture on endocrine functions is discussed.

1. Impact of Acupuncture on the Endocrine Functions

The endocrine system is a function-regulatory system of the body. Hormones secreted by the endocrine glands are transported to various part of the body through the blood, and the functional regulation is realized through their actions on their respective target organs. The activities of the endocrine gland are, however, dominated by the nervous system or the nerve-humors too. Therefore the effect of acupuncture on the endocrine glands can be adjusted through the actions of the nerves or nerve-humors.

1.1 Impact of Acupuncture on the Pituitary-thyroid Function

The thyroxin from the thyroid gland can influence and regulate the energy metabolism and substance metabolism of the body, but meanwhile the secretion activity of the thyroid gland is also under the control of the hypothalamo-hypophyseal system and the sympathetic nerve. The thyrotropin releasing factor (TRF) secreted from the hypothalamus can make the lobus anterior hypophyseos secrete thyrotropin and impel the thyroid gland to secrete thyroxin. When there is an excessive content of thyroxin in the blood, a feedback control thus produced may inhibit the release of the thyrotropin from the lobus anterior hypophyseos.

The impact of acupuncture on the functions of the thyroid gland is a kind of benign regulation[1~7]. It has a very good therapeutic effect on both hyperthyroidism and hypothyroidism. For instance, needling on Qishe (ST 11), Tiantu (RN 22), Lianquan (RN 23) and Hegu (LI 4) can help shrink the size of the thyroid gland, remove the symptoms and lower apparently the basal metabolism in patients with hyperthyroidism. The effective rate can reach 86.9% when Qishe (ST 11), Tiantu (RN 22) and Hegu (LI 4) is needled to treat endemic goiter. After the treatment, there is a dramatic reduction of the cervical measure with removed or reduced symptoms, lowered iodine discharge in urine, and an enhanced ability of the thyroid gland to absorb and utilize the iodine.

It was found in animal experiments that there was an apparently decreased iodine intake for the thyroid gland of the experimental animals when iodine was injected intravenously after Dazhui (DU 14), Lianquan (RN 23), Tiantu (RN 22) and Zusanli (ST 36) were continuously needled for seven days ^{131}. When Shiqizhui (EX-B3) of the experimental rabbit and guinea pig was treated with moxibustion for three days, iodine was intraperitoneally injected ^{131} or phosphorus was intravenously injected ^{32} on the fourth day. It was found by a determination one hour after the injection that there was also a lowered intake of iodine and phosphorus of the thyroid gland. A comparison of the amount of iodine intake was conducted among the thyroid gland, endocrine gland, heart, liver, spleen, lung and kidney. After a continuous eight days' electric needling on rabbit's Shuitu (ST 10) and Dazhui (DU 14), it was found that the iodine intake of the thyroid gland was 4/5 lower than before the treatment, while there was no significant difference for other organs. This shows that acupuncture or electric needling has an inhibitory effect on the thyroid functions of the healthy animals. However when thyroid powder or LIUQINGMIDING was used to induce hyperthyroidism or hypothyroidism, the electric needling on sciatic nerve or Huantiao (GB 30) of the experimental mice can satisfactorily have the abnormal thyroid functions regulated[8~17].

Histomorphological studies showed that acupuncture has a dual-directional effect on the thyroid functions. For example, if a rabbit was continuously needled for five times (once daily), there will be discharged colloid-like substance from the cavity of the thyroid follicle, resulting in enlarged alveolar cavity, thickened follicular epithelium that was cubically arranged, and increased basophilic cells in the lobus anterior hypophyseos. This shows that acupuncture can enhance the functions of the pituitary-thyroid system. However, when iodine was injected ^{131} after Shuitu (ST 10) and Dazhui (DU 14) were electrically needled for continuous eight times (once daily), the microscopic examination, which was taken 24 hours later, showed that the staining of the colloid in thyroid gland was slightly darker than that in the control group, with flat follicular epithelium that was unevenly arranged and dim intercellular boundary. This showed that the function of the thyroid gland was in a very low state after the electric needling.

Impact of acupuncture on the thyroid gland is related to the points. For instance, the histological examination can find hypothyroidism when such points close to the thyroid gland as Jiache (ST 6), Shuitu (ST 10), Futu (LI 18) and Yingxiang (LI 20) are needled, while there is no such change when Zusanli (ST 30), Futu (ST 32), Hegu (LI 4) and Quchi (LI 11), all of which are points far away from the thyroid gland, are needled. Again, when bilateral Hegu (LI 4), Futu (LI 18) and Tiantu (RN 23) of a healthy individual were heavily needled for three times, 20 microcurie of sodium iodine was given with empty stomach. The thyroid gland was then found to have a dramatically increased iodine intake (13/15) in tests which were conducted respectively on the 2, 4, 6, 24 and 48 hours later. However there was no such influence on the thyroid gland when tongli (TH 5), Tianliao (SJ 15) and Tianzong (SI 11) were needled.

Different stimulation methods seem to have a different impact on the functions of the thyroid gland. When carrier wave (8,000~18,000 Hz) is used to act on rabbit's Dazhui (DU 14) and Shuitu (ST 10), there is a promotion effect to the functions of the thyroid gland, while there is no such an effect when electric needling is used to needle these points.

As to the ways for acupuncture to influence the functions of the thyroid gland, certain researches have been conducted. The biological studies have proved that after the acupuncture treatment there is a decreased level of thyrotropin in urine of the patients with endemic goiter. This shows that the effect of acupuncture on the functions of the thyroid gland is through the action of the hypophysis. In addition, there is also an increased level of corticosteroid in urine

 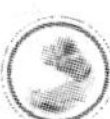

and corresponding changes of acidocytes in blood in patients with endemic goiter who have received the acupuncture treatment. It is reported in some medical literature that exogenous injection of adrenocorticcal ketone or adrenocorticotropin can inhibit the iodine-absorption ability of the thyroid gland, lower the content of combined iodine in plasma, and reduce the size of the thyroid gland. Therefore it is considered that the impact of acupuncture on the functions of the thyroid gland is possibly related to the secretion of adrenocorticotropin. Manganese can inhibit the thyroid gland to use the iodine, but acupuncture can help the patient to discharge an increased amount of manganese and a decreased amount of iodine in urine. Some people considered that besides the way of hypophysis-thyroid gland system, it is also possible that the effect of acupuncture on the functions of the thyroid gland is related to the sympathetic nerve[18~21].

1.2 Acupuncture & Moxibustion Influence on the Function of Vagus Nerve-Pancreas Islets System

The insulin secreted by the β cells of the pancreas islets has the effects of promoting the utilization of glucose and inhibiting the decomposition & devolution of the hepatic glycogen, thus making the blood sugar decreased. The islets of pancreas are controlled by the vagus nerve and the celiac sympathetic nerve. The change of blood sugar can directively stimulate the islets of pancreas or directively exert effect on central nerve, thus regulating the secretion of insulin via vagus nerves. Acupuncture & moxibustion can exert influence on the secretion activities of the pancreas islets, which is usually observed through the change of blood sugar.

Acupuncture at the acupoint of Suliao (DU 25) for 20 minutes in a patient with shock can increase the patient's blood sugar by 42%; while acupuncture at the acupoints of Zusanli (ST 36) among others in a patient with diabetes can notably decrease the blood sugar[22,23].

Acupunctureing the acupoints of Zusanli (ST 36), Hegu (LI 4), Ganshu (BL 18), Geshu (BL 17) and Weishu (BL 21) in healthy persons who have already taken lots of sugar, or acupuncturing the "Zusanli" and electrically acupuncturing the median nerve & the sciatic nerve in rabbits which have been filled with glucose, we can have glucose tolerance curves which manifest themselves as the followings: (1) the curve is decreased in that with originally higher glucose tolerance curve; (2) the glucose tolerance curve is slightly increased in that with originally lower curve; and (3) the glucose tolerance curve is changeable in fewer cases (probably because of individual difference)[24].

Acupuncture effect on blood sugar is correlated with the status of body function. Animal experiments show that electric needling can enable the hyperglycemic level to decrease and the hypogly cemic level to increase. When the hyperglycemic status is reached by way of adrenalin injection or physical irritation, needling the acupoint of "Zusanli" or electric needling sciatic nerve can make the hyperglycemic status decrease of shorten the period of time to recover the normal status[24~30].

Experimental animal model (rats with alloxan diabetes) shows that acupuncture has the protecting effect on the pancreas islets and the hepatic tissues[31].

Acupuncture effect on blood sugar is mainly realized through the vagus nerve-pancreas islet system. When acupuncturing the animal with hyperglycemic status, it is found that insulin is secreted more and ahead of schedule. When blocking the associated acupoints or the afferent nerves, or when amputating the vagu nerve, the acupuncture effect on the secretion of insulin and on the status of blood sugar becomes vanished[32].

1.3 Acupuncture & Moxibustion Influence on the Function of Hypophysis – Adrenal cortex system

The hormones secreted by adrenal cortex are more in quantity and can be physiologically divided into 2 categories, one is to regulate the metabolism of water and salt, and the other is to regulate the metabolism of sugar and protein. What is more, these hormones can help the body enhance the tolerance to some harmful irritation, thus reducing the damage of the body. The ingredients of the hormones are steroids, the synthesis of which is related with the contents of cholesterol, adipoid, ascorbic acid, RNA and alkaline phosphatase (AKP). Measuring the contents mentioned above in the adrenal gland, and measuring the cortical hormone in the blood or it's the metabolic products in the urine, the function of adrenal cortex can be known. Besides, injection of hydrocortisone steroid can cause eosinopenia, the index of which can be used to know the function of adrenal cortex as well. Adrenal cortex is not controlled by nerves, but is regulated by central nerve system through hypothalamus-hypophysis. Acupuncture can exert positive regulating effect on the function of hypophysis and adrenal cortex[33].

Acupuncture at Zusanli (ST 36), Hegu (LI 4), etc. can cause eosinopenia in the blood of health persons. This shows that the adrenocorticotropin (ACTH) in the blood is increased, and this is confirmed by the increased 17-hydroxycorticosteroid in blood (in some cases it may be increased by 2 ~ 3 time than the original level; and its after effect is longer) when measured. After acupuncturing the adult patients with appendicitis or the patients with bacillary dysentery, the acidocyte content may be increased, or may be decreased. In the former cases, it is revealed that the inflammation is subsiding, the disease is turning for better, and the adrenocortical function is becoming normal[34~36].

Animal experiments also show that acupuncture has definite promoting effect on the system of hypophysis and adrenal cortex. The adrenocortical function is accelerated in rats under acupuncture analgesia, and hormone synthesis & excretion are all increased. After acupuncturing "Zusanli" (ST 36), "Shenshu" (BL 23), etc. the content of 17-ketosteroid in urine is markedly enhanced, adrenal cortex becomes thickened, the cells enlarged, and the body of gland increased in weight. Results of histochemical measurements also show that the contents of ascorbic acid, cholestorol and lipids are obviously reduced in the adrenal cortex, while nucleic acid and glycogen are increased, and the vitality of the alkaline phosphatase and succinate dehydrogenase reinforced. Moxibustion with moxa cones at "Shiqizhui" (EX-B) and "Zusanli" (ST 36) in rabbit can enable the absorption of phosphorus^{32} (P^{32}) by adrenal gland to increase[37~46].

It is shown in most experiments that acupuncture & moxibustion can exert promoting or strengthening effect on hypophysis and adrenal cortex, the mechanism of which is thought by some persons to be an irritated response to acupuncture (or moxibustion) irritation by the body. Further analysis has revealed that the acupuncture & moxibustion effect on hypophysis & adrenal gland is not only a pure promoting or strengthening one in all circumstances, it is actually a positive regulating effect, and it is not simply an irritated response[47~51].

The effect of acupuncture & moxibustion varies with individuals and environmental conditions. For instance, the content of 11-hydroxycorticosteroid in the blood of children with appendicitis, of the patients under acupuncture anesthesia, and of the patients with functional diseases (prosopalgia) is changeable & non-stable (the content becomes increased when the patient under acupuncture anesthesia is quiet emotionally, and vice versa); acupuncturing response is stronger in female rats than in male rats, in rats with artificial inflammation than in normal rats; and acupuncturing response in animals (rats, cats) is stronger when it is cold than when it is under normal temperature.

Acupuncturing effect also varies with acupoints & acupuncture irritations. 17-hydroxycorticosteroid in urine of cats under the cold condition of 5℃ is notably increased when the cats' "Zusanli" (ST 36) are acupunctured, while no marked change can be noticed when non-acupoints of the cats are acupunctured. The function of adrenal cortex of rabbits or of rats changes obviously when these animals receive acupuncture stimulations either acupuncturing at more than one acupoints, or at only one acupoit with pounding manipulation for 50 times, or at the necessary acupoints once a day for 3 ~ 5 days; when these stimulations last for 7 ~ 8 days, the acupuncture response may otherwides diminish or disappear. This suggests that the acupuncture stimulation volume (or intensity) and the stimulation period of time (days) are correlated with acupuncture response[52~56].

Experiments (eg amputating, locally blocking or corroding the afferent nerves at the corresponding acupoints, inhibiting the central nerve with pentobarbital sodium, or removing the hypophysis or the adrenal gland of the 2 sides) show that the mechanism of acupuncture effect on the function of adrenal cortex is as follows: acupuncture stimulates the afferent nerves at the corresponding acupoints, which influences the lobus anterior hypophyseos via the central nerve system, which then helps secrete adrenocorticotropin (ACTH), the adrenocortical function is thus strengthened[52,56].

1.4 Acupuncture & Moxibustion Influence on the Function of Sympathetic Nerve-Adrenal Medulla system

Adrenal medulla and sympathetic nerve cells all stem from ectoderm, and are controlled by splanchnic nerves, they all belong to the sympathetic preganglionic fibers. Adrenal medulla secretes 2 hormones: adrenalin and noradrenalin, which play an important role in the irritated response of the body.

Generally speaking, acupuncture & moxibustion can strengthen the function of sympathetic nerve-adrenal medulla system. Acupuncturing the acupoints of Hegu (LI 4), Zusanli (ST 36), Neiguan (PC 6), or moxibusting the acupoints of Quchi (LI 11), Zusanli (ST 36) can enhance the fasting blood-glucose concentration in most cases, which suggests the fact that the secreting function of the adrenal medulla is strengthened; acupuncturing the acupoints "Zusanli" (ST 36) etc. can give similar result. Besides, acupuncture & moxibustion can also help increase the concentration of lactic acid and pyruvic acid in blood, while help decrease the content of creatine phosphate in hepatic glycogen, muscles and brain. Fluorospectrophotometry shows that acupuncturing "Zusanli" (ST 36) of dogs can obviously raise hemocatecholamine of the dogs, that acupuncturing the acupoint of "Renzhong" (DU 26) can stop the decline of the content of catecholamine in the adrenal cortex of hemorrhagic rabbits, can prolong the development of shock, and can thus reduce mortality. Histiochemical experiments have confirmed the acupuncture (including electric acupuncture) effects: increased in number of "adrenalin cells" and "noradrenalin cells" in the adrenal medulla, enlarged cell body, and deepened cytoplastic reaction. Usually acupuncture effects reach the peak one hour after the performance of electric acupuncture, the effects begin to decline two hours after then, and the increased acupuncture effects become original 3 ~ 4 hours later. However, some other data reveal that the peak of acupuncture effect appears earlier and comes to original level quicker. Biochemical and biological assays as well as electron microscopy all reveal that the function of adrenal medulla is strengthened under the condition of acupuncture anesthesia[57~65].

When healthy persons, some patients or animals with hemorrhagic shock receive acupuncture/electric acupuncture irritation, the acupuncture effect depends on their original level of blood sugar. This also proves that acupuncture & moxibustion play a regulating effect on sympathetic nerve-adrenal medulla system[66].

It is believed that acupuncture & moxibustion exert their effects through nerve reflex arc. The acupuncture & moxibustion effects on adrenal medulla function disappear, when the afferent nerves of the corresponding acupoints are blocked or amputated, when the plexus sympathici of the lumbar region is pulled out, when the splanchnic nerves of the two sides are amputated, when barbital sodium or morphine is injected, or when sympathicolytic is injected intravenously. Histochemical assay proves that medullar noradrenaline cells can as usual secrete hormone when the adrenergic endings of postganglionic neurofibers are damaged by hexahydroxydopamine; and that trussing-up stimulation or acupuncture can reduce the content of noradrenaline of the adrenal medulla. This suggests that acupuncture exerts its effect through the cholinergic preganglionic sympathetic fibers[67].

1.5 Acupuncture & Moxibustion Influence on the Function of Hypophysis-Gonad System

Acupuncture exerts some effect on contraception. Some 127 women of child-bearing age received acupuncture at shimen(RN5), the effective rate of acupuncture contraception was 79%. Other doctors believe that acupuncturing Sanyinjiao (SP 6) accompanied with other acupoints has special effect on contraception, the effective rate of the acupuncture contraception is 66.6%. Many people tried to probe the mechanism of acupuncture contraception. Acupuncturing Shimen (RN 5) associated with Hegu (LI 4) etc. for 4 ~ 6 times can enable the uterus to translocate. Acupuncturing Sanyinjiao (SP 6), Xuanzhong (GB 39), Yanglingquan (GB 34), Jiache (ST 6), or simultaneously acupuncturing Hegu (LI 4), Sanyinjiao (SP 6), Zhigou (TE 6) and Taichong (LR 3), and retaining the needles at these acupoints for 30 minutes, can strengthen uterus contraction. Further studies show that acupuncturing at the distal acupoints eg Sanyinjiao (SP 6), Hegu (LI 4), Zusanli (ST 36) can provide a longer latent period for uterus contraction, and marked effect appears 20 minutes after the needles are pulled out; and that acupuncturing at the proximal acupoints eg Zhibian (BL 54) etc. can provide a shorter latent period for uterus contraction, the acupuncture effect is obvious, and the effect disappears when the needles are removed. When acupuncturing Zhibian (BL 54), a proximal acupoint, associated with Hegu (LI 4) and Sanyinjiao (SP 6), two distal acupoints, uterus contraction appears immediately after the needle insertion, the contraction period is prolonged, and the acupuncture effect exists for some period of time after the needles are removed. Acupuncturing Juegu (GB 39), an acupoint not related with reproduction, or non-acupoints, results in mild uterus contraction. The period of uterus contraction caused by acupuncturing is similar as that caused by intravenous drip of oxytocin, so it is believed that acupuncture is probably related with oxytocin secretion of lobus posterior hypophyseos. Animal experiments reveal the similay results[68~72].

Sterility and secondary amenia can be treated with acupuncture. Acupuncturing Guanyuan (RN 4), Zhongji (RN 3), Sanyinjiao (SP 6) and acupoints along the Sanyin Meridian, the Du Meridian and the Chong Meridian at the 18th day after menstruation, or tapping with plum-blossom needle the acupoints along the Liver Meridian, the Spleen Meridian, the Kidney Meridian and Dai Meridian for some monthes, all can enable the ovulation & menstruation to become normal. The interstitial cells of ovary may become flavinized and the morphological changes (progressive & retrograde) of sex organ may appear, if the rabbits are acupunctured or electrically acupunctured. Hormone-withdrawn bleeding may accur if a patient with secondary amenia is acupunctured at the acupoints of Zhongji (RN 3), Guilai (ST 29), Xuehai (SP 10), Guanyuan (RN 4) and Sanyinjiao (SP 6). And when rabbits are acupunctured at these "acupoints", their interstitial cells of the ovary may grow hyperplastically and hypertrophically, the follicular cavity become enlarged, the granular cells are proliferated and fresh corpus luteum is then formed. If rabbits are treated with oestadiol for 2 days, then acupunctured at "Zhongji" (RN 3) and others, the peak of luteotropic hormone may appear 2 ~ 6 hours after acupuncturing, the level of progestin is elevated, and ovulation reaction can directively, observed. All these changes occur probably due to the fact that ecupuncture makes the hypothalamo-hypophyseal system excited, which then enable the lobus anterior hypophyseos to secrete follicule-stimulating hormone and prolan B luteinizing hormone[73~79].

When a child-bearing woman with agalactosis is acupunctured at Shanzhong (RN 17), Shaoze (SI 1), Hegu (LI 4), etc. her prolactin in blood is increased; electric acupuncturing stimulation may promote the secretion of oxytocin of the lobus posterior hypophyseos[80~82].

Acupuncturing has some certain therapeutic effect on the sexual disorders of male. For instance, 100 case with spermotorrhea were treated with acupuncture & moxibustion at the acupoints of Guanyuan (RN 4), Zhongji (RN 3) (the main acupoints) and Zusanli (ST 36) (the associated acupoints); as results, subjective symptoms disappeared in 75 cases, and spermotorrhea did not accur later then in these cases. Another 23 cases with sexual impotence were selected and acupunctured at Guanyuan (RN 4), Sanyinjiao (SP 6), Shenshu (BL 23),

Shangliao (BL 31) and Mingmen (DU 4), and 12 cases were basically cured[83,84].

It was reported that acupuncture & moxibustion had some therapeutic effect on aspermatogenesis. There was one case in which ginger moxibustion was applied at Guanyuan (RN 4), Qihai (RN 6), Mingmen (DU 4) and Shenshu (BL 23) associated with acupuncture at Sanyinjiao (SP 6) and Taixi (KI 3), and the course of such treatment was 8 monthes. As results, his sperm became normal and his wife got pregnant after than. Another 160 cases with aspermatogenesis were treated with acupuncture at the acupoints of Dahe (KI 12), Qugu (RN 2), Sanyinjiao (SP 6) and with moxibustion at Guanyuan (RN 4), Zhongji (RN 3), the first group; and alternatively were treated with acupuncture at 大 , Shenshu (BL 23), and with moxibustion at Shenshu (BL 23), Mingmen (DU 4), the second group. In each group of treatment, acupuncture of tonifying monipulation was applied first, and when needling response was sensed, ginger moxibustion was followed. Qne treatment course was made up of fifteen times of such treatment. The next treatment course started after one week's rest (no treatment was applied between two treatment courses). As results, the effective rate was 98.95%, 125 cases (125/160) got cured[85,86].

1.6 Acupuncture & Moxibustion Influence on the Function of Hypothalamus-hypophysis System

Hypophysis is composed of adenohypophysis and neurohypophysis. Adenohypophysis can secrete trophic hormones, and is linked with hypothalamus through hypophysioportal vein system. The neurohormone secreted from the hypophysiotropic hormone zone of the ventral part of the hypothalamus can act on the lobus anterior hypophyseos via the portal veins, which controls the release of trophic hormones. And the peripheral target gland can secrete hormones with the help of pituitary trophic hormone. On the other hand, the consentration change of these hormones in blood can reversely act on the receptor or hypophysis, which controls the synthesis of releasing factors and the release of trophic hormones. Feedback regulation may exist between hypothalamus and hypophysis. The nerves controlling hypophysis mostly stem from the cervical sympathetic retroganglionic fibers and hypothalamic fibers, and these fibers are mainly distributed in the neurohypophysis. The neurohypophysis can secrete antidiuretic hormone and oxytocin. Experiments reveal that the regulating effect of acupuncture & moxibustion is realized through influencing the function of hypophysis.

Hypothalamus is the synaptic contact region of central nerve system and hypophysis, and has wide linkage with cerebral limbic system, globus pallidus and prosencephalon. The effect of acupuncture & moxibustion is, may be, displayed via afferent nerves and central nerve system before the impulse reaching hypothalamus. On the way the impulse reaching hypothalamus, the reticular structure of the brain stem als plays an important role. On the part of neurohypophysis, acupuncture & moxibustion can act on hypothalamus-neurohypophysis through the efferent pathway of the superior cervical sympathetic ganglia.

7-2. The Regulatory Effect of Acupuncture on the Immune System

Different from the drugs, the mechanism of acupuncture works mainly through mobilizing the auto-regulation factors of the body so as to reach the goal of preventing and curing diseases. In addition, traditional Chinese medicine (TCM) holds that acupuncture can strengthen the "vital *qi*" of the body, that is, the ability of the body to resist diseases. The disease-resistant ability of the body is closely related to the immune system of the body. It is based on these ideas that I put forward after the year 1990 that a modern acupuncture theoretical system be established with neurophysiology as the core, nerve-endocrine-immunity network as both wings and the four major rules of acupuncture[160~162] as clinical guidance. The regulatory effect and mechanism of acupuncture on the immune system is introduced as follows.

1. The Regulatory Effect of Acupuncture on the Immune System

1.1 The Regulation of Acupuncture on the Non-specific Function of the Humoral Immunity

The non-specific immunological substances include the bactericidin, complement, lysozyme…etc. in blood and lymph. Researches have shown that acupuncture treatment can enhance the non-specific humoral immunity. Liu Wenqin et al found in 1964 in rabbits with experimental peritonitis that acupuncture and electro-acupuncture could make the bacteria infused into the abdominal cavity to be removed ahead of time, and the bactericidal action of blood could be apparently improved[87]. It was also confirmed by Bethune International Peace Hospital in 1979 that the plasmatic bactericidal power was obviously increased when Shangjuxu (ST 37) and Tianshu (ST 25) of the rabbit were treated with electroacupuncture[88]. Since 1960s, a research group from Nanjing have treated 1,236 cases of acute bacillary dysentery merely by acupuncture, and the main points selected include Qihai (CV 6), Tianshu (ST 25), Shangjuxu (ST 37), Xiajuxu (ST 39) and so on. With 10 days as a therapeutic course, the curative rate after one therapeutic course reached 92.4%. Changes of immunological function in 50 inpatients who received acupuncture treatment were also observed. As a result, they found that 83.8% of the patients were with an increased bactericidal capability compared with before the acupuncture treatment. They also found that the bactericidal substances possessed no thermostability, and heating at 50℃ for 30 minutes could make their bactericidal power greatly reduced[89]. It was estimated that the increased bactericidal substances were related to complements, opsonins and complement-combined antibodies [90~93].

Most researchers found that acupuncture could increase the contents of complements in serum. Dr. Wang Xuetai, a famous acupuncturist, found quite early in 1957 that 84.2% of the healthy individuals had had increased serum complements when their Zusanli (ST 36), Tianshu (ST 25), Dazhui (GV 14) and Quchi (LI 11) were needled[94]. Huang Kunhou et al reported in 1987 that there was a tendency of increase for serum C_3 and an apparent increase for C_4 when Zusanli (ST 36) of a healthy individual was needled[90]. On the third day after the acupuncture treatment, the total amount of complements in serum of patients with acute bacillary dysentery was dramatically increased compared with that before the treatment, and there was still a tendency of increase to the 12th day[89]. Jian Ande also confirmed in 1986 that the C_3 contents could increase by 38.34% ~ 50.00% when patients with bacillary dysentery were treated with acupuncture[90]. Su Baotian et al found in 1960 that the complement titers

 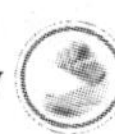

were universally strengthened when Dazhui (GV 14), Taodao (GV 13), Quchi (LI 11) and Hegu (LI 4) of rabbits were punctured[96]. However Zhang Taoqing reported in 1979 that the total serum complement contents would fluctuate within the normal range when monkeys with bacillary dysentery were treated with acupuncture, and there was no significant difference between the treatment group and the control group [97].

Lysozyme is a kind of small molecule protein with a molecular weight of 146,000, and it can cleavage the walls of many CT^{+} bacteria and some CT^{-} bacteria. З а м о т о в И Л et al treated 19 cases of infective allergic bronchial asthma with acupuncture in 1979. As a result, 10 cases were found with increased lysozyme contents in serum [98]. A research group in Nanjing found in 1979 that the average serum lysorzyme contents in patients who were at the initial stage of bacillary dysentery was two times as high as those normal and healthy persons. At that moment, his average value of total WBC count was over 10^{10}/L. Three days after Shangjuxu (ST 37) and Tianshu (ST 25) were needled, most of the patients had had subsided fever, improved symptoms and reduced average value of total WBC count of below 6×10^{9} / L., but the serum lysorzyme contents continued to rise to a level more than 3 times higher than before the treatment. On the 7th day of the treatment when most of the patients were cured, the serum lysozyme contents were still two times higher than before the treatment[89]. All this shows that acupuncture treatment can make the white blood cells release more lysozyme so as to digest the pathogenic bacteria.

In addition, acupuncture treatment can not only make an increase of the α, β and γ globulins[99~101], but also make an increase of properdin, opsonin and interferon both in experimental animals as well as in human patients[102~104].

1.2 The Impact of Acupuncture on the Specific Function of the Humoral Immunity

The specific function of the humoral immunity refers to the immunological reaction of the immunoglobulin (Ig) in the body fluid. This kind of protein molecules cover about 20% of the body, and the single molecule is called an antibody. The major antibodies include IgM, IgD, IgE, and IgA. Difference of these antibodies is their distinctive multiple bonds. The research group in Nanjing found in 1979 that acupuncture could make an increase of the IgM, IgD, IgE, and IgA levels in normal individuals or in patients with bacillary dysentery.

3 days after the acupuncture treatment, the IgG, IgA and IgM of patients with bacillary dysentery and the IgG and IgA of normal individuals were found with dramatic increase. The IgA in patients with bacillary dysentery was increased by 43% on the 12th day of treatment, while IgM began to decrease after 5~7 days of the treatment, indicating an early emergence and an early disappearance, and an early bactericide action of the IgM[89]. Cao et reported in 1987 that acupuncture could apparently increase the antibody titers and the contents of immunoglobulins in patients with bacillary dysentery. They also found in the observation of 50 cases that the average values of IgG, IgA and IgM before the treatment were 1090±12.0, 158±8.1 and 137±5.7 respectively, and these increased to 1225±19.0, 188±3.7 and 189±8.9 on the 3rd day of treatment, to 1380 ±26.0, 210±7.8 and 177±13.2 on the 7th day and to 1456±42.0, 225±7.5 and 170 ±5.1 on the 12th day. This shows that acupuncture can have a long-lasting effect for over 12 days[105].

Qiu Maoliang et al. noticed in 1983 the therapeutic effect of acupuncture on acute viral hepatitis, and the points they selected were Zusanli (ST 36), Yanglingquan (GB 34) and Xinjian (LR 2). They found in their observations that there was a remarkable increase of the IgG and IgM in most of the patients treated with acupuncture. With the improvement of the disease, contents of these immunoglobulins were also decreased[106]. Cao et al also made a similar observation in 1987 and obtained an identical result[19].

In the acupuncture treatment of diseases related to the immune functions, contents of immunoglobulins were found to have a corresponding change with improvement of the disease condition. З а м о т о в И Л et al reported in 1979 that acupuncture at Hegu (LI 4) and Yingxiang (LI 20) was taken to treat allergic rhinitis for 6 treatment sessions. The IgE levels were found with a decrease in 64% and 76% of the patients respectively at the time of termination of the treatment and after 2 months of the treatment[107]. Lu Zhenchu had also had a similar report in 1980[108].

Acupuncture can also increase the IgG and IgA contents in middle-aged and senior citizens. With increase of their ages, the immunological function of these people becomes lowered and the ability to combat against disease, poorer. Wang Fenling et al observed in 1996 the health-care effect of moxibustion on Shenque (CV 8), and found the comparatively lowered IgG and IgA levels in 93 cases before treatment became dramatically increased after a continuous treatment of 20 days[109]. Han Yu et al found in their observations in 1993 that needling on Guanyuan (CV 4), Zusanli (ST 36) and Sanyinjiao (SP 6) could apparently increase the IgG and IgM contents in old people[24]. Cao also reported in 1987 that needling everyday the points of Zusanli (ST 36), Dazhui (GV 14), Tianshu (ST 25) and Quchi (LI 11) could increase the IgG and IgA levels of a healthy individual. After 3 days, the contents of immunoglobulins could have an obvious increase and this effect could last for over 12 days[105].

It is found in experimental animals that acupuncture can enhance the specific function of humoral immunity. Chen Yi et al studied in 1984 the impact of moxibustion on the immunological functions of rabbits, confirming that this therapeutic method could dramatically increase the contents of immunoglobulins in rabbit[111]. After receiving antigen injections, the rabbits were found with increased antibody contents in blood after the acupuncture treatment, or the animals were made to produce antibodies earlier or to have a prolonged high level of antibodies. Jiang Degao et al in 1959 performed an immunological injection with the killed vaccine of typhoid salmoncellae on rabbits, and the injection was given once a week for 3 times. Immediately after each injection, the site below L_5 was needled, and agglutination reaction was performed with the blood collected before the treatment and during the process of the immunity. The agglutination titer of the control group was taken as 1, and those titers of the treatment group, the mild moxibustion group and the scar-producing moxibustion group were 2.5, 1and 2 at the end of the first week, 2.5, 4 and 4 at the end of the second week, 1, 3 and 2 at the end of the third week, 1, 2 and 2 at the end of the fourth week and 1, 1 and 2 at the end of the fifth week. This suggested that the effect generated by acupuncture appeared the earliest, but maintained short; the effect by mild moxibustion appeared late, but a repeated moxibustion treatment might made the effect stronger gradually, and the effect induced by scar-producing moxibustion had a greater and longer effect. When mild moxibustion was performed, the prolonged moxibustion time would insert no influence to the effect. On the contrary if the moxibustion time was shortened, it could apparently lower the effect[112]. An experiment was conducted in Xiehe Hospital affiliated to Fujian Provincial College of Traditional Chinese Medicine in 1961, in which the injection of *staphylococcus aureus* was injected into the rabbit's abdominal cavity, followed by acupuncture on Zusanli (ST 36) and Dazhui (GV 14). It was found that the antibody titer was increased dramatically[113]. Chu et al in 1975 treated Zusanli (ST 36) with acupuncture everyday on rabbits sensitized with sheep erythrocytes, and it was found that the treatment could prolong the existence time of antibodies in the blood[114].

If the antigens were injected directly into the point, it would be in fact a simultaneous treatment of needling and antigens, which can make the effect more marked. The first hospital affiliated to Wuhan Medical College made another experiment in 1960, in which point injection was performed with retanus antigens on horse. It was found that the antibody titer in the point immunity group was twice as high as before the treatment, while that in the control group increased by no more than 50%[115]. The researchers in Fujian Institute of Epidemiology injected the mixed vaccine of typhoid, paratyphoid A and paratyphoid B into Zusanli (ST 36), Shanglian (LI 9) and Xialian (LI 8) in rabbits and Zusanli (ST 36) and Hegu (LI 4) in human beings. The serum antibody titer in rabbit point injection group was found 7~8 times higher than that in the subcutaneous injection group; and the serum antibody titer in human point injection group,1 to 2 times higher than the control group. Especially the injection of antigens on Hegu (LI 4) could obtain a best effect[116].

Moxibustion with moxa cones has a very good anti-inflammation effect, and this is considered to be related to the humoral immunity. Tang Zhaoliang found in 1996 that moxibustion at Shenshu (BL 23) of the rats with adjuvant arthritis could restore and promote the multiplication of the spleen lymph cells induced by ConA, accelerate the production of IL–2, and reduce the contents of IL–1, and as a result, increase the immune responses and strengthen the anti-inflammation capability of the body[117]. After applying electroacupuncture on Zusanli (ST 36) and Lanwei (EX-LE 7) in SD rats, Du lina et al observed the impact on the multiplication of the spleen lymph cells induced by ConA and the impact on LI-1 respectively on the 1st, 2nd, 3rd, 5th, 7th and 9th day of the acupuncture treatment. It was found that the effects in the three groups of the 3rd, 5th and 7th day were remarkably strengthened, and the cpm induced by IL-2 in the two groups of 2nd and 5th day was greatly increased, showing a promoting effect of the immunological function[118].

There are also other experiments to confirm that acupuncture can strengthen the lowered immunological reaction of the animals with tumors. Zhao Jiazeng et al discovered in 1995 that the moxibustion therapy, especially when moxibustion is combined with immuno-nomodulators, could greatly lower the response of certain agglutinin receptors and C–erb B_2 in HAC tumor cells, but it produced no influence to the antigen contents in proliferative nucleus, the count of argentophil proteins in nucleolar granular cortex and the cell cycle. The results showed that the anti-neoplastic effect of acupuncture and moxibustion is mainly related to the improvement of the immunological function[119].

1.3 Impact of Acupuncture Treatment on Non-specific Cellular Immune Function

The cells participating in the non-specific immune reaction include macrophages, neutrophilic granulocytes, eosinophil granulocytes, basophilic granulocytes...etc. Many research findings indicate that acupuncture can increase the total WBC count in peripheral blood. The electric needling on Dazhui (GV 14) and Hegu (LI 4) in the rabbit by Su Baotian et al (1960)[120], the needling on Zusanli (ST 36) by Shanghai 2nd Medical College (1959 and 1960)[121~122], the plum-blossom needling on rabbits by the research group in the First Hospital affiliated to Jianxi Medical College (1959)[123], the electric needling on the lateral site of the sciatic nerve or the median nerve in rabbit by Wang Fuzhou et al (1957)[124], the moxibustion applied on rabbit's superior angle of scapulae and the site of 1 to 2 cm apart from the 2nd lumbar vertebrae by a research group from the Institute of Tuberculosis, Beijing (1989)[125], and the moxibustion on Mingmen (GV 4) in mouse by Zhang Shiyi et al (1981) [126] could all make an increase of WBC count, especially the neutrophilic granulocytes. There are also some other researches that show that the acupuncture treatment can strengthen the phygocytic function of WBC[124~128]. Song Anmin et al observed in 1984 the impact of electroacupuncture at Zusanli (ST 36) on cyto-chemistry in rabbits, and discovered that this therapeutic method was with certain regulatory effect on the substances such as NE, ACP, ATPase and MAO in WBC. This was because the activity of NE and ACP was related to the function of lysosome, the activity of ATPase was related to energy metabolism, and the strengthened MAO activity and the increased contents of monaminne substances was related to the strengthened metabolism of the minaminne substances. Therefore the result of this research suggested that electroacupuncture could strengthen the lysosome function and the energy metabolism of rabbit's granulocytes, and increase the transformation rate of the minaminne substances[129].

Most research findings confirmed that acupuncture and moxibustion could enhance the phagocytic function of the macrophagocytes. With the disappearance velocity of the ^{32}P-labeled pigeon erythrocytes in blood as an index for the phagocytic function of the reticulo-endothelial system, Liu Shuzheng et al observed in 1959 the effect of electroacupuncture on rabbit's Dazhui (GV 14), Shiqizhui (EX-B8) and Zusanli (ST 36) and the effect of moxibustion on Shiqizhui (EX-B8), They discovered that both methods could strengthen the phagocytic function of the reticuloendothelial cells. However, the effect of electroacupucture on Zusanli (ST 36) was not so apparent as that on Shiqizhui (EX-B8) and Dazhui (GV 14), and the effect generated by twice treatments a day was much better than that by one treatment a day. At 24 hours after the moxibustion treatment, the effect appeared the best, which was followed by a 72-hour gradual declining process[130]. With the contents of India ink granules in the hepatic tissues as the index for the phagocytic function of the reticulo-endothelial system, Li Weixin et al made an observation in 1959 on the effect of acupuncture. It was found that the average optical density in the treatment group was 56.8% higher than that in the control group at the 15th days after Dazhui (GV 14) and Mingmen (GV 4) were needled, and 40.4% higher at the 18th day after the treatment [131]. With a similar method, Deng Guogang et al made an observation in 1981 in rabbits and found that the phagocytic function of the reticuloendothelial cells was the strongest on the 10th day and second on the 6th days when Shangjuxu (ST 37) and Tianshu(ST 25) were treated with electroacupuncture, which were 63.3% and 49% respectively higher than the control group. On the 15th day after the treatment, it reduced to the minimum and restored to normal on the 20th day [132]. Yan Bingou et al, (1959)[133], He Zeyong et al (1959)[134] and Mao Ling et al (1960) [135] also took Congo red as an index and observed the impact of acupuncture treatment on the functions of the reticuloendothelial system. All the above observations confirmed that acupuncture could strengthen the functions of the reticuloendothelial system.

After injecting 4 mg of colloidal carbon into the veins of an experiment mouse, Zhou Caiyi et al observed in 1980 the impact of moxibustion on the carbon contents in liver and spleen. It was found in the treatment group that the average carbon contents in the liver was 2.72±0.49mg (with a recovery rate of 68.0%), and the average carbon contents in the spleen was 0.048±0.018 mg (with a recovery rate of 1.2%), while in the control group, the average carbon contents in the liver was 1.77±0.66mg (with a recovery rate of 44.24%) and the average carbon contents in the spleen was 0.019±0.01 mg (with a recovery rate of 0.47%). This showed that acupuncture could both strengthen the activity of hepatic phagocytes and the splenic phagocytes[136]. Yang Yumi et al observed in 1987 the effect of moxibustion on the intraperitoneal macrophage activation in hydrocortisone mouse models. In the moxibustion group, hydrocortisone (20mg/kg) was given intramuscularly once a day and two moxa cones were used on Mingmen (GV 4) in the moxibustion that was given once every other day. In the control group, only hydrocortisone injection was used without moxibustion. On the 8th day when the animals from both groups were killed, the phagocytic rate and phagocytic index in phagocytizing the chicken erythrocytes were determined. It was found that the phagocytic rate in the moxibustion group was 68.5% and that in the control group was 52.5%, and the phagocytic index in the moxibustion group was 1.49 and that in the control, 0.37. Both the phagocytic rate and index in the moxibustion group was found much higher than those in the control group, suggesting that moxibustion could activate the phagocytic activity of the macrophages and raise the immune function of the body[137]. Banmuhaoer from Japan, by using carbon-clearance rate as an index, observed in 1986 the effect of moxibustion on mouse phagocytic functions. It was found after one moxibustion treatment that there was a rising tendency of the phagocytic index within 3 to 24 hours after the treatment, which showed a strengthened phagocytic function of the hepatic and splenic macrophages. However this rising tendency could not last for long with continuous moxibustion treatment.

Zhou Rongxing et al observed in 1987 the impact of acupuncture on the phagocytic functions of WBC in post-operative patients, including 40 cases of malignant tumors and 26 cases of inflammation. Points mainly selected were Zusanli (ST 36) supported by Neiguan (PC 6) for operations on chest or the part above the chest, and supported by Sanyinjiao (SP 6) for operations on the abdomen and the part below the abdomen. The acupuncture treatment was given continuously for 3 days after the surgical operation. It was found in the observation that the phagocytic function of WBC in the treatment group was greatly enhanced compared with that in the control group. Especially the bacteriocidal rate in the treatment group was apparently superior to that in the control group[138].

1.4 Impact of Acupuncture Treatment on Specific Cellular Immune Function

The specific cellular immune function refers to the immune reaction guided by T cells. It has been confirmed by large amount of experiments that acupuncture can dramatically strengthen the specific cellular immune function of the body. Ma Zhenya et al discovered in 1980 that acupuncture on Zusanli (ST 36), Shenshu (BL 23) and Shanzhong (CV 17) in patients with hyperplasia of mammary glands could promote the activities of the lymph cells and total RFC, and the transformation of lymph cells into lymphhoblast[139]. With pus-producing moxibustion, Yan Hua et al (1979) treated 299 cases of bronchial asthma and the points selected were Dazhui (GV 14) and Feishu (BL 13). After a treatment of two months, the transformation rate of RFC and lymph cells were determined. They found that the lowered RFC and Lymph cell transformation rates were both significantly enhanced after the treatment[140]. With the same therapeutic method, Jin Guishui et al (1982) treated 26 cases of asthma, and the transformation rate of E-RFC and lymph cells in 14 cases were found with remarkable increase[141]. Zeng Qiang observed in 1997 the impact of auricular needling on the immunologic functions in patients with chronic bronchitis, and found that this therapeutic method could significantly increase the contents of T cells[109]. Zhang Taoqing et al observed in 1987 the impact of acupuncture and moxibustion on the immunologic functions in asymptomatic *bacillus dysenteriae* carriers. The points selected for needling were Tianshu (ST 25), Zusanli (ST 36) and those for moxibustion were Xiawan (CV 10), Shenque (CV 8) and Guanyuan (CV 4). These points were treated with acupuncture or moxibustion once a day. It was discovered after 7 treatment sessions that the absolute value of the lymph cells was increased from 2294 ± 549 before the treatment to 2766 ± 823 after the treatment, but no dramatic changes in the control group. The difference was quite significant ($P < 0.05$). On the 7th day and the 14th day of the treatment, the positive rate of ANAE staining in the treatment

 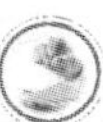

group raised 14.4% and 35.5% respectively, while those in the control group, 8.6% and 19.7% respectively[142]. A research group from Henan Medical College discovered in 1979 that the patients with a lowered cellular immunologic function before the treatment could have an increased immunologic function after the electroacupuncture, and those with a higher cellular immune function before the treatment could have a dropped immunologic function after the treatment[143].

It was confirmed by many research findings that acupuncture and moxibustion therapies could regulate the immunologic mechanism of the normal individuals. Wu Jinglan observed in 1983 the impact of needling Hegu (LI 4) and Zusanli (ST 36) on the cellular immunologic functions in 100 cases of healthy individuals, and found that the transformation rate of the active RFC, the non-active RFC and the lymph cells was greatly enhanced after the treatment. The enhanced effect could maintain for 24 hours. The absolute value of active RFC was increased by 175.3±63.6% and that of non-active RFC by 2.4±0.8% after the treatment. The quality of the lymph cells and RFC in peripheral blood (ANAE classification) increased 5.5±1.1% and 5.5% respectively after the treatment. The above results showed that electroacupuncture had an active regulatory effect on the sub-populations of T cells and Tu cells[144]. Li Lanxiu et al observed in 1983 the impact of needling left Hegu (LI 4) and right Zusanli (ST 36) on the number of T cells in 72 healthy adults. They found that there were 23 individuals whose T cell number was increased, and 12 individuals whose T cells decreased after the treatment with an average increase of 7.1%. This indicated that the acupuncture treatment could effectively increase the number of T cells[145]. Huang Kunhou et al observed in 1987 the impact of electroacupuncture at Zusanli (ST 36) on the T lymph cells in peripheral blood of the normal individuals, and confirmed that the therapeutic method could definitely increase the number of T lymph cells[95]. Heiyebaosan et al (1980, 1983 and 1984) [146~148], Songbenmeifushi et al (1980)[149] also conducted a series of studies, and found that the T cells treated with electroacupuncture had a strengthened effect on phytohemagglutinin and ConA (but without statistical difference) and a stronger natural cell-killing action. The electroacupuncture could also increase the amount of B lymph cells and their stimulating substances---PWM. On the contrary to this, the rate for inhibiting the lymph cells and cell-killing activities were dropped dramatically, indicating that acupuncture could raise the numbers of two kinds of lymph cells and minimize the number of lymph cells that could not conduct their normal immunologic functions. Heiyebaosan et al also made another experiment in 1986, in which they used low-frequency electric needles of 2V and 5 Hz to stimulate the points for 5 minutes and analyzed changes of human T lymph cell subpopulations with serial OKT and Leu monoclonal antibodies. They found that there were no obvious changes for OKT_3^+ cells and OKT_4^+ cells, while there was increased OKT_{11}^+ cells, OKT_8^+ cells and Leu_7^+ cells. In the other group, there were decreased Leu_{11}^+ cells. This finding showed that the impact of electroacupuncture was with certain specificity to the human T cell subpopulation[64].

Songbenmeifushi further investigated in 1992 the impact of acupuncture on the immunologic function of the healthy adults. He found that the proportion of the Tr cells and K cells became reduced, the proportion of the CD_{57} positive cells in NK cells increased, CD_{16} positive cells lessened and the proportion of CD_3 positive cells in T cells of the peripheral blood increased after the treatment. This showed that there appeared apparent changes for the proportions of various lymph cells in the peripheral blood of the healthy adults, and further confirmed that the therapeutic method could actively influence the immunologic functions of the body. The lymph cells in the peripheral blood could undergo certain reactions not only under the stimulations of specific antigens, but also under the stimulation of various other lymph cells. It was also discovered in the observation that the T cells in the peripheral blood had a hyperactive reaction to PHA when the points were needled, while such hyperactive reaction did not exist when the non-points were stimulated, showing that this hyperactive reaction was related only to point stimulation. That is to say, this change was not caused by the stimulation of physical pain, but by the stimulation on the points. In the experiment in which various lymph cell stimuli were taken, it was found that the reaction of T lymph cells to ConA were not influenced by acupuncture (different as in the case of PHA). The effect to change the reaction of lymph cells could last about 4 hours. To explore the impact of acupuncture on immunologic functions of the body, a simple experiment, the PPD test, was adopted to determine the changes of intradermo-reaction, and this was a test that could reflect the functions of the T cells. It was found in the experiment that acupuncture could increase the intradermo-reaction in healthy adults. This finding suggested that acupuncture could strengthen the immunologic reaction of the body [151].

Large amount of animal experiments also confirmed that acupuncture could strengthen the specific cellular immunologic function. Zhao Jinjing et al in 1980 treated the point of Zusanli (ST 36) by means of electrioacupuncture in rabbit with a retaining of needle for 30 minutes and found that the lymph cells were increased in pseudopodium process, and found that the transformation rate of lymph cells was increased[152]. Cao Jiren et al in 1982 found by using acupuncture with mild stimulation on rabbit's Sanyinjiao (SP 6) for 30 minutes that the lymph fluid from the popliteal lymph node was 3.24 times higher and the lymph cells were 16.6 times more than before the treatment. Even at 30 minutes after the termination of the needling treatment, the lymph fluid from the popliteal lymph node was 1.74 times higher and the lymph cells were 4.15 more than before the treatment. The effect of lymph cell increase induced by point stimulation was more remarkable than non-point stimulation. It was further discovered after an observation on the lymph fluid from the popliteal lymph node that the increased lymph cells were mainly the T cells[153]. Ren Huaqiu et al in 1984 treated rabbit's Zusanli (ST 36) with electroacupuncture and laser radiation and observed their impact on the local skin delayed allergy caused by PHA, streptokinase (SK) and SK-SD. They found that both methods could increase the skin allergic response. This finding showed that both electroacupuncture and laser radiation could enhance the cellular immunologic function[154]. Tan Huibing et al in 1997, by injecting sheep erythrocytes into Point Houhai (Extra) in rats and mouse, discovered that the transformation rate and the activity of NK cells were both improved dramatically. Moxibustion on Guanyuan (CV 4) in rats with lowered immunologic function could remarkably increase the percentage of T cells[155].

With the technology of monoclonal antibody, Fang Jianguo et al in 1993 observed the impact of acupuncture on peripheral T cells and their subpopulation in patients with malignant tumors. They found that acupuncture could effectively increase the number of T cells in patients with malignant tumors, and could also regulate the percentage of T cell subpopulation. It was especially the OKT_4^+ that was with the highest increase rate[156]. The research group led by Chen Shaozong made a 3-year observation from 1999 to 2001in an attempt to probe into the impact of electroacupuncture on the immunologic functions in patients with malignant tumors. They found that this therapeutic method could inhibit the destructing effect of the T cells and NK cells caused by chemotherapeutic agents. This showed that electroacupuncture could effectively eliminate the toxic and side effects of the chemotherapeutic agents, and safeguard the immunologic function of those patients with malignant tumors who were receiving the chemical therapy[157~159].

2. Mechanism of Acupuncture and Moxibustion in Immunoregulation

In 1990, We began to propose that a modern acupuncture theoretical system be established with neurophysiology as the core, and the nerve-endocrine-immunity network as both wings. That is to say, the nervous system was the basis to produce various acupuncture effect, and the regulatory effect of acupuncture was realized by the nervous system[160~162]. It was confirmed by Zhao Jianji in his researches in 1997 that the importation of needling signals should have the involvement of Fiber C and Fiber A from the peripheral nerve. The needling signals went upwards to activate various nervous centers, and after being integrated by the senior centers especially the hypothalamus, inhibited the immunity respectively through the functional activities of hypophysi-adrenal cortex and sympathetic nervous system, and promoted the immunity through the functional activities of β-endorphin, a material released by the hypophysis (maybe also enkephalin from the adrenal medulla), and parasympathetic nervous system[163]. In their studies in 1996, Zhao Jianji et al injected capsicin into the subcutaneous part of the experimental mouse to destroy selectively the primary afferent fiber C. When the mouse became mature, many of their immunologic reactions were found with dramatic changes. Except for the lowered IgG in serum, many other cellular and humoral immunity levels were increased such as increased weight of spleen and thymus gland and dramatically increased PFC, LTT, IL-2 and hemagglutination antibody titers. After stimulation to these animals with electroacupuncture, there was no regulatory effect on the immunologic reaction. This showed that the immunoregulation effect of electroacupuncture was related to fiber C[164]. Zhao Jianji et al also in 1997 used 6-OHDA to make a chemical removal of the peripheral sympathetic nerve in SRBC-immuned mouse so as to explore the roles played by this nerve in immunoregulation of acupuncture. They discovered that electroacupuncture could make the LTT and IL–2 contents increase dramatically in normal mouse (which were merely immuned with SRBC) ($P < 0.005$), and the IZM contents decrease remarkably ($P < 0.01$). In the mouse treated with 6-OHDA, the weight of spleen, the splenic index, the number of spleen cells, the weight of thymus gland and thymus index were all reduced, IZM and IgG contents were dramatically lowered and only the cells of thymus gland were increased ($P < 0.01$). Electroacupuncture on the mouse treated with 6-OHDA could make many of the immunologic parameters restore to or close to the normal range, and could make a dramatic increase of LTT and IL–2. These findings suggested that the peripheral sympathetic nerve was an indispensable link in immunoregulation of acupuncture[165]. They also found in their studies in 1995 that the contents of LTT and IL–2 in mouse could also be reduced when hemicholine (HC) was used to inhibit the synthesis of acetylcholine (an excitatory transmitter of peripheral vagus nerve). However when the electroacupuncture was given to the mouse that were treated with acetylcholine, there was no reduction of LTT and IL–2. This suggested that electroacupuncture could excite the parasympathetic nerve and strengthen the immunologic functions by releasing the Ach transmitters[166].

Song Xiaohe et al studied in 1997 the effect of central nervous transmitters in immunoregulation by acupuncture. They first divided the mouse into a normal group, a control group (with yang deficiency) and a treatment group (treated with moxibustion). For the treatment groups, the mouse were given AHP injection (300 μ m/20 g body weight), once a day, and meanwhile their Shenshu (BL 23) were treated with moxibustion, 15 minutes in each treatment for 6 times. For the mouse in the control group, only AHP injection was adopted. It was found in their observation that the moxibustion treatment could effectively lessen the symptoms of yang deficiency, and it was also found that the weight of spleen and thymus gland was significantly heavier than the control group. This showed that moxibustion could prevent the immnologic organs from atrophy. The higher contents of LTT and IL–2 in the mouse and the higher contents of such nerve transmitters as DA and NE in the brain tissues of the mouse from the treatment group suggested that AHP could make atrophy of the adrenal gland, and reduction of the synthesis and secretion of the nerve transmitters in the body. The moxibustion signals could be transmitted to the center through peripheral nerves, and produce a positive effect on the axis of hypothalamus – hypophysis–adrenal cortex, which would promote the synthesis of the related nerve transmitters in the central nervous system, and through the transmission of the nerve fibers, safeguard the immunologic organs and their functions[167].

Cheng Baihua et al studied in 1989 the mechanism of acupuncture on the activities of NK cells. They extracted enkephalin from the serum after the acupuncture treatment and then incubated with rabbit's NK cells. They found that the former could enhance the killing effect of the NK cells, which suggested that the immunoregulation of acupuncture was related to the promoted activities of enkephalin by acupuncture[168]. Zhao Xumin et al found in 1995 that the multiplication to conA and the strengthened effect of IL–2 caused by electroacupuncture might be blocked by Naloxone. This suggested that the regulatory effect of acupuncture on cellular immunity, especially on the immunologic functions of T lymph cells might be guided by endogenous opioid peptides[169]. Also it was found in some other studies that enkephalin could promote transformation of lymphoblasts and the increase of active RFC, β-endorphin could promote multiplication of the lymph cells and opioid peptide could promote chemotaxis of human mononuelear leukocytes and the activities of NK cells. These showed that the endogenous opioid peptide was definitely related to the immunoregulation by acupuncture. Large quantity of study has also confirmed that the acupuncture treatment can promote the release of more opinus substances, and this effect depends on the perfection of the structure and functions of the nervous system. That is to say, the immunoregulation by acupuncture is fulfilled through the nervous system (including the nerve-endocrine branch system)[160~162].

Reference

For reference, see page 110 to 117 of the Chinese manuscript.

Chapter 8 The Basic Law of the Acupoint Effect And the Classification of Acupoint

8-1. Innervating Patterns of the Nerves

The basic law of the acupoint effect refers to dominant scope or object of every acupoint. The law of acupoint effect is mainly determined by relevant ganglion segments. Relevant ganglion segments include the ganglion segments at the same level as the acupoint, and the related ganglion segments connected to the segment through the innate tract of the spinal cord and the branches of the central processes of the spinal ganglion. The dominant scope of acupoints is determined by the dominant range of the related ganglion segments [1-7].

There are two kinds of innervating patterns for the peripheral nerve, the innervating pattern of gross anatomy and the innervating pattern of the brephic neural segment. As to these two innervating patterns, there is a rather great difference for the peripheral nerves in the four limbs, but basically the same for the peripheral nerves in the trunk.

1. The Innervating Patterns of the Gross Anatomy

During the embryonic period, the initial segmental nerve roots are rearranged into complex nerve plexus just when they come out of the inter-vertebral foramen due to the differentiation and transfer of limb buds. As is shown in Fig. 8-1, the brachial plexus is first formed into the upper, middle and lower nerve trunk by the nerve roots, which are rearranged into segmentum mediale, segmentum laterale and segmentum posterius and then rearranged into such nerves termed in gross anatomy as ulnar nerve, median nerve, radial nerve, musculocutaneous nerve, medial cutaneous nerve of arm, medial cutaneous nerve of forearm…etc. These nerves are characterized by loss of the innervating regularity of the original segments. When the nerves are injured, paralysis in the zones innervated by them will result, which is entirely different from the disease change caused by simple injury of a certain nerve. From the viewpoint of the effect of the points, there is not any correlative regularity between their indications and the innervating pattern of the nerves.

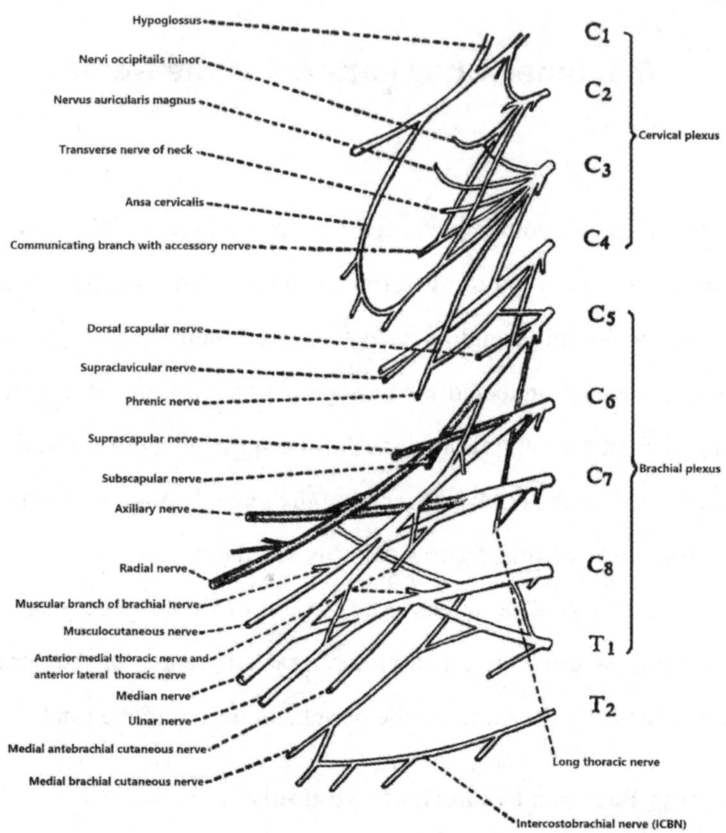

Fig. 8-1 The Formation of the Brachial Plexus and The Anatomic Sketch Map (The 1st Form of Nerve Distribution)

The formation of lumbar plexus and sacral plexus, and the anatomically named nerves of lower limbs are also with the above characteristics. (As shown in Fig. 8-2)

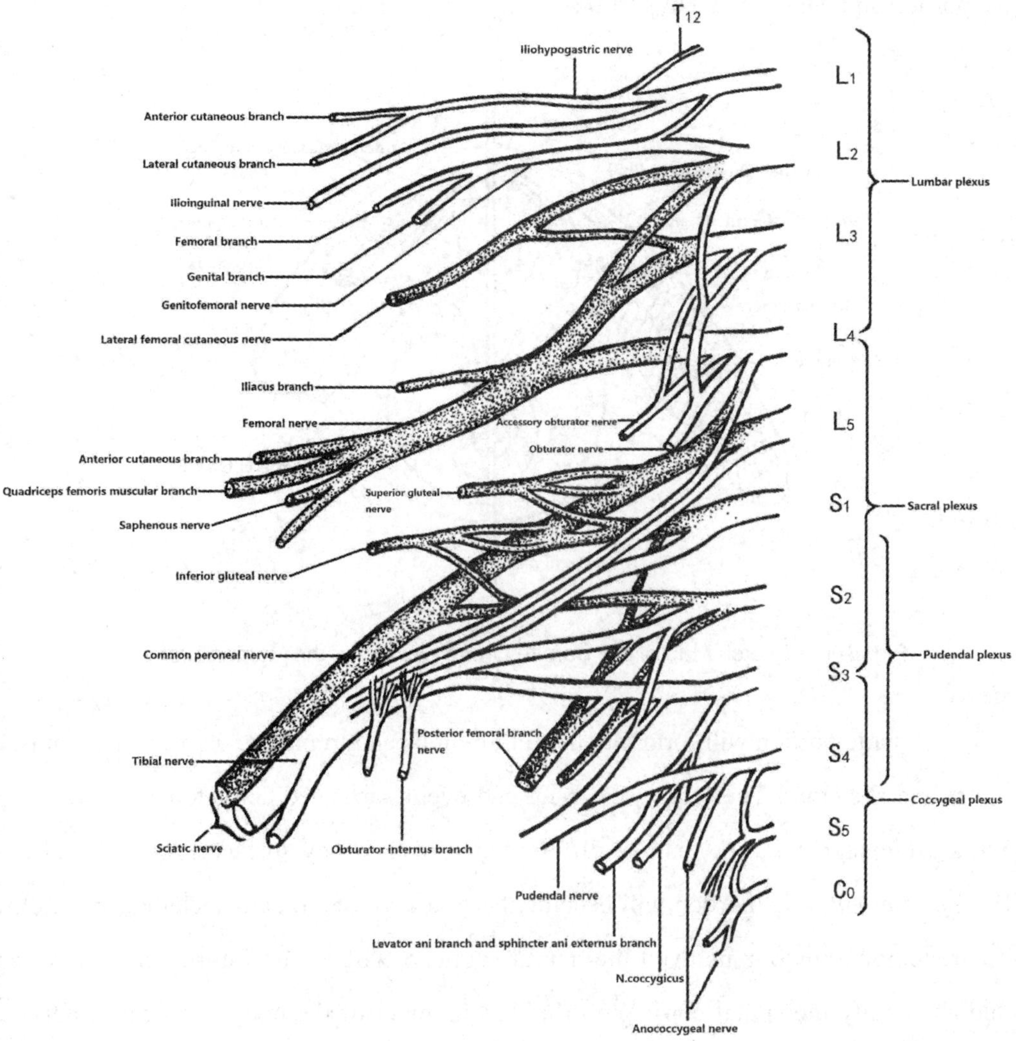

Fig. 8-2 The formation of lumbar plexus and sacral plexus, and the anatomic sketch map (the 1st form of nerve distribution)

2. The Innervating Patterns of the Embryonic Stage

The somite is the primary local unit of the vertebrates and the human beings. In the early embryonic period, the embryo is formed by 40 somites connecting alongside the middle axial (Fig. 8-3), each of which is made up of three portions, namely, the somatic portion, internal organ portion and neural segment portion.

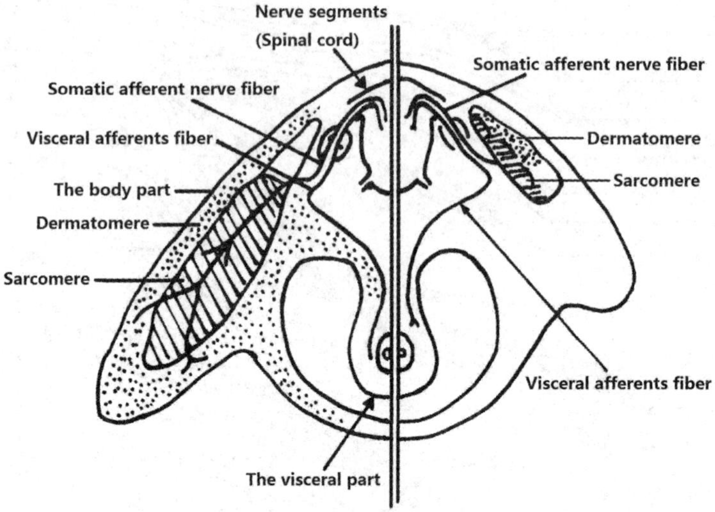

Fig. 8-3 A Sketch Map of the Somite Cross Section of the Human Embryo

The somatic portion will form into the future limbs and trunk (the dermatomere, muscle segment and skeleton). Therefore a clear-cut and evenly-arranged dermatomere zone (same to the muscle segment zone) can be differentiated in the body surface (Fig. 8-3 and Fig. 8-4). The Internal organ portion will become the future viscera organs including the hollow and parenchymatous organs. And the neural segment will be the future nervous system including mainly the spinal cord. With the development of the body, the central nervous system becomes increasingly cerebralized, and the high nerve center becomes ultra segmental structure, only leaving segmental or segmental-like trace structure in the spinal cord and cerebral stem.

In a primary somite, the neural segment distributes somatic nerves and splanchnic nerves respectively to the body portion and the internal organ portion, and the two form an organic whole (Fig. 8-2 and Fig. 8-5). With the development and differentiation of the embryo, although the nerves become complex nerve plexus in morphology, they still remainn, in functions, the segmental innervating relationship, no matter what shape the internal organs become, how the limb buds extend outwards, how the dermatomere and muscle segment of the somatic portion extend to the remote areas by means of metachoresis and transfer and how the nerve roots are rearranged. As a basic rule, the original segmental innervating zone remains unchanged. Even if a nerve root is cut which leads to a paralyzed zone in the affected limb, there are still certain characteristics of the brephic segmental innervation. However, this is realized by certain nerve fibers from each of the several neural segments after the rearrangement.

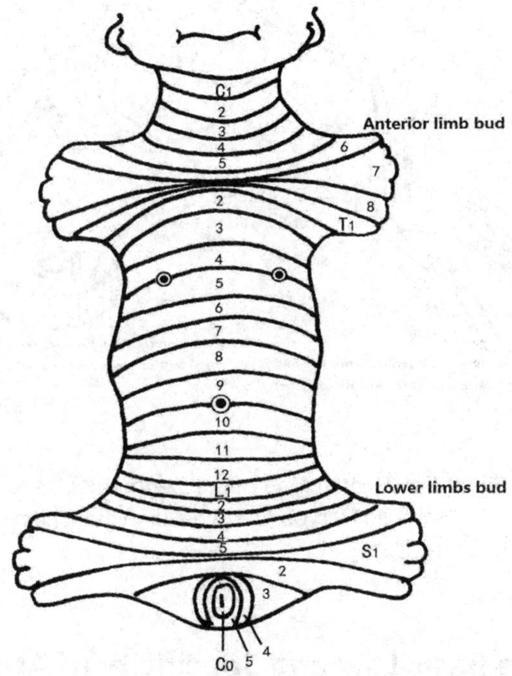

Fig. 8–4 Front View of the Human Embryo (Seven Weeks)---
the dermatomere and distribution of nerves

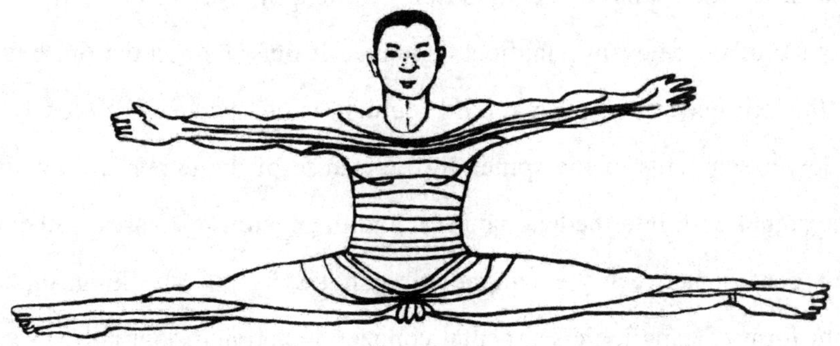

Fig. 8-5 The Dermatomere and Distribution of Nerves in An Adult

These two innervating patterns of nerves have great difference in the limbs, but completely identical in the trunk as there is no formation of nerve plexus. Therefore in the trunk, both patterns are distributed in a state of segment. In the head, there are only certain traces of segment.

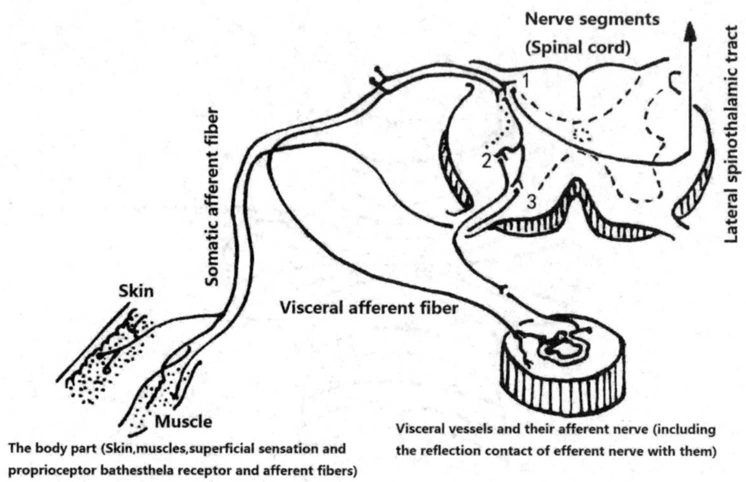

Fig. 8-6 A Sketch Map of the Segmental Reflex of the Somatic Nerves and the Splanchnic Nerves

8-2. The Basic Law and Specificity of Acupoint Effect

The basic law or scope or the specificity of acupoint effect is mainly determined by dominant space of the relevant ganglion segments. It must be pointed out that at the spinal cord level, the existence of any spinal cord segment is not isolated but closely related to the upper and lower segments of the spinal cord, because of the upper and lower connections between the spinal cord intermediate neurons and the central processes of the spinal ganglia in the spinal cord or between the sympathetic ganglia. Strictly speaking, this connection is an important form of ganglionic segmental connection and an important way to produce the segmental effect of acupuncture. The segmental effect of acupuncture includes not only the segmental effect at the same level of the spinal cord segment, but also the segmental effect between several adjacent or closely related segments of the spinal cord.

The segmental effect of acupuncture is the basic law of acupoint effect, that is, the basic law of specific correlation between acupoints and target organs. We generalize the mechanism of segmental correlation between acupoints and target organs into two levels and five links: the first level is the central (spinal) mechanism of acupoints-target organs correlation, including the common convergence mechanism of viscera and body, spinal reflex (afferent-efferent reflex), and dorsal root reflex. The second level is the peripheral (spinal ganglion) mechanism of acupoint-target organ correlation, including long axon reflex and short axon reflex (Fig. 8-7). Axonal reflex is the reverse efferent response of afferent fibers without synaptic transformation. Short axon reflex mainly causes neurogenic inflammation in the stimulated or injured part of the body, while long axon reflex makes functional connections between distant internal organs and body parts through axon branches[2].

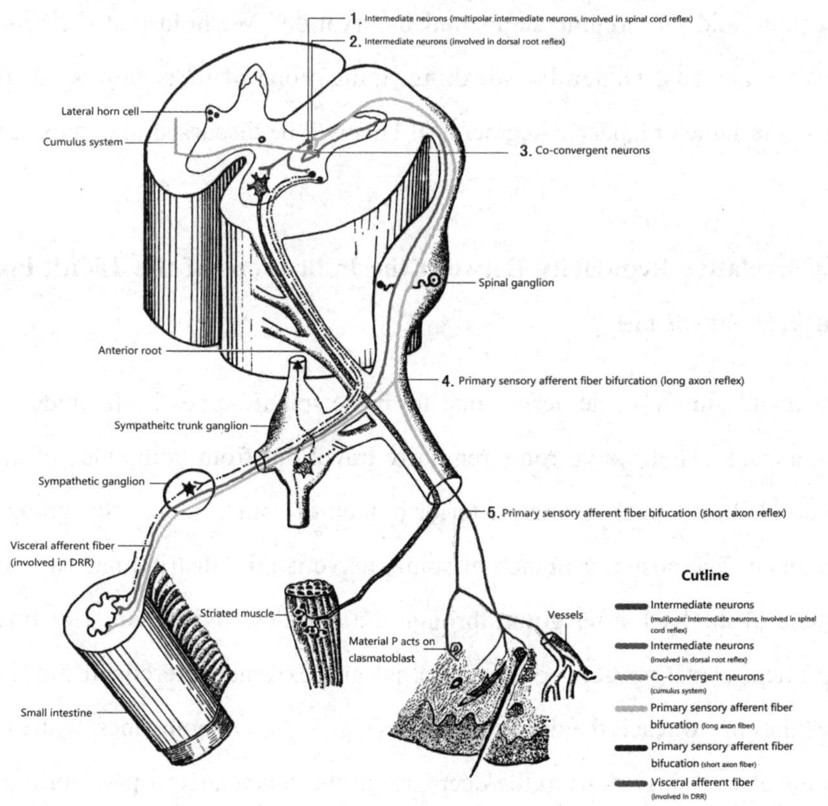

1.Intermediate neurons: multipolar intermediate neurons, involved in spinal cord reflex (afferent-efferent reflex); 2.Intermediate neurons: involved in dorsal root reflex (DRR reflex, dorsal root afferent-retroactive reflex);3. Co-convergent neurons: received both somatic and visceral afferent signals, and continue to process to the upper central nervous system through the cumulus system after integration after integration; 4. Primary sensory afferent fiber bifurcation (high bifurcation): one branch is distributed to the body and the other to the viscera. It can integrate the signals from the body and viscera and regulate the function of the viscera by retrograde transmission of the acupuncture signals through the visceral branches, or transmit the visceral pathological signals to acupoints; 5. Primary sensory afferent fibers bifurcation (low bifurcation): one is located in the somatic sensory afferent, the other is located in the blood vessels and other parts of the body, which can retrograde transmit signals from the somatic sensory branch.

Fig. 8-7 A sketch map of acupoint-target organs correlation segmental connection

That is to say, between the internal and external portion of a somite there is a reversible impact (Fig. 8-6, Fig. 8-7). Then what is the relationship between the effect and indications of a *shu* point and the brephic segmental innervation? We hold that there is a very close correlative regularity. Generally speaking, indications of most points are related to the diseases in the same or adjacent segment(s). This will be discussed in details in the following sections.

1. The Correlative Regularity Between the Indications of the Trunk Points and the Segmental Innervation

It is mainly the thoracic nerves that form the spinal nerves in the abdominal and back part of the trunk. Their nerve roots regularly travel out from both sides of the spinal cord and are divided into anterior and posterior branch of spinal nerve after going out from the nerve foramen. The posterior branch of spinal nerve is thin, distributing on both sides of the median line of the back after going through the muscles, and the anterior branch of spinal nerve is thick, traveling between the internal and external intercostal muscles and going alongside the ribs to reach the thoracic region (Fig. 8-8). On both sides of the median line of the abdominal wall, it goes from the deep part to the subcutaneous part, forming the anterior cutaneous branch, which are further divided into the medial branch and the lateral branch. With a segmental state, the former is in a state of segment and arranged evenly on the median line of the thoracic and abdominal wall. The lateral branch of the anterior cutaneous branch is also in a state of segmental arrangement, distributing about one *cun* apart on both sides of the median line. These branches also have smaller branches on the skin between the upper and lower branches (Fig. 8-9). The 6 pairs of intercostal nerves in the upper part are distributed in the corresponding intercostal muscles, the skin of the thoracic wall and parietal pleura. The 5 pairs of intercostal nerves and subcostal nerves in the lower part, except innervating corresponding intercostal muscles, are distributed in the skin and muscles of the anterior and lateral abdominal wall, parietal peritoneum and parietal pleura (Fig.8-10).

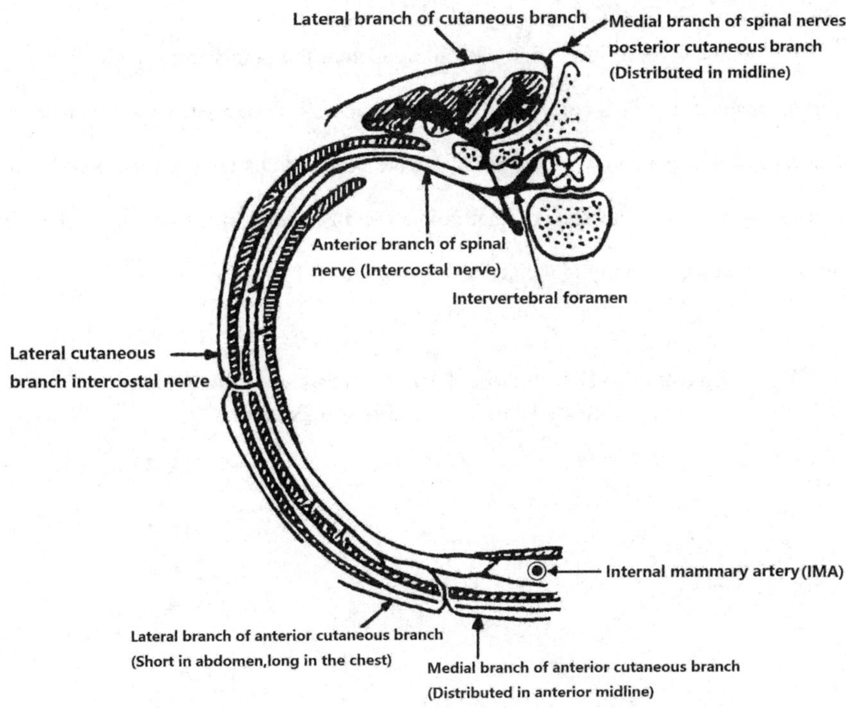

Fig. 8-8 A Sketch Map of the Cross Section of the Thoracic Part---the Anterior Branch of Spinal Nerve (Intercostal Nerves) and Posterior Root ↑shows the intervertebral foramen

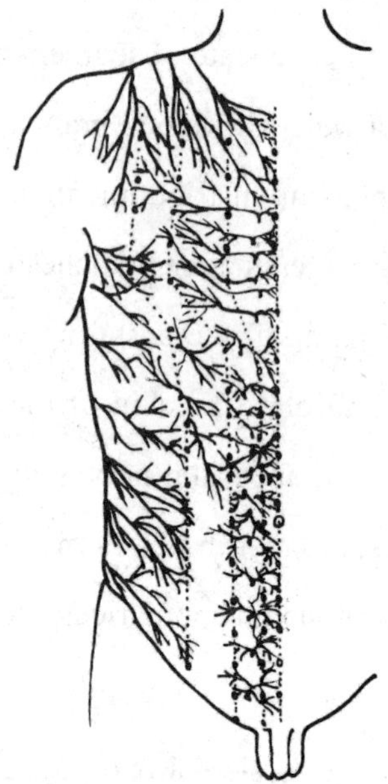

The method is as follows: first take and puncture the points from the body surface, retain the needles and then cut the whole abdominal wall, dissect each nerve branch from the deep part to the shallow part and investigate the relations between the nerve branch and each point. The result showed that points are all located in the ending of the nerve branches with an uniformity to the nerve distribution.

Fig.8-9 The Distribution of Trunk Facies Ventralis Nerves Tallies With That of the shu Points.

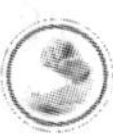

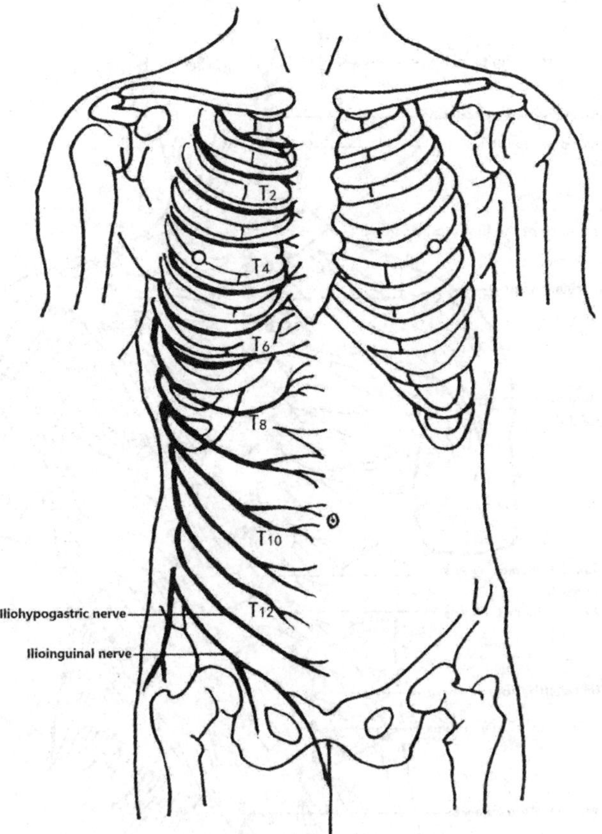

Fig. 8-10 Distribution of the Anterior Branch of the Thoracic Nerve

The posterior branch of the thoracic nerve is also in a state of brephic segment without overlapping or anastomosis into plexus. It is also divided into the medial and lateral branches when it goes across the space of the transverse process, the sacrospinal muscle and the paravertebral muscle, and reaches the subcutaneous part. The medial branch is distributed on the medial line of the back, closely connected from the left to the right without overlapping. The lateral branch is also in a segmental state, distributing on both sides of the spinal column, symmetric largely with the arrangement of the vertebrae and corresponding to the lateral branch of the anterior cutaneous branch of the thoracic nerves. Among them, the dorsal branch is shorter, but becomes longer when it reaches the shoulder. To extend outwards, it can reach the vicinity of the spine of scapula (Fig. 8-11).

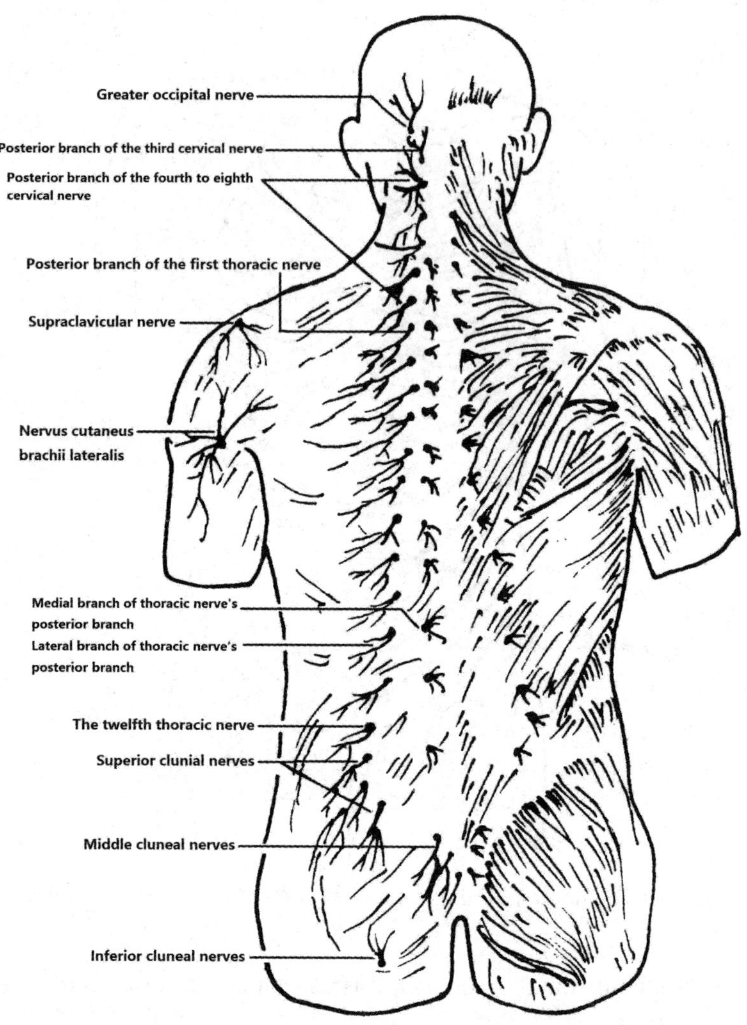

Fig. 8-11 The Posterior Branch of the Spinal Nerves

Meridians in the abdomen and the back are Ren Meridian, Stomach Meridian of Foot-Yangming, Liver Meridian of Foot-Jueyin, Kidney Meridian of Foot-Shaoyin, Gallbladder Meridian of Foot-Taiyang and Du Meridian. All the points on these meridians have certain correlative regularity with the segmental innervation of the nerves. As is mentioned before, the nerves in the front part of the trunk are in a state of segmental arrangement with equal distance and even distribution. As to the points in the chest and abdomen, they are just distributed and evenly arranged with equal distance (proportional unit of the body). Besides, points on both sides of the anterior median line are all located between two superio-inferior adjacent branches, and there around the point are some of their smaller branches (Fig. 8-8). The distribution of nerves in the back is with a segmental regularity. Point distribution on the back median line and on both sides of the back median line is very similar to that on the anterior part of the trunk. They are also evenly arranged, which is identical to the distribution of the posterior branch of the spinal nerves. The lateral branch of the posterior branch of the upper part is longer. It is in this area that the points are densely distributed, showing a similar correlative regularity between the two.

From the function and effect of the *shu* points in the back and abdomen, the indications of the *shu* points are identical to the segmental innervation of nerves. Take for instance of the points on Ren Meridian, their indications are closely related to the segmental innervation (Fig. 12 and Table 1). Around Point Shanzhong (CV 17) of the Ren Meridian, there are somatic nerves from T_5, which are distributed into the lungs and heart, and this point has the function to treat such lung and heart diseases as cough, asthma, cardiac palpitation and chest pain. Around Xiawan (CV 10), there are somatic nerves from T_{9-10}, and the vegetative nerves from T_{9-10} are distributed into the stomach, small intestine, liver, biliary tract, pancreas and spleen. The indications of Xiawan are pain of the upper abdomen, vomit, dyspepsia, jundice… etc. Around Guanyuan (CV 4), there are somatic nerves from T_{12}, and the vegetative nerves from T_{12} are distributed into the womb, oviduct, kidney, and urinary tract. Guanyuan has such indications as enuresis, emission, anuresis, metrorrhagia and metrostaxis, irregular menstruation, leukorrhea, hysteroptosis, lochiorrhea, infertility, diarrhea and nephritis. (For gallbladder, ovary and testicle, although there are no sympathetic nerves from T_{12}, they are distributed with the nerves from T_{11}, showing that Point Guanyuan is located in the adjacent segmental zone as gallbladder, ovary and testicle. That is why certain diseases of these organs can be cured by needling Guanyuan).

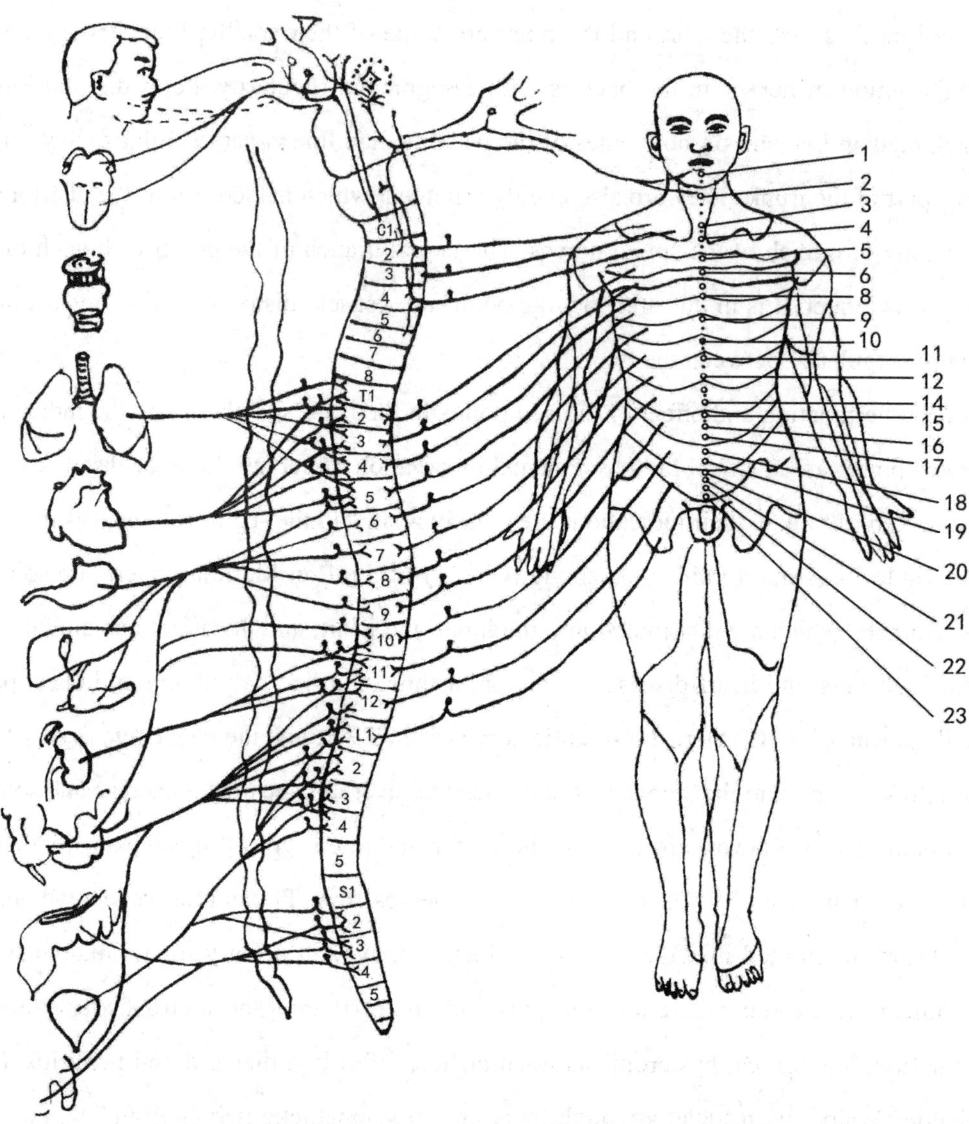

Fig. 8-12 The Close Correlative Regularity between the Indications of Points from Ren Meridian and the Segmental Innervation (For mutual reference to Tab. 1)

 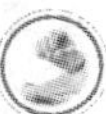

Table 8.1 The Close Correlative Regularity between the Indications of Points from Ren Meridian and the Segmental Innervation

Order	points	Point site	related spinal segment	nerve distribution	main indications of the shu point		
					type Ⅰ	type Ⅱ	Summary
1	Chengjiang	lower jaw	V3	Mental nerve	Toothache, facial pain, facial paralysis		face diseases
2	Lianquan	neck	C2	Supraclavicular nerve	Glossal muscle paralysis and aphasia		Diseases of throat and tongue
3	Tiantu	neck	C2,3	Supraclavicular nerve	Aphasia, sore throat, cough and asthma		
4	Xuanji	chest	C4	Supraclavicular nerve	Local pain, cough and asthma		Bronchial, pulmonary and cardiac diseases
5	Huagai	chest	T1	Intercostal nerve	Cough, asthma, panic, loca pain		
6	Zigong	chest	T2	Intercostal nerve	Cough, asthma, panic, local pain		
7	Yutang	chest	T3	Intercostal nerve	Cough, asthma, panic, local pain		
8	Shanzhong	chest	T5	Intercostal nerve	Cough, asthma, panic, local pain		
9	Zhongting	chest	T6	Intercostal nerve	Cough, asthma, panic, local pain		
10	Jiuwei	upper abdomen	T7	Intercostal nerve	Diseases of liver, gallbladder, pancreas and stomach		Upper abdominal diseases such as liver, gallbladder, pancreas, stomach and small intestine
11	Juque	upper abdomen	T7	Intercostal nerve	Diseases of liver, gallbladder, pancreas and stomach		
12	Shangwan	upper abdomen	T8	Intercostal nerve	Diseases of liver, gallbladder, pancreas and stomach		
13	Zhongwan	upper abdomen	T8	Intercostal nerve	Diseases of liver, gallbladder, pancreas and stomach		
14	Jianli	upper abdomen	T9	Intercostal nerve	Diseases of liver, gallbladder, pancreas and stomach		
15	Xiawan	upper abdomen	T9, 10	Intercostal nerve	Diseases of liver, gallbladder, pancreas and stomach		
16	Shuifen	upper abdomen	T10	Intercostal nerve	Diseases of stomach, small intestine and pancreas		
17	Shenque	upper abdomen	T10	Intercostal nerve	Diseases of stomach, small intestine and pancreas		

18	Yinjiao	lower abdomen	T10	Intercostal nerve	Diseases of large intestine and urogenital system		
19	Qihai	lower abdomen	T11	Intercostal nerve	Diseases of large intestine and urogenital system	health care acupoint	
20	Shimen	lower abdomen	T11	Intercostal nerve	Diseases of large intestine and urogenital system		
21	Guanyuan	lower abdomen	T12	Intercostal nerve	Diseases of large intestine and urogenital system	health care acupoint	Lower abdominal diseases such as large intestine, kidney, bladder, uterus and ovary
22	Zhongji	lower abdomen	T12	Intercostal nerve	Diseases of large intestine and urogenital system		
23	Qugu	lower abdomen	T12	Iliac hypogastric nerve	Diseases of large intestine and urogenital system		
24	Huiyin	perineum	S3,4	Inner pudendal nerve	Diseases of large intestine and urogenital system		

2. The Correlative Regularity Between the Indications of the Limb Points and the Segmental Innervation

In the four limbs, the segmental connection of nerves is far more complicated than that in the trunk. Around the embryo, with the outward extension of limb buds, the initial regularly-arranged somites will transfer to the remote areas, and the nerves that innervate them will also extend to the remote areas together with the innervated tissues such as the dermatomere and muscle segments. With the development of the body, nerves in the four limbs, although being rearranged for several times, maintain an unchanged relationship of subordination with the original innervating tissues, that is, they maintain a functional connection with the original segments. It can be seen from the indications of the points on the four limbs that these points are closely related to the innervating patterns of the nerve segments. Take the Heart Meridian of Hand-Shaoyin as an example. Points from this meridian are used mainly to treat cardiac palpitation, difficulty in respiration, discomfort in throat, fullness of chest, pain in coast areas, and pain, spasm, numbness along the meridian and certain disorders of the head and face. The heart meridian originates from the chest, goes along the posterior part of medial forearm and ends at the medial part of the tip of the small finger. The sites of the heart meridian belong to the original innervating zones of the 1st to 3rd thoracic segments ($T_{1\sim3}$) of the spinal cord. Nerves distributed in this zone also belong to the somatic nerves of $T_{1\sim3}$ (Some somatic nerve fibers from T_1 are mainly distributed in the muscles of this zone). Together with the cardiac sympathetic nerve, the afferent nerve innervating the heart enters the spinal cord after going through the posterior root of the $T_{1\sim3}$ segments. Both nerve fibers create a connection at the posterior horn of spinal cord, and by means of this connection, they insert certain influence on the functions of lateral horn cells within the same or adjacent segments. Part of the nerves innervating the lungs (bronchus, the vascular smooth muscles and glands) from $T_{1\sim5}$ or $T_{2\sim6}$ originate also from the same spinal segments ($T_{1\sim3}$ or $T_{2\sim4}$) as those passing through by the Heart Meridian of Hand-Shaoyin. Meanwhile, the afferent nerves innervating the lungs, too, enter the spinal cord from the posterior root of the $T_{1\sim3}$ together with the pulmonary sympathetic nerve. These two nerve fibers also create a connection at the posterior horn of spinal cord, and by means of this connection, they insert certain influence on the functions of lateral horn cells within the related segments. Therefore points on the Heart Meridian can be used to treat diseases of the heart and lungs, diseases on the transmission route of this Meridian as well as diseases on the upper cardiac wall and the upper part of the back (Fig.8-13 and Table 8.2).

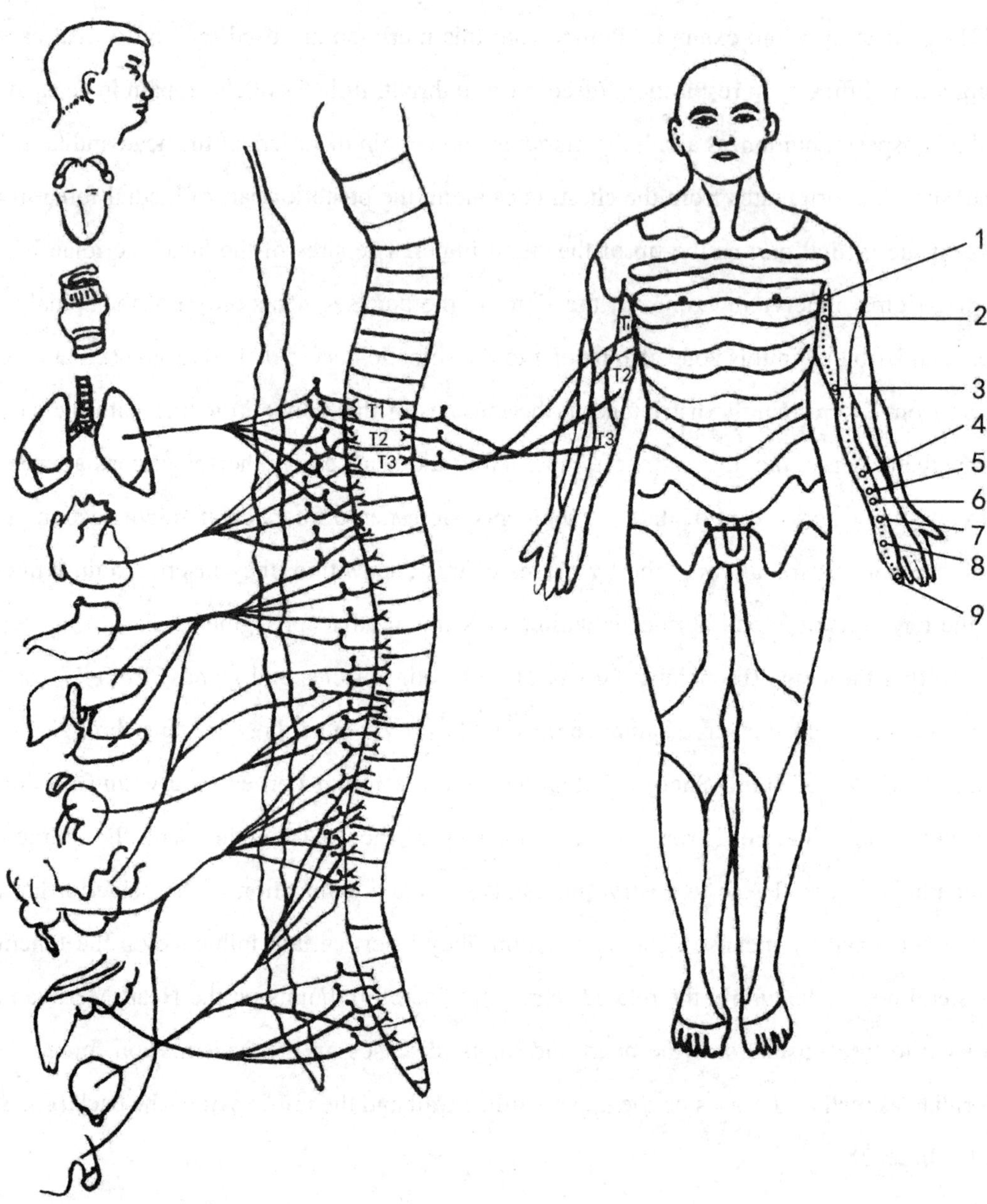

Fig. 8-13 The Closely-related Regularity between the Indications of the Shu Points on the Heart Meridian of Hand-Shaoyin and the Segmental Innervation (for mutual reference with Table 8.2)

Table 8.2

The Closely-related Regularity between the Indications of the *Shu* Points on the Heart Meridian of Hand-Shaoyin and the Segmental Innervation (for mutual reference with Fig. 8-13)

Order	Points	Related spinal segment	Main indications of the *shu* points	
			Type I	Type II
1	Jiquan	C5~T1	palpitation, cardialgia, cough/asthma soreness and pain of the shoulders and arms, hypochondriac pain, headach	dry throat, scrofula
2	Qingling	C5~T2	(As a contracupuncture-point, it is seldom used.)	
3	Shaohai	C6~T2	headache, pain and spasm of hand and arm, pain of vertex, cardialgia, cough/asthma	scrofula
4	Lingdao	C6~T1	palpitation, cardialgia, cough/asthma pain and numbness of elbows and arms headache	sudden loss of voice
5	Tongli	C6~T1	palpitation, cardialgia, cough/asthma difficulty in winding of fingers,headache	swelling and pain of throat, sudden loss of voice, stiff tongue
6	Yinxi	C7~T1	palpitation, cardialgia, cough/asthma ulnar nerve paralysis, headache numbness of arms and hands	epistaxis night sweat
7	Shenmen	C7~T1	palpitation, cardialgia, headache numbness of arms and hands cough/asthma, pain in wrist joints	insomnia, amnesia madness, dementia
8	Shaofu	C7~T1	palpitation, cardialgia, headache numbness of arms and hands hypochondriac pain	enuresis, difficulty in urination pruripus vulvae
9	Shaochong	C_7~T_1	palpitation, cardialgia, cough/ asthmahypochondriac pain, headache	febrile disease, coma mania

In addition, for the preganglionic fibers coming from the lateral horn cells of the spinal cord 1~2 ($T_{1\sim2}$ or C_8~T_1) segments, some arrive at the 1st~2nd thoracic neuroganglions of the sympathetic trunk through corresponding spinal nerves and white communicating branch. The fibers are attached in the neck and around the peripheral artery to form into plexus and then they are distributed into the dilator muscles of pupil and the intraorbital smooth muscles as well as various glands and blood vessels of the head and face (Fig.8-14). Therefore, when the points from the Heart Meridian are needled, certain diseases of the head and face can also be treated.

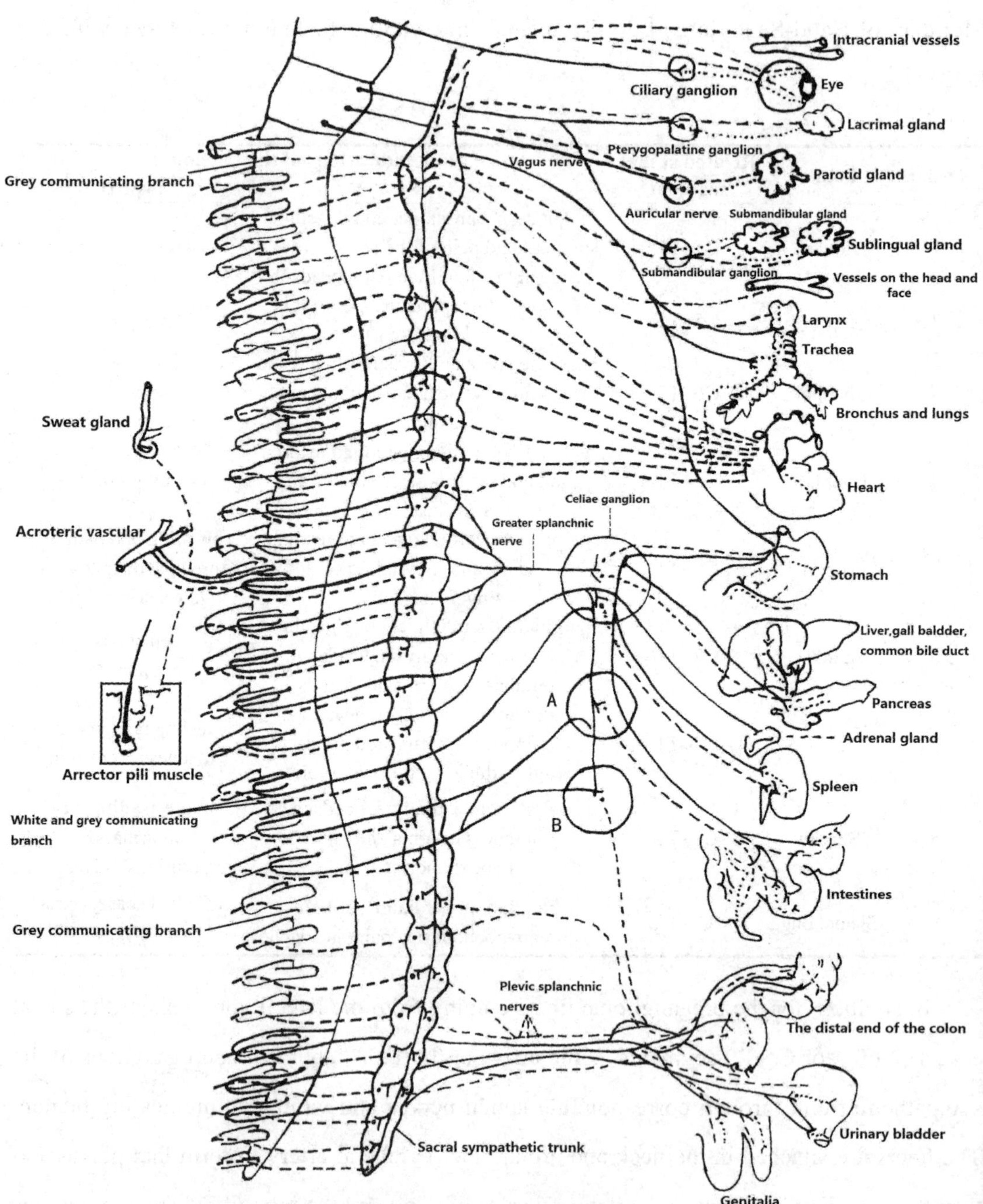

Fig. 8-14 A Sketch Map of the Autonomic Nervous System

Table 8.3 Segmental innervation of sympathetic nerve

Organs or parts	Segment of spinal cord	Organs or parts	Segment of spinal cord
Head and neck	Chest 1~5	Spleen	Chest 6~10
Upper limbs	Chest 2~5 or Chest 3~6	Pancreas	Chest 6~10
Lower limbs	Chest 10~Lumber 2	Kidney	Chest 10~Lumber 1
Heart	Chest 1~5	Ureter	Chest 11~Lumber 2
Bronchus and lung	Chest 2~4	Adrenal gland	Chest 8~Lumber 1
Lower esophagus	Chest 5~6	Testicle	Chest 10~11
Stomach	Chest 6~10	Overium	Chest 10~11
Small intestine	Chest 9~10	Epididymis and vas deferens	Chest 11~12
Cecum-splenic flexure	Chest 11~ Lumber 1	Bladder	Chest 11~Lumber 2
Splenic flexure-Rectum	Lumber 1~2	Prostate and adjacent urethra	Chest 11~Lumber 1
Liver and Gallbladder	Chest 7~9	Uterus	Chest 11~Lumber 1
		Fallopian tube	Chest 10~Lumber 1

Again, from the indications of the points from the Stomach Meridian of foot-Yangming, functions of the *shu* points are also closely related to the segmental innervating patterns of the nerves (Fig. 8-15 and Tab 8.4)

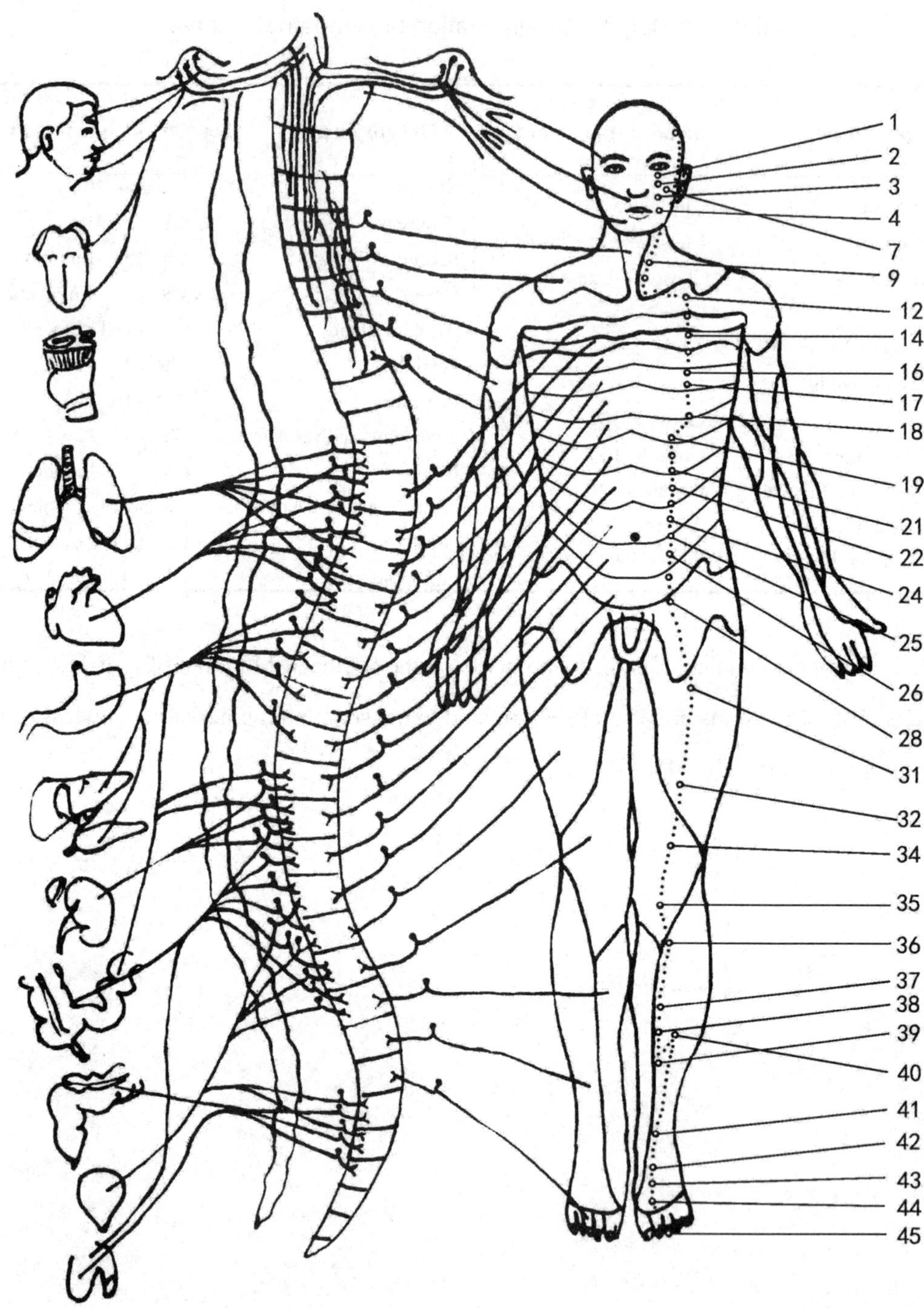

Fig.15 The Closely-related Regularity between the Indications of the Shu Points on the Stomach Meridian and the Segmental Innervation (for mutual reference with Table 8.4)

Table 8.4 The Closely-related Regularity between the Indications of the *Shu* Points on the Stomach Meridian and the Segmental Innervation

Order	points	site	related spinal segment	nerve distribution	main indications of the shu point		
					type I	type II	Summary
1	Chengqi	below the eyes	V2	Cheek branch of infraorbital nerve	eye diseases		facial and pentafacial diseases (diseases in trigeminal nerve and facial nerve innervation area)
2	Sibai	below the eyes	V2	Cheek branch of infraorbital nerve	eye diseases, facial paralysis		
3	Juliao	zygomatic region	V2	Cheek branch of infraorbital nerve	facial paralysis, trigeminal neuralgia		
4	Dicang	beside the corner	V3，Ⅶ	trigeminal nerve, facial nerve	facial paralysis, trigeminal neuralgia		
5	Daying	mandible	V3, Ⅶ	trigeminal nerve, facial nerve	facial paralysis, trigeminal neuralgia		
6	Jiache	mandible	V3，Ⅶ	trigeminal nerve, facial nerve	facial paralysis, trigeminal neuralgia		
7	Xiaguan	anterior ear	V3, Ⅶ	trigeminal nerve, facial nerve	facial paralysis, trigeminal neuralgia	toothache, tinnitus	
8	Touwei	frontal horn	V3, Ⅶ	trigeminal nerve, facial nerve	facial paralysis, trigeminal neuralgia		
9	Renying	neck	C3,3	cervical cutaneous nerve	sore throat		diseases around neck
10	Shuitu	neck	C3,3	cervical cutaneous nerve	sore throat		

11	Qishe	neck	C3,3	cervical cutaneous nerve	sore throat	
12	Quepen	chest	C3,4	supraclavicular nerve, anterior thoracic nerves	generally do not use	
13	Qihu	chest	C5~T1	supraclavicular nerve, anterior thoracic nerves	cough and asthma	diseases of the chest, trachea, lungs and heart
14	Kufang	chest	C5~T1	supraclavicular nerve, anterior thoracic nerves	cough and asthma	
15	Wuyi	chest	C5~T2	anterior thoracic nerves, intercostal nerve	cough and asthma, chest pain	
16	Yingchuang	chest	C5~T1,T3	anterior thoracic nerves, intercostal nerve	cough and asthma, chest pain, palpitation, breast disease	
17	Ruzhong	chest	C5~T1,T4	anterior thoracic nerves, intercostal nerve	needling prohibition	
18	Rugen	chest	C5~T1,T5	anterior thoracic nerves, intercostal nerve	cough and asthma, chest pain, palpitation, breast disease	
19	Burong	upper abdomen	T7	intercostal nerve	upper abdominal pain, abdominal distension, vomiting	diseases of upper abdominal organs such as stomach, duodenum, pancreas, liver and gallbladder

20	Chengman	upper abdomen	T7,8	intercostal nerve	upper abdominal pain, abdominal distension, vomiting
21	Liangmen	upper abdomen	T8	intercostal nerve	upper abdominal pain, abdominal distension, vomiting
22	Guanmen	upper abdomen	T8,9	intercostal nerve	upper abdominal pain, abdominal distension, vomiting
23	Taiyi	upper abdomen	T9	intercostal nerve	abdominal pain, abdominal distension, diarrhea
24	Huaroumen	upper abdomen	T10	intercostal nerve	abdominal pain, abdominal distension, diarrhea
25	Tianshu	paraumbilibus	T10	intercostal nerve	abdominal pain, abdominal distension, diarrhea
26	Wailing	lower abdomen	T11	intercostal nerve	lower abdominal pain, abdominal distension, diarrhea

27	Daju	lower abdomen	T11, 12	intercostal nerve	lower abdominal pain, pelvic organ diseases such as bladder	
28	Shuidao	lower abdomen	T12~L4	iliac hypogastric nerve	lower abdominal pain, pelvic organ diseases such as bladder	diseases of digestive system, urinary system, uterus, accessories, waist and leg
29	Guilai	lower abdomen	T12~L4	iliac hypogastric nerve	lower abdominal pain, pelvic organ diseases such as bladder	
30	Qichong	lower abdomen	T12~L4	iliac hypogastric nerve	lower abdominal pain, pelvic organ diseases such as bladder	
31	Biguan	femoral part	L2~4	femoral nerve, lateral femoral cutaneous nerve	lower abdominal pain, pelvic organ diseases such as bladder	
32	Futu	femoral part	L2~4	femoral nerve, lateral femoral cutaneous nerve	lower abdominal pain, pelvic organ diseases such as bladder	
33	Yinshi	femoral part	L2~4	femoral nerve	lower abdominal pain, pelvic organ diseases such as bladder	

34	Liangqiu	knee	L2~4	femoral nerve	lower abdominal pain, pelvic organ diseases such as bladder	
35	Dubi	knee	L4~S1	tibial nerve, articular branch of common peroneal nerve	knee diseases	
36	Zusanli	lower leg	L4~S1	common peroneal nerve	gastrointestinal and hepatobiliary diseases, motor or sensory disorders of lower extremities	health care acupoint
37	Shangjuxu	lower leg	L4~S1	common peroneal nerve	gastrointestinal and hepatobiliary diseases, motor or sensory disorders of lower extremities	
38	Tiaokou	lower leg	L4~S1	common peroneal nerve	gastrointestinal and hepatobiliary diseases, motor or sensory disorders of lower extremities	
39	Xiajuxu	lower leg	L4~S1	common peroneal nerve	gastrointestinal and hepatobiliary diseases, motor or sensory disorders of lower extremities	

40	Fenglong	lower leg	L4~S1	common peroneal nerve	gastrointestinal and hepatobiliary diseases, motor or sensory disorders of lower extremities	
41	Jiexi	foot wrist	L4~S1	tibial nerve, articular branch of common peroneal nerve	gastrointestinal and hepatobiliary diseases, motor or sensory disorders of lower extremities	
42	Chongyang	dorsum pedis	L4~S2	tibial nerve, articular branch of common peroneal nerve	gastrointestinal and hepatobiliary diseases, motor or sensory disorders of lower extremities	
43	Xiangu	dorsum pedis	L4~S2	tibial nerve, articular branch of common peroneal nerve	gastrointestinal and hepatobiliary diseases, motor or sensory disorders of lower extremities	
44	Neiting	dorsum pedis	L4~S2	tibial nerve, articular branch of common peroneal nerve	gastrointestinal and hepatobiliary diseases, motor or sensory disorders of lower extremities	
45	Lidui	toe	L4~S1	articular branch of common peroneal nerve	abdominal distension, toothache	madness

The effect of acupoints on other meridians is also closely correlated to the segmental innervation of nerves, e.g. the effect law of acupoints of pericardial meridian (Fig.8-16, Table 8.5, Fig.8-14, Table 8.3) and kidney meridian (Fig.8-17, Table 8.6, Fig.8-14, Talbe 8.3) both conform to this characteristic.

In a word, if we check each acupoint of the fourteen meridians according to the characteristics of its main role with the ganglionic segmental domination one by one, on the whole ,the scope of the main symptoms of most acupoints has a very close relationship with the ganglionic segmental domination, which is particularly typical in the acupoints distributed in the trunk.

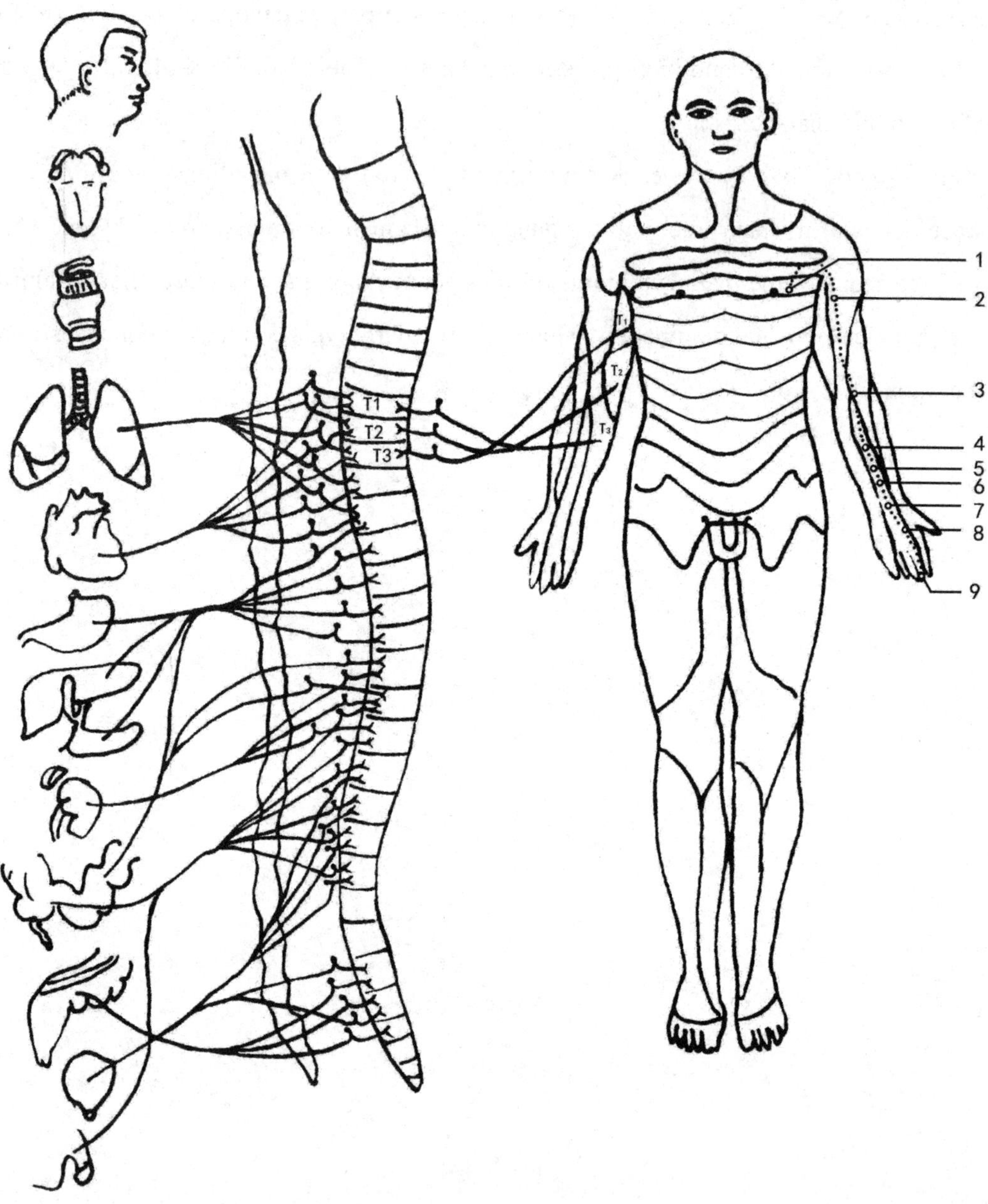

Fig.8-16 The correlation between effect of acupoints of pericardial meridian and segmental innervation of ganglion (references wit Table 8.5)

Table 8.5 The correlation between effect of acupoints of pericardial meridian and segmental innervation of ganglion

Order	points	related spinal segment	main indications of the shu point		
			type Ⅰ	type Ⅱ	Summary
1	Tianchi	T4, C5~ T1	Palpitation, heartache, cough and asthma	scrofula	Treatment of sensory and motor disorders in heart, lung, trachea and upper limbs
2	Tianquan	C5~ T2	Palpitation, heartache, cough and asthma, elbow and arm pain		
3	Quze	C6~ T1	Palpitation, heartache, cough and asthma, elbow and arm pain		
4	Ximen	C6~ T1	Palpitation, heartache, cough and asthma, elbow and arm pain, headache		
5	Jianshi	C6~ T1	Palpitation, heartache, cough and asthma, arm numbness, headache		
6	Neiguan	C6~ T1	Palpitation, heartache, cough and asthma, arm not be raised, headache	nausea	
7	Daling	C6~ T1	Palpitation, heartache, cough and asthma, wrist pain, headache		
8	Laogong	C6~ T1	Palpitation, heartache, cough and asthma, arm numbness, headache		
9	Zhongchong	C5~ T1	Palpitation, heartache	fever, heatstroke	

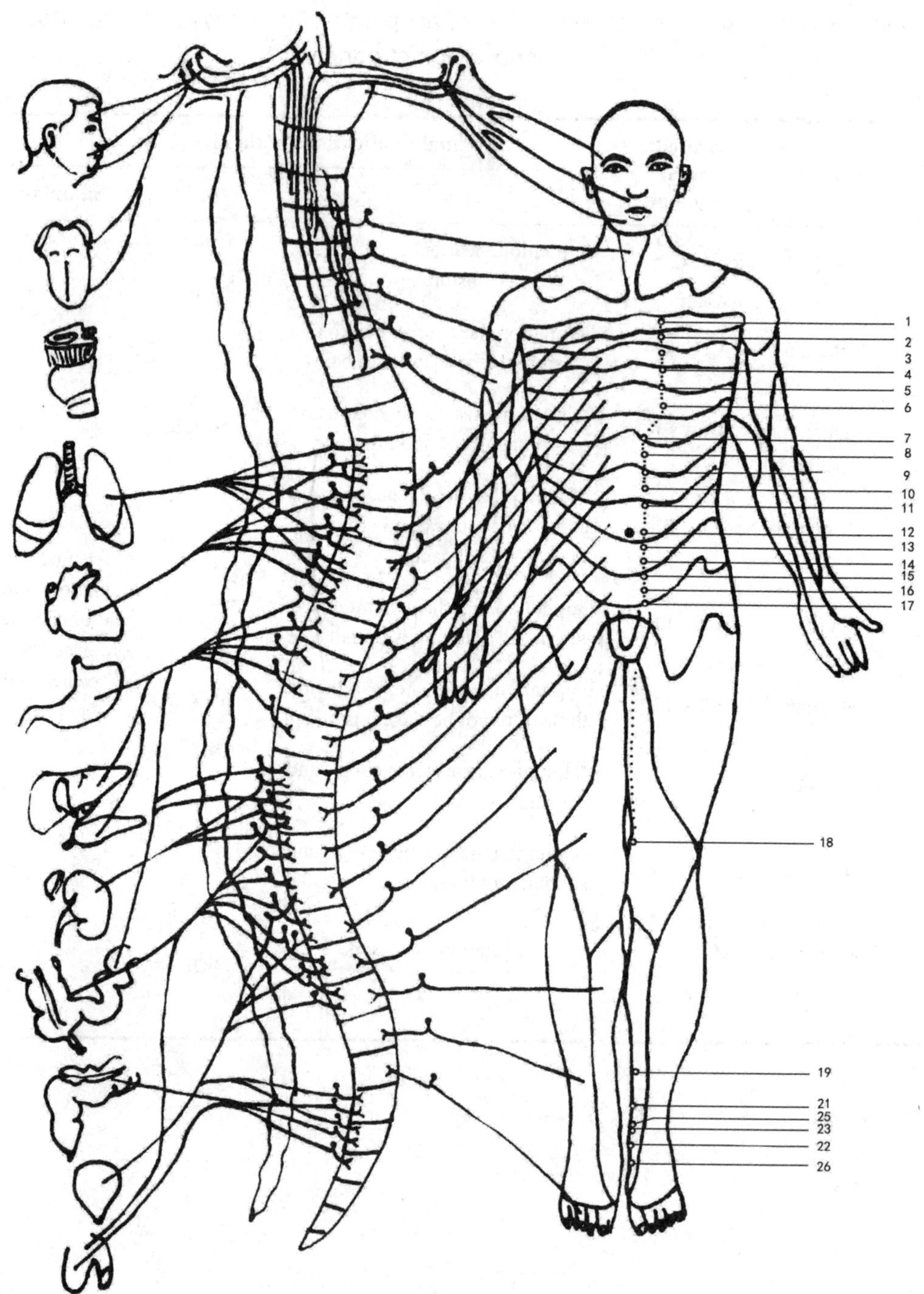

Fig.8-17 The correlation between effect of acupoints of kidney meridian and segmental innervation of ganglion (references wit Table 8.6)

Table 8.6 The correlation between effect of acupoints of kidney meridian and segmental innervation of ganglion

Order	points	site	related spinal segment	nerve distribution	main indications of the shu point		
					type Ⅰ	type Ⅱ	Summary
1	Shufu	chest	C5~T1	Supraclavicular, anterior thoracic nerves	cough and astham		Treatment of diseases if chest, trachea, lung and heart.
2	Yuzhong	chest	C5~T1	Supraclavicular, anterior thoracic nerves	cough and asthma		
3	Shencang	chest	C5~T2	anterior thoracic nerves, intercostal nerves	cough and asthma, chest pain		
4	Lingxu	chest	C5~T1,T3	anterior thoracic nerves, intercostal nerves	cough and asthma, chest pain, palpitation, mammary gland disease		
5	Shenfeng	chest	C5~T1,T4	anterior thoracic nerves, intercostal nerves	needling inhibition		
6	Bulang	chest	C5~T1,T5	anterior thoracic nerves, intercostal nerves	cough and asthma, chest pain, palpitation, mammary gland disease		

7	Youmen	upper abdomen	T7	intercostal nerves	upper abdominal pain, abdominal distension, vomiting	Treatment of diseases of organs in upper abdomen such as stomach, duodenum, pancreas, liver and gallbladder
8	Tonggu	upper abdomen	T7,8	intercostal nerves	upper abdominal pain, abdominal distension, vomiting	
9	Yindu	upper abdomen	T8	intercostal nerves	upper abdominal pain, abdominal distension, vomiting	
10	Shiguan	upper abdomen	T8,9	intercostal nerves	upper abdominal pain, abdominal distension, vomiting	
11	Shangqu	upper abdomen	T9	intercostal nerves	abdominal pain, abdominal distension, diarrhea	
12	Huangshu	upper abdomen	T10	intercostal nerves	abdominal pain, abdominal distension, diarrhea	

13	Zhongzhu	paraumbilicus	T10	intercostal nerves	abdominal pain, abdominal distension, diarrhea	Treatment of lower digestive tract, urinary system, uterus, accessories, waist and leg diseases
14	Siman	lower abdomen	T11	intercostal nerves	lower abdominal pain, abdominal distension, diarrhea	
15	Qixue	lower abdomen	T11, 12	intercostal nerves	diseases of the anterior pudenda and lower abdominal organs (pelvic organs such as lower digestive tract and bladder)	
17	Henggu	lower abdomen	T12~L4	iliac hypogastric nerve	diseases of the anterior pudenda , lower abdominal organs and acupoint location	
18	Yingu	knee	L4~S3	Branch of tibial nerve	diseases of the anterior pudenda , lower abdominal organs and acupoint location	

19	Zhubin	lower leg	L4~S3	Branch of tibial nerve	diseases of the anterior pudenda , lower abdominal organs and acupoint location
20	Jiaoxin	lower leg	L4~S3	Branch of tibial nerve	diseases of the anterior pudenda , lower abdominal organs and acupoint location
21	Fuliu	lower leg	L4~S2	Branch of tibial nerve	diseases of the anterior pudenda , lower abdominal organs and acupoint location
22	Zhaohai	ankle	L4~S3	Branch of tibial nerve	diseases of the anterior pudenda , lower abdominal organs and acupoint location
23	Shuiquan	ankle	L5~S2	Branch of tibial nerve	diseases of the anterior pudenda , lower abdominal organs and acupoint location
24	Dazhong	ankle	L4~S3	Branch of tibial nerve	diseases of the anterior pudenda , lower abdominal organs and acupoint location

25	Taixi	ankle	L4~S3	Branch of tibial nerve	diseases of the anterior pudenda , lower abdominal organs and acupoint location	health care acupoint
26	Rangu	Feet	L5~S3	Branch of tibial nerve	diseases of the anterior pudenda , lower abdominal organs and acupoint location	
27	Yongquan	Feet	L5~S3	Branch of tibial nerve	diseases of the anterior pudenda , lower abdominal organs and acupoint location	

Some acupoints located in limbs can not only treat diseases in the same and related segments (indications of type I in tabel 8.2, table 8.4, table 8.5, table 8.6), but also treat diseases in distant segments (indications of type II), and have good therapeutic effect on some diseases. We believe that the latter condition is mainly determined by the hyper-segmental structure of the high-level central nervous system. The hypersegmental structure of the high central nervous system mainly produces the holistic effect of acupuncture, but at the same time it is also the structural basis for determining the special effect of the hypersegmental effect of individual acupoints (i.e. indications of type II). Which means, while recognizing that the main indications of acupoints coincide with the segmental innervation of nerves, we also noticed the existence of some special functions of acupoints determined by the high center of hypersegmental structure. However, the existence of the latter cannot be used as a basis for denying the former.

It should be noted that although the dominant scopes of some acupoints (such as Zusanli (ST36), Yanglingquan (GB34) seem to have super-segmental characteristics, they essentially follow the segmental theory. The adjacent nerve segments in the spinal cord are interconnected, including the innate bundles of short-distance fibers produced by the intermediate neurons in the spinal cord, and the upper and lower connections of the central processes of the spinal ganglia in the spinal cord or the upper and lower connections between the sympathetic ganglia. Most spinal cord reflex arcs belong to multisynaptic reflex, and there is at least one intermediate neuron between afferent neurons and efferent neurons. These intermediate neurons not only send axons to motor neurons of the same segment, but also rise and fall several spinal cord segments, cross or uncross, forming close connections between segments. These fibers connecting adjacent spinal cord stages constitute the innate bundles in the spinal cord. The innate bundles exist in all three cords of the spinal cord, and they all exist in the adjacent parts of the gray matter. In addition, the central processes of the spinal ganglion are connected with several segments of the spinal cord. There are also close connections between several sympathetic trunk ganglia adjacent to the upper and lower ganglia. This is the physiological basis for Zusanli (ST36), Yanglingquan (GB34) and other acupoints to treat a relatively wide range of diseases. The segmental effect of acupuncture includes not only the segmental effect at the same level of the spinal cord segment, but also the segmental effect between several adjacent or closely related segments of the spinal cord.

We have analyzed the use of acupoints in the treatment of chronic cholecystitis and cholelithiasis by acupuncture. The top 9 acupoints used most frequently can be divided into two groups. One group includes Danshu (BL19), Ganshu (BL20), Riyue (GB24), Limen (LR14), Zhongwan (RN12), all distributing in $T_{7}\sim_{10}$ ganglion segment. The other group is distant from gallbladder includesYanglingquan (GB34), Dannang (EX-LE6), Taichong (LR3), Zusanli (ST36), which distributing in $L_2\sim S_3$ ganglion segment. The biliary tract system is dominated by sympathetic nerves from the $T_{7\text{-}10}$ segment, the second group of acupoints is far away from the ganglion segment of the biliary system. Its selection in this group seems to contradict the previous theory. In fact, it is not contradictory to the above conclusions, but strongly supports the above conclusions. HRP was injected into the deep peroneal nerve of Zusanli (ST36) area and immersed in horseradish peroxidase after the deep peroneal nerve was cut off. HRP marker particles were found in the cells of the 6th segment of thoracic

 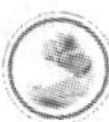

spinal ganglion to the 12th segment of thoracic spinal ganglion (T_{6-12}), lumbar spinal ganglion (L_{1-7}) and sacral spinal ganglion (S_{1-2}). No HRP enzyme marker granules were found in the spinal ganglion cells of all control sides. The above results indicate that the afferent neurons in the area of Zusanli (ST36) have longer segmental characteristics[8]. Acupoints [Yanglingquan (GB34), Gallbladder (EX-LE6), Taichong (LR3) and Zusanli (ST36), which are commonly used for the treatment of biliary diseases, have relatively consistent.From the above results, it can be seen that ganglionic segmental innervation of the biliary system is closely related to the nerve segmental innervation of Danshu (BL19), Ganshu (BL20), Riyue (GB24), Jimen (LR14), Zhongwan (RN12), Yanglingquan (GB34), Gallbladder (EX-LE6), Taichong (LR3), Zusanli (ST36), which are commonly used for the treatment of biliary diseases. That is to say, the ganglion segments innervating the biliary tract system overlap completely within the range of the nerve segments innervating the common acupoints. This shows that the reason why acupoints with high frequency are widely used in the treatment of biliary diseases is that they all have certain neuroanatomical and physiological basis. It proves the scientific nature of the principle of segmental acupoint selection from one side. In conclusion, at the spinal cord level, due to the upper and lower connections of the spinal cord intermediate neurons and the central processes of the spinal ganglia in the spinal cord or the upper and lower connections between sympathetic trunk ganglia, there should be a comprehensive understanding of the theory of the law of acupoint effect, that is, the dominant scope of acupoints is mainly determined by the dominant space of the relevant ganglion segments[9].

In a word, the segmental effect of acupuncture is the basic law of acupoint effect, that is, the basic law of specific correlation between acupoints and target organs. We generalize the mechanism of segmental correlation between acupoints and target organs into two levels and five links: the first level is the central (spinal) mechanism of acupoints-target organs correlation, including the common convergence mechanism of viscera and body, spinal reflex (afferent-efferent reflex), and dorsal root reflex. The second level is the peripheral (spinal ganglion) mechanism of acupoint-target organ correlation, including long axon reflex and short axon reflex (Fig. 8-7). Axonal reflex is the reverse efferent response of afferent fibers without synaptic transformation. Short axon reflex mainly causes neurogenic inflammation in the stimulated or injured part of the body, while long axon reflex makes functional connections between distant internal organs and body parts through axon branches[2].

On this basis, we discuss the characteristics of traditional acupoints. For a long time, there have been different opinions on the existence of acupoints specificity. Some people think that acupoints have no specificity, some others think that acupoints have specificity, while most people think that acupoints have relative specificity. However, the view that acupoints are relatively specific is not based on the understanding of the nature of the problem. We believe that we cannot vaguely say that acupoints have specificity or have no specificity or have relative specificity. To speak of specificity, we should first clarify the connotation of specificity. If acupoints specificity is defined as the difference between the function of one acupoint and other acupoints, to be sure, the acupoint specificity would be very confusing. According to the previous discussion, we know that the acupuncture effects of all acupoints in the same or similar segments are basically similar, their segmental effects are similar, and the holistic effects are not essentially different, so there is no specificity in comparing acupoints in the same or similar segments. Of course, there are always individual counterexamples, but the existence of individual counterexamples is not the basis for negating laws or principles. It is inappropriate for some people to think that acupoints in the same or similar segments are also relatively specific according to the existence of individual counterexamples. Because there are few specific ingredients and many similar ingredients here, it is meaningless in theory and practice to label the function of acupoints in the same or similar segments with the attributive of relative specificity. The value of individual counterexamples is only reflected in the special use of individual cases [10].

Compared with acupoints in distant segments, acupoints in a certain segment have obvious differences in function. We believe that acupoints specificity should be defined as the difference between acupoints in a certain segment and those in other unrelated segments (or distant segments, which have no overlapping dominant relationship with the segment or are not connected by innate tracts or branches of central processes of spinal ganglia at the level of spinal cord). According to this definition and analysis, acupoints specificity is very obvious

[10], which can be seen from the previous discussion. It should be pointed out that when we discuss acupoints specificity, we first base on the objective existence of acupoints and their three-dimensional coordinates.

8-3. Classification of Acupoints

Acupoints can be classified in two ways. One is according to their distribution characteristics; the other is according to their action rules and practicability. The former method is suitable for the whole acupoint system, and the latter method is suitable for the meridian system.

1. Classification according to acupoint distribution characteristics

According to acupoint distribution characteristics, the acupoint system can be divided into holographic acupoint system and traditional meridian acupoint system. These two systems cannot accommodate each other, but they are independent and have their own laws. They occupy the dominant position of the acupoint system of the human body. Neither of them can replace the other. This is like Mendel's three laws of heredity. They exist at the same time, but they are independent of each other. No law can contain or replace any other one, and there is no contradiction between them.

So what is the basis for the holographic acupoint system and the traditional meridian acupoint system are juxtaposed? We think there are four main bases. Firstly, the distribution characteristics of these two acupoint systems are different. The characteristics of the holographic acupoint are that many acupoints with different functions and dominance are distributed in specific parts of the body (i.e. holographic elements), and there is no obvious space interval between adjacent acupoints. Their distribution in these specific parts makes these specific parts like a microcosm of the whole, i.e. the distribution of the whole microcosm (such as the distribution of ear acupoints). While the characteristics of traditional meridian acupoint system are that many acupoints with similar efficacy and dominance are distributed in a wide area of the body (i.e. along the meridian. According to the meridian theory, the acupoints on the same meridian have similar efficacy and dominance), and there is a large space gap between adjacent acupoints, that is to say, long strip or long banded distribution with large span. Secondly, the relationship between the two acupoint systems and the whole body is different. A small system in the holographic acupoint system (that is, the acupoints distributed on a holographic element) can reflect the situation of the various organs of the body, while a small system in the traditional meridian acupoint system (that is, the acupoints distributed on a meridian) mainly reflects the diseases of the viscera or the internal organs and their external and internal meridians. Thirdly, there are essential differences between the naming methods and the connotations of some basic concepts involved of these two acupoint systems. Holographic acupoints are named after the anatomical names of their corresponding organs, while in the traditional meridian acupoint system, the concepts of heart meridian, pericardium meridian and triple Jiao meridian do not come from anatomy. The traditional naming of fu-acupoints is based on Yin-yang, five elements, zang-fu, qi-blood, meridian flow, function of acupoints, acupoint selection method, bone grading, astronomy, geography and Eight-Diagrams arithmetic method, etc. Fourthly, the size of holographic acupoints is different from that of traditional acupoints. Holographic acupoints, as projection areas of anatomical organs, are small areas of varying sizes and shapes; while the size and shape of traditional acupoints have not been determined yet (in the mid-1980s, it was reported in Japan that traditional acupoints are rounded surfaces with a diameter of 0.5 cm) [7,11,12].

The differences between holographic acupoint system and traditional meridian acupoint system in the above four aspects fundamentally determine the juxtaposition relationship between the two systems. Either one cannot accommodate the other, and neither one is a subsystem of the other. The theory of holographic acupoint system will be introduced in the second part of this book.

2. Classification according to traditional acupoint action rule

According to the number of acupoints involved, acupuncture treatment of one disease involves tens or even hundreds of acupoints, while the number of acupoints involved in the treatment of one systemic disease is more; from the number of meridians involved, acupuncture treatment of one disease often involves several or even more than ten meridians. We have made a statistical analysis of the articles on acupuncture for primary dysmenorrhea from 1989 to 2006 in VIP database. 374 relevant articles on acupuncture for primary dysmenorrhea with 46 acupoints involved (19404 cases). Acupoints of frequency used by more than 10 articles and the total number was more than 240 cases are more than a dozen as follows: Sanyinjiao (4883 cases/90 articles), Guanyuan (2631 cases/55 articles), Zusanli (1369 cases, 40 articles), sub-scallops (2150 cases/38 articles), Zhongji (1174 cases/38 articles), Qihai (1658 cases/35 articles), ground machinery (1209 cases/32 articles), Taichong (490 cases/25 articles), Shenshu (1064 cases/19 articles), Qihai (442 cases/14 articles), Hegu (752 cases/13 articles), and Zhiji (17 articles). (240 cases/10 articles), Shenque (453 cases/10 articles), Zigong (442 cases/10 articles). These 46 acupoints involve 10 meridians, such as Ren Meridian, Du Meridian, Spleen Meridian, Liver Meridian, Stomach Meridian, Kidney Meridian, Bladder Meridian, Large Intestine Meridian and Biliary Meridian (i.g. totally 14 meridians). In addition, the relevant articles on acupuncture treatment of cervical spondylosis has been counted, involving more than 200 acupoints and 12 meridians.

Similar situations generally exist in the number of acupoints and meridians involved in acupuncture treatment of other diseases. The problem now is that there is not enough evidence to prove which acupoints are the most effective. There is not enough evidence to prove that the acupoints on a certain meridian or several meridians are intrinsically related to the disease. In a word, the application and formulation of acupoints are very confusing, lacking of necessary norms and clear principles of selection in the sense of modern science. Based on this situation, we believe that the most urgent problem to be solved in modern acupunctural research is to clarify the function law of acupoints and standardize classification. In acupuncture textbook, the action rules of acupoints are summarized for the purpose of short-term treatment and far-term treatment[13]. The short-term treatment effect means that all acupoints can treat their local diseases; the so-called distant treatment effect means that according to the meridian theory of "meridian passing through, governing and reaching, all acupoints can treat the diseases of their meridian-following parts. Textbooks of acupuncture summarized acupoints into three categories, namely, the fourteenth meridian acupoints, Qi acupoints and Ashi acupoints. The confusion of acupoint application has some relationship with the discussion of acupoint action rule in traditional theory. For example, there are 67 acupoints in bladder meridian. According to traditional acupoint theory, all 67 acupoints can treat the diseases of bladder and the parts of bladder meridian. But do all 67 acupoints really have the above effects? Current research cannot give a positive answer at all. In addition, there are 45 points in the stomach meridian. According to the traditional theory of acupuncture and moxibustion, these 45 points can treat the pathological changes of the stomach meridian and the pathological changes of the passage of the stomach meridian. However, the above effects of 45 points have not been supported by reliable evidence so far. Therefore, the law of action of acupoints must be explained in the sense of modern science. We believe that the study of the law of acupoint action is to find out which organ system each acupoint mainly acts on, or what are the acupoints that act on each organ system? Which acupoints have obvious regulating effect on the function of cardiovascular system? Which acupoints have obvious regulating effect on the function of respiratory system? Which acupoints have obvious regulating effect on digestive system function? Which acupoints have obvious regulating effect on the function of urogenital system? Which acupoints have obvious regulating effects on the function of hematopoietic system, etc?

The study of acupoint action rule should not only clarify which acupoints are acting on each organ or system, but also clarify the action intensity of acupoints acting on each organ or system. According to the magnitude of the action intensity of acupoints and the safety risk or the convenience of operation, acupoints acting on each organ system should be divided into first-line acupoints, second-line acupoints and even third-line acupoints. (or only divided into first-line acupoints and second-line acupoints). The first-line acupoints are the first choice in clinical treatment, while the second-line acupoints and the third-line acupoints belong to the optional acupoints. According to this research strategy, we believe that acupoints should be reclassified according to the different objects of acupoint action. The classification method is as shown in Table 8.7.

Table 8.7 The action rule of acupoints and classification

Acupoint classification		First-line acupionts	Second-line acupoints
digestive function regulation	stomach	Zhongwan, Zusanli, …	Shangwan, Liangmen, …
	intestine	Zusanli, Tianshu, Shenque, …	Weishu, Dachangshu, …
	liver	Riyue, Qimen, …	Ganshu, Danshu, …
	gallbladder	Riyue, Qimen, …	Ganshu, Danshu, …
	pancreas	Jianli, Shangwan, …	Diji, Dushu, …
circulatory function regulation (cardiovascular function)	heart	Neiguan, Jianshi, …	Danzhong, Xinshu, …
	blood pressure	Taichong, Neiguan, …	Zusanli, Quchi, …
urinary function regulation	upper urinary system	Sanyinjiao, Ququan, …	Shenshu, Guanyuanshu, …
	lower urinary system	Guanyuan, Taixi, …	Ciliao, Zhongji, …
respiratory function regulation		Kongzui, Quchi, …	Feishu, Fengmen, …
hematopoietic function regulation		Zusanli, Sanyinjiao, …	Diji, Pishu, …
immune function regulation		Zusanli, Sanyinjiao, Taixi, …	Pishu, …
endocrine function regulation		Sanyinjiao, Zusanli, …	Shenshu, …
health keeping and anti-aging function		Zusanli, Guanyuan, Sanyinjiao, …	Shenshu, …
auditory function regulation		Tingong, …	Tingmen, Hegu, …
visual function regulation		Qiuhou, …	Fengchi, Sizhukong, …
olfactory function regulation		Yingxiang, …	Yintang, Hegu, …
special function (extensive function range)		Zusanli, Sanyinjiao, …	Guanyuan, Taixi, …

According to the method shown in Table 8.7, the action rule and the classification of acupoints have the greatest advantage of guiding clinical practice [14]. Although many studies have shown that the spatial range or object of acupoints action basically follow the ganglion segment connection [1-7], which has become a modern understanding of the action rule of acupoints, previous studies have not distinguished the first-line, the second-line or the third-line acupoints. Because, there are more than ten or twenty acupoints in the same or similar segment domination area as an organ, do these acupoints have the same regulation degree to the organs in the relevant ganglion segment domination? Are there any gradient differences in their regulation? Do these acupoints cooperate with each other? This is also a problem that has not been touched by previous studies.

The research on the action rule and classification of acupoint can be guided by ganglion segment theory and combined with literature evaluation and clinical research. Literature evaluation studies mainly determine which acupoints are frequently used by acupuncture to regulate the function of an organ in historical literature, that is, to clarify which acupoints are used to treat various diseases in historical literature (sorted according to the frequency of use) respectively; at the same time, evidence-based medicine research can also be carried out. On the basis of literature evaluation, multi-center research can be further adopted. A large sample of randomized methods were used to compare the therapeutic effects or effects of these acupoints with high frequency in order to determine which acupoints are the first-line in the therapeutic effect. Which are the second or third line acupoints? We have studied the effects of needling Neiguan, Jianshi, Daling, Lingdao, Tongli and Shenmen on cardiac function of patients with coronary heart disease, and found that these acupoints have significant effects on improving cardiac function of patients with coronary heart disease [15-22]. However, we have not systematically compared the action strength of these acupoints and the strain of their combination.

8-4. Acupoint Prescription Rule

Corresponding to the action rule of acupoints, there are some problems in acupoint prescription. We have analyzed the literature on acupuncture for primary dysmenorrhea in VIP database from 1989 to 2006. There are 374 papers on acupuncture for primary dysmenorrhea, involving more than 30 acupoint prescriptions. Among them, there are 15 prescriptions for single acupoint, which shows that there are abundant clinical prescriptions for acupuncture. Abundant acupoint prescription has its positive side, but also has its negative side. With so many prescriptions, which one or which prescriptions have the best effect? Are they all effective? The question that arises from this is whether there are basic principles or rules to follow in clinical acupoint prescriptions. In addition, when treating diseases with acupuncture, is it better to select only one or several acupoints? Or should we choose more than a dozen or even dozens of acupoints? In the face of such problems, although there is flexibility to deal with specific situations, on the whole, it is a common problem that troubles acupuncturists. Traditional chinese materia medica prescriptions pay attention to sovereign, minister, assistant and courier, that is, different traditional chinese materia medica plays different roles in the same prescription. Acupuncture prescriptions often involve multiple acupoints. Do these acupoints work independently or synergistically? This is a problem that has not been systematically addressed in previous studies. If first-line acupoints are used to treat diseases, is there an inevitable relationship between the number of first-line acupoints and the effect? Is it better to use more first-line acupoints or to use fewer first-line acupoints? Does the superposition of single acupoint effect have a limit? What should be the number of acupoints to reach this limit? These problems are not systematically touched by previous studies, but they are the problems acupuncturists face every day. The research of acupoint prescription rule should be based on the action rule and classification of acupoints, following the principle of multi-center, large sample and randomness to carry out systematic clinical trial.

It should be pointed out that the research on the action law, classification and prescription rule of acupoints emphasized by modern acupuncture differs greatly from the related issues elaborated by traditional acupuncture in the basic direction, but there is no direct contradiction between them, because they are completely different systems of two cultural backgrounds and conceptual systems in two different paradigms. Modern acupuncture is a theory guided by the laws of modern science acquired by modern science, technology and methods. The clarification of its mechanism is based entirely on the relevant knowledge system of modern science, and its theoretical core is the theory of nerve-endocrine-immune network and the four laws of acupuncture effect; while traditional acupuncture is based on the five element, yin-yang, zang-fu, qi-blood theory and meridian theory. In clinic aspect, modern acupuncture is disease differentiation-oriented, and the relationship between strong and weak stimulation and acupuncture effect is emphasized by needling manipulation; while traditional acupuncture is based on syndrome differentiation, and needling manipulation emphasizes reinforcing and reducing. Therefore, the conclusions of the two systems on the same issue are not comparable. The conclusions of modern acupuncture research are not suitable for the existence of traditional acupuncture system, and the conclusions of traditional acupuncture research are not suitable for the existence of modern acupuncture system. Traditional acupuncture system and modern acupuncture system belong to different coordinate systems. There is no comparable basis between the concepts and principles in these two different coordinate systems, so we cannot simply discuss the so-called "contradiction" between them.

Because of the different cultural identities and different choices of value standards, two different camps of acupuncture research have been formed, and two models or two trends of the development of acupuncture have been formed. It is difficult for many European and American counterparts to understand and accept the traditional acupuncture theoretical system because of the differences in cultural background and value trend. It can be said that the traditional model pays more attention to the cultural value of the traditional acupuncture theoretical system while the modern model pursues the scientific value of modern acupuncture theoretical system.

The acupuncture theoretical system based on the background of modern science should be further studied and developed. Its value and significance are easy to understand. But why traditional acupuncture theoretical system incompatible with the modern scientific background should also be further inherited and developed? In the article "The Embarrassment of Scientism and the Multidimensional Development of Traditional Chinese Medicine"[24], the author pointed out that the existence of the original traditional Chinese medicine theoretical system should be respected for three main reasons: Firstly, the effectiveness of clinical treatment is the basis on which its existence should be respected. Secondly, the abundant humanistic connotation in traditional Chinese medicine is another important reason for its existence. Thirdly, the strong national emotion in traditional Chinese medicine is another important reason for its continued existence. For the same reason, the existence of traditional acupuncture system should also be respected. In a word, traditional acupuncture theoretical system, as an important part of the unique traditional culture of the

Chinese nation, has its practical value, cultural value and complex national emotions, which are bound to exist for a long time.

Reference

For reference, see page 150 to 151 of the Chinese manuscript.

Chapter 9 Four Laws of Needling Effect and the Classification of Acupuncture Domino Effect

9-1. The Four Laws of Needling Effect

Modern acupuncture system is completely different from traditional acupuncture. Firstly, the theoretical basis of modern acupuncture is different from that of traditional acupuncture. The former is guided by the laws in the modern science obtained from the research of related problems by using modern science, technology and methods. The clarification of mechanism is based entirely on the relevant knowledge system in the modern science, and the theory of nerve-endocrine-immune network, the law of acupoint effect, and the four laws of needling effect are the theoretical core of the system; while traditional acupuncture theory is based on yin-yang, five elements theory, zang-fu, qi-blood theory and meridian-collateral theory; Secondly, in clinical practice, modern acupuncture makes full use of modern diagnosis, treatment technology and methods, with disease differentiation as the leading factor, and the key factors involved in the treatment plan of acupuncture, such as the needling timing, needling manipulation, the time of needling retention and the frequency of needling is guided by the basic law of the role of acupuncture; while traditional acupuncture is guided by syndrome differentiation with the help of four diagnostic and eight principles, and the determination of key factors involved in the treatment of acupuncture is guided by traditional theory [1-7, 25-29]. This chapter will mainly introduce the four laws of needling effect, namely, the two-way regulation law of needling, the basic law of actions of hand skill in needling, the basic law of time in needling, and the time-effect law of needling.

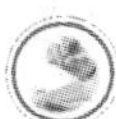

1. The two-way regulation law of needling

Traditional acupuncture holds that needling has both the function of "tonifying" and the function of "purging". A large number of studies in the past 50 years have shown that the effect of needling mainly depends on the functional state of the body. If needling a certain acupoint can affect the function of an organ, under the condition of general stimulus, whether the effect is exciting or inhibiting is mainly determined by the functional state of the organ. If the organ is in hyperactivity state, then the needling effect is mostly inhibitive; if the organ is in a low state, then the needling effect is mostly exciting; if the organ is in a normal and stable state, then the needling effect often shows neither obvious inhibition nor obvious excitation, but it can stabilize the organ's function and enhance the anti-disturbance of the organ. This is the two-way regulation law of needling, which can be called the first needling effect law. Our research also shows that not only the nature of the needling effect depends mainly on the functional state of the body, but also the intensity of the needling effect has a certain correlation with the functional state of the body. That is to say, within a certain range, the intensity of the needling effect has a positive correlation with the degree of deviation from the normal level of the functional state (as shown in Fig. 9-1 and 9-7) [1-7, 29-33].

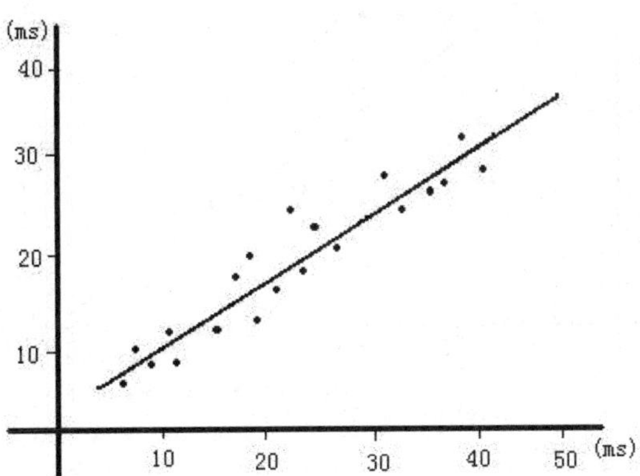

Fig.9-1 The linear positive correlation between the prolonged effect of needling Neiguan on left ventricular ejection time (LVET) and the deviation of LVET from normal value before needling ($r=0.545$, $P<0.05$)

(Source: Chen Shaozong, China Acupuncture & Moxibustion, 1993, issue 5)

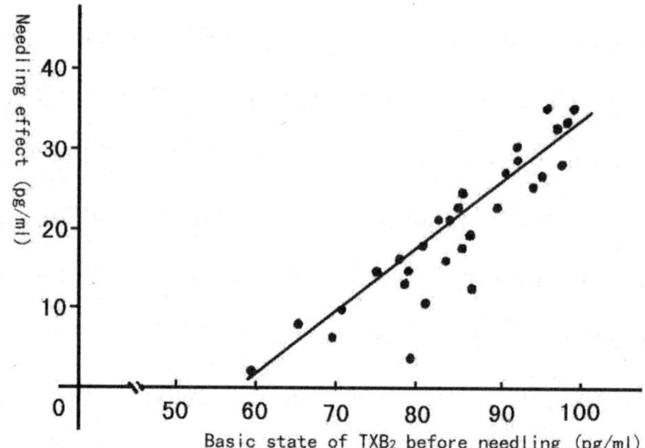

The correlation coefficients were $r = 0.856 > r_{0.01\ (28)}$, $P < 0.01$.
The linear regression equation is y=0.77x-46.12

Fig.9-2 Quantitative correlation between the changes of TXB2 in patients with cerebral thrombosis before and after three courses of Electro-acupuncture at 7 am-9 am and 9 am-11 am
(Source: Chen Shaozong, Journal of Clinical Acupuncture and Moxibustion, 2008, issue 4)

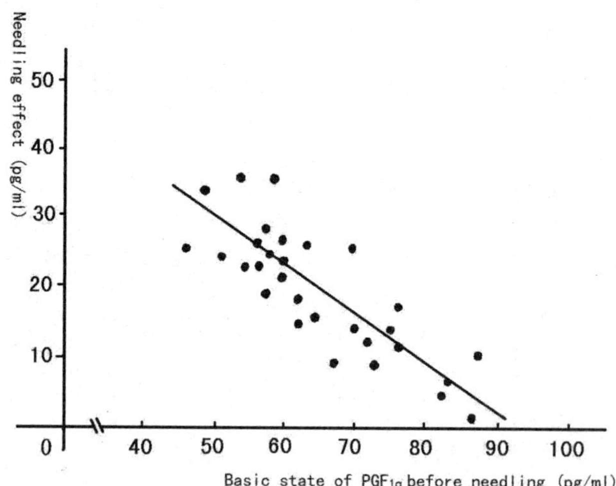

The correlation coefficients were $r = 0.810 > r_{0.01\ (28)}$, $P < 0.01$.
The linear regression equation is y=-0.65x+61.19

Fig.9-3 The quantitative correlation between the changes of PGF1α in patients with cerebral thrombosis before and after three courses of electro-acupuncture at 7 am - 9 am and 9 am – 11 am
(Source: Chen Shaozong, Journal of Clinical Acupuncture and Moxibustion, 2008, issue 4)

 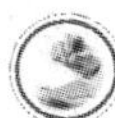

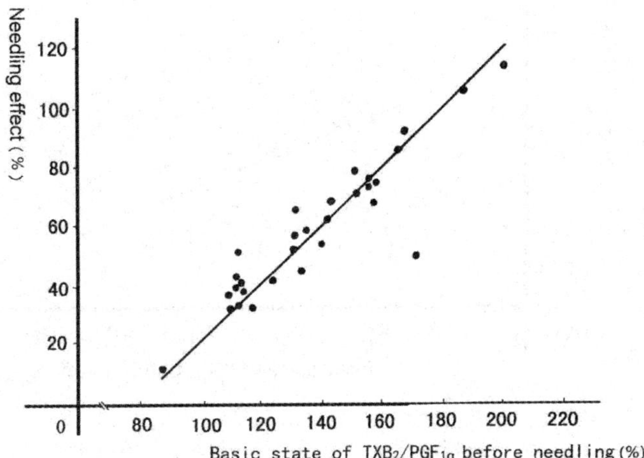

The correlation coefficients were $r = 0.921 > r_{0.01\ (28)}$, $P < 0.01$

The linear regression equation is y=0.80x-51.26

Fig.9-4 The quantitative correlation between the changes of TXB2/PGF1α in patients with cerebral thrombosis before and after three courses of electro-acupuncture at 7 am - 9 am and 9 am – 11 am

(Source: Chen Shaozong, Journal of Clinical Acupuncture and Moxibustion, 2008, issue 4)

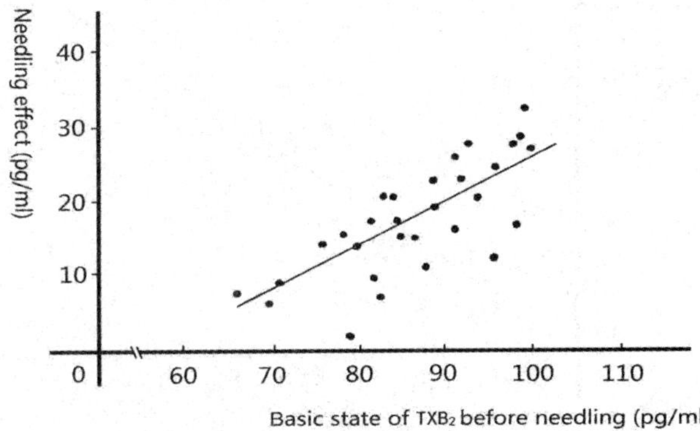

The correlation coefficients were $r = 0.733 > r_{0.01\ (28)}$, $P<0.01$

The linear regression equation is y=0.63x-36.54

Fig.9-5 The quantitative correlation between the changes of TXB2 in patients with cerebral thrombosis before and after three courses of electro-acupuncture at 7 am - 9 am and 1 pm – 3 pm

(Source: Chen Shaozong, Shanghai Journal of Acupuncture and Moxibustion, 2009, issue 1)

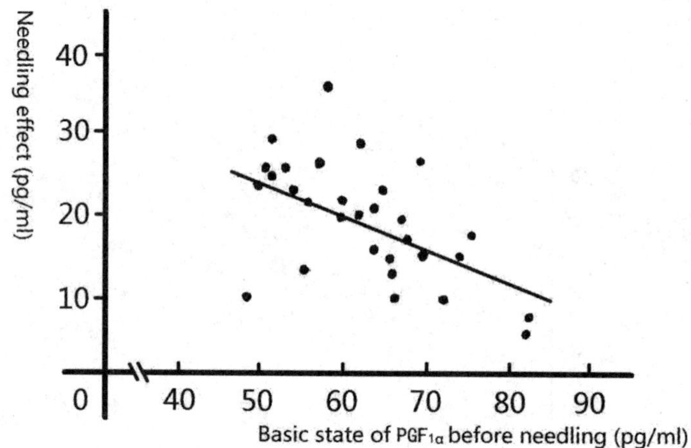

The correlation coefficients were $r = 0.544 > r_{0.01\ (28)}$, $P<0.01$

The linear regression equation is $y=-0.44x+46.75$

Fig.9-6 The quantitative correlation between the changes of PGF1α in patients with cerebral thrombosis before and after three courses of electro-acupuncture at 7 am - 9 am and 1 pm – 3 pm (Source: Chen Shaozong, Shanghai Journal of Acupuncture and Moxibustion, 2009, issue 1)

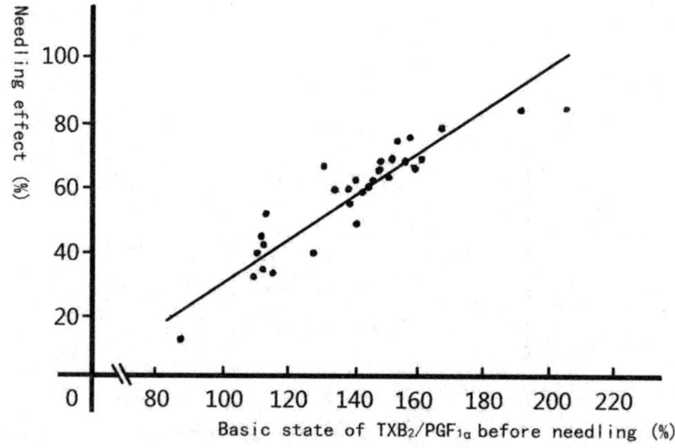

The correlation coefficients were $r = 0.852 > r0.01\ (28)$, $P<0.01$

The linear regression equation is $y=0.53x-18.45$

Fig.9-7 The quantitative correlation between the changes of TXB2/PGF1α in patients with cerebral thrombosis before and after three courses of electro-acupuncture at 7 am - 9 am and 1 pm – 3 pm (Source: Chen Shaozong, Shanghai Journal of Acupuncture and Moxibustion, 2009, issue 1)

2. The basic law of actions of hand skill in needling

Traditional acupuncture emphasizes reinforcing and reducing of needling manipulation. Modern research has confirmed that there are two forms of organism's response to stimulus, namely excitation and inhibition. Whether the response is excitatory or inhibitive depends mainly on the state of organism's function, followed by the size of stimulus. Strong stimulus often produces inhibitive response, while weak stimulus often produces excitatory response. Needling acupoints is also a kind of stimulation, which shows the same relationship between the nature of response and the amount of stimulation. Generally speaking, the weak stimulation is suitable for the diseases with low function to produce excitation, and strong stimulation is suitable for the diseases with hyperfunction to produce inhibition. Effect. This basic law has been confirmed by many experiments. However, the role of needling manipulation is a more complex issue, because the individual differences are large, and the intensity of needling stimulation is only relative. So, it is difficult to find a dividing datum point, at least at present, it is not possible to do this. The needling stimulation in clinical practice is determined on the subjective feelings of patients and the experience of doctors themselves [7].

3. The basic law of time in needling

The basic law of time in needling is the basic law of the time biological effect of needling. It can also be called the basic law of needling time, the relevant law of needling time and effect. Traditional acupuncture attaches great importance to the relationship between the needling effect and the time of operation, and has formed a unique branch of acupuncture: chronological needling, which mainly consists of needling methods such as midnight-midday ebb flow, eightfold method of the sacred tortoise, eightfold method of soaring, etc. A large number of studies have shown that there is a very close relationship between the efficacy of acupuncture and the time of needling. In addition, physiological and biochemical studies have confirmed that the state of various physiological functions of the body is different at different times of the day, and this difference follows a certain pattern, that is to say, the changes of various physiological functions in a day follow a certain rhythm. Our research shows that needling often produces excitatory effects in low-functioning time zones and inhibitory effects in hyperfunctional time zones (Fig. 9-8). If we need to enhance or improve the physiological function of a certain low state, we should do needling during the valley period of the function, and in the valley period for a better excitatory effect; if we need to inhibit the physiological function of a certain hyperactivity state, we should do needling during the peak period of the function to obtain a better inhibitory effect. This is the basic law of the time biological effect of acupuncture. The study on the regularity of the effect and the time of needling has formed a frontier subject in the sense of modern science - modern time acupuncture. The key to the clinical application of it is to find out the circadian rhythm pattern of physiological functions to be regulated and to find out the valley and peak phases [33-36].

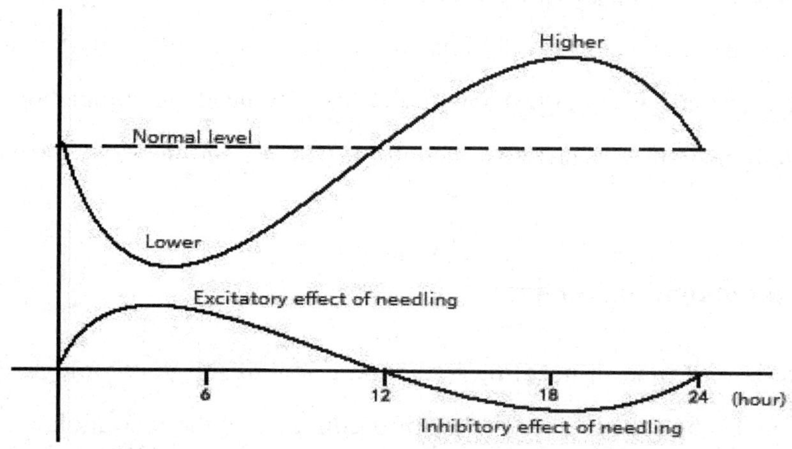

Fig.9-8 Schematic diagram of regularity of needling timing

Since the end of the 1980s we have shifted from studying midnight-noon ebb-flow to studying the correlation between acupuncture effect and acupuncture time. Above all, we examined the correlation with respect to bronchial asthma patients' adrenal cortex functional effect when inserting in Sanyinjiao (SP 6) at different times[35]. As shown in Table 9.1 to 9.5, insertion at different times yields obviously different acupuncture results. The comparison of three groups treated in different two-hour periods showed that the greatest intensity of

 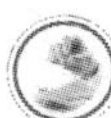

acupuncture effect is in the 15:00~17:00 group, the4~8 weakest is in 7:00~9:00 group. However, before acupuncture treatment, of the three groups the cortisol's peak value is in the 7:00~9:00 group, and its valley value is in the 15:00~17:00 group. This showed that insertion during the time of valley value of functional state could result in a stronger exciting effect and that the different functional states are intimately correlated with intensity of acupuncture effect.

Table 9.1 Effects of bronchial asthma patients serum cortisol consistency by puncturing Sanyinjiao (SP 6) in different time (Abstract from Chen Shaozong).

Acupuncture time	Before acupuncture Ng/ml	After acupuncture Ng/ ml	F	P
7~9 o'clock	46.13±1.51	50.13±1.97		
11~13 o'clock	36.47±1.32	44.96±1.82	19.32	<0.01
15~17 o'clock	28.78±1.02	40.19±1.77		

Table 9.2 Comparison of acupuncture immediate effect in any two different two hours (from Chen Shaozong)

Group	x	x-4.0	x-4.89
		7.41**	2.92*
15~17o'clock group	11.41	2.71	2.22
		3.63	3.11
		4.49**	
11~13 o'clock group	8.49	2.22	
		3.11	
7~9 o'clock group	4.0		

* P<0.05 ** P<0.01

Table 9.3 Effects of branchial asthma patients serum cortisol consistency after Puncturing Sanyinjiao (SP 6) for one course of treatment in different time (abstract from Chenshaozong)

Acupuncture time	The day before acupuncture Mg/ml	The day after acupuncture Mg/ml	P	Among three groups	
				F	P
7~9 o'clock	46.28±1.62	58.04±2.30	<0.01		
11~13 o'clock	44.09±1.53	59.78±2.14	<0.01	5.17	<0.01
15~17 o'clock	45.81±1.59	66.55±2.46	<0.01		

Table 9.4 Comparison of acupuncture effects after one course of treatment in any two different two hours (abstract from Chen Shaozong)

Groups	x	x-11.76	x-15.69
15~17 o'clock	20.74	8.98** 4.13 5.82	5.05* 3.37 4.74
11~13 o'clock	15.69	3.93* 3.73 4.74	
7~9 o'clock	11.76		

*P<0.05 **P<0.01

Table 9.5 Serum cortisol consistency of bronchial asthma patients in different time before applying acupuncture treatment (abstract from Chen Shaozong)

Groups	Cortisol consistency X±S	F	P
7~9 o'clock	46.13±1.74	16.8	<0.01
11~13 o'clock	36.47±1.52		
15~17 o'clock	28.78±1.37		

We then examined effects on asthenic nephroyang rabbits' adrenal cortex function of using electroacupuncture on Sanyinjiao (SP 6) at different times. Results are given in Tables 9.6~9.11[36].

Table 9.6 Comparison of three groups rabbits serum corticosterone consistency before using medicine

Groups	Corticosterone Consistency (ng/ml)	F	P
7~9 o'clock	189.2±17.8		
11~13 o'clock	97.4±16.1	59	<0.01
15~17 o'clock	176.5±16.2		

Table 9.7 Comparison of three groups rabbits serum corticosterone consistency before using medicine

Groups	Corticosterone consistency (ng/ml)	F	P
7~9 o'clock	81.3±10.0		
11~13 o'clock	85.4±11.8	0.40	<0.05
15~17 o'clock	81.3±11.9		

Table 9.8 Comparison of the three groups asthenic nephroyang rabbits serurn corticosterone consistency immediately after the first electro-acupuncture

Groups	Corticosterone consistency (ng/ml)	F	P
7~9 o'clock	161.6±13.4		
11~13 o'clock	159.1±14.4	1.59	<0.05
15~17 o'clock	156.5±15.1		

Table 9.9 Comparison of the three groups asthenic nephroyang rabbits serurn corticosterone consistency after five times electro-acupuncture

Groups	Corticosterone consistency (ng/ml)	F	P
7~9 o'clock	156.2±17.6		
11~13 o'clock	136.7±12.4	61.2	<0.05
15~17 o'clock	148.6±14.0		

Table 9.10 Immediate effects of asthemic nephroyang rabbits serum corticosterone after the first electro-acupuncture

Groups	Serum Corticosterone Consistency before Electro-acupuncture (ng/ml)	Serum Corticosterone consistency before electro-acupuncture (ng/ml)	T	P
7~9 o'clock	81.3±10	161.6±13.4	18.57	
11~13 o'clock	85.4±11.8	159.1±14.4	17.02	<0.01
15~17 o'clock	81.3±11.9	156.5±15.1	15.31	

Table 9.11 Comparison of the groups asthenic nephroyang rabbits serurn corticosterone consistency after five times electro-acupuncture

Groups	Serum Corticosterone consistency before electro-acupuncture (ng/ml)	Serum Corticosterone consistency before electro-acupuncture (ng/ml)	T	P
~9 o'clock	81.3±10.0	156.2±17.6	16.38	
11~13 o'clock	85.4±11.8	136.7±12.4	11.39	<0.01
15~17 o'clock	81.3±11.9	148.6±14.0	14.33	

In Tables 9.6 ~ 9.11, before establishing the disease matrix, there is an obvious difference in serum corticosterone consistency among the three different two-hour groups (11:00~13:00 group is the lowest, $p < 0.01$). After establishing the matrix, the former regular pattern is destroyed: there is no obvious difference in serum corticosterone consistency in the groups. After electroacupuncture treatment at different times, there were no obvious differences in either the immediate acupuncture effect or the effect after one course of treatment. This suggested that there was no obvious difference in acupuncture effects if the functional state had no obvious peak time or valley value times.

Our work has only confirmed part of the questions mentioned in our introductory remarks. Recently, after reading and analyzing many articles about Chrono-Acupuncture and Moxibustion, we found that although the above question is not the immediate subject of some colleagues' study, many of their results were identical with the view we pointed out about the correlation between acupuncture time and effect, or had a similar tendency. For example, Zhou Guitong examined the effect of rabbits' total white blood cell (WBC) number by puncturing in different two-hour periods. Results are shown in Tables 9.12 and 9.13[37]. In Table 9.12, total WBC is highest in the period from 11:00 am to 1:00 pm and lowest in the period from 5:00 pm to 7:00 pm. In Table 9.13, total WBC is most obviously rising when inserting during valley value time (from 5:00 pm to 7:00 pm), and least in peak value time (from 11:00 am to 1:00 pm). The results show that insertion during valley value time can have an obvious exciting effect.

Table 9.12 Comparison of rabbits WBC number in different two hours (from Zhou Guitong)

Two hours	11:00 pm~1:00 am	5:00 am ~7:00 am	11:00am~1:00pm	5:00pm~7:00pm
WBC average (mm^3)	12.73	12468	13575	10884
Cases	11	11	11	11

Table 9.13 Effects of rabbits WBC number applying electro-acupuncture in different two hours (from Zhou Guitong)

Tow hours	Before acupuncture	After acupuncture										Case Number
		0'	30'	60'	90'	120'	180'	240'	360'	480'	Peak	
11:00pm~1:00am	1	0.91	0.96	0.92	1.13	1.17	1.11	1.11	1.06	1.01	1.56	28
5:00am~7:00am	1	0.95	0.99	0.84	0.97	1.10	1.15	1.09	1.04	0.99	1.48	30
11:00am~1:00pm	1	0.86	0.90	0.97	0.96	0.97	1.04	1.02	0.98	0.92	1.37	30
5:00pm~7:00pm	1	0.93	1.07	0.97	1.20	1.22	1.21	1.14	1.12	1.03	1.65	30

* Before acupuncture the WBC average is 100%

Prof. Wangfan researched the effect on gastric acid secretion function in mice of applying electroacupuncture on Zusanli (ST 36) in different two-hour periods. Tables 9.14 and 9.15show the results[38]. Peak value of mice's gastric acid secretion occurs in the period from 9:00 pm to 11:00 pm, and valley value time is in the period from 9:00 am to 11:00 am. There is an obvious difference between the two-hour periods($P < 0.01$).

Table 9.14 Comparison of normal mice most gastric acid secretion amount in the any and night (from Wang Fan)

Two hours		mao	chen	si	wu	wei	shen	you	xu	hai	zi	chou	yin
Time		5-7	7-9	9-11	11-13	13-15	15-17	17-19	19-21	21-23	23-1	1-3	3-5
Gastric Acid Secretion Amount	Every	4.997	3.600	2.880	4.680	4.840	4.822	4.500	5.400	6.778	5.500	5.467	5.22
		±	±	±	±	±	±	±	±	±	±	±	±
	Two	1.488	1.947	0.855*	1.427	2.147	1.909	1.237	2.660	3.133*	1.846	1.794	1.837
	Day					4.291±1.788			5.455±2.169				
	Night												
T							3.129						
P							<0.0025						

* The Comparison is obvious different between the time from 9:00 am to 11:00am and time from 9:00 pm to 11:00 pm (P<0.001)

Table 9.15 Comparison of the effect of mice most gastric acid secretion amount applying electro-acupuncture in the time from 9:00 am to 11:00 am and time from 9:00 pm to 11: 00 pm (from Wang Fan)

Groups	Gastric acid secretion amount			
	9:00am~11:00am	9:00pm~11:00pm	T	P
Contrast group	3.133±1.249	5.140±2.400	2.245	<0.025
Acupuncture group	4.706±1.932	5.200±1.886	0.515	>0.25
T	2.152	0.062		
P	<0.025	>0.25		

The amount of gastric acid secretion can increase greatly if electroacupuncture is applied in mice Zusanli (ST 36) during its valley value time (from 9:00 am to 11:00 am), but there is no obvious increase in during its peak value time (from 9:00 pm to 11:00 pm). The results show a more obvious exciting effect from insertion during valley value time.

Luo Yongzhen and Song Kaiyuan researched the differences in intensity of sensitized rabbits' reactions to intradermal test and in plasma corticosterone for different two-hour periods. Results are shown in Tables 9.16 and 9.17[39]. Results in Table 9.16 show that there is a higher degree of seriousness of test reaction intensity and anaphylactic reaction in the time period from 11:00 pm to 1:00 am than that from 11:00 am to 1:00 pm.

Table 9.16 Changes of intradermal test reaction intensity and plasma corticosterone before attacking tsensitizing rabbits in the time from 11:00pm to 1:00 am and time from 11:00am to 1:00pm (from Luo Yongzhen)

		Sensitizing intradermal test reaction intensity			**Plasma corticosterone amount**		
		11:00pm ~1:00am	**11:00am ~1:00pm**	**Average Difference**	**11:00pm ~1:00am**	**11:00am ~1:00pm**	**Two average difference**
Death group After attacking	N	6	5		6	5	
	X	10.667	12.500	8.33	7.787	10.856	3.069
	P	>0.05			<0.01		
Survive group after attacking	N	8	9				
	X	4.5625	10.7778	6.2153	8.3188	12.9044	4.5856
	P	<0.05			<0.01		
P (Comparison of death group and survive group		<0.05	>0.05		>0.05	>0.05	

As shown in Table 9.17, the effect of electroacupuncture is greater in the time from 11:00 am to 1:00 pm when rabbits' reaction is weaker, and the effect is weaker in the time from 11:00 pm to 1:00 am when rabbits' reaction is stronger. Thus results indicate a more obvious exciting effect of inserting during valley value time.

Table 9.17 Chance of plasma corticosterone amount before and after attacking the sesentizing rabbits in the time from 11:00pm to 1:00am and time from 11:00am to 1:00pm (from Louyongzhen)

	Comparison of two chance				**Comparison of before and after attacking**	
	Before attacking		After attacking		11:00am to 1:00pm 1\3 average difference	11:00pm to 1:00am 2\4 average difference
	11:00am to1:00 pm ①	11:00 pm to1:00 am ②	11:00am to 1:00pm ③	11:00pm to1:00am ④		

Electro-Acupuncture Group	Death group	N	3	3	3	3		
		X	8.09	11.38	10.21	11.81	2.12	0.43
	Survive group	N	4	4	4	4		
		X	9.8	14.83	11.63	12.42	2.45	2.41
	Total	N	7	7	7	7		
		X	8.71	13.34	11.02	12.10	2.31	1.24
	P		<0.05		>0.05		<0.01	>0.05
No electro-Acupuncture Group	Death group	N	3	2	3	2		
		X	7.48	10.08	7.18	9.68	0.30	0.40
	Survive group	N	4	5	4	5		
		X	7.46	11.37	10.083	11.87	2.623	0.49
	Total	N	7	7	7	7		
		X	7.47	11.00	8.84	10.77	1.36	0.45
	P		>0.05		>0.05		>0.05	>0.05

Gao Dewei and Chen Hong examined the effects on serum testosterone and testicle cAMP and cGMP when puncturing rats' Taixi (KI 3) in various two-hour periods. Results are shown in Table 9.18[40]. The valley value time of fixed control group's cAMP is in the time from 5:00 pm to 7:00 pm, and the peak value time is from 11:00 pm to 1:00 am and from 5:00 am to 7:00 am. Applying electroacupuncture to Taixi (KI 3) during cAMP's valley value time (from 5:00 pm to 7:00 pm), can raise the cAMP level obviously, but it decreases it when applied during peak value time. The valley value time of fixed control group's cGMP is from 11:00 am to 1:00 pm, and peak value time is from 5:00 pm to 7:00 pm. In cGMP's valley value time（11:00 am to 1:00 pm）, electroacupuncture at Taixi (KI 3) raises cGMP's level most obviously, but puncturing during peak value time (5:00 pm to 7:00 pm) decreases it obviously. The valley value time of fixed control group's cAMP/cGMP is from 5:00 pm to7:00 pm, and peak value time is from 11:00 pm to 1:00 am. After puncturing Taixi (KI 3) in cAMP/cGMP's valley value time, the ratio obviously rose, but the ratio obviously decreased after puncturing during peak value time. These results show the stronger exciting effect of puncturing during the functional state's valley value time, and stronger inhibitive effect during peak value time.

Table 9.18 Effects of testicle CAMP and CGMP puncturing rats Taixi (KI 3) in different two hours

		CAMP (PM/100mg tissue±SE)		CAMP (PM/100mg tissue±SE)		CAMP/CGMP±SE	
11:00pm~ 1:00am	Electro-acupuncture group	25.17±2.96	(7)	5.73±0.21	(7)	4.35±0.44	(7)
	Fixed contrast group	53.07±8.25	(5)	5.33±0.10	(5)	9.94±1.52	(5)
	Normal contrast group	30.53±11.98	(7)	5.55±0.62	(7)	5.37±2.19	(7)
5:00am~ 7:00am	Electro-acupuncture group	30.39±1.56	(6)	6.59±0.58	(6)	4.83±0.55	(6)
	Fixed contrast group	56.27±5.71	(6)	6.11±0.34	(6)	9.40±1.09	(6)
	Normal contrast group	45.66±6.34	(7)	6.86±0.35	(7)	5.22±0.40	(7)
11:00am~ 1:00pm	Electro-acupuncture group	33.66±2.73	(6)	6.48±0.35	(6)	5.22±0.40	(6)
	Fixed contrast group	39.88±8.16	(5)	4.56±0.25	(5)	9.01±1.98	(5)
	Normal contrast group	45.36±7.19	(5)	3.17±0.41	(5)	18.64±2.50	(5)
5:00pm~ 7:00pm	Electro-acupuncture group	66.43±10.13	(7)	7.67±0.26	(7)	8.17±1.35	(7)
	Fixed contrast group	35.96±3.67	(5)	9.62±0.59	(5)	3.83±0.53	(5)
	Normal contrast group	42.87±2.21	(7)	6.72±0.36	(7)	6.41±0.29	(7)

Note: the number in parentheses is example number.

Xu Jianyang studied the effect of adrenal gland Fos/Jun protein expression induced by traumatic pain by applying electroacupuncture to rats with different constitutions in selected time periods. Results are shown in Tables 9.19 and 9.20[41]. In Table 9.19, the peak value time of yin asthenia rats' (group F) FLI expression is in the time from 11:00 am to 1:00 pm, and valley value time is in the time from 11:00 pm to 1:00 am .After applying electroacupuncture in FLI's peak value time (the time from 1:00 am to 1:00 pm), the range of decrease of FLI expression is greatest (group G). After applying electroacupuncture in FLI's valley value time (the time from 11:00 pm to 1:00 am), the range of increase in FLI expression is greatest. The peak value time of yang asthenia rats' adrenal gland FLI expression is in the time from 11:00 am to 1:00 pm, and valley value time is in the time from 11:00 pm to 1:00 am. After applying electroacupuncture in Zusanli (ST 36) and Taixi (KI 3) in peak value time (the time from 11:00 am to 1:00 pm), the smallest range of decrease is not in peak value time after electroacupuncture, which is an exception.

In Table 9.20, valley time of yang asthenia rats' adrenal gland JLI expression is in the time from 5:00 am to 7:00 am, and its peak value time is in the times from 11:00 am to 1:00 pm and from 5:00 pmto7:00 pm. After applying electroacupuncture in Zusanli (ST 36) and Taixi (KI 3) in valley value time (from 5:00 am to 7:00 am) of adrenal gland JLI expression, its range of decrease is smallest and the greatest range of decrease occurred in its peak value time, (group E). The valley value time of yin asthenia rats' adrenal gland JLI expression is in the time from 11:00 pm to 1:00 am, and peak value time is in the time from 11:00 am to 1:00 pm. After applying electroacupuncture in Zusanli (ST 36) and Taixi (KI 3) in valley value time of adrenal gland JLI expression, the range of decrease of JLI expression is least, and it is greatest in peak value time. These results indicate the obvious inhibitive effect of puncturing in peak value time and that the effect intensity is directly correlated with the level of functional state.

Table 9.19 Effects of every group rats adrenal gland FLI applying electro-acupuncture in different two hours (X±SD) (from Xu Jianyang)

Groups	11:00pm~1:00am	5:00am~7:00am	11:00am~1:00pm	5:00pm~7:00pm	total
A	2.38±1.59	2.13±1.25	0.38±0.52Δ*	1.00±0.93	1.47±1.37
B	28.36±3.62	15.75±2.76ΔΔ	21.50±1.69ΔΔ**	22.25±2.25ΔΔ**	22.03±5.28
C	15.13±2.95○○	12.13±0.99○○	16.38±2.19*○○	14.38±3.29○○	14.5±2.86
D	12.38±1.69	13.25±1.98	19.00±2.27ΔΔ**	18.25±2.25ΔΔ**	15.72±3.56
E	7.63±2.38○○	9.75±1.67○○	13.75±2.8ΔΔ**○○	15.57±2.76ΔΔ**○	11.72±4.10
F	19.13±4.52	38.00±7.93ΔΔ	87.63±6.14ΔΔ**	62.88±3.18ΔΔ**	51.90±26.77
G	13.38±2.67○○	29.88±8.44ΔΔ	50.00±10.80ΔΔ**○○	41.50±8.18ΔΔ**	33.68±15.93

Note: Comparison with matrix group ○ P<0.05, ○ ○ P<0.01, comparison with the time from 11:00pm to 1:00am group Δ P<0.05, ΔΔP<0.01, comparison with the time from 5:00am to 7:00am group

*P<0.05, **P<0.01, comparison with the time from 5:00pm to 7:00pm ☆ P<0.05 ☆☆ P<0.01

Table 9.20 Effects of every group rats adrenal gland JLI applying electro-acupuncture in different two hours (X±SD) (from Xu Jianyang)

Groups	11:00pm~1:00am	5:00am~7:00am	11:00am~1:00pm	5:00pm~7:00pm	Total
A	0.75±0.71	1.00±0.76	1.38±0.92	2.13±1.25Δ	1.31±1.02
B	29.75±4.71	15.88±2.10ΔΔ	22.13±1.89ΔΔ**	21.00±2.00ΔΔ**	22.18±5.65
C	21.5±2.2	11.25±1.04ΔΔ**○○	16.88±3.48	11.38±2.13ΔΔ ☆☆ ○○	15.25±4.88
D	15.00±3.12	12.38±1.59	20.13±2.09ΔΔ**	20.38±2.36ΔΔ**	17.09±4.34
E	8.25±2.55	10.13±1.64○○	13.88±3.60ΔΔ*○○	12.00±1.51Δ○○	11.06±3.17
F	22.88±1.96	38.25±6.27ΔΔ	87.00±5.23ΔΔ**	67.75±7.19ΔΔ** ☆☆	53.96±25.91
G	13.63±2.07	22.75±2.05○○	41.88±11.51ΔΔ**○○	46.88±14.75ΔΔ**○○	31.28±16.48

Xu Jianyang also examined the effect of applying electroacupuncture in a selected time on yang asthenia and yin asthenia rats' traumatic pain threshold and lumbar spinal cord C-fos/ C jun expression. Results are given Tables 9.21~9.23[42]. In Table 9.21, valley value time of yang asthenia rats' pain threshold is in the time from 5:00 am to 7:00 am, peak value time is in the time from 11:00 am to 1:00 pm. The range of increase in pain threshold is greatest if electroacupuncture is applied in Zusanli (ST 36) and Taixi (KI 3) in its valley value time. The range of decrease is greatest for insertion in its peak value time.The valley value time of yin asthenia rats' pain threshold is in the time from 5:00 pm to 7:00 pm and its peak value time is in the time from 5:00 am to7:00 am. The range of increase is greatest in its valley value time), and smallest in its peak value time.

Table 9.21 Effects of Yang asthenia and Yin asthenia rats trauma pain threshold before and afterelectro-acupuncture in different two hours (X±SD) (from Xu)

	Groups	(N=8)	(N=8)	(N=8)	(N=8)
A	Before acupuncture	9.625±2.99	8.750±1.60	7.417±2.17	7.625±2.64
	After acupuncture	9.083±2.49	9.417±1.16	6.083±2.11	9.625±2.64*
B	Before acupuncture	10.50±2.45	8.469±1.58	10.563±1.57	9.938±1.12
	After acupuncture	11.719±3.45	13.219±2.56ΔΔ**	6.938±1.49*	9.063±2.71
C	Before acupuncture	3.531±0.70ΔΔ●●	4.063±2.42ΔΔ●●	3.281±1.11●●	2.594±0.59
	After acupuncture	7.563±1.29●	7.031±1.09Δ●●	8.231±1.76*	8.089±0.94*

Note: Comparison with before acupuncture group *P<0.05, **P<0.01,

Comparison with A group ΔP<0.05 ΔΔP<0.01

Comparison with B group ● P<0.05 ●●P<0.01

Table 9.22 Effects of Yang asthenia and Yin asthenia rats trauma pain lumbar spinal cord FLI electro-acupuncture in different two hours (X±SD) (from Xu)

Groups	N=8	N=8	N=8	N=8	Total
A	1.13±0.64	1.25±0.71	0.88±0.83	0.88±0.64	1.030±.069
B	13.00±2.29	10.50±1.14ΔΔ	12.13±1.25	11.25±1.28ΔΔ	11.72±1.61
C	11.13±0.83○	8.25±4.68	7.5±2.45○○	9.38±1.69○	9.06±3.00
D	11.75±2.55	9.88±1.73	11.83±0.83	11.25±1.48	11.00±1.81
E	10.63±1.41	9.13±1.93	8.75±1.58○○	8.63±1.92○○	9.28±1.84
F	18.50±4.72	14.63±2.72	17.75±4.80	12.88±2.10Δ ☆	15.93±4.28
G	10.88±1.55○○	13.50±2.56Δ	10.88±0.83○○●	11.13±0.99○○●	11.59±1.92

Table 9.23 Effects of every group rats lumbar spinal cord JLI applying electro-acupuncture in different two hours (X±SD) (from Xujianyang)

Groups	N=8	N=8	N=8	N=8	Total
A	1.10±0.53	1.38±0.91	1.38±0.92	1.00±0.53	1.18±0.73
B	13.50±1.85	10.38±1.41ΔΔ	11.50±1.31	11.88±2.17	1.81±1.99
C	10.88±1.64○○	8.75±2.18	9.75±1.49○	10.63±1.41	10.0±1.83
D	12.13±0.99	11.63±1.85	12.25±1.67	12.75±1.98	12.1±1.63
E	9.75±1.48○○	8.75±1.75○○	8.25±1.38○○	9.75±1.58○○	9.12±1.62
F	20.75±3.99	12.25±1.98ΔΔ	22.25±2.31●●	1188±1.25ΔΔ ☆☆	16.7±5.40
G	11.38±1.68○○	10.13±1.36○	13.38±2.67○○●	11.88±1.55	11.6±2.14

In Table 9.22, the peak value time of yang asthenia rats' lumbar spinal cord FLI is in the time from 11:00 am to 1:00 pm, and its valley value time is in the time from 5:00 am to 7:00 am. The range of decrease of FLI is greatest if electroacupuncture is applied in Zusanli (ST 36) and Taixi (KI 3) in its peak value time, and smallest in its valley value time (group E). The peak value time of yin asthenia rats' lumbar spinal cord FLI is in the time from 11:00 am to 1:00 pm, its valley value time in the time from 5:00pmto7:00 pm. The range of decrease of FLI is greatest if electroacupuncture is applied in Zusanli (ST 36) and Taixi (KI 3) in the peak value time of lumbar spinal cord FLI, and least in its valley value time (group F).

In Table 9.23, the peak value time of yang asthenia rats'(group C) lumbar spinal cord JLI is in the times from 11:00 pm to 1:00 am and from 5:00 pm to 7:00 pm. Its valley value time is in the times from 5:00 am to 7:00 am and from 11:00 am to 1:00 pm. The range of decrease of JLI is greatest if electroacupuncture is applied in Zusanli (ST 36) and Taixi (KI 3) in its peak value time, and least in its valley value time (group E). The peak value time of yin asthenia rats' (group F) lumbar spinal cord JLI is in the times from 11:00 am to 1:00 pm and from 11:00 pm to 1:00 am, and its valley value time is in the times from 5:00 am to 7:00 am and from 5:00 pm to7:00 pm. The range of decrease of JLI is greatest if electroacupuncture is applied in Zusanli (ST 36) and Taixi (KI 3) in its peak value time land smallest in its valley value time (group G).These results show again the more obvious inhibitive effect of puncturing in the peak value time and more obvious exciting effect of puncturing in the valley value time. The intensity of inhibitive and exciting acupuncture effect correlates closely with the organism's functional state.

In addition, Fu Qiang examined the effect on an electrogastrogram of applying moxibustion in Zusanli (ST 36) in the times from 7:00 am to 9:00 am and from 5:00 pm to 7:00 pm. Results are shown in Table 9.24[43]. In Table 9.24, the electrogastrogram range is obviously increasing after moxibustion is applied in the time from 7:00 am to 9:00 am, and the range is much lower before moxibustion. Applying moxibustion in the time from 5:00pmto7:00 pm has the same results as in the time from 7:00 am to 9:00 am. This research shows that in acupuncture not the time factor, but rather the difference in functional states is the essential factor determining the intensity and nature of acupuncture's effect. The different times are only a superficial phenomenon of the functional state+.

Table 9.24 Comparison of electrogastrogram's change property before and after applying moxibustion in Zusanli (ST 36) in the time from 7:00am to 9:00am and 5:00pm to 7:00pm (M±SE) (From Fu Qiang)

Two Hours	Effect	Range			Frequency		
		Example number	Before moxibustion	After moxibustion	Example number	Before moxibustion	After moxibustion
7:00am~ 9:oo am	Excited	19	129.85±28.61	268.75±42.1*	12	2.9±0.06	3.0±0.11
	Inhibitive	12	177.32±31.00	100.73±12.76*	12	3.0±0.17	2.7±0.05
	no	1	294	294	8	3.0±0.06	3.0±0.06
5:00 pm~7:00 pm	Excited	19	216.17±26.82	294.27±44.71	9	2.8±0.06	3.0±0.04
	Inhibitive	12	2234±29.68	169.87±25.03	11	3.0±0.05	2.8±0.05
	no	1	79.5	79.5	12	3.0±0.05	3.0±0.05

* Comparison with before moxibustion P<0.05

Conclusion: Much research has confirmed that puncturing at different times sometimes has an obviously different, even absolutely opposite, acupuncture effect. This is due to the fact that there is a difference in the functional state at different times. This results in a more obvious inhibitive effect of puncturing in the peak value time of the functional state, and a more obvious exciting effect of puncturing in the valley value time[10,11].

4. Time-Effect Law of Needling

The so-called time-effect relationship of needling is the changing law of needling or needling effect with time. The time-effect curve can be used to express the process of the emergence and disappearance of needling (Figure 9-9). It is of great significance to clarify the time-effect relationship of needling for guiding the prescription of clinical treatment and improving the effect of acupuncture [3,7,44].

The retention time and frequency of needling are the important contents of the treatment plan of acupuncture, and are also the key common factors affecting the curative effect of acupuncture. We believe that the determination of needle retention time and frequency should be based on the time-effect relationship of needling, and the former two have an inseparable dependence on the latter. Unfortunately, no one has systematically studied the time-effect relationship of needling from the clinical point of view before, and no one has systematically studied the guiding significance of the time-effect relationship of needling on the determination of needle retention time and needle frequency from the clinical point of view. Before clarifying the time-effect relationship of needling, there is great blindness in choosing the time and frequency of needling, or lack of sufficient scientific basis.

According to the database of Tsinghua Tongfang, we have made incomplete statistics on the needle retention time and frequency of several common diseases suitable for needling. The needle retention time of more than 80% of the literatures were about 20-30 minutes, and the needle retention frequency of more than 90% of the literatures were once a day. In addition, we have searched a large number of literatures on acupuncture since the 1950s. We have not found any relevant literature on how to determine the frequency of needling by studying the time-effect of needling, nor the relevant literature on how to determine the needle retention time by studying the time-effect of needling. Obviously, the needle retention time and the needling frequency are the other two basic problems that have been neglected in the clinical research of modern acupuncture (Note: The two basic problems previously discussed are "the law of acupoint action and the law of acupoint selection and prescription" [22]. The reason why both of them are neglected in modern clinical research of acupuncture is that almost all acupuncture treatment involves these two common factors which affect the efficacy of needling. And acupuncturists have to face these two common factors every day in clinical practice. Although the majority of literatures set the needling frequency once a day, at present, there is no evidence that once a day has the most positive effect on the efficacy of needling, nor that once each other day can achieve a better therapeutic effect. Although the majority of literatures set the needle retention time for 20-30 minutes, there is no evidence that 20-30 minutes is the best choice for this single factor.

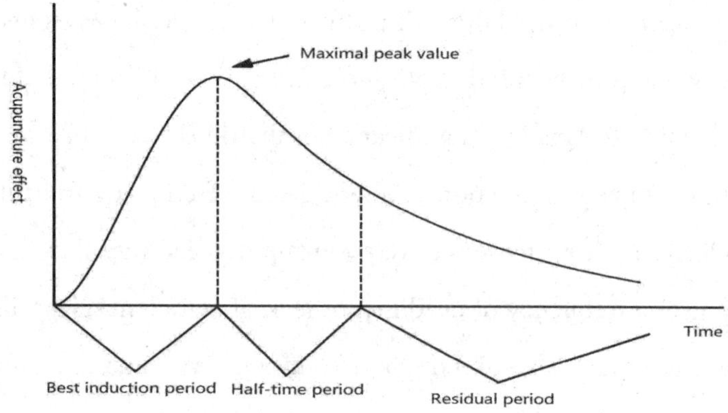

Fig.9-9 Schematic diagram of time-effect law of needling
(Source: Chen Shaozong, Journal of Clinical Acupuncture and Moxibustion, 2009, issue 1)

The lack of research on the retention time of needling and the needling frequency are due to the lack of understanding of the time-effect relationship of needling. The schematic diagram of the time-effect relationship of needling action is shown in Figure 9-9, which includes the best induction period, half-life of needling action and residual period of acupuncture action. The best induction period of needling is the time needed to achieve the maximum effect from the beginning of needling. For different therapeutic purposes, how long is the optimal induction period? For the same observation index, is the best induction period required by needling at different acupoints consistent or basically consistent? These problems need to be further studied. The study of the optimal induction period of needling is the scientific basis for determining the needling retention time. The so-called half-life of needling action refers to the time required for the attenuation of needling action to half of its maximum effect. For the same observation index, how long is the half-life of needling at different acupoints? Or for the same acupoint, what is the difference in half-life between different observation indicators of needling at the same acupoint? These questions also need to be systematically studied in order to be answered. The so-called residual period of needling action refers to the time required for the complete elimination of needling action after the half-life of needling action. The study of half-life and residual period of needling is the scientific basis for determining the needling frequency. In a word, the determination of needle retention time and frequency has a very close relationship with the time-effect of needling. However, in the past, no one put forward the concept of time-effect relationship of needling from the clinical point of view, nor did anyone systematically study the clinical significance of the it.

It may be doubted whether there is a time-effect relationship with clinical significance of needling, or whether the optimal induction period, half-life and residual period of needling are of guiding significance in determining the retention time and frequency of needling. This suspicion arises mainly from the lack of understanding of the nature of needling and the body's response to it. Any therapeutic stimulus acts on the body, and the resulting response has a process, which includes the generation and disappearance of the response. Needling at acupoints is also a kind of stimulation, and there is also a process of reaction. The results of some literatures confirm the existence of this process [23-28]. Although the subject of these literatures is not the time-effect relationship of needling, neither the concept nor the clinical significance of the time-effect is put forward. For example, when He Lianfang et al of Shanghai Medical College studied the effect of caudate nucleus on analgesia, we observed the release of acetylcholine in rabbit brain after electro-acupuncture. From the experimental data, we can see that the pain threshold increased by 72.3% on average, the content of acetylcholine increased by 59.1% on average, and the pain threshold and acetylcholine remained unchanged 20 minutes after the cessation of electro-acupuncture. At a higher level, there was a significant difference between the two groups ($P < 0.05$, $P < 0.01$), as shown in Fig.9-10 [46]. In fact, Fig.9-10 shows the time-effect of electro-acupuncture, which is about the law of electro-acupuncture effect changing with time. Here, electro-acupuncture effect is the change of pain threshold and acetylcholine after electro-acupuncture. He Lianfang et al. also observed the changes of pain threshold and cAMP content in caudate nucleus of rabbits after electroacupuncture. The results showed that the pain threshold increased significantly at 20 minutes of electro-acupuncture, while the content of cAMP decreased significantly ($P < 0.01$, $P < 0.01$), as shown in Fig.9-11 [46]. In fact, Fig 9-11 also expresses the time-effect of electro-acupuncture, but the observation time span of the time-effect of electro-acupuncture is too short. For example, Zhou Zhongfu, et al from Institute of Basic Medical Sciences of Beijing Medical College observed the effect of finger point and electro-acupuncture on pain threshold in rabbits, as shown in Fig.9-12 [47]. This figure also expresses the time-effect of needling.

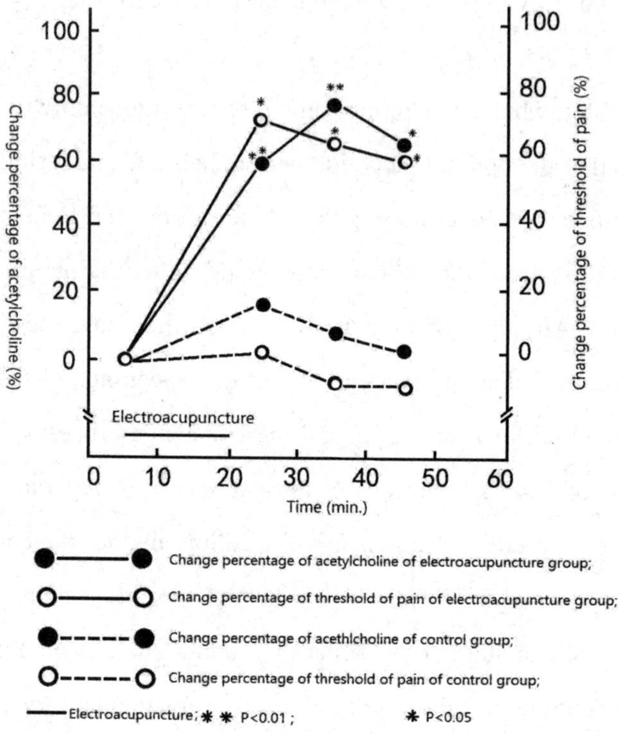

Fig.9-10 Changes of Acetylcholine and Pain Threshold in Rabbits after Electro-Acupuncture
(Source: He Lianfang)

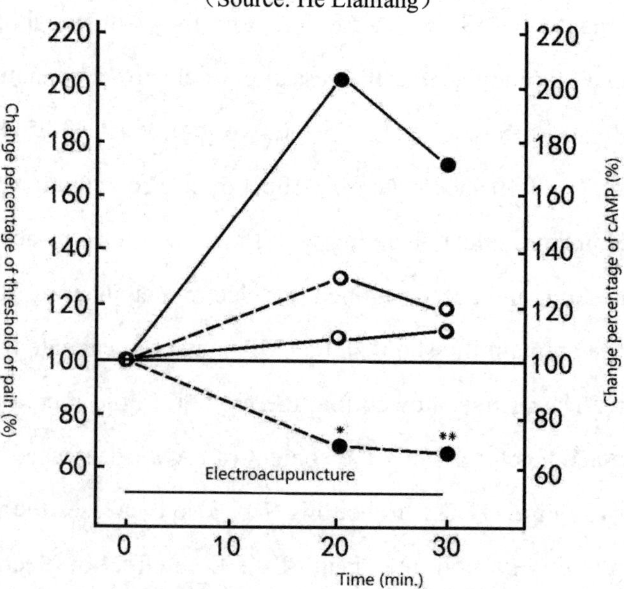

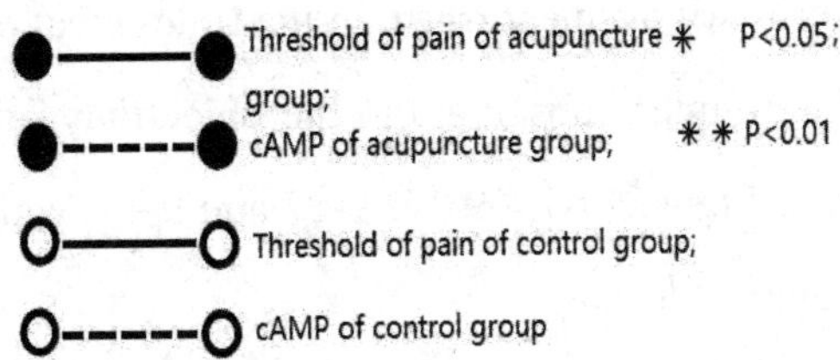

Fig.9-11 Effects of electro-acupuncture on pain threshold and cAMP content in caudal nucleus of rabbits
(Source: He Lianfang)

Although none of the above literature studies the time-effect of needling, the results of these studies clearly show the objectivity of it, and also clearly show that the study of the time-effect of needling can provide scientific basis for the determination of the frequency and the time retention in clinical treatment.

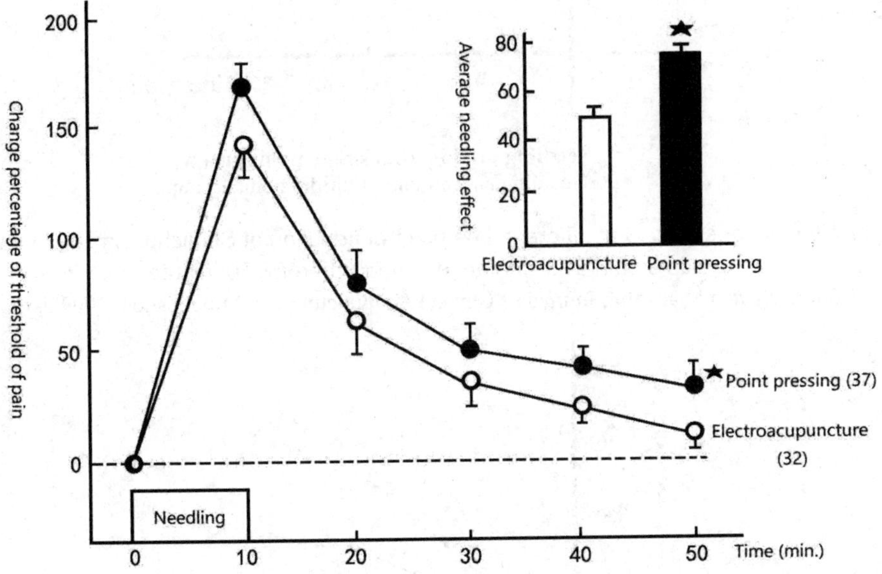

The Y-axis is "average effect" the average change of pain threshold in 5 times of pain measurement. The Y-axis indicate standard errors: the number in brackets is numbers of animals. ⋆ P<0.05

Fig.9-12 Effect of finger point and electro-acupuncture on pain threshold in normal rabbits
(Source: Zhou Zhongfu)

We have preliminarily observed the time-effect of the immediate analgesic effect of needling on primary dysmenorrhea patients, as shown in Fig.9-13 to 9-18 [52,53]. Although the effect of the natural outcome of primary dysmenorrhea on the time-effect of needling has not been taken into account in this preliminary observation, the objectivity of the time-effect of needling has been clearly shown in Figures 9-15, 9-16, 9-17 and 9-18, which is consistent to our related previous research results [54-59].

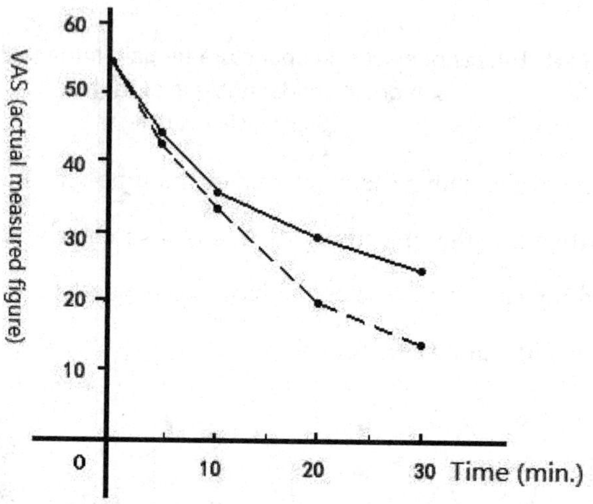

Fig.9-13 Changes of VAS at different time point of needling at Shiqizhui single point and multiple points for primary dysmenorrhea for 30 minutes
(Source: Chen Shaozong, Journal of Clinical Acupuncture and Moxibustion, 2009, issue 11)

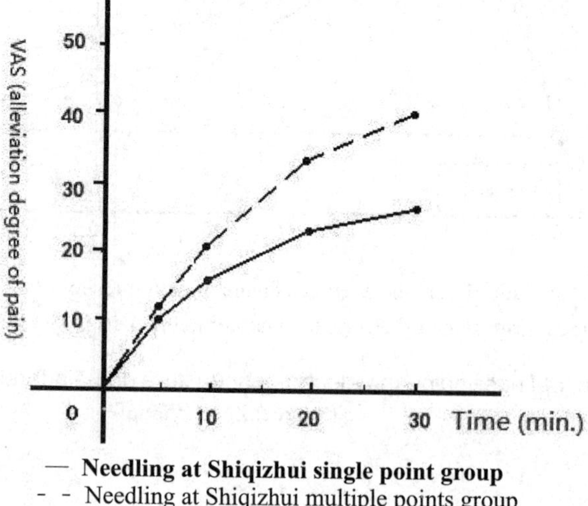

Fig.9-14 Changes of VAS decrease at different time point of needling at Shiqizhui single point and multiple points for primary dysmenorrhea for 30 minutes
(Source: Chen Shaozong, Journal of Clinical Acupuncture and Moxibustion, 2009, issue 11)

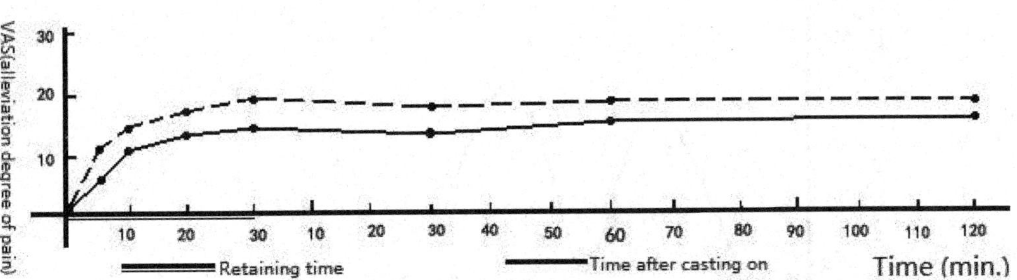

Fig.9-15 Time-effect of needling at Shiqizhui single point and multiple points for mild primary dysmenorrhea for 30 minutes

(Source: Chen Shaozong, Chinese Acupuncture and Moxibustion,2010, issue 10)

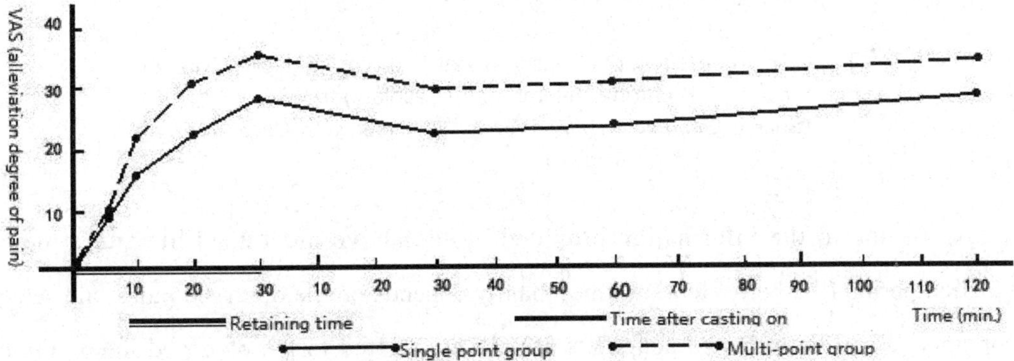

Fig.9-16 Time-effect of needling at Shiqizhui single point and multiple points for moderate primary dysmenorrhea for 30 minutes

(Source: Chen Shaozong, Chinese Acupuncture and Moxibustion,2010, issue 10)

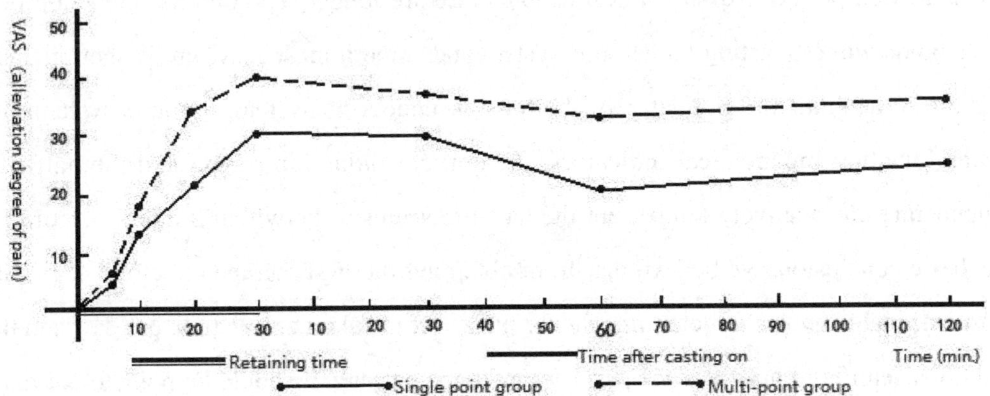

Fig.9-17 Time-effect of needling at Shiqizhui single point and multiple points for severe primary dysmenorrhea for 30 minutes

(Source: Chen Shaozong, Chinese Acupuncture and Moxibustion,2010, issue 10)

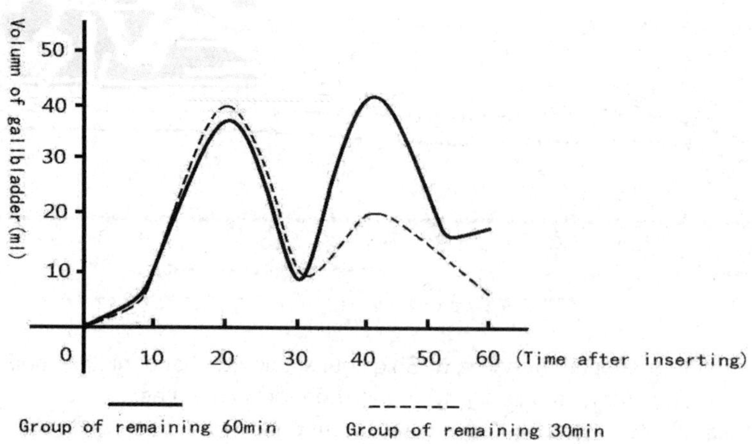

Fig.9-18 Time-effect of needling at ear Yidan on tension motion of chronic inflammatory gallbladder
(Source: Guo Zhenli, Master thesis, 2010, guided by Chen Shaozong)

According to the information provided by the above-mentioned literature, the best induction period (the best retention time) mainly depends on the observed index and selected acupoints. When the selected acupoints are closely related to the observed index, the best induction period is between 10-60 minutes. Generally, the more sensitive the observation index is, the best induction period and half-life of Acupuncture is also. On the contrary, the best induction period and half-life of acupuncture are longer. The optimal induction period of acupoints directly acting on nervous system and smooth muscle system is shorter, and the half-life of acupuncture is relatively shorter. For endocrine system, immune system, blood system or other biochemical indicators, the optimal induction period and the half-life of acupuncture are relatively longer, but the half-life seems to be within 2 hours. According to this basic conclusion, we believe that from obtaining the best therapeutic effect, it is not the most reasonable choice to determine the frequency of needling as one time per day, and that it is more scientific to needle twice per day than once per day. It should be pointed out that the fatigue of acupoints increases frequency of needling increases and the accordingly. In order to overcome this problem, we advocate that in clinic acupoints selected should be divided into 2 to 4 groups. Several groups of acupoints should be used alternately to ensure that the same group of acupoints can be used only once in 1 to 2 days. In addition, in order to solve the problem of needling frequency and fatigue of acupoints, body needling and auricular acupoint sticking and pressing can also be combined, and auricular acupoint sticking and pressing is also left-right alternation [7,44].

The length of needling retaining time should be decided according to best induction period. If the retaining time is obviously longer than best induction period, the best therapeutic effect cannot be reached. And if the retaining time is much longer than the best induction period, neither the therapeutic effect be enhanced, nor the therapeutic effect will be reduced due to acupoints fatigue. And this problem is more prone when using electro-acupuncture [7,44].

9-2. The Classification of Needling Effect

The regulating effect of needling acupoints is very complex, but in terms of the scope of action produced by needling acupoints, the complex needling effects can be summarized into two main categories: category I: the segmental effect and category II: the holistic effect. Needling a traditional acupoint produces both kinds of effects at the same time. The difference is that the scope of the two effects. Usually, when needling a certain acupoint, the effects of needling on the tissues and organs distributed in the same and adjacent segments of the acupoint are often the superposition of segmental effects and holistic effects.

1. Segmental effect

The segmental effect of needling depends on the distribution space of the related segmental nerves. There is no doubt that the needling effect is closely related to ganglionic segmental innervation. The main symptoms of acupoints are the summary of thousands of years' practical experience, which is in accordance with our theoretical summary to a great extent. This regularity is also supported by many modern related studies[2]. Obviously, the mechanism of the segmental effect of needling is the segmental innervation of nerve. As has been mentioned before, the body segment is the primitive local functional unit of vertebrates and human beings. In a primitive somatic ganglion, the visceral nerves of the somatic nerves originate from the ganglion segments to the body and viscera respectively, and they are connected as a whole. With the growth and differentiation of embryo body, no matter what shape the visceral organs become, how the limb buds extend outward, how the cutaneous and muscular segments of the body move and transfer to distant places, how the nerve roots are rearranged and assembled, although complex nerve plexus is formed in morphology, segmental innervation is still maintained in function, that is, the original field of segmental innervation is basically maintained unchanged. The type I effect of needling is produced by the segmental connection of nerves. According to Professor Zhang Xiangtong's theory of the interaction of two different sensory afferents in the central nervous system[36], the integration of spinal cord level is the first step, and this segmental effect of the integration is much more obvious than that of the advanced central part observed. The effect of needling at the same or near segments is better than that at the far segments [37,38].

As mentioned earlier, in the spinal cord, the existence of any spinal cord segment is not isolated, but closely related to the upper and lower segments of the spinal cord due to the upper and lower connections between the spinal cord intermediate neurons and the central processes of the spinal ganglia in the spinal cord or between the sympathetic ganglia. Strictly speaking, this connection is an important form of ganglionic segmental connection, an important way to produce the "segmental effect" of needling, and a relatively wide range of physiological basis for the treatment of class I of some acupoints, such as Zusanli (ST36), Yanglingquan (GB34), and Taichong (LR3).

2. Holistic effect

In addition to type I effects, many studies have found that needling at different acupoints can produce systemic analgesic effects, although the extensive analgesic effects vary in degrees. This holistic effect is mainly determined by the complex conduction pathway of needling signal and the hypersegmental structure of high-level central nervous system. A large number of studies have confirmed that needling signals can transmit and affect multilevel nerve centers, such as spinal cord, brainstem, thalamus, caudate nucleus and so on.

Needling signal has a very complex transmission pathway, which also affects the content of many nerve mediators and bioactive substances in the central nervous system, such as 5-HT, OLS, acetylcholine, catecholamine, substance P, cyclic nucleic acid, etc. These changes in the levels of various nerve mediators and active substances have a holistic effect.

In addition, needling certain acupoints can also affect the function of hypothalamus-pituitary system, and the functional changes of endocrine system can also produce a holistic regulatory effect.

It must be pointed out that, in addition to the above two effects, there is a third effect when needling auricular points and other holographic points, that is, holographic-specific effect. We have discussed these problems of holographic acupoints [7,39,40]. This book will give a systematic introduction in the second part.

Based on the above understanding, we define "the specificity of acupoints" as the difference between acupoints in a certain segment and other non-related segments (or distant segments, which have no overlapping domination relationship with the segment and no intrinsic bundle connection at the spinal cord level). According to this definition and analysis, the specificity of acupoints is very obvious [7, 41, 42], which can be seen from the previous discussion.

It should be noted that when discussing the specificity of acupoints, we first base on the objective existence of acupoints and their three-dimensional coordinates.

It should also be pointed out that there may be other mechanisms for the dominant transmission of meridian sensation by needling and the effect of this process on the physiological functions of some organs. In addition, according to the traditional meridian theory, acupoints of each meridian have similar functions, so the function of acupoints of each meridian should be different from that of other meridians. However, this "specificity" is different from what we have said before. Therefore, this "specificity" and the "unique" effect and mechanism produced in the process of meridian-based transmission are not discussed in this book.

Reference

For reference, see page 176 to 179 of the Chinese manuscript.

3

The location, Indication and Operation of Acupoint

According to the study of modern theory about acupuncture and moxibustion, each acupoint takes charge of treatment syndromes in the same or similar segment, so the point sequence in this article is not arranged by origin and terminal of channels or direction of channels, but is arranged by top-down sequence of domination area of nerve segment. The division of acupoin is not absolute for the sake of lapping over the domination of nerves, some acupoins have nerves which come from various spinal cord segments, in this case, these acupoints can be allotted either the upper domination area of nerve segment or lower domination area of nerve segment .No matter how to allot these acupoins, they can not only treat syndromes in upper domination area of nerve segment but also treat syndromes in lower domination area of nerve segment.

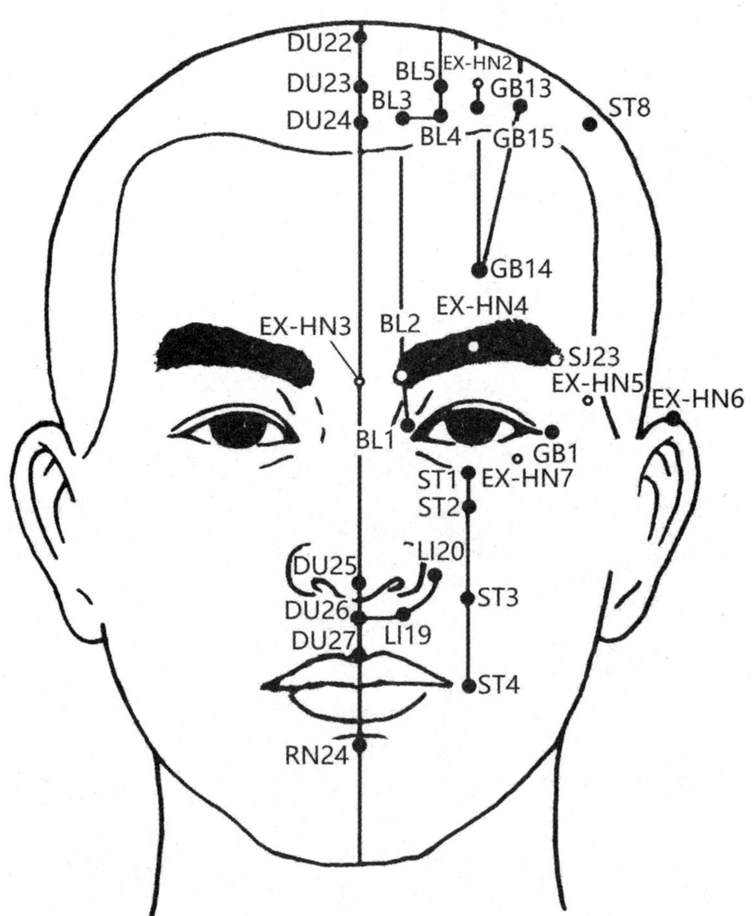

Fig.(1) Points on the head and face (the obverse side)

 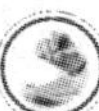

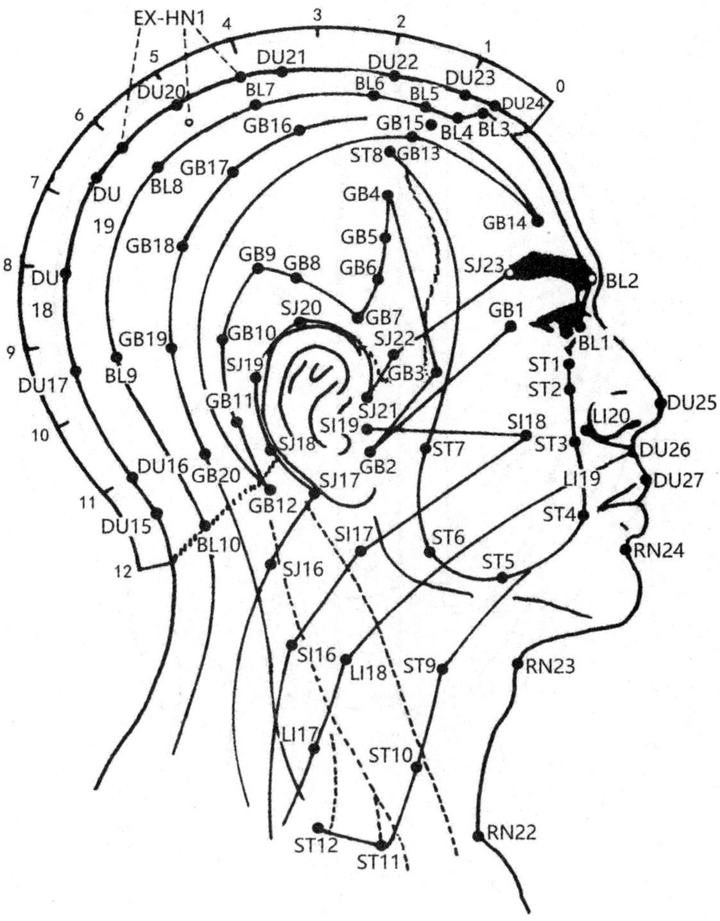

Fig.(2) Points on the head and face (flank)

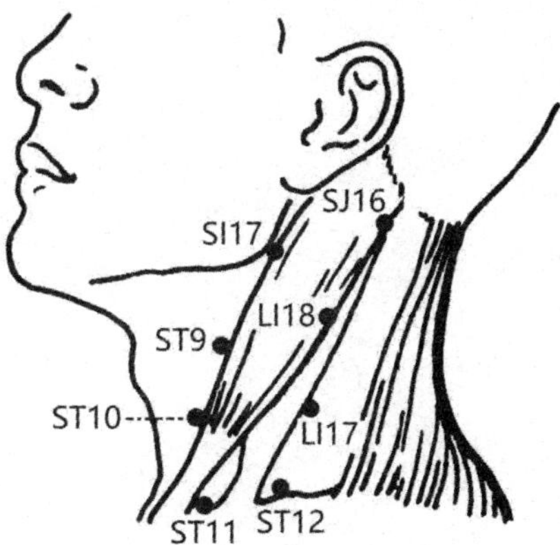

Fig.(3) Points on the neck (flank)

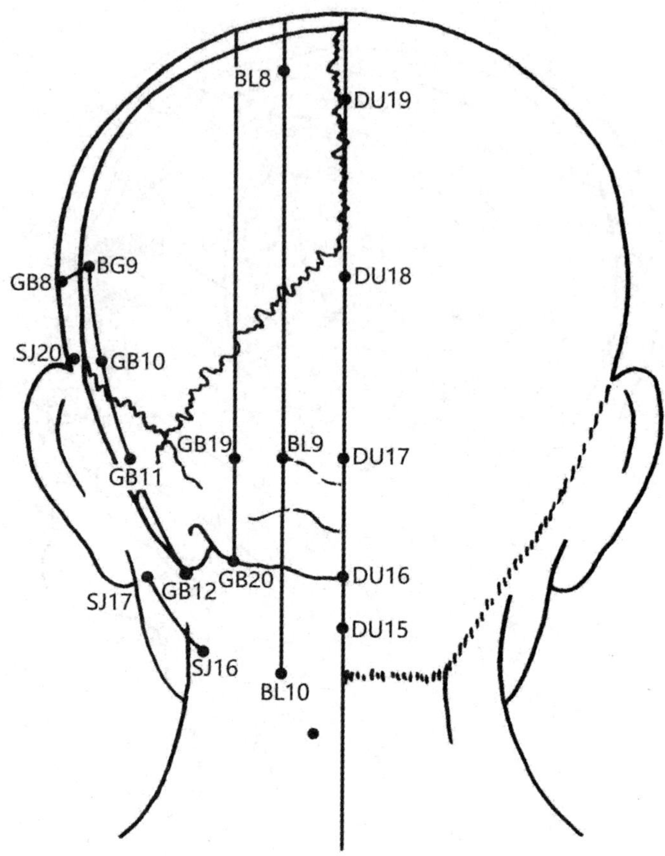

Fig.(4) Points on the head and neck (the reverse side)

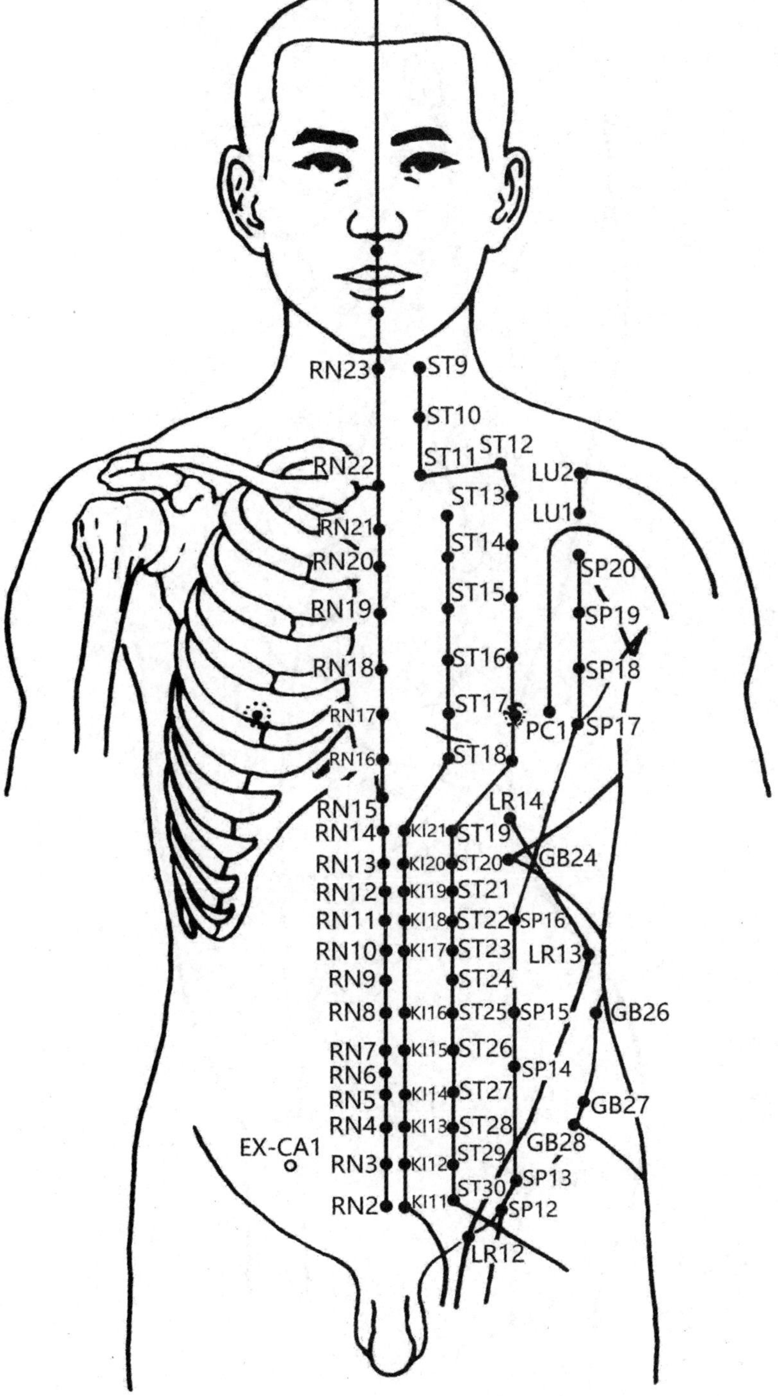

Fig.(5) Points on the chest and abdomen (the obverse side)

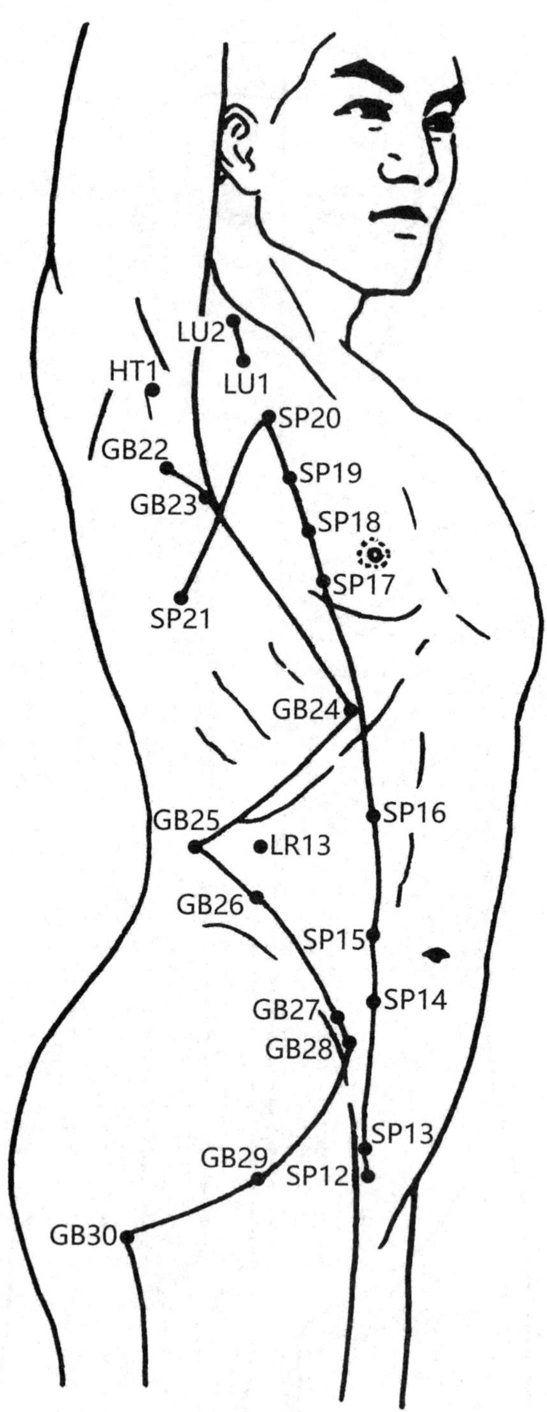

Fig.(6) Points on the chest and abdomen (flank)

 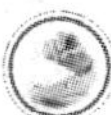

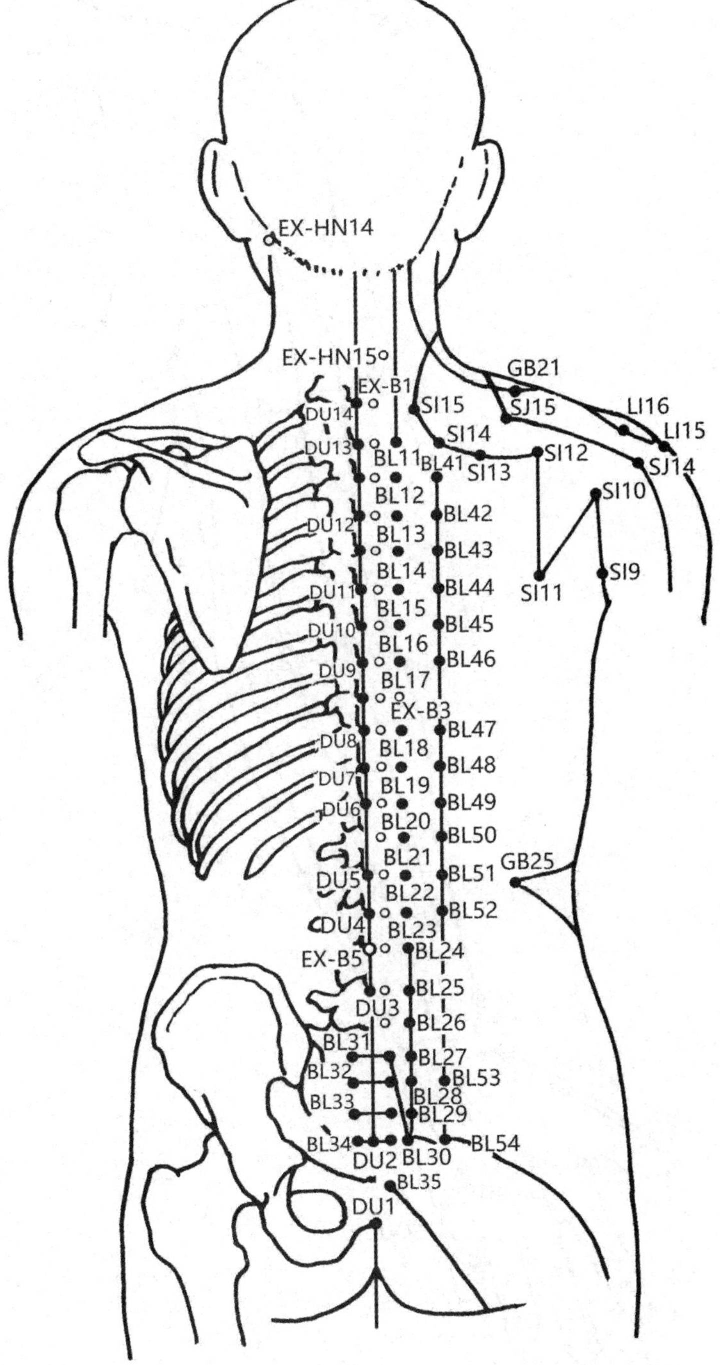

Fig.(7) Points on the shoulder, back and waist

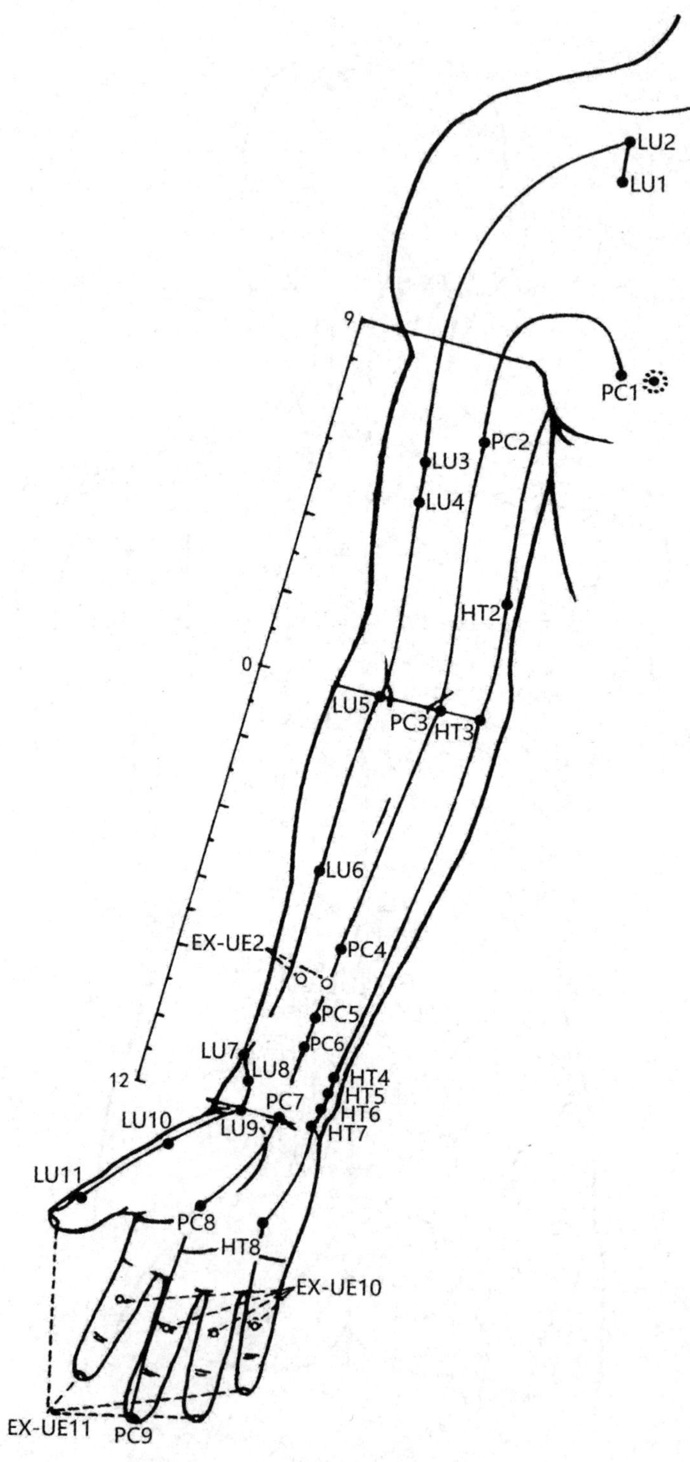

Fig.(8) Points on the palmar side of upper limb (I)

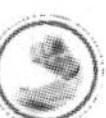

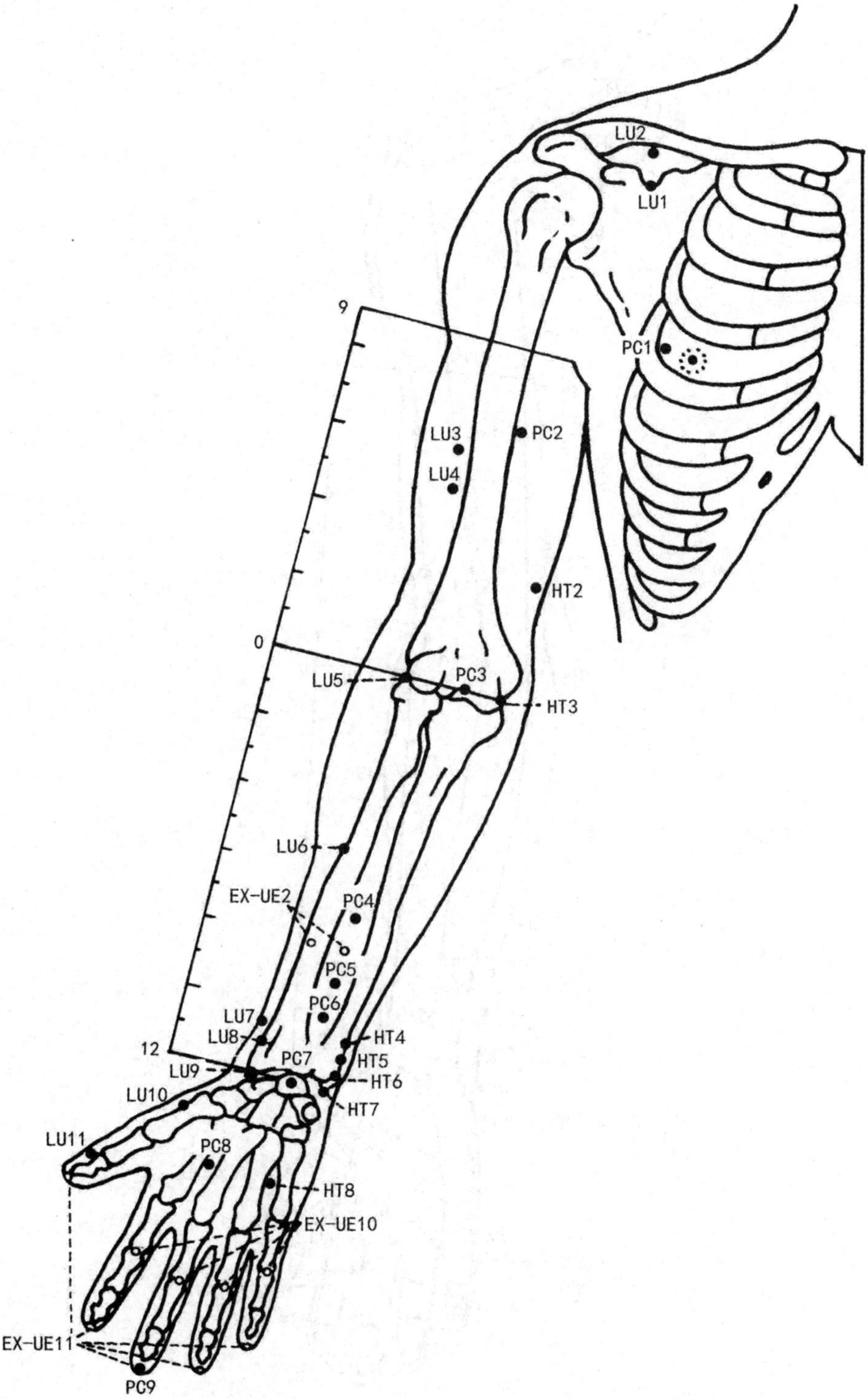

Fig.(9) Points on the palmar side of upper limb (II)

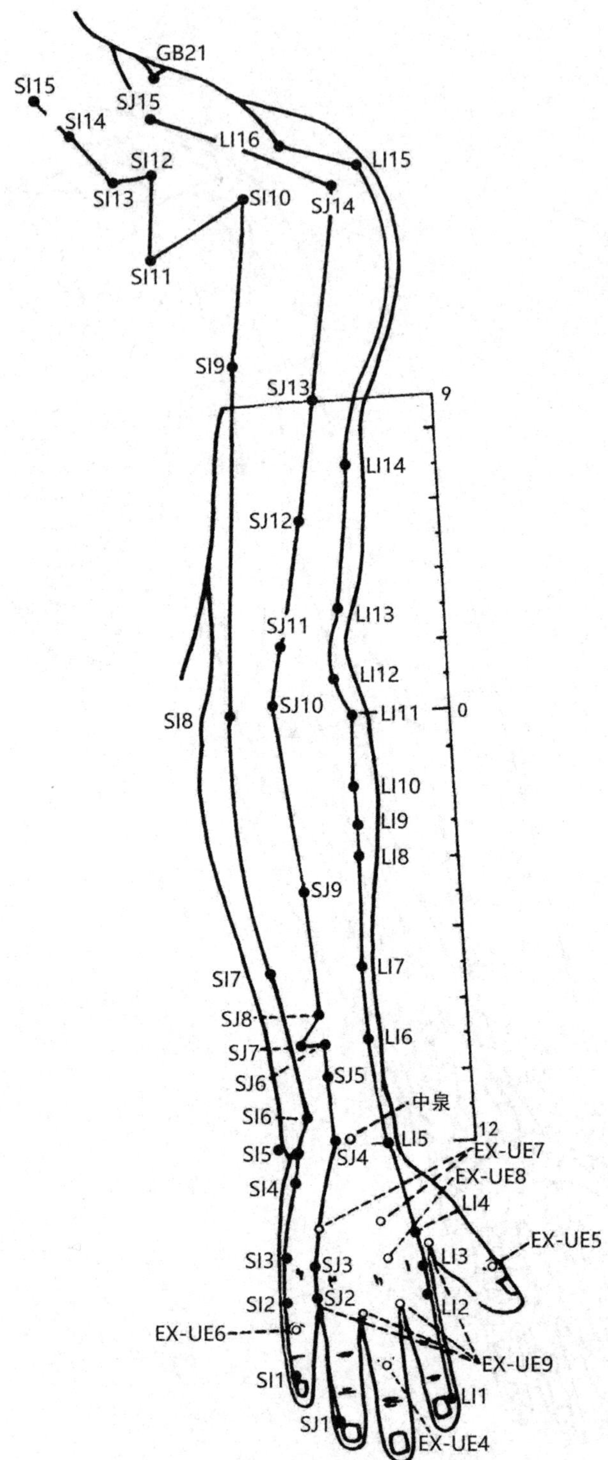

Fig.(10) Points on the back of upper limb (I)

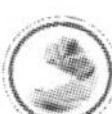

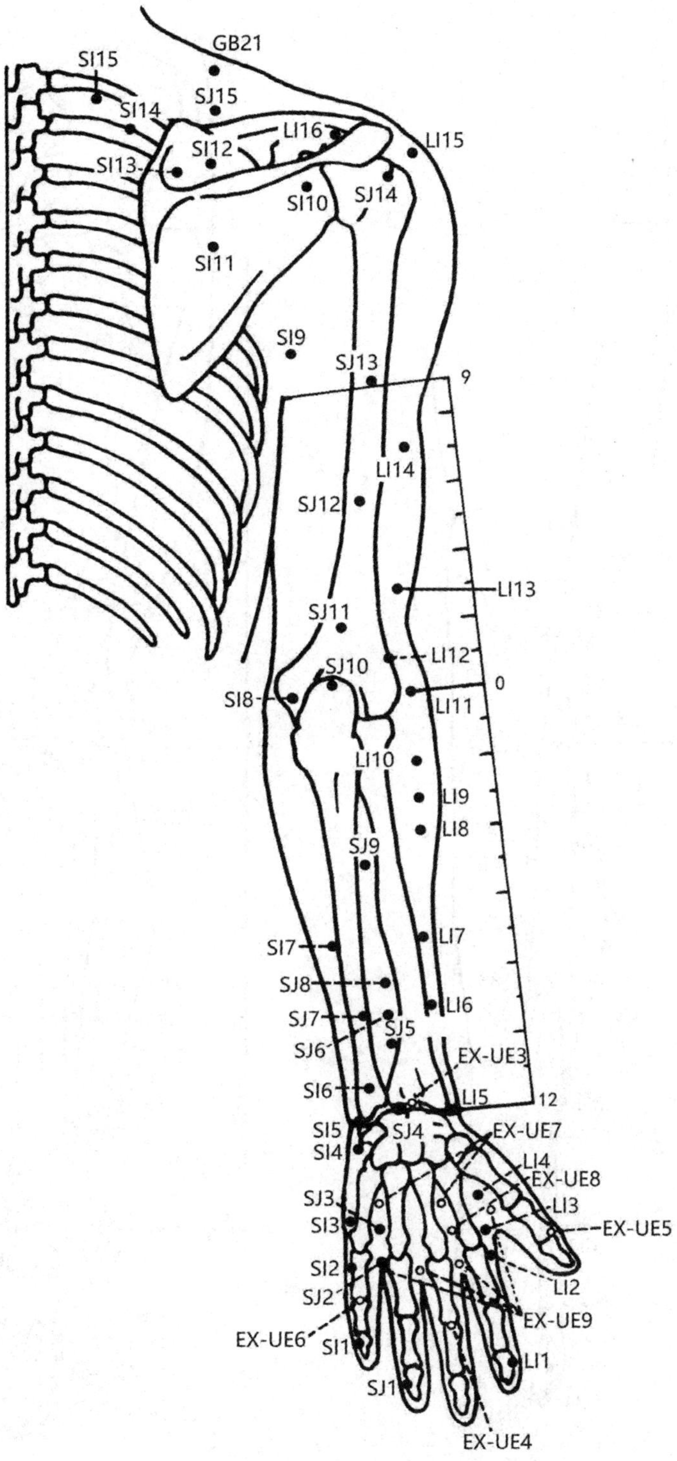

Fig.(11) Points on the back of upper limb (II)

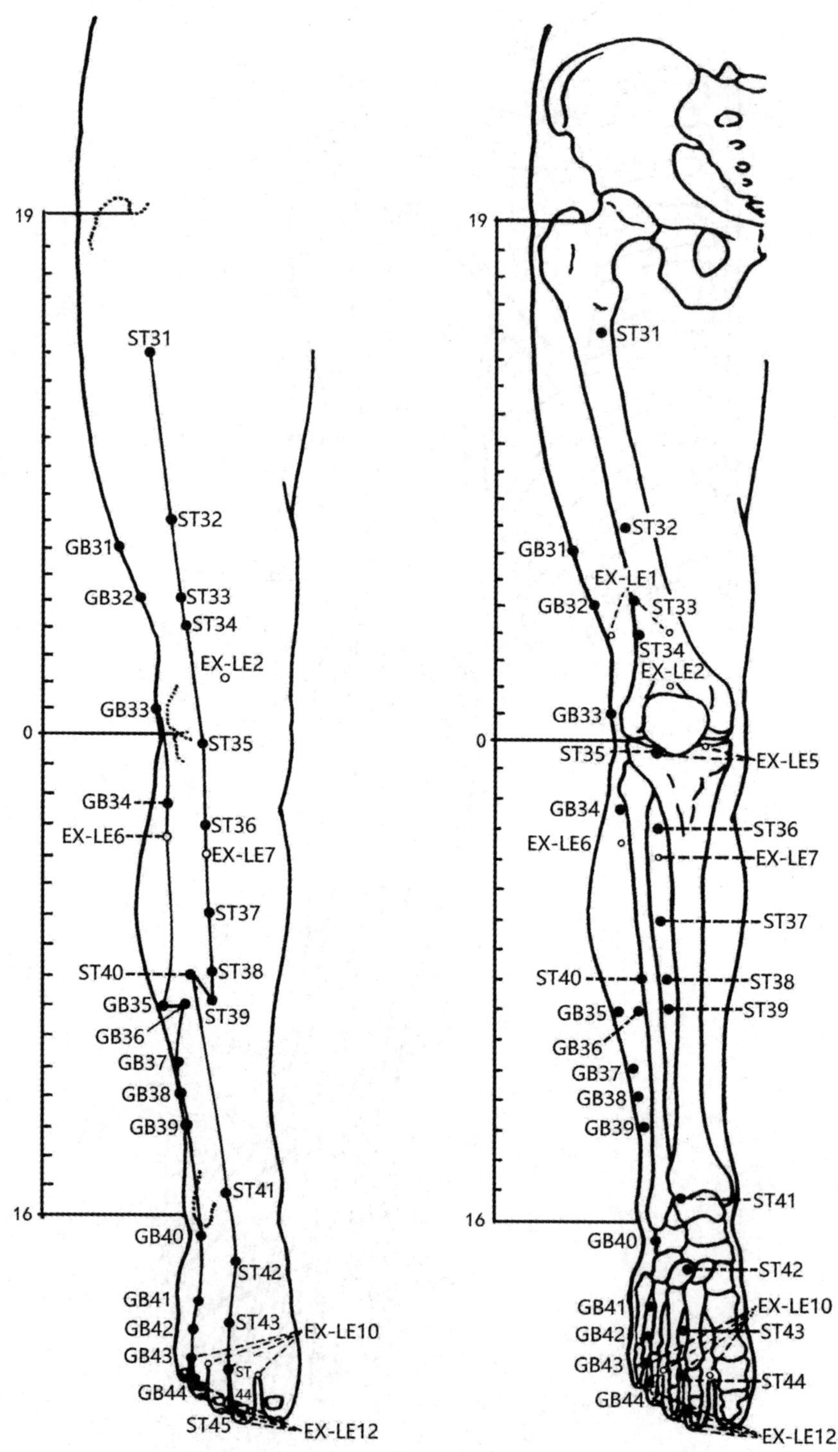

Fig.(12) Points on the anterolateral side of lower limb

 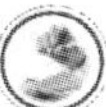

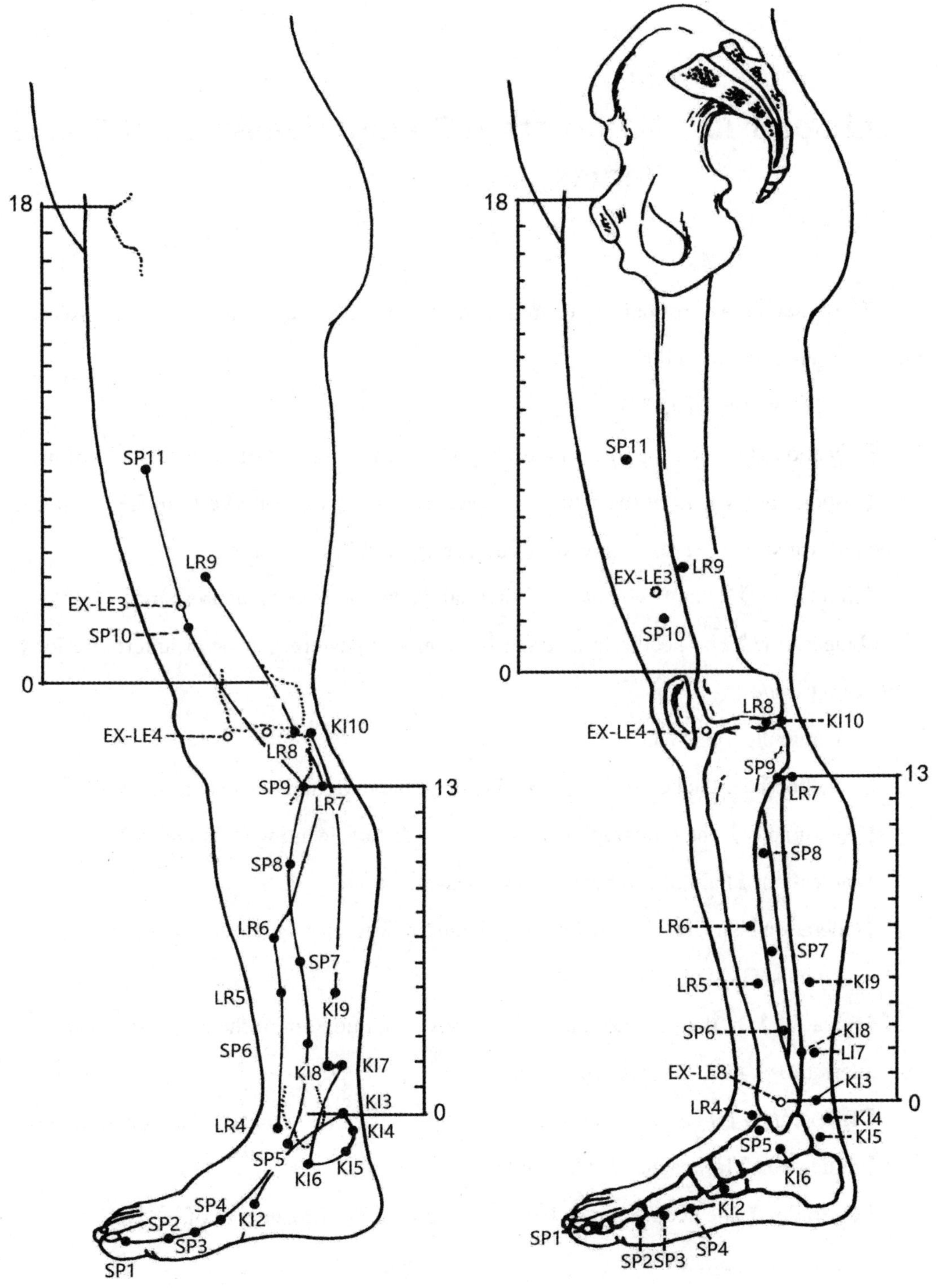

Fig.(13) Points on the interior side of lower limb

Chapter 10 Acupoints in Domination Areas of Cranial Nerves

These acupoints are mainly located in face. They are mainly used to treat diseases of face, five sense organs and brain.

1. Shéntíng (GV, DU 24)

【Location】On the head, 0.5 cun directly above the midpoint of the anterior hairline.

【Topography】It is in the frontal muscle. It allots frontal nerve branches of the first branch of trigeminal nerves. There are frontal artery and frontal veins

【Indications】Pain of forehead, ophthalmalgia, brain diseases, neurosism.

【Operation】The needle is inserted horizontally posteroinferior or anteroinferior to a depth of 0.6 *cun*.

2. Shàngxīng (GV, DU 23)

【Location】On the head, 1 cun directly above the midpoint of the anterior hairline.

【Topography】The topography is the same as that of Shéntíng (GV, DU 24).

【Indications】Pain of forehead, brain diseases.

【Operation】The needle is inserted horizontally inferior to a depth of 0.8 *cun* .

3. Xìnhuì (GV, DU 22)

【Location】On the head, 2 cun directly above the midpoint of the anterior hairline and 3 cun anterior to Bǎihuì (GV, DU 20).

【Topography】It allots frontal nerve branches of the first branch of trigeminal nerves

【Indications】Headache, vertigo, lethargy.

【Operation】The needle is inserted horizontally inferior to a depth of 0.8 *cun* .

4. Qiándǐng (GV, DU 21)

【Location】On the head, 3.5 cun directly above the midpoint of the anterior hairline and 1.5 cun anterior to Bǎihuì (GV, DU 20).

 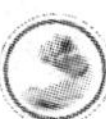

【Topography】It is in the galea aponeurotica. The distribution of nerves is the same as that of Xìnhuì (GV, DU 22).

【Indications】Headache, vertigo, brain diseases.

【Operation】The needle is inserted horizontally inferior to a depth of 0.8 *cun* .

5. Qūchā (Qūchāi) (BL 4)

【Location】On the head, 0.5 cun directly above the midpoint of the anterior hairline and 1.5 cun lateral to the midline, at the junction of medial third and middle third of the line connecting Shéntíng (DU 24) and Tóuwéi (ST 8).

【Topography】It is in the frontal muscle. The distribution of nerves is the same as that of Xìnhuì (GV, DU 22). There are medial frontoal arteries.

【Indications】Headache, vertigo, trigeminal neuralgia, nose diseases.

【Operation】The needle is inserted horizontally inferior to a depth of 0.8 *cun* .

6. Wǔchù (BL 5)

【Location】On the head, 1 cun directly above the midpoint of the anterior hairline and 1.5 cun lateral to the midline.

【Topography】The topography is the same as that of Qūchāi (BL 4).

【Indications】Headache, vertigo,brain diseases.

【Operation】The needle is inserted horizontally inferior to a depth of 0.6 *cun* .

7. Chéngguāng (BL6)

【Location】On the head, 2.5 cun directly above the midpoint of the anterior hairline and 1.5 cun lateral to the midline.

【Topography】It is in the galea aponeurotica. It allots frontal nerve branches of the first branch of trigeminal nerves and temporal branches of facial nerves. There are superficial temporal arteries.

【Indications】Headache, vertigo, ophthalmalgia, nasal obstruction.

【Operation】The needle is inserted horizontally inferior to a depth of 0.8 *cun* .

8. Tóulínqì (GB 15)

【Location】On the head, directly above the pupil and 0.5 cun above the anterior hairline, at the midpoint of the line connecting Shéntíng (GV, DU 24)and Tóuwěi (ST 8).

【Topography】It is in the frontal muscle. The distribution of nerves is the same as that of Chéngguāng (BL6). There are supraorbital arteries.

【Indications】Ophthalmopathy, encephalopathy, facial paralysis.

【Operation】The needle is inserted horizontally inferior to a depth of 0.6 *cun* .

9. Mùchuāng (GB 16)

【Location】On the head, 1.5 cun above the anterior hairline and 2.25 cun lateral to the midline of the head.

【Topography】It allots branches of frontal nerves. There are superficial temporal arteries.

【Indications】Headache, ophthalmopathy, encephalopathy.

【Operation】The needle is inserted horizontally inferior to a depth of 0.6 *cun* .

10. Zhèngyíng (GB 17)

【Location】On the head, 2.5 cun above the anterior hairline and 2.25 cun lateral to the midline of the head.

【Topography】It is in the galea aponeurotica. The distribution of nerves and blood vessels is the same as that of Mùchuāng (GB 16).

【Indications】Headache, encephalopathy.

【Operation】The needle is inserted horizontally inferior to a depth of 0.6 *cun* .

11. Běnshén (GB 13)

【Location】On the head, 0.5 cun above the anterior hairline, 3 cun lateral to Shéntíng (GV,DU 24), at the junction of the medial two thirds and lateral third of the line connecting Shéntíng (GV,DU 24) and Tóuwéi (ST 8).

【Topography】It is in the frontal muscle. It allots branches of frontal nerves. There are forehead branches of superficial temporal artery and lateral frontal artery.

【Indications】Headache, ophthalmopathy, encephalopathy.

【Operation】The needle is inserted horizontally inferior to a depth of 0.6 *cun* .

12. Jīngmíng (BL 1)

【Location】On the face, in the depression slightly above the inner canthus.

【Topography】It allots infratrochlear nerves of the first branch of trigeminal nerves.

There are medial palpebbral ligament and angular artery.

【Indications】Various ophthalmopathy.

【Operation】When the patient closes his eyes, the eyeball was lightly pushed and fixed laterally by the left hand and at the same time the needle was inserted slowly with the right hand, and then tight near the orbital margin the needle was inserted perpendicularly to a depth of 0.6 *cun* , without twirling ,without lifting and thrusting. After the needle was withdrawn, pressure was applied to the point with a moment to avoid bleeding.

【Attention】Moxibustion is forbidden, pay attention not to injuring eyeball.

13. Cuánzhú (BL 2)

【Location】On the face, in the depression of the medial end of the eyebrow, at the supraorbital notch.

【Topography】It is in the superciliary corrugator muscle. It allots frontal nerve of the first branch of trigeminal nerves. There are medial frontoal arteries.

【Indications】Trigeminal neuralgia.

【Operation】The needle is inserted horizontally upward to a depth of 0.6 *cun* .

14.Méichōng (BL 3)

【Location】On the head, directly above Cuánzhú (BL 2), 0.5 cun above the anterior bairline, on the line connecting Shéntíng (DU 24) and Qūchāi (BL 4).

【Topography】It is in the frontal muscle. The distribution of nerves and blood vessels is the same as that of Cuánzhú (BL 2).

【Indications】Trigeminal neuralgia, headache of forehead.

【Operation】The needle is inserted horizontally upward to a depth of 0.6 *cun* .

15. Yángbái (GB 14)

【Location】On the forehead, directly above the pupil, 1 cun above the eyebrow.

【Topography】It is in the frontal muscle. It allots branches of frontal nerves. There are lateral frontal arteries.

【Indications】Ophthalmopathy, facial paralysis, trigeminal neuralgia.

【Operation】The needle is inserted horizontally upward to a depth of 0.6 *cun*.

16. Sīzhúkōng (SJ,TE 23)

【Location】On the face, in the depression of the lateral end of the eyebrow.

【Topography】Ii is in the orbicular muscle of eye. It allots branches of frontal nerves. There are superficial temporal arteries.

【Indications】Many kinds of ophthalmopathy, trigeminal neuralgia, facial paralysis.

【Operation】The needle is inserted horizontally inferior to a depth of 0.6 *cun* .

17. Tóngzǐliáo (GB 1)

【Location】On the face, lateral to the outer canthus, on the lateral border of the orbit.

【Topography】It is in the orbicular muscle of eye and frontal muscle. It allots zygomatic branches of facial nerves, the second branch of trigeminal nerves. There are branches of superficial temporal arteries and deep temporal arteries.

【Indications】Trigeminal neuralgia.

【Operation】The needle is inserted horizontally inferior to a depth of 0.6 *cun* .

18. Chéngqì (ST1)

【Location】On the face, directly below the pupil, between the eyeball and the infraorbital ridge.

【Topography】It is in the orbicular muscle of eye. It allots infraorbital nerves. There are infraorbital arteries.

【Indications】Many kinds of ophthalmopathy.

【Operation】The eyeball was lightly pushed by the thumb of left hand and the needle was inserted slowly, and tight near the orbital margin the needle was inserted perpendicularly to a depth of 1 *cun* .

19. Sìbái (ST 2)

【Location】On the face, directly below the pupil ,in the depression of the infraorbital foramen.

【Topography】It is in the quadrate muscle of upper lip. It allots facial nerves and infraorbital nerves. There are infraorbital arteries.

【Indications】Ophthalmopathy, facial paralysis, trigeminal neuralgia.

【Operation】Oblique insertion downward to a depth of 0.4 *cun* .

【Attention】Deep insertion is forbidden.

20. Tīnghuì (GB 2)

【Location】On the face, anterior to the intertragic notch, in the depression posterior to the mandibular condyle when the mouth is open.

【Topography】It allots branches of superficial temporal arteries. Its deep part is parotid gland, facial nerve and external carotid artery.

【Indications】Tinnitus, deafness, trigeminal neuralgia and toothache.

【Operation】The needle is inserted perpendicularly to a depth of 0.8 *cun* when the patient is opening his mouth.

21.Tīnggōng (SI 19)

【Location】On the face, anterior to the tragus and posterior to the mandibular condyle process, in the depression found when the mouth is open.

【Topography】The topography is the same as that of Tīnghuì (GB 2).

【Indications】Tinnitus, deafness, trigeminal neuralgia and toothache.

【Operation】The needle is inserted perpendicularly to a depth of 1.2 *cun* when the patient is opening his mouth.

22. ěrmén (SJ,TE 21)

【Location】On the face, anterior to the supratragic notch, in the depression behind the posterior border of the condyloid process of mandible.

【Topography】It allots auriculotemporal nerves and superficial temporal arteries.

【Indications】Tinnitus, deafness, toothache and trigeminal neuralgia.

【Operation】The needle is inserted perpendicularly to a depth of 0.8 *cun* when the patient is opening his mouth.

23. ěrhéliáo (SJ,TE 22)

【Location】On the lateral side of the head, on the posterior margin of the temples, anterior to the anterior border of the root of ear auricle and posterior to the superficial temporal artery.

【Topography】It allots auriculotemporal nerves and temporal branches of facial nerves.

【Indications】Migraine, trigeminal neuralgia and facial paralysis.

【Operation】Oblique insertion downward to a depth of 0.4 *cun* .

24. Qūbīn (GB 7)

【Location】On the head, at a crossing point of the vertical posterior border of the temple and horizontal line through the ear apex.

【Topography】It is in preauricular muscle. It allots auriculotemporal nerves and temporal branches of facial nerves. There are branches of superficial temporal arteries.

【Indications】Migraine and trigeminal neuralgia.

【Operation】The needle is inserted horizontally inferior to a depth of 0.6 *cun* .

25. Sùliáo (GV, DU 25)

【Location】On the face, at the center of the nose apex.

【Topography】It allots nasociliary nerves of the first branch of trigeminal nerves.There are dorsal nasal arteries.

【Indications】Diseases of nose, fag, coma .

【Operation】Oblique insertion upward to a depth of 0.2 *cun* .

26. Shuǐgōu (Rénzhōng) (GV, DU 26)

【Location】On the face, at the junction of the upper third and middle third of the philtrum.

【Topography】It is in the orbicular muscle of mouth . It allot the second branch of trigeminal nerves and buccal branches of facial nerves. There are superior labial arteries.

【Indications】Facial paralysis, trigeminal neuralgia, fag and faint.

【Operation】Oblique insertion upward to a depth of 0.2 *cun* .

27. Duìduān (GV, DU 27)

【Location】On the face, on the labial tubercle of the upper lip, on the vermilion border between the philtrum and upper lip.

【Topography】It allots buccal branches of facial and infraorbita nerves. There are superior labial arteries.

【Indications】Trigeminal neuralgia and facial paralysis.

【Operation】Oblique insertion upward to a depth of 0.2 *cun*.

28. Yínjiāo (GV, DU 28)

【Location】Inside of the upper lip, at the junction of the labial frenulum and upper gum.

【Topography】It allot branches of trigeminal nerves. There are superior labial arteries.

【Indications】Gingivitis.

【Operation】 Bloodletting by using triangle-edged needle.

29. Chéngjiāng (CV, RN 24)

【Location】On the face, in the depression at the midpoint of mentolabial sulcus .

【Topography】It is in the orbicular muscle of mouth .It allots mental nerves. There are inferior labial arteries.

【Indications】Trigeminal neuralgia, toothache and facial paralysis.

【Operation】Oblique insertion downward to a depth of 0.2 *cun* .

30. Kǒuhéliáo (LI 19)

【Location】On the upper lip, directly below the lateral border of the nostril, on the level of Shǔigōu(DU 26).

【Topography】It is in the quadrate muscle of upper lip. It allots buccal branches of facial nerves and infraorbita nerves.

【Indications】Diseases related to domination areas of cranial nerves, such as facial paralysis and trigeminal neuralgia.

【Operation】Oblique insertion to a depth of 0.2 *cun* .

31. Yíngxiāng (LI 20)

【Location】In the nasolabial groove, beside the midpoint of the lateral border of nasal ala.

【Topography】It is in the quadrate muscle of upper lip. It allots buccal branches of facial nerves and infraorbita nerves.

【Indications】Many diseases of nose, trigeminal neuralgia and facial paralysis.

【Operation】Oblique insertion to a depth of 0.4 *cun* .

32. Jùliáo (ST 3)

【Location】 On the face, directly below the pupil, at the level of the lower border of nasal ala, beside the nasiolabial groove.

【Topography】It is in the quadrate muscle of upper lip. the distribution of nerves is the same as that of Yíngxiāng (LI 20).

【Indications】Trigeminal neuralgia, toothache and facial paralysis.

【Operation】Oblique insertion to a depth of 0.4 *cun* .

33. Dìcāng (ST 4)

【Location】On the face, directly below the pupil, beside the mouth angle.

【Topography】It is in the orbicular muscle of mouth .It allots the second and third branches of trigeminal nerves and buccal branches of facial nerves.

【Indications】Facial paralysis, facial spasm, trigeminal neuralgia.

【Operation】Oblique insertion to a depth of 0.4 *cun* .

34. Dàyíng (ST 5)

【Location】Anterior to the mandibular angle, on the anterior border of masseter muscle, where the pulsation of facial artery is palpable.

【Topography】It is in the anterior margin of the point of attachment of masseter. It allots branches of facial nerves and trigeminal nerves. There are facial arteries.

【Indications】Toothache, trigeminal neuralgia and parotitis.

【Operation】Oblique insertion to a depth of 0.4 *cun* .

35. Jiáchē (ST 6)

【Location】On the cheek, one finger breadth (middle finger) anterior and superior to the mandibular angle, in the depression where the masseter muscle is prominent.

【Topography】It is in the point of attachment of masseter. Subcutaneous part is parotid gland.It allots branches of trigeminal nerves and facial nerves.

【Indications】Trigeminal neuralgia, toothache and parotitis.

【Operation】Oblique insertion to a depth of 0.6 *cun* .

36. Xiáguān (ST 7)

【Location】On the face, anterior to the ear, in the depression between the zygomatic arch and mandibular notch .

【Topography】It is in the parotid gland and the masseter.There are branches of trigeminal nerves and facial nerves. It allots transverse facial artery.

【Indications】Toothache, trigeminal neuralgia, tinnitus, deafness and facial paralysis.

【Operation】Perpendicular insertion to a depth of 0.8 *cun* .

37. Quánliáo (SI 18)

【Location】On the face, directly below the outer canthus, in the depression below the zygomatic bone.

【Topography】It is in the original part of masseter.It allots branches of trigeminal nerves and facial nerves. There is transverse facial artery.

【Indications】Toothache, trigeminal neuralgia and facial paralysis.

【Operation】Oblique insertion to a depth of 0.6 *cun* .

38. Shàngguān (GB 3)

【Location】Anterior to the ear, directly above Xiàguān(ST 7), in the depression above the upper border of zygomatec arch .

【Topography】It is in the temporal muscle. It allots branches of trigeminal nerves and facial nerves. There is superficial temporal artery.

【Indications】Migraine, trigeminal neuralgia, toothache and facial paralysis.

【Operation】Perpendicular insertion to a depth of 0.8 *cun* .

39. Xuánlí (GB 6)

【Location】On the head, in the hair above the temple, at the junction of the upper three fourths and lower fourth of the curved line connecting Tóuwěi (ST 8) and Qūbīn (GB 7) .

【Topography】It is in the temporal muscle. It allots branches of facial nerves and trigeminal nerves. There is frontal branch of superficial temporal artery.

【Indications】Migraine and trigeminal neuralgia .

40. Xuánlú (GB 5)

【Location】On the head, and in thc hair above the temple, at the midpoint of the curved line connecting Tóuwéi (ST 8) and Qūbīn (GB 7) .

【Topography】It is in the temporal muscle. It allots branches of facial nerves and trigeminal nerves. There is superficial temporal artery.

【Indications】Migraine, trigeminal neuralgia and facial paralysis.

【Operation】The needle is inserted horizontally inferior to a depth of 0.8 *cun* .

41. Hànyàn (GB 4)

【Location】On the head, in the hair above the temples, at the junction of the upper fourth and lower three fourths of the curved line connecting Tóuwéi (ST 8) and Qūbīn (GB7) .

【Topography】It is in the temporal muscle. It allots branches of facial nerves and trigeminal nerves. There is superficial temporal artery.

【Indications】Migraine, trigeminal neuralgia

【Operation】The needle is inserted horizontally inferior to a depth of 0.8 *cun* .

42. Tóuwéi (ST 8)

【Location】On the lateral side of the head, 0.5 cun above the anterior hairline at the corner of the forehead, and 4.5 cun lateral to the midline of the head .

【Topography】It is on the superior border of the temporal muscle. It allots branches of facial nerves and trigeminal nerves. There is superficial temporal artery.

【Indications】Headache, trigeminal neuralgia.

【Operation】The needle is inserted horizontally inferior to a depth of 0.8 *cun* .

43. Shuàigǔ (GB 8)

【Location】On the head, directly above the ear apex, 1.5 cun above the hairline, directly above Jiǎosūn (SJ 20) .

【Topography】It is in the temporal muscle. It allots auriculotemporal nerves and lesser occipital nerves. There are frontal branches of superficial temporal artery and vein.

【Indications】Headache, pain in occiput and neck.

【Operation】The needle is inserted horizontally inferior to a depth of 0.8 *cun* .

 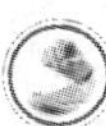

Chapter 11 Acupoints in Domination Area of Cervical Cord (C_1~C_8) Segment

11-1. Acupoints in Upper Domination Area of Eervical Cord (C_1~C_4) Segment

These acupoints are mainly located in occiput and neck. They mainly treat syndromes of occiput and neck, and some can treat syndromes of brain and diaphragm.

1. Bǎihuì (GV, DU 20)

【Location】On the head, 5 cun directly above the midpoint of the anterior hairline, at the midpoint of the line connecting the apexes of both ears.

【Topography】It allots the greater occipital nerve which comes from cervical cord$_2$ (C_2) segment and it has an arterial network combined by superficial temporal artery and occipital artery.

【Indication】Diseases related to domination area of nerve segment such as parietal headache and occiput headache, it also can cure neurosism and amentia and proctoptosis.

【Operation】(All operation in this book is for adult) The needle is inserted horizontally forward or backward to a depth of 0.8 cun .

2. Hòudǐng (GV, DU 19)

【Location】On the head, 5 cun directly above the midpoint of the posterior hairline and 3 cun above Naohu (GV, DU 17).

【Topography】It allots the greater occipital nerve which comes from cervical cord $_2$ (C_2) segment and it has branches of greater occipital artery.

【Indication】Diseases related to domination area of nerve segment such as occiput headache and neck pain .

【Operation】 The needle is inserted horizontally posteroinferior to a depth of 0.8 cun .

3. Qiángjiān (GV, DU 18)

【Location】 On the head, 4 cun directly above the midpoint of the posterior hairline and 1.5 cun above Naohu (GV, DU 17).

【Topography】 It allots the greater occipital nerve which comes from cervical cord $_2$ (C_2) segment and it has branches of greater occipital artery.

【Indication】 Occiput headache , neck rigidity and also amentia.

【Operation】 The needle is inserted horizontally posteroinferior to a depth of 0.8 *cun* .

4. Nǎohù (GV, DU 17)

【Location】 On the head, 2.5 cun directly above the midpoint of the posterior hairline, 1.5 cun above Fengfu (GV DU16), in the depression on the upper border of the external occipital protuberance.

【Topography】 It allots the greater occipital nerve which comes from cervical cord $_2$ (C_2) segment and there is branches of occipital artery.

【Indication】 Occiput headache, stiffness and pain in the neck , dizziness.

【Operation】 The needle is inserted horizontally inferior to a depth of 0.8 *cun* .

5. Tōngtiān (BL 7)

【Location】 On the head, 4 cun directly above the midpoint of the anterior hairline and 1.5 cun lateral to the midline.

【Topography】 Iit allots the greater occipital nerve which comes from cervical cord$_2$ (C_2) segment and it has an arterial net combined by superficial temporal artery and occipital artery.

【Indication】 occiput headache and dizziness.

【Operation】 The needle is inserted horizontally forward or toward Paihui(GV, DU 20) to a depth of 0.8 *cun* .

6. Luòquè (BL 8)

【Location】 On the head, 5.5 cun directly above the midpoint of the anterior hairline and 1.5 cun lateral to the midline.

 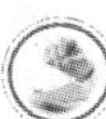

【Topography】 It is located in the terminal of occipital muscle. It allots the greater occipital nerve which comes from cervical cord $_2$ (C_2) segment and there is occipital artery.

【Indication】 spasm and pain of occipital muscle and trapezius muscle, neck rigidity.

【Operation】The needle is inserted horizontally forward or backward to a depth of 0.8 cun .

7. Yùzhěn (BL 9)

【Location】On the occiput, 2.5 cun directly above the midpoint of the posterior hairline and 1.3 cun lateral to the midline, in the depression on the level of the upper border of the external occipital protuberance.

【Topography】 It is in the slightly upper part of the lateral occipitoposterior protuberance . It allots the greater occipital nerve which comes from cervical cord $_2$ (C_2) segment , there is occipital artery.

【Indication】 Occiput headache, stiffness and pain in the neck and dizziness.

【Operation】 The needle is inserted horizontally posteroinferior to a depth of 0.8 cun .

8. Chénglíng (GB 18)

【Location】 On the head, 4 cun above the anterior hairline and 2.25 cun lateral to the midline of the head.

【Topography】 It allots the greater occipital nerve which comes from cervical cord$_2$ (C_2) segment and auriculotemporal nerve branches of mandibular branch of trigeminal nerve. It has an artery net combined by superficial temporal artery and occipital artery.

【Indication】 Headache and pain in the neck.

【Operation】 The needle is inserted horizontally posteroinferior to a depth of 0.8 *cun* .

9. Nǎokōng (GB 19)

【Location】 On the head and on the level of the upper border of external occipital protuberance or Naohu (GV, DU 17), 2.25 cun lateral to the midline of the head.

【Topography】 It allots the greater and lesser occipital nerve which come from cervical cord$_2$ (C_2) segment and it has branches of greater occipital artery.

【Indication】 Occiput headache, spasm of neck and shoulder muscles.

【Tperation】 The needle is inserted horizontally posteroinferior to a depth of 0.8 *cun* .

10. Tiānchōng (GB 9)

【Location】 On the head, directly above the posterior border of the ear root, 2 cun above the hairline and 0.5 cun posterior to Shuàigŭ (GB 6).

【Topography】It allots the lesser occipital nerve which comes from cervical cord $_2$ (C_2) segment and there is posterior auricular artery.

【Indication】 Occiput headache, pain in the neck.

【Operation】 The needle is inserted horizontally anterior or downward to a depth of 0.8 *cun* .

11. Fúbái (GB 10)

【Location】 On the head, posterior and superior to the mastoid process, at the junction of the middle third and upper third of the curved line connecting Tiānchōng (GB 9) and Wángŭ (GB 12).

【Topography】 It is in the retroauricular muscle ,it allots the lesser occipital nerve which comes from cervical cord $_2$ (C_2) segment, the great auricular nerve and retroauricular branch of facial nerve which come from cervical cord $_{2,3}$ ($C_{2,3}$)segment .

【Indication】 Rigidity and pain in the neck, spasm of diaphragm, pain in chest and hypochondrium dyspnea, paralysis of facial nerve .

【Operation】 The needle is inserted horizontally upward or downward to a depth of 0.8 *cun* .

12. Tóuqiàoyīn (GB 11)

【Location】On the head, posterior and superior to the mastoid process, at the junction of middle third and lower third of the curved line connecting Tiānchōng (GB 9) and Wángŭ (GB 12) .

【Topography】It is in the retroauricular muscle and it allots the lesser occipital nerve which comes from cervical cord$_2$ (C_2) segment , the great auricular nerve which comes from cervical cord$_{2,,3}$ ($C_{2..3}$) segment .

【Indication】 Pain in the neck, hiccup, pain in chest and hypochondrium

【Operation】 The needle is inserted horizontally downward to a depth of 0.8 *cun.*

13. Jiǎosūn (SJ,TE 20)

【Location】On the head, above the ear apex within the hairline .

【Topography】It allots the lesser occipital nerve which comes from cervical cord$_2$ (C_2) segment , the auriculoemporal nerve of trigeminal nerve ,it has branches of superficial temporal artery and posterior auricular artery.

【Indication】Rigidity of the neck, toothache , trigeminal nerve pain

【Operation】The needle is inserted horizontally posteroinferior or anteroinferior to a depth of 0.6 *cun* .

14. Lúxī (SJ,TE 19)

【Location】On the head, at the junction of upper third and middle third of the line connecting Jiǎosūn (SJ,TE 20) and Yìfēng (SJ,TE 17) along the curve of the ear helix .

【Topography】It is in the retroauricular muscle and allots the lesser occipital nerve which comes from cervical cord$_2$ (C_2) segment, it has posterior auricular artery.

【Indication】Pain in the posterior auriculae, rigidity of the neck..

【Operation】The needle is inserted horizontally post downward to a depth of 0.6 *cun* .

15. Chìmài (SJ,TE 18)

【Location】

On the head, at the center of the mastoid process, and at the junction of the middle third and lower third of the line connecting Jiǎosūn (SJ,TE 20) and Yìfēng (SJ,TE 17) along the curve of ear helix .

【Topography】It is in the retroauricular muscle and it allots the great occipital nerve which comes from cervical cord$_2$ ($C_{2,3}$) segment , it has posterior auricular artery.

【Indication】Pain in the neck, hiccup, vomiting.

【Operation】The needle is inserted horizontally anteroinferior to a depth of 0.6 *cun* .

16. Yìfēng (SJ,TE 17)

【Location】Posterior to the ear lobe, in the depression between the mastoid process and mandibular angle .

【Topography】It allots the great occipital nerve which comes from cervical cord$_2$ ($C_{2,3}$) segment , retroauricular branch of facial nerve pass through its subcutaneous part, and its deep part is the position that facial nerve come out from stylmastoid foramen.

【Indication】Rigidity of the neck, facial paralysis, aphasis, deafness ,tinnitus ,hiccup.

【Operation】Perpendicular insertion to a depth of 1 *cun* .

17. Tiānróng (SI 17)

【Location】On the lateral side of the neck, posterior to the mandibular angle, in the depression of the anterior border of sternocleidomastoid muscle .

【Topography】It is on the posterior margin of parotid glang, it allots the great auricular nerve which comes from cervical $cord_2$ ($C_{2,3}$) segment ,internal jugular vein passes through its deep part .

【Indication】Pain in the neck, hiccup, sternocostal pain, aphasis, dyspnea,

【Operation】Perpendicular insertion to a depth of 0.8 *cun* .

18 Fēngfǔ (GV, DU 16)

【Location】On the nape, 1 cun directly above the midpoint of the posterior hairline, directly below the external occipital protuberance, in the depression between the trapezius muscle of both sides .

【Topography】It allots the greater occipital nerve which comes from cervical cord2(C_2) segment and the third occipital nerve which comes from cervical cord3(C_3) segment, it has branches of greater occipital artery. The deep part is atlanto-occipital space,and this place is the joint of bulb and spinal cord.

【Indication】Pain in the neck, paralysis of hyoglossal muscle,psychosis mental disease ,epilepsy.

【Operation】Perpendicular insertion or oblique insertion inferior to a depth of 0.6 *cun* .

【Attention】The depth should be strictly controlled.

19. Fēngchí (GB 20)

【Location】On the nape, below the occipital bone, on the level of Fēngfǔ (GV,DU 16), in the depression between the upper ends of sternocleidomastoid and trapezius muscles .

【Topography】It allots the greateroccipital nerve and lesser occipital nerve which come from cervical $cord_2$(C_2) segment. it has branches of occipital artery and occipital vein.

【Indication】Pain in the neck, headache, psychosis mental disease, dizziness, epilepsy, neurosism.

【Operation】Oblique insertion to a depth of 0.8*cun* to the direction of apex of nose, or horizontal insertion to a depth of 0.8 *cun* to the direction of Fēngfǔ (GV, DU 16).

【Attention】 The depth and direction should be strictly controlled because the deep part is bulb .

20. Wángǔ (GB 12)

【Location】On the head, in the depression posterior and inferior to the mastoid process .

【Topography】 It is on the posterior margin of mastoid process root of temporal bone ,it allots the great auricular nerve and lesser occipital nerve which come from cervical cord$_2$(C_2) segment.

【Indication】Spasm of neck muscles, aphasis, hiccup.

【Operation】 Perpendicular insertion to a depth of 0.6 *cun* .

21. Yǎmén (GV, DU15)

【Location】On the nape, 0.5 cun directly above the midpoint of the posterior hairline, below the 1st cervical vertebra .

【Topography】 It allots the third occipital nerve which comes from cervical cord$_3$(C_3) segment. it has branches of occipital artery.

【Indication】Rigidity and pain in the neck, aphasis, hoarseness, hiccup.

【Operation】 Perpendicular insertion or oblique insertion inferior to a depth of 0.6 *cun* .

【Attention】 The depth should be strictly controlled .

22. Tiānzhù (BL 10)

【Location】On the nape, in the depression of the lateral border of trapezius muscle and 1.3 cun lateral to the midpoint of the posterior hairline .

【Topography】It allots the lesser occipital nerve which comes from cervical cord$_2$(C_2) segment and third occipital nerve which comes from cervical cord$_3$(C_3) segment. it has branches of occipital artery and occipital vein.

【Indication】Rigidity and pain of occipital muscle, cervical muscle and scapular muscle.

【Operation】Perpendicular insertion or oblique insertion inferior to a depth of 0.6 *cun* .

【Attention】 Deep insertion to medial superior should be avoided in order to prevent spinal cord injury.

23. Tiānyǒu (SJ,TE 16)

【Location】On the lateral side of the neck, directly below the posterior border of mastoid process, on the level of the mandibular angle, on the posterior border of sternocleidomastoid muscle .

【Topography】It allots the great auricular nerve which comes from cervical $cord_{2,3}$ ($C_{2,3}$) segment and the lesser occipital nerve which comes from cervical $cord_2$(C_2) segment. it has posterior auricular artery.

【Indication】Rigidity and pain of neck muscle, sternocostal pain, dyspnea, hiccup.

【Operation】Perpendicular insertion to a depth of 0.8 *cun* .

24. Tiānchuāng (SI 16)

【Location】On the lateral side of the neck, posterior to sternocleidomastoid muscle and Fútū(LI 18), on the level of the laryngeal protuberance .

【Topography】It allots the great auricular nerve and cutaneous nerve of neck which come from cervical $cord_{2,3}$ ($C_{2,3}$) segment and the lesser occipital nerve which comes from cervical $cord_2$(C_2) segment, supraclavicular nerve plexus which come from cervical $cord_{3,4}$($C_{3,4}$) segment.

【Indication】Rigidity and pain of cervical muscle and scapular muscle ,sternocostal pain, paralysis of hyoglossal muscle,dyspnea, hiccup.

【Operation】Perpendicular insertion to a depth of 0.8 *cun* .

25. Fútū (LI18)

【Location】On the lateral side of the neck, beside the laryngeal protuberance, between the anterior and posterior borders of sternocleidomastoid muscle .

【Topography】It allots cutaneous nerve of neck which come from cervical $cord_{2,3}$($C_{2,3}$) segment , accessory nerve and supraclavicular nerve which come from cervical $cord_{3,4}$($C_{3,4}$) segment, there are vagus nerve and internal jugular vein under sternocleidomastoid muscle; there are asending cervical arteries from thyrocervical trunk .

【Indication】Paralysis of hyoglossal muscle, wryneck, and thyroid diseases.

【Operation】Perpendicular insertion to a depth of 0.8 *cun* .

 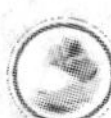

26. Rényíng (ST 9)

【Location】On the neck, beside the laryngeal protuberance, and on the anterior border of sternocleidomastoid muscle, where the pulsation of common carotid artery is palpable .

【Topography】It is on the furcate position of common carotid artery,descending branch of hypoglossal nerve is lateral to Jenying(St 9), and vagus nerve is posterior to Jenying(St 9). It allots cutaneous nerve of neck which come from cervical $cord_{2,3}$ ($C_{2,3}$) segment .

【Indication】Paralysis of hyoglossal muscle, wryneck, and thyroid diseases.

【Attention】Needles and moxibustion are forbidden.

27. Liánquán (CV, RN 23)

【Location】On the neck and on the anterior midline, above the laryngeal prominence, in the depression above the upper border of hyoid bone .

【Topography】It is in the middle of left thyrohyoid muscle and right thyrohyoid muscle. it allots descending branch of hypoglossal nerve and cutaneous nerve of neck which come from cervical $cord_{2,3}$ ($C_{2,3}$) segment, there is the superior thyroid artery.

【Indication】Tongue muscle paralysis,slobbering,swelling and pain of sublingual.

【Operation】Oblique insertion to a depth of 0.6 *cun* to the direction of root of tongue.

【Attention】Don't be too deep. In order to prevent needle turning bend or fragmentation,the patient doesn't swallow after the needle is inserted.

28. Tiāndǐng (LI 17)

【Location】On the lateral side of the neck, at the posterior border of sternocleidomastoid muscle beside the laryngeal protuberance, at the midpoint of the line connecting Fútù (LI 18) and Quēpén(ST 12) .

【Topography】It allots cutaneous nerve of neck which come from cervical $cord_{2,3}$($C_{2,3}$) segment, there are external jugular vein and superficial jugular artery from thyrocervical trunk .It is on the pathway of phrenic nerve ,its deep part is brachial nerve plexus.

【Indication】Spasm of diaphragm, pain in neck ,tonsillitis,sore-throat.

【Operation】Perpendicular insertion to a depth of 0.8 *cun* .

29. Shuǐtū (ST 10)

【Location】On the neck and on the anterior border of sternocleidomastoid muscle, at the midpoint of the line connecting Rényīng (ST9) and Qìshě (ST11) .

【Topography】It allots cutaneous nerve of neck which come from cervical $cord_{2,3}$ ($C_{2,3}$) segment. Its deep part has common carotid artery, descending branch of hypoglossal nerve is along the anterior of the artery, vagus nerve is lateral to the artery.

【Indication】Tongue muscle paralysis, sore-throat.

【Operation】Perpendicular insertion to a depth of 0.6 *cun* .

30. Quēpén (ST 12)

【Location】At the center of supraclaviclar fossa, 4 cun lateral to the anterior midline .

【Topography】It is in the platysma. it allots supraclavicular nerve which come from cervical $cord_{3,4}$ ($C_{3,4}$) segment. There are suprascapular arteries. In its deep part Subclavian artery and brachial nerve plexus pass through the superior part of clavicle.

【Attention】It is on the apex of lung,needle is forbidden.

31. Qìshè (ST 11)

【Location】On the neck and on the upper border of the medial end of the clavicle, between the sternal and clavicular heads of sternocleidomastoid muscle.

【Topography】It allots cutaneous nerve of neck which come from cervical $cord_{2,3}$ ($C_{2,3}$) segment. Its deep part has common carotid artery, vagus nerve and sympathetic trunk pass through it.

【Indication】Sore-throat.

【Operation】Perpendicular insertion to a depth of 0.3 *cun* .

【Attention】The depth is strictly controlled.

32. Tiāntū (CV, RN 22)

【Location】On the neck and on the anterior midline, at the center of suprasternal fossa .

【Topography】It allots cutaneous nerve of neck which come from cervical $cord_{2,3}$($C_{2,3}$) segment, muscular branches of cervical plexus from cervical $cord_{1-4}$(C_{1-4}) segment, sternohyoid muscular and sternothyroid musculer are in its internal part,there are inferior thyroid arteries from thyrocervical trunk, its deep part is trachea. Right and left innominate vein and aortic arch are posterior to Manubrium of sternum.

【Indication】Paralysis of hyoglossal muscle, sore-throat,cough and wheeze, thyroid diseases.

 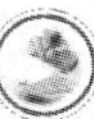

【Operation】 First perpendicular insertion to a depth of 0.2 *cun* , then turn to the downward, tight near the retrosternum insert to the depth of 1 *cun*..

【Attention】 The depth and direction should be strictly controlled.

11-2. Acupoints in Inferior to Domination Area of Cervical Cord$_{5\text{-}8}$(C_5~C_8) Segment

These acupoints are mainly located in scapular region and upper limb. They mainly treat syndromes of scapular region and upper limb, and some can treat syndromes of heart, lung and diaphragm.

1. Acupoints in Area of Scapular Region and its Surroundings

33. Jiānzhōngshū (SI 15)

【Location】On the back, below the spinous process of the 7th cervical vertebra, and 2 cun lateral to the posterior midline .

【Topography】Its superficial part is trapezius muscle and its deep part is levator muscle of scapula,it allots posterior branches which come from cervical cord$_6$(C_6) segment ,dorsal nerve of scapula and accessory nerve which come from cervical cord$_{3,5}$($C_{3,5}$) segment .There is transverse cervical artery.

【Indication】Acid pain in neck,shoulder and back, pain of liver.

【Operation】Oblique insertion to a depth of 0.6 *cun* to the direction of spine for standard body weight, oblique insertion to a depth of 0.8 *cun* to the direction of spine for the obesity.

34. Jiānwàishū (SI 14)

【Location】On the back, below the spinous process of the 1st thoracic vertebra, and 3 cun lateral to the posterior midline .

【Topography】Its superficial part is trapezius muscle and its deep part is levator muscle of scapula,it allots posterior branches which come from cervical cord$_{6,7}$($C_{6,7}$) segment, dorsal nerve of scapula and accessory nerve which come from cervical $cord_{3,5}(C_{3,5})$ segment.There is transverse cervical artery.

【Indication】Acid pain in neck,shoulder and back, pain of liver, movement disturbance of scapula

【Operation】The same as that of Chienwaishu(SI 14).

35. Jiānjǐng (GB 21)

【Location】On the shoulder, directly above the nipple, at the midpoint of the line connecting Dàzhuī (GV, DU 14) and acromion .

【Topography】Its superficial part is trapezius muscle and its deep part is between levator muscle of scapula and supraspinous muscule, it allots supraclavicular nerve which come from cervical $cord_{3,4}(C_{3,4})$ segment, dorsal nerve of scapula which come from cervical $cord_{3,5}(C_{3,5})$ segment .it allots suprascapular nerve and accessory nerve which come from cervical $cord_{5,6}(C_{5,6})$ segment . There is suprascapular artery.

【Indication】Rigidity and pain of muscle in the neck,shoulder and back, pain of liver, accessory nerve paralysis, hiccup.

【Operation】Oblique insertion to a depth of 0.6 *cun* to the direction of spine.

【Attention】Its deep part is apex of lung,the depth should be strictly controlled.

36. Tiānliáo (SJ,TE 15)

【Location】On the scapula, at the midpoint between Jiānjǐng (GB 21) and Qūyuán (SI 13), at the superior angle of scapula .

【Topography】Its superficial part is trapezius muscle and its deep part is supraspinous muscule, it allots supraclavicular nerve which come from cervical $cord_{3,4}(C_{3,4})$ segment.it allots suprascapular nerve and accessory nerve which come from cervical $cord_5(C_5)$ segment . There is suprascapular artery.

【Indication】Acid pain in neck,shoulder and back, pain of liver, movement disturbance of scapula, sternocostal pain, hiccup.

【Operation】Perpendicular insertion or oblique insertion to a depth of 0.6 *cun* to the direction of spine for standard body weight, perpendicular insertion or oblique insertion to a depth of 0.8 *cun* to the direction of spine for the obesity.

37. Qūyuán (SI 13)

【Location】On the scapula, at the medial end of the suprascapular fossa, at the midpoint of the line connecting Nàoshū (SI 10) and the spinous process of the 2nd thoracic vertebra .

【Topography】It is in the trapezius muscle and supraspinous muscule. it allots supraclavicular nerve which come from cervical $cord_{3,4}(C_{3,4})$segment.it allots suprascapular nerve and accessory nerve which come from cervical $cord_5(C_5)$ segment.There is suprascapular artery.

【Indication】Numbness or pain in neck,shoulder, back and arm, pain of liver, hiccup.

【Operation】Perpendicular insertion or oblique insertion to a depth of 0.6 *cun* to the direction of spine for standard body weight, perpendicular insertion or oblique insertion to a depth of 0.8 *cun* to the direction of spine for the obesity.

38. Bǐngfēng (SI 12)

【Location】On the scapula, at the center of the supraspinatus fossa, directly above Tiānzōng (SI 11), in the depression found when the arm is raised .

【Topography】It is in the trapezius muscle and supraspinous muscule,it allots supraclavicular nerve which come from cervical $cord_{3,4}(C_{3,4})$ segment.it allots suprascapular nerve and accessory nerve which come from cervical $cord_5(C_5)$ segment.There is suprascapular artery.

【Indication】Acid pain in neck,shoulder and back, pain of liver, hiccup, movement disturbance of arm..

【Operation】Oblique insertion to a depth of 0.8 *cun* to the direction of Qūyuán (SI 13) for standard body weight, oblique insertion to a depth of 1 *cun* to the direction of Qūyuán (SI 13)for the obesity.

39. Tiānzōng (SI 11)

【Location】 On the scapula, in the depression of the center of the infraspinatus fossa, and on the level of the 4th thoracic vertebra .

【Topography】It is in the infraspinous muscle, it allots suprascapular nerve which come from cervical $cord_{5,6}(C_{5,6})$ segment . There is circumflex scapular artery.

【Indication】Acid pain of shoulder and arm ,sternocostal pain, hiccup.

【Operation】Perpendicular insertion to a depth of 0.6 *cun* or oblique insertion to a depth of 0.8*cun* for standard body weight, perpendicular insertion to a depth of 0.8 *cun* or oblique insertion to a depth of 1 *cun* for the obesity.

40. Jiānzhēn (SI 9)

【Location】Posterior and inferior to the shoulder joint, 1 cun above the posterior end of axillary fold with the arm adducted .

【Topography】It is on the posterior border of deltoid muscle, its deep part is teres major muscle.It allots subscapular nerve which come from cervical $cord_{5\sim8}(C_{5\sim8})$segment, medial cutaneous nerve of arm,axillary nerve which come from cervical $cord_{5,6}(C_{5,6})$ segment.There are branches of posterior humeral circumflex artery.

【Indication】Acid pain in neck,shoulder and back, pain of liver, hiccup, sternocostal pain, hiccup.

【Operation】Perpendicular insertion to a depth of 1 *cun* for standard body weight, perpendicular insertion to a depth of 1.3 *cun* for the obesity.

41. Nàoshū (SI 10)

【Location】On the shoulder, above the posterior end of axillary fold, in the depression below the lower border of scapular spine .

【Topography】It is in the deltoid muscle.It allots axillary nerve which come from cervical $cord_{5,6}(C_{5,6})$ segment, lateral cutaneous nerve of arm, posterior cutaneous nerve of arm, suprascapular nerve which come from cervical $cord_{3,4}(C_{3,4})$ segment. There are branches of circumflex artery of scapula , suprascapular artery and supine artery.

【Indication】Movement disturbance or pain in shoulder and arm, sternocostal pain, hiccup.

【Operation】Oblique insertion downward to a depth of 1 *cun* for standard body weight, oblique insertion downward to a depth of 1.3 *cun* for the obesity.

42. Jùgǔ (LI 16)

【Location】On the shoulder, in the depression between the acromial extremity of the clavicle and scapular spine .

【Topography】Its superior part is deltoid muscle ,its deep part is collection part of supraspinous muscle . It allots axillary nerve which come from cervical $cord_{5,6}(C_{5,6})$ segment , supraclavicular nerve which come from cervical $cord_{3,4}$ ($C_{3,4}$) segment .There are branches of scapular artery.

【Indication】Pain in scapular, scapulohumeral periarthritis, hiccup.

【Operation】Perpendicular insertion to a depth of 0.6 *cun* for standard body weight, perpendicular insertion to a depth of 0.8 *cun* for the obesity.

43. Jiānliáo (SJ,TE 14)

【Location】On the shoulder, posterior to Jiānyú (LI 15), in the depression inferior and posterior to the acromion when the arm is abducted .

【Topography】Its superior part is deltoid muscle ,its deep part is infraspinous muscle . It allots supraclavicular nerve, axillary nerve which come from cervical $cord_{5,6}$($C_{5,6}$) ,lateral cutaneous nerve of arm, posterior cutaneous nerve of arm, suprascapular nerve which come from cervical $cord_{3,4}$($C_{3,4}$) segment .There are complex arterial network.

【Indication】Movement disturbance or pain in shoulder, sternocostal pain, hiccup.

【Operation】Perpendicular insertion to the direction of shoulder joint to a depth of 1 *cun* for standard body weight, perpendicular insertion to the direction of shoulder joint to a depth of 1.3 *cun* for the obesity.

44. Jiānyú (LI 15)

【Location】On the shoulder, superior to the deltoid muscle, in the depression antero-inferior to the acromion when the arm is abducted or raised on the level of the shoulder.

【Topography】It is in the central of deltoid muscle ,the distribution of nerves and vascula are the same as those of Chienliao(SJ 14).

【Indication】Pain in shoulder, hiccup.

【Operation】Oblique insertion downward to a depth of 1.2 *cun* for standard body weight, oblique insertion downward to a depth of 1.5 *cun* for the obesity.

2. Acupoints in Anteromedial Area of Upper Limb that Have no Association with Thoracic Cord

45. Tiānquán (PC 2)

【Location】On the medial side of the arm, 2 cun below the anterior end of the axillary fold, between the long and short heads of biceps muscle of the arm .

【Topography】It allots medial cutaneous nerve of arm, musculocutaneous nerve of arm which come from cervical cord$_{5,7}$($C_{5,7}$) , there are branches of brachial artery.

【Indication】Pain in the palmar to the upper limb, flexion disturbance of forearm.

【Operation】Perpendicular insertion to a depth of 1 *cun* for standard body weight, perpendicular insertion to a depth of 1.5 *cun* for the obesity.

46. Tiānfǔ (LU 3)

【Location】On the medial side of the upper arm and on the radial border of the biceps muscle of the arm, 3 cun below the anterior end of the axillary fold .

【Topography】It allots lateral cutaneous nerve of arm, musculocutaneous nerve which come from cervical cord$_{5\sim7}$($C_{5\sim7}$) , there are radial collateral artery and cephalic vein.

【Indication】Pain in lateral shoulder and arm, sternocostal pain, hiccup, movement disturbance of forearm .

【Operation】Perpendicular insertion to a depth of 0.8 *cun* for standard body weight, perpendicular insertion to a depth of 1.2 *cun* for the obesity.

47. Xiábái (LU 4)

【Location】On the medial side of the upper arm and on the radial border of biceps muscle of arm, 4 cun below the anterior end of the axillary fold, or 5 cun above the cubital crease .

【Topography】It allots lateral cutaneous nerve of arm, musculocutaneous nerve which come from cervical cord$_{5\sim7}$($C_{5\sim7}$) , there are radial collateral artery and cephalic vein.

【Indication】Pain in lateral shoulder and arm, hiccup, movement disturbance of upper limb .

【Operation】Perpendicular insertion to a depth of 0.8 *cun* for standard body weight, perpendicular insertion to a depth of 1.2 *cun* for the obesity.

48. Chǐzé (LU 5)

Location

In the cubital crease, in the depression of the radial side of the tendon of the biceps muscle of the arm .

 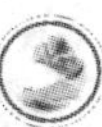

【Topography】In the start part of brachial muscle, It allots which comes from cervical $cord_{5\text{-}8}(C_{5\text{-}8})$, musculocutaneous nerve which comes from cervical $cord_{5\sim7}(C_{5\sim7})$, there is radial recurrent artery .

【Indication】Pain in the eldow, movement disturbance of forearm and the respiratory diseases.

【Operation】Perpendicular insertion to a depth of 1 *cun* for standard body weight, perpendicular insertion to a depth of 1.5 *cun* for the obesity.

49. Kǒngzuì (LU 6)

【Location】On the radial side of the palmar surface of the forearm, and on the line connecting Chǐzé(LU 5) and Tàiyuān (LU 9), 7 cun above the transverse crease of the wrist .

【Topography】Its superior part is medial margin of brachioradial muscle,its deep part is the lateral border of long flexor muscle of thumb. There are radial nerve and radial artery which come from cervical $cord_{5\text{-}8}(C_{5\text{-}8})$ segment in the deep area and It allots lateral cutaneous nerve of forearm.

【Indication】Movement disturbance of forearm, weakness of wrist extension movement, cough , hemoptysis

【Operation】Perpendicular insertion to a depth of 0.8 *cun* for standard body weight, perpendicular insertion to a depth of 1.2 *cun* for the obesity.

3. Acupoints in Anteromedial Area of Upper Limb that Have Association with Thoracic Cord

50. Lièquē (LU 7)

【Location】On the radial side of the forearm, proximal to the styloid process of the radius, 1.5 cun above the crease of the wrist, between the tendons of m. brachioradialis and m.abductor pollicis longus .

【Topography】It is in the quadrate pronator muscle .It allots lateral cutaneous nerve of forearm , radial nerve and median nerve which come from cervical $cord_7$ to thoracic $cord_1$ $(C_7\sim T_1)$ segment . There are branches of radial artery.

【Tndication】Cough, vascular headache, rigidity of neck, tonsillitis, palpitation, cough with dyspnea, weakness of wrist .

【Operation】 The needle is inserted horizontally upward to a depth of 0.5 *cun* .

51. Jīngqú (LU8)

【Location】At the radial end of the crease of the wrist, where the pulsation of radial artery is palpable .

【Topography】It is in the quadrate pronator muscle .It allots radial nerve which come from cervical cord$_{5\text{-}8}$($C_{5\text{-}8}$) segment, median nerve and lateral cutaneous nerve of forearm which come from cervical cord$_7$ to thoracic cord$_1$ (C_7~T_1) segment. There are radial artery and radial vein.

【Indication】paralysis of radial nerve, cough with dyspnea , palpitation, headache, tonsillitis .

【Operation】 The needle is inserted horizontally upward to a depth of 0.5 *cun* .

52. Tàiyuān (LU 9)

【Location】At the radial end of the palmer surface of the transverse crease of the wrist, where the pulsation of the radial artery is palpable .

【Topography】It is on the inferior border of quadrate pronator muscle .It allots radial nerve which come from cervical cord$_{5\sim8}$($C_{5\sim8}$) segment, median nerve and lateral cutaneous nerve of forearm which come from cervical cord$_7$ to thoracic cord$_1$(C_7~T_1) segment. There are radial artery.

【Indication】Numbness of arm and hand, paralysis of radial nerve, cough with dyspnea, palpitation, sore-throat .

【Operation】Perpendicular insertion to a depth of 0.3 *cun* .

【Attention】Operation should be careful to avoid radial artery.

53. Yújì (LU 10)

【Location】In the depression proximal to the 1st metacarpophalangeal joint, on the radial side of the midpoint of the 1st metacarpal bone, and at the junction of the light and dark skin .

【Topography】It is on the terminal of short abductor muscle of thumb; it allots median nerve which comes from cervical cord$_8$ to thoracic cord$_1$ (C_8~T_1) segment. There are radial artery.

 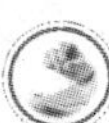

【Indication】Cough with dyspnea , palpitation, sore-throat , headache, dizziness, parotitis.

【Operation】Perpendicular insertion to a depth of 0.5 *cun* .

54. Shàoshāng (LU 11)

【Location】On the radial side of the distal segment of the thumb, 0.1 cun from the corner of the nail .

. 【Topography】It is on the terminal of short abductor muscle of thumb ;it allots proper palmar digital nerves of median nerve which comes from cervical $cord_6$ to thoracic $cord_1$(C_6~T_1) segment . There are artery network of proper palmar digital artery.

【Indication】Sore-throat , parotitis, headache, acute ophthalmitis.

【Operation】 Shallow needling 0.1~0.2 cun or bloodletting by using triangle-edged needle.

55. Qūzé (PC 3)

【Location】At the midpoint of the cubital crease, on the ulnar side of the tendon of biceps muscle of the arm .

【Ttopography】It is on the pathway of median nerve and brachial artery, it allots medial cutaneous nerve of forearm and medial cutaneous nerve of arm ,there is median vein .

【Indication】Numbness of arm and hand, cough with dyspnea , palpitation, precordial pain .

【Operation】Perpendicular insertion to a depth of 1 *cun* for standard body weight, perpendicular insertion to a depth of 1.5 *cun* for the obesity.

56. Xìmén (PC 4)

【Location】On the palmar side of the forearm and on the line connecting Qūzé (PC 3) and Dàlíng (PC 7), 5 cun above the crease of the wrist .

【Topography】Its deep part is pathway of median nerve, it allots medial cutaneous nerve of forearm and lateral cutaneous nerve of forearm ,there is volar interosseous artery .

【Indication】Lots of heart diseases, cough with dyspnea ,psychosis mental disease.

【Operation】Perpendicular insertion to a depth of 1 *cun* for standard body weight, perpendicular insertion to a depth of 1.5 *cun* for the obesity.

57. Jiānshǐ (PC 5)

【Location】On the palmar side of the forearm and on the line connecting Qūzé(PC 3) and Dàlíng (PC 7), 3 cun above the crease of the wrist, between the tendons of long palmar muscle and radial flexor muscle of the wrist .

【Topography】Its deep part is pathway of median nerve, it allots medial cutaneous nerve of forearm and lateral cutaneous nerve of forearm ,there is volar interosseous artery .

【Indication】Lots of heart diseases, psychosis mental disease, numbness of forearm ,malaria .

【Operation】Perpendicular insertion to a depth of 0.8 *cun* for standard body weight, perpendicular insertion to a depth of 1.2 *cun* for the obesity.

58. Nèiguān (PC 6)

【Location】On the palmar side of the forearm and on the line connecting Qūzé(PC 3) and Dàlíng (PC 7), 2 cun above the crease of the wrist, between the tendons of long palmar muscle and radial flexor muscle of the wrist .

【Topography】Its deep part is pathway of median nerve, it allots medial cutaneous nerve of forearm and lateral cutaneous nerve of forearm ,there is volar interosseous artery .

【Indication】Heart diseases, numbness of forearm ,malaria ,hypertension , vomiting .

【Operation】Perpendicular insertion to a depth of 0.8 *cun* for standard body weight, perpendicular insertion to a depth of 1.2 *cun* for the obesity.

59. Dàlíng (PC 7)

【Location】At the midpoint of the crease of the wrist, between the tendons of long palmar muscle and radial flexor muscle of the wrist .

【Topography】Its deep part is pathway of median nerve, there is volar interosseous artery .【Indication】Heart diseases, numbness of forearm , psychosis mental disease,headache ,epilepsy.

【Operation】Perpendicular insertion to a depth of 0.5 *cun* for standard body weight, perpendicular insertion to a depth of 0.8 *cun* for the obesity.

60. Láogōng (PC 8)

【Location】At the center of the palm, between the 2nd and 3rd metacarpal bones, but close to the latter, and in the part touching the tip of the middle finger when a fist is made .

【Topography】It is in the palmar aponeurosis, there are common palmar digital nerves formed by median nerve and ulnar nerve and superior palmar arch formed by median artery and ulnar artery.

【Indication】Palpitation, precordial pain, numbness of arm and hand, cough with dyspnea , psychosis mental disease.

【Operation】Perpendicular insertion to a depth of 0.5 *cun* for standard body weight, perpendicular insertion to a depth of 0.8 *cun* for the obesity.

61. Zhōngchōng (PC 9)

【Location】At the center of the tip of the middle finger .

【Topography】It allots proper palmar digital nerves of median nerve which comes from cervical cord$_6$ to thoracic cord$_1$ (C_6~T_1) segment . There are artery network of proper palmar digital artery.

【Indication】Heart diseases , febrile disease, heat apoplexy.

【Operation】 Shallow needling 0.1 cun or bloodletting by using triangle-edged needle.

62. Jíquán (HT 1)

【Location】At the apex of the axillary fossa, where the pulsation of axillary artery is palpable .

【Topography】Its deep part is the continuous part of axillary artery passing through brachial artery.there are median nerve and ulnar nerve, it allots medial cutaneous nerve of arm and intercostals nerves, anterior thoracic nerve and musculocutaneous nerve from cervical cord$_5$ to thoracic cord$_1$ (C_5~T_1) segment .

【Indication】Palpitation, precordial pain ,acid pain of shoulder and arm..

【Operation】Perpendicular insertion to a depth of 0.3 *cun* for standard body weight, perpendicular insertion to a depth of 0.5 *cun* for the obesity.

【Attention】Operation should be careful to avoid axillary artery.

63. Qīnglíng (HT 2)

【Location】On the medial side of the arm and on the line connecting Jíquán (HT 1) and Shàohǎi (HT 3), 3 cun above the cubital crease, and in the groove midial to biceps muscle of arm .

【Topography】It is on the median border of brachial biceps, its lower layer is brachial muscle, its deep part are median nerve from cervical cord$_6$ to thoracic cord$_1$ (C_6~T_1) segment .and ulnar nerve from cervical cord$_7$ to thoracic cord$_1$ (C_7~T_1) segment .,there are brachial artery and basilic vein. it allots medial cutaneous nerve of arm and musculocutaneous nerve from cervical cord$_{6,7}$ ($C_{6,7}$) segment .

【Attention】Needle is forbidden because there are important vascula here.

64. Shàohǎi (HT 3)

【Location】With the elbow flexed, at the midpoint of the line connecting the medial end of the cubital crease and the medial epicondyle of humerus .

【Topography】It is on the end of brachial muscle,it allots medial cutaneous nerve of arm , medial cutaneous nerve of forearm and musculocutaneous nerve from cervical cord$_{6,7}$ ($C_{6,7}$) segment .,there is inferior ulnar collateral artery .

【Indication】Precordial pain , numbness of forearm , pain of elbow, scrofula.

【Operation】Perpendicular insertion to a depth of 0.8 *cun* for standard body weight, perpendicular insertion to a depth of 1 *cun* for the obesity.

65. Língdào (HT 4)

【Location】On the palmar side of the forearm and on the radial aide of the tendon of ulnar flexor to the crease of the wrist, 1.5 cun proximal to the crease of the wrist .

【Topography】In the radial surface of ulnar flexor muscle tendon of wrist, there is the pathway of ulnar nerve and ulnar artery from cervical cord$_7$ to thoracic cord$_1$ (C_7~T_1) segment and it allot the branch of ulnar nerve and medial cutaneous nerve of forearm.

【Indication】Many sorts of heart diseases, cough with dyspnea, palsy of ulnar nerve, numbness of forearm.

【Operation】Perpendicular insertion to a depth of 0.5 *cun* for standard body weight, perpendicular insertion to a depth of 0.8 *cun* for the obesity.

66. Tōnglǐ (HT 5)

【Location】On the palmar side of the forearm and on the radial side of the tendon of ulnar flexor muscle of the wrist, 1 cun proximal to the crease of wrist .

【Topography】Between the ulnar flexor muscle of wrist and superficial flexor muscle of digitus, there is the pathway of ulnar nerve and ulnar artery,and it allots ulnar nerve from cervical $cord_7$ to thoracic $cord_1$ (C_7~T_1) segment, median nerve from cervical $cord_6$ to thoracic $cord_1$ (C_6~T_1) segment, medial cutaneous nerve of forearm.

【Indication】Many sorts of heart diseases, numbness of forearm, headache, sore-throat, sudden loss of voice, stiff tonue.

【Operation】Perpendicular insertion to a depth of 0.5 *cun* for standard body weight, perpendicular insertion to a depth of 0.8 *cun* for the obesity.

67. Yīnxī (HT 6)

【Location】On the palmar side of the forearm and the radial side of the tendon of ulnar flexor muscle of the wrist,0.5 cun proximal to the crease of the wrist .

【Topography】Between the ulnar flexor muscle of wrist and superficial flexor muscle of digitus, there is the pathway of ulnar nerve and ulnar artery,and it allots median nerve from cervical $cord_7$ to thoracic $cord_1$ (C_7~T_1) segment, medial cutaneous nerve of forearm.

【Indication】Heart diseases, vascular headache, numbness of forearm, night sweat, sudden loss of voice.

【Operation】Perpendicular insertion to a depth of 0.5 *cun* for standard body weight, perpendicular insertion to a depth of 0.8 *cun* for the obesity.

68. Shénmén (HT 7)

【Location】On the wrist, at the ulnar end of the crease of the wrist, in the depression of the radial side of the tendon of ulnar flexor muscle of the wrist .

【Topography】In the pathway of ulnar nerve and ulnar artery, it allots ulnar nerve from cervical $cord_7$ to thoracic $cord_1$ (C_7~T_1) segment, medial cutaneous nerve of forearm.

【Indication】Heart diseases, numbness of forearm, neurosism, psychosis mental disease.

【Operation】Perpendicular insertion to a depth of 0.3 *cun* for standard body weight, perpendicular insertion to a depth of 0.5 *cun* for the obesity.

69. Shàofŭ (HT 8)

【Location】In the palm, between the 4th and 5th metacarpal bones, and at the part of the palm touching the tip of the little finger when a fist is made .

【Topography】In the interosseous muscles,it allots ulnar nerve from cervical cord$_7$ to thoracic cord$_1$ ($C_7 \sim T_1$) segment. There is palmar total artery.

【Indication】Heart diseases, numbness of forearm.

【Operation】Perpendicular insertion to a depth of 0.5 *cun* for standard body weight, perpendicular insertion to a depth of 0.8 *cun* for the obesity.

70. Shàochōng (HT 9)

【Location】On the radial side of the distal segment of the little finger, 0.1 cun from the corner of the nail .

【Topography】It allots ulnar nerve from cervical cord$_7$ to thoracic cord$_1$ (C_7~T_1) segment. There is network of proper palmar digital artery.

【Indication】Cardiopneumatic diseases, psychosis mental disease, pyreticosis, coma.

【Operation】 Shallow needling 0.2 cun or bloodletting.

4. Acupoints in Posterolateral Area of Upper Limb that Have no Association with Thoracic Cord

71. Bĭnào (LI 14)

【Location】On the lateral side of the arm, at the insertion of deltoid muscle and on the line connecting Qŭchí (LI 11) and Jiānyú (LI 15), 7 cun above Qŭchí (LI 11).

【Topography】It allots radial nerve which come from cervical cord$_{5\sim8}$($C_{5\sim8}$) segment , axillary nerve which comes from cervical cord$_{5,6}$ ($C_{5,6}$) segment, lateral cutaneous nerve of arm . There is posterior humeral circumflex artery.

【Indication】Pain in shoulder and arm,difficulty when lifting arm

【Operation】Perpendicular insertion or oblique insertion upward to a depth of 1.5 *cun* .

72. Shŏuwŭlĭ (LI 13)

【Location】On the lateral side of the upper arm and on the line connecting Qŭchí(LI 11) and Jiānyú (LI 15), 3 cun above Qŭchí(LI 11) .

【Topography】There are radial nerve which comes from cervical cord$_{5\text{-}8}$($C_{5\text{-}8}$) segment and radial collateral artery in deep area, and It allots lateral cutaneous nerve of arm. and posterior cutaneous nerve of arm in the surface.

 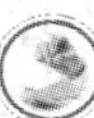

【Indication】Pain in elbow and arm,scrofula.

【Operation】Perpendicular insertion to a depth of 0.8 *cun* for standard body weight, perpendicular insertion to a depth of 1 *cun* for the obesity.

73. Zhǒuliáo (LI 12)

【Location】With the elbow flexed, on the lateral side of the upper arm, 1 cun above Qǔchí(LI11),on the border of humerus .

【Topography】In the start part of brachioradial, It allots radial never which comes from cervical $cord_{5\text{-}8}$($C_{5\text{-}8}$), posterior cutaneous nerve of arm. there is radial collateral artery.

【Indication】Pain in elbow and arm, numbness of upper limb.

【Operation】Perpendicular insertion to a depth of 0.8 *cun* for standard body weight, perpendicular insertion to a depth of 1 *cun* for the obesity.

74. Qǔchí (LI 11)

【Location】 With the elbow flexed, at the lateral end of the cubital crease, at the midpoint of the line connecting Chǐzé(LU 5) and the lateral epicondyle of the humerus .

【Topography】In the start part of long radial extensor muscle of wrist and the lateral of brachioradial, It allots radial never which comes from cervical $cord_{5\sim8}$($C_{5\sim8}$), lateral cutaneous nerve of forearm. and posterior cutaneous nerve of arm.

【Indication】Pain in elbow and arm,not movement of upper limb, hypertension, enhancing immune mechanism.

【Operation】Perpendicular insertion to a depth of 1.2 *cun* for standard body weight, perpendicular insertion to a depth of 1.5 *cun* for the obesity.

75. Shǒusānlǐ (LI 10)

【Location】On the radial side of the dorsal surface of the forearm and on the line connecting Yángxí(LI 5) and Qǔchí(LI 11), 2 cun below the cubital crease.

【Topography】It allots radial never which comes from cervical $cord_{5\sim8}$($C_{5\sim8}$), back cutaneous nerve of forearm. and. lateral cutaneous nerve of forearm. There is a branch of radial artery.

【Indication】Numbness of forearm, not movement of upper limb.

【Operation】Perpendicular insertion to a depth of 1 *cun* for standard body weight,

perpendicular insertion to a depth of 1.2 *cun* for the obesity.

76. Shàngliɑ́n (LI 9)

【Location】 On the radial side of the dorsal surface of the forearm and on the line connecting Yángxí(LI 5) and Qǔchí(LI 11), 3 cun below the cubital crease .

【Topography】In the posterior part of long radial extensor muscle of wrist and the superior part of short radial extensor muscle of wrist, It allots radial never which comes from cervical $cord_{5\text{-}8}(C_{5\text{-}8})$, back cutaneous nerve of forearm and lateral cutaneous nerve of forearm. There is a branch of radial artery.

【Indication】Numbness of forearm, not movement of upper limb.

【Operation】Perpendicular insertion to a depth of 1 *cun* for standard body weight, perpendicular insertion to a depth of 1.2 *cun* for the obesity.

77. Xiàliɑ́n (LI 8)

【Location】On the radial side of the dorsal surface of the forearm and on the line connecting Yángxī(LI 5) and Qǔchí (LI 11), 4 cun below the cubital crease .

【Topography】In the the superior part of short radial extensor muscle of wrist, It allots radial never which comes from cervical $cord_{5\sim8}(C_{5\sim8})$, dorsal cutaneous nerve of forearm. and. lateral cutaneous nerve of forearm. There is a branch of radial artery.

【Indication】Palsy of radial never, numbness of forearm.

【Operation】Perpendicular insertion to a depth of 0.8 *cun* for standard body weight, perpendicular insertion to a depth of 1 *cun* for the obesity.

78. Wēnliū (LI 7)

【Location】With the elbow flexed, on the radial side of the dorsal surface of the forearm and on the line connecting Yɑ́ngxī (LI 5) and Qǔchí (LI 11), 5 cun above the crease of the wrist .

【Topography】It allots radial never which comes from cervical $cord_{5\text{-}8}(C_{5\text{-}8})$, back cutaneous nerve of forearm. There is a branch of radial artery.

【Indication】Numbness or not movement of forearm, sore-throat, abdominal pain.

【Operation】Perpendicular insertion to a depth of 0.8 *cun* for standard body weight, perpendicular insertion to a depth of 1 *cun* for the obesity.

79. Piānlì (LI 6)

【Location】With the elbow slightly flexed, on the radial side of the dorsal surface of the forearm,and on the line connecting Yángxī (LI 5) and Qǔchí (LI 11), 3 cun above the crease of the wrist.

【Topography】Between the short extensor muscle of thumb and long extensor muscle of thumb，It allots the branch of radial never which comes from cervical cord$_{5\sim8}$($C_{5\sim8}$), lateral cutaneous nerve of forearm.

【Indication】Numbness of forearm, toothache, conjunctival congestion, sore-throat.

【Operation】Perpendicular insertion to a depth of 0.5 *cun* for standard body weight, perpendicular insertion to a depth of 0.8 *cun* for the obesity.

80. Yángxī (LI 5)

【Location】At the radial end of the crease of the wrist, in the depression between the tendons of short extensor and long extensor muscles of the thumb when the thumb is upward tilted.

【Topography】It allots the surface branch of radial never. There is the branch of radial never.

【Indication】Pain of hand and wrist, palsy of radial never,headache, ophthalmia, sore-throat.

【Operation】Perpendicular insertion to a depth of 0.3 *cun* for standard body weight, perpendicular insertion to a depth of 0.5 *cun* for the obesity.

81. Nàohuì (SJ,TE 13)

【Location】On the lateral side of the upper arm and on the line connecting the tip of clecranon and Jiānliáo (SJ,TE 14), 3 cun below Jiānliáo (SJ,TE 14), on the posterioinferior border of deltoid muscle .

【Topography】It is superior to lateral border of brachial triceps muscle, and It allots axillary nerve which comes from cervical cord$_{5,6}$($C_{5,6}$) segment, lateral cutaneous nerve of arm. There is posterior humeral circumflex artery.

【Indication】Pain in neck, shoulder and arm, movement disturbance of upper limb .

【Operation】Perpendicular insertion to a depth of 1.2 *cun* for standard body weight,

perpendicular insertion to a depth of 1.5 *cun* for the obesity.

82. Xiāoluò (SJ,TE 12)

【Location】On the lateral side of the upper arm, at the midpoint of the line connecting Qīnglěng yuān (SJ,TE 11) and Nàohuì(SJ,TE 13) .

【Topography】In the brachial triceps muscle, It allots radial never which comes from cervical cord$_{5\text{-}8}$($C_{5\text{-}8}$), posterior cutaneous nerve of arm, lateral cutaneous nerve of arm. there is radial collateral artery.

【Indication】Pain in neck, shoulder and posterior arm, movement disturbance of upper limb .

【Operation】Perpendicular insertion to a depth of 1.2 *cun* for standard body weight, perpendicular insertion to a depth of 1.5 *cun* for the obesity.

83. Qīnglěngyuān (SJ,TE 11)

【Location】On the lateral side of the upper arm, 2 cun above the tip of olecranon and 1 cun above Tiānjǐng (SJ,TE 10) with the elbow is flexed .

【Topography】In the tendon of brachial triceps muscle, It allots radial never which comes from cervical cord$_{5\text{-}8}$($C_{5\text{-}8}$), posterior cutaneous nerve of arm, medial cutaneous nerve of arm. there is radial collateral artery.

【Indication】Pain in shoulder and posterosuperior arm, movement disturbance of upper limb .

【Operation】Perpendicular insertion to a depth of 1 *cun* for standard body weight, perpendicular insertion to a depth of 1.2 *cun* for the obesity.

84. Tiānjǐng (SJ,TE 10)

【Location】On the lateral side of the upper arm, in the depression 1 cun proximal to the tip of olecranon when the elbow is flexed .

【Topography】In the tendon of brachial triceps muscle, It allots radial never which comes from cervical cord$_{5\text{-}8}$($C_{5\text{-}8}$), posterior cutaneous nerve of arm, medial cutaneous nerve of arm. there is arterial network of elbow joint .

【Indication】Pain in elbow, movement disturbance of upper limb, epilepsy, scrofula.

【Operation】Perpendicular insertion to a depth of 0.8 *cun* for standard body weight,

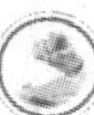

perpendicular insertion to a depth of 1 *cun* for the obesity.

85. Sìdú (SJ,TE 9)

【Location】On the dorsal side of the forearm and on the line connecting Yángchí (SJ,TE 4) and the tip of olecranon, 5cun distal to the tip of olecranon, between the radius and ulna .

【Topography】It is between common extensor muscle of fingers and ulnar extensor muscle of wrist . It allots muscular branches of radial never and dorsal cutaneous nerve of forearm.which comes from cervical $cord_{5\sim8}(C_{5\sim8})$, there is dorsal interosseous artery.

【Indication】Numbness of forearm, movement disturbance of upper limb , toothache , sore-throat.

【Operation】Perpendicular insertion to a depth of 1.2 *cun* for standard body weight, perpendicular insertion to a depth of 1.5 *cun* for the obesity.

5. Acupoints in Posterolateral Area of Upper Limb that Have Association with Thoracic Cord.(Mainly T_1)

86. Hégǔ (LI 4)

【Location】On the dorsum of the hand, between the 1st and 2nd metacarpal bones, at the midpoint on the radial side of the 2nd metacarpal bone.

【Topography】It is in the first dorsal interosseous muscle. it allots median nerve from cervical $cord_8$ to thoracic $cord_1$ ($C_8\sim T_1$) segment, superior branches of radial never which comes from cervical $cord_{5\sim8}(C_{5\sim8})$, there is dorsal metacarpal arteries from radial artery.

【Indication】Numbness of arm, cough with dyspnea, toothache, sore-throat. parotitis, hypochondriac pain, facial paralysis, trigeminal neuralgia.

【Operation】Perpendicular insertion to a depth of 0.8 *cun* for standard body weight, perpendicular insertion to a depth of 1 *cun* for the obesity.

87. Sānjiān (LI 3)

【Location】In the depression of the radial side, proximal to the 2nd metacarpophalangeal joint when a loose fist is made.

【Topography】It is between the second metacarpal bone and the first dorsal interosseous muscle. it allots radial never which comes from cervical $cord_{5\sim8}(C_{5\sim8})$, proper palmar digital nerve of median nerve from cervical $cord_6$ to thoracic $cord_1$ (C_6~T_1) segment, there is dorsal metacarpal arteries from radial artery.

【Indication】Numbness of arm, cough with dyspnea, toothache , sore-throat.

【Operation】Perpendicular insertion to a depth of 0.6 *cun* for standard body weight, perpendicular insertion to a depth of 0.8 *cun* for the obesity.

88. èrjiān (LI 2)

【Location】In the depression of the radial side, distal to the 2nd metacarpophalangeal joint when a loose fist is made.

【Topography】It allots radial never which comes from cervical $cord_{5\sim8}$($C_{5\sim8}$), proper palmar digital nerve of median nerve from cervical $cord_6$ to thoracic $cord_1$ (C_6~T_1) segment, there is dorsal metacarpal arteries from radial artery.

【Indication】Numbness of arm, sore-throat, toothache, headache.

【Operation】Perpendicular insertion to a depth of 0.2 *cun* .

89. Shāngyāng (LI 1)

【Location】On the radial side of the distal segment of the index finger, 0.1 cun from the corner of the nail.

【Topography】It allots proper palmar digital nerve of median nerve from cervical $cord_6$ to thoracic $cord_1$ (C_6~T_1) segment. there is arterial network formed by proper palmar digital arteries.

【Indication】Numbness of finger, headache, sore-throat, toothache.

【Operation】 Shallow needling 0.1 cun or bloodletting.

90. Sānyángluò (SJ,TE 8)

【Location】On the dorsal side of the forearm, 4 cun proximal to the dorsal crease of the wrist, between the radius and ulna .

【Topography】It is between common extensor muscle of fingers and proper extensor muscle of fifth digit. The lower layer are long extensor muscle of thumb and short extensor muscle of thumb and It allots nerve which comes from cervical $cord_6$ to thoracic $cord_1$ (C_6~T_1) segment. there is dorsal interosseous artery.

【Indication】Numbness of finger, sudden loss of voice.

【Operation】Perpendicular insertion to a depth of 1 *cun* for standard body weight, perpendicular insertion to a depth of 1.2 *cun* for the obesity.

91. Huìzōng (SJ,TE 7)

【Location】On the dorsal side of the forearm, 3 cun proximal to the dorsal crease of the wrist, on the ulnar side of Zhīgōu (SJ,TE 6) and on the radial border of ulna .

【Topography】It is between ulnar extensor muscle of wrist and proper extensor muscle of fifth digit. It allots median nerve , dorsal and medial cutaneous nerve of forearm. which comes from cervical cord$_6$ to thoracic cord$_1$ (C_6~T_1) segment, there is dorsal interosseous artery.

【Indication】Numbness of finger and arm, movement disturbance of arm, epilepsy.

【Operation】Perpendicular insertion to a depth of 0.8 *cun* for standard body weight, perpendicular insertion to a depth of 1 *cun* for the obesity.

92. Zhīgōu (SJ,TE 6)

【Location】On the dorsal of the forearm and on the line connecting Yángchí(SJ,TE 4) and the tip of olecranon, 3 cun proximal to the dorsal crease of the wrist, between the radius and ulna .

【Topography】It is between common extensor muscle of fingers and proper extensor muscle of fifth digit. It allots branches of median nerve which comes from cervical cord$_6$ to thoracic cord$_1$ (C_6~T_1) segment. Median nerve pass through its deep part. There is dorsal interosseous artery.

【Indication】Numbness or pain of fingers and arm, paralysis of arm, heart diseases, sternocostal pain, tinnitus, sudden loss of voice.

【Operation】Perpendicular insertion to a depth of 1 *cun* for standard body weight, perpendicular insertion to a depth of 1.2 *cun* for the obesity.

93. Wàiguān (SJ,TE 5)

【Location】On the dorsal side of the forearm and on the line connecting Yángchí(SJ 4) and the tip of olecranon, 2 cun proximal to the dorsal crease of the wrist, between the radius and ulna .

【Topography】It is between common extensor muscle of fingers and proper extensor muscle of fifth digit. It allots median nerve which comes from cervical $cord_6$ to thoracic $cord_1$(C_6~T_1) segment. There is dorsal interosseous artery.

【Indication】Numbness or pain of fingers and arm, paralysis of arm, palpatation, sternocostal pain, headache, pain and swollen of eyes , palpitation, hypertension.

【Operation】Perpendicular insertion to a depth of 1 *cun* for standard body weight, perpendicular insertion to a depth of 1.2 *cun* for the obesity.

94. Yángchí (SJ,TE 4)

【Location】At the midpoint of dorsal crease of the wrist, in the a depression on the ulnar side of the tendon of extensor muscle of fingers.

【Topography】It allots dorsal branches of hand of ulnar never and superior branches of radial nerve which comes from cervical $cord_7$ to thoracic $cord_1$ (C_7~T_1) segment. there is dorsal artery of wrist.

【Indication】Pain of wrist, ulnar nerve paralysis .

【Operation】Perpendicular insertion to a depth of 0.4 *cun* for standard body weight, perpendicular insertion to a depth of 0.6 *cun* for the obesity.

95. Zhōngzhū (SJ,TE 3)

【Location】On the dorsum of the hand, proximal to the 4th metacarpophalangeal joint , in the depression between the 4th and 5th metacarpal bones.

【Topography】It allots dorsal digital nerves of hand of ulnar never.

【Indication】Numbness or pain of fingers and arm, headache, sore-throat, conjuntival congestion.

【Operation】Perpendicular insertion to a depth of 0.8 *cun* for standard body weight, perpendicular insertion to a depth of 1 *cun* for the obesity.

96. Yèmén (SJ,TE 2)

【Location】On the dorsum of the hand, between the 4th and 5th fingers, at the junction of the red and white skin, proximal to the margin of the web.

【Topography】It allots dorsal digital nerves of ulnar never from cervical $cord_7$ to thoracic $cord_1$ (C_7~T_1) segment., there are dorsal digital arteries of ulnar arteries.

【Indication】Numbness or pain of fingers and arm, headache, sore-throat, conjuntival congestion.

【Operation】Perpendicular insertion to a depth of 0.4 *cun* for standard body weight, perpendicular insertion to a depth of 0.6 *cun* for the obesity.

97. Guānchōng (SJ,TE 1)

【Location】On the ulnar side of the distal segment of the 4th finger, 0.1 cun from the corner of the nail.

【Topography】It allots proper palmar digital nerve from cervical $cord_{67}$to thoracic $cord_1$ (C_7~T_1) segment. there is arterial network formed by proper palmar digital arteries.

【Indication】Headache, sore-throat, conjuntival congestion.

【Operation】 Shallow needling 0.1 cun or bloodletting by using triangle-edged needle.

98. Xiǎohǎi (SI 8)

【Location】On the medial side of elbow, in the depression between the olecranon of ulna and the medial epicondyle of humerus .

【Topography】It is on the start part of ulnar flexor muscle of wrist,it allots medial cutaneous nerve of arm , medial cutaneous nerve of forearm and musculocutaneous nerve from cervical $cord_{6,7}$ ($C_{6,7}$) segment .,there is inferior ulnar collateral artery .

【Indication】Numbness of hand and arm , ulnar nerve paralysis, pain of elbow, headache, epilepsy.

【Operation】Perpendicular insertion to a depth of 0.4 *cun* for standard body weight, perpendicular insertion to a depth of 0.6*cun* for the obesity.

99. Zhīzhèng (SI 7)

【Location】On the ulnar side of the posterior surface of the forearm and on the line connecting yánggǔ (SI 5) and xiǎohǎi (SI 8), 5 cun proximal to the dorsal crease of the wrist .

【Topography】It is on the ulnar border of ulnar extensor muscle of wrist, it allots nerve from cervical $cord_6$to thoracic $cord_1$ (C_6~T_1) segment. there is dorsal interosseous artery.

【Indication】Numbness or pain of hand and arm , manic-depressive psychosis, headache, epilepsy.

【Operation】Perpendicular insertion to a depth of 0.8 *cun* for standard body weight, perpendicular insertion to a depth of 1 *cun* for the obesity.

100. Yǎnglǎo (SI 6)

【Location】On the ulnar side of the posterior surface of the forearm, in the depression proximal to and on the radial side of the head of ulna .

【Topography】It is on the ulnar border of ulnar extensor muscle of wrist, it allots radial nerve, medial cutaneous nerve of forearm and dorsal branches of hand of ulnar never from cervical $cord_6$to thoracic $cord_1$ (C_6~T_1) segment, there is dorsal artery of wrist.

【Indication】Numbness of hand and arm , headache, hypopsia.

【Operation】Perpendicular insertion to a depth of 0.6 *cun* for standard body weight, perpendicular insertion to a depth of 0.8 *cun* for the obesity.

101. Yánggǔ (SI 5)

【Location】On the ulnar border of the wrist, in the depression between the styloid process of ulna and triquetral bone .

【Topography】It is on the ulnar border of ulnar extensor muscle of wrist, it allots radial nerve and dorsal branches of hand of ulnar never from cervical $cord_7$to thoracic $cord_1$ (C_7~T_1) segment, there is dorsal artery of wrist.

【Indication】Pain of wrist and arm , headache, oral disease.

【Operation】Perpendicular insertion to a depth of 0.3 *cun* for standard body weight, perpendicular insertion to a depth of 0.5 *cun* for the obesity.

102. Wàngǔ (SI 4)

【Location】On the ulnar border of the hand, in the depression between the proximal end of the 5th metacarpal bone and hamate bone, and at the junction of the red and white skin .

【Topography】It is lateral border of the end of ulnar extensor muscle of wrist, in abductor muscle of little finger; it allots radial nerve and dorsal branches of hand of ulnar never from cervical $cord_7$to thoracic $cord_1$ (C_7~T_1) segment, there is ulnar artery.

【Indication】Pain or numbness of wrist and fingers , pain of neck and shoulder, pain of eye .

【Operation】Perpendicular insertion to a depth of 0.3 *cun* for standard body weight, perpendicular insertion to a depth of 0.5 *cun* for the obesity.

103. Hòuxī (SI 3)

【Location】At the junction of the red and white skin along the ulmar border of the hand,

 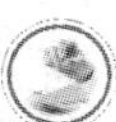

at the ulnar end of the distal planar crease, proximal to the back of the metacarpophalangeal joint of the little finger when a hollow fist is made .

【Topography】It is between abductor muscle of little finger and the fifth metacarpal bone, it allots dorsal digital nerves of hand of ulnar never from cervical $cord_7$to thoracic $cord_1$ (C_7~T_1) segment, there is dorsal artery of palm.

【Indication】Numbness or pain of fingers and arm, headache, sore-throat, toothache, manic-depressive psychosis, malaria.

【Operation】Perpendicular insertion to a depth of 0.8 *cun* for standard body weight, perpendicular insertion to a depth of 1 *cun* for the obesity.

104. Qiángǔ (SI 2)

【Location】At the junction of the red and white skin along the ulnar border of the hand, at the ulnar end of the crease in front of the metacarpophalangeal joint of the little finger when a loose fist is made .

【Topography】It allots dorsal digital nerves of hand of ulnar never from cervical $cord_7$to thoracic $cord_1$(C_7~T_1) segment, there is dorsal artery of finger of ulnar artery.

【Indication】Numbness fingers and arm, headache, sore-throat, conjuntival congestion.

【Operation】Perpendicular insertion to a depth of 0.4 *cun* for standard body weight, perpendicular insertion to a depth of 0.6 *cun* for the obesity.

105. Shàozé (SI 1)

【Location】On the ulnar side of the distal segment of the little finger, 0.1 cun from the corner of the mail.

【Topography】It allots proper palmar digital nerves of ulnar nerve which comes from cervical $cord_7$ to thoracic $cord_1$ (C_7~T_1) segment . There are proper palmar digital artery of ulnar artery.

【Indication】Numbness fingers, headache, sore-throat, conjuntival congestion, cough with dyspea, cacogalactia, mastitis.

【Operation】 Shallow needling 0.1~0.3 cun or bloodletting by using triangle-edged needle.

Chapter 12 Acupoints in Domination Area of Thoracic Cord Segment(T_1~T_{12})

12-1. Acupoints in Upper Domination Area of Thoracic Cord (T_1~T_5) Segment

These acupoints are mainly located in chest and upper part of back. They mainly treat syndromes of these areas, and disease in chest.

1. Dàzhuī (GV, DU 14)

【Location】On the posterior midline, in the depression below the 7th cervical vertebra.

【Topography】It is on the start part of trapezius muscle. subcutaneous part has supraspinal ligament and deep part has interspinal ligament. It allots posterior branch of cervical nerves which comes from cervical cord$_8$ (C_8) segment, accessory nerve. There is a branch of transverse cervical artery.

【Indication】Spasm and pain of neck muscle,cough with dyspea, psychosis mental disease, anemia , malaria, fever.

【Operation】Oblique insertion upward to a depth of 0.8 *cun* for standard body weight, Oblique insertion upward to a depth of 1 *cun* for the obesity.

2. Xuánjī (CV, RN 21)

【Location】On the chest and on the anterior midline, 1 cun below Tiāntú (CV, RN 22) .

【Topography】It allots supraclavicular nerves from cervical cord$_4$(C_4), anterior cutaneous branches of intercostal nerves from thoracic cord$_1$(T_1), there are perforating branches of internal thoracic artery.

【Indication】Cough with dyspea, palpitation, chest pain, throat-sore.

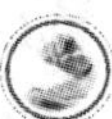

【Operation】Oblique insertion downward to a depth of 0.8 *cun* for standard body weight, Oblique insertion upward to a depth of 1 *cun* for the obesity.

3. Shūfŭ (KI 27)

【Location】On the chest, below the lower border of the clavicle, 2 cun lateral to the anterior midline .

【Topography】There are greater pectoral muscle and subclavius muscle, it allots anterior thoracic nerves from cervical $cord_5$ to thoracic $cord_1$ (C_5~T_1) segment, supraclavicular nerves from cervical $cord_{3,4}$($C_{3,4}$), muscular branches of subclavian nerve from cervical $cord_{5\sim7}$($C_{5\sim7}$), anterior cutaneous branches of intercostal nerves from thoracic $cord_1$(T_1), there is internal thoracic artery.

【Indication】Respiratory diseases, intercostal neuralgia, spasm or paralysis of diaphragm.

【Operation】 Oblique insertion to a depth of 0.6 *cun* to the direction of lateral for standard body weight, Oblique insertion to a depth of 0.8 *cun* for the obesity.

4. Qìhù (ST 13)

【Location】On the chest, below the midpoint of the lower border of the clavicle, 4 cun lateral to the anterior midline.

【Topography】Its superficial part is greater pectoral muscle and the deep part is subclavius muscle, it allots anterior thoracic nerves from cervical $cord_5$ to thoracic $cord_1$(C_5~T_1) segment, supraclavicular nerves from cervical $cord_{3,4}$($C_{3,4}$), muscular branches of subclavian of brachial plexus from cervical $cord_{5\sim7}$($C_{5\sim7}$), there are superior intercostal arteries.

【Indication】Respiratory diseases, spasm or paralysis of diaphragm, pain of shoulder or chest.

【Operation】 Oblique insertion to a depth of 0.6 *cun* to the direction of lateral for standard body weight, Oblique insertion to a depth of 0.8 *cun* for the obesity.

5. Yúnmén (LU 2)

【Location】In the superior lateral part of the anterior thoracic wall, superior to the coracoid process of the scapula, in the depression of the infraclavicular fossa, 6 cun lateral to the anterior midline .

【Topography】On the upper part of greater pectoral muscle, it allots anterior thoracic nerves from cervical $cord_5$ to thoracic $cord_1$(C_5~T_1) segment, intercostal nerves from thoracic $cord_1$(C_1), supraclavicular nerves from cervical $cord_{3,4}$($C_{3,4}$). its subcutaneous is cephalic vein; its deep part is start point of axillary artery. there are thoracoacromial artery and brachia plexus.

【Indication】Respiratory diseases,heart diseases, hiccup, pain of shoulder or chest.

【Operation】 Oblique insertion to a depth of 0.6 *cun* to the direction of lateral for standard body weight, Oblique insertion to a depth of 0.8 *cun* for the obesity.

6. Táodào (GV, DU 13)

【Location】On the back and on the posterior midline, in the depression below the spionous process of the 1st thoracic vertebra .

【Topography】It is on the start part of trapezius muscle. its subcutaneous part is supraspinal ligament and its deep part is interspinal ligament. it allots inferior cervical nerves and posterior branches of superior thoracic nerves and accessory nerve from cervical $cord_8$ to thoracic $cord_1$(C_8~T_1) segment. There are branches of transverse cervical artery.

【Indication】Pain of head and neck, cough with dyspea, palpitation, malaria, anemia, psychosis mental disease.

【Operation】Oblique insertion upward to a depth of 0.8 *cun* for standard body weight, Oblique insertion upward to a depth of 1 *cun* for the obesity.

7. Dàzhù (BL 11)

【Location】On the back, below the spinous process of the 1st thoracic vertebra, 1.5 cun lateral to the posterior midline .

【Topography】Its superficial part is trapezius muscle and the deep part is lesser rhomboid muscle, superior posterior serratus muscle and sacrospinal muscle. it allots rami posteriors nervorum thoracalium and intercostal nerves from thoracic $cord_1$(T_1) segment, dorsal nerve of scapula and accessory nerve from cervical $cord_{4,5}$($C_{4,5}$).

【Indication】Pain of head and neck, aching pain of back and shoulder, cough with dyspea, palpitation, hepatalgia .

【Operation】Oblique insertion to a depth of 0.6 *cun* to the direction of spine for standard body weight, oblique insertion to a depth of 0.8 *cun* to the direction of spine for the obesity.

8. Huágài (CV, RN 20)

【Location】On the chest and the anterior midline, on the level of the 1st intercostals space .

【Topography】It allots anterior cutaneous branches of intercostal nerves from thoracic $cord_1(T_1)$. there are perforating branches of internal thoracic artery.

【Indication】Respiratory diseases, pain of upper part of chest, throat-sore.

【Operation】 Oblique insertion downward to a depth of 0.5 *cun* .

9. Yùzhōng (KI 26)

【Location】On the chest, in the 1st intercostal space, 2 cun lateral to the anterior midline.

【Topography】It is in the greater pectoral muscle. it allots intercostal nerves from thoracic $cord_1(T_1)$, anterior thoracic nerves from cervical $cord_5$ to thoracic $cord_1(C_5\sim T_1)$ segment, there are intercostal arteries.

【Indication】Respiratory diseases, intercostal neuralgia .

【Operation】 Oblique insertion to a depth of 0.6 *cun* to the direction of lateral for standard body weight, Oblique insertion to a depth of 0.8 *cun* for the obesity.

10. Kùfáng (ST 14)

【Location】On the chest, in the 1st intercostal space, 4 cun lateral to the anterior midline .

【Topography】It is in the greater pectoral muscle. its deep part is intercostal muscle. it allots anterior thoracic nerves from cervical $cord_5$ to thoracic $cord_1(C_5\sim T_1)$ segment, intercostal nerves from thoracic $cord_1(T_1)$. there are intercostal arteries.

【Indication】Respiratory diseases, intercostal neuralgia .

【Operation】 Oblique insertion to a depth of 0.6 *cun* to the direction of lateral for standard body weight, Oblique insertion to a depth of 0.8 *cun* for the obesity.

11. Zhōngfǔ (LU 1)

【Location】In the superior lateral part of the anterior thoracic wall, 1 cun below Yúnmén (LU 2), at the level of the 1st intercostals space, 6 cun lateral to the anterior midline .

【Topography】It is on the upper part of greater pectoral muscle. its deep part is serratus anterior muscle and intercostal muscle. it allots anterior thoracic nerves from cervical $cord_5$ to thoracic $cord_1$(C_5~T_1) segment, long thoracic nerve from cervical $cord_{5\sim7}$($C_{5\sim7}$), intercostal nerves from thoracic $cord_1$(T_1), there are thoracoacromial arteries.

【Indication】Respiratory diseases, heart disease, pain of upper chest.

【Operation】 Oblique insertion to a depth of 0.6 *cun* to the direction of lateral for standard body weight, Oblique insertion to a depth of 0.8 *cun* for the obesity.

12. Fēngmén (BL 12)

【Location】On the back, below the spinous process of the 2nd thoralcic vertebra, 1.5 cun lateral to the posterior midline .

【Topography】Its superficial part is trapezius muscle and the deep part is greater rhomboid muscle, superior posterior serratus muscle and sacrospinal muscle. it allots rami posteriors nervorum thoracalium and intercostal nerves from thoracic $cord_2$(T_2) segment, dorsal nerve of scapula and accessory nerve from cervical $cord_{4,5}$($C_{4,5}$). there are descending branches of lumbar transverse artery.

【Indication】Aching pain in back and neck, cough with dyspea, palpitation, intercostal neuralgia .

【Operation】Oblique insertion to a depth of 0.6 *cun* to the direction of spine for standard body weight, oblique insertion to a depth of 0.8 *cun* to the direction of spine for the obesity.

13. Fùfēn (BL 41)

【Location】On the back, below the spinous process of the 2nd thoracic vertebra, 3 cun lateral to the posterior midline .

【Topography】 It is on the border of medial extremity of spine of scapula, its superficial part is trapezius muscle and the deep part is the border of the greater and lesser rhomboid muscle. it allots rami posteriors nervorum thoracalium and intercostal nerves from thoracic $cord_2$(T_2) segment, dorsal nerve of scapula and accessory nerve from cervical $cord_{4,5}$($C_{4,5}$). there are descending branches of lumbar transverse artery.

【Indication】Aching pain in neck, shoulder and back, cough with dyspea, intercostal neuralgia .

【Operation】Oblique insertion to a depth of 0.6 *cun* to the direction of spine for standard body weight, oblique insertion to a depth of 0.8 *cun* to the direction of spine for the obesity.

14. Zǐgōng (CV, RN 19)

【Location】On the chest and on the anterior midline, on the level of the 2nd intercostals space .

【Topography】It allots anterior cutaneous branches of intercostal nerves from thoracic cord$_2$(T_2), there are perforating branches of internal thoracic artery.

【Indication】Respiratory diseases, intercostal neuralgia .

【Operation】 Oblique insertion downward to a depth of 0.5 *cun* .

15. Shéncāng (KI 25)

【Location】On the chest, in the 2nd intercostal space, 2 cun lateral to the anterior midline .

【Topography】It is in the greater pectoral muscle. it allots anterior thoracic nerves from cervical cord$_5$ to thoracic cord$_1$(C_5~T_1) segment, intercostal nerves from thoracic cord$_2$(T_2). there are intercostal arteries.

【Indication】Respiratory diseases, intercostal neuralgia.

【Operation】 Oblique insertion to a depth of 0.6 *cun* to the direction of lateral for standard body weight, Oblique insertion to a depth of 0.8 *cun* for the obesity.

16. Wūyī (ST15)

【Location】On the chest, in the 2nd intercostal space, 4 cun lateral to the anterior midline .

【Topography】It is in the greater pectoral muscle, it allots anterior thoracic nerves from cervical cord$_5$ to thoracic cord$_1$(C_5~T_1) segment, intercostal nerves from thoracic cord$_2$(T_2). there are intercostal arteries.

【Indication】Cough, asthma, palpitation, intercostal neuralgia .

【Operation】 Oblique insertion to a depth of 0.6 *cun* to the direction of lateral for standard body weight, Oblique insertion to a depth of 0.8 *cun* for the obesity.

17. Zhōuróng (SP 20)

【Location】On the lateral side of the chest and in the 2nd intercostal space, 6 cun lateral to the anterior midline .

【Topography】It is in the greater pectoral muscle. its deep part is smaller pectoral muscle , serratus anterior muscle and intercostal muscle. it allots anterior thoracic nerves from cervical $cord_5$ to thoracic $cord_1$(C_5~T_1) segment, long thoracic nerve from thoracic $cord_{5\sim7}$($T_{5\sim7}$), intercostal nerves from thoracic $cord_2$(T_2). there are lateral thoracic arteries.

【Indication】Cough with dyspea, palpitation, pain in upper chest and hypochondrium.

【0peration】 Oblique insertion to a depth of 0.6 *cun* to the direction of lateral for standard body weight, Oblique insertion to a depth of 0.8 *cun* for the obesity.

18. Shēnzhù (GV, DU 12)

【Location】On the back and on the posterior midline, in the depression below the spionous process of the 3rd thoracic vertebra .

【Topography】It is in the start part of trapezius muscle. its subcutaneous part is supraspinal ligament and its deep part is interspinal ligament. it allots posterior branches of thoracic nerves and accessory nerve from thoracic $cord_3$(T_3) segment. There are descending branches of transverse cervical artery and posterior branches of intercostal arteries.

【Indication】Cough with dyspea, palpitation, aching pain in shoulder and back, epilepsy.

【Operation】Oblique insertion upward to a depth of 0.8 *cun* for standard body weight, Oblique insertion upward to a depth of 1 *cun* for the obesity.

19. Fèishū (BL 13)

【Location】On the back, below the spinous process of the 3rd thoracic vertebra, 1.5 cun lateral to the posterior midline .

【Topography】Its superficial part is trapezius muscle and the deep part is the greater rhomboid muscle, superior posterior serratus muscle and sacrospinal muscle. it allots accessory nerve, dorsal nerve of scapula from cervical $cord_{4,5}$($C_{4,5}$), rami posteriors nervorum thoracalium and intercostal nerves from thoracic $cord_3$(T_3) segment, there are descending branches of lumbar transverse artery and posterior branches of intercostal arteries.

【Indication】Cough with dyspea, palpitation, aching pain in shoulder and back, tidal fever, night sweat.

【Operation】Oblique insertion to a depth of 0.6 *cun* to the direction of spine for standard body weight, oblique insertion to a depth of 0.8 *cun* to the direction of spine for the obesity.

20. Pòhù (BL 42)

【Location】On the back, below the spinous process of the 3rd thoracic vertebra, 3 cun lateral to the posterior midline .

【Topography】Its superficial part is trapezius muscle and the deep part is the greater rhomboid muscle, it allots dorsal nerve of scapula from cervical $cord_{4,5}(C_{4,5})$, rami posteriors nervorum thoracalium, intercostal nerves and accessory nerve from thoracic $cord_3(T_3)$ segment. there are descending branches of lumbar transverse artery.

【Indication】Cough with dyspea, palpitation, aching pain in shoulder and back.

【Operation】Oblique insertion to a depth of 0.6 *cun* to the direction of spine for standard body weight, oblique insertion to a depth of 0.8 *cun* to the direction of spine for the obesity.

21. Yùtáng (CV, RN 18)

【Location】On the chest and on the anterior midline, on the level of the 3rd intercostals space .

【Topography】 It allots anterior branches of intercostal nerves from thoracic $cord_3(T_3)$. there are perforating branches of internal thoracic artery.

【Indication】Cough with dyspea, palpitation, pain in chest and hypochondrium, mastosis.

【Operation】 Oblique insertion downward to a depth of 0.5 *cun* .

22. Língxū (KI 24)

【Location】On the chest, in the 3rd intercostal space, 2 cun lateral to the anterior midline

【Topography】It is in the greater pectoral muscle. it allots intercostal nerves from thoracic $cord_3(T_3)$, anterior thoracic nerves from cervical $cord_5$ to thoracic $cord_1$ $(C_5\sim T_1)$ segment. there are intercostal arteries.

【Indication】Cough, asthma, palpitation, pain in chest and hypochondrium, mastosis.

【Operation】 Oblique insertion to a depth of 0.6 *cun* to the direction of lateral for standard body weight, Oblique insertion to a depth of 0.8 *cun* for the obesity.

23. Yīngchuāng (ST 16)

【Location】On the chest, in the 3rd intercostal space, 4 cun lateral to the anterior midline.

【Topography】It is in the greater pectoral muscle. its deep part is smaller pectoral muscle and intercostal muscle. it allots intercostal nerves from thoracic $cord_3(T_3)$, anterior thoracic nerves from cervical $cord_5$ to thoracic $cord_1$(C_5~T_1) segment. there are pectoral branches of thoracoacromial artery and intercostal arteries.

【Tndication】Cough with dyspea, palpitation, pain in chest and hypochondrium, mastosis.

【Operation】 Oblique insertion to a depth of 0.6 *cun* to the direction of lateral for standard body weight, Oblique insertion to a depth of 0.8 *cun* for the obesity.

24. Xiōngxiāng (SP 19)

【Location】On the lateral side of the chest and in the 3rd intercostal space, 6 cun lateral to the anterior midline .

【Topography】It is in the greater pectoral muscle, its deep part is smaller pectoral muscle, serratus anterior muscle and intercostal muscle. it allots anterior thoracic nerves , long thoracic nerve from cervical $cord_5$ to thoracic $cord_1$ (C_5~T_1) segment, intercostal nerves from thoracic $cord_3$(T_3). there are lateral thoracic arteries.

【Indication】Cough with dyspea, palpitation, pain in chest and hypochondrium.

【Operation】 Oblique insertion to a depth of 0.6 *cun* to the direction of lateral for standard body weight, Oblique insertion to a depth of 0.8 *cun* for the obesity.

25. Juéyīnshū (BL 14)

【Location】On the back, below the spinous process of the 4th thoracic vertebra, 1.5 cun lateral to the posterior midline .

【Topography】Its superficial part is trapezius muscle and the deep part is the sacrospinal muscle. it allots rami posteriors nervorum thoracalium , accessory nerve from thoracic $cord_3$(T_3) segment.

【Indication】Palpitation, cardialgia,cough with dyspea.

【Operation】Oblique insertion to a depth of 0.6 *cun* to the direction of spine for standard body weight, oblique insertion to a depth of 0.8 *cun* to the direction of spine for the obesity.

26. Gāohuāng (BL 43)

【Location】On the back, below the spinous process of the 4th thoracic vertebra, 3 cun lateral to the posterior midline .

【Topography】Its superficial part is trapezius muscle and the deep part is the greater rhomboid muscle. it allots rami posteriors nervorum thoracalium, intercostal nerves from thoracic $cord_4(T_4)$ segment, dorsal nerve of scapula and accessory nerve from cervical $cord_{4,5}(C_{4,5})$.

【Tndication】Cough, asthma, heart disease, pain in chest and hypochondrium.

【Operation】Oblique insertion to a depth of 0.6 *cun* to the direction of spine for standard body weight, oblique insertion to a depth of 0.8 *cun* to the direction of spine for the obesity.

27. Dànzhōng (CV, RN 17)

【Location】 On the chest and on the anterior midline, on the level of the 4th intercostal space, at the midpoint of the line connecting both nipples .

【Topography】It allots anterior cutaneous branches of intercostal nerves from thoracic $cord_4(T_4)$. there are branches of internal thoracic artery.

【Indication】Diseases of heart, respiratory diseases, pain in chest and hypochondrium.

【Operation】 Oblique insertion downward to a depth of 0.5 *cun* .

28. Shénfēng (KI 23)

【Location】On the chest, in the 4th intercostal space, 2 cun lateral to the anterior midline.

【Topography】It is in the greater pectoral muscle. it allots intercostal nerves from thoracic $cord_4(T_4)$, anterior thoracic nerves from cervical $cord_5$ to thoracic $cord_1(C_5\sim T_1)$ segment. there are intercostal arteries.

【Indication】Cough with dyspea, palpitation, mastosis, pain in chest and hypochondrium.

【0peration】 Oblique insertion to a depth of 0.6 *cun* to the direction of lateral for standard body weight, Oblique insertion to a depth of 0.8 *cun* for the obesity.

29. Rǔzhōng (ST17)

【Location】On the chest, in the 4th intercostal space, at the center of the nipple, 4 cun lateral to the anterior midline.

【Topography】It is in the greater pectoral muscle. its deep part is smaller pectoral muscle and intercostal muscle. it allots anterior thoracic nerves from cervical $cord_5$ to thoracic $cord_1(C_5\sim T_1)$ segment, intercostal nerves from thoracic $cord_4(T_4)$. there are pectoral branches of thoracoacromial artery and intercostal arteries.

【Aattention】Needle and moxibistion are forbidden.

30. Tiānchí (PC 1)

【Location】On the chest, in the 4th intercostals space, 1 cun lateral to the nipple and 5 cun lateral to the anterior midline .

【Topography】It is in the greater pectoral muscle; its deep part is smaller pectoral muscle and intercostal muscle. it allots anterior thoracic nerves from cervical $cord_5$ to thoracic $cord_1$(C_5~T_1) segment, intercostal nerves from thoracic $cord_4$(T_4). there are lateral thoracic arteries.

【Indication】Diseases of heart, respiratory diseases, mastosis.

【Operation】 Oblique insertion to a depth of 0.6 *cun* to the direction of lateral for standard body weight, Oblique insertion to a depth of 0.8 *cun* for the obesity.

31. Tiānxī (SP 18)

【Location】On the lateral side of the chest and in the 4th intercostal space, 6 cun lateral to the anterior midline .

【Topography】It is on the lateral inferior border of greater pectoral muscle. its deep part is serratus anterior muscle and intercostal muscle. it allots intercostal nerves from thoracic $cord_4$(T_4), long thoracic nerve from cervical $cord_{5\sim7}$ ($C_{5\sim7}$) segment, there are lateral thoracic arteries.

【Indication】Respiratory diseases,diseases of heart, pain in chest and hypochondrium, mastosis.

【Operation】 Oblique insertion to a depth of 0.6 *cun* to the direction of lateral for standard body weight, Oblique insertion to a depth of 0.8 *cun* for the obesity.

32. Zhéjīn (GB 23)

【Location】On the lateral side of the chest, 1 cun anterior to Yuányè(GB 22), on the level of the mipple, and in the 4th intercostals space .

【Topography】It is lateral to greater pectoral muscle, in the serratus anterior muscle and its deep part is intercostal muscle. it allots long thoracic nerve from cervical $cord_{5\sim7}$($C_{5\sim7}$) segment, intercostal nerves from thoracic $cord_4$(T_4). there are lateral thoracic arteries.

【Indication】Pain in chest and hypochondrium, cough with dyspea.

【Operation】 The needle is inserted horizontally posteroinferior to a depth of 0.6 *cun* .

33. Yuányè (GB 22)

【Location】On the lateral side of the chest, on the mid-axillary line when the arm is raised, 3 cun below the axilla, in the 4th intercostal space .

【Topography】It is in the serratus anterior muscle and intercostal muscle. it allots intercostal nerves from thoracic $cord_4(T_4)$, long thoracic nerve from cervical $cord_{5\sim7}(C_{5\sim7})$ segment. there are lateral thoracic arteries and intercostal arteries.

【Indication】Pain in chest and hypochondrium, cough with dyspea.

【Operation】The needle is inserted horizontally posteroinferior to a depth of 0.6 *cun* .

34. Shéndào (GV, DU 11)

【Location】On the back and on the posterior midline, in the depression below the spionous process of the 5th thoracic vertebra .

【Topography】It is in the start part of trapezius muscle and greater rhomboid muscle. its subcutaneous part is supraspinal ligament and its deep part is interspinal ligament; it allots posterior branches of thoracic nerves and accessory nerve from thoracic $cord_5(T_5)$ segment, dorsal nerve of scapula from cervical $cord_{4,5}(C_{4,5})$. There are posterior branches of intercostal arteries.

【Indication】Cough with dyspea, palpitation, cough with dyspea, intercostal neuralgia .

【Operation】Oblique insertion upward to a depth of 0.8 *cun* for standard body weight, Oblique insertion upward to a depth of 1 *cun* for the obesity.

35. Xīnshū (BL 15)

【Location】On the back, below the spinous process of the 5th thoracic vertebra, 1.5 cun lateral to the posterior midline .

【Topography】It is in trapezius muscle and the sacrospinal muscle. it allots rami posteriors nervorum thoracalium and accessory nerve from thoracic $cord_5(T_5)$ segment. There are posterior branches of intercostal arteries.

【Indication】Many kinds of heart diseases, cough with dyspea and night sweat.

【Operation】Oblique insertion to a depth of 0.6 *cun* to the direction of spine for standard body weight, oblique insertion to a depth of 0.8 *cun* to the direction of spine for the obesity.

36. Shéntáng (BL 44)

【Location】On the back, below the spinous process of the 5th thoracic vertebra, 3 cun lateral to the posterior midline .

【Topography】It is in trapezius muscle and greater rhomboid muscle; it allots dorsal nerve of scapula, accessory nerve from cervical $cord_{4,5}(C_{4,5})$, posterior branches of thoracic nerves from thoracic $cord_5$ (T_5) segment.

【Indication】Heart diseases, cough with dyspea and aching pain in back and spine.

【Operation】Oblique insertion to a depth of 0.6 *cun* to the direction of spine for standard body weight, oblique insertion to a depth of 0.8 *cun* to the direction of spine for the obesity.

37. Bùláng (KI 22)

【Location】On the chest, in the 5th intercostal space, 2 cun lateral to the anterior midline.

【Topography】It is in the greater pectoral muscle, it allots intercostal nerves from thoracic $cord_5(T_5)$, anterior thoracic nerves from cervical $cord_5$ to thoracic $cord_1(C_5\sim T_1)$ segment. there are intercostal arteries.

【Indication】Cough with dyspea, palpitation, pain in chest and hypochondrium .

【Operation】 Oblique insertion to a depth of 0.6 *cun* to the direction of lateral for standard body weight, Oblique insertion to a depth of 0.8 *cun* for the obesity.

38. Rǔgēn (ST 18)

【Location】On the chest, directly below the nipple, on the lower border of breast, in the 5th intercostals space, 4 cun later to the anterior midline.

【Topography】It is in the greater pectoral muscle, its deep part are intercostal muscle and external oblique muscle of abdomen. it allots anterior thoracic nerves from cervical $cord_5$ to thoracic $cord_1$ $(C_5\sim T_1)$ segment, intercostal nerves from thoracic $cord_5(T_5)$. there are intercostal arteries.

【Indication】Cough with dyspea, palpitation, pain in chest and hypochondrium , mastosis.

【Operation】 Oblique insertion to a depth of 0.6 *cun* to the direction of lateral for standard body weight, Oblique insertion to a depth of 0.8 *cun* for the obesity.

 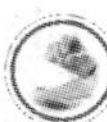

39. Shídòu (SP 17)

【Location】On the lateral side of the chest and in the 5th intercostal space, 6 cun lateral to the anterior midline .

【Topography】It is in the serratus anterior muscle and its deep part is intercostal muscle. it allots long thoracic nerve from cervical cord$_{5\sim7}$($C_{5\sim7}$) segment, intercostal nerves from thoracic cord$_5$ (T_5). there are lateral thoracic arteries.

【Indication】Cough with dyspea, palpitation, pain in chest and hypochondrium.

【Operation】 The needle is inserted horizontally posteroinferior to a depth of 0.6 *cun* .

12-2. Acupoints in Domination Area of Inferior Thoracic Cord (T_6~T_{12}) Segment

These acupoints are mainly located in abdomen and inferior part of back. They mainly treat syndromes of organs in upper and inferior abdomen and diseases of the corresponding area of the body.

40. Língtái (GV, DU 10)

【Location】On the back and on the posterior midline, in the depression below the spionous process of the 6th thoracic vertebra .

【Topography】It is in the start part of trapezius muscle and greater rhomboid muscle, there are supraspinal ligament and interspinal ligament. it allots posterior branches of thoracic nerves, accessory nerve and dorsal nerve of scapula from thoracic cord$_6$(T_6) segment. There are posterior branches of intercostal arteries.

【Indication】Cough with dyspea, pain in back and spine, pain in upper abdomen.

【Operation】Oblique insertion upward to a depth of 0.8 *cun* for standard body weight, Oblique insertion upward to a depth of 1 *cun* for the obesity.

41. Dūshū (BL 16)

【Location】On the back, below the spinous process of the 6th thoracic vertebra, 1.5 cun lateral to the posterior midline .

【Topography】It is in trapezius muscle, sacrospinal muscle and broadest muscle of back. it allots rami posteriors nervorum thoracalium, accessory nerve and thoracodorsal nerves from thoracic $cord_6(T_6)$ segment. There are posterior branches of intercostal arteries.

【Indication】Cough with dyspea , precordial pain, pain in upper abdomen.

【Operation】Oblique insertion to a depth of 0.6 *cun* to the direction of spine for standard body weight, oblique insertion to a depth of 0.8 *cun* to the direction of spine for the obesity.

42. Yìxǐ (BL 45)

【Location】On the back, below the spinous process of the 6th thoracic vertebra, 3 cun lateral to the posterior midline .

【Topography】It is on the lateral border of trapezius muscle, inferior border of greater rhomboid muscle. it allots rami posteriors nervorum thoracalium from thoracic $cord_6(T_6)$ segment. There are descending branches of transverse cervical artery and posterior branches of intercostal arteries.

【Indication】Cough with dyspea, pain in upper abdomen, vomiting and malaria.

【Operation】Oblique insertion to a depth of 0.6 *cun* to the direction of spine for standard body weight, oblique insertion to a depth of 0.8 *cun* to the direction of spine for the obesity.

43. Zhōngtíng (CV, RN 16)

【Location】On the chest and on the anterior midline, on the level of the 5th intercostals space, on the xiphosternal synchondrosis .

【Topography】It allots anterior cutaneous branches of intercostal nerves from thoracic $cord_6(T_6)$ segment. there are perforating branches of internal thoracic artery .

【Indication】Cough with dyspea , pain in chest, pain in upper abdomen .

【Operation】 Oblique insertion downward to a depth of 0.5 *cun* .

44. Dàbāo (SP 21)

【Location】On the lateral side of the chest and on the middle axillary line, in the 6th intercostal space .

【Topography】It is in the serratus anterior muscle and intercostal muscle. it allots intercostal nerves and long thoracic nerve from thoracic $cord_6(T_6)$. there are lateral thoracic arteries.

【Indication】Pain in hypochondrium, cough with dyspea, pain in upper abdomen.

【Operation】 The needle is inserted horizontally posteroinferior to a depth of 0.6 *cun* .

45. Zhìyáng (GV, DU 9)

【Location】On the back and on the posterior midline, in the depression below the spionous process of the 7th thoracic vertebra .

【Topography】There are supraspinal ligament and interspinal ligament. it allots posterior branches of thoracic nerves, accessory nerve from thoracic $cord_7$ (T_7) segment .There are posterior branches of intercostal arteries.

【Indication】Diseases of liver, bile-cyst, spleen, stomach and pancreas, pain in back and spine.

【Operation】Oblique insertion upward to a depth of 0.8 *cun* for standard body weight, Oblique insertion upward to a depth of 1 *cun* for the obesity.

46. Géshū (BL 17)

【Location】On the back, below the spinous process of the 7th thoracic vertebra, 1.5 cun lateral to the posterior midline .

【Topography】It is in trapezius muscle, broadest muscle of back and sacrospinal muscle. it allots rami posteriors nervorum thoracalium and accessory nerve from thoracic $cord_7$(T_7) segment. There are posterior branches of intercostal arteries.

【Indication】Diseases of liver, bile-cyst, spleen, pancreas and stomach.

【Operation】Oblique insertion to a depth of 0.6 *cun* to the direction of spine for standard body weight, oblique insertion to a depth of 0.8 *cun* to the direction of spine for the obesity.

47. Géguān (BL 46)

【Location】On the back, below the spinous process of the 7th thoracic vertebra, 3 cun lateral to the posterior midline .

【Topography】It is in broadest muscle of back, it allots thoracic nerve and thoracodorsal nerves from thoracic $cord_7$(T_7) segment. There are posterior branches of intercostal arteries.

【Indication】Diseases of liver, bile-cyst, spleen, pancreas and stomach.

【Operation】Oblique insertion to a depth of 0.6 *cun* to the direction of spine for standard body weight, oblique insertion to a depth of 0.8 *cun* to the direction of spine for the obesity.

48. Jiūwěi (CV, RN 15)

【Location】On the upper abdomen and on the anterior midline, 1 cun below the xiphosternal synchondrosis .

【Topography】It is in the start part of linea alba. it allots intercostal nerves from thoracic cord$_7$(T$_7$) segment. There are branches of superior epigastric artery and superior epigastric veins. Its deep part is to left lobe of liver.

【Indication】Diseases of liver, bile-cyst, spleen , pancreas and stomach, epilepsy.

【Operation】Oblique insertion downward to a depth of 0.6 *cun* for standard body weight, oblique insertion downward to a depth of 0.8 *cun* for the obesity.

49. Jùquè (CV, RN 14)

【Location】On the upper abdomen and on the anterior midline, 6 cun above the center of the umbilicus .

【Topography】It allots anterior cutaneous branches of intercostal nerves from thoracic cord$_7$(T$_7$) segment. There are branches of superior epigastric artery . Its deep part is to left lobe of liver.

【Indication】Diseases of liver, bile-cyst, spleen, pancreas and stomach.

【Operation】Oblique insertion downward to a depth of 0.8 *cun* for standard body weight, oblique insertion downward to a depth of 1 *cun* for the obesity.

50. Shàngwǎn (CV, RN 13)

【Location】On the upper abdomen and on the anterior midline, 5 cun above the center of the umbilicus .

【Topography】It is in the linea alba superior to navel. It allots anterior cutaneous branches of intercostal nerves from thoracic cord$_{7,8}$(T$_{7,8}$) segment. There are branches of superior epigastric artery .

【Indication】Diseases of liver, bile-cyst, spleen , pancreas and stomach.

【Operation】Perpendicular insertion to a depth of 1.2 *cun* for standard body weight, Perpendicular insertion to a depth of 1.4 *cun* for the obesity.

51. Yōumén (KI 21)

【Location】On the upper abdomen, 6 cun above the center of the umbilicus and 0.5 cun lateral to the anterior midline .

【Topography】It is on the medial border of straight muscle of abdomen. It allots intercostal nerves from thoracic $cord_7(T_7)$ segment. There are branches of superior epigastric artery .

【Indication】Diseases of liver, bile-cyst, spleen, pancreas and stomach.

【Operation】Perpendicular insertion to a depth of 0.8 *cun* for standard body weight, Perpendicular insertion to a depth of 1 *cun* for the obesity.

52. Bùróng (ST19)

【Location】On the upper abdomen, 6 cun above the center of the umbilicus and 2 cun lateral to the anterior midline.

【Topography】It is in the straight muscle of abdomen. It allots intercostal nerves from thoracic $cord_7(T_7)$ segment. There is superior epigastric artery .

【Indication】Diseases of liver, bile-cyst, spleen, pancreas and stomach.

【Operation】Perpendicular insertion to a depth of 0.6 *cun* for standard body weight, Perpendicular insertion to a depth of 0.8 *cun* for the obesity.

53. Fùtōnggǔ (KI 20)

【Location】On the upper abdomen, 5 cun above the center of the umbilicus and 0.5 cun lateral to the anterior midline .

【Topography】It is on the medial border of straight muscle of abdomen. It allots intercostal nerves from thoracic $cord_{7,8}$ $(T_{7,8})$ segment. There are branches of superior epigastric artery .

【Indication】Diseases of liver, bile-cyst, spleen , pancreas and stomach.

【Operation】Perpendicular insertion to a depth of 1.2 *cun* for standard body weight, Perpendicular insertion to a depth of 1.4 *cun* for the obesity.

54. Chéngmǎn (ST 20)

【Location】On the upper abdomen, 5 cun above the center of the umpilicus and 2cun lateral to the anterior midline.

【Topography】It is in straight muscle of abdomen. It allots intercostal nerves from thoracic $cord_{7,8}$ ($T_{7,8}$) segment. There is superior epigastric artery .

【Indication】Diseases of liver, bile-cyst, spleen , pancreas and stomach.

【Operation】Perpendicular insertion to a depth of 0.8 *cun* for standard body weight, Perpendicular insertion to a depth of 1 *cun* for the obesity.

55. Zhōngwǎn (CV, RN 12)

【Location】On the upper abdomen and on the anterior midline, 4 cun above the center of the umbilicus.

【Topography】It is in the linea alba superior to navel. It allots anterior cutaneous branches of intercostal nerves from thoracic $cord_8$(T_8) segment. There are branches of superior epigastric artery .

【Indication】Diseases of stomach, liver, bile-cyst, spleen, pancreas.

【Operation】Perpendicular insertion to a depth of 1.4 *cun* for standard body weight, Perpendicular insertion to a depth of 1.8 *cun* for the obesity.

56. Yīndū (KI 19)

【Location】On the upper abdomen, 4cun above the center of the umbilicus and 0.5 cun lateral to the anterior midline .

【Topography】It is on the medial border of straight muscle of abdomen. It allots intercostal nerves from thoracic $cord_8$ (T_8) segment. There are branches of superior epigastric artery .

【Indication】Diseases of stomach, liver, bile-cyst, spleen, pancreas.

【Operation】Perpendicular insertion to a depth of 1.2 *cun* for standard body weight, Perpendicular insertion to a depth of 1.4 *cun* for the obesity.

57. Liángmén (ST 21)

【Location】On the upper abdomen, 4 cun above the center of the umbilicus and 2 cun lateral to the anterior midline.

【Topography】It is in straight muscle of abdomen. It allots intercostal nerves from thoracic $cord_8$ (T_8) segment. There is superior epigastric artery .

【Indication】Diseases of stomach, liver, bile-cyst, spleen, pancreas.

 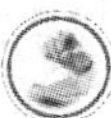

【Operation】Perpendicular insertion to a depth of 1 *cun* for standard body weight, Perpendicular insertion to a depth of 1.2 *cun* for the obesity.

58. Jiànlǐ (CV, RN 11)

【Location】On the upper abdomen and on the anterior midline, 3 cun above the center of the umbilicus .

【Topography】It is in the linea alba superior to navel. It allots anterior cutaneous branches of intercostal nerves from thoracic $cord_{8,9}$($T_{8,9}$) segment. There are branches of superior epigastric artery .

【Tndication】Diseases of stomach, liver, bile-cyst, spleen, pancreas.

【Operation】Perpendicular insertion to a depth of 1.4 *cun* for standard body weight, Perpendicular insertion to a depth of 1.8 *cun* for the obesity.

59. Shíguān (KI 18)

【Location】On the upper abdomen, 3 cun above the center of the umbilicus and 0.5 cun lateral to the anterior midline .

【Topography】It is on the medial border of straight muscle of abdomen. It allots intercostal nerves from thoracic $cord_{7,8}$ ($T_{7,8}$) segment. There are branches of superior epigastric artery .

【Indication】Diseases of stomach, liver, bile-cyst, spleen, pancreas.

【Operation】Perpendicular insertion to a depth of 1.2 *cun* for standard body weight, Perpendicular insertion to a depth of 1.4 *cun* for the obesity.

60. Guānmén (ST 22)

【Location】On the upper abdomen, 3 cun above the center of the umbilicus and 2 cun lateral to the anterior midline.

【Topography】It is in straight muscle of abdomen. It allots intercostal nerves from thoracic $cord_{7,8}$ ($T_{7,8}$) segment. There is superior epigastric artery .

【Indication】Diseases of stomach, liver, bile-cyst, spleen, pancreas.

【Operation】Perpendicular insertion to a depth of 1 *cun* for standard body weight, Perpendicular insertion to a depth of 1.2 *cun* for the obesity.

61. Qīmén (LR 14)

【Location】On the chest, directly below the nipple, in the 6th intercostal space, 4 cun lateral to the anterior midline .

【Topography】There is intercostal muscle. it allots intercostal nerves from thoracic $cord_8(T_8)$ segment. there are lateral thoracic arteries.

【Indication】Diseases of liver, bile-cyst, stomach, duodenum, spleen, pancreas.

【Operation】Oblique insertion downward to a depth of 0.6 *cun* for standard body weight, oblique insertion downward to a depth of 0.8 *cun* for the obesity.

62. Rìyuè (GB 24)

【Location】On the upper abdomen, directly below the nipple, in the 7th intercostals space, 4 cun latral to the anterior midline .

【Topography】There are internal oblique muscle of abdomen, external oblique muscle of abdomen and transverse muscle of abdomen. it allots intercostal nerves from thoracic $cord_{8,9}(T_{8,9})$ segment. There is superior epigastric artery .

【Indication】Diseases of liver, bile-cyst, stomach, spleen, pancreas.

【Operation】Oblique insertion downward to a depth of 0.6 *cun* for standard body weight, oblique insertion downward to a depth of 0.8 *cun* for the obesity.

63. Jīnsuō (GV, DU 8)

【Location】On the back and on the posterior midline, in the depression below the spionous process of the 9th thoracic vertebra.

【Topography】There are supraspinal ligament and interspinal ligament. it allots posterior branches of thoracic nerves, accessory nerve from thoracic $cord_9$ (T_9) segment .

【Indication】Diseases of stomach, duodenum, liver, bile-cyst, spleen, pancreas.

【Operation】Oblique insertion upward to a depth of 0.8 *cun* for standard body weight, Oblique insertion upward to a depth of 1 *cun* for the obesity.

64. Gānshū (BL 18)

【Location】On the back, below the spinous process of the 9th thoracic vertebra, 1.5 cun lateral to the posterior midline .

【Topography】There are lumbodorsal fascia and sacrospinal muscle. it allots posterior branches of thoracic nerves from thoracic cord$_9$(T_9) segment, there are posterior branches of intercostal arteries.

【Indication】Diseases of liver, bile-cyst, stomach, duodenum, spleen, pancreas.

【Operation】Oblique insertion to a depth of 0.6 *cun* to the direction of spine for standard body weight, oblique insertion to a depth of 0.8 *cun* to the direction of spine for the obesity.

65. Húnmén (BL 47)

【Location】On the back, below the spinous process of the 9th thoracic vertebra, 3 cun lateral to the posterior midline.

【Topography】It is in broadest muscle of back. it allots thoracodorsal nerves and posterior branches of thoracic nerve from thoracic cord$_9$(T_9) segment. There are intercostal arteries.

【Indication】Diseases of liver, bile-cyst, stomach, duodenum, spleen, pancreas.

【Operation】Oblique insertion to a depth of 0.6 *cun* to the direction of spine for standard body weight, oblique insertion to a depth of 0.8 *cun* to the direction of spine for the obesity.

66. Xiàwǎn (CV, RN 10)

【Location】On the upper abdomen and on the anterior midline, 2 cun above the center of the umbilicus.

【Topography】It is in the linea alba. It allots anterior cutaneous branches of intercostal nerves from thoracic cord$_{9,10}$ ($T_{9,10}$) segment. There are branches of superior epigastric artery .

【Indication】Diseases of stomach, duodenum, liver, bile-cyst, spleen, pancreas.

【Operation】Perpendicular insertion to a depth of 1.4 *cun* for standard body weight, Perpendicular insertion to a depth of 1.8 *cun* for the obesity.

67. Shāngqū (KI 17)

【Location】On the upper abdomen, 2 cun above the center of the umbilicus and 0.5 cun lateral to the anterior midline.

【Topography】It is on the medial border of straight muscle of abdomen. It allots anterior cutaneous branches of intercostal nerves from thoracic cord$_{9,10}$ ($T_{9,10}$) segment. There are branches of superior epigastric artery .

【Indication】Diseases of stomach, duodenum, liver, bile-cyst, spleen, pancreas.

【Operation】Perpendicular insertion to a depth of 1.2 *cun* for standard body weight, Perpendicular insertion to a depth of 1.4 *cun* for the obesity.

68. Tàiyǐ (ST 23)

【Location】On the upper abdomen, 2 cun above the center of the umbilicus and 2 cun lateral to the anterior midline.

【Topography】It is in straight muscle of abdomen. It allots intercostal nerves from thoracic cord$_9$ (T_9) segment. There is superior epigastric artery .

【Indication】Diseases of stomach, duodenum, liver, bile-cyst, spleen, pancreas.

【Operation】Perpendicular insertion to a depth of 1 *cun* for standard body weight, Perpendicular insertion to a depth of 1.2 *cun* for the obesity.

69. Zhōngshū (GV, DU 7)

【Location】On the back and on the posterior midline, in the depression below the spionous process of the 10th thoracic vertebra.

【Topography】There are supraspinal ligament and interspinal ligament. it allots posterior branches of thoracic nerves, accessory nerve from thoracic cord$_{10}$(T_{10}) segment. there are posterior branches of intercostal arteries.

【Indication】Diseases of small intestine, spleen, pancreas, kidney.

【Operation】Oblique insertion upward to a depth of 0.8 *cun* for standard body weight, oblique insertion upward to a depth of 1 *cun* for the obesity.

70. Dǎnshū (BL 19)

【Location】On the back, below the spinous process of the 10th thoracic vertebra, 1.5 cun lateral to the posterior midline .

【Topography】There are lumbodorsal fascia and sacrospinal muscle. it allots posterior branches of thoracic nerves from thoracic cord$_{10}$(T_{10}) segment. there are posterior branches of intercostal arteries.

【Indication】Diseases of small intestine, spleen, pancreas, kidney.

【Operation】Oblique insertion to a depth of 0.6 *cun* to the direction of spine for standard body weight, oblique insertion to a depth of 0.8 *cun* to the direction of spine for the obesity.

71. Yánggāng (BL 48)

【Location】On the back, below the spinous process of the 10th thoracic vertebra, 3 cun lateral to the posterior midline.

【Topography】It is in broadest muscle of back. it allots posterior branches of thoracic nerves and thoracodorsal nerves from thoracic $cord_{10}(T_{10})$ segment. There are posterior branches of intercostal arteries.

【Indication】Diseases of spleen, pancreas, kidney, testicle, ovary.

【Operation】Oblique insertion to a depth of 0.6 *cun* to the direction of spine for standard body weight, oblique insertion to a depth of 0.8 *cun* to the direction of spine for the obesity.

72. Shuǐfēn (CV, RN 9)

【Location】On the upper abdomen and on the anterior midline, 1 cun above the center of the umbilicus.

【Topography】It is in the linea alba superior to navel. It allots anterior cutaneous branches of intercostal nerves from thoracic $cord_{10}(T_{10})$ segment. There are branches of superior epigastric artery .

【Indication】Diseases of stomach, small intestine, testicle, ovary.

【Operation】Perpendicular insertion to a depth of 1.4 *cun* for standard body weight, Perpendicular insertion to a depth of 1.8 *cun* for the obesity.

73. Huáròumén (ST 24)

【Location】On the upper abdomen, 1 cun above the center of the umbilicus and 2 cun lateral to the anterior midline.

【Topography】It is in straight muscle of abdomen. It allots intercostal nerves from thoracic $cord_{10}$ (T_{10}) segment. There is superior epigastric artery .

【Indication】Mand kinds of diseases of small intestine and diseases of testicle, ovary.

【Operation】Perpendicular insertion to a depth of 1 *cun* for standard body weight, Perpendicular insertion to a depth of 1.2 *cun* for the obesity.

74. Fùāi (SP 16)

【Location】On the upper abdomen, 3 cun above the center of the umbilicus, and 4 cun lateral to the anterior midline .

【Topography】There are external oblique muscle of abdomen, internal oblique muscle of abdomen and transverse muscle of abdomen, it allots intercostal nerves from thoracic $cord_{10}(T_{10})$ segment, There is superior epigastric artery .

【Indication】Diseases of small intestine, testicle, ovary, kidney.

【Operation】Perpendicular insertion to a depth of 1.2 *cun* for standard body weight, Perpendicular insertion to a depth of 1.4 *cun* for the obesity.

75. Shénquè (CV, RN 8)

【Location】On the middle abdomen and at the center of the umbilicus.

【Topography】It allots anterior cutaneous branches of intercostal nerves from thoracic $cord_{10}(T_{10})$ segment. There are branches of superior epigastric artery .

【Indication】Many kinds of diseases of small intestineand disease of kidney, testicle, ovary.

【Attention】Needle is forbidden.

76. Huāngshū (KI 16)

【Location】On the middle abdomen, 0.5 cun lateral to the center of the umbilicus.

【Topography】It is on the medial border of straight muscle of abdomen. It allots intercostal nerves from thoracic $cord_{10}(T_{10})$ segment. There are branches of superior epigastric artery .

【Indication】Many kinds of diseases of small intestineand disease of kidney, testicle, ovary.

【Operation】Perpendicular insertion to a depth of 1.2 *cun* for standard body weight, Perpendicular insertion to a depth of 1.4 *cun* for the obesity.

77. Yīnjiāo (CV, RN 7)

【Location】On the lower abdomen and on the anterior midline, 1 cun below the center of the umbilicus.

【Topography】It is in the linea alba inferior to navel. It allots anterior cutaneous branches of intercostal nerves from thoracic $cord_{10}(T_{10})$ segment. There are branches of inferior epigastric artery .

【Indication】Diseases of small intestine, testicle, ovary.

【Operation】Perpendicular insertion to a depth of 1.4 *cun* for standard body weight, Perpendicular insertion to a depth of 1.8 *cun* for the obesity.

78. Zhōngzhù (KI 15)

【Location】On the lower abdomen, 1 cun below the center of the umbilicus and 0.5 cun lateral to the anterior midline.

【Topography】It is on the medial border of straight muscle of abdomen. It allots intercostal nerves from thoracic $cord_{10}$ (T_{10}) segment. There are branches of inferior epigastric artery .

【Indication】Diseases of small intestine, testicle, ovary, kidney.

【Operation】Perpendicular insertion to a depth of 1.2 *cun* for standard body weight, Perpendicular insertion to a depth of 1.4 *cun* for the obesity.

79. Tiānshū (ST 25)

【Location】On the middle abdomen, 2 cun lateral to the center of the umbilicus.

【Topography】It is in straight muscle of abdomen. It allots intercostal nerves from thoracic $cord_{10}$ (T_{10}) segment. There are superior epigastric artery and inferior epigastric artery .

【Indication】Many kinds of diseases of small intestine and large intestine.

【Operation】Perpendicular insertion to a depth of 1.2 *cun* for standard body weight, Perpendicular insertion to a depth of 1.4 *cun* for the obesity.

80. Qìhǎi (CV, RN 6)

【Location】On the lower abdomen and on the anterior midline, 1.5 cun below the center of the umbilicus.

【Topography】It is in the linea alba inferior to navel. It allots anterior cutaneous branches of intercostal nerves from thoracic $cord_{11}$(T_{11}) segment. There are branches of inferior epigastric artery .

【Indication】Diseases of small intestine, large intestine, kidney, testicle, ovary.

【Operation】Perpendicular insertion to a depth of 1.4 *cun* for standard body weight, Perpendicular insertion to a depth of 1.8 *cun* for the obesity.

81. Shímén (CV, RN 5)

【Location】On the lower abdomen and on the anterior midline, 2 cun below the center of the umbilicus.

【Topography】It is in the linea alba inferior to navel. It allots anterior cutaneous branches of intercostal nerves from thoracic $cord_{11,12}(T_{11,12})$ segment.

【Indication】Diseases of kidney, testicle, ovary, large intestine, small intestine.

【Operation】Perpendicular insertion to a depth of 1.4 *cun* for standard body weight, Perpendicular insertion to a depth of 1.8 *cun* for the obesity.

82. Sìmǎn (KI 14)

【Location】On the lower abdomen, 2 cun below the center of the umbilicus and 0.5 cun lateral to the anterior midline.

【Topography】It is in straight muscle of abdomen. It allots intercostal nerves from thoracic $cord_{11,12}(T_{11,12})$ segment, There are branches of inferior epigastric artery .

【Indication】Diseases of kidney, testicle, ovary, small intestine, colon.

【Operation】Perpendicular insertion to a depth of 1.2 *cun* for standard body weight, Perpendicular insertion to a depth of 1.4 *cun* for the obesity.

83. Wàilíng (ST 26)

【Location】On the lower abdomen, 1 cun below the center of the umbilicus and 2 cun lateral of the anterior midline.

【Topography】It is in straight muscle of abdomen. It allots intercostal nerves from thoracic $cord_{11}$ (T_{11}) segment. There is inferior epigastric artery .

【Indication】Diseases of small intestine, colon, kidney, testicle, ovary.

【Operation】Perpendicular insertion to a depth of 1.2 *cun* for standard body weight, Perpendicular insertion to a depth of 1.4 *cun* for the obesity.

84. Dàhéng (SP15)

【Location】On the middle abdomen, 4 cun lateral to the center of the umbilicus.

【Topography】There are external oblique muscle of abdomen, internal oblique muscle of abdomen and transverse muscle of abdomen. it allots intercostal nerves from thoracic $cord_{10}(T_{10})$ segment.There are supeficial epigastric artery and lumbar artery.

 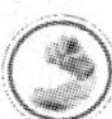

【Indication】Diseases of small intestine, colon, kidney.

【Operation】Perpendicular insertion to a depth of 1.4 *cun* for standard body weight, Perpendicular insertion to a depth of 1.8 *cun* for the obesity.

85. Zhāngmén (LR 13)

【Location】On the lateral side of the abdomen, below the free end of the 11th rib.

【Topography】There are external oblique muscle of abdomen, internal oblique muscle of abdomen and transverse muscle of abdomen. it allots intercostal nerves from thoracic $cord_{10,11}(T_{10,11})$ segment.There are intercostal arteries.

【Indication】Diseases of small intestine, large intestine, kidney, testicle, ovary.

【Operation】Perpendicular insertion to a depth of 0.8 *cun* for standard body weight, Perpendicular insertion to a depth of 1 *cun* for the obesity.

86. Jǐzhōng (GV, DU 6)

【Location】On the back and on the posterior midline, in the depression below the spinous process of the 11th thoracic vertebra .

【Topography】There are supraspinal ligament and interspinal ligament; it allots posterior branches of thoracic nerves from thoracic $cord_{11}(T_{11})$ segment. there are posterior branches of intercostal arteries.

【Indication】Pain in back and spine, diseases of small intestine, large intestine, kidney.

【Operation】Oblique insertion upward to a depth of 0.8 *cun* for standard body weight, Oblique insertion upward to a depth of 1 *cun* for the obesity.

87. Píshū (BL 20)

【Location】On the back, below the spinous process of the 11th thoracic vertebra, 1.5 cun lateral to the posterior midline.

【Topography】It is in lumbodorsal fascia and sacrospinal muscle. it allots rami posteriors nervorum thoracalium from thoracic $cord_{11}(T_{11})$ segment. There are posterior branches of intercostal arteries.

【Indication】Diseases of small intestine, colon, kidney, testicle, ovary.

【Operation】Oblique insertion to a depth of 0.6 *cun* to the direction of spine for standard body weight, oblique insertion to a depth of 0.8 *cun* to the direction of spine for the obesity.

88. Yìshè (BL 49)

【Location】On the back, below the spinous process of the 11th thoracic vertebra, 3 cun lateral to the posterior midline.

【Topography】It is in broadest muscle of back. it allots posterior branches of thoracic nerve and thoracodorsal nerves from thoracic $cord_{11}(T_{11})$ segment. There are posterior branches of intercostal arteries.

【Indication】Diseases of small intestine, colon, kidney, testicle, ovary.

【Operation】Oblique insertion to a depth of 0.6 *cun* to the direction of spine for standard body weight, oblique insertion to a depth of 0.8 *cun* to the direction of spine for the obesity.

89. Dàjù (ST 27)

【Location】On the lower abdomen, 2 cun below the center of the umbilicus and 2 cun lateral to the anterior midline.

【Topography】It is in straight muscle of abdomen. It allots intercostal nerves from thoracic $cord_{11,12}(T_{11,12})$ segment. There is inferior epigastric artery .

【Indication】Diseases of small intestine, colon, kidney, testicle, ovary.

【Operation】Perpendicular insertion to a depth of 1.2 *cun* for standard body weight, Perpendicular insertion to a depth of 1.4 *cun* for the obesity.

90. Fùjié (SP14)

【Location】On the lower abdomer, 1.3 cun below Dàhéng (SP 15), and 4 cun lateral to the anterior midline.

【Topography】There are external oblique muscle of abdomen, internal oblique muscle of abdomen and transverse muscle of abdomen. it allots intercostal nerves from thoracic $cord_{11,12}(T_{11,12})$ segment. There is supeficial epigastric artery.

【Indication】Tiseases of small intestine, colon, kidney.

【Operation】Perpendicular insertion to a depth of 1.4 *cun* for standard body weight, Perpendicular insertion to a depth of 1.8 *cun* for the obesity.

91. Dàimài (GB 26)

【Location】On the lateral side of the abdomen, 1.8 cun below Zhāngmén (LR 13), at the crossing point of a vertical line through free end of the 11th rib and a horizontal through the

 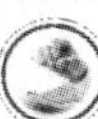

umbilicus.

【Topography】There are external oblique muscle of abdomen, internal oblique muscle of abdomen and transverse muscle of abdomen. it allots intercostal nerves from thoracic $cord_{11}(T_{11})$ segment.There is lumbar artery.

【Indication】Diseases of upper urinary system(kidney, ureter), testicle, ovary, small intestine, colon.

【Operation】Perpendicular insertion to a depth of 1.2 *cun* for standard body weight, Perpendicular insertion to a depth of 1.4 *cun* for the obesity.

92. Wèishū (BL 21)

【Location】On the back, below the spinous process of the 12th thoracic vertebra, 1.5 cun lateral to the posterior midline .

【Topography】It is in lumbodorsal fascia and sacrospinal muscle. it allots rami posteriors nervorum thoracalium from thoracic $cord_{12}(T_{12})$ segment. There are posterior branches of intercostal arteries.

【Indication】Diseases of large intestine, upper urinary system.

【Operation】Oblique insertion to a depth of 0.6 *cun* to the direction of spine for standard body weight, oblique insertion to a depth of 0.8 *cun* to the direction of spine for the obesity.

93. Wèicāng (BL 50)

【Location】On the back, below the spinous process of the 12th thoracic vertebra, 3 cun lateral to the posterior midline.

【Topography】It is in broadest muscle of back. it allots thoracodorsal nerves, accessory nerve and posterior branches of thoracic nerve from thoracic $cord_{12}(T_{12})$ segment. There are posterior branches of intercostal arteries.

【Indication】Diseases of upper urinary system, large intestine.

【Operation】Oblique insertion to a depth of 0.6 *cun* to the direction of spine for standard body weight, oblique insertion to a depth of 0.8 *cun* to the direction of spine for the obesity.

94. Guānyuán (CV, RN 4)

【Location】On the lower abdomen and on the anterior midline, 3 cun below the center of the umbilicus.

【Topography】It is in the linea alba inferior to navel. It allots cutaneous branches of subcostal nerve from thoracic $cord_{12}(T_{12})$ segment. There are branches of inferior epigastric artery .

【Indication】Diseases of large intestine, upper urinary system. There is a favorable effect in treating dieases of reproductive system

【Operation】Perpendicular insertion to a depth of 1.4 *cun* for standard body weight, Perpendicular insertion to a depth of 1.8 *cun* for the obesity.

95. Qìxué (KI 13)

【Location】On the lower abdomen, 3 cun below the center of the umbilicus and 0.5 cun lateral to the anterior midline.

【Topography】It is in straight muscle of abdomen. It allots anterior divisions of subcostal nerve from thoracic $cord_{12}(T_{12})$ segment. There are branches of inferior epigastric artery .

【Indication】Diseases of large intestine, kidney. There is a favorable effect in treating dieases of reproductive system, lower urinary system.

【Operation】Perpendicular insertion to a depth of 1.2 *cun* for standard body weight, Perpendicular insertion to a depth of 1.4 *cun* for the obesity.

96. Jīngmén (GB 25)

【Location】On the lateral side of the waist, 1.8 cun posterior to Zhāngmén (LR 13), below the free end of the 12th rib.

【Topography】There are external oblique muscle of abdomen, internal oblique muscle of abdomen. it allots intercostal nerves from thoracic $cord_{12}(T_{12})$ segment. There is subcostal artery.

【Indication】Diseases of upper urinary system, large intestine.

【Operation】Perpendicular insertion to a depth of 0.6 *cun* for standard body weight, Perpendicular insertion to a depth of .08 *cun* for the obesity.

Chapter 13 Acupoints in Domination Area Oflumbar Cord Segment(L_1~L_5)

These acupoints are mainly located in lumbar region, lower abdomen and lower limb. They mainly treat diseases of organs in pelvic cavity, lumbocrural region.

13-1. Acupoints in Lumbo-abdominal Region

1. Xuánshū (GV, DU 5)

【Location】On the low back and on the posterior midline in the depression below the spinous process of the 1st lumbar vertebra .

【Topography】There are supraspinal ligaments and interspinal ligaments. it allots nerves from thoracic cord$_{12}$(T_{12}) and lumbar cord$_1$(L_1)segment. There are posterior branches of lumbar artery.

【Indication】Diseases of large intestine, kidney and organs in pelvic cavity. Pain in lumbar and vertebra region.

【Operation】Oblique insertion upward to a depth of 0.8 *cun* for standard body weight, Oblique insertion upward to a depth of 1 *cun* for the obesity.

2. Mìngmén (GV, DU 4)

【Location】On the low back and on the posterior midline, in the depression below the spinous process of the 2nd lumbar vertebra .

【Topography】There are supraspinal ligaments and interspinal ligaments. it allots posterior branches of lumbar nerves from lumbar cord$_2$ (L_2)segment. There are posterior branches of lumbar artery.

【Indication】Diseases of urogenital system(mainly in organs in pelvic cavity), rectum. Pain in lumbar and vertebra region.

【Operation】Oblique insertion upward to a depth of 0.8 *cun* for standard body weight, Oblique insertion upward to a depth of 1 *cun* for the obesity.

3. Yāoyángguān (GV, DU 3)

【Location】On the low back and on the posterior mdiline, in the depression below the spinous process of the 4th lumbar vertebra .

【Topography】There are supraspinal ligaments and interspinal ligaments. it allots posterior branches of lumbar nerves from lumbar $cord_4$ (L_4)segment. There are posterior branches of lumbar artery.

【Indication】Pain in lumbar and vertebra region, diseases of organs in pelvic cavity.

【Operation】Oblique insertion upward to a depth of 0.8 *cun* for standard body weight, Oblique insertion upward to a depth of 1 *cun* for the obesity.

4. Sānjiāoshū (BL 22)

【Location】On the back, below the spinous process of the 1st lumbar vertebra, 1.5 cun lateral to the posterior midline.

【Topography】There are lumbodorsal fascia and sacrospinal muscle. it allots posterior branches of lumbar nerves from lumbar $cord_1$ (L_1)segment. There are posterior branches of lumbar artery.

【Indication】Diseases of kidney and organs in pelvic cavity.

【Operation】Oblique insertion to a depth of 0.8 *cun* to the direction of spine for standard body weight, oblique insertion to a depth of 1 *cun* to the direction of spine for the obesity.

5. Shènshū (BL 23)

【Location】On the back, below the spinous process of the 2nd lumbar vertebra, 1.5 cun lateral to the posterior midline.

【Topography】There are lumbodorsal fascia and sacrospinal muscle. it allots posterior branches of lumbar nerves from lumbar $cord_2$ (L_2)segment. There are posterior branches of lumbar artery.

【Indication】Diseases of kidney and organs in pelvic cavity.

【Operation】Oblique insertion to a depth of 0.8 *cun* to the direction of spine for standard body weight, oblique insertion to a depth of 1 *cun* to the direction of spine for the obesity.

6. Qìhǎishū (BL 24)

【Location】On the back, below the spinous process of the 3rd lumbar vertebra, 1.5 cun lateral to the posterior midline.

【Topography】There are lumbodorsal fascia and sacrospinal muscle. it allots posterior branches of lumbar nerves from lumbar $cord_3$ (L_3)segment. There are posterior branches of lumbar artery.

【Indication】Diseases of organs in pelvic cavity.

【Operation】Oblique insertion to a depth of 0.8 *cun* to the direction of spine for standard body weight, oblique insertion to a depth of 1 *cun* to the direction of spine for the obesity.

7. Dàchángshū (BL 25)

【Location】On the back, below the spinous process of the 4th lumbar vertebra, 1.5 cun lateral to the posterior midline .

【Topography】There are lumbodorsal fascia and sacrospinal muscle. it allots posterior branches of lumbar nerves from lumbar $cord_4$ (L_4)segment. There are posterior branches of lumbar artery.

【Indication】Lumbago, sciatica, neuralgia obturatoria.

【Operation】Oblique insertion to a depth of 1 *cun* to the direction of spine for standard body weight, oblique insertion to a depth of 1.2 *cun* to the direction of spine for the obesity.

8. Guānyuánshū (BL 26)

【Location】On the back, below the spinous process of the 5th lumbar vertebra, 1.5 cun lateral to the posterior midline.

【Topography】There are lumbodorsal fascia and sacrospinal muscle. it allots posterior branches of lumbar nerves from lumbar $cord_5$(L_5)segment. There are posterior branches of middle sacral artery.

【Indication】Sciatica, neuritis of lateral cutaneous never of thigh.

【Operation】Oblique insertion to a depth of 1 *cun* to the direction of spine for standard body weight, oblique insertion to a depth of 1.2 *cun* to the direction of spine for the obesity.

9. Xiǎochángshū (BL 27)

【Location】On the sacrum and on the level of the 1st posterior sacral foramen, 1.5 cun lateral to the median sacral crest.

【Topography】There are lumbodorsal fascia and sacrospinal muscle. it allots posterior branches of lumbar nerves from lumbar $cord_5(L_5)$segment. There are posterior branches of middle sacral artery.

【Indication】Sciatica.

【Operation】Oblique insertion to a depth of 1 *cun* to the direction of spine for standard body weight, oblique insertion to a depth of 1.2 *cun* to the direction of spine for the obesity.

10. Huāngmén (BL 51)

【Location】On the low back, below the spinous process of the 1st lumbar vertebra, 3 cun lateral to the posterior midline.

【Topography】It is in broadest muscle of back. it allots posterior branches of lumbar nerves,thoracodorsal nerve from lumbar $cord_1(L_1)$segment. There are posterior branches of lumbar artery.

【Indication】Diseases of kidney and organs in pelvic cavity.

【Operation】Oblique insertion to a depth of 0.6 *cun* to the direction of spine for standard body weight, oblique insertion to a depth of 0.8 *cun* to the direction of spine for the obesity.

11. Zhìshì (BL 52)

【Location】On the low back, below the spinous process of the 2nd lumbar vertebra, 3 cun lateral to the posterior midline.

【Topography】It is in broadest muscle of back. it allots posterior branches of lumbar nerves,thoracodorsal nerve from lumbar $cord_2(L_2)$segment. There are posterior branches of lumbar artery.

【Indication】Diseases of organs in pelvic cavity.

【Operation】Oblique insertion to a depth of 0.6 *cun* to the direction of spine for standard body weight, oblique insertion to a depth of 0.8 *cun* to the direction of spine for the obesity.

12. Zhongji (CV, RN 3)

【Location】On the lower abdomen and on the anterior midline, 4 cun below the center

 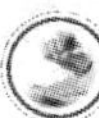

of the umbilicus.

【Topography】It is in the linea alba inferior to navel. It allots anterior cutaneous branches of subcostal nerve from thoracic cord$_{12}$(T_{12}) segment, iliohypogastric nerves from thoracic cord$_{12}$(T_{12}) to lumbar cord$_4$(L_4)segment(T_{12}~ L_4). There are branches of inferior epigastric artery .

【Indication】Diseases of organs in pelvic cavity.

【Operation】Perpendicular insertion to a depth of 1 *cun* for standard body weight, Perpendicular insertion to a depth of 1.2 *cun* for the obesity.

13. Qūgǔ (CV, RN 2)

【Location】On the lower abdomen and on the anterior midline, at the midpoint of the upper border of pubic symphysis.

【Topography】In the middle of end part of pyramidal muscle. Nerve's distribution is the same as those of Chungchi(Ren 3). There are branches of inferior epigastric artery and external pudendal arteries.

【Indication】Diseases of urogenital system.

【Operation】Perpendicular insertion to a depth of 1.2 *cun* for standard body weight, Perpendicular insertion to a depth of 1.4 *cun* for the obesity.

14. Dàhè (KI 12)

【Location】On the lower abdomen, 4 cun below the center of the umbilicus and 0.5 cun lateral to the anterior midline.

【Topography】It is in straight muscle of abdomen. Nerve's distribution is the same as those of Chungchi(Ren 3). There are branches of inferior epigastric artery.

【Indication】Diseases of urogenital system.

【Operation】Perpendicular insertion to a depth of 1.2 *cun* for standard body weight, Perpendicular insertion to a depth of 1.4 *cun* for the obesity.

15. Hénggǔ (KI 11)

【Location】On the lower abdomen, 5 cun below the center of the umbilicus and 0.5 cun lateral to the anterior midline.

【Topography】There are pyramidal muscle and straight muscle of abdomen. Nerve's distribution is the same as those of Chungchi(Ren 3). There are inferior epigastric artery and external pudendal arteries.

【Indication】Many diseases of urogenital system.

【Operation】Perpendicular insertion to a depth of 1.2 *cun* for standard body weight, Perpendicular insertion to a depth of 1.4 *cun* for the obesity.

16. Shuǐdào (ST 28)

【Location】On the lower abdomen, 3 cun below center of the umbilicus 2 cun lateral to the anterior midline.

【Topography】Near the lateral border of lower straight muscle of abdomen. Nerve's distribution is the same as those of Chungchi(Ren 3). There are inferior epigastric artery.

【Indication】Diseases of urogenital system and large intestine.

【Operation】Perpendicular insertion to a depth of 1.2 *cun* for standard body weight, Perpendicular insertion to a depth of 1.4 *cun* for the obesity.

17. Guīlái (ST 29)

【Location】On the lower abdomen, 4 cun below the center of the umbilicus and 2 cun lateral to the anterior midline.

【Topography】In the lateral border of lower straight muscle of abdomen. It allots iliohypogastric nerves from thoracic $cord_{12}(T_{12})$ to lumbar $cord_4(L_4)$segment(T_{12}~L_4). There is inferior epigastric artery .

【Indication】Diseases of urogenital system and large intestine.

【Operation】Perpendicular insertion to a depth of 1.2 *cun* for standard body weight, Perpendicular insertion to a depth of 1.4 *cun* for the obesity.

18. Qìchōng (ST 30)

【Location】Slightly above the inguinal groove, 5 cun below the center of the umbilicus and 2 cun lateral to the anterior midline.

【Topography】In the lateral of end part of straight muscle of abdomen. It allots iliohypogastric nerves and ilioinguinal nerves from thoracic $cord_{12}(T_{12})$ to lumbar $cord_4(L_4)$ segment(T_{12}~L_4). There are inferior epigastric artery and superficial iliaccircumflex artery.

【Indication】Diseases of urogenital system and large intestine.

 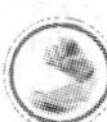

【Operation】Perpendicular insertion to a depth of 0.8 *cun* for standard body weight, Perpendicular insertion to a depth of 1 *cun* for the obesity.

19. Jímài (LR 12)

【Location】Lateral to the pubic tubercle, lateral and inferior to Qìchōng (ST 30), in the inguinal groove where the pulsation of femoral artery is palpable 2.5 cun lateral to the anterior midline.

【Topography】It is in subcutaneous inguinal ring, spermatic cord or round ligament of uterus pass through the position. It allots ilioinguinal nerves, There are external pudendal arteries.

【Attention】Needle is forbidden.

20. Fŭshè (SP 13)

【Location】On the lower abdomen, 4 cun below the center of the umbilicus, 0.7 cun above Chōngmén (SP12), and 4 cun lateral of to the anterior midline.

【Topography】There are aponeurosis of external oblique muscle of abdomen and internal oblique muscle of abdomen. It allots iliohypogastric nerves, ilioinguinal nerves and subcostal nerves from thoracic $cord_{12}(T_{12})$ to lumbar $cord_4(L_4)$segment(T_{12}~L_4). There are superficial epigastric artery and iliaccircumflex artery.

【Indication】Diseases of large intestine and urogenital system.

【Operation】Perpendicular insertion to a depth of 1.2 *cun* for standard body weight, Perpendicular insertion to a depth of 1.4 *cun* for the obesity.

21. Chōngmén (SP12)

【Location】At the lateral end of the inguinal groove, 3.5 cun lateral to the midpoint of the upper border of symphysis pubis, lateral to the pulsating external iliac artery.

【Topography】It allots ilioinguinal nerves from thoracic $cord_{12}(T_{12})$ to lumbar $cord_4(L_4)$ segment(T_{12}~L_4). There are inferior epigastric artery and superficial iliaccircumflex artery.

【Indication】Diseases of urogenital system.

【Operation】Perpendicular insertion to a depth of 0.8 *cun* for standard body weight, Perpendicular insertion to a depth of 1 *cun* for the obesity.

【Attention】Pay attention to avoid arteries .

22. Wǔshū (GB 27)

【Location】On the lateral side of the abdomen, anterior to the anterior superior iliac spine, 3 cun below the level of the umbilicus.

【Topography】It is on the inferior border of external oblique muscle of abdomen, its deep part is internal oblique muscle of abdomen, It allots iliohypogastric nerves and subcostal nerves from thoracic $cord_{12}(T_{12})$ to lumbar $cord_4(L_4)$segment(T_{12}~L_4). There is superficial iliaccircumflex artery.

【Indication】Diseases of urogenital system and large intestine.

【Operation】Perpendicular insertion to a depth of 1.2 *cun* for standard body weight, Perpendicular insertion to a depth of 1.4 *cun* for the obesity.

23. Wéidào (GB 28)

【Location】 On the lateral side of the abdomen, anterior and inferior to the anterior superior iliac spine, 0.5 cun anterior and inferior Wǔshū (GB 27).

【Topography】Topography is the same as that of Fushe(Sp 13).

【Indications】Diseases of large intestine and urogenital system.

【Operation】Perpendicular insertion to a depth of 1.2 *cun* for standard body weight, Perpendicular insertion to a depth of 1.4 *cun* for the obesity.

24. Jūliáo (GB 29)

【Location】On the hip, at the midpoint of the line connecting anteriosuperior iliac spine and the prominence of the great trochanter.

【Topography】It allots lateral cutaneous nerve of thigh from lumbar $cord_{2,3}(L_{2,3})$ segment and superior gluteal nerves from lumbar $cord_4$ to sacral $cord_1$ (L_4~S_1). There is superficial iliaccircumflex artery.

【Indications】Diseases of urogenital system and large intestine, sciatica, neuritis of lateral cutaneous nerve of thigh.

【Operation】Perpendicular insertion to a depth of 1.2 *cun* for standard body weight, Perpendicular insertion to a depth of 1.4 *cun* for the obesity.

13-2. Acupoints in Anterolateral Surface of Lower Limb

1. Bìguān (ST 31)

【Location】On the anterior side of thigh and on the line connecting the anterior superior iliac spine and the superior lateral corner of patella, on the level of perineum when the thigh is flexed, in the depression lateral to sartorius muscle.

【Topography】It is on the upper part of musculus rectus femoris, between the sartorius muscle and tensor muscle of fascia lata. It allots muscular branches of femoral nerves from lumbar $cord_{2\text{-}4}(L_{2\text{-}4})$ segment, superior gluteal nerves from lumbar $cord_{4,5}$ $(L_{4,5})$ segment, lateral cutaneous nerves of thigh from lumbar $cord_{2,3}(L_{2,3})$ segment. there are lateral femoral circumflex arteries.

【Indications】Diseases of organs in the pelvic cavity, neuritis of lateral cutaneous nerve of thigh, pain of lower limb.

【Operation】Perpendicular insertion to a depth of 1.5 *cun* for standard body weight, Perpendicular insertion to a depth of 1.8 *cun* for the obesity.

2. Fútù (ST 32)

【Location】On the anterior side of the thigh and on the line connecting the anterosuperior iliac spine and the superiolateral corner of patella, 6 cun above this corner.

【Topography】It is inside the musculus rectus femoris. it allots femoral nerves from lumbar $cord_{2\text{-}4}(L_{2\text{-}4})$ segment. There are descending branchs of lateral femoral circumflex arteries.

【Indications】Pain in thigh, diseases of organs in the pelvic cavity.

【Operation】Perpendicular insertion to a depth of 1.5 *cun* for standard body weight, Perpendicular insertion to a depth of 1.8 *cun* for the obesity.

3. Yīnshì (ST 33)

【Location】On the anterior side of the thigh and on the line connecting the anterior superior iliac spine and the superior lateral corner of patella, 3 cun above this corner.

【Topography】It is between the musculus rectus femoris and musculus vastus lateralis.

It allots femoral nerves from lumbar $cord_{2\sim4}$($L_{2\sim4}$) segment. There are descending branchs of lateral femoral circumflex arteries.

【Indications】Diseases of organs in the pelvic cavity, dyscinesia of lower limb.

【Operation】Perpendicular insertion to a depth of 1.2 *cun* for standard body weight, Perpendicular insertion to a depth of 1.4 *cun* for the obesity.

4. Liángqiū (ST 34)

【Location】With the knee flexed, on the anterior side of thigh and on the line connecting the anterisuperior iliac spine and the superolateral corner of patella, 2 cun above this corner.

【Topography】Topography is the same as that of Yīnshì (ST 33).

【Indications】Diseases of organs in the pelvic cavity, pain or dyscinesia of knee joint.

【Operation】Perpendicular insertion to a depth of 1 *cun* for standard body weight, Perpendicular insertion to a depth of 1.2 *cun* for the obesity.

13-3. Acupoints in Posteromedial Surface of Lower Limd

1. Yīnlián (LR 11)

【Location】On the medial side of the thigh, 2 cun directly below Qìchōng (ST 30), at the proximal end of the thigh, below the pubic tubercle and on the lateral border of long abductor muscle of the thigh.

【Topography】It is in the medial margin of pectineal muscle. It allots ilioinguinal nerves, obturator nerves, femoral nerves from thoracic cord $_{12}$ to lumbar $cord_4$(T_{12}~L_4). There are pudendal arteries.

【Indications】Diseases of urogenital system.

【Operation】Perpendicular insertion to a depth of 1.5 *cun* for standard body weight, Perpendicular insertion to a depth of 1.8 *cun* for the obesity.

2. Zúwŭlĭ (LR 10)

【Location】On the medial side of the thigh, 3 cun directly below Qìchōng (ST 30), at the proximal end of the thigh, below the pubic tubercle and on the lateral border of long abductor muscle of the thigh.

 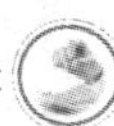

【Topography】Topography is the same as that of Yīnlián (LR 11).

【Indications】Diseases of urogenital system.

【Operation】Perpendicular insertion to a depth of 1.5 *cun* for standard body weight, Perpendicular insertion to a depth of 1.8 *cun* for the obesity.

3. Yīnbāo (LR 9)

【Location】On the medial side of the thigh, 4 cun above the medial epicondyle of femur, between medial vastus muscle and sartorius muscle.

【Topography】It allots obturator nerves and anterior cutaneous branch of femoral nerves from lumbar $cord_{2\sim4}(L_{2\sim4})$ segment. Femoral arteries pass through its deep part.

【Indications】Diseases of organs in the pelvic cavity, dyscinesia of knee joint.

【Operation】Perpendicular insertion to a depth of 1.5 *cun* for standard body weight, Perpendicular insertion to a depth of 1.8 *cun* for the obesity.

4. Jīmén (SP 11)

【Location】On the medial side of the thigh and on the line connecting Xuèhǎi (SP 10) and Chōngmén (SP 12), 6 cun above Xuèhǎi (SP 10).

【Topography】It is on the inferior extremity of long adductor muscle.It allots obturator nerves and femoral nerves from lumbar $cord_{2\sim4}(L_{2\sim4})$ segment. There is femoral artery .

【Indications】Diseases of urogenital system.

【Operation】Perpendicular insertion to a depth of 0.8 *cun* for standard body weight, Perpendicular insertion to a depth of 1 *cun* for the obesity.

【Attention】Pay attention to avoiding arteries.

5. Xuèhǎi (SP 10)

【Location】 With the knee flexed, on the medial side of the thigh, 2 cun above the superior medial corner of patella, on the prominence of the medial head of quadriceps muscle of the thigh .

【Topography】It is between the sartorius muscle and musculus vastus medialis. It allots obturator nerves, muscular branches of femoral nerves and saphenous nerves from lumbar $cord_{2\text{-}4}(L_{2\text{-}4})$ segment. There is medial superior genicular artery.

【Indications】Diseases of and urogenital system, dyscinesia of knee joint.

【Operation】Perpendicular insertion to a depth of 1.2 *cun* for standard body weight, Perpendicular insertion to a depth of 1.4 *cun* for the obesity.

Chapter 14 Acupoints in Domination Areas of Sacral Cord1~5(S1~S5) Segment and Coccygeal Nerves

Acupoints in sacral cord segment (S_{1-5}) and domination areas of coccygeal nerves include acupoints distributed in the sacral region, acupoints in anterolateral surface of lower limbs and related to the lumbar cord segment (mainly L4~5), acupoints in posterior and medical surface of lower limbs and related to the lumbar cord segment (mainly L2~5).

14-1. Acupoints in Sacral Region

These acupoints (about 12) are mainly located in domination areas of sacral nerves. They are mainly used to treat diseases of organs in pelvic cavity, pain of sacral region and lumbar region.

1. Shàngliáo (BL 31)

【Location】On the sacrum, at the midpoint between the posteriosupeerior iliac spine and the posterior midline, just at the 1st posterior sacral foramen.

【Topography】It is in the lumbodorsal fascia and sacrospinal muscle. It allots posterior branches of sacral nerves from sacral $cord_1(S_1)$. There are lateral sacral arteries.

【Indications】Pain of sacral region, sciatica.

【Operation】Perpendicular insertion to a depth of 1.2 *cun* for standard body weight, Perpendicular insertion to a depth of 1.4 *cun* for the obesity.

2. Cìliáo (BL 32)

【Location】On the sacrum, medial and inferior to the posteriosuperior iliac spine, just at the 2nd posterior sacral foramen.

【Topography】It is in the lumbodorsal fascia. It allots posterior branches of sacral nerves from sacral $cord_2(S_2)$. There are lateral sacral arteries.

【Indications】Diseases of organs in the pelvic cavity.

【Operation】Perpendicular insertion to a depth of 1.2 *cun* for standard body weight, Perpendicular insertion to a depth of 1.4 *cun* for the obesity.

3. Zhōngliáo (BL 33)

【Location】On the sacrum, medial and inferior to Cìliáo (BL 32), just at the 3rd posterior sacral foramen.

【Topography】It is in the lumbodorsal fascia. It allots posterior branches of sacral nerves from sacral $cord_3(S_3)$. There are lateral sacral arteries.

【Indications】Diseases of organs in the pelvic cavity, pain of sacral region.

【Operation】Perpendicular insertion to a depth of 1.2 *cun* for standard body weight, Perpendicular insertion to a depth of 1.4 *cun* for the obesity.

4. Xiàliáo (BL 34)

【Location】On the sacrum, medial and inferior to Zhōngliáo (BL 32), just at the 4th posterior sacral foramen.

【Topography】It is in the lumbodorsal fascia. It allots posterior branches of sacral nerves. There are lateral sacral arteries.

【Indications】Diseases of organs in the pelvic cavity, pain of sacral region.

【Operation】Perpendicular insertion to a depth of 1.2 *cun* for standard body weight, Perpendicular insertion to a depth of 1.4 *cun* for the obesity.

5. Yāoshū (GV, DU 2)

【Location】On the sacrum and on the posterior midline, just at the sacral hiatus.

【Topography】It is in the start part of lumbodorsal fascia. It allots posterior branches of sacral nerves. There are posterior branches of middle sacral artery.

【Indications】Diseases of organs in the pelvic cavity.

【Operation】Oblique insertion upward to a depth of 0.8 *cun* for standard body weight, Oblique insertion upward to a depth of 1 *cun* for the obesity.

6. Pángguāngshū (BL 28)

【Location】On the sacrum and on the level of the 2ndt posterior sacral foramen, 1.5 cun lateral to the median sacral crest.

【Topography】It is in the lumbodorsal fascia and the start part of sacrospinal muscle. It allots posterior branches of sacral nerves from sacral $cord_2(S_2)$. There are posterior branches of middle sacral artery.

【Indications】Diseases of urogenital system, pain of sacral region, diseases of large intestine.

【Operation】Oblique insertion to a depth of 1 *cun* to the direction of spine for standard body weight, oblique insertion to a depth of 1.2 *cun* to the direction of spine for the obesity.

7. Zhōnglǚshū (BL 29)

【Location】On the sacrum and on the level of the 3rd posterior sacral foramen, 1.5 cun lateral to the median sacral crest.

【Topography】It is in the lumbodorsal fascia and the start part of greatest gluteal muscle. It allots posterior branches of sacral nerves from sacral $cord_3$ (S_3). There is superior gluteal artery.

【Indications】Diseases of organs in the pelvic cavity, pain of sacral region.

【Operation】Oblique insertion to a depth of 1 *cun* to the direction of spine for standard body weight, oblique insertion to a depth of 1.2 *cun* to the direction of spine for the obesity.

8. Báihuánshū (BL 30)

【Location】On the sacrum and on the level of the 4th posterior sacral foramen, 1.5 cun lateral to the median sacral crest.

【Topography】It is in the greatest gluteal muscle. It allots inferior gluteal nerves and posterior branches of sacral nerves from lumbar $cord_4$ to sacral $cord_1$ (L_4~S_1). Its deep part is inferior gluteal artery.

【Indications】Diseases of organs in the pelvic cavity, pain of lumbosacral portion, sciatica.

【Operation】Oblique insertion to a depth of 1 *cun* to the direction of spine for standard body weight, oblique insertion to a depth of 1.2 *cun* to the direction of spine for the obesity.

 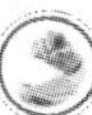

9. Bāohuāng (BL 53)

【Location】On the buttock and on the level of the 2nd posterior sacral foramen, 3 cun lateral to the median sacral crest.

【Topography】It allots posterior sacral nerves. There are branches of lateral sacral arteries.

【Indications】Diseases in domination areas of related neural segments, such as diseases of organs in the pelvic cavity.

【Operation】Perpendicular insertion to a depth of 1.2 *cun* for standard body weight, Perpendicular insertion to a depth of 1.4 *cun* for the obesity.

10. Zhìbiān (BL 54)

【Location】On the buttock and on the level of the 4th posterior sacral foramen, 3 cun lateral to the median sacral crest.

【Topography】There are greatest gluteal muscles and piriformis. Tt allots gluteal nerves and branches of the first and the second sacral nerves from lumbar $cord_4$ to sacral $cord_1$ (L_4~S_1). There are superior gluteal arteries. Sciatic nerves pass through its deep part.

【Indications】Lumbago, sciatica, diseases of organs in the pelvic cavity.

【Operation】Perpendicular insertion to a depth of 1.6 *cun* for standard body weight, Perpendicular insertion to a depth of 1.8 *cun* for the obesity.

11. Huìyáng (BL 35)

【Location】On the sacrum, 0.5 cun lateral to the tip of the coccyx .

【Topography】It is in the start part of greatest gluteal muscle. It allots inferior gluteal nerves from lumbar $cord_4$ to sacral $cord_1$ (L_4~S_1) and anus coccys nerves from coccygeal plexus. There are anus arteries.

【Indications】Diseases of organs in the pelvic cavity, sciatica.

【Operation】Perpendicular insertion to a depth of 1.6 *cun* for standard body weight, Perpendicular insertion to a depth of 1.8 *cun* for the obesity.

12. Chángqiáng (GV, DU 1)

【Location】Below the tip of coccyx, at the midpoint of the line connecting the tip of coccyx and anus.

【Topography】It is in the tip of coccyx and external sphincter muscle of anus. It allots pudendal nerves from sacral cord$_{2\sim4}$($S_{2\sim4}$).There are branches of internal pudendal arteries.

【Indications】Diseases of organs in the pelvic cavity and perianal.

【Operation】 Oblique insertion to a depth of 1 *cun* in front of coccyx.

【Attention】Rectum is damaged easily if perpendicular insertion.

13. Huìyīn (CV, RN 1)

【Location】On the perineum, at the midpoint between the posterior border of scrotum and anus in male, and between the posterior commissure of labia majora and anus in female.

【Topography】It is in the center of bulbocavernous muscle. It allot perineal nerves from sacral cord$_{2\text{-}4}$($S_{2\text{-}4}$).There are branches of internal pudendal arteries.

【Indications】Diseases of organs in the pelvic cavity, perianal and vulva part.

【Operation】Perpendicular insertion to a depth of 0.6 *cun* for standard body weight, Perpendicular insertion to a depth of 0.8 *cun* for the obesity.

14-2. Acupoints in Anterolateral Surface of Lower Limb and Mainly Related to Sacral Cord, Lumbar Cord (Mainly L_4~L_5) Segment

These acupoints (about 44) are mainly used to treat diseases of lumbar and leg region, organs in pelvic cavity.

14. Dùbí (ST 35)

【Location】With the knee flexed, on the knee, in the depression lateral to patella and its ligament.

【Topography】It allots tibial nerves and articular branches of common peroneal nerves from lumbar cord$_4$ to sacral cord$_1$ (L_4~S_1). There are arterial networks of knee joint.

【Indications】Dain or dyscinesia of knee joint.

【Operation】Perpendicular insertion to a depth of 0.6 *cun* for standard body weight, Perpendicular insertion to a depth of 0.8 *cun* for the obesity.

 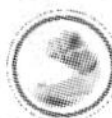

15. Zúsānlǐ (ST 36)

【Location】On the anteriolateral side of the leg, 3 cun below Dùbí (ST 35), one finger breadth (middle finger) from the anterior crest of tibia.

【Topography】It is between the anterior tibial muscle and the long extensor muscle of toe. It allots common peroneal nerves from lumbar $cord_4$ to sacral $cord_1$ (L_4~S_1). Its deep part is tibial nerves from lumbar $cord_4$ to sacral $cord_3$ (L_4~S_3). There are anterior tibial arteries.

【Indications】Sciatica, dyscinesia of ankle joint, gastrointestinal diseases and increasing immune function of the body.

【Operation】Perpendicular insertion to a depth of 1.6 *cun* for standard body weight, Perpendicular insertion to a depth of 1.8 *cun* for the obesity.

16. Shàngjùxū (ST 37)

【Location】On the anteriolateral side of the leg, 6 cun below Dùbí (ST 35), and one finger breadth (middle finger) from the anterior crest of tibia.

【Topography】It is in the anterior tibial muscle. It allots deep peroneal nerves and lateral cutaneous nerves of calf from lumbar $cord_4$ to sacral $cord_1$ (L_4~S_1). There are pretibial arteries.

【Indications】Dyscinesia or sensory disturbance of low limb, gastrointestinal diseases.

【Operation】Perpendicular insertion to a depth of 1.6 *cun* for standard body weight, Perpendicular insertion to a depth of 1.8 *cun* for the obesity.

17. Tiáokǒu (ST 38)

【Location】On the anterior lateral side of the leg, 8 cun below Dùbí(ST 35), and one finger breadth (middle finger) from the anterior crest of tibia.

【Topography】It is in the anterior tibial muscle and the long extensor muscle of toe. It allots deep peroneal nerves and lateral cutaneous nerves of calf from lumbar $cord_4$ to sacral $cord_1$ (L_4~S_1). There are anterior tibial arteries.

【Indications】Pain in waist and low extremities, dyscinesia of low limb and gastrointestinal diseases.

【Operation】Perpendicular insertion to a depth of 1.6 *cun* for standard body weight, Perpendicular insertion to a depth of 1.8 *cun* for the obesity.

18. Fēnglóng (ST 40)

【Location】On the anteriolateral side of the leg, 8 cun above the tip of lateral malleolus, lateral to Tiáokǒu (ST 38), and two finger breath (middle finger) from the anterior crest of tibia.

【Topography】It is on the lateral border of anterior tibial muscle belly. It allots common peroneal nerves from lumbar $cord_4$ to sacral $cord_1$ (L_4~S_1). There are branches of anterior tibial arteries.

【Indications】Pain in waist and low extremities, dyscinesia of low limb and large intestinal diseases, mental diseases.

【Operation】Perpendicular insertion to a depth of 1.6 *cun* for standard body weight, Perpendicular insertion to a depth of 1.8 *cun* for the obesity.

19. Xiàjùxū (ST 39)

【Location】On the anteriolateral side of the leg, 9cun below Dùbí (ST 35), and one finger breadth (middle finger) from the anterior crest of tibia.

【Topography】It is in the connection part of anterior tibial muscle and long extensor muscle of toe. Its deep part is long extensor muscle of great toe. It allots common peroneal nerves from lumbar $cord_4$ to sacral $cord_1$ (L_4~S_1). There are anterior tibial arteries.

【Indications】Pain in waist and low extremities, dyscinesia of lower limb and intestinal diseases

【Operation】Perpendicular insertion to a depth of 1.6 *cun* for standard body weight, Perpendicular insertion to a depth of 1.8 *cun* for the obesity.

20. Jiěxī (ST 41)

【Location】On the dorsum of the foot, at the midpoint of the transverse crease of the ankle joint, in the depression between the tendons of m. extensor hallucis longus and m. extensor digitorum longus.

【Topography】It is in the cruciate ligment of leg. It allots branches of common peroneal nerves and tibial nerves. There are anterior tibial arteries.

【Indications】Pain or dyscinesia in foot and wrist , intestinal diseases.

【Operation】Perpendicular insertion to a depth of 0.6 *cun* for standard body weight,

Perpendicular insertion to a depth of 0.8 *cun* for the obesity.

21. Chōngyáng (ST 42)

【Location】On the dome of the instep of the foot, between the tendons of long extensor muscle of the great toe and long extensor muscle of toes, where the pulsation of the dorsal artery of foot is palpable.

【Topography】It is on the medial border of tendon of long extensor muscle of toe. It allots tibial nerves and superficial peroneal nerves from lumbar $cord_4$ to sacral $cord_1$ (L_4~S_1). There are dorsal arteries of foot.

【Indications】Pain in articulations of foot, dyscinesia or numbness of lower extremities, intestinal diseases.

【Operation】Perpendicular insertion to a depth of 0.4 *cun* for standard body weight, Perpendicular insertion to a depth of 0.6 *cun* for the obesity.

【Attention】Pay attention to avoiding arteries.

22. Xiàngǔ (ST 43)

【Location】On the instep of the foot, in the depression distal to the commissure of the 2nd and 3rd metatarsal bones.

【Topography】It is between the tendons of long extensor muscle of the second and the third toe. The distribution of nerves and blood vessels is the same as that of Ch'ungyang (ST 42).

【Indications】Numbness or paralysis of lower extremities, diseases of large intestine.

【Operation】Perpendicular insertion to a depth of 0.8 *cun* for standard body weight, Perpendicular insertion to a depth of 1 *cun* for the obesity.

23. Nèitíng (ST 44)

【Location】On the dorsum of the foot, at the junction of the red and white skin proximal to the web margin between the 2nd and 3rd toes.

【Topography】It is on the lateral border of tendon of short extensor muscle of the second toe. The distribution of nerves is the same as that of Ch'ungyang (ST 42). There are dorsal arteries of bone.

【Indications】Numbness of lower extremities, constipation, mad.

【Operation】Perpendicular insertion to a depth of 0.6 *cun* for standard body weight, Perpendicular insertion to a depth of 0.8 *cun* for the obesity.

24. Lìduì (ST 45)

【Location】On the lateral side of the distal segment of the 2nd toe, 0.1 cun from the corner of the toenail.

【Topography】It allots superficial peroneal nerves and dorsal digital nerves of foot from lumbar $cord_5$ to sacral $cord_1$ (L_5~S_1). There are dorsal digital arteries of foot of anterior tibial artery.

【Indications】Numbness of lower extremities, mad.

25. Huántiào (GB 30)

【Location】On the lateral side of the thigh, at the junction of middle third and lateral third of the line connecting the prominence of the great trochanter and the sacral hiatus when the patient is in a lateral recumbent position with the thigh flexed.

【Topography】There are the greatest gluteal muscle and the middle gluteal muscle. It allots superior gluteal nerves from lumbar $cord_4$ to sacral $cord_1$ (L_4~S_1), inferior gluteal nerves from lumbar $cord_5$ to sacral $cord_2$ (L_5~S_2). There are superior gluteal artery and inferior gluteal artery.

【Indications】Sciatica, pain of waist, dyscinesia or sensory disturbance in lower extremities .

【Operation】Perpendicular insertion to a depth of 2.5 *cun* for standard body weight, Perpendicular insertion to a depth of 2.8 *cun* for the obesity.

26. Fēngshì (GB 31)

【Location】On the lateral midline of the thigh, 7 cun above the popliteal crease, or at the place touching the tip of the middle finger when the patient stands erectly with the arms hanging down freely.

【Topography】It is between the vastus lateralis muscle and biceps femoris muscle, inside the iliotibial tract. It allots femoral nerves from lumbar $cord_{2\sim4}$ ($L_{2\sim4}$), common peroneal nerves from lumbar $cord_4$ to sacral $cord_2$ (L_4~S_2), tibial nerves from lumbar $cord_4$ to sacral $cord_3$ (L_4~S_3), lateral cutaneous nerves of thigh from lumbar $cord_{2,3}$ ($L_{2,3}$). There are lateral femoral circumflex arteries.

【Lndications】Pain in waist and low extremities, diseases of organs in the pelvic cavity.

【Operation】Perpendicular insertion to a depth of 1.6 *cun* for standard body weight, Perpendicular insertion to a depth of 1.8 *cun* for the obesity.

27. Zhōngdú (GB 32)

【Location】On the lateral side of the thigh, 2 cun below Fēngshī (GB 31), or 5 cun above the popliteal crease, between the lateral vastus muscle and biceps muscle of the thigh.

【Topography】Topography is the same as that of Fengshih(GB 31).

【Indications】Sciatica, neuritis of lateral cutaneous nerves of thigh, diseases of organs in the pelvic cavity.

【Operation】Perpendicular insertion to a depth of 1.6 *cun* for standard body weight, Perpendicular insertion to a depth of 1.8 *cun* for the obesity.

28. Xīyángguān (GB 33)

【Location】On the lateral side of the knee, 3 cun above Yánglíngquán (GB 34), in the depression above the external epicondyle of femur.

【Topography】It is in front of the tendon of biceps femoris muscle. It allots tibial nerves and common peroneal nerves from lumbar cord$_4$ to sacral cord$_3$ (L_4~S_3). There are arterial networks of ankle joint.

【Indications】Pain in ankle joint, paralysis of lower limbs.

【Operation】Perpendicular insertion to a depth of 1.2 *cun* for standard body weight, Perpendicular insertion to a depth of 1.4 *cun* for the obesity.

29. Yánglíngquán (GB 34)

【Location】On the lateral side of the leg, in the depression anterior and inferior to the head of fibula.

【Topography】It is between the long peroneal muscle and the long extensor muscle of toe. At the level of crotch of common peroneal nerves forming superficial peroneal nerves and deep peroneal nerves, it allots lateral cutaneous nerves of calf. There are branches of anterior tibial artery.

【Indications】Numbness or paralysis of lower limbs, diseases of biliary tract ,especially for biliary tract ascarid.

【Operation】Perpendicular insertion to a depth of 1.2 *cun* for standard body weight, Perpendicular insertion to a depth of 1.4 *cun* for the obesity.

30. Yángjiāo (GB 35)

【Location】On the lateral side of the leg, 7 cun above the tip of the external malleolus, on the posterior border of fibular.

【Topography】It is on the point of attachment of long peroneal muscle. It allots superficial peroneal nerves.There are branches of peroneal artery.

【Indications】Paralysis or numbness of lower limbs, sciatica.

【Operation】Perpendicular insertion to a depth of 1.2 *cun* for standard body weight, Perpendicular insertion to a depth of 1.4 *cun* for the obesity.

31. Wàiqiū (GB 36)

【Location】On the lateral side of the leg, 7cun above the tip of the external malleolus, on the anterior border of fibula and on the level of Yángjiāo (GB 35).

【Topography】It is between long peroneal muscle and long extensor muscle of toe. It allots suoerior peroneal nerve and deep peroneal nerve from lumbar $cord_4$ to sacral $cord_2$ (L_4~S_2). There are branches of anterior tibial artery.

【Indications】Pain in waist and low extremities, dyscinesia of low limbs.

【Operation】Perpendicular insertion to a depth of 1.2 *cun* for standard body weight, Perpendicular insertion to a depth of 1.4 *cun* for the obesity.

32. Guāngmíng (GB 37)

【Location】On the lateral side of the leg, 5cun above the tip of the lateral malleolus, on the anterior border of fibula.

【Opography】It is between the long extensor muscle of toe and the short peroneal muscle. The distribution of nerves and blood vessels is the same as that of Waich'iu (GB 36).

【Indications】Paralysis or numbness of lower limbs, sciatica.

【Operation】Perpendicular insertion to a depth of 1.2 *cun* for standard body weight, Perpendicular insertion to a depth of 1.4 *cun* for the obesity.

33. Yɑ́ngfǔ (GB 38)

【Location】On the lateral side of the leg, 4 cun above the tip of the lateral malleolus, slightly anterior to the anterior border of fibula.

【Topography】It is between the long extensor muscle of toe and the short peroneal muscle. The distribution of nerves and blood vessels is the same as that of Waich'iu (GB 36).

【Indications】Sciatica, paralysis of lower limbs.

【Operation】Perpendicular insertion to a depth of 1.2 *cun* for standard body weight, Perpendicular insertion to a depth of 1.4 *cun* for the obesity.

34. Xuɑ́nzhōng (GB 39)

【Location】On the lateral side of the leg, 3 cun above the tip of lateral malleolus, on the anterior border of fibula.

【Topography】It is nearby the short peroneal muscle and the long extensor muscle of toe. The distribution of nerves and blood vessels is the same as that of Waich'iu (GB 36).

【Indications】Sciatica, paralysis of lower limbs.

【Operation】Perpendicular insertion to a depth of 1.2 *cun* for standard body weight, Perpendicular insertion to a depth of 1.4 *cun* for the obesity.

35. Qiūxū (GB 40)

【Location】Anterior and inferior the lateral malleolus, in the depression lateral to the tendon of long extensor muscle of toes.

【Topography】It is on the upper border of the tendon of short peroneal muscle. It allots branches of superficial peroneal nerves and deep peroneal nerve from lumbar cord$_4$ to sacral cord$_2$ (L_4~S_2). There are lateral anterior malleolar arteries of anterior tibial artery.

【Indications】Pain of foot and wrist, sciatica.

【Operation】Perpendicular insertion to a depth of 0.6 *cun* for standard body weight, Perpendicular insertion to a depth of 0.8 *cun* for the obesity.

36. Zǔlínqì (GB 41)

【Location】On the lateral side of the instep of the foot, posterior to the 4th metatarsophalangeal joint, in the depression lateral to the tendon of extensor muscle of the little toe.

【Topography】It is behind the tendon of the fifth long extensor muscle of toe. Tt allots superficial peroneal nerves from lumbar $cord_4$ to sacral $cord_2$ (L_4~S_2). There are dorsal arteries of foot.

【Indications】Pain in back of foot, paralysis of lower limbs, diseases of organs in the pelvic cavity.

【Operation】Perpendicular insertion to a depth of 0.4 *cun* for standard body weight, Perpendicular insertion to a depth of 0.6 *cun* for the obesity.

37. Dìwǔhuì (GB 42)

【Location】On the lateral side of the instep of the foot, posterior to the 4th metatarsophalangeal joint, between 4th and 5th metatarsal bones, medial to the tendon of extensor muscle of the little toe .

【Topography】It is in the front of the tendon of the fifth long extensor muscle of toe. It allots branches of deep peroneal nerves and superficial peroneal nerves from lumbar $cord_4$ to sacral $cord_2$ (L_4~S_2). There are dorsal arteries of foot of anterior tibial artery.

【Indications】Pain in back of foot, paralysis of lower limbs, diseases of organs in the pelvic cavity.

【Operation】Perpendicular insertion to a depth of 0.4 *cun* for standard body weight, Perpendicular insertion to a depth of 0.6 *cun* for the obesity.

38. Xiáxī (GB 43)

【Location】 On the lateral side of the instep of the foot, between the 4th and 5th toes, at the junction of the red and white skin, proximal to the margin of the web.

【Topography】It is between the tendon of the fourth long extensor muscle of toe and the tendon of the fifth long extensor muscle of toe. It allots branches of superficial peroneal nerves from lumbar $cord_4$ to sacral $cord_2$ (L_4~S_2). There are dorsal arteries of foot.

【Indications】Numbness of lower limbs, diseases of organs in the pelvic cavity.

【Operation】Perpendicular insertion to a depth of 0.4 *cun* for standard body weight, Perpendicular insertion to a depth of 0.6 *cun* for the obesity.

39. Zúqiàoyīn (GB 44)

【Location】 On the lateral side of the distal segment of the 4th toe, 0.1 cun from the

 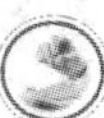

corner of the toenail.

【Topography】It allots dorsal digital nevers of foot of superficial peroneal nerves from lumbar $cord_4$ to sacral $cord_2$(L_4~S_2). There are dorsal digital arteries of foot of anterior tibial artery.

【Indications】Numbness of foot and toe, diseases of reproductive system.

40. Chéngfú (BL 36)

【Location】On the posterior side of the thigh, at the midpoint of the gluteal fold.

【Topography】It allots inferior gluteal nerves and posterior cutaneous nerve of thigh from lumbar $cord_5$ to sacral $cord_2$ (L_5~S_2). Its deep part is sciatic nerves from lumbar $cord_4$ to sacral $cord_3$ (L_4~S_3). There are inferior gluteal arteries.

【Indications】Pain of waist and back, sciatica, diseases of organs in the pelvic cavity.

【Operation】Perpendicular insertion to a depth of 1.6 *cun* for standard body weight, Perpendicular insertion to a depth of 1.8 *cun* for the obesity.

41. Yīnmén (BL 37)

【Location】On the posterior side of the thigh and on the line connecting Chéngfú(BL 36) and Wěizhōng (BL 40), 6 cun below Chéngfú(BL 36).

【Topography】It is between the biceps femoris muscle and semitendinous muscle. Its deep parts are sciatic nerves and through branches of deep femoral artery. It allots branches of sciatic nerves and posterior cutaneous nerve of thigh from lumbar $cord_4$ to sacral $cord_2$ (L_4~S_2).

【Indications】Pain of waist and back, sciatica, diseases of organs in the pelvic cavity.

【Operation】Perpendicular insertion to a depth of 1.2 *cun* for standard body weight, Perpendicular insertion to a depth of 1.4 *cun* for the obesity.

42. Fúxì (BL 38)

【Location】 At the lateral end of the popliteal crease, 1 cun above Wěiyáng(BL 39), medial to the tendon of biceps muscle of the thigh.

【Topography】It is in the medial surface of the biceps femoris muscle. It allots common peroneal nerves from lumbar $cord_4$ to sacral $cord_2$ (L_4~S_2) and tibial nerves, posterior cutaneous nerves of thigh from lumbar $cord_4$ to sacral $cord_3$ (L_4~S_3). There are branchs of lateral superior genicular artery.

【Indications】Sciatica, paralysis of lower limbs, diseases of organs in the pelvic cavity.

【Operation】Perpendicular insertion to a depth of 1.2 *cun* for standard body weight, Perpendicular insertion to a depth of 1.4 *cun* for the obesity.

43. Wěiyáng (BL 39)

【Location】At the lateral end of popliteal crease, medial to the tendon of biceps muscle of the thigh.

【Topography】The distribution of nerves is the same as that of Fúxì (BL 38). There are lateral superior genicular artery and lateral inferior genicular artery.

【Indications】Pain of waist, leg, knee and popliteal fossa, diseases of organs in the pelvic cavity.

【Operation】Perpendicular insertion to a depth of 1.2 *cun* for standard body weight, Perpendicular insertion to a depth of 1.4 *cun* for the obesity.

44. Wěizhōng (BL 40)

【Location】At the midpoint of the popliteal crease. Between the tendons of m.. Biceps femoris and m.semitendinosus.

【Topography】It is in the popliteal fossa enclosed by medial and lateral head of biceps femoris muscle, semitendinous muscle, semimembranous muscle, gastrocnemius muscle. There are tibial nerves from lumbar $cord_4$ to sacral $cord_3$ (L_4~S_3). It allots posterior cutaneous nerves of thigh.

【Indications】Pain of waist and knee, sciatica, paralysis of lower limbs.

【Operation】Perpendicular insertion to a depth of 1.2 *cun* for standard body weight, Perpendicular insertion to a depth of 1.4 *cun* for the obesity.

【Attention】Moxibustion is forbidden.

45. Héyáng (BL 55)

【Location】On the posterior side of the leg and on the line connecting Wěizhōng (BL 40) and Chéngshān (BL 57), 2 cun below Wěiyáng (BL 40).

【Topography】It is in the confluent part of medial and lateral head of gastrocnemius muscle. It allots branches of tibial nerves and media cutaneous nerves of calf from lumbar

 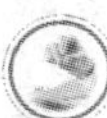

$cord_4$ to sacral $cord_3$ (L_4~S_3).

【Indications】Pain of waist, sciatica, diseases of reproductive system.

【Operation】Perpendicular insertion to a depth of 1.2 *cun* for standard body weight, Perpendicular insertion to a depth of 1.4 *cun* for the obesity.

46. Chéngjīn (BL 56)

【Location】On the posterior side of the leg and on the line connecting Wěizhōng (BL 40) and Chéngshān(BL 57), at the center of gastrocnemius muscle belly, 5 cun below Wěizhōng (BL 40).

【Topography】It is between the two bellies of muscle of gastrocnemius muscle. The distribution of nerves is the same as that of Héyáng (BL 55) . There are posterior tibial arteries.

【Indications】Pain of waist, sciatica, spasm of gastrocnemius muscle, diseases of large intestine.

【Operation】Perpendicular insertion to a depth of 1.2 *cun* for standard body weight, Perpendicular insertion to a depth of 1.4 *cun* for the obesity.

47. Chéngshān (BL 57)

【Location】On the posterior midline of the leg, between Wěizhōng (BL 40) and Kūnlún (BL 60), in a p pointed depression formed below the gastrocnemius muscle belly when the leg is stretched or the heel is lifted.

【Topography】The distribution of nerves and blood vessels is the same as that of Chéngjīn (BL 56).

【Indications】Pain of waist, sciatica, diseases of organs in the pelvic cavity.

【Operation】Perpendicular insertion to a depth of 1.6 *cun* for standard body weight, Perpendicular insertion to a depth of 1.8 *cun* for the obesity.

48. Fēiyáng (BL 58)

【Location】On the posterior side of the leg, 7 cun directly above Kūnlún (BL 60) and 1 cun lateral and inferior to Chéngshān (BL 57).

【Topography】It is in the Achilles tendon moving to lateral belly of muscle of gastrocnemius muscle. It allots branches of tibial nerves and lateral cutaneous nerves of calf from lumbar $cord_4$ to sacral $cord_2$ (L_4~S_2). There are peroneal arteries.

【Indications】Pain of waist, sciatica, paralysis of lower limbs.

【Operation】Perpendicular insertion to a depth of 1.2 *cun* for standard body weight, Perpendicular insertion to a depth of 1.4 *cun* for the obesity.

49. Fūyáng (BL 59)

【Location】On the posterior side of the leg, posterior to the lateral malleolus, 3 cun directly above Kūnlún (BL 60).

【Topography】It is in the short peroneal muscle. It allots branches of tibial nerves and lateral cutaneous nerves of calf from lumbar $cord_5$ to sacral $cord_1$ (L_5~S_1). There are peroneal arteries.

【Indications】Sciatica, paralysis of lower limbs.

【Operation】Perpendicular insertion to a depth of 1 *cun* for standard body weight, Perpendicular insertion to a depth of 1.2 *cun* for the obesity.

50. Kūnlún (BL 60)

【Location】Posterior to the lateral malleolus, in the depression between the tip of the lateral malleolus and Achilles tendon.

【Topography】It is in the short peroneal muscle. It allots superficial peroneal nerves and sural nerves from lumbar $cord_4$ to sacral $cord_2$ (L_4~S_2). There are back artery of ankle and peroneal artery.

【Indications】Sciatica, paralysis of lower limbs, pain of ankle joint, diseases of reproductive system .

【Operation】Perpendicular insertion to a depth of 0.8 *cun* for standard body weight, Perpendicular insertion to a depth of 1 *cun* for the obesity.

51. Púcān (BL 61)

【Location】On the lateral side of the foot, posterior and inferior to the lateral malleolus, directly below Kūnlún (BL 60), lateral to calcaneum, at the junction of the red and white skin.

【Topography】It allots lateral calcaneal branches of sural nerves. There are branches of peroneal artery.

【Indications】Painful heels, paralysis of lower limbs.

 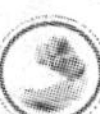

【Operation】Perpendicular insertion to a depth of 0.3 *cun* for standard body weight, Perpendicular insertion to a depth of 0.5 *cun* for the obesity.

52. Shēnmài (BL 62)

【Location】On the lateral side of the foot, in the depression directly below the lateral malleolus.

【Topography】It is superior to abductor muscle of little toe. It allots branches of tibial nerves from lumbar $cord_5$ to sacral $cord_2$ (L_5~S_2).).There are branches of peroneal artery.

【Indications】Pain of waist and leg, paralysis of lower limbs, diseases of menstruation.

【Operation】Perpendicular insertion to a depth of 0.3 *cun* for standard body weight, Perpendicular insertion to a depth of 0.5 *cun* for the obesity.

53. Jīnmén (BL 63)

【Location】 On the lateral side of the foot, directly below the anterior border of the lateral malleolus, on the lower border of the cuboid bone.

【Topography】It is superior to abductor muscle of little toe. The distribution of nerves is the same as that of Shēnmài (BL 62). There are lateral plantar arteries.

【Indications】Pain of waist and leg, paralysis of lower limbs.

【Operation】Perpendicular insertion to a depth of 0.3 *cun* for standard body weight, Perpendicular insertion to a depth of 0.5 *cun* for the obesity.

54. Jīnggǔ (BL 64)

【Location】On the lateral side of the foot, below the tuberosity of the 5th metatarsal bone, at the junction of the red and white skin.

【Topography】It is in the abductor muscle of little toe. It allots lateral plantar nerves of tibial nerves from sacral $cord_{1,2}$ ($S_{1,2}$). There are lateral plantar arteries.

【Indications】Pain of waist and leg, paralysis of lower limbs, diseases of urogenital system.

【Operation】Perpendicular insertion to a depth of 0.3 *cun* for standard body weight, Perpendicular insertion to a depth of 0.5 *cun* for the obesity.

55. Shūgǔ (BL 65)

【Location】On the lateral side of the foot, posterior to the 5th metatarsophalangeal joint, at the junction of the red and white skin.

【Topography】It is in the anterior extremity of the abductor muscle of little toe. The distribution of nerves is the same as that of Jīnggŭ(BL 64) .

【Indications】Pain of waist and leg, paralysis of lower limbs, diseases of organs in the pelvic cavity.

【Operation】Perpendicular insertion to a depth of 0.3 *cun* for standard body weight, Perpendicular insertion to a depth of 0.5 *cun* for the obesity.

56. Zútōnggŭ (BL 66)

【Location】 On the lateral side of the foot, anterior to the 5th metatarsophalangeal joint, at the junction of the red and white skin.

【Topography】The distribution of nerves and blood vessels is the same as that of Jīnggŭ(BL 64).

【Indications】Pain of waist and leg, numbness of lower limbs, diseases of urogenital system.

【Operation】Perpendicular insertion to a depth of 0.3 *cun* for standard body weight, Perpendicular insertion to a depth of 0.5 *cun* for the obesity.

57. Zhìyīn (BL 67)

【Location】On the lateral side of the distal segment of the little toe, 0.1 cun from the corner of the toenail.

【Topography】It allots superficial peroneal nerves and sural nerves from lumbar cord$_4$ to sacral cord$_2$ (L_4~S_2). There are phalanx arteries.

【Indications】Pain of waist and leg, diseases of urogenital system, abnormal fetal position.

【Operation】Shallow needling 0.1~0.2 cun or bloodletting by using triangle-edged needle or using moxibustion.

14-3. Acupoints in Posterior and Medial Surface of Lower Limb and Related to Sacral Cord, Lumbar Cord (Mainly L_2~L_5) Segment

These acupoints (about 27) are mainly used to treat diseases of lumbar and leg region, organs in pelvic cavity.

These acupoints are mainly used to treat diseases of lumbar and leg region, organs in pelvic cavity.

58. Yīnlíngquán (SP 9)

【Location】On the medial side of the leg, in the depression posterior and inferior to the medial condyle of tibia.

【Topography】It is on the point of attachment of sartorius muscle. It allots saphenous nerves of femoral nerve from lumbar $cord_{2\sim4}$ ($L_{2\sim4}$), tibial nerves from lumbar $cord_4$ to sacral $cord_2$ (L_4–S_2). There are medial inferior genicular arteries.

【Indications】Lumbago, pain of knee joint, diseases of large intestine and urogenital system .

【Operation】Perpendicular insertion to a depth of 1.6 *cun* for standard body weight, Perpendicular insertion to a depth of 1.8 *cun* for the obesity.

59. Dìjī (SP 8)

【Location】On the medial side of the leg and on the line connecting the tip of the medial malleolus and Yīnlíngquán (SP 9), 3 cun below Yīnlíngquán (SP 9).

【Topography】It is between the posterior margin of tibia and Soleus muscle. The distribution of nerves is the same as that of Yīnlíngquán (SP 9). There are branches of posterior tibial artery.

【Indications】Lumbago, paralysis of lower limbs, diseases of organs in the pelvic cavity.

【Operation】Perpendicular insertion to a depth of 1.2 *cun* for standard body weight, Perpendicular insertion to a depth of 1.4 *cun* for the obesity.

60. Lòugǔ (SP 7)

【Location】On the medial side of the leg and on the line connecting the tip of the medial malleolus and Yīnlíngquán (SP 9), 6 cun from the tip of the medial malleolus, posterior to the medial border of the tibia.

【Topography】It is in Soleus muscle. It allots saphenous nerves from lumbar $cord_{2\sim4}$ ($L_{2\sim4}$), tibial nerves from lumbar $cord_4$ to sacral $cord_2$ ($L_4 \sim S_2$). There are branches of posterior tibial artery.

【Indications】Diseases of urogenital system and intestine, lumbago and pain in leg.

【Operation】Perpendicular insertion to a depth of 1.2 *cun* for standard body weight, Perpendicular insertion to a depth of 1.4 *cun* for the obesity.

61. Sānyīnjiāo (SP 6)

【Location】On the medial side of the leg, 3 cun above the tip of the medial malleolus, posterior to the medial border of the tibia.

【Topography】It is between Soleus muscle and long flexor muscle of toe. Its deep part is long flexor muscle of great toe. It allots saphenous nerves of femoral nerve from lumbar $cord_{2\sim4}$ ($L_{2\sim4}$), tibial nerves from lumbar $cord_4$ to sacral $cord_3$ ($L_4 \sim S_3$). There are posterior tibial arteries.

【Indications】Many diseases of urogenital system and intestine, lumbago, pain in leg and increasing immune function of the body.

【Operation】Perpendicular insertion to a depth of 1.2 *cun* for standard body weight, Perpendicular insertion to a depth of 1.4 *cun* for the obesity.

62. Shāngqiū (SP 5)

【Location】 In the depression anterior and inferior to the medial malleolus, at the midpoint of the line connecting the tuberosity of navicular bone and the tip of medial malleolus.

【Topography】It is inferior to cruciate ligament of leg, it allots saphenous nerves from lumbar $cord_{2\sim4}$ ($L_{2\sim4}$), superficial peroneal nerves and deep peroneal nerve from lumbar $cord_4$ to sacral $cord_2$ ($L_4 \sim S_2$). There are medial anterior malleolar arteries.

【Indications】Pain of ankle joint, diseases of organs in the pelvic cavity such as large intestine and bladder.

【Operation】Perpendicular insertion to a depth of 0.6 *cun* for standard body weight, Perpendicular insertion to a depth of 0.8 *cun* for the obesity.

 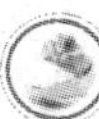

63. Gōngsūn (SP 4)

【Location】On the medial border of the foot, anterior and inferior to the proximal end of the 1st metatarsal bone.

【Topography】 It is in abductor muscle of great toe and on the superior border of long flexor muscle of great toe. It allots tibial nerves from lumbar $cord_5$ to sacral $cord_3$ (L_5~S_3). There are medial plantar arteries.

【Indications】Diseases of large intestine and urogenital system.

【Operation】Perpendicular insertion to a depth of 0.8 *cun* for standard body weight, Perpendicular insertion to a depth of 1 *cun* for the obesity.

64. Tàibái (SP 3)

【Location】On the medial border of the foot, in the depression of the junction of the red and white skin, posterior and inferior to the 1st metatarsophalangeal joint.

【Topography】It is in abductor muscle of great toe and on the superior border of long flexor muscle of great toe. The distribution of nerves and blood vessels is the same as that of Gōngsūn (SP 4).

【Indications】Diseases of large intestine and urogenital system.

【Operation】Perpendicular insertion to a depth of 0.6 *cun* for standard body weight, Perpendicular insertion to a depth of 0.8 *cun* for the obesity.

65. Dàdū (SP 2)

【Location】On the medial border of the foot, in the depression of the junction of the red and white skin, anterior and inferior to the 1st metatarsophalangeal joint.

【Topography】The distribution of nerves and blood vessels is the same as that of Gōngsūn (SP 4).

【Indications】Diseases of urogenital system and large intestine.

【Operation】Perpendicular insertion to a depth of 0.3 *cun* for standard body weight, Perpendicular insertion to a depth of 0.5 *cun* for the obesity.

66. Yǐnbái (SP 1)

【Location】 On the medial side of the distal segment of the great toe 0.1 cun from the corner of the toenail.

【Topography】It allots dorsal digital nerves of foot of superficial peroneal nerves from lumbar cord$_5$ to sacral cord$_2$ (L_5~S_2), saphenous nerves of femoral nerve from lumbar cord$_{2\sim4}$ ($L_{2\sim4}$). There are dorsal digital arteries of foot.

【Indications】Diseases of urogenital system and large intestine.

【Operation】 Shallow needling 0.1~0.2 cun or bloodletting by using triangle-edged needle.

67. Qūquán (LR 8)

【Location】On the medial side of the knee, at the medial end of the popliteal crease when the knee is flexed, posterior to the medial epicondyle of femur, in the depression of the anterior border of the insertions of semimembranosus and semitendinosus.

【Topography】It is in the terminal part of semimembranous muscle. It allots branches of femoral nerves from lumbar cord$_{2\sim4}$($L_{2\sim4}$), tibial nerves from lumbar cord$_4$ to sacral cord$_3$ (L_4~S_3).There arearterial networks of knee joint.

【Indications】Diseases of urogenital system, pain of knee joint.

【Operation】Perpendicular insertion to a depth of 1.2 *cun* for standard body weight, Perpendicular insertion to a depth of 1.4 *cun* for the obesity.

68. Xīguān (LR 7)

【Location】On the medial side of the leg, posterior and inferior to the medial tibial condyle, 1 cun posterior to Yīnlíngquán (SP 9), at the upper end of the medial head of gastrocnemius muscle.

【Topography】It is in the upper part of medial head of gastrocnemius muscle. Ihe distribution of nerves is the same as that of Yīnlíngquán (SP 9). There are inferior genicular arteries.

【Indications】Pain of knee joint, diseases of organs in the pelvic cavity,.

【Operation】Perpendicular insertion to a depth of 1.2 *cun* for standard body weight, Perpendicular insertion to a depth of 1.4 *cun* for the obesity.

69. Zhōngdū (LR 6)

【Location】On the medial side of the leg, 7 cun above the tip of the medial malleolus, on the midline of the medial surface of tibia.

 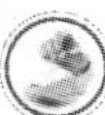

【Topography】It is between the posterior margin of tibia and Soleus muscle. The distribution of nerves is the same as that of Yīnlíngquán (SP 9). There are branches of posterior tibial artery and great saphenous vein.

【Indications】Pain or paralysis of lower limbs, diseases of organs in the pelvic cavity.

【Operation】The needle is inserted horizontally to a depth of 0.6 *cun* .

70. Lígōu (LR 5)

【Location】On the medial side of the leg, 5cun above the tip of the medial malleolus, on the midline of the medial surface of tibia.

【Topography】It is between the posterior margin of tibia and soleus muscle. Its deep part is posterior tibial muscle. The distribution of nerves and blood vessels is the same as that of Zhōngdū (LR 6).

【Indications】Diseases of urogenital system, paralysis of lower limbs.

【Operation】The needle is inserted horizontally to a depth of 0.6 *cun* .

71. Zhōngfēng (LR 4)

【Location】On the instep of the foot, anterior to the medial malleolus, on the line connecting Shāngqiū (SP 5) and Jiěxī (ST 41), in the depression medial to the tendon of anterior tibial muscle.

【Topography】It allots branches of superficial peroneal nerves from lumbar $cord_4$ to sacral $cord_2$ (L_4~S_2), saphenous nerves of femoral nerve from lumbar $cord_{2\text{-}4}$ ($L_{2\text{-}4}$). There are medial anterior malleolar arteries.

【Indications】Diseases of urogenital system, pain of ankle joint.

【Operation】Perpendicular insertion to a depth of 0.6 *cun* for standard body weight, Perpendicular insertion to a depth of 0.8 *cun* for the obesity.

72. Tàichōng (LR 3)

【Location】On the instep of the foot, in the depression of the posterior end of the 1st interosseous metatarsal space.

【Topography】It is on the lateral border of tendinous sheath of long extensor of great toe. It allots branches of deep peroneal nerve from lumbar $cord_4$ to sacral $cord_2$ (L_4~S_2). Its deep part is tibial nerves from lumbar $cord_5$ to sacral $cord_3$ (L_5~S_3). There are branches of dorsal arteries of foot.

【Indications】Paralysis of lower limbs, diseases of urogenital system.

【Operation】Perpendicular insertion to a depth of 0.8 *cun* for standard body weight, Perpendicular insertion to a depth of 1 *cun* for the obesity.

73. Xíngjiān (LR 2)

【Location】On the instep of the foot, between the 1st and 2nd toes, at the junction of the red and white skin proximal to the margin of the web.

【Topography】There are dorsal digital arteries of foot. The distribution of nerves is the same as that of Tàichōng (LR 3).

【Indications】Paralysis of lower limbs, diseases of urogenital system.

【Operation】Perpendicular insertion to a depth of 0.6 *cun* for standard body weight, Perpendicular insertion to a depth of 0.8 *cun* for the obesity.

74. Dàdūn (LR 1)

【Location】On the lateral side of the distal segment of the great toe, 0.1cun from the corner of the toenail.

【Topography】It allots dorsal digital nerves of foot of deep peroneal nerve from lumbar $cord_4$ to sacral $cord_2$ (L_4~S_2), There are dorsal digital arteries of foot.

【Indications】Diseases of urogenital system and intestinal tract.

【Operation】 Shallow needling 0.1~0.3 cun or bloodletting by using triangle-edged needle.

75. Yīngǔ (KI 10)

【Location】On the medial side of the popliteal fossa, between the tendons of semitendionous and semimembranous musclers when the knee is flexed.

【Topography】It allots branches of tibial nerves from lumbar $cord_4$ to sacral $cord_3$ (L_4~S_3). There are branches of popliteal artery.

【Indications】Diseases of urogenital system, pain of knee and popliteal fossa..

【Operation】Perpendicular insertion to a depth of 1.2 *cun* for standard body weight, Perpendicular insertion to a depth of 1.4 *cun* for the obesity.

76. Zhùbīn (KI 9)

【Location】On the medial side of the leg and on the line connecting Tàixī (KI 3) and Yīngǔ (KI 10), 5 cun above Tàixī(KI 3), medial and inferior to the gastrocnemius muscle belly.

【Topography】It is in the lower part of medial belly of muscle of gastrocnemius muscle. Its deep part is posterior tibial artery and tibial nerve from lumbar $cord_4$ to sacral $cord_3$ (L_4~S_3).It allots branches of tibial nerve.

【Indications】Spasm of gastrocnemius muscle, diseases of urogenital system.

【Operation】Perpendicular insertion to a depth of 1.2 *cun* for standard body weight, Perpendicular insertion to a depth of 1.4 *cun* for the obesity.

77. Jiāoxìn (KI 8)

【Location】On the medial side of the leg, 2 cun above Tàixī (KI 3) and 0.5 cun anterior to Fùliū (KI 7), posterior to the medial border of the tibia.

【Topography】It is in the long flexor muscle of toe. It allots saphenous nerves of femoral nerve from lumbar $cord_{2\sim4}$ ($L_{2\sim4}$), branches of tibial nerves from lumbar $cord_5$ to sacral $cord_2$ (L_5~S_2). There are posterior tibial arteries.

【Indications】Diseases of urogenital system, paralysis of lower limbs.

【Operation】Perpendicular insertion to a depth of 1 *cun* for standard body weight, Perpendicular insertion to a depth of 1.2 *cun* for the obesity.

78. Fùliù (KI 7)

【Location】On the medial side of the leg, 2 cun directly above Tàixī(KI 3), anterior to Achilles tendon.

【Topography】It is in the lower part of soleus muscle. It allots branches of tibial nerves from lumbar $cord_4$ to sacral $cord_2$ (L_4~S_2). There are posterior tibial arteries.

【Indications】Diseases of urogenital system, paralysis of lower limbs, pain of waist.

【Operation】Perpendicular insertion to a depth of 1 *cun* for standard body weight, Perpendicular insertion to a depth of 1.2 *cun* for the obesity.

79. Zhàohǎi (KI 6)

【Location】On the medial side of the foot, in the depression below the tip of the medial malleolus.

【Topography】It is in the terminal part of abductor muscle of great toe. There are posterior tibial artery and tibial nerves from lumbar $cord_4$ to sacral $cord_3$ (L_4~S_3). It allots branches of tibial nerves.

【Indications】Diseases of urogenital system, pain in foot and wrist.

【Operation】Perpendicular insertion to a depth of 0.6 *cun* for standard body weight, Perpendicular insertion to a depth of 0.8 *cun* for the obesity.

80. Shuǐquán (KI 5)

【Location】On the medial side of the foot, posterior and inferior to the medial malleolus, 1 cun directly below Tàixī(KI 3), in the depression of the medial side of the tuberosity of calcaneus.

【Topography】It is posterior and inferior to the tendon of long flexor muscle of great toe. It allots branches of tibial nerves from lumbar $cord_5$ to sacral $cord_2$ (L_5~S_2). There are branches of posterior tibial arteries.

【Indications】Diseases of urogenital system.

【Operation】Perpendicular insertion to a depth of 0.3 *cun* for standard body weight, Perpendicular insertion to a depth of 0.5 *cun* for the obesity.

81. Dàzhōng (KI 4)

【Location】On the medial side of the foot, posterior and inferior to the medial malleolus, in the depression of the medial side of and anterior to the attachment of Achiller tendon.

【Topography】It is in the lower part of Achilles tendon. There are tibial nerves from lumbar $cord_4$ to sacral $cord_3$ (L_4~S_3) and posterior tibial arteries. It allots medial cutaneous nerves of leg.

【Indications】Diseases of urogenital system.

【Operation】Perpendicular insertion to a depth of 0.3 *cun* for standard body weight, Perpendicular insertion to a depth of 0.5 *cun* for the obesity.

82. Tàixī (KI 3)

【Location】 On the medial side of the foot, posterior to the medial malleolus, in the depression between the tip of the medial malleolus and Achilles tendon.

【Topography】Topography is the same as that of Dàzhōng (KI 4).

【Indications】Diseases of urogenital system.

【Operation】Perpendicular insertion to a depth of 0.8 *cun* for standard body weight, Perpendicular insertion to a depth of 1 *cun* for the obesity.

83. Rángǔ (KI 2)

【Location】On the medial side of the foot, below the tuberosity of the navicular bone, and the junction of the red and white skin.

【Topography】It is in the abductor muscle of great toe and superior border of long flexor muscle of great toe. It allots tibial nerves from lumbar $cord_5$ to sacral $cord_3$ (L_5~S_3). There are medial plantar arteries.

【Indications】Diseases of urogenital system.

【Operation】Perpendicular insertion to a depth of 1 *cun* for standard body weight, Perpendicular insertion to a depth of 1.2 *cun* for the obesity.

84. Yǒngquán (KI 1)

【Location】 On the sole, in the depression appearing on the anterior part of the sole when the foot is in plantar flexion, approximately at the junction of the anterior one-third and posterior two-thirds of the line connecting the base of the 2nd and 3rd toes and the heel.

【Topography】It is in the plantar aponeurosis. It allots medial plantar nerves and lateral plantar nerves from lumbar $cord_5$ to sacral $cord_3$ (L_5~S_3). There are plantar arch arteries.

【Indications】Diseases of urogenital system, children convulsion.

【Operation】Perpendicular insertion to a depth of 1.2 *cun*.

4

Acupuncture Treatment of Diseases

Chapter 15 Treatment Pandect

15-1. Principles in Selecting Points of Channel and Point Treatment and Laws in Function of Channel and Point

'Basic rules in function of channel and point' was introduced in *Theory and Clinical Application of Modern Acupuncture · Basic Theory and Points*, the classification in effect of needling channels and points was introduced in chapter six. The regulation effect that caused by needling points is fully complex, but from the perspective of the effect range produced by needling points, various complicated needling effect can be summarized two mainly categories: one is segmental effect, the other is the systemic effect. These two effects will be achieved when traditional points are needled, what is different is their existence range. Generally, when one point is needled, the organ in the same segments or adjacent segments will receive a superposed effect of the segmental and the systemic effects.

The segmental effect of needling depends on the distribution space of relevant segment nerves. There is no doubt that the needling effect has a intimate relativity with the nerve segmental domination. The diseases that can be treated by points are the summary of practical experience for thousand years by our ancestors. This experience summary fit our theory summarization to a great extent and the relevant regularity also gets the support provided by modern relevant researches [1]. Obviously, the production mechanism in segmental effect of needling is the connection of nerve segmental domination. As is discussed before, the somite is the primitive and local function unit of vertebrate and human body. In a primitive somite, somatic nerves and visceral nerves that emitted by nerve segments to body and viscera connect them to whole. With the growth and differentiation of embryo, no matter what shape visceral organs become, how branches extent, how dermatomere and sarcomere of human body transfer, no matter how their nerve roots rank and combine again, complex nerve plexus has formed on the aspect of shape, but the relationship of segmental domination is still be retained in the aspect of function. It means that the segmental domination domain that originally belongs to remains unchanged. I effect of needling is produced by segmental connection of nerve. According to the theory summarization that the afferentiation of two different senses interacts in nervus centralis of Prof.Zhang Xiangtong [2], integration activity of spinal cord level is the first step and the segmental effect of this first step is obviously higher than the senior major center that observed. The needling effect is good if needling places and pain origin belong to the same segment or near segment, if they belong to far segment, the effect is bad [2,3].

According to these research achievements, we can define the point selection principles of modern acupuncture and moxibustion as:

1.Principle One: First-tier points are the first choice. Although the points that lie in the same or near nerve segment domination domains with morbidity organs and relevant pathological links are in the range of selecting, the first-tier points are the first choice. It means their treatment effect is reliable, operation is safe and convenient.The first-tier points mostly distribute on the four limbs, chest and abdomen[4,5]. This is the basic principle of point selection. If there are other selection principles with modern scientific meaning, they are only as the supplement for this basic principle.

What is need to say is combining with the treatment effect, safe and convenient operation and other factors, points lie in the back only can be classified in second-tier points instead of first-tier to use. There is no evidence that the effect of points lie on the back is better than the points lie in the four limbs, but the safety, convenience of operation and comfort degree of patients of points lie on the four limbs, chest and abdomen are better than the points lie on the back.

2.Principle Two: Points are few and carefully chosen. Point compatibility not only produce synergistic action, some compatibility can produce rivalry action. In order to avoid the appearance of rivalry action, in the condition that the function principle of point compatibility is not researched completely clearly, the first-tier points can be selected are not used each time but selected a little and carefully. Different first-tier points can be used alternatively. The points lie in the two sides can be used alternatively to treat visceral organ diseases[6]. There is no evidence that points lie in the two sides needled at the same time can achieve better treatment effect. Generally, 4-10 points can be selected to treat visceral organ diseases. In consideration of using alternatively of points with symmetrical distribution, needling 4-10 needles to give clinical treatment.

Before that, no one puts forward 'the principle of segmental point selection' systemically, but the points that selected in accordance to various points selection principles fit the 'the principle of segmental point selection' on the general trend. We have made a systemic analysis of the frequency for 107 relevant research reports about acupuncture and moxibustion in treating chronic cholecystitis and gall-stone in the last more than ten years. The outcome involves 12 species of point selection principles and 59 points. There are 31 points' appearance frequency less than 0.2% in all points and there are only 12 points' appearance frequency more than 10%. Use frequency of points in top nine: Danshu(BL19), Ganshu(BL18), Riyue(GB24), Qimen(LR14), Zhongwan(RN12), Yanglingque(GB34), Dannang(EX-LE6), Taichong(LR3), Zusanli(ST36). These nine points are used widely in treating gallbladder disease because they have a foundation of neuroanatomy and physiology[7]. It means they are lie in the same or closely relevant domination domains of nerve segment with gallbladder.

In brief, in the spinal cord level, endaxoneuron and the central process of spinal ganglion intercommunicate with each other in spinal cord or ganglion in the sympathetic trunk intercommunicate with each other, so for the 'attending rules of points', also described as the theory of 'attending range of points mainly depends on domination space of relevant nerve segment' should be cognized comprehensively. Segmental effect of acupuncture and moxibustion includes the 'segmental effect' in the same spinal cord level, also includes the 'segmental effect' in the near or closely relevant couple of spinal cord S-T[8].

15-2. Principles in Selecting Points Prescription and Function Rules of Auricular Points

Auricular points and other holographic points system are a independent point system that not belong to the points system. The independence of this system dictates that the principles in selecting points prescription of selecting auricular points and other holographic points is completely different from points system. Meridian theory or theory of nerve segment cannot be the direction rules and we only follow the theory of holographic biomedicine. Principles in selecting points prescription of auricular points therapeutic includes selecting principle of main points and selecting principle of adjunct points. With the constant development of the research of holographic biomedicine, principles in selecting points prescription of auricular points therapeutic also achieve some supplement, revision and improvement. Here is an introduction to this principle.

1. Selecting principle of main points

When the main auricular points are selected, their most obvious acupuncture effect is the principle, it means the main points that in the projection area on the pinna of ear that morbidity tissues and organs lie in[0-12].

Modern research discovers that any auricular points are needled can produce three kinds of effects. First one is it has a regulation effect on needling the tissues and organs that auricular points correspond, it is described as holographic-specific effect. Second one is it has a regulation effect on needling the tissues and organs in the same domination area of nerve nuclei of auricular points, it is described as the holographic-segmental effect. Third one is it has a regulation effect on body function and it is described as the holographic-systemic effect. The first effect is accomplished by holographic reflection mechanism. The second effect is realized by connection of nerve nuclei (resembling segmental connection).

The third one is produced by nonspecific nerve connection and humour way. Generally, the holographic-specific effect is of the greatest importance because it is the main effect that produced by needling auricular points. The holographic-systemic effect is nonspecific and it plays a assistant role in treatment. The meaning of holographic-segmental effect between the holographic-specific effect and the holographic-systemic effect. Its effect range is bigger than the holographic-specific effect, but smaller than the holographic-systemic effect.

Although, needling the same auricular point can produce these three kinds of effects, it may not be affected by these three effects at the same time for different corresponding organ. Whether the corresponding organ is affected by the effect depends on the connection between corresponding organ and needling area. ① If the auricular point that observed corresponding organ corresponds to be needled and its corresponding organ are in the same or the adjacent segment, then the organ receives a superposed effect of the above three effects. ② If the auricular point to be needled and its corresponding organ are not in the same or adjacent segment, then the organ receives only a superposed effect of the holographic-specific effect and the holographic-systemic effect. ③ If the auricular point to be needled and one of its non-corresponding organs are in the same segment, then the organ receives a superposed effect of the holographic-segmental effect and the holographic-systemic effect. ④ If the auricular point to be needled and one of its non-corresponding organs are not in the same segment, then the organ receives only a simple holographic-systemic effect.

Obviously, in these four cases, the acupuncture effect of first case is most obvious, then is the second one and third one, the acupuncture effect of fourth one is weakest. According to the principle in selecting points of main points, the main theory of auricular points follow the first case to select. It means the auricular points to be needled must be the projection area of treatment place, and both of them in the same nerve nuclei level (resembling in the same nerve segment). But this two conditions usually cannot be satisfied. The second condition should be abandoned when both of them cannot be balanced— the connection of nerve nuclei between the auricular points that are selected and corresponding organs is not considered. We only satisfy the first condition— the auricular points must be the corresponding area of tissues and organs to be treated. In fact, this is also true in clinical practice, the effect of segmental connection in selecting auricular points often does not be considered.

2. Selecting principle of adjunct points

When adjunct points are selected, the intimate connection between adjunct points and pathological course of disease is the principle [9-12]. So except the main points, which auricular points are also related to diseases?

As we all know, human body is a organic whole. Each organ system cooperates intimately and harmoniously in the aspect of function instead of activating in insulation with each other. This whole characteristic decides that when one organ system be attacked, it often affects the function activities of other organ systems that have a intimate and relevant connection with it. This influence, as part of the pathological process, when it reaches to a certain degree, it may cause tenderness, good guidance, low resistance and other pathological reactions in the ear area that these organ systems correspond. That is to say, when one organ system be attacked, the pathological reactions will happen in the corresponding auricular points, the sensitivity reflections also happen in some non-corresponding auricular points. It is certain that corresponding tissues and organs of every auricular point that produces pathological reactions have a intimate connection with the pathological process. It is also sure that the auricular points that produce the pathological process outside the focus area have a intimate connection with pathological process. According to the selecting principle of adjunct points, the auricular points that produce the pathological reactions outside the corresponding area of morbidity organs can be selected to become adjunct points. Certainly, not all tissues and organs associated with pathological process must produce a reaction that can be found by our current observation methods in their corresponding auricular points. Therefore, strictly speaking, it is inappropriate to select auricular points only by detecting positive reaction of auricle. Correctly speaking, in order to make the selected points more in line with the selecting principle of point, the selection of points should be based on the tissues and organs involved in the whole pathological process. Here is an example: according to the selecting principle of main points, the main point should select duodenum area when duodenal ulcer be treated by therapeutics of auricular points. According to the selecting principle of adjunct points, the morbidity of duodenum area has important connection with pallium, hypothalamus-pituitary, adrenal and stomach, so adjunct points should select Sub-cortex (AT_5), Cerebral Cortex (AT_4), Brainstem ($AT_{3,4i}$), Stomach (CO_4).

Here, by the way, we will talk about the point selection according to the theory of traditional Chinese medicine. In the past, many people regarded the theory of viscera and meridians and their physiological and pathological relationship as one of the main principles in point selection prescription for auricular acupuncture therapy. For example, the selection of lung (CO_{14}) for skin diseases is based on the theory of 'the lung governs the skin'. Arrhythmia selects small intestines (CO_6) and it is based on the theory of 'the heart and the small intestine share a paired relationship'. The selection of gallbladder (CO_{12}) for migraine is based on the theory that the gallbladder meridian goes along the side of the head. The selection of liver (CO_{12}) for swelling and pain of eye is based on the theory of 'liver opens at the eyes'. Modern researches have gradually proved that it is wrong to regard the theory of traditional Chinese medicine as the principle of selecting points for auricular acupuncture therapy. It should be clear that the auricular point is the projection area of each anatomical organ, and each auricular point is connected with its corresponding organ through the holographic reflection mechanism. The tissues and organs in the theory of traditional Chinese medicine are not the corresponding organ in modern anatomy, it mainly emphasizes its abstract function. Because these two concepts have different connotations, it is inappropriate to regard auricular points as the conceptual category of traditional Chinese medicine. Naturally, it is also wrong to make a prescription of point selection according to traditional Chinese medicine theory in auricular acupuncture therapy.

15-3. Establishment Principle of Acupuncture Therapeutic Regimen and Functional Rules of Acupuncture

1. The establishment of acupuncture manipulation and basic functional law of acupuncture manipulation

Traditional acupuncture stresses reinforcing and reduction of hand skill in needling. Modern research shows that the human body has two kinds of reaction to stimuli: excitement and inhibition. Whether the reactions are excitatory or inhibitory mainly depends on the function state of organism, followed by the stimulus. Strong stimuli usually produce inhibitory reactions, weak stimuli usually produce excitatory reactions. Needling points is a kind of stimulus, which produces reactions in the human body that have a similar relation to stimuli quantitatively. Generally speaking, to treat diseases of low functions, weak stimuli by hand skill should be used, which usually produce an excitatory effect. For hyperfunctioning diseases, strong stimuli by hand skill should be used, which usually produce an inhibitory effect. This law has been proved by numerous tests. However, the actions of hand skill in needling are quite complicated, because individual differences are significant, It is hard to establish a standard to determine the strength of the stimuli in needling at present, because it is dependent on the subjective feeling of patients and the physicians' experience in clinical treatment[5].

2. The establishment of time in needling and basic functional law of needling time

The basic law of time in needling is the basic law of chrono-biological effect in needling. It can also be called the basic law of needling timing, relative law of needling time and needling effect. Traditional acupuncture takes seriously the relation of the effect and the time of needling, and forms a particular branch, chrono-acupuncture, mainly comprising midnight-noon ebb-flow, eight methods of intelligent turtle, eight methods of flight,etc. Considerable research shows that effect of needling has very intimate relation to the time of needling. In addition, research in bio-physiology and biochemistry proved that bio-physiological functions of the human body are different at different times of the day, and the difference follows a certain pattern. This means that the changes of various bio-physiological functions in one day follow a certain rhythm. Our research shows that the needling should be done in a valley period of puncture to enhance the bio-physiological function in low status. In this way, needling can produce a better excitative effect. To inhibit the bio-physiological function in a stimulated status, the needling should be performed at the peak period of the function. In this way, needling can produce a better inhibitory effect. This is the basic law of needling based on the time biological effect. Research on relevant regularity of needling effect to needling time forms a borderline subject with modern science meaning— the science of modern time acupuncture and moxibusition. The key to modern time acupuncture and moxibusition in clinical therapy is to find the circadian rhythm pattern of the bio-physiological functions to be regulated and the phase at the valley and the peak period[11,12].

3. The establishment of retaining time of acupuncture, needling frequency and the time-effect law of needling

The time-effect law of needling is the time-effect relationship of needling. It refers to the law that needling effect or needling effect changes with time, which can be expressed by the curve of time-effect relationship in the process of appearance and disappearance of the effect of needling.It is of great significance to clarify the time-effect relationship of needling, for guiding the formulation of clinical treatment programs and improving the effect of acupuncture[13-15].The length of retaining time of needling should be based on the optimal induction period. If the retaining time is significantly shorter than the optimal induction period, the best therapeutic effect will not be achieved. If the retaining time is significantly longer than the optimal induction period, it will not enhance the therapeutic effect, but will make the points fatigue easily and reduce the therapeutic effect, especially when using electro-acupuncture therapy[13-15].

According to relevant researches, we believe that, from the point of view of obtaining the best therapeutic effect, it is not the most reasonable choice to determine the frequency of needling as one time per day, and that two or three times per day is more scientific than needling one time per day. It should be pointed out that with the frequency of needling increases , the fatigue of acupoints increases accordingly. In order to overcome this problem, we advocate that acupoints should be divided into 2 to 4 groups. Several groups of acupoints should be used alternately to ensure that the same acupoints group be used only once in 1 to 2 days. In addition, in order to solve the problem of needling frequency and fatigue of acupoints, body needling and auricular point sticking therapy can be combined, and auricular points are also left-right alternation.

15-4. Body Position Issue in Acupuncture Manipulation

There are two basic principles in the selection of body position during acupuncture and moxibustion manipulation:

1. First principle: Ensuring comfort and safety of patients, which is the chief principle. For example, elderly patients, people with weak cardiopulmonary function and some patients with vertigo that caused by cervical spondylopathy, the preferred position is supine position, followed by lateral position, generally not prone position. In the medical books, most of the patients should be treated with acupuncture and moxibustion in the supine position. Only a part of the patients choose lateral or prone position to needle Beishu points. Even if prone position manipulation is adopted, doctors should pay attention to the time regulation, especially in patients with cardiovascular and respiratory diseases.

2. Second principle: Doctors should manipulate conveniently, but this principle should obey the principle of comfort and safety of patients.

In the specific manipulation process, the principle of selecting body position should be combined with the principle of points selection. When introducing the principle of points

 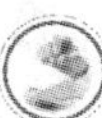

selection, we mentioned that the first-tier points are mostly distributed in the four limbs, chest and abdomen. The manipulation of acupuncture at these points mostly adopts supine position, which is consistent with the principle of body position selection.

Reference

For reference, see page 265 of the Chinese manuscript.

Chapter 16 Acupuncture Treatment of Painful Diseases on the Head

16-1. Migraine

Migraine, a kind of headache with repeated attacks, seasonal onset and genetic predisposition, is mostly common in female patients who first get the disease in their puberty stage. The etiological factors are still unknown. Some doctors consider that this disorder is closely related to such factors as reactive irritation of the cervical sympathetic nerve, allergic reaction, transient cerebral edema, transient pituitary tumefaction, dyshormonism, psychic factors and so on.

1. Points for Diagnosis

(1) Often occurs after strenuous physical labor, emotional change, a poor sleep or during the menstrual period and in specific seasons.

(2) Some patients may have certain premonitory symptoms such as lethargy, lassitude/excessive comfort, blurring of vision, photophodia, fire sparking, running eyes, blind spots and hemianopsia, or sensory and motor disturbance of the limbs.

(3) Often with localized headache on unilateral side (occasionally on bilateral sides) in the head, temple region or around the eye. The jumping pain, boring pain or distending pain can last from several hours to 1~2 days, and then re-attack the patients after an intermission of several days or several months.

(4) Complicated with symptoms of the gastro-intestinal tract or the vegetative nerve, such as nausea, vomit, abdominal distension, diarrhea, hyperhidrosis, running eyes, pale complexion, skin cyanosis, quickened or slowed heart rate.

 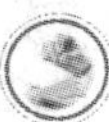

(5) Some specific types of migraine: These include the type of ocular paralysis (onset complicated with ocular paralysis that will be improved within a few days), the type of internal organs (onset complicated with symptoms of the digestive tract and pelvic pain) and the type of basilar artery (onset complicated with ataxia, dizziness, tinnitus and numbness of the mouth and lips).

2. Treatment

2.1 Body Needling

2.1.1 Point Selection

Altogether three groups of points are selected and punctured simultaneously:

Group I: Points from the head such as Yintang (EX-HN 3), Yuji (LU 10), Taiyang (LU 10), Yanbai (GB14), Baihui (DU 20) and Fengchi (GB 20) from the affected side.

Group II: Distal points far away from the head such as Huatuo Jiaji on $T_{1\sim2}$, Dazhui (BL 11), Fengmen (BL 12), Huagai (RN 20), Zigong (RN 19), Shenmen (HT 7) and Lingdao (HT 4) from both sides.

Group III: Sanyinjiao (SP 6), Shenshu (BL 23) and Zusanli (ST 36) from both sides.

In each treatment, 2 to 3 points respectively from Group I and II and 1 point from Group III are taken. For migraine of specific types, points can be selected in accordance with the symptoms.

2.1.2 Methods of Treatment

With moderate stimulation, the needling is performed and the needles are retained for 20 to 40 minutes, during which the needles are manipulated for 3 to 4 times. The treatment is given once a day. Electro-acupuncture is also applicable.

2.2 Auricular Point Needling

2.2.1 Point Selection

Ni (temple), Taiyang, Yan(eye), Naogan (brain stem), Pizhixia (subcortical part), Naodian (brain spot) and Neifenmi (undocrine) are taken as main points, and based on symptoms in the digestive tract or vegetative nerve, adjunct points can be selected. In each treatment, 2 to 3 points are punctured and points from the two sides can be taken alternatively.

2.2.2 Methods of Treatment

Mainly with moderate stimulation, the needling is performed, and the needles are retained for 20 to 40 minutes, during which the needles are manipulated for 3 to 4 times. The treatment is given once a day. The auricular plaster therapy is also applicable. The points can either be taken from one side or from both sides, and the embedded needles or the tapped vaccaria seeds should be replaced once 3 to 5 days. In principle, one same point should not be taken continuously.

3. Comment

Although the pathogenic causes of this disorder are still unknown, it is still regarded as a disease due to disturbance of the diastolic/contractile functions of the blood vessels. In addition, the motor function disturbance of the blood vessels is related to the dysfunctions of the dominating nerves. That is why this disease is also termed as angioneurotic headache. When acupuncture is adopted to treat this disease, the above-mentioned two factors must be put under consideration. On the blood vessels of the head, there distributes vegetative nerves from T_1 and T_2 (or C_8 to T_1). That is the reason why points from C_8 and T_2 are selected as main points[1]. To resume the normal diastolic/contractile functions of the blood vessels by regulating the functions of vegetative nerves in corresponding sections is the aim of selecting points from Group II. As the functions of the vegetative nerve is under the control of the central nerve system and some points on the head have a very good regulative effect on the functions of the central nerve system, that is why points from Group I are selected. The selection of points in Group III aims at regulating the functions of endocrine and the level of 5-HT in the patient with the disease. In addition, this process can also help regulate the functions of the vegetative nerve and the digestive tract. As migraine is often resulted from the localized edema due to reactive hemangiectasis in the scalp and dura mater of brain, moderate needling stimulation adopted in the treatment is considered most proper, because this can not only regulate indirectly the diastolic/contractile function of the blood vessels by regulating the functions of the vegetative nerves, but also lead to the effect of pain elimination. If one only concentrates on the pain-removing effect alone and simply adopts a strong simulation manipulation, it may inhabit the functions of the sympathetic nerve and further inhabit the blood vessels that are already in a state of dilation.

According to the theory of holographic bio-medicine, not only Taiyang and Nie, what is more important, certain auricular points such as Naogan, Pizhixia, Naodian and Neifenmi should be selected in the auricular point needling, because they can help regulate the functions of the central nervous system the endocrine function[2]. One thing to point out, that is, some patients may have certain premonitory symptoms. If these patients come to visit at this moment, strong stimulation can be provided until disappearance of these symptoms, and then moderate stimulation is followed, because these premonitory symptoms are caused by localized ischemia due to transient spasm of the internal carotid artery branches, and the spasm of the artery should be first of all relieved.

Researches have shown that over 90% of the patients with migraine are complicated with abnormal changes in the blood rheology, among whom over half have increased rate of platelet adhesiveness. The increased rate of platelet adhesiveness can release large amount of 5-HT, hence the spasm of the blood vessels. When large amount of 5-HT is consumed, there will be reactive dilation of the blood vessels. This may be one of the pathogenic causes of migraine. It has been confirmed by the research findings that acupuncture treatment can regulate the abnormal functions of the vegetative nerves and the abnormal functions of the blood vessels, and the abnormal 5-HT and TXB_2 as well.

4. Appendix

Acupuncture treatment has rather good therapeutic effect on migraine[3~37]. Liu Kangping treated 33 cases of the disease with the method of opposite insertion on Fengchi (GB 20) and Anmian 2 (an experience point) and penetration needling from Yongquan (KI 1) through to Taichong (LR 3) with strong stimulation and without retaining of needle. The treatment was given once a day and 5 to 7 days were made up one therapeutic course. The total effective rate was 97% with cure in 22 cases and improvement in 10 cases[3]. Tan Bigen treated 70 cases of the disease with electro-acupuncture and cupping. As a result, 57 cases obtained an excellent effect and 13 cases were improved with a total effective rate of 100%. During the treatment, the needles were levelly and swiftly inserted into the tenderness spots and the nearby points around the tenderness spots, and after that connected with a G 6805 electric stimulator after arrival of *qi*. During the 15 minutes of treatment, the frequency adopted was 160 times/min. and the intensity was made under the tolerance of the patients. When the needles were withdrawn, the needle holes were not pressed so as to let out some blood. For those with intersuperciliary pain, Yintang (EX-HN 3) or Zanzhu (BL 2) was added. For those with pain in the forehead, the pain-spot was taken. For those with pain in the temple region, Taiyang (EX-HN 5) of the same side or the subcutaneous veins at the ear root was taken. After a quick pricking with a three-edged needle, the point was cupped immediately to absorb 2ml of stagnated blood. The treatment was given once a day and three sessions were made up of one therapeutic course[4]. Ma Yingcheng treated 102 cases of migraine simply with the blood-letting method. For those with pain in the forehead or around the eye, Sibai (ST 2), Touwei (ST 8), Shenting (DU 24), Yintang (EX-HN 3), Shangyang (LI 1) and Lidui (ST 45) were selected. For those with pain in the temple region, Hanyan (GB 4), Shuigu (GB 8), Taiyang (EX-HN 5), Xuanli (GB 6), Guanchong (SJ 1) and Zuqiaoyin (GB 44) were taken. For those with pain in the occipital region and the neck, Yuzhen (BL 9), Fengfu (DU 16), Naokong (GB 19), Fengchi (GB 20), Shaozhe (SI 1) and Huiyin (RN 1) were punctured. For those with pain on top of the head that radiates to the eyes, Baihui (DU 20), Sishencong (EX-HN 1), Dadun (LR 1), Zhongchong (PC 9) and Yongquan (KI 1) were selected. The points at the disease site were tapped with a three-star needle until bleeding and the points far away from the disease site were pricked with a three-edged needle until 3 to 5 drops of blood was let out. The treatment was given once every three days and 5 treatments constituted one therapeutic course. As a result, the total effective rate reached 96.04% with cure in 88 cases (86.27%), excellent effect in 8 cases (7.48%) and improvement in 4 cases[5]. Liu Xinlian treated 43 cases of migraine with the method of auricular point pressing and achieved a total effective rate of 97.67% with cure in 18 cases (41.86%) and effective in 24 cases (55.81%). In the treatment, such auricular points as Shenmen, Pizhixia (subcortex), Xin (heart), Gan (liver), Zhen (occiput) and Taiyang were taken as main points and Neifenmi (endocrine) as an adjunct point. After routine sterilization of the local points, the round face of half a green pea was tapped onto a sensitive spot with a piece of adhesive plaster. The points should be pressed 3 to 5 times a day and the green peas were replaced once 5 to 7 days. Five treatment sessions were made up of one therapeutic course. To strengthen the therapeutic effect, blood letting on the upper ear root and the lower earlobe can be performed[6]. Wang Jingyun treated 150 cases by means of He-Ne laser irradiation, and achieved a total effective rate of 100% (cure in 129 cases, excellent effect in 15 cases and improvement in 6 cases). The points selected included Taiyang (EX-HN 5), Yintang (EX-HN 3), Zanzhu (BL 2), Shuigu (GB 8), Shangxing (DU 23), Touwei (ST 8), Baihui (DU 20), Yamen (DU 15), Fengchi (GB 20), Waiguan (SJ 5), Lieque (LU 7), Houxi (SI 3), Zusanli (ST 36), Yongquan (KI 1) and the A'shi points. In each treatment, 3 to 5 points were taken and irradiated for 3 minutes (diameter of the light spot: 5mm; output power on the end of the light fiber: ≥5mv; and power intensity: 25.48mv/cm^2). The treatment was given once a day and ten treatment sessions were made up of one therapeutic course. A space of 5 to 7 days was arranged between two therapeutic courses[7]. Ma Huipint treated 204 cases of the disease with point injection, and achieved a total effective rate of 98.04% with cure (disappearance of the clinical symptoms and no relapse in a follow-up of over 2 years) in 160 cases, excellent effect (basic disappearance of the clinical symptoms but with occasional mild attacks) in 24 cases, improvement in 16 cases and no effect in 4 cases. She first selected a spot at 0.5 *cun* directly above Point Fengchi (GB 20). When this spot was pressed, most of the patients would experience a pain that was almost beyond their tolerance and that the pain would transmit to the eye areas and the forehead of the same side. Then 0.25mg of Vitamin B_{12} was injected into this spot. The treatment was given once every three days and three treatment sessions were made up of one therapeutic course[8]. Lei Jinghe et al treated 126 cases of the disease by puncturing the points selected alongside the meridian[63]. Zhang Yuecheng et al treated 106 cases of the disease with auricular point needling[64]. Li Wei et al treated 125 cases of the disease with catgut implantation[65]. Liu Hui et al treated 76 cases of the disease mainly with the method of point injection[66]. Deng Weizhe et al treated 28 cases of the disease by deep insertion on Point Fengchi (GB 20)[67]. All of these therapeutic methods achieved a very excellent therapeutic result.

Wei Fengpo, at the time when he observed the effect of electro-acupuncture on migraine, also observed the impact of acupuncture on the patient's rheoencephalogram when Yifeng (SJ 17) was needled. In the experiment, 30 patients with migraine and 50 healthy volunteers were recruited. Changes of the rheoencephalogram before the needling, during the needling and 10 minutes after the needling were observed. It was found in the patients with migraine that there was dramatically elevated and asymmetrical wave amplitudes before the treatment, but the abnormal wave amplitudes dropped to the normal range and tended to become symmetrical on both sides after the needling when there was lessened pain in the head. In a few patients, there were lowered wave amplitudes, but they become dramatically elevated ($P < 0.01$). All this suggested that acupuncture treatment has a benign and dual-regulation effect on blood vessels of the patients with migraine[25]. Huang Wenqing et al observed the effect of acupuncture on migraine when Point Shuitu (ST 10) was punctured, and meanwhile they also observed the impact of acupuncture on changes of the rheoencephalogram. They found that acupuncture could indeed regulate the diastolic/contractile functions of the cerebral blood vessels, that is, acupuncture could eliminate the abnormal dilation and remove the spasm of the internal carotid artery system in patients with migraine[68]. Liu Keying et al observed the impact of acupuncture on changes of patients' blood rheology, and found that this therapeutic method could improve quite a few rheological indexes[69]. In addition, it has been confirmed by researches that acupuncture has a good regulation effect to 5-HT as well as to TXB_2. These findings have provided a scientific basis for the acupuncture treatment on migraine.

16-2. Clufter Headache

Also called migrainous neuragia, histamine encephalgia and Horton's syndrome, the clufter headache is often found in young and mid-aged adults, and the incidence rate in male patients in 4 to 7 times higher than that in female patients. Generally there is no family history of the disease.

1. Points for Diagnosis

(1) Sudden excruciating pain in the head in a fixed period of time; Some patients may get the attacks, astonishingly in the same season of a year with no premonitory symptoms.

(2) Pain, a kind of non-pulsatile headache, found mostly in the orbit and/or temple region that makes the patients restless; Some patients may hit themselves in the head with their fist in an attempt to release the pain. Each attack, which may occur in a fixed time of a day, will last for 15 minutes to around 3 hours before it subsides automatically (This is referred to as the clufter stage.).

(3) With such accompanying symptoms as conjunctival congestion in the eye of the same side, running eyes, palpebral edema or nasal obstruction, running nose and sometimes contracted pupil, ptosis, flushed face and swelling of the temple.

(4) Completely disappeared symptoms during the intermission that may last from several months to several years, but about 10% of the patients may have chronic symptoms.

2. Treatment

2.1 Body Needling

2.1.1 Point Selection

Group I: points from the head such as Fengchi (GB 20), Baihui (DU 20), Taiyang (EX-HN 5), Yintang (EX-HN 3) and Yuyao (EX-HN 4).

Group II: distal points on the corresponding spinal sections such as Huatuo Jiaji in C_8~T_2, Dazhu (BL 11), Fengmen (BL 12), Huagai (RN 20), Shenmen (HT 7) and Lingdao (HT 4).

Group III: Sanyinjiao (SP 6), Shenshu (BL 23) and Zusanli (ST 36).

Points from the three groups will be taken simultaneously, and 2 to 3 respectively from Group I and II and 1 or 2 from Group III will be punctured in each treatment.

2.1.2 Method of Treatment

Mainly moderate stimulation is performed and the needles can be retained for 20 to 40 minutes, during which the needles are manipulated for several times. In the clufter stage, the treatment is given once a day and during the intermission, the treatment is given once every 2 to 3 days. Electro-acupuncture is also applicable.

2.2 Auricular Point Needling

2.2.1 Point Selection

Er (forehead), Taiyang, Yan (eye), Naogan (brain stem), Pizhixia (subcortical part), Naodian (brain spot) and Neifenmi (endocrine). In each treatment, 2 to 3 points are taken and the points from both sides can be used alternatively.

2.2.2 Method of Treatment

With moderate stimulation, the treatment was given once a day. The needles can be retained for 20 to 40 minutes, during which the needles are manipulated for several times. The auricular plaster therapy is also applicable and the embedded needles or tapped vaccaria seeds should be replaced once 3 to 5 days.

3. Comment

The clufter headache is also considered as a kind of headache caused by dysfunction of related nerves and blood vessels. As a specific kind, it was once classified into migraine, and that is why the treatment is very similar to that of the latter. One thing to point out, prednisone or dexamethasone can effectively block the cluftered onset. From this we can conclude that when acupuncture is adopted to regulate the functions of the nerves and blood vessels, attentions should be paid to the strengthening of the adrenocortical functions. The selection of Sanyinjiao (SP 6), Shenshu (BL 23) and Zusanli (ST 36) in body needling, and Neifenmi and Pizhixia in auricular point needling is just for this purpose. To effectively enhance the adrenocortical functions, based on the newly established theory on Time Acupuncture[37], it is most appropriate to set the needling time at 4 p.m. everyday.

16-3. Tonic Headache

Also called muscular contraction headache, myogenic headache, simple headache or common headache, the tonic headache is mainly caused by metal stress and increased local muscular tension.

1. Points for Diagnosis

(1) Long-standing worries, nervousness, stresses or somnipathy, high-intensified work, lack of proper rest, as well as certain dull types of work that keep the head, neck or scapular region in a position are all the inducing factors.

(2) A kind of non-pulsatile headache commonly found on both sides of the head or the whole head. The pain in occipital region may involve the neck and the scapular region and the severity of pain is from mild to moderate.

(3) The pain may disturb the daily work, but will not hamper the movement of the patients.

(4) Tenderness spots can be detected around the head, neck and the scapular region.

2. Treatment

2.1 Body Needling

2.1.1 Point Selection

Points from the cervical areas dominated by the spinal section such as cervical Huatuo Jiaji, Yuzhen (BL 9) and Tianzhu (BL 10); the A'shi points on the head, neck and the scapular region and Fengchi (GB 20), Baihui (DU 20) and Taiyang (EX-HN 5). 2 to 4 points are taken in each treatment.

2.1.2 Methods of Treatment

With relative strong stimulation, the treatment is given once a day. The needles can be retained for 20 to 30 minutes, during which the needles are manipulated for several times. Electro-acupuncture is also applicable.

2.2 Plum-blossom Needle Needling

2.2.1 Point Selection

Same as those in body needling.

2.2.2 Methods of Treatment

Tapping to induce strong stimulation on the tenderness spots or areas on the neck or the scapular region for 3 to 5 minutes in each treatment until local redness with papular eruption, but without bleeding. The treatment is given once a day.

2.3 Auricular Point Needling

2.3.1 Point Selection

Group I: auricular areas corresponding to the head such as Nie (temple), Taiyang, Zhen (occipital part), Naogan (brain stem) and Naodian (brain spot).

Group II: auricular sensitive spots corresponding to the neck and the scapular region.

1 to 3 points from each group are taken simultaneously and points from both sides can be punctured at the same time or alternatively in each treatment.

2.3.2 Methods of Treatment

With strong stimulation, the treatment is given once a day with attaining of needles for 20 to 30 minutes. Auricular point pressing is also applicable.

3. Comment

As the muscles of the head, the neck and the shoulders are under the control of the nerves from the cervical spinal section, the points should then be mainly selected from the areas dominated by the spinal nerve section in the cervical region. It is found in clinical practice that simple selection of points from the head can not achieve a satisfactory therapeutic effect. Only when the cervical Huotuo Jiaji or the A'shi points from the neck, head and the scapular region are simultaneously selected and punctured can an immediate effect be obtained.

From the same consideration, when auricular point needling is adopted, attention should be paid to the point selection and the needling strength used (strong stimulation) in order to release effectively the tension of the muscles.

In addition, for those patients with worries and mental distress, proper psychological induction and guidance should be provided during the needling treatment; and for those due to heavy workload, the patients should be advised to regulate their work and rest so as to ensure a good therapeutic effect.

4. Appendix

Acupuncture can achieve a very satisfactory therapeutic effect in the treatment of tonic headache[38~53]. Du Hong treated 46 cases of the disease with electro-acupuncture and achieved a one-treatment curative effect in 6 cases, marked improvement in 38 cases, and slight improvement in 2 cases. After 2 to 7 courses, 42 cases were basically cured and 4 cases were markedly improved. During the treatment, Baihui (DU 20), Fengchi (GB 20), Shuigu (GB 8), Waiguan (SJ 5) and Hegu (LI 4) were selected. When Baihui is needled, backward insertion was performed for a depth of 1 *cun*, and the needle was manipulated to induce a heaviness-distension needling sensation. When bilateral Shuigus were then needled, the needle was inserted under the skin with the needle tip pointing to the ear-root, and a hotness sensation was expected in the temple region. When Fengchi was needled, penetration needling was made for 2 *cun* with the inserting direction towards Point Fengchi on the opposite side, and large-amplitude whirling should be avoided. Waiguan and Hegu could be taken alternatively. After the points were needled with the method as mentioned above, high frequency transduction could be performed. The process was as follows. The operator stood in front of the patient with a space between them, and the tip of the mobile high frequency therapy apparatus was made 1 cm apart from the shaft of the inserted needle. (Don't make the tip touch the needle shaft.) The sparking discharge between the tip and the shaft could induce a high-frequency vibration of the shaft, and the patient would experience a strong soreness-numbness-distension sensation that transmitted swiftly to the interior. Each point was treated like this for one minute and the needles were withdrawn after they were treated in turn [38]. Sun Yuanzheng treated 48 cases of the disease and achieved cured in 20 cases, and achieved cure (disappearance of the subjective symptoms and signs) in 14 cases, excellent effect (marked improvement of the subjective symptoms and signs) in 12 cases and no effect in 2 cases. During the treatment, reticular tapping was performed from Point Baihui (DU 20) downwards to the occipital area (tapping frequency: 90 times/min. and moderate stimulation) until local skin redness with papules but without bleeding[39]. Auricular point pressing has also had a good effect on tonic headache. Lai Xinpint treated 128 cases of the disease and achieved cured in 67 cases, excellent effect in 25 cases and improvement in 32 cases. During the treatment, Gan (liver), Shen (kidney), Naogan (brain stem), Shenmen and Pizhixia (subcortical part) were selected as main auricular points and tapped with Vaccaria seeds. The points were pressed 3 to 4 times a day and each pressing lasted for 3 to 5 minutes. The points from both sides were taken alternatively. The treatment was given once every other day and 5 treatment sessions were made up of one therapeutic course[40]. Shen Zhuangying treated 60 cases of the disease by pressing the auricular points such as Shenmen, Er (forehead), Zhen (occipital part), Dachang (large intestine) and Pizhixis (subcortical part), and achieved cure in 20 cases, excellent effect in 20 cases, improvement in 18 cases and no effect in 2 cases[41]. Li Dechu treated 50 cases of tonic headache with the method of point catgut implantation, and achieved a total effective rate of 98% with cure in 19 cases, excellent in 14 cases, improvement in 16 cases and no effect in 1 case. The main points he selected were Taiyang (EX-HN 5), Fengchi (GB 20), Tianzhu (BL 10) and Tianying (an A'shi point), and the adjunct points were Zusanli (ST 36), Sanyinjiao (SP 6), Shenmen (HT 7), Neiguan (PC 6) and Xinshu (BL 15). The treatment was given once every seven days respectively on points from each side, and 4 to 6 points were treated in each treatment[42]. The method of point injection has also a good therapeutic effect on the disease. Lan Shengcai treated 76 cases of the disease with point injection and obtained a total effective rate of 94.74% (cure in 43 cases, improvement in 29 cases and no effect in 4 cases). During the treatment, 1ml of the mixture (5 mg of Dexamethasone, 500 μ g of Vitamin B_{12} and 2 ml of 2% Lidocaine, altogether 4 ml) was injected into Point Fengchi (GB 20) after the 5-ml syringe with a No 7 needle head was inserted into the point with the needle head pointing to the direction of the tip of nose. The treatment was given once every three days and three treatment sessions were taken as one therapeutic course[43]. Shi Kuiwei treated 33 cases of tonic headache with point injection of procaine hydrochloride, and achieved a total effective rate of 97% (cure in 32 cases and no effect in 1 case)[44].

The pain before or during the menstruation period of women is one of the forms of tonic headache. Zhang Fengqin et al treated 105 cases of this kind of headache with body needling. The disease course of the patients treated varied from 3 months to 18 years. As a result, 80 cases were cured in only one treatment, 18 cases in three treatments, and 7 cases in 10 treatments. No relapse was found for all of the cured cases after a follow-up of half a year. During the treatment, a No. 30 needle of 2 *cun* in length was selected and inserted into Points Fengchi (GB 20) and Zhengying (GB 17). When Fengchi was needled, the insertion should be made with the needle tip pointing to the nose with an insertion depth of 1.2 *cun*. With strong whirling, it was expected that the needling sensation transmit to the eye of the same side. When Zhengying was needled, backward transverse insertion should be made for a depth of 1.5 *cun*, and the needle should also be whirled to induce a strong stimulation. For bilateral pain, points from both sides should be taken, and for unilateral pain, points from the affected side should be punctured[70].

16-4. Traumatic Headache

Wounds of the head can induce headache. The clinical manifestations may vary according to the sites of the wound or the tissues injured.

1. Points for Diagnosis

(1) Headache due to irritation on the intra/extra-cranial pain-sensitive structure by the formed scar in laceration of scalp or contusion of the head; with localized pain complicated with local skin hyperalgia.

(2) The headache due to failure of the sympathetic nerve to control the skull when the wound of the head involves the cervical sympathetic nerve chains belongs to the headache caused by vegetative nerve functional disturbance. The patients often complain of one-sided paroxysmal pain in the forehead or the temple region, complicated with same-sided mydriasis followed by miosis, blepharoptosis and profuse facial perspiration.

(3) Symptoms of the headache due to protracted trachelism after the wound are similar to those of the tonic headache. These are often related to the mental factors.

(4) The unstable headache is often seen in post-concussional sequel, which is often

complicated with dizziness, tinnitus, insomnia, hypoprosexia, hypomnesis and listlessness or emotional irritation. Usually there is no organic injury in the nervous system and the headache is related to the mental factors.

2. Treatment

2.1 Body Needling

(1) For headache due to irritation on the intra/extra-cranial pain-sensitive structure by the formed scar in laceration of scalp or contusion of the head, the A'shi points, Fengchi (GB 20) and the points on the areas dominated by upper cervical spinal sections and the areas of C_8~T_2 are selected. The points can be punctured either by simple filiform needle needling or by electro-acupuncture or plum-blossom needling method. The stimulation should be from mildness to moderateness. The treatment was given once a day and 3 to 5 points can be taken in each treatment.

(2) For the headache caused by vegetative nerve functional disturbance due to external wound, points such as Huatuo Jiaji or back-*shu* points on the nerve section of C_8~T_2 as well as Yintang (EX-HN 3), Taiyang (EX-HN 5) and Fengchi (GB 20) are selected. With strong stimulations, the treatment should be given once a day and the needles can be retained for 20 to 30 minutes, during which the needles are manipulated for 3 to 4 times. Electro-acupuncture is also applicable, with which 3 to 4 points are taken in each treatment.

(3) For the headache due to protracted trachelism after the wound, the A'shi points, Yuzhen (BL 9), Tianzhu (BL 10) and corresponding Huatuo Jiaji are selected. With relatively strong stimulation, the treatment is given once a day and the needles can be retained for 20 to 30 minutes, during which the needles are manipulated for 3 to 4 times. Electro-acupuncture or plum-blossom needling method is also applicable, with which 3 to 4 points are taken in each treatment.

(4) For the unstable headache, Fengchi (GB 20), Yuzhen (BL 9), Tianzhu (BL 10), Baihui (DU 20) and Taiyang (EX-HN 5) are selected. With relatively strong stimulation, the treatment is given once a day and the needles can be retained for 20 to 30 minutes, during which the needles are manipulated for 2 to 3 times. Electro-acupuncture is also applicable.

2.2 Auricular Point Needling

2.2.1 Point Selection

Group I: Er (forehead), Zhen (occipital part), Taiyang.

Group II: Naogan (brain stem), Pizhixia (subcortical part) and Naodian (brain spot).

Group III: areas corresponding to the neck.

For headache due to irritation on the intra/extra-cranial pain-sensitive structure by the formed scar and the headache caused by vegetative nerve functional disturbance due to external wound, points from the above three groups can be taken simultaneously or alternatively. For the headache due to protracted trachelism after the wound, points from group III and Group I are selected. For the unstable headache after the wound, points from Group II are taken.

2.2.2 Methods of Treatment

During the needling, moderate or over-moderate stimulations should be provided.

3. Comment

The traumatic headache, though caused by external wound, may have different pathological or physiological manifestations in accordance with its injured site and tissues. Therefore when acupuncture is adopted, it is not proper just to select points from the head. For example, in the case of the headache due to irritation on the intra/extra-cranial pain-sensitive structure by the formed scar, the headache caused by vegetative nerve functional disturbance due to external wound and the headache due to protracted trachelism after the wound, points can never be selected only from the head in body needling and from the auricular area corresponding to the head in auricular point needling, and other factors of the neck and the nerve must be considered. For this, a clear and exact diagnosis becomes essential. That is to say, “to know how to perform needling” is far from enough, and modern acupuncture science requires an acupuncturist to have a wider knowledge.

4. Appendix

Zhang Heping treated 31 cases of post-traumatic brain sequel by needling Point Yamen

(DU 15) and achieved cure in 19 cases and improvement in 12 cases. During the treatment, a filiform needle of 1.5 *cun* in length was swiftly inserted into the skin and was whirled into the point for a depth of about 0.8 *cun* where the interarcuate ligament could be touched, and the needle was then slowly pressed on downward to pass through the ligament. The needle should be withdrawn when a hollow sensation under the fingers was felt. The treatment was given once a day and 10 treatment sessions were made up of one therapeutic course[54]. Gao Jinlai treated 69 cases of the disease also with the method of body needling and achieved a total effective rate of 97.1%. Among the patients treated, 52 cases (75.4%) were cured in only one session, 9 cases (13.0%) in two sessions, 6 cases (8.7%) in over 3 sessions, and 2 cases were with no effect[55]. Liu Wenhan treated 15 cases of brain concussion by needling the antitragus, and achieved a total effective rate of 100% (13 cases were cured in one treatment session and 2 cases in two sessions). In the treatment, the tip and the basal part of the antitragus were selected and punctured. A filiform needle of 1 *cun* in length was inserted from the tip of the antitragus and pushed along the medial side of the tragal cartilage for 2cm. The basal part of the antitragus is the site of a small rectangular cartilage body (equal to the site among the auricular points of Zhen, Taiyang and Erdian) and the needle was whirled in alongside the axis of the cartilage body for 1.5 *cun*. After insertion, the needle was whirled for 2 to 3 times and retained for half an hour[56]. Wei Ling treated 31 cases of post-traumatic brain syndrome with needling plus point injection. After two courses, 23 cases (74.2%) were cured and no relapse was found in a follow-up of 3 months. The main points she selected were Baihui (DU 20), Taiyang (EX-HN 5), Touwei (ST 8), Qianding (DU 21), Houding (DU 19), Fengchi (GB 20), Hegu (LI 4) and Zusanli (ST 36). For those with insomnia and dreamful sleep, Sanyinjiao (SP 6) and Shenmen (ST 7) were added. For those with palpitation, Xinshu (BL 15) and Shenmen (ST 57) were added. For those with tinnitus, Yifeng (SJ 17) and Tinghui (GB 2) were added. Points on the head were simply treated with body needling while those away from the head were treated first with body needling and then with point injection. It was required that sterilization at the points should be made before the needling and the insertion should be quick, and the whirling method was taken for points on the head and lifting, thrusting and whirling method for other points. In each treatment, the needles were retained

 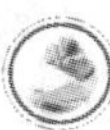

for 20 to 30 minutes, during which the needles were manipulated once every 10 minutes. After the needling, point injection was performed to those points away from the head. Before the point injection, the points should be sterilized once again. A 10ml syringe with a NO. 5.5 head was selected and 6 to 8 ml of *naohuosu* was drawn into the syringe and the insertion should also be quick. When the syringe was taken back a little bit and there was no return blood, 0.5 to 2.0 ml of the drug was slowly pushed into each of the points. After the syringe was withdrawn, a dry cotton ball should be used to press the needle hole to prevent from bleeding. The needling treatment was given once a day, but the point injection was given once every three days. A therapeutic course consisted 12 needling sessions and 4 point-injection sessions. A space of 2 to 3 days was arranged between two courses[71]. There were also reports in which points on the hands were selected to treat traumatic headache, and the results were also very satisfactory[59].

Gu Guozhu et al observed the impact of laser irradiation on patient's nail fold microcirculation when He-Ne laser irradiation was used to treat traumatic headache. In the treatment, Baihui (DU 20), Fengfu (DU 16) and Fengchi (GB 20) of the affected side, Taiyang (EX-HN 5) and Hegu (LI 4) were selected, and a He-Ne laser (type: HN 8~1 with a power of 8 mv, and a power on the output end of the light guide fiber of 5mv) was used in the treatment. With the probe directly pointing at the point, the irradiation was given for 4 minutes, and the total treatment time was about 20 minutes. The treatment was performed once a day and ten treatments were made up of one therapeutic course. During the treatment, all kinds of drugs should be suspended. As a result, 12 cases of the total 45 patients were cured, 25 cases were with improvement and 8 cases were with no effect. The immediate pain-removing rate was 82.2%. It was also found that 38 cases (84.4%) had an increased flow in the micrangium and a depolymerization in various degrees of the blood cells[57]. Li Yichang also observed the effect of laser irradiation on rheoencephalogram in patients with traumatic headache. There were 20 patients who had had an increased blood flow after an irradiation for 20 minutes, especially for those with cured or improved headache ($P < 0.05$). In the treatment, Baihui (DU 20), Fengfu (DU 16) as well as Fengchi (GB 20), Taiyang (EX-HN 5) and Hegu (LI 4) were put under the irradiation for 4 minutes (each). The treatment was given once a day and 10 treatments were made up of one therapeutic course[58].

16-5. Headache due to Intracranial Low Pressure

Lumbar puncture is the main inducing factor to this disorder.

1. Points for Diagnosis

(1) Pulsatile headache in the occipital part occurred several hours after lumbar puncture, which becomes severer in standing up or in a standing position, but improved in a lying position.

(2) The symptoms may disappear within 1 to 3 days, and 10 to 14 days for individual cases.

2. Treatment

2.1 Body Needling

2.1.1 Point Selection

Fengchi (GB 20) and Baihui (DU 20).

2.1.2 Methods of Treatment

With moderate stimulation, the treatment is given once or twice a day. The needles can be retained for 20 to 40 minutes, during which needle manipulations can be carried out for 2 to 4 times. Electro-acupuncture is also applicable.

2.2 Auricular Point Needling

2.2.1 Point Selection

Zhen (occipital part), Taiyang, Naogan (brain stem), Pizhixia (subcortical part) and Naodian (brain spot).

2.2.2 Methods of Treatment

2 to 3 points can be needled with moderate stimulation. Points from both sides can be

taken alternatively or simultaneously. The treatment is given once a day with a retaining of needle for 20 to 30 minutes. The method of auricular point pressing is also applicable.

3. Comment

During the acupuncture treatment, the patients should be encouraged to drink much water (2000 to 3000 ml of saline). The Stern's position is beneficial for the improvement of the symptom.

4. Appendix

Case Example: Ms Wang, an office staff of 47 years old, paid her first visit on March 14, 1999 with the chief complaint of dizziness and headache for 15 days. She got the disease 15 days before when she got up in the morning and following a temper outburst on the previous day. The condition could be improved when she took a lying position. She had been diagnosed as poor blood supply to the brain, and treated with intravenous drip of certain western drugs for three days, but the effect was not ideal. No abnormalities were found during the examination except the pressure of CSF (0.62 KPa). She was then diagnosis as intracranial low pressure syndrom. On the requirement of the patient, acupuncture treatment was given. During the first treatment, Baihui (DU 20) and Fuliu (KI 7) were selected. For Baihui, a small thumb-tug needle was embedded and withdrawn after 20 hours. For Fuliu, a filiform needle was selected to insert for a depth of 1.5 *cun*. A moderate stimulation was provided and the needle was retained for 30 minutes, during which the needle was manipulated once every 10 minutes. When the patient paid a return visit on the following day, she was found with improved headache and dizziness. Then Taixi (KI 3) and Baihui (DU 20) were selected. Taixi was needled with the method as mentioned above for Fuliu, and Baihui was treated with the same method as mentioned above. This same therapeutic method was repeated on the third treatment. On the fourth treatment, the patients had only had very mild headache and dizziness. This time, the thumb-tug needles embedded into Baihui (DU 20) and Shenshu (BL 23) were taped with adhesive plaster for 48 hours. On the 5th day when the patient came, her headache and dizziness were completely gone. A follow-up of 5 months found no relapse at all[72].

16-6. Occipital Neuralgia

This kind of headache is caused mainly by influenza, inflammation of the occipital nerve due to pathogenic cold or other stimulatis.

1. Points for Diagnosis

(1) Sharp pain in the posterior part of the occipital part and/or in the neck; The pain, which may transmit to the top of the head, is superficial with paroxysmal exacerbation.

(3) The pain can be induced or exacerbated during strenuous movement of the head and neck, coughing and sneezing.

(3) Severe restriction in turning the head and neck, which will cause stiffness of the muscles concerned.

(3) Hyperesthesia in the areas distributed with occipital nerve or bradyesthesia in some cases. There was marked tenderness in the outlet of the greater occipital nerve (about 3 cm on the medial side of the connecting line between the two mastoid processes).

2. Treatment

2.1 Body Needling

2.1.1 Point Selection

Group I: Houding (DU 19), Qiangjian (DU 18), Luoque (BL 8), Yuzhen (BL 9) and Naokong (GB 19).

Group II: Fengchi (GB 20), Tianzzhu (BL 10), Huatuo Jiaji of $C_{1\sim3}$, and the A'shi Points.

Points from the two groups can be taken alternatively or simultaneously. In each treatment, 3 to 5 points were selected and punctured..

2.1.2 Methods of Treatment

With comparative strong stimulation, the treatment is given once a day and the needle

 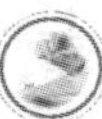

can be retained for 20 to 30 minutes, during which the needles are manipulated for 2 to 4 times. Electro-acupuncture is applicable.

2.2 Auricular Point Needling

2.2.1 Point Selection

Zhen (occipital area) and Jing (neck).

2.2.2 Methods of Treatment

First detect the sensitive spots in these two areas and the points are needled with strong stimulation, once a day and with a retaining of needle for 20 to 30 minutes, during which the needles are manipulated for 2 to 4 times. The method of auricular point pressing is also applicable.

3. Comment

The occipital nerve is composed of the nerves coming from $C_{1\sim3}$ and distributed in the occipital area. Most of the points from Group I are located in this area. As part of the nerves coming from $C_{1\sim3}$ are also distributed into the deep cervical muscle group, that is why there was sharp pain of the neck that goes together with the headache and the patients dare not to turn about the head. Therefore points from the posterior part of neck should also be selected. Points from Group II, though not in the areas dominated by the occipital nerve, are all in the $C_{1\sim3}$ nerve sections. For patients without abnormal symptoms on the neck, points from Group II should also be selected.

When auricular point needling is adopted, Pizhixia (abucortical part), Naogan (brain stem) and Naodian (brain spot) should not be selected as main points, because the occurrence of the disease has nothing to do with the sites corresponded by these points.

4. Appendix

Yu Shaozu et al treated 30 cases of the disease with laser irradiation, and after 2 to 5 treatment sessions, 29 cases had had disappeared headache and 1 case was with no effect. The main points they selected was Fengchi (GB 20) or Yifeng (SJ 17). The machine they used was a laser irradiation apparatus (HB-741) with an output power of 82 mv and the diameter of the light spot of 0.8 cm, and the irradiation distance and duration were 50 cm and 10 minutes respectively. The treatment was given once a day[60]. With the similar method, Wang treated 18 cases of the disease and achieved cure in 10 cases, excellent effect in 4 cases, improvement in 3 cases and no effect in 1 case[61]. Lu Anyuan treated 89 cases of the disease with point injection (Stauntonia chinensis plus B_{12}). The one-treatment curative cases were 30, two-treatment curative cases were 45 and three-treatment curative cases were 12 and no effect in 2 case. During the treatment, the most marked sensitive spots in the pit (equal to the site of Point Fengchi) located on the line between the inferior margin of both mastoid processes and the inferior margin of the external occipital protu berance were first identified with deep pressing by the thumb. Then the mixture of 2 ml of the Chinese flowering quince and 500 mg of B_{12} was injected into the point with a No. 4 needle head. The treatment was given once every other day and a therapeutic course consisted of 5 to 7 days[62]. Gu Yujuan treated 54 cases of the disease with electro-acupuncture plus point injection. After 10 days the total effective rate was 92.6% with cure in 35 cases (64.8%), excellent effect in 15 cases and no effect in 4 cases. During the treatment, Fengchi (GB 20) and Tianzhu (BL 10) were taken as main points and Naokong (GB 19) and Yuzhen (BL 9) as adjunct points. After the tenderness spot on Fengchi(GB 20) was exactly localized, a perpendicular insertion was made to the direction of the tip of nose for a depth of 0.8 *cun*. With the whirling to induce strong stimulation, the needling sensation was made to transmit to the area distributed with occipital nerve. Perpendicular insertion was also made to Point Tianzhu(BL 10) for a depth of 0.8 *cun* and the needle was whirled to induce *deqi*. Level needling was performed to the upward direction on both Naokong (GB 19) and Yuzhen(BL 9) for a depth of 1 *cun*. Needles on the above four points were then connected to a G-6805 stimulator for 30 minutes (continuous wave with a frequency of 10 Hz). The current intensity should be with the tolerance of the patient. After the needling, 500 ug of Vitamin B_{12} was injected into Point Fengchi. The treatment was given once a day[73].

16-7. Headache Due to Other Pathogenic Factors

Diseases of the eyes, nose, ears and paranasal sinuses can cause headache. For example, glaucoma, ititis, tumor of the orbit, postbulbar optic neuritis, hyperpresbyopia, external ophthalmopleia can all cause pain in the postbulbar and frontotemporal regions. In inflammation of the nasal tube or the paranasal sinuses, and the edema caused by mucosal conjection can cause dragging pain. Acute paranasal sinusitis often causes pain around the eyeball or in the frontotemporal region. Patient will have a severe headache after getting up in the morning because there is increased purulent secretion accumulated during the night when the patient is asleep. The pain will be relieved when this purulent secretion is discharged. Acute mastoiditis can cause pain in the posterior part of the ear. Pain caused by viral geniculate ganlion herpes zoster is often located in the inner part of the external auricular canal or the postrior part of the ear, and the herpes zoster or facial paralysis will occur a few days after appearance of the pain. In addition, tumor in the nasal duct and the nasopharyngeal region, periodontal abscess and functional disturbance of the temporomandibular joint can all cause dragging pain of the head. Intracranial space occupying lesion or hypertension can also cause headache.

The headache caused by the above-mentioned diseases should be identified according to the symptoms of the primary disease so that etiological treatment can be provided. Headache, which is caused by non-space occupying lesion, can be treated with acupuncture treatment. For the headache caused by space occupying lesion, acupuncture can only be adopted as an accessory treatment. Please refer to other relevant literatures for the concrete therapeutic methods.

Reference

For reference, see page 281 to 283 of the Chinese manuscript.

Chapter 17 Acupuncture Treatment of Painful Diseases on the Face

17-1. Trigeminal Neuralgia

Also called primary prosopalgia, trigeminal neuralgia is a kind of repeated, transient and paroxysmal severe pain occurring in the distributing areas of the trigeminal nerve in the face. Its pathogenesis is still unknown.

1. Points for Diagnosis

(1) Sudden electric shock-like stabbing or burning pain, which lasts from several to dozens of seconds (generally no more than 1 to 2 minutes), is found in one or more branches of the facial trigeminal nerve. The pain can either be fixed on one specific branch or have two branches involved simultaneously. There are fewer attacks during the initial stage, but the attacks become more frequent with the development of the disease. In severe cases, there will be several attacks per minute.

(2) There are certain "triggering spots" on the external aspect of the upper lip, the forehead, the corners of the mouth, the canine teeth and the tongue. Slight touches on these spots can sometimes induce the onset. In more severe cases, the onset can be triggered even when one washes the face, brushes the teeth, opens the mouth to speak, chews and swallows food. There are no premonitory symptoms prior to the onset.

2. Treatment

2.1 Body Needling

2.1.1 Point Selection

Group I: Four groups of points are selected around the superciliary arch and on the forehead such as Yangbai (GB 14), Yuyao (EX-HN 4), Meichong (BL 3) and Zanzhu (BL 2) in Group I.

Group II: The points on the cheek such as Sibai (ST 2), Quanliao (SI 18), and Shangguan (GB 3) in Group II.

Group III: The points in the anterior part of the ears and on the mandibular portion such as Xiaguan (ST 7), Chengjiang (RN 24) and Jiache (ST 6) in Group III.

Group IV: The special point of Hegu (LI 4) in Group IV.

Points from Group I, II, and III can be taken flexibly in accordance with the pain sites and Hegu should be adopted to support the treatment all the time. For example if the pain was on the superciliary arch and the forehead, points from Group I and Group IV can be selected. When the pain occurs on the mandibular portion, points from Group III and Group IV will be taken. If the pain spreads extensively in the face, points should be selected more widely accordingly. Usually points from the affected side are mainly selected and some from the healthy side are used to support the effect.

2.1.2 Methods of Treatment

Strong stimulation should be induced during the acupuncture treatment. The treatment is carried out once every day and the needles can be retained for 30 minutes in each treatment, during which the needles can be manipulated 3 to 4 times. Electroacupuncture is applicable. During the needling, the above-mentioned "triggering spots" should be avoided so as not to induce the attacks.

2.2 Auricular Point Needing

2.2.1 Point Selection

Group I: Mianjia (Cheek), Er (Forehead), Yan (Eye) and Yatong Dian (Toothache Spots).

Group II: Naogan (Brain Stem).

The auricular points can be taken either from the affected site or simultaneously from both sides.

2.2.2 Methods of Treatment

Strong stimulation should be induced during the auricular point needling with one treatment each day. The needles should be retained for about 30 minutes, during which

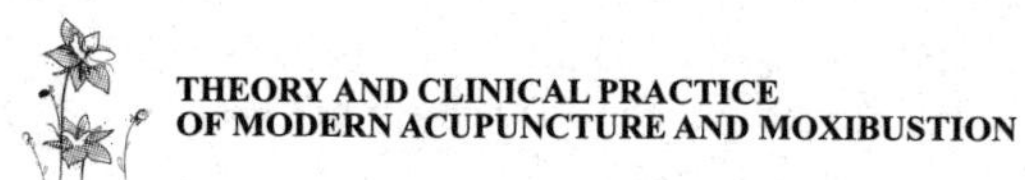

the needles can be manipulated 3 to 4 times. Meanwhile auricular-plaster therapy can be performed to strengthen the therapeutic effect.

3. Comment

The trigeminal nerve is divided into three branches, and the points from the first three groups are located respectively in the distributing areas of the three branches of trigeminal nerve. Point Hegu is an proved point to treat the trigeminal neuralgia. No matter in which branch the pain occurs, Hegu should be selected. In addition, the "triggering spots" on the face should be avoided so as not to induce the attack of the disease. It was found in our clinical practice that it is better to select points from the healthy side for patients with many triggering spots on the affected side, because the needling effect on the affected side was not ideal.

When auricular point needling is adopted in the treatment, in addition to those auricular points in the distributing areas of the trigerminal nerve, those from the Brain Stem Zone should also be selected. This is because the nerve mass that is closely related to the trigerminal nerve is located in the brain stem. The purpose of needling Brain Stem is to release the pain through the regulatory effect of needling on the nerve mass concerned.

4. Review

There have been many reports on the acupuncture treatment of trigeminal neuralgia[1-23]. Tian Guirong et al. treated 100 cases of pain that occurred in the supraorbital branch, and all of the cases were cured after one to three therapeutic courses. During the treatment, Point Kuangshang (the pressure spot on supraorbital notch) was taken as the main point, and Yintang (EX-HN 3), Yangbai (GB 14) through Yuyao (EX-HN 4) and Taiyang (EX-HN 5) as the adjunct points. For severe or long-standing cases, both the main and the adjunct points were taken, and only the main point was taken for the successive treatments. The adjunct points were first needled, followed by the main point, and the method of lifting and thrusting was adopted. After insertion, the needle tip was made to point upwards to the bone wall of notch, and the needles were withdrawn immediately after arrival *qi* by lifting and thrusting the needles for several times[1]. Qi Xilin et al.treated 95 cases of the disease with a similar method and achieved cure in 76 cases, excellent effect in 9 cases, improvement in 7 cases and no effect in 3 cases. The method they adopted was as follows. The supraorbital foramen (close to Point Yuyao) was taken as the main point and Yangbai (GB 14) through Yintang (EX-HN 3) as the adjunct points. When there was a sensation of soreness and numbness that radiated to the orbit and the forehead after the needle was inserted for a depth of 1 to 1.5 cm, combined twirling and bird-peck needling was performed with no retaining of needles. The treatment was given once a day and five treatments constituted one treatment course with a three days interim before next course)[2].

Zhou Jirong treated 32 cases of the disease with deep insertion on Xiaguan (ST 7) and achieved cure in 15 cases, improvement in 16 cases and no effect in one case. He took Xiaguan (ST 7) on the affected side as the main point and Hegu (LI 4) on the healthy side as the adjunct point. For pain on the first branch, Yangbai (GB 14), Zanzhu (BL 2) and Yuyao (EX-HN 4) were added; for pain on the second branch, Sibai (ST 2), Yingxiang (LI 20) and Heliao (LI 19) were added, and for pain on the third branch, Chengjiang (RN 24), Jiache (ST 6) and Yifeng (SJ 17) were added. During the treatment, the reducing method was adopted. When Xiaguan was needled, a No. 30 filiform needle 2.5 *cun* in length was selected and inserted for a depth of 2 *cun* with an angle of 85° to the direction of the opposite mastoid process. With the method of quick lifting and slow pressing, the needling sensation was made to diffuse to the mandibular area for a period of 20 to 30 seconds. The needles were than retained for 30 to 60 minutes, during which the needles were manipulated once every 15 minutes. The needles were lifted and thrust for 30 minutes before they were finally withdrawn. The treatment was given once a day and 10 treatments made up one therapeutic course (with a space of one week between two therapeutic courses)[3]. Zhang Heping treated 48 cases of the disease with the method of multiple needle and dense insertion, and obtained a satisfactory therapeutic effect. He first identified the severest pain spot along the trigeminal trunk and made a slow downward insertion with a filiform needle of 0.5 to 1 *cun* in length. After *deqi* (the arrival of *qi*), four similar insertions were performed respectively on spots 0.5 to 1 cm around the spot. The needles were retained for 90 minutes, during which they were manipulated once every 20 minutes with the method of uniform reinforcing and reducing. The treatment was performed once every day and 10 treatments made up one therapeutic course (with a space of 4 to 5 days between two therapeutic courses). Generally the disease was cured after 2 to 5 therapeutic courses. During the treatment, it was required that the needling sensation be made to reach the pain site[4]. Shan treated 41 cases of the disease by means of electroacupuncture and achieved cure in 16 cases, excellent effect in 14 cases, improvement in 9 cases and no effect in 2 cases. For the pain on the first branch, Taiyang (EX-HN 5) through Xiaguan (ST 7), Yuyao (EX-HN 4), Zanzhu (BL 2), Sizhukong (SJ 23) and Yangbai (GB 14) were taken; for pain on the second branch, Xiaguan (ST 7), Yingxiang (LI 20) through Juliao (ST 3), Heliao (LI 19) through Juliao (ST 3) and Hegu (LI 4) were selected and for pain on the third branch, Daying (ST 5), Sibai (ST 2), Chengjiang (RN 24) and Hegu (LI 4) were needled. During the needling, stimulation with a proper intensity was induced according to the endurance of the patients[5].

Cui Linzhen treated 65 cases of the disease by needling Quanliao (SI 18), resulting in cure in 40 cases, excellent effect in 12 cases, improvement in 9 cases and no effect in 4 cases. When the needle of 3 *cun* in length was inserted into Quanliao (SI 18) for a depth of 2.0 to 2.5 cm, the patient would feel an electric shock-like sensation that radiated to the whole cheeks. The uniform reducing method or pure reducing method was taken with a retaining of needles for 15 to 30 minutes, during which the needle was manipulated once every 10 minutes. The treatment was given once a day or once every two days and 10 treatments constituted a therapeutic course [6]. Liang Sui'an et al.treated 207 cases of the trigeminal neuralgia with hydro-acupuncture therapy and achieved cure in 89 cases, marked improvement in 56cases, improvement in 37 cases and no effect in 25 cases, with a total effective rate of 87.92%. During the treatment, Xiaguan (ST 7), Hegu (LI 4) and the A'shi points were taken as the main points. Taiyang (EX-HN 5), Zanzhu (BL 2) and Yangbai (GB 14) were added for pain on the first branch; Sibai (ST 2), Quanliao (SI 18) and Yingxiang (LI 20) were added for pain on the second branch and Jiache (ST 6), Dicang (ST 4) and Chengjiang (RN 24) were added for pain on the third branch. 0.5 ml of mixture of prednisolone acetate (25 mg), 10% procaine (10 ml) and Vit. B_{12} injection (250 ug) was injected into the points slowly when no blood

 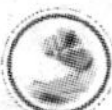

was found by drawing back the No. 5 syringe. The treatment was given once every 7 days and 3 treatments made up one therapeutic course[7]. Liu Guangrong treated 27 cases of the disease with auricular-plaster therapy and the total effective rate was 93%. Seeds of *Vaccaria segetalis* were taped tightly respectively onto such auricular points as Pichixia, Er, Mu_1 and Mu_2. For pain in one side, points on the affected side were treated first and then the two ears were used alternately. For pain on both sides, points from both ears were treated. The auricular points with taped seeds should be pressed 3 to 5 times a day and for 2 to 3 minutes in each pressing until local pain (within the endurance of the patients). The seeds of *Vaccaria segetalis* were replaced once every three days and two treatments constituted a therapeutic course[10]. Yan Shanyu treated 12 cases of the disease with auricular point blocking therapy and achieved cure in 7 cases, improvement in 3 cases and no effect in 2 cases. First a sensitive spot between Naodian and Pingchuan was identified, into which 0.1ml of lidocaine hydrochloride was injected (one side or both sides). The treatment was given once a day or once every two days. A therapeutic course consisted of 5 treatments[11].

Zhong Guogan et al.studied the effect of electroacupuncture on pain discharge of the caudal subnucleus cells in nucleus of spinal tract of the trigeminal nerve. In the awakened anesthetized cat, they stimulated the inferior alveolar nerve with the single squared wave (with a frequency of 2000Hz) at the intensity of over 20 V, took the single squared wave of 2 to10 V to stimulate Point Jiache (ST 6) and recorded the pain-inducing potential of the caudal subnucleus cells in nucleus of spinal tract of trigeminal nerve with the glass microelectrode. The inhibitory process of the electroacupuncture on 18 pain-sensitive cells was continuously observed for 30 minutes. The average duration of inhibition was found to be about 302 milliseconds[62]. Fan Lei et al. also had a similar finding in their studies[63]. Liu Qingying et al.studied, with the PAP method, the effect of acupuncture on the P substance in the nucleus of spinal tract of trigeminal nerve in rats. They found in their observations that the pain threshod was significantly enhanced after Renzhong (DU 26) and Chengjiang (RN 24) were needled ($P < 0.01$). They further discovered that the P substance had a strengthened activity ($P < 0.01$)[64]. A research group from Jilin Medical University also made a series of studies in which they stimulated the dental pulp, recorded the pain-inducing potential in CTF, VPM and cortical layers, and observed the effect of electroacupuncture on pain-inducing potential in these three areas. They divided the experiment into an acute experiment and a chronic one. In the acute experiment, they stimulated the auricular point of Shenmen with the pointed wave (30 times/second) for 30 minutes, and found that the electroacupuncture could markedly lower the wave amplitude of the pain-inducing potential in CTF, VPM and cortical layers. When changes of the pain-inducing potentials were compared, it was found that the reduction in CTF was the most significant, reaching –32% ($P < 0.005$). This lasted for a period of 20 minutes, and still remained around –22% in 30 minutes after the experiment. The pain-inducing potential in VPM was about –15% ($P < 0.025$), but gradually elevated in the 20 minutes after the treatment was suspended. The pain-inducing potential in the cortical layers was about –15% ($P < 0.05$), and it returned to the original level in about 10 minutes after the treatment. In the chronic experiment, the intensity was 2-10V. The 7-minute stimulation on the points was followed by a 3-minute stimulation on the dental pulp. The pain-inducing potential recorded before the point stimulation was taken as a control. After the treatment, it was found that the wave amplitudes in cerebral cortex I and cerebral cortex II were both decreased, with a reduction of 46% (from 220 to 120 MV) in cerebral cortex I and 43% (from 140 to 80 MV) in cerebral cortex II. During electroacupunture at Hegu (LI 4), the decrease in amplitude in cerebral cortex I reached –30.1% and that in cerebral cortex II, -30.4%. During electroacupuncture at Zusanli (ST 36), the decrease in amplitude in cerebral cortex I was –33.6%, and that in cerebral cortex II, -8.2% [65]. These findings show that treating trigeminal neuralgia with acupuncture has a reliable electrophysiological and biochemical basis. Meanwhile this is also a scientific basis for the acupuncture treatment of other kinds of pains in the facial region.

17-2. Pain in Glossopharyngeal Nerve

Pain in the deglutition nerve is another kind of neuralgia, which is more seldom seen than the trigeminal neuralgia.

1. Points for Diagnosis

(1)There is repeated and paroxysmal severe pain in the lateral wall of the pharyngeal cavity, tonsil and the dominating areas of the deglutition nerve. The nature of the pain (cutting or prickling pain with intermittent attack which can radiate to the external auricular tract, the lower part of the earlobe and the neck) is similar to that of the trigeminal neuralgia. Each attack may last for several seconds.

(2)The swallowing movement, stretching out the tongue, coughing or stimulating the tonsil can induce the attacks.

(3)Without functional impairment of the cranial nerve and no positive signs during physical check-ups.

2. Treatment

2.1 Body Acupuncture

2.1.1 Point Selection

Group I: Tiantu (RN 22), Lianquan (RN 23). Yifeng (SJ 17) and Tianzhu (BL 10).

Group II: Hegu (LI 4).

2.1.2 Method of Treatment

With strong stimulation, the treatment was given once a day with a retaining of needle for 20 to 30 minutes in each treatment, during which the needles are manipulated 2 to 3 times. When Tiantu, Lianquan and Yifeng are needled, attention must be strictly paid to the insertion depth and the needling direction. Electroacupuncture is applicable.

2.2 Auricular Point Needling

2.2.1 Point Selection

Group I: She (Tongue), Yanhou (Throat).

Group II: Naogan (Brain Stem).

2.2.2 Methods of Treatment

Strong stimulation is required in the treatment which is given once a day. The needles can be retained for 20 to 30 minutes, during which the needles are manipulated 2 to 4 times. Auricular-plaster therapy can also be applied.

3. Comment

Single whirling is advisable during the treatment on Tiantu, Lianquan and Yifeng except that attention should be paid to the needling direction and the insertion depth so as not to injure the important internal organs.

17-3. Toothache

Toothache is a symptom that is induced by many kinds of diseases. Here only toothache caused by gingivitis is considered. The acute gingivitis can result from delayed treatment of gingival bleeding or from the onset of chronic gingivitis.

1. Points for Diagnosis

1.1 Acute Gingivitis

(1) Except for the severe pain caused by such stimulations as cold, heat, soreness or sweetness, there will be intermittent severe pain without any foreign stimulators.

(2) Pain is more severe in the daytime than at night.

(3) No localized pain site and the patient cannot identify the exact site of pain

1.2 Chronic Gingivitis

(1)There is no spontaneous severe pain, but a mild dull pain or pain under prolonged stimulation of cold and heat. The pain caused by foreign stimulators can last for a considerably long period of time even when the foreign stimulators are removed.

(2) The patient may experience a mild percussion pain, or pain and discomfort during occlusion.

2. Treatment

2.1 Body Acupuncture

2.1.1 Point Selection

Group I: Xiaguan (ST 7), Quanliao (SI 18), Dicang (ST 4) and Jiache (ST 6) of the affected side.

Group II: infraorbital foramen, mandibular of the affected side.

Group III: Bilateral Hegu (LI 4).

The first two groups of points can be used alternately, but they must be used together with Hegu in Group III.

2.1.2 Methods of Treatment

Treatment with strong stimulation can be given once a day. The needles are retained for about 30 minutes, during which the needles are manipulated 3 to 4 times. Electroacupuncture is applicable.

2.2 Auricular Point Needling

2.2.1 Point Selection

Group I: Yatong Dian (Toothache Spot), Shanghe (Upper Jaw, for pain of the upper teeth) and Xiahe (Lower Jaw, for pain of the lower teeth).

Group II: Mianjia (Cheek) and Naogan (Brain Stem) from the affected side.

2.2.2 Method of Treatment

Treatment with strong stimulation is provided once a day. The needles can be retained for 30 minutes, during which they are manipulated 3 to 4 times. Auricular-plaster therapy can also be applied.

3. Comment

As the trigeminal nerve is involved in the disease, the points are mainly selected from the dominating area of that nerve (points from Groups I and II are all from the dominating area of the trigeminal nerve). It has been confirmed by much of clinical research that acupuncture on these points can not only effectively check the pain of the trigeminal nerve, but also cure toothache caused by other factors, including gingivitis.

When auricular point needling is adopted, not only is Yatong Dian selected, but also Mianjia and Naogan should be taken in order to strengthen the regulation on the trigeminal nerve and the analgesic effect. It should be pointed out that etiological treatment is essential in an attempt to cure the disease completely. Toothache caused by other factors can also be treated with this therapeutic method.

4. Discussion

Acupuncture treatment can achieve a satisfactory therapeutic effect on toothache[24~42]. Zhong Qizhe et al.treated 149 cases of toothache and resulted in cure in 145 cases (113 cases were cured with only one treatment, and 32 cases with 3 or 4 treatments.) and no effect in 4 cases. The main points they selected were Xiaguan (ST 7) and Jiache (ST 6) of the affected side and bilateral Hegu (LI 4). For those complicated with headache, Taiyang (EX-HN 5) was added. The needles were retained for 1 to 2 hours and the treatment was provided once a day[24]. Zhao Changsong treated 80 cases of toothache with point injection on Hegu (LI 4), 70 of whom (88%) were cured and 10 of whom (12%) were improved. The mixture of 2 ml of An Tong Ding (main components: aminopyrine 0.1 g; antipyrine 0.04 g and barbital sodium 0.02 g) and 2 ml of procaine (dosage for one point) was slowly injected into Hegu when there was no return blood by drawing back the syringe after arrival of *qi*. For toothache on one side, the point from the healthy side was taken, and for toothache on both sides, bilateral Hegus were needled. After the injection, such discomforts as pain, swelling and numbness found in some patients could subside in one or two days after local hot dressing[25]. Dr. Shen Jian treated 385 cases of toothache including those caused by dental caries, acute pulpitis,

 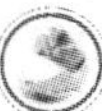

apical periodontitis, periodontitis, gingivitis, injury of teeth and pain due to tooth surgery. The results showed that 303 cases were cured in one treatment, 74 cases were improved and 8 cases were with no effect. The overall effective rate was 98%. During the needling, the point located 0.5 cm above the 4th and 5th interphalangeal space of the affected side was taken and needled with an insertion depth of 0.4 to 1.0 *cun*. After arrival of *qi*, retaining of needles was performed for 20 to 60 minutes, during which the needle was manipulated once every 15 minutes. If the effect was not so good 15 minutes after the needling, the point on the healthy side was added and needled. Dr. Wang Chunyi treated 30 cases of apical periodontitis, periodontitis and dental caries with pricking method, and all of the patients were cured after one or two treatments. He first localized the points on the back (pink spots in an area of 1 to 2 *cun* apart from the midline of the back, below the 7th cervical vertebrae and above the 5th thoracic vertebrae, and these spots had a diameter of about 0.3 cm), selected 2 to 4 spots in each treatment and let out some blood by pricking the spots. The insertion depth for each spot was about 0.3 to 0.5 *cun*. After the pricking, the spots were cupped for 5 to 10 minutes[27]. Dr. Li Huanbin treated 32 cases of toothache with auricular point needling and obtained a very satisfactory therapeutic effect. The main point he selected was Yatong Qixue (the sensitive spot in the area surrounded by Neifenmi, Sanjiao and Neibi). For toothache due to pathogenic wind-fire, Lung, Large Intestine and Tooth were added; for toothache due to fire of excess type, Tooth, Stomach, Sanjiao and Jiaogan were added; for toothache due to fire of deficiency type, Tooth, Kidney, Gallbladder and Shenmen were added. After the needling, a vaccaria seed was taped on the main point, and the patient was asked to press the spot 3 to 5 times a day with fixed time for 3 to 5 minutes in each pressing[28]. Dr Shan Xinping treated 38 cases of toothache simply by using auricular-plaster therapy and the point selected was also Yatong Qixue. All the patients were cured within one day[29]. Dr. Lu Qinmei treated 45 cases of toothache (20 cases of acute periodontitis, 14 cases of acute apical periodontitis, 7 cases of acute pulpitis, 2 cases of dental caries and 2 cases due to trigeminal neuralgia) mainly by deep needling on Point Jiache (ST 6). 29 cases were cured after one treatment, 14 cases were improved after 2 to 3 treatments and 2 cases were with no effect. She took Jiache as the main point and Hegu (LI 4) as adjunct points. For the excess syndrome, Neiting (ST 44) was added, and for deficiency syndrome, Taixi (KI 3) was added. During the needling, a No. 30 filiform needle 1.5 *cun* in length was used and inserted perpendicularly into Jiache for a depth of about 1.0 *cun*. Twirled the needle until there was a needling sensation of marked soreness and distension. (Similar needling sensation should also be induced during needling of other points.) The needles were retained for 40 minutes and the needles were manipulated once every 10 minutes[66].

17-4. Temporomandibular Joint Syndrome

This refers to a group of symptoms caused by disorder of the temporomandibular joint.

1. Points for Diagnosis

(1) The patient often complains of joint pain when opening and closing the mouth or during chewing food. The pain, which is often unilateral, will not appear until the mandible moves to a definite direction or the movement reaches a certain degree. However the pain due to temporomandibular arthritis will appear no matter in which direction or to what degree the mandible moves, and the pain may appear even if the mandible does not move.

(2) Temporomandibular dyskinesia. In some patients there was stiffness of the temporomandibular joint after getting up in the morning. This disorder can be released after some movement.

(3) There was specific frictional sound or snap during the movement of the temporomandibular joint.

(4) Local pressure tenderness. The typical pressure tenderness spots were located on the lateral portion or dorsal portion of the condyloid process.

2. Treatment

2.1 Body Acupuncture

2.1.1 Point Selection

Group I: Xiaguan (ST 7) or the A'shi Point, Tinggong (SI 19), Jiache (ST 6), Quanliao (LI 18) and Xuanlu (GB 5), of the affected side.

Group II: Bilateral Hegu (LI 4).

2.1.2 Methods of Treatment

With moderate stimulation, the treatment was given once a day, and the needles were retained for about 20 minutes, during which the needles can be manipulated 2 to 3 times. Electroacupuncture as well as laser needling or point injection can be applied.

2.2 Auricular Point Needling

2.2.1 Point Selection

Group I: Mianjia (Cheek).

Group II: Niequ (Temple) and Naogan (Brain Stem).

The two groups of points can be taken alternately.

2.3 Methods of Treatment:

With moderate or above moderate stimulations, the treatment was given once a day. The needles can be retained for about 20 minutes, during which the needles are manipulated 2 to 3 times. Auricular-plaster therapy is also applicable.

3. Comment

The occurrence of temporomandibular joint syndrome is closely related to the spasm or functional hyperactivity of the jugomaxillary m., temporal m., medial pterygoid m. and lateral pterygoid m. The functional disorder of these muscles can also cause disease changes of the articular discs. In addition, looseness of the joint capsule and articular disc are common causes contributing to the occurrence of the disease. Therefore in the acupuncture treatment of the disease, the important point is to regulate the functions of related muscles, joint capsules and articular discs. The above-mentioned body points are all related closely to the muscles, joint capsules and articular discs concerned, such as Point Xiaguan to jugomaxillary muscle and the joint capsule, Xuanlu to temporal muscle, Point Jiache to jugomaxillary and medial pterygoid muscles, and Point Quanliao to lateral pterygoid muscle. Needling these points can play a certain role in regulating the functions of the related muscles. In addition, these muscles are all under control of the mandibular nerve, a branch of the trigeminal nerve. On the other hand, needling on Hegu has a good regulatory effect on the functions of the trigeminal nerve.

In auricular point needling, Niequ (Temporal Region) and Naogan (Brain Stem) are selected in an attempt to regulate the functions of the temporal muscle and the trigeminal nerve.

4. Discussion

Acupuncture treatment has a quite satisfactory therapeutic effect on temporomandibular joint syndrome[43~61]. Dr. Liu Shizhong treated 250 cases of this disease and achieved cure in 203 cases (81.2%), improvement in 39 cases (15.6%) and no effect in 8 cases (3.2%). The main points he selected were Jiache (ST 6), Xiaguan (ST 7), Hegu (LI 4) and Neiting (ST 44). For pain in the face, Quanliao (SI 18) and Dicang (ST 4) were added; for functional disorder, Chengjiang (RN 24) and Shenmen (HT 7) were added; and for tinnitus, Yifeng (SJ 17) was added. The treatment was carried out once a day and in each treatment, 3 to 5 points were taken. Ten treatments made up one therapeutic course[43]. She Yifang treated 35 cases of temporomandibular joint syndrome with warming moxibustion and obtained cure in 31 cases, improvement in 2 cases and no effect in 2 cases. In the treatment, Xiaguan (ST 7) and Jiache (ST 6) were selected and needled with a filiform needle 1.5 *cun* in length. After arrival of *qi*, 7 to 9 cones of burning moxa were attached to the inserted needle handles. The treatment was given once a day and 5 treatments made up one therapeutic course[44]. Dr. Hong Zhengwen treated 50 cases of the disease with the method of finger pressure. As a result, 33 cases were cured, 14 cases were improved and 3 cases failed. The points he selected included Xiaguan (ST 7), Jiache (ST 6), Yifeng (SJ 17), Wanguan (SJ 5), Fengchi (GB 20) and Hegu (LI 4). The strength he used in finger pressure was strong enough, but within the tolerance of the

 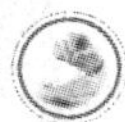

patient. Each treatment lasted for 10 minutes and the treatment was given once a day or once every two days[45]. Ling Zeyi treated 50 cases of the disease by combination of needling and auricular-plaster therapy, and all of the patients were cured except one who suspended the treatment. He applied the vaccaria seeds respectively on such auricular points as Shanghe, Xiahe and Sanjiao. Each auricular point was pressed three times a day and each time lasted for 1 to 2 minutes. The vaccaria seeds were replaced once every two days and the two ears were taken alternately. The body points he selected were Xiaguan (ST 7), Waiguan (SJ 5), Hegu (LI 4), Yanglingquan (GB 34), Taichong (LR 3) and Qiuxu (GB 40). In the treatment, the body points and the auricular points were selected respectively from different side of the body. Generally mild stimulations were induced and the needles were retained for 30 minutes. For patients who had had the disease on both sides, bilateral points were selected and needled[46]. Xiong Yuanqing treated 93 cases of the disease simply by using the auricular-plaster therapy and achieved cure in 42 cases, improvement in 44 cases and no effect in 7 cases. The total effective rate was 92.5%. He taped the vaccaria seeds on the positive sensitive spots of the ear, first on the affected side and then followed by the healthy side two days later[48]. Zhang Yabin treated 54 cases of the disease with He-Ne laser radiation. After one to two therapeutic courses, the total effective rate reached 100% with cure in 43 cases and marked effect in 7 cases and improvement in 4 cases. During the treatment, Ermen (SJ 21), Xiaguan (ST 7), Jiache (ST 6), Waiguan (SJ 5) and Hegu (LI 4) were selected as the main points and the light guide fibers were inserted into the points with an angle of 45° between the hollow needle and the body surface. Each point received radiation for 5 minutes and the treatment was performed once a day. A therapeutic course consisted of 10 treatments, and there was a space of 5 to 7 days between two therapeutic courses[49]. Zhao Kangmin et al.treated 86 cases of the disease with point injection and body needling. As a result, 70 cases (81.4%) were cured, 11 cases (12.79%) had excellent effect and 5 cases (5.81%) were improved. The main points they selected were Xiaguan (ST 7), Tinggong (SI 19), Hegu (LI 4) and Sanjian (SI 3). The insertion depth was 1.0 to 1.5 *cun* and the needles were retained for 15 to 20 minutes. In addition, a No. 5 syringe and a needle of No. 4 to 5 were selected, and 0.5 ml of *Fufang Danggui* Injection (Major: Radix Angelicae Sinensis) was injected into Xiaguan or Tinggong.

Either Xiaguan or Tinggong was selected in each treatment and they were taken alternately, and the treatment was given once every two days. Five treatments made up one therapeutic course, with a space of 3 days between two courses[50].

Qiu Xiaohu et al.treated 65 cases of the disease with moxa moxibustion and achieved cure in 41 cases (63.1%), excellent improvement in 16 cases (24.6%) and effectiveness in 8 cases (12.3%). The group treated with moxibustion was found with no significant difference compared with the control group that was treated with electroacupuncture ($P > 0.05$). During the moxibustion treatment, a standard burning moxa stick was used repeatedly at 3 cm over Point Shangguan (GB 3), Point Xiaguan (ST 7) and the A'shi. The moxibustion was performed to make the patient feel a local warm-hot sensation with skin redness, which was within their tolerance. Generally the moxibustion treatment lasted for 20 to 30 minutes and the treatment was given once a day. A therapeutic course consisted of 7 treatments and a space of 2 days was arranged between two courses[67]. Xu Liyu et al.treated 84 cases of the disease with combined needling and moxibustion. As a result, 78 cases were cured (92.9%) and the curative rate was dramatically better than a single therapy[68].

Reference

For reference, see page 292 to 294 of the Chinese manuscript.

Chapter 18 Acupuncture Treatment of Painful Diseases on the Neck and Shoulders

18-1. Sprain of Neck

Also called Laozhen or Shizhen (stiff neck) in TCM, the disorder is often caused by an improper position of the neck during sleep and characterized by sudden discomfort of the cervical region in the morning when the patient gets up.

1. Points for Diagnosis

(1) Sudden and unilateral discomforting pain in the posterior part of the neck and the upper part of the back in the morning when the patient gets up.

(2) Movement restriction in left-right rotation of the neck, and in raising or lowering the head in severe cases.

(3) Obvious local tenderness and spasm in such superficial muscles as the trapezius muscle and sternocleidomastoid muscle.

(4) Short disease course (Usually the disorder can be cured in one week and a proper and timely treatment can even shorten the disease course.)

2. Treatment

2.1 Body Needling

2.1.1 Point Selection

Group I: Points around the diseased site, that is, those distributed at the posterior part of the cervical region, scapular region and inter-scapular region were selected. This included such points as Tianzhui (SI 11), Fengchi (GB 20), Tianchuang (SI 16), Huatuo Jiaji points of the cervical region, Jianzhongshu (SI 15), Jianwaishu (SI 14) and Jianjing (GB 21) or the sensitive spots and streak reactants in the above-mentioned areas.

Group II: Points far from the diseased site such as Lieque (LU 7). Zhigou (SJ 6), Waiguan (SJ 5) and Houxi (SI 3).

Points can be taken from both groups or from a single group, but the former can ensure a better therapeutic effect. In each treatment, 2 to 4 points can be selected.

2.1.2 Methods of Treatment

During the needling, strong stimulations should be induced and the treatment can be given once a day. The needles are retained for 20 minutes in each treatment, during which the needles are manipulated for 2 to 3 times. Electroacupuncture and plum-blossom needle needling are both applicable.

2.2 Auricular Point Needling

2.2.1 Point Selection

Sensitive spots in Jingqu (neck) and Jingzhuiqu (cervical vertebrae).

2.2.2 Methods of Treatment

Also with strong stimulation, the treatment is given once a day. The needles can be retained for 20 minutes during which manipulations of the needles can be carried out for 2 to 3 times.

3. Comment

Points on cervical nerve $C_{1\sim4}$ are taken because the muscles of the cervical region are under the control of the cervical nerves $C_{1\sim4}$. Most points that are related to $C_{1\sim4}$ are located at the posterior part of the cervical region, scapular region and inter-scapular region. According to our experience, points from both groups are taken simultaneously in an attempt to obtain a better therapeutic effect. In addition, the position of Lieque (LU 7), Neiguan (PC 6), Waiguan (SJ 5), Houxi (SI 3) and Zhongzhu (SJ 3) are either overlapped or adjacent to those cervical points. It is our consideration that this is one of the mechanisms of remote point needling for a satisfactory therapeutic effect.

4. Appendix

Acupuncture treatment has a very good effect on cervical sprain[1~23]. Zhou Lianzhong treated 170 cases of stiff neck with body needling, and achieved a one-time cure 160 cases and a two-time cure in 10 cases. The curative rate was 100%. During the treatment, the tenderness spots and Point Luozhen (1.5 *cun* of the posterior part of the metacarpophalangeal articulation, and between the 2nd and 3rd metacarpal bones) were needled with the reducing method, and then the needles were retained for 20 to 30 minutes. The treatment was given once a day [1]. Dr. Xue Hao treated 100 case of stiff neck by means of plum-blossom needle and cupping therapy and achieved a total effective rate of 100% (98 cases were cured in one treatment and 1 case was cured in two treatments). During the treatment, he first identified the A'shi Point (the tenderness spot or the painful tendon on the neck region) and then tapped the above spots with the plum-blossom needle until mild exudation of blood on the local skin. During the cupping therapy, the cup was generally retained for 5 minutes [2]. As a result, 41 cases out of the total 50 cases were cured in one treatment, 7 cases in two treatments and 2 cases in three treatments[3]. Xia Hongchen cured 32 cases of stiff neck by puncturing Houxi (SI 3) and Zhongzhu (SJ 3). During the treatment, the needles were inserted for a depth of 0.5 to 1 *cun* and lifted, thrust and whirled to make the needling sensation to radiate simultaneously to the whole palm and to the shoulder after the arrival of *qi*. The needles were then retained for 20 minutes, during which the needles were manipulated once every 3 to 5 minutes[4]. Yang Fengri treated 122 cases of the disease by puncturing Waiguan (SJ 5) with opposing needling. After one treatment, 54 cases received excellent effect (The pain disappeared and the functions of the neck was resumed.), 65 cases were with improvement and 3 cases were ineffective. The total effective rate was 97.5%. During the treatment, Waiguan (SJ 5) of the healthy side was selected and a needle was perpendicularly inserted into the point for a depth of 0.8 to 1.0 *cun* (or penetration needle from Waiguan through Neiguan). The needle was lifted, thrust and whirled for one minute and meanwhile the patient was asked to move his or her neck. The needle was retained for 10 minute[5]. Luo Hancheng treated 50 cases of the disease by puncturing Neiguan (PC 6) with opposing needling and obtained quite satisfactory therapeutic effect after one or two treatments. In his performance, a filiform needle of 1.5 *cun* in length was inserted swiftly and perpendicularly into the point. After *deqi*, the needle was lifted and thrust for several times (based on the constitution of the patient). Meanwhile the patient was ordered to make left-right turns of the neck. No retaining of needle was performed in the treatment[6]. Dr. Li Ri treated the disease with massage and achieved one-time cure in 193 cases and two-time cure in 77 cases. He first identified the tenderness spots on the neck and then identified the first adjunct point from 2 *cun* below the tenderness spot and the second adjunct point from below Tianzhong (SI 11). He pressed and kneaded the spots with the tips of fingers. The patient was asked to make upper-down and left-right turns of the neck once every 2 to 3 minutes. The treatment was given once a day continuously for 2 to 3 times [7]. Meng Qingliang treated 79 cases of the disease with the method of eye needling. After three treatments, 74 cases were cured and 5 cases were with excellent effect. During the treatment, bilateral Shangjiao (located 2 *fen* from the outer margin of the orbit) were taken. The needles were transversely whirled into the subdermal portion (clockwise for the left eye and counter-clockwise for the right eye) with reducing method. After arrival of *qi*, the needles were retained for 15 to 20 minutes, during which the patient was asked to move his or her neck. The treatment was given once a day[8]. Zhang Liansheng reported his excellent treatment of the disease with the method of auricular point pressing. With the thumb on the auricular points of Jing (neck), Jingzhui (cervical vertebrae) and Zhen (pulvinar) and the index finger on the back of the points, the operator pressed with force the points from the lower part to the upper part. Meanwhile the patient was advised to move the neck. Usually the pain can be relieved immediately [9]. Zhao Hua et al treated 96 cases of the disease by needling Wailaogong, and achieved one-time cure in 87 cases (90.6%), two-time cure in 6 cases (6.3%) and three-time cure in 3 cases (3.1%). During the treatment, Wailaogong (0.5 cun of the posterior part of the 2nd and 3rd metacarpophalangeal articulation on the back of the hand) of the affected side was taken. A No.30 needle of 1*cun* in length was vertically inserted into the point for a depth of 0.8 *cun.* The needle was forcefully whirled when the patient was asked to move the neck. The needle was retained for 30 minutes, during which the needle was manipulated with medium whirling for one time. At the time of needling, cupping therapy with a No. 4 cup was performed on local pain area for a period of 10 minutes[97].

18-2. Cervical Spondyiopathy

Also known as osteoarthritis, cervical syndrome...etc., cervical spondyiopathy is characterized in clinic by chronic retrograde injury of the cervical vertebrae and compression on the cervical nerve root and other tissues.

1. Points for Diagnosis

(1) Slow onset and found mostly in patients of over 40 years old.

(2) Divided in clinic into a simple type and a compound type:

A: Nerve Root Syndrome

Irritation on the Sensory Nerve Root: Numbness or electric shock-like neurogenic pain that is located on the distal ends of the forearm such as the radial side of the forearm and the fingers, and is distributed in an area that is identical to the skin area under the domination of the nerve root.

Irritation on the Motor Nerve Root: Muscular pain characterized by deep drilling discomfort or dull pain, that is in most cases located in the proximal end of the upper limbs, shoulders and scapular region.

Tenderness on the supraspinous muscle, infraspinous muscle and deltoid muscle and myoatrophy of these muscles, hypoesthesia of corresponding nerve sections and tendon hyporeflexia for a long-standing disease.

B: Vertebral Artery Syndrome

Headache, dizziness, syncope; ataxia, staggering gait; double vision, facial numbness and dysphagia.

C: Spinal Compression Syndrome

If the disease is located on the upper part of the cervical vertebrae, there will be upper motor neuron paralysis of the four limbs. If the disease is located on the lower part of the cervical vertebrae, there will be lower motor neuron paralysis of the upper limbs and upper motor neuron paralysis of the lower limbs. Also there will be sensory disturbance below the corresponding diseased sections.

(3) X-ray film of the cervical vertebrae shows disappearance of the physiological curve of the cervical vertebrae, labial hyperplasia in the anterior and posterior borders of the vertebral body, narrowing of the intervertebral space, smaller of the intervertebral foramen and hypertrophy of the articular process.

2. Treatment

Following is an introduction to the acupuncture treatment of the nerve root syndrome. For the acupuncture treatment of the vertebral artery syndrome, please refer to the therapeutic methods for nerve root syndrome. For the acupuncture treatment of the spinal compression syndrome, please refer to the therapeutic methods for hemiparalysis. For cervical spondyiopathy of any kind, traction can be applied to support the acupuncture treatment so as to ensure a satisfactory therapeutic effect. For spinal compression syndrome, the compression must be released before the acupuncture treatment.

2.1 Body Needling

2.1.1 Point Selection

Group I: Points from the lateral side of the forearm and the hands: Kongzui (LU 6), Jingqu (LU 8), Yuji (LU 10), Neiguan (PC 6), Hegu (LI 4), Laogong (P 8), Wenliu (LI 7), Zhigou (SJ 6) and Yemen (SJ 2).

Group II: Points from the shoulder, arm and the scapular region: Jianjing (GB 21), Jianzhongshu (SI 15), Jianwaishu (SI 14), Tianzong (SI 11), Bingfeng (LI 12), Naoshu (SJ 10), Jianyu (LI 15), Binao (LI 14), Naohui (SJ 13), Tianfu (LU 3) and Xiabai (LU 4).

Group III: Huatuo Jiaji mainly from $V_{4\sim6.}$

For those with irratation of the sensory nerve roots as the main symptoms, points from Group I and III are taken as main points and points from Group II are taken as adjunct points.

For those with irritation of the motor nerve roots as the main symptoms, points from Group II and III are taken as main points and points from Group I as adjunct points. For those with irritation of both sensory and motor nerve roots as main symptoms, points from the above three groups are all taken as main points. In each treatment, 3 to 5 main points and 3 to 5 adjunct points are selected and needled. Points are mainly taken from the affected side.

2.1.2 Methods of Treatment

Strong stimulations should be induced in the treatment which is given once a day, and the needles are retained for about 30 minutes, during which the needles are manipulated for 3 to 4 times. Electric needling is also applicable.

2.2 Auricular Point Needling

2.2.1 Point Selection

Group I: Jingzhui (cervical vertebrae), Jing (neck), Jian (shoulder), Bi (arm) and Shou (hand) that are taken as the main points.

Group II: Naogan (brain stem), Naodian (brain spot) that are taken as adjunct points, and the points from both sides are needled alternatively.

2.2.2 Methods of Treatment

Strong stimulations should be induced in the treatment which is given once a day, and the needles are retained for about 30 minutes, during which the needles are manipulated for 3 to 4 times. Auricular point pressing is also applicable.

3. Comment

The cervical spondylopathy mainly affects the $V_{4\sim5}$ and $V_{5\sim6}$. In clinic the major manifestation is brachial plexus neuralgia due to compression of C_5 and C_6 nerve roots. The pain can be divided into two types. One is the pain caused by irritation of dorsal sensory nerve roots and located on the distal end of the upper limbs. The other is the pain caused by irritation of ventral motor nerve roots and located on the proximal end of the upper limbs, the shoulders and scapular region. According to the theory of modern acupuncture and moxibustion, the therapeutic program in which points from Group I and III are mainly taken is suitable for neuralgic pain and the program in which points from Group II and III is applicable for myalgic pain.

4. Appendix

There are quite many reports on the acupuncture treatment of the cervical spondylopathy[25~60]. Wang Guoxiong treated 160 cases of the disease with acupuncture and maneuver therapy, and achieved cure in 82 cases, excellent effect in 39 cases, effective in 26 cases and no effect in 13 cases. The main points he selected were cervical Huatuo Jiaji and Fengchi (GB 20). For the type of nerve root, Jianjing (GB 21), Jianyu (LI 15), Binao (LI 14), Quchi (LI 11), Shousanli (LI 10), Waiguan (SJ 5), Hegu (LI 4) and Houxi (SI 3) were added. For the type of vertebral artery, Baihui (DU 20), Sishencong (EX-HN 1), Touwei (ST 8), Taiyang (EX-HN 5) and Sanyinjiao (SP 6) were added. After arrival of *qi*, the needles were manipulated to make the needling sensation to reach the diseased site, and retained for 20 minutes. Following the needling, mild massage was performed on the cervical region, and the tenderness spot(s) was pressed with single-finger meditation for about 1 minute. Then Point Jianjing was lifted and pinched and finally rubbing method was performed on both sides of the cervical vertebrae until local hotness. The treatment was provided once a day[25]. Zhong Jishang treated 65 cases of the disease with electric needling plus massage and achieved cure in 39 cases, improvement in 21 cases and no effect in 5 cases, and the total effective rate was 92%. During the treatment, the Huatuo Jiaji points on the corresponding affected site was taken and needled. After arrival of *qi*, the needle was connected with a G 605 stimulator (continuous wave and frequency of 500~800 times/min.) and the intensity was made to be under the tolerance of the patient. A filiform needle of 1.5 *cun* in length was selected to insert perpendicularly into Point Dazhui (DU 14) and the needle was retained for 20 to 30 minutes. Meanwhile such massage maneuvers as adhesion separation or spasm-relaxation, restoring and treating injured soft tissues, grasping, kneading, rubbing, digital pressing were performed. The treatment was given once a day or once every two days, and 7 treatments were made up of one therapeutic course with a space between two courses for 3 to 5 days. Guan Qiang et al treated 320 cases of cervical spondylopathy with point injection. After 1 to 3 courses, 120 cases were cured, 134 cases were with excellent effect, 54 cases were with effectiveness and

12 cases were failed and the total effective rate was 96.4%. During the treatment, bilateral Huatuo Jiaji on V_5 and V_6 were selected and taken alternatively in each treatment. The patient was asked to take a sitting position with anteverted head of 10~20° and a No 5 filiform needle was inserted perpendicularly into the point for 1.2-1.5 *cun*. When the needling sensation was transmitted to the pulvinar, shoulders, back, elbow and fingers, 2ml Duigui injection and 2ml Guning was slowly pushed in. The treatment was given once a day and 10 treatments were made up of one therapeutic course[27]. Wang Tiebing treated 50 cases of the disease with laser needle and achieved excellent effect in 19 cases and effectiveness in 28 cases. The total effective rate was 94%. With a He-Ne laser device (HNZSQ-2) with an output power of 25mv, he made laser radiation on the local tenderness spot (radiation distance: 100 cm; diameter of the light spot: 2cm). In addition, Fengchi (GB 20), Huatuo Jiaji, Jianyu (LI 15) and Quchi (LI 11) were treated with the laser device (type JGI) and the end of the light fiber was made to be close to the skin. Each point received a radiation for 5 minutes. The treatment was given once a day and 10 treatments were made up of one therapeutic course[28]. Dr. LI Daqing treated 39 cases of the disease with auricular point pressing and achieved cure in 11 cases, excellent effect in 17 cases, improvement in 9 cases and no effect in 2 cases. The total effective rate was 94.8%. For the treatment, the seeds of Vaccaria segetalis were taped to the auricular points and the patient was asked to press each of the points for 27 times and three to five times a day. The auricular points on both sides were pressed alternatively. The plaster and seeds were replaced three times a week and ten treatments constituted a therapeutic course[29].

Jia Huiyu treated 46 cases of the disease with scalp acupuncture and achieved excellent effect in 29 cases (63%), effective in 15 cases (33%) and no effect in 4 cases (4%). The total effective rate was 96%. In his treatment, Ding Zhong Zian was taken as the main point. For those with neck and shoulder pain, Jing Jian Xian was added. For those with motor or sensory disturbance of the four limbs, Nieqian Xiexian or Dingniehou Xiexian was added. A No. 30 filiform needle of 3 cm in length was selected and inserted swiftly into the subcutaneous part and obliquely pushed in for about 25 mm. Then the needle was lifted quickly with the force of the fingers (With the force of the fingers and the skills of the operator, the needle body should not be shaken.). With this technique, the needle was manipulated for 2 to 3 minutes.

During the needling, massage on the neck region can also be carried out. The treatment was given once a day and 7 to 10 treatments were made up of one therapeutic course. A space of 3 to 5 days between two courses was arranged and the time for needling retaining was 2 to 24 hours in each treatment[31]. Li Xuan et al treated 44 cases of the disease by mainly needling Jianjing (GB 21) with electric needling. After two therapeutic courses, 15 cases (34.09%) were cured and 29 cases (65.91%) were improved. They took Jianjing of the affected side as the main point and Xinshe , Quyuan (SI 13), Jianyu (LI 15) and A'shi of the affect side as adjunct points. During the treatment, a No 30 filiform needle of 1.5 *cun* in length was selected and inserted perpendicularly into the points for 0.8 to 1.2 *cun*. When each point is punctured, a sensation of soreness and distention must be induced. The needles in Jianjing and Xinshe can be connected with a G-6805 electric stimulator. The continuous wave and a frequency of 120Hz/min. should be adopted, and the intensity should be under the tolerance of the patients. The needles were than retained for 20 minutes. The treatment was provided once a day and 5 treatments were made up of one therapeutic course[98]. Shang Xiukui et al treated 50 cases of the disease of nerve root type by mainly needling Tianyou (SJ 16), Tianrong (SI 17), Tianchuang (SI 16), Lieque (LU 7) and Tianding (LI 17) of the affected side. As a result, 32 cases (64.0%) were cured and 14 cases (28.0%) were improved. For those with migraine, Touwei (ST 8) and Houxi (SI 3) were added. For those with a heaviness feeling on the back, Iianzhongshu (SI 15) and Jianwaishu (SI 14) were added. When Tianyou was punctured, the needle should be inserted obliquely alongside the posterior margin of the sternocleidomastoid muscle and with the needle tip pointing to the vertebral body for 0.8 *cun*. After arrival of *qi*, the needle was whirled with small amplitudes for about 2 minutes to make the needling sensation to transmit to the ears and the shoulder joints. When Tianrong and Tianchuang were needled, perpendicular insertion of 1 *cun* was performed to the direction of the cervical vertebrae. The needles were then whirled for 2 minutes to make the needling sensation to transmit to the shoulder and the upper limbs. When Tianding was punctured, perpendicular insertion with the needle tip pointing to the cervical vertebrae was made for 0.8 *cun*. Small amplitude whirling was performed for 2 minutes to make the needling sensation to transmit to the shoulder and back. When Lieque was needled, backward and level insertion

 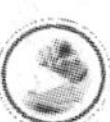

for 0.8 *cun* could be performed. After the needle was whirled for 2 minutes, it was retained for 30 minutes. The treatment was given once a day or once every two days and 9 treatments were made up of one therapeutic course. Usually three continuous courses were required as necessary[99].

Huang Congyang, at the time when he observed the effect of acupuncture on Huatuo Jiaji in the treatment of cervical spondylopathy, also observed the effect of acupuncture on the improvement of hemodynamics of the vertebral artery. All of the 32 patients observed were found with abnormal changes of the hemodynamics. It was also found that acupuncture on cervical Huotuo Jiaji could dramatically improve many indexes of the hemodynamics. For example, Vp, Vm and Vd were markedly improved[100]. Tan Jilin et al found in their studies that acupuncture could obviously improve the inner diameter of the patient's vertebral artery and accelerate the maximum speed of the blood flow [101]. Lu also noticed the relationship between auricular plaster therapy and the contents of monoamine during the acupuncture treatment of the cervical spondylopathy. Among the 29 cases who received only one treatment, 14 cases obtained excellent effect and 12 cases obtained improvement 30 minutes after the treatment, and the total effective rate reached 100%. Meanwhile it was found that 5-HT in the plasma was increased, while NA and DA were obviously decreased ($P < 0.05$). However such changes were not found in normal persons before and after the auricular point pressing.

18-3. Scapulohumeral Periarthritis

Also called Loujianfeng or Ningjian (omalgia), Scapulohumeral periarthritis is mainly caused by tenosynovitis of the brachial biceps, tendonitis of the supraspinatus muscle or subacromial bursitis.

1. Points for Diagnosis

(1) Slow onset and long disease course with gradually exacerbated symptoms. In some individual cases, the onset is acute and the symptoms often appear after the patient is attacked by cold.

(2) The pain is mainly found around the shoulder region, which can be transmitted to the lateral side of the upper arm and becomes worsened during movement or in the night. The patient can usually not be able to comb the hair and put on clothing because of the pain.

(3) Handicapped activities of the shoulder joint, especially for abduction, extorsion and intorsion.

(4) Tenderness on the tendon of brachial biceps and the tendon of supraspinatus muscle.

(5) Normal X-ray findings in early stage of the disease, but local osteoporosis or calcific spots in late stage of the disease.

2. Treatment

2.1 Body Needling

2.1.1 Point Selection

Points around the shoulder joint are mainly selected, such as Binao (LI 14), Jianyu (LI 15), Jianliao (SJ 14), Bingfeng (LI 12), Jugu (LI 16) and the tenderness spots around the shoulder joint. In each treatment, 3 to 4 of the above points are taken.

2.1.2 Method of Treatment

With strong stimulations, the treatment is given once a day. In each treatment, the needles are retained for 30 minutes during which the needles are manipulated for 3 to 4 times. Electric needle and point injection are both applicable.

2.2 Auricular Point Needling

2.2.1 Point Selection

Sensitive spots on the Jianbu (shoulder region) and Shangbibu (upper arm region) are often selected and needled. Points from the two ears can be taken simultaneously or alternatively.

2.2.2 Method of Treatment

With the maneuver to induce strong stimulation, the treatment can be given four times a day and in each treatment, the needle are retained for 30 minutes, during which the needles are manipulated for 3 to 4 times. Auricular-plaster therapy is also applicable.

3. Comment

When acupuncture is used to treat the disease, functional exercise of the shoulder should be carried out to strengthen the therapeutic effect.

All the points selected in body needling are located around the focus and they, as the pathogency, are all in the same or adjacent nerve section dominating areas.

There were also some reports that the disease was successfully treated by needling Tiaokou (ST 38) or by penetration needling of Tiaokou through Chengshan (BL 57). However based on the theory of holographic biomedicine and the theory on nerve sections of modern acupuncture and moxibustion, it is still difficult for us to make a reasonable explanation.

4. Appendix

Acupuncture has had a satisfactory therapeutic effect on the treatment of Scapulohumeral periarthritis[68~96]. Fan Yu et al treated 97 cases of the disease with body needling and achieved cure in 36 cases, excellent effect in 59 cases and no effect in 2 cases. During the treatment, Jianyu (LI 15), Jianhou (2 *cun* above the posterior axillary fold), Jianqian (2 cun above the anterior axillary fold), Tianzong (SI 11), Quchi (LI 11) and A'shi of the affected side were selected. For the first three points, deep insertion for a depth of 2 to 3 *cun* was performed with the needle tip pointing to the direction of the hand. The needles were then retained for 30 minutes during which the needles were manipulated once every 5 minutes. Infra-red radiation or the magic lamp radiation was applicable. The treatment was given once a day and 15 treatments were made up of one therapeutic course[68]. Yu Quanzhong treated 51 cases of the disease with electric needling and achieved cure in 31 cases, excellent effect in 10 cases, improvement in 6 cases and no effect in 4 cases. Compared with the body needling, the electric needling was with such good points as quicker and better therapeutic effect. During the treatment, Fengchi (GB 20), Jianjing (GB 21), Jianzhongshu (SI 15) and Qianwaishu (SI 14) were selected as the main points. For deficiency of qi and blood, Sanyinjiao (SP 6) was added. For stagnancy of *qi* and blood stasis, the A'shi point and Huotuo Jiaji point were added. For those with wind-cold-dampness pathogens, Dazhui (DU 14), Jianyu (LI 15), Jianliao (SJ 14) and Binao (LI 14) were added. For numbness and pain of the arm, Binao (LI 14), Quchi (LI 11) and Waiguan (SJ 5) were added. For numbness of the hand, Hegu (LI 4) and Baxie (EX-UE 9) were added. For pain in the scapular region, Quyuan (SI 13) and Tianzong (SI 11) were added. For pain in the neck, Bailao (EX-HN 15) and Tianzhu (BL 10) were added. The treatment was given once a day and each treatment lasted for 20 to 30 minutes. The frequency used in electric needling was 80~150 times/min[69]. Chen Zongmin et al treated 200 cases of the disease with point injection and achieved cure in 84 cases, excellent effect in 95 cases, improvement in 20 cases and no effect in 1 case. The total effective rate was 99.5%. During the treatment, Jianyu (LI 15), Xiabai (LU 4), Quchi (LI 11), Hegu (LI 4), the three points on the shoulder and A'shi were selected. In each treatment, 3 to 5 points were selected and needled alternatively. A 10ml syringe with a needle head of No.6-61/2 was adopted and injected altogether 10 to 20 ml of 0.25% procaine into the points. If necessary, 5 ml of dexamethasone, 1ml of hydroprednisone and 2 ml of TCM injection (injection for anti-rheumatism) were added. The injection was given once every two days or once a day. Ten injections were made up of one therapeutic course, and a space of 3 to 5 days was arranged between two courses[70]. Wang Buyun et al treated 134 cases of the disease with massage and auricular-plaster therapy and achieved cure in 70 cases, improvement in 62 cases and no effect in 2 cases. The total effective rate was 98.5%. In the treatment, digital pressing on the tenderness spots of the shoulder region were taken as the main therapeutic method, and meanwhile Jianwaishu (SI 14), Jianzhen (SI 9), Jianyu (LI 15) and Tianzong (SI 11) were taken to strengthen the effect. The mustard seeds were used to tape on such auricular points as Jian (shoulder), Jing (neck), Zhou (elbow) and Shenmen. The points were treated with pressing four times a day and each pressing lasted for 3 to 5 minutes. The plaster and mustard seeds were replaced once every three days[71]. Dr. Xie Keyong et al treated 103 cases of scapulohumeral periarthritis with laser radiation. The achieved "Fine" in 39 cases,

"Good" in 51 cases, "Mild" in 7 cases and "Poor" in 6 cases. The good-fine rate reached 87.3%. During the treatment, a He-Ne laser device (Type JG-1) with an output power of 2 to 3mv was adopted to radiate on Jianyu (LI 15) and Jianzhen (SI 9) for 10 to 15 minutes, and the distance of radiation was about 40 to 70 mm. The treatment was given once a day. During the treatment, the patient was asked to move his or her shoulder joint[72]. Dr. Yuan Qingshun treated 290 cases of the disease with red-hot needle needling and resulted in cure in 220 cases, excellent effect in 56 cases and improvement in 14 cases. The total effective rate was 100%. In each treatment, 3 to 5 points out of Jianyu (LI 15). Jianqian (Extra 23), Jianhou, Tianzong (SI 11), Binao (LI 14) and Quchi (LI 11) were selected and needled. Having been burned into hot-red with an alcohol lamp, the needle was swiftly inserted into the point for a depth of 0.5 to 1.0 *cun* before it was immediately withdrawn, and the needle hole was rubbed with a cotton ball. For those with movement limitation, penetration needling of Tiaokou (ST 38) through Chengshan (BL 57) on the opposite side was added. For those with severe pain, Futu (LI 18) of the same side was needled also[73]. Zhao Yan treated 54 cases of the disease with warm needle. After 10 treatments, 41 cases (75.93%) were cured and 11 cases (20.37%) were with excellent effect. In the treatment, Tiaokou (ST 38) and Chengshan (BL 57) were taken as the main points. For pain on the lateral side of the arm, Hegu (LI 4) or Jianyu (LI 15) were added. For pain on the inferior side of the shoulder and arm, Lieque (LU 7) was added. A 2-cun filiform needle was inserted into Tiaokou to the direction of Zhengshan. Strong needling sensations should be induced and meanwhile the patient was asked to move the affect limb. A moxa stick, which was cut into sections of 2cm in length, was attached to the needle handle and burned. One section of the moxa stick was regarded as one cone, and each point was treated with 2 to 3 cones. The needles were retained for 30 minutes. The treatment was given once a day and 10 treatments were made up of one therapeutic course[102]. Fang Jianqiao et al treated 38 cases of the disease with transcutaneous electrical nerve stimulation (TENS) and achieved cure in 14 cases (36.84%), and marked improvement in 19 cases (50.00%). During the treatment, Jianqian (Extra 23) and Jianyu (LI 15) on the affected side or Jianyu (LI 15) and Naoshu (SJ 10) were taken and needled alternatively. Meanwhile Waiguan (SJ 5) and Hegu (LI 4) were taken as the adjunct points. With Han's Point TENS Therapeutic

Device, the points were treated with continuous waves and an intensity of 15±2mA. The points were first treated with the continuous wave (100 Hz) for 10 minutes and then with the continuous wave (2 Hz) for 30 minutes. The treatment was given once every other day and the therapeutic effect was determined after 12 treatments[103].

18-4. Supreascapular Nerve Compression Syndrome

This refers to a group of symptoms caused by compression of the supreascapular nerve on the bone or ligament in scapular notch..

1. Points for Diagnosis

(1) Slow onset and often found in middle-aged or senior-aged patients, no history of apparent external wound except in some individual cases.

(2) Continuous dull pain in the shoulders especially in the night, which transmits to the neck or armpit.

(3) Severer pain during the movement of the shoulder joint and weakness of shoulder joint in abduction and extorsion.

(4) Apparent atrophy of the supraspinous and infraspinous muscles, and mild disuse atrophy of the deltoid muscle.

(5) No tenderness on the affected area, which can be used to distinguish this illness from scapulohumeral periarthritis.

(6) EMG examination shows a denervated phenomenon in the supraspinous and infraspinous muscles, which can be used to distinguish this illness from scapulohumeral periarthritis.

2. Treatment

2.1 Body Needling

2.1.1 Point Selection

Group I: Tianzong (SI 11), Bingfeng (LI 112), Quyuan (LI 13), Jianjing (GB 21), Jugu (LI 16), Jianliao (SJ 14) and Binao (LI 14) of the affected side.

Group II: bilateral Huatuo Jiaji on $C_{4\sim6.}$

4 to 5 points from both groups can be selected and needled simultaneously in each treatment.

2.1.2 Methods of Treatment

With strong stimulation, the treatment is given once a day and the needles are retained for 30 minutes, during which the needles are manipulated 3 to 4 times. Electric needling is also applicable.

2.2 Auricular Point Needling

2.2.1 Point Selection

Corresponding auricular points on the Jianjia (scapular region) region can be taken as the main points and the auricular points such as Jing (neck) and Jingzhui (vertebral vertebrae) are taken as the adjunct points. Points from both sides are needled simultaneously or alternatively.

2.2.2 Methods of Treatment

With strong needling maneuver, the treatment was given once a day. The needles are retained for 30 minutes, during which the needles are manipulated for 3 to 4 times. Auricular point pressing is also applicable.

3. Comment

The suprascapular nerve originates from the nerve branch formed by $C_{1\sim3}$ nerve roots, and enters the supraspinous fossa through the bone and ligament tube on the scapular notch. Its branch is again distributed through the lateral side of spine of scapula into the infraspinous fossa. Based on our modern theory on acupuncture and moxibustion, points should be selected in the areas dominated by $C_{4\sim6}$ nerve sections. Points from the two groups in body needling are just selected in accordance with this principle.

As this disease gets the neck involved, points not only from Jianjia (scapular region), but also from Jing (neck) and Jingzhui (cervical vertebrae) are selected when auricular point needling is adopted to treat this disease.

Reference

For reference, see page 304 to 306 of the Chinese manuscript.

Chapter 19 Acupuncture Treatment of Painful Diseases on the Upper Limbs

19-1. External Humeral Epicondylitis

Also called "Tennis elbow", the external humeral epicondylitis is a kind of chronic strain of the extensor tendon that is often seen in overworked laborers during rotation of the forearms and flexion or extension of the elbow joint.

1. Points for Diagnosis

(1) Soreness and weakness of the affected elbow with increasing pains that may radiate to the forearm or the shoulder and the back

(2) The pain is exacerbated in rotation of the clenched hand (For Example when the patient is wringing out a towel) or in flexion of the forearm with load.

(3) Limited pain spots in the epicondylus lateralis humeri. No pain or hindrance occurs in flexion or extension of the elbow joint and in rotation of the forearm under normal conditions, but the anti-flexion movement of the forearm may cause an exacerbated pain in the affected areas.

2. Treatment

2.1 Body Needling

2.1.1 Point Selection

Group I: Pain spots in epicondylus lateralis humeri.

Group II: Quchi (LI 11), Shousanli (LI 10), Xialian (LI 8), Shanglian (LI 9), Sanyangluo (SJ 8), Zhigou (SJ 6) and Waiguan (SJ 5).

Any 2~3 points on the affected shoulder and arm are added for those with pain transmitting to the above-mentioned areas. The points from Group I must be taken and 3 to 4 points from Group II can be added in each treatment.

2.1.2 Methods of Treatment

With the manipulations to induce moderate stimulation, the treatment is given once a day and the needles are retained for 20 minutes in each treatment, during which the needles are manipulated for 3 to 4 times. Electro-acupuncture, point injection and laser radiation therapies are also applicable. When the body needling or electro-acupuncture is practiced, moxibustion can be applied to enhance the therapeutic effect.

2.2 Auricular Point Needling

2.2.1 Point Selection

Auricular areas corresponding to the elbow, forearm and upper arm. The points can be taken unilaterally from one ear or alternatively from both ears.

2.2.2 Methods of Treatment

With the manipulation to induce strong stimulation, the treatment is given once a day. The needles can be retained for 30 minutes, during which manipulations of the needles can be carried out for 3 to 4 times. The therapeutic method of auricular point pressing is also applicable.

3. Comment

Although this disorder is a kind of local chronic strain of the extensor tendon of the forearm, it often inserts certain impact to the upper arm or the shoulder and back. Therefore, points should not be selected locally in the extensor tendon, and that is why points from Group II are designed. These points are not only located in the related nerve section dominating areas, but also anatomically related closely to the nerves.

When auricular point needling is adopted, based on the theory of holographic biomedicine[28,29], the auricular areas corresponding to the forearm and upper arm, besides those to the elbow, should be selected.

4. Appendix

Acupuncture treatment has a very good effect on external humeral epicondylitis[1~23, 25~27]. Mei Zhongying treated 52 cases of the disease and achieved a total effective rate of 96.15% with cure in 25 cases, excellent effect in 19 cases, improvement in 6 cases and no effect in 2 cases. During the treatment, Quchi (LI 11), Shousanli (LI 10) Hegu (LI 4), Zhouliao (LI 112) and the tenderness spots on the affected elbow were taken as the main points, and Jianjing (GB 21), Waiguan (SJ 5), Zhongzhu (SJ 3), Chize (LU 5) and Lieque (LU 7) as the adjunct point. The needles were retained for 30 minutes and the treatment was given once a day. Ginger moxibustion was then followed for 3-5 cones after the needles were withdrawn. When the patient felt intolerance to the hotness on the moxibustion spot, moved the ginger slice upwardly and downwardly so as not to injury the local skin[1]. Dr. He Ruyi treated 30 case of the disease simply by means of ginger moxibustion and achieved a total effective rate of 96.7% (cure in 18 cases, excellent effect in 9 cases, improvement in 2 cases and no effect in 1 case). He first put a piece of fresh ginger (as thick as 2 *fen* with some needle holes) on the pain spot and a moxa cone as big as a pea over the ginger slice. If the patient could not tolerance the hotness on the moxibustion spot, the ginger slice could be lifted and the treatment could be suspended for a few seconds. In each moxibustion treatment, 7 to 10 cones were burned, and the treatment was given once a day[2]. Wen Xuan treated 58 cases of the disease with red-hot needle, and achieved a total effective rate of 91.38% (cure in 30 cases, excellent effect in 23 cases and no effect in 5 cases). During the treatment, the patient was asked to sit straight and to raise the affected limb to a horizontal level. First the spot with severest tenderness was marked and a needle that was burned red with an alcohol lamp was inserted into and taken out of the point swiftly. In each treatment, 2 to 3 tenderness spots were needled. If the patient had the pain in the forearm, Quchi (LI 11) and Shousanli (LI 10) were added. After the treatment, a cotton ball was applied on the needle hole, pressed and fixed with adhesive plaster. The patient was asked not to wash the needling site in order to avoid infection[3]. Ma Yingcheng treated 126 cases of the disease with point injection and achieved cure in 110 cases (87.3%), excellent effect in 9 cases, improvement in 3 cases and failed in 4 cases. The total effective rate was 96.83%. During the treatment, Quchi (LI 11) was selected and injected with the mixture of hydroprednisone (25 mg) and 2% procaine (2~4 ml). The insertion depth was about 0.7 to 1.5 *cun* with the needle tip pointing obliquely to the direction of epicondylus lateralis humeri. After the needle was withdrawn, the needle hole was pressed and the elbow was moved for 2 minutes. The treatment was given once every 6 days. This therapeutic method was contraindicant for pregnant women and the patients with tuberculosis and ulceration[4]. Wang Meige treated 120 cases with the combined method of electro-acupuncture and moxibustion, and achieved cure in 30 cases, improvement in 82 cases and no effect in 8 cases. He took Quchi (LI 11) and the tenderness spots as the main points and Hegu (LI 4) and Shousanli (LI 10) as the adjunct points. A filiform needle was first inserted to the point and then connected with a G-6805 electric stimulation after the arrival of *qi*. With proper intensity, the treatment lasted for 20 minutes in each treatment. As soon as the needle was withdrawn, moxibustion with moxa sticks was performed for 10 to 20 minutes. The treatment was given once a day and a therapeutic course constituted 10 to 15 treatment sessions[5]. Niu Qingqiang et al treated 60 cases of the disease mainly with "New Nine Needles". As a result, 49 cases (81.67%) were cured, 6 cases (10.00%) were excellently improved and 3 cases (5.00%) were with certain improvement. Having identified the main points (the tenderness spots) alongside the epicondylus lateralis humeri and the extensor tendon, the doctors began to treat the points respectively with a round needle, a blunt needle and a fine-fire needle. Firstly the round needle was used to tap the epicondylus lateralis humeri and the forearm section of the Yangming Meridian of the Hand Yangming for 3 to 5 times until local redness, then pricking method with the fine-fire needle was carried out for 3 to 5 times on the tenderness spots, and finally the blunt needle was selected to needle the tenderness spots. The treatment was given twice a week. For those with a long-standing illness, moxibustion was applied after the needling treatment[35].

19-2. Raynaud's Disease

Raynaud's disease is a kind of angiospastic disease that is often seen in the limb ends, especially in the finger. This disease is very common in female patients between 20 to 40 years old. The winter is a season when increased numbers of patients were found and the condition was usually very severe.

1. Points for Diagnosis

(1) Symmetrical pale color, cyanosis or reactive hyperemia in the limb ends (especially on the fingers of both hands) after being attacked by cold or emotional changes. However, there are 30 to 40% of patients who lack of such typical changes and have only one or two of the above skin color changes. Each attack may last from a few to dozens of minutes.

(2) Complicated by local coldness, numbness and stabbing pain.

(3) Dystrophy, ulceration and necrosis in the skin of the finger end in some patients that may be associated with severe pain.

(4) Capillarioscopy shows sequence changes of "ischemic stage – hypoxia stage – restoration (congestive) stage".

(5) Normal pulsation in peripheral main artery.

2. Treatment

2.1 Body Needling

2.1.1 Point Selection

Group I: Points adjacent to the disease site, such as Shaochong (PC 9), Shaofu (HT 8), Laogong (PC 8), Houxi (SI 3), Sanjian (LI 3), Hegu (LI 4), Yemen (SJ 2), Neiguan (PC 6), Fuliu (LI 7) and Zhigou (TE 6) of the affected side.

Group II: Points distal to the disease site, such as Feishu (BL 13), Pohu (BL 42),

Jueyinshu (BL 14), Gaohuangshu (BL 43), Xinshu (BL 15), Shentang (BL 44) and Huatuo Jiaji points on $T_{2\sim7}$ of the bilateral sides. In each treatment 8~10 points from both groups are selected.

2.1.2 Method of Treatment

Needling with moderate stimulation is performed. For *Jing* Points, laser irradiation therapy can be used in combination. The treatment is given once a day, and the needles can be retained for 30 minutes, during which needling manipulations can be applied for 3 to 4 times. Electro-acupuncture is also applicable. When body needling or electro-acupuncture is selected, moxibustion can be applied simultaneously.

2.2 Auricular Point Needling

2.2.1 Point Selection

Group I: Auricular area corresponding to the hand.

Group II: Auricular area corresponding to brain stem, brain spot, and upper thoracic vertebra of the subcortical part.

The points can be taken either from the affected side unilaterally or from both sides alternatively.

2.2.2 Method of Treatment

Needling with moderate stimulation is performed. The treatment is given once a day, and the needles can be retained for 30 minutes, during which needling manipulations can be applied for 3 to 4 times. Auricular point pressing is also applicable.

3. Comment

As this disorder is caused by functional disturbance of the peripheral blood vessels and nerves, regulation on the functions of the relevant peripheral blood vessels and nerves should be carried out in the treatment. Since the symethetic nerves from $T_{2\sim5}$ or $T_{4\sim7}$ is distributed on the smooth muscles of the blood vessels, points on sections of $T_{2\sim5}$ or $T_{4\sim7}$ should be selected based on the theory of the modern acupuncture and moxibustion[24]. For instance, the points from both groups in body needling are from the sections of $T_{2\sim7.}$ The sectional effect induced by needling points from Group I and the afference of the needling signals are mainly fulfilled by the afferent nerve fiber. As this disease is often associated with local coldness, numbness and stabbing pain during the attacks, it is not advisable to puncture the points on the hands so as not to add the discomfort feelings of the patients.

Vegetative nerves from $T_{2\sim5}$ or $T_{4\sim7}$ are distributed on the smooth muscles of the upper limb blood vessels, and the junior vegetative nerve center located in the spinal cord is under the control of the senior one. According to the theory of the holographic biomedicine, the points not only from Group I but also from Group II should be selected when auricular point needling is applied. Only in this way can the functions of the peripheral blood vessels be adjusted more effectively through the regulation of the vegetative nerves.

In addition, here in this article only the therapeutic methods for the disease changes of the hands are introduced for this disease occurs mostly in fingers. In case the disease is found in the toes, points should also be selected in accordance with the theory of modern acupuncture and moxibustion and the theory of the holographic biomedicine.

4. Appendix

Zhang Jiwu treated 31 cases of the Raynaud's disease and achieved a therapeutic effect of 100% with cure in 21 cases and excellent effect in 10 cases. In the treatment bilateral Quepen(ST 12) and Shixuan (EX-UE 11) were selected and needled. For those with serious disease change in thumb and forefinger, Shouwuli (LI 13), was added. For those with serious disease change in middle finger, Neiguan (PC 6) was added. For those with serious disease change in the ring and little finger, Xiaohai (HT 3) was added. For those with serious disease change in the toes, Sanyijiao (SP 6), Zhaohai (KI 6), Shixuan (EX-UE 11), Huantiao (GB 30) and Zhibian (BL 54) were added. When Quepan (ST 12) was punctured, the bird-pock needling was adopted without retaining of needles. When Shixuan (EX-UE 11) was punctured, the blood-letting method was used. For other points, the needling should be carried out with a retaining of needles for 20 minutes. It was required that an electric shock needling sensation be made to transmit to the tips of the fingers and the toes. The treatment is given once a day and 18 treatment sessions constituted a therapeutic course[30]. Bao Jiazhu treated 43 cases of this disease and achieved cure in 23 cases, excellently effect in 16 cases, improvement in 3 cases and no effect in 1 case. During the treatment, Jiquan (HT 1), Dizhong (Extra), Yangchi (SJ 4) and Sanyinjiao (SP 6) were taken as main points. For those with melancholia, Hegu (LI 4) and Taichong (LR 3) were added. For the patients with deficiency and a long disease course. Zusanli (ST 36) and Guanyuan (RN 4) were added. When Jiquan (HT 1), Bizhong (Extra) and Sanyinjiao (SP 6) were punctured, it was required that the needling sensation be made to transmit to the tips of fingers and toes. Meanwhile the adjunct points were treated with the method of warm needling. The treatment was given once a day and the needles were retained for 15 to 25 minutes. Every evening, Yangchi (SJ 4) and Zusanli (ST 36) were treated with moxibution for 30 minutes[31]. Sun Qili treated 40 cases of this disease with He-Ne laser point irradiation. After two courses 26 cases (65%) were cured; 10 cases (25%) obtained excellent effect and 4 cases (10%) were improved. The total effective rate was 100%. During the treatment, He-Ne laser (8 mw) was used to irradiate the *Jing* point on the fingers. Each of the point received an irradiation duration of 10 minutes. The treatment is given once a day and 30 treatment sessions in a month were made up of a therapeutic course[32]. Huang Lichun also confirmed that auricular point pressing was also able to insert a good effect on this disease[33]. Liu Yanhong treated 66 cases of the disease with the combined method of moxibustion and TCM drug steaming and washing. As a result, 29 cases (43.9%) were cured and 37 cases (56.1%) were with a marked improvement. Among the patients treated, 8 cases were cured in one treatment, 21 cases in two treatments, and 37 cases obtained excellent effect in three treatments. Quchi (LI 11), Waiguan (SJ 5), Hegu (LI 4), Zhongzhu (SJ 3), Zusanli (ST 36), Sanyinjiao (SP 6), Xingjian (LR 2) and Zulinqi (GB 41) were selected, and four out of the above points were treated with moxibustion for 5 minutes in each treatment. The treatment was given once a day and 10 treatment sessions were made up of one therapeutic course. The TCM recipe for steaming and washing was as follows: Guizhi (Ramulus Cinnamomi 15g.), Honghua (Flos Carthami Afflower 15g.), Taoren (Semen Persicae 15g.), Danggui (Radix Angelicae Sinensis 15g.), Chuanxiong (Rhizoma Chuansiong 15g.), Chishao (Radix Paeoniae Rubra 15g.), Ganjiang (Rhizoma Zingiberis 15g.), Danshen (Radix Salviae Miltiorrhizae 20g), Niuxi (Radix Achyranthix Bidentatae 20g) and prepared Shudi (Radix Rehmanniae 30.). Hot decoction of these drugs was used to steam and wash the

 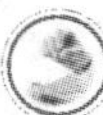

affected limbs. The treatment was given one a day and ten treatments were made up of one therapeutic course[37].

Kaada found in his studies that TNS could promote dilation of superficial blood vessels and increase of skin temperature in patients with Raynaud's disease. He also found that this effect could not be antagonized by Naloxone, but could be blockaded by cyroheptadine, a 5-HT antagonist. When the serum of the patient before and after TNS treatment was mixed with the water bath of the isolated rat's portal vein preparation, it was found that the serum after TNS treatment possessed a stronger vaso-dilative effect. It was further discovered that TNS could not only promote the center to release 5-HT, but also promote a 30 to 50% increase of vasoactive intestine polypiptide in the serum [38]. Many other researches have also confirmed that acupuncture and moxibustion is able to make a vaso-dilation for the abnormally contracted blood vessels, and a vaso-contraction for the abnormally dilated blood vessels as well.

19-3. Supracondylar Spinous Process Syndrome of Humerus

Supracondylar spinous process syndrome of humerus is caused by abnormal apophysis on the upper part of the epicondylus medialis humeri and thus formed an osseo-fibrous canal that compresses and stimulates the median nerve.

1. Points for Diagnosis

(1) With a history of local trauma and inflammation on the epicondylus medialis humeri.

(2) Pain of the elbow and forearm during the first onset which radiates to the three fingers of the radial side, and weakness in flexion. In later stages, the pain in fingers becomes exacerbated in physical labor but released in the night. There will be ischemic pain of the forearm when the brachial artery is pressed, which is also referred to as "intermittent pain of

the forearm".

(3) Local tenderness spots in the medial side of the lower part of the humerus and palpable apophysis.

(4) X-ray examination shows an abnormal spophysis 3 to 5 cm above the epicondylus medialis humeri.

2. Treatment

2.1 Body Needling

2.1.1 Point Selection

Group I: Jianshi (PC 5), Neiguan (PC 6), Daling (PC 7), Hegu (LI 4), Laogong (PC 8) and Yemen (SJ 2).

Group II: Houtuo Jiaji points on $C_{5\sim8}$ and $T_{1.}$

The points from both groups are taken simultaneously and 5 to 6 points are needled in each treatment.

2.1.2 Method of Treatment

With the manipulations to induce strong stimulations, the treatment is given once a day and the needles are retained for 30 minutes during which the needles are manipulated for 3 to 4 times. Electro-acupuncture is also applicable.

2.2 Auricular Point Needling

2.2.1 Point Selection

Auricular areas corresponding to the lower part of the upper arm, forearm, wrist and hands. The points were mainly taken from the affected side.

2.2.2 Method of Treatment

With the manipulations to induce strong stimulations, the treatment is given once a day. In the treatment that is given once a day, the needles are retained for 30 minutes, during which they are manipulated for 3 to 4 times. Auricular point pressing is also applicable.

3. Comment

As this disorder is caused mainly by the stimulation on the median nerve, a nerve formed by the brachial plexus from the $C_{5\sim8}$ and T_1 nerve roots, points should be mainly selected from the areas dominated by the $C_{5\sim8}$ and T_1 nerve sections according to the theory of modern acupuncture and moxibustion. It is in accordance with the above-mentioned theory that the points from the two groups for body needling are selected. In case of "intermittent pain of the forearm" due to compression of the brachial artery, points from Group II should be expanded to C_5~T_7 or even to the back *shu* points. As the nerve controlling the blood vessels of the upper limbs comes from the vegetative nerve in $T_{2\sim7}$ sections, the selection of the corresponding Huotou Jiaji points or even the back *Shu* points from these sections may exert an active effect on the release of the artery spasm caused by various stimulations.

19-4. Cubital Ulna-Canal Syndrome

This is a disorder caused by the stimulation on the ulnar nerve due to compression of the ligament located between the epicondylus medialis humeri and the olecranon of the ulna.

1. Points for Diagnosis

(1) Slow onset; stabbing pain, coldness and weakness in flexion of the 4th and 5th fingers associated with heaviness and numbness, and general fatigue; and exacerbated stabbing pain in later stage of with a heaviness and numbness sensation and general fatigue; exacerbated stabbing pain in later stage of the disease.

(2) Ulnar dysesthesia in one and half fingers, half palm and half dorsum of the hand.

(3) Atrophy in hypothenar muscle, and the muscles dominated by the ulnar nerve of the forearm, forming a pitting on the ulnar side of the forearm.

(4) A radioactive pain and shock sensation in the small finger when the surface of the ulnar nerve is tapped at 3cm inferior to the elbow, and obvious tenderness when the ulnar nerve is slightly pressed at the epicondylus medialis humeri.

(5) Specific Examination: The small finger fails to perform adduction after being

abducted. When the thumb and the first finger are used to take a thick thing, there will be hyperextension of the metacarpophalangeal joint of the thumb, and extreme flexion of the interphalangeal joint of the hand (muscular atrophy of the short flexor muscle of thumb).

2. Treatment

a) Body Needling

(1) Point Selection

Group I: Lingdao (HT 4), Tongli (HT 5), Yinxi (HT 6), Shenmen (HT 7), Shaofu (HT 8), Houxi (SI 3), and 4 to 6 A'shi points on the atrophic muscles of the affected side.

Group II: Huatuo Jiaji Points on $C_{5\sim8}$ and T_1 on both sides or the Back *Shu* Points.

Points from both groups can be taken simultaneously and 5 to 7 points are punctured in each treatment.

(2) Method of Treatment

With the manipulation to induce strong stimulation, the treatment is given once a day. The needles are retained for 30 minutes, during which the needles are manipulated for 3~4 times. Electro-acupuncture is also applicable.

b) Auricular Point Needling

(1) Point Selection

The auricular areas corresponding to elbow, forearm, wrest and hand. The points are taken mainly from the affected side or alternatively from both sides.

(2) Method of Treatment

With the manipulation to induce strong stimulation, the treatment is given once a day. The needles are retained for 30 minutes, during which the needles are manipulated for 3~4 times. The auricular point pressing method is also applicable.

3. Comment

The cubital ulna-canal syndrome is caused by stimulation on the ulnar nerve at the elbow area. The ulnar comes from the brachial plexus formed by the nerve roots from $C_{5\sim8}$ and T_1 sections. Based on the theory of modern acupuncture and moxibustion[24], points should be

 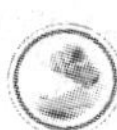

selected mainly from the dominating areas of these sections. Lingdao, Tongli, Yinxi and Shenmen of the Heart Meridian of the Hand-Shaoyin, Houxi of the Small Intestine Meridian of the Hand Taiyang, as well as the A'shi Points on the atrophic muscles are all located inside the dominating areas of these sections. The Huatuo Jiaji Points concerned are also selected in accordance with the above-mentioned theory.

19-5. Epiphysitis of Medial Epicondyle of Humerus

This disorder is often caused by the injury due to a throwing movement.

1. Points for Diagnosis

(1) Pain of the median side of the elbow; spasm in flexion of the elbow; limited function in extension.

(2) Local tenderness in the median side of the elbow.

(3) X-ray examination shows epiphyseal fragmentation, enlargement or separation of the epicondylus medialis humeri.

2. Treatment

2.1 Body Needling

2.1.1 Point Selection

Mainly the A'shi points on the medial side of elbow.

2.1.2 Method of Treatment

Electro-acupuncture or laser needle therapy is adopted.

2.2 Auricular Point Needling

2.2.1 Point Selection

Tenderness spots on the auricular areas corresponding to elbow.

2.2.2 Method of Treatment

With the manipulation to induce strong stimulations, the treatment is given once a day. The needles that are retained for 30 minutes、can be manipulated for 3 to 4 times in each treatment. The method of auricular point pressing is also applicable.

3. Comment

Electro-acupuncture or laser needle therapy has been proved to have a good repairing effect on the injured bone substance. In addition, movement of the elbow joint should be brought under control during the acupuncture treatment.

19-6. Round Pronator Muscle Syndrome

Also called the interosseous palmar nerve compression syndrome of forearm, the round pronator muscle syndrome is caused by stimulation and compression of the thickened and atrophic round pronator muscle when the median nerve passes between the ulnar and humeral heads of the muscle at the elbow area.

1. Points for Diagnosis

(1) Commonly seen in adult male laborers after repeated and vigorous rotation of the forearm such as the spading workers, screwdriver users, massage practitioners and hairdressers.

(2) Slow onset with pain in the elbow and forearm which may radiates to the three radial fingers at the early stage of the disease. At the later stages, there will be pain of the fingers especially during physical labor, but the pain becomes released during the night.

(3) Stiffness sensation at the starting point of the round pronator muscle and local tenderness spots which radiates to the distal end. There will be exacerbated pain when the pronation movement of the forearm is resisted.

 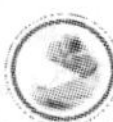

(4) Weakness of the flexor muscle of thumb, the deep flexor muscles of the index and middle fingers, and atrophy of the hyperthenar muscle; Skin sensory disturbance in the radial side of the palm, in the palmar side of the three and half radial fingers and the last two sections at the back of the fingers.

2. Treatment

2.1 Body Needling

2.1.1 Point Selection

Group I: Ximen (PC 4), Jianshi (PC 5), Neiguan (PC 6), Daling (PC 7), Laogong (PC 8), Hegu (LI 4), Yemen (SJ 2), Yuji (LU 10), Kongzui (LU 6) and the spot at 2 *cun* below Shaohai (HT 3) and between the left and right round pronator muscles or the spot on the stiffness site at the starting point of the round pronator muscle.

Group II: Huatou Jiaji Points on $C_{5\sim8}$ and T_1.

The points from group I are selected from the affected side and points from group II, from the bilateral sides. 6 to 7 points from both groups should be punctured simultaneously in each treatment.

2.1.2 Method of Treatment

With the manipulation to induce strong stimulations, the treatment is given once a day and the needles are retained for 30 minutes, during which they are manipulated for 3 to 4 times. Electro-acupuncture is also applicable.

2.2 Auricular Point Needling

2.2.1 Point Selection

The auricular area corresponding to elbow, forearm, wrest and hand. The points can either be taken and punctured unilaterally from the affected side or taken and punctured alternatively from both sides.

2.2.2 Method of Treatment

With the manipulation to induce strong stimulations, the treatment is given once a day and the needles were retained for 30 minutes, during which they are manipulated for 3 to 4 times. Auricular point pressing method is also applicable.

3. Comment

Similar to the Supracondylar spinous process syndrome of humerus, this disorder is caused by stimulation or compression of the median nerve at the elbow region. Therefore the points selected are also similar to the above-mentioned disease. With different cause of disease, the later is due to thicking, inflammation and injuries of the round pronator muscle. That is why regulation of the said muscle should be put under consideration when points are selected. For this purpose, the stiffness site at the starting point of the round pronator muscle (originating from the medial epicondyle of humerus), the spot at 2 *cun* below Shaohai and between the left and right round pronator muscle and Point Kongzui are selected. In addition, the combined method of body needling and auricular point needling or auricular point pressing can be adopted in the treatment. During the course when the patient receives the treatment, he or she should be asked to take a good rest.

19-7. Supinator Muscle Syndrome

Also called the dorsal interosseous nerve compression syndrome, the radial canal syndrome and the dorsal interosseous neuritis, this disorder is caused by the compression and stimulation of the deep branch of radial nerve in the radial canal located on the distal end of the elbow joint when the shallow tendinous arch of the supinator muscle and/or the starting tendinous arch of the radial wrist short extensor muscle are injured with inflammation.

1. Points for Diagnosis

(1) Slow onset and commonly seen in patients of the middle and senior ages, related to certain labor professions such as carpenters, stonemasons, ping-pang players and busy housewives.

(2) Pain of the forearm after physical labor and tiredness, severer instead of milder

during the night.

(3) Weakness in posterior rotation of the forearm, extension of the fingers and abduction of the thumb; Especially the patient is unable to extend straight the metacarpophalangeal joint except the interphalangeal joint of hands. Atrophy of the extensor muscle of the dorsal side of the forearm, but normal in brachioradial muscle. No wrist drop occurs in this disease.

(4) Tenderness in the inferior part of the capitulum radii.

(5) Normal dermal sensation in the forearm; The disorder is characterized by "atrophy of the muscles but with normal sensation; drop-finger but without wrist drop".

2. Treatment

2.1 Body Needling

2.1.1 Point Selection

Group I: tenderness spot on the inferior part of the capitulum radii, Shousanli (LI 10), Shanglian (LI 9), Xialian (LI 8), any 3 to 4 spots on the connecting line between the epicondylus lateralis humeri and Sidu (SJ 9), Sidu (SJ 9), Sanyangluo (SJ 8), Zhigou (SJ 6) and Waiguan (SJ 5), which are selected from the affected side.

Group II: Huatou Jiaji Points on $C_{5\sim8}$ and T_1 from the bilateral sides.

The points are taken simultaneously from both groups and 6 to 8 points are punctured in each treatment.

2.1.2 Method of Treatment

With the manipulations to induce strong stimulations, the treatment is performed once a day. The needles are retained for 30 minutes, during which they are manipulated for 3 to 4 times. Electro-acupuncture is also applicable. In addition, laser irradiation on the tenderness spots on the inferior part of the capitulum radii can be adopted in combination.

2.2 Auricular Point Needling

2.2.1 Point Selection

The auricular area corresponding to elbow, forearm, wrest and hand. The points can either be taken and punctured unilaterally from the affected side or taken and punctured alternatively from both sides.

2.2.2 Method of Treatment

With the manipulation to induce strong stimulations, the treatment is given once a day and the needles were retained for 30 minutes, during which they are manipulated for 3 to 4 times. Auricular point pressing method, or the combined body needling and auricular point needling is applicable.

3. Comment

The points in body needling are selected in accordance with the theory on nerve sections in modern acupuncture and moxibustion[24]. Sidu, Sanyangluo, Zhigou, Waiguan, Shousanli, Shanglian and Xialian from Group I, and the Huatuo Jiaji points from Group II are all in the dominating areas of the corresponding nerve sections. Though there are no fixed acupoints on the connecting line between epicondylus lateralis humeri and Sidu, the spots are also selected in accordance with the above theory. The purpose of selecting the tenderness spot on the inferior part of the capitulum radii is to eliminate the local inflammation and adhesion. In order to obtain a better therapeutic effect, this tenderness spot is also treated with laser irradiation.

19-8. Carpal Canal Syndrome

Also known as carpal stenosing tenovaginitis, the carpal canal syndrome is a series of symptoms caused by the compression of the median nerve due to local inflammation in the carpal canal area.

1. Points for Diagnosis

(1) With comparatively slow onset, the disorder is commonly seen in manual laborers and housewives.

(2) Stabbing pain or numbness in the three and half fingers on the radial side, especially

 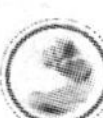

in the night and at hot weather. The symptoms, such as swelling of the hands and clumsy in movement, can be released by swinging the arms after getting up in the morning or rubbing the hands.

(3) Weakness of the fingers on the radial side and atrophy in the hyperthenar muscle.

(4) Hyperesthesia or hypoesthesia in the palm and the three and half fingers on the radial side.

(5) Specific examination: There is exacerbated pain and numbness 40 seconds after bending of the wrist for an angle of 90°, or when the compression spot on the median nerve is pressed.

2. Treatment

2.1 Body Needling

2.1.1 Point Selection

Group I: the compression spot on the wrist, Laogong (PC 8), Yuji (LU 10), Sanjian (LI 3), Hegu (LI 4), Yemen (SJ 2), Jianshi (PC 5) and Ximen (PC 4) from the affected side.

Group II: Huatuo Jiaji Points on $C_{5\sim8}$ and T_1 from the bilateral sides.

The points from both groups are selected simultaneously and 5 to 7 points are punctured in each treatment.

2.1.2 Method of Treatment

The above-mentioned points are punctured with manipulations to induce strong stimulation. The compression spot on the wrist can be treated with laser irradiation. The treatment is performed once a day with the needles retaining for 30 minutes, during which the needles are manipulated for 3 to 4 times. Electro-acupuncture is also applicable.

2.2 Auricular Point Needling

2.2.1 Point Selection

The auricular areas corresponding to the forearm, wrist and hands, which can be needles unilaterally on the affected side or alternatively on both sides.

2.2.2 Method of Treatment

The treatment is given once a day with strong stimulation and the needles are retained for 30 minutes, during which they are manipulated for 3 to 4 times. Both body needling and auricular point needling can be adopted in combination. The auricular point pressing method is applicable.

3. Comment

Laser irradiation on the compression spot of the wrist is to eliminate the local inflammation of the muscles and synovium.

4. Appendix

Peng Jianghua treated the disease with acupuncture and moxibustion, and achieved after two therapeutic courses cure in 22 cases (45.8%) and improvement in 24 cases (50%). Altogether four spots (A_1, A_2, B_1 and B_2) were selected for needling. A_1 is located on the lower part of the bracelet and the radial margin of the ulnar carpal flexor tendon. A_2 is on the spot 2cm lower than A_1 (on the distal end), and the radial margin of the ulnar carpal flexor tendon. B_1 is located on the lower end of the bracelet and the ulnar margin of the radial carpal flexor tendon. B_2 is located 2 cm lower than B_1 (on the distal end), and the ulnar margin of the radial carpal flexor tendon. During the treatment, the No. 28 filiform needle of 1cun long was used. When A_1 and B_1 were punctured, the needle was inserted transversely for 0.8cm to the direction of the tip of the finger, and when A_2 and B_2 were punctured, the insertion was made to the direction of the wrist. A_1 and B_1 were simultaneously manipulated with opposite direction, that is, clockwise for A_1 with the right hand and counterclockwise for A_2 with the left hand. When there was a sensation of resistance, the needle was fixed with a piece of plaster to prevent the needle body from turning back. For B_1 and B_2, similar needling and manipulation methods were performed. The needles were then retained for 20 minutes, during which warm moxibustion was conducted for 3 minutes over each point until redness of the local skin. The treatment was given once a day and ten treatment sessions were made up of one therapeutic course[39].

19-9. Dorsal Carpal Projection Syndrome

With unknown pathogenic causes, this disorder is probably related to the strain of wrist.

1. Points for Diagnosis

(1) A painful projection on the dorsal part of wrist that leads to exacerbated pain in extension and restriction in movement of the carpal joint.

(2) A bony projection with tenderness found in the dorsal side of the basal portion of the 2nd and 3rd metacarpal bone.

(3) X-ray examination of the dorsal carpal joint shows labial hyperosteogeny, narrowing of the joint space and limited calcification on the dorsal side of the basal portion of the 2nd and 3rd metacarpal bone and the dorsal side of the distal end of capitate bone.

2. Treatment

2.1 Body Needling

2.1.1 Point Selection

The A'shi points are taken as the main points.

2.1.2 Method of Treatment

With the manipulation to induce moderate stimulation, the treatment is given once a day. The needles can be retained for 30 minutes, during which the needles are manipulated for 3 to 4 times. Electro-acupuncture or laser needling is also applicable.

2.2 Auricular Point Needling

2.2.1 Point Selection

The sensitive spots on the auricular area corresponding to the wrist.

2.2.2 Method of Treatment

With the manipulation to induce strong stimulation, the treatment is given once a day.

The needles can be retained for 30 minutes, during which the needles are manipulated for 3 to 4 times. Auricular point pressing is also applicable.

19-10. Shoulder-Hand Syndrome

With very complicated causes, this disorder is characterized mainly by pain and movement restriction of the shoulder joint. Meanwhile, it is also complicated with pain and swelling of the fingers and abnormal diastolization-contraction function of the blood vessels in upper limbs.

1. Points for Diagnosis

(1) Commonly seen in patients of over 50 years old without gender difference.

(2) Pain and movement restriction in the joints of the shoulder, wrist and hand, and pain and swelling of the hand a few weeks after the onset (with ectatic edema on the dorsum of hand) There is also a warm and moist feeling and hyperesthesia of the skin.

(3) Attention should be paid to differentiate this disorder from cervical spondylopathy and scapulohumeral periarthritis.

2. Treatment

2.1 Body Needling

2.1.1 Point Selection

Group I: Points around the shoulder joint and wrist joint such as Jugu (GB 39), Jianyu (LI 15), Jianliao (SJ 14), Naoshu (SI 10), Shenmen (HT 7), Daling (PC 7), Taiyuan (LU 9) and Neiguan (PC 6).

Group II: Points on the hand such as Hegu (LI 4), Sanjian (LI 3), Yemen (SJ 2) and Houxi (SI 3).

Group III: Huatuo Jiaji Points on $C_{5\sim8}$ and $T_{1\sim7.}$

 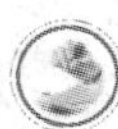

Points from Group I and II are taken from the affected side, while points from Group III, from the bilateral sides. These points from the above three groups can be taken simultaneously and 6 to 8 points are punctured in each treatment.

2.1.2 Method of Treatment

With the manipulation to induce moderate stimulation, the treatment is given once a day. The needles can be retained for 30 minutes, during which the needles are manipulated for 3 to 4 times. Electero-acupuncture is also applicable.

2.2 Auricular Point Needling

2.2.1 Point Selection

The auricular area corresponding to shoulder, wrist and hand.

The points can be taken unilaterally from the affected side or alternatively from both sides.

2.2.2 Method of Treatment

With the manipulations to induce comparatively strong stimulation, the treatment is given once a day. The needles can be retained for 30 minutes, during which the needles are manipulated for 3 to 4 times. Auricular point pressing is also applicable.

3. Comment

This disorder can not only cause pain in the shoulder, wrist and hand, but also abnormal diastolization-contraction function of the blood vessels in upper limbs. Based on the theory of modern acupuncture and moxibustion, the Huatou Jiaji Points on both $C_{5\sim8}$ and $T_{1\sim7}$ should be taken and this is because the vegetative nerve controlling the movement of the upper limb blood vessels comes from the $C_{5\sim8}$ and $T_{1\sim7}$ sections.

19-11. Stenosing Tenovaginitis

This disorder often occurs in the tendon sheath of the styloid process in wrist radius and the head of the metacarpal bone. Though the diseased site is different, its clinical manifestations are quite similar.

1. Points for Diagnosis

(1) Slow, but occasionally acute, onset.

(2) Pain around the disease site that may transmit to the surrounding areas; The pain is Severer in the morning, but milder after physical movement.

(3) Marked local tenderness or palpable hard scleroma; and local swelling in severer cases.

(4) There are specific manifestations for tenovaginitis at various sites. For that in the tendon sheath of the styloid process in wrist radius, the pain will be exacerbated when bending and adducting of the thumb, clenching of the fist and inclining of the wrist joint towards the ulnar side. For tenovaginitis of the tendinous sheath of long flexor muscle of thumb, resistance can be met when the thumb extends to a certain level. Usually the thumb can extend or bend completely with the help of foreign force. At this moment, the snapping sound can be heard and this is why this disorder is also referred to as "snapping finger" or "triggering finger".

2. Treatment

2.1 Body Needling

2.1.1 Point Selection

Local A'shi points

2.1.2 Method of Treatment

With moderate or above moderate stimulation, the treatment is given once a day. The needles can be retained for 15 to 20 minutes, during which they are manipulated for 2 to 3 times. Electro-acupuncture or laser needling is also applicable.

2.2 Auricular Point Needling

2.2.1 Point Selection

The sensitive spots in the auricular areas corresponding to the wrist and hands, The points can be taken unilaterally on the affected side or alternatively from both sides.

2.2.2 Method of Treatment

With comparatively strong stimulations, the treatment is given once a day. The needles can be retained for 30 minutes, during which the needles are manipulated for 3 to 4 times. Auricular point pressing is also applicable.

19-12. Cervical Rib Syndrome

Cervical rib syndrome is a group of symptoms and signs caused by compression of the brachial plexus nerve and the subclavian artery due to teratogenesis of the 7th cervical vetebrae.

1. Points for Diagnosis

(1) Mostly seen in female patients of over 30 years old who are engaged in physical labor.

(2) Symptoms for compression of the brachial plexus: Pain and numbness of the affected upper limbs that may transmit from shoulder or the lower part of the clavicle, through the upper limb, to the hand. The pain will be exacerbated in turning the head and in lifting heavy load. The pain will disappear in rest or in sleep on the healthy side. The disorder is also complicated by sensory disturbance of the affected limb, general weakness and progressive myoatrophy.

(3) Symptoms for compression of the artery: Weakening or disappearance of the radical artery beats. If the vegetative nerve is involved, there will be coldness of hands, turning in color from pale to cyanosis, but in most cases, in a single side.

(4) Palpable projected cervical rib on the clavicle and tenderness on brachial plexus.

(5) Disappearance of tendon reflex on the affected side.

(6) Positive sign in scalene muscle test: Sitting straight, the patient is asked to turn the raised head to the affected side and to hold breath after a deep inspiration. At this moment,

if the shoulder of the affected side is pressed downward, there will be disappearance of the radical artery beats and murmur from under the clavicle.

(7) The cervical rib can be found under X-ray examination, but it is difficult to detect its fibers.

2. Treatment

2.1 Body Needling

2.1.1 Point Selection

Group I: Points from the upper limbs such as Jianyu (LI 15), Tianquan (PC 2), Chize (LU 5), Quchi (LI 11), Kongzui (LU 6), Hegu (LI 4), Ximen (PC 4), Neiguan (PC 6), Lingdao (HT 4), Shenmen (HT 7), Shousanli (LI 10), Shanglian (LI 9), Sanyangluo (SJ 8), Zhigou (SJ 6), Waiguan (SJ 5), Zhizheng (SI 7) and Houxi (SI 3).

Group II: Huatuo Jiaji Points on $C_{5\sim8}$ and $T_{1\sim7.}$

Points from Group I are taken from the affected side and those from Group II, from both sides. The points from both groups are punctured simultaneously and 8 to 12 points are taken in each treatment.

2.1.2 Method of Treatment

With the manipulations to induce comparatively strong stimulation, the treatment is given once a day. The needles are retained for 30 minutes, during which the needles are manipulated for 3 to 4 times. Electro-acupuncture is also applicable.

2.2 Auricular Point Needling

2.2.1 Point Selection

The auricular areas corresponding to cervical vertebrae, shoulder, neck, upper arm, forearm, wrist and hand. The point can be taken unilaterally from the affected side or alternatively from both sides.

2.2.2 Method of Treatment

With the manipulations to induce comparatively strong stimulation, the treatment is given once a day. The needles are retained for 30 minutes, during which the needles are manipulated for 3 to 4 times. Auricular point pressing is also applicable.

3. Comment

The points for body needling are selected in accordance with the theory of modern acupuncture and moxibustion. The brachial plexus is made up of the nerves from the $C_{5\sim8}$ and T_1sections. Except for the involvement of the brachial plexus, the sympathetic fibers are also involved in case of cervical rib syndrome. Selection of Huatuo Jiaji points on $C_{5\sim8}$ and $T_{1\sim7}$ can not only regulate the function of brachial plexus, but the function of other vegetative nerves concerned.

19-13. Anterior Scalene Muscle Syndrome

This is a group of symptoms caused by compression of the brachial plexus or and the subclavian artery, which leads to narrowing of the scalene muscle delta due to spasm of the anterior scalene muscle. Its clinical manifestations are similar to those of the cervical rib syndrome.

1. Points for Diagnosis

(1) Commonly seen in young women.

(2) Symptoms for compression of the brachial plexus: Pain and numbness in shoulder which may transmit to the hand along the ulnar side in most cases, but to the radial side as well in some cases. These conditions are also complicated with sensory disturbance, weakness and myoatrophy.

(3) Symptoms for compression of the artery: If the subclavian artery is compressed, there will be disappeared pulsation in the radial artery, complicated with functional disturbance of the vegetative nerves and dyscinesia of the blood vessels.

(4) Marked tenderness on the attachment of the anterior scalene muscle in 1st os costale.

(5) Weakened tendon reflex of the affect limb (especially the tendon reflex of the biceps

muscle of arm).

(6) Positive sign in scalene muscle test.

2. Treatment

2.1 Body Needling

2.1.1 Point Selection

Group I: Group I: Points from the upper limbs such as Jianyu (LI 15), Tianquan (PC 2), Chize (LU 5), Quchi (LI 11), Kongzui (LU 6), Hegu (LI 4), Ximen (PC 4), Neiguan (PC 6), Lingdao (HT 4), Shenmen (HT 7), Shousanli (LI 10), Shanglian (LI 9), Sanyangluo (SJ 8), Zhigou (SJ 6), Waiguan (SJ 5), Zhizheng (SI 7) and Houxi (SI 3).

Group II: Huatuo Jiaji Points on $C_{5\sim8}$ and $T_{1\sim7}$ or corresponding Back Shupoints.

Group III: Huatuo Jiaji Points on $C_{1\sim4.}$

The points from Group I are selected from the affected side, and points from Group II and III from the bilateral sides. Points from the above three groups are taken simultaneously and 2 to 4 points are punctured in each treatment.

2.1.2 Method of Treatment

With the manipulations to induce comparatively strong stimulation, the treatment is given once a day. The needles are retained for 30 minutes, during which the needles are manipulated for 3 to 4 times. Electro-acupuncture is also applicable.

2.2 Auricular Point Needling

2.2.1 Point Selection

The auricular areas corresponding to cervical vertebrae, shoulder, neck, upper arm, forearm, wrist and hand. The point can be taken unilaterally from the affected side or alternatively from both sides.

2.2.2 Method of Treatment

With the manipulations to induce comparatively strong stimulation, the treatment is given once a day. The needles are retained for 30 minutes, during which the needles are manipulated for 3 to 4 times. Auricular point pressing is also applicable.

3. Comment

The clinical manifestations of this disorder are very similar to those of cervical rib syndrome. Therefore the clinical treatment is basically identical to that of the cervical rib syndrome, that is, the point selection of Group I and II as well as the manipulation techniques are the same. The only difference is that a third Group of points are selected for this disorder. As this disorder is caused by spasm and injury of the scalene muscle that is under the control of the cervical plexus, Huatuo Jiaji points on $C_{1\sim4}$ are selected in accordance with the theory of modern acupuncture and moxibustion. The aim is to regulate the functions of the scalene muscle through the cervical plexus.

In addition, what is needed to explain is that the scalene muscle belongs to deep cervical muscles and the medial side of the attachment area is the apex of lung. For safety, it is not advisable to take the tenderness spots on the attachment of the scalene muscle as the spot for needling. However, this spot can be treated with laser irradiation.

19-14. The 1st Sternocostal Bone Syndrome

This is a group of symptoms caused by compression of the brachial plexus and the artery due to congenital deformity of the first rib.

1. Points for Diagnosis

(1) Symptoms for compression of the brachial plexus: Pain and numbness in the affected upper limb that may transmit to the hand through the shoulder, and complicated with weakness, myoatrophy and sensory disturbance of the affected upper arm.

(2) Symptoms for compression of the artery: In case there is compression of the subclavian artery, there will be weakened pulsation in the radial artery, complicated with functional disturbance of the vegetative nerves and dyscinesia of the blood vessels.

Meanwhile there will be coldness, pallor or cyanosis of the hand.

(3) Weakened tendon reflex of the upper limbs

(4) X-ray examination shows aplasia of the 1st rib, formation of synostosis with the 2nd rib or pesudarthrosis, or appearance of the end of the 1st rib in a free state, or deformation of the 2nd rib or the upper end of the sternum.

2. Treatment

For treatment of this disorder, please refer to the treatment on cervical rib syndrome and anterior scalene muscle syndrome. If the conservative treatment is not ideal, surgical operations can be considered.

3. Comment

This disorder has very similar clinical symptoms to the above-mentioned cervical rib syndrome and anterior scalene muscle syndrome, and the later-mentioned clavicle-rib syndrome and over-adduction syndrome. These diseases are classified and termed in accordance with the causes of the compression. However in clinic, it is sometimes difficult to find out the exact pathogenic causes of the disease. Therefore, these can altogether be called thoracic outlet syndrome. If the exact cause of disease is not available, the treatment can be given in reference to that on the cervical rib syndrome and the anterior scalene muscle syndrome.

19-15. Costolevicular Syndrome

This is a group of symptoms caused by compression of the lower part of the brachial plexus (C_8~T_1) and the subclavian artery due to narrowing of the space between the clavicle and the 1st rib.

1. Points for Diagnosis

(1) Seen commonly in the patients with the age between 30 and 50, especially in female patients.

(2) Symptoms for compression of the brachial plexus: stabbing or burning pain in the neck, shoulder and upper arm which originates from the posterior part of the scapular region and transmits to the neck, the medial side of the forearm and the palm. In some cases, the pain is mild while in others very severe and unbearable. Posterior extension and abduction of the upper arm can make the pain exacerbated, while adduction and flexion can make the pain released or even disappeared. This is often complicated with a numbness feeling of the forearm and the ulnar side of hand. In the later stages, there will be hypoesthesia and muscular atrophy of the hand.

(3) Symptoms for compression of the artery: In case of compression on the subclavian artery, there will be weakened pulsation of the radical artery and coldness of the hands, complicated with disturbance of the vegetative nerve and paroxysmal pallor and cyanosis, and even Raynaud's sign in severer cases.

(4) Positive sign in Shoulder bracing test: Sitting straight, the patient is asked to throw out the chest. When both of his upper arms are pulled downward to hang down the two shoulders and there is numbness and pain of the hand, or weakened and disappeared pulsation of the radical artery, this is the typical positive sign.

(5) Scalene muscle test: positive sign in over-abduction of the shoulder

2. Treatment

Please refer to the treatment on anterior scalene muscle syndrome and cervical rib syndrome.

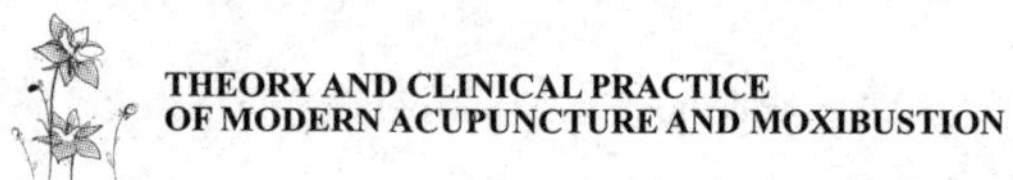

19-16. Over-Abduction Syndrome

This is a disorder of the never and blood vessels due to over abduction of the upper arms.

1. Points for Diagnosis

(1) A job history in over adduction of the upper arms, like the work of a lacquerer. Some patients may have the symptom in sleep.

(2) Symptoms for compression of the brachial plexus: numbness, pain, sensory disturbance and weakness of the upper arm.

(3) Symptoms for compression of the artery: Often with mild symptoms when the subclavian artery is pressed.

(4) Positive sign in over-abduction test: In a sitting or a standing position, the patient is asked to abduct, outward rotate and raise both arms. If the pulsation of the radial artery is weakened or disappeared, this is the positive sign. If the swift extention-flexion movement of the fingers can cause increasingly severe pain and numbness moving from the fingertips to the forearm, and make a natural drop of the upper arms, this is also the positive sign.

2. Treatment

2.1 Body Needling

2.1.1 Point Selection

Group I: Points from the upper limbs such as Jianyu (LI 15), Tianquan (PC 2), Chize (LU 5), Quchi (LI 11), Kongzui (LU 6), Hegu (LI 4), Ximen (PC 4), Neiguan (PC 6), Lingdao (HT 4), Shenmen (HT 7), Shousanli (LI 10), Shanglian (LI 9), Sanyangluo (SJ 8), Zhigou (SJ 6), Waiguan (SJ 5), Zhizheng (SI 7) and Houxi (SI 3).

Group II: Huatuo Jiaji Points on $C_{5\sim8}$ and $T_{1\sim7.}$

Group III. Points from the chest, such as Tianchi (PC 1), Xiongxiang (SP 19), Zhourong (SP 20) and the pitting spot from anterior axillary folds to the clavicle.

2.1.2 Method of Treatment

With the manipulations to induce comparatively strong stimulation, the treatment is given once a day. The needles are retained for 30 minutes, during which the needles are manipulated for 3 to 4 times. Electro-acupuncture is also applicable.

2.2 Auricular Point Needling

2.2.1 Point Selection

The auricular areas corresponding to chest, shoulder, upper arm, forearm, wrist and hand. The point can be taken unilaterally from the affected side or alternatively from both sides.

2.2.2 Method of Treatment

With the manipulations to induce comparatively strong stimulation, the treatment is given once a day. The needles are retained for 30 minutes, during which the needles are manipulated for 3 to 4 times. Auricular point pressing is also applicable.

3. Comment

The aim to select the points from Group III is to regulate the functions of the small pectoral muscle.

Reference

For reference, see page 328 to 329 of the Chinese manuscript.

Chapter 20 Acupuncture Treatment of Painful Diseases on the Chest and Back

20-1. Costal Chondritis

As a disease with unknown pathogenic causes, the costal chondritis is also called "Synovitis of the Sternocoostal joints", "Thoracochondritis" and "Nodular Chondropathy".

1. Points for Diagnosis

(1) Disease site on the 2nd~4th costal cartilage by the sternum, but most commonly on the 2nd costal cartilage.

(2) Acute onset; dull or sharp thoracodynia with a prickling sensation on the upper part of the chest at the initial stage, and a big projection with smooth surface, clear margin and tenderness found on the involved costal cartilage a few days after the onset. Movements that may pull the greater pectoral muscle such as raising and abducting the affected limb or coughing can make the condition worse. There was no local redness-swelling or venous engorgement.

(3) The pain symptoms usually disappear automatically in 3 to 4 weeks, but 2~3 months are needed for the extinction of the swelling on the costal cartilage (even several years for a few cases).

(4) Occasional low fever, and systemic symptoms in selected cases.

2. Treatment

2.1 Body Needling

2.1.1 Point Selection

Local tenderness spots in the affected areas.

2.1.2 Methods of Treatment

2~3 tenderness spots on the foci can be selected in each treatment. With the manipulations to induce moderate stimulation, the treatment is given once a day and the needles are retained for 20 to 30 minutes, during which the needles are manipulated for 3 to 4 times. Electro-acupuncture and laser point radiation therapies are also applicable. Moxibustion and local block methods can also be used in combination.

2.2 Auricular Point Needling

2.2.1 Point Selection

Sensitive spots on the auricular areas corresponding to the chest. The points can be taken unilaterally from one side or alternatively from both sites.

2.2.2 Methods of Treatment

With the manipulation to induce strong stimulation, the treatment is given once a day. The needles can be retained for 30 minutes, during which manipulations of the needles can be carried out for 3 to 4 times. The therapeutic method of auricular point pressing is also applicable.

3. Appendix

Lin Sujun treated 144 cases of the disease with local block and achieved cure in 136 cases (94.44%) and no effect in 8 cases (5.56%). For the acute cases, 0.5 ml of hydroprednisone and 1.5ml of novocaine were used for point injection (with an insertion depth of 0.2 to 0.5cm) on the tenderness spots. For the chronic cases, 1ml of Danggui injection (a preparation from Radix Angelicae Sinensis) were used for point injected. The treatment was given once every three days. If the pain was found on both sides, the dosage was doubled and the tenderness spots on both sides were taken[1]. Deng Keping treated 56 cases of the disease with body needling and achieved a total effective rate of 96.43% (cure in 50 cases, improvement in 4 cases and no effect in 2 cases). A needle of 1.5 cun was adopted and the spots 0.5 *cun* apart from each tenderness spots on the costal cartilage were needled obliquely with an angle of 45° . For those with the disease site in the costal arch, the insertion was made obliquely from the spots 0.5 *cun* below the tenderness spot toward the tenderness spot until the costal cartilage was reached. The maneuvers of lifting, thrusting and whirling were performed for 10 to 15 times and the needle was retained for 20 minutes. For those with severe pain, 1 to 2 insertions could be made on the upper or lower part of the inserted spot. With the same manipulation method, the treatment was given once a day[2].

20-2. Slipping Rib Syndrome

The slipping rib syndrome is also called olisthy of the costal cartilage or rib, and rib inclination syndrome. If there is pain with unknown causes, the possibility of slipping rib syndrome should be considered.

1. Points for Diagnosis

(1) With a history of atypical trauma of the costal cartilage, the syndrome often occurs during rest or during physical activities.

(2) Severe pain or burning dull pain in the lower part of the chest or the upper part of the abdomen; intermittent attack from dozens of minutes or dozens of hours to several days or several months, or persistent pain complicated with nausea or vomit.

(3) Snapping sound in respiration, and the patient dares not to breath with force.

(4)Tenderness in the affected joint of the costal cartilage; Examination with "Unciform" maneuver on the rib margin of the pain area can make a definite diagnosis. The method is as follows: The four fingers of the operator can be drawn into a hook to pull upwards the costal arch from the costal margin. This can usually induce typical severe pain that is complicated with the clicking sound.

2. Treatment

2.1 Body Needling

2.1.1 Point Selection

The tenderness spots on the affected area are often selected.

2.1.2 Method of Treatment

In each treatment, 2 to 3 tenderness spots are taken and needled. With the manipulation to induce strong stimulation, the treatment is performed once a day. The needles can be retained for 20 to 30 minutes during which the needles are manipulated for 3 to 4 times. Moxibustion therapy can be adopted in combination. Electro-acupuncture and point injection are also applicable.

2.2 Auricular Point Needling

2.2.1 Point Selection

Sensitive spots on the auricular area corresponding to the chest.

The points can be taken either from the affected side unilaterally or from both sides alternatively.

2.2.2 Method of Treatment

The treatment is given once a day and strong stimulation should be induced during the needling. The needles can be retained for 30 minutes, during which needling manipulations are performed for 3 to 4 times. Auricular point pressing is also applicable.

20-3. Xiphoid Process Pain Syndrome

Also called allergic xiphoid process or xiphoid process syndrome, this is a syndrome characterized mainly by pain in the area of the xiphoid process. The pathogenic causes of this disorder are still unknown.

1. Points for Diagnosis

(1) The disorder is found always in patients over the middle age without gender difference.

(2) Pain in the xiphoid process area with intermittent attacks (from several minutes to several days); The pain, which becomes severer after meals, may occasionally transmit to the precordial region, the upper abdomen, shoulders, arms or the back, and the patient has to keep the back straight and dare not to bend the wrest forward. The disorder is also complicated with nausea.

(3) There is local tenderness in the xiphoid process that may induce the onset; This condition can help make a definite diagnosis.

(4) The disorder can also attacks repeatedly, and the intermission is several weeks or several months. Bending the wrest, straightening the back, turning the head and excessive eating can all induce the onset.

2. Treatment

2.1 Body Needling

2.1.1 Point Selection

Group I: Tenderness spots on the xiphoid process.

Group II: bilateral Houtuo Jiaji points on C_8 to T_9 or the concerned back-shu points; 1 or 2 points from the pain transmitted areas.

The points from both groups were taken simultaneously in the treatment. Altogether 4 to 8 points including 2 to 3 points from group I were taken and punctured in each treatment.

2.1.2 Method of Treatment

With the manipulations to induce strong stimulations, the treatment is given once a day and the needles are retained for 30 minutes, during which the needles are manipulated for 3 to 4 times. Moxibustion or laser irradiation therapies can be used to treat the points in groups I. Point injection or electro-acupuncture is also applicable.

2.2 Auricular Point Needling

2.2.1 Point Selection

Auricular areas corresponding to the lower part of the chest are taken as main points and the areas corresponding to pain-transmitted spots are taken as the adjunct points. Points from both groups can be taken alternatively.

2.2.2 Method of Treatment

With the manipulations to induce strong stimulations, the treatment is given once a day. In the treatment that is given once a day, the needles are retained for 30 minutes, during which they are manipulated for 3 to 4 times. Auricular point pressing is also applicable.

3. Comment

Though this is a disorder limited mainly on the xiphoid process, it can influence quite a larger areas, that is, the pain can transmit to the precordial region, the upper abdomen, shoulders, arms or the back. Based on the theory of modern acupuncture and moxibustion, points not only from Group I, but also from Group II are selected[3]. In addition, the auricular points are also selected in accordance with the theory of holographic biomedicine [4,5].

20-4. Kummel Disease

The pathogenese of this disease is still unknown.

1. Points for Diagnosis

(1) Following an injury in the thoracic vertebrae, though there is still not any sign of compression fracture in x-ray films, pain of the chest and the back, or even humpback occurs gradually (usually in 3 to 18 months).

(2) Long-standing strain that may result in fatigue fracture with pain of the chest and the back, or even humpback

(3) X-ray film shows wedge-shaped deformation in the pyramid and arc posterior process deformation in the chest.

2. Treatment

2.1Body Needling

2.1.1 Point Selection

Huatuo Jiaji Points and back-shu points from the corresponding section between the diseased pyramid and the nearby normal pyramid, as well as the pitting area between the spinous processes of the above-mentioned pyramid. The huatuo jiaji points and the back-shu points can be taken alternatively.

2.1.2 Method of Treatment

With the manipulation to induce comparatively strong stimulation, the treatment is given once a day. The needles are retained for 30 minutes, during which the needles are manipulated for 3- 4 times. Electro-acupuncture is also applicable.

2.2 Auricular Point Needling

2.2.1 Point Selection

Tenderness spots in the auricular areas corresponding to the diseased pyramid. The points are taken and punctured alternatively from both sides.

2.2.2 Method of Treatment

With the manipulation to induce strong stimulation, the treatment is given once a day. The needles are retained for 30 minutes, during which the needles are manipulated for 3~4 times. The auricular point pressing method is also applicable.

20-5. Scapulo-costal Syndrome

The disorder is also referred to as pain between the scapula and vertebra. With very complex causes, it is often induced by trauma or inflammation of the local soft tissues.

1. Points for Diagnosis

(1) Found mostly in young and middle-aged adults; with recessive and progressive onset.

(2) Pain in the trigone between both scapulae, which may transmit to the neck, occiput area, chest, arm and hand.

(3) Without functional disturbance in shoulder joints, and without inflammation in shoulders and chest.

2. Treatment

2.1 Body Needling

2.1.1 Point Selection

Group I: Huatuo Jiaji points and back-shu points on the pain area between the scapulae.

Group II: Points from the areas with transmitted pain (the cervical-occiput area and the upper. arms) such as Jianyu (LI 15), Binao (LI 14), Quchi (LI 11), Ximen (PC 4), Neiguan (PC 6), Zhigou (SJ 6), Waiguan (SJ 5), Hegu (LI 4) and Houxi (SI 3).

Points from both sides are taken, and 8 to 10 points are punctured in each treatment.

2.1.2 Method of Treatment

With the manipulation to induce strong stimulation, the treatment is given once a day. The needles are retained for 30 minutes in each treatment, during which the needles are manipulated for 3 to 4 times. Point injection or electro-acupuncture is applicable.

2.2 Auricular Point Needling

2.2.1 Point Selection

Tenderness spots on the auricular areas corresponding to the scapula are taken as main points, and the spots corresponding to the neck, occiput area, chest, arm and hand, as adjunct points. The points from both sides are taken and punctured alternatively.

2.2.2 Method of Treatment

With the manipulation to induce strong stimulations, the treatment is given once a day. The needles that are retained for 30 minutes can be manipulated for 3 to 4 times in each treatment. The method of auricular point pressing is also applicable.

20-6. Intercostal Neuralgia

Intercostal neuralgia may be caused by various reasons, such as diseases of the rib, herpes zoster, diseases of the thoracic vertebrae and endothoracic diseases.

1. Points for Diagnosis

(1) Severe paroxysmal or continuous pain alongside the area dominated by intercostals nerve.

(2) Exacerbated pain during coughing, sneezing and deep breathing.

(3) A clear inquiry of the disease history and physical examination can find the pathogenic causes.

2. Treatment

2.1 Body Needling

2.1.1 Point Selection

Huatou Jiaji Points, back-shu points or A'shi points on corresponding diseased intercostals nerve.

The points are mainly selected from the affected side.

2.1.2 Method of Treatment

With the manipulation to induce strong stimulations, the treatment is given once a day and the needles are retained for 20 to 30 minutes, during which they are manipulated for 3 to 4 times. Electro-acupuncture or plum-blossom needling is also applicable.

2.2 Auricular Point Needling

2.2.1 Point Selection

Sensitive spots on the auricular area corresponding to chest. The points can either be taken and punctured unilaterally from the affected side or taken and punctured alternatively from both sides.

2.2.2 Method of Treatment

With the manipulation to induce strong stimulations, the treatment is given once a day and the needles were retained for 30 minutes, during which they are manipulated for 3 to 4 times.

3. Comment

Attention should be paid to the etiological therapy.

4. Appendix

Liu Yuzhi treated 61 cases of the disease with body needling and achieved cure in 57 cases (93.4%) in one treatment, and 4 cases (6.6%) in two treatments. During the treatment, Neiguan (PC 6) was taken for pain in the anterior pectorial region; Zhigou (SJ 6) and Yanglingquan (GB 34) for pain of the Shaoyang Meridian; Geguan (BL 46) and Weizhong (BL 40) from the gallbladder Meridian for pain in the back. Each point should be treated with strong stimulation for 3 minutes. For Zhigou and Yanglingquan, electric needling was applied for 15 minutes. In addition, local TDP irradiation was adopted for 30 minutes with the patient experiencing a comfortable warmth[6]. Wu Qifang treated 46 cases of the disease by needling Neiguan (PC 6) and Zhigou (SJ 6), and achieved a total effective rate of 91% (cure in 34 cases, improvement in 8 cases and no effect in 4 cases)[7]. Sun Ping treated 100 cases of neuralgia due to herpes zoster with the combined method of plum-blossom needling and body needling. After 1 to 3 therapeutic courses, all the cases were cured. For those with pain limited only on the local areas, tapping with a plum-blossom needle was performed only on the pigmented area. If the pain and numbness were found alongside the nerve-distributed areas, corresponding points in body needling were added. The treatment is given once a day and the needles were retained for 30 minutes. Seven treatments were made up of one therapeutic course[8]. Wu Juqing treated 32 cases of intercostal neuralgia due to herpes zoster by means of point injection, and achieved cure in 20 cases (62.5%) and improvement in 12 cases (37.5%). The points selected were Riyue (GB 24), Qimen (LR 14), Yanglingquan

(GB 34) and Zhigou (SJ 6). 100mg (2ml) of Vitamin B1 and 50mg (1ml) of Vitamin B_{12} were drawn into a 5 ml syringe, and 0.5 mg (1ml) of the mixture was injected into each of the point with a No7 needle head after the needling sensation was felt and no return blood was found in withdrawing the syringe. The treatment was given once a day and the points from both sides were punctured alternatively. 10 treatments were made up of one therapeutic course and therapeutic effect was evaluated after 2 continuous courses[9]. Wei Ling et al treated 80 cases of neuralgia (out of whom 45 cases belonged to intercostals neuralgia) due to senile herpes zoster sequelae with point injection on Huatuo Jiaji points and round needling technique. On the 16th day of the treatment, it was found that 65 cases (81.3%) were cured, 11 cases (13.7%) were with excellent effect and 4 cases (5%) were with improvement. For those with neuralgia in the chest or back, the Huatuo Jiaji points on $T_{1\sim8}$ of the affected side were taken. For those with neuralgia on the lumbar-abdominal region, the huatuo Jiaji points on T_6~L_5 were selected. The drugs used in point injection were Prednisolone Acetate (37.5 mg), Vitamin B_1 (100 mg), Vitamin B_{12} (0.5 mg) and 2% Lidocaine (2 ml). During the treatment, a 10 ml syringe with a No 5.5 needle head was adopted and the drugs were mixed evenly for use. The patient was asked to fully expose his or her back and the needle was swiftly inserted into the point for a depth of 1.3 to 2.0 cm. When there was no return blood by withdrawing the syringe, 2 ml of the mixture was injected into each of the points. In each treatment, 2 to 3 points were selected and injected. In addition, 6 to 8 No. 30 filiform needles of 2 *cun* in length were inserted levelly around the foci with the needle tips pointing to the center, and with the method of whirling as the main manipulation technique. The needles were retained for 30 minutes in each treatment and the treatment was given once a day[10].

20-7. Cystic Hyperplasia of Breast

This is a disease characterized by cystic dilatation and epithelial proliferation of the glandular ducts and acini. If it is only a limited disorder, it is called lobular proliferation of breast.

1. Points for Diagnosis

(1) Commonly seen in middle-aged women.

(2) Pain in breasts, especially prior to the menstruation period.

(3) Nodular breasts with one or two apparent nodules; The quality of the swelling mass is soft in nature, and there is unclear margin with the surrounding tissues, and no adhesion with the skin and the greater pectoral muscle. Usually there is no swelling of the axillary lymph node.

2. Treatment

2.1 Body Needling

2.1.1 Point Selection

Group I: points around the mammary glands, such as Wuyi (ST 15), Yingchuang (ST 16), Rugen (ST 18) and Danzhong (RN 17).

Group II: points distal to the mammary glands, such as Sanyinjiao (SP 6), Taixi (LI 3) and Zusanli (ST 36).

The points, if located on both sides, should be both taken, and 3 to 5 points are punctured in each treatment.

2.1.2 Method of Treatment

With the manipulations to induce strong stimulation, the needling was given once a day. The needles can be retained for 30 minutes, during which they are manipulated for 3 to 4 times. Electro-acupuncture is also applicable.

2.2 Auricular Point Needling

2.2.1 Point Selection

The auricular area corresponding to mammary gland is taken as the main point, which can be supported by Neifenmi (endocrine), Pizhixia (subcortical area) and Luanchao (ovary). The points can be taken alternatively from both sides.

2.2.2 Method of Treatment

With strong stimulation, the treatment is given once a day. The needles can be retained for 30 minutes, during which the needles are manipulated for 3 to 4 times. Auricular point pressing is also applicable.

3. Comment

As occurrence of the disease is closely related to the endocrine dysfunction, attention, therefore, should be paid to the regulation of the endocrine functions. The points from group II in body needling, and the adjunct points in auricular point needling are all selected for this purpose.

4. Appendix

Acupuncture can achieve a rather satisfactory therapeutic effect o this disease[11~23]. Guo Chengjie treated 114 cases of lobular proliferation of breast with body needling and achieved a total effective rate of 94.74% (cure in 62 cases, excellent effect in 46 cases and no effect in 6 cases). He divided the points selected into two groups, with Wuyi (ST 15), Hegu (LI 4) and Danzhong (RN 17) in group I and Jianjing (GB 21) and Ganshu (BL 18) in group II, and the points from the two groups were treated alternatively. For those with excessive liver-fire, Taichong (LR 3) was taken to replace Hegu (LI 4). For those with yin deficiency, Taixi (LI 3) was added to replace Ganshu (BL 18). For those with deficiency of both qi and blood, Zusanli (ST 36) was added to replace Hegu (LI 4). For those with irregular menstruation, Sanyinjiao (SP 6) was added. With the method of reinforcing the deficiency and reducing the excess, the treatment was given once a day with 10 treatments as one therapeutic course. In the treatment, the needles were retained for 30 minutes, during which the needles were manipulated for 2 to 3 times. A space of 3 to 4 days was designed for rest between two therapeutic courses[11]. Yuan Suo treated 53 cases of the disease with microwave needling and achieved cure in 25 cases, excellent effect in 13 cases, effective in 12 cases and no effect in 3 cases. In the treatment, two groups of points were selected and punctured alternatively [Group 1: Rugen (ST 18) and bilateral Yanglingquan (GB 34); group 2: bilateral Yingchuang (ST 16) and Danzhong (RN

 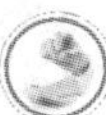

17)]. For those of the stagnation of *qi* and phlegm type, Fenglong (ST 40) or Zusanli (ST 36) was added. For those of the *qi* stagnancy and blood stasis type, Xuehai (SP 10) or Geshu (BL 17) was added. During the treatment, the needle-less radiometer was put on each of the selected point for 20 minutes at the initial stage of treatment. Usually a voltage of 20 to 50 V was adopted to give the patient a warm-heat sensation. When the symptoms become abated, the treatment duration was lessened to 15 minutes for each point. The treatment was given once a day with 10 treatments as one therapeutic course[12]. Shen Zhizhong treated 35 cases of the disease with auricular point pressing and achieved a total effective rate of 77.1% (cure in 18 cases, improvement in 9 cases and no effect in 8 cases). During the treatment, a vaccaria seed was taped respectively on Jiaogan (sympathetic part), Neifenmi (endocrine), Pizhixia (subcortical area), Ruxian (mammary gland), Chuiti (hypophysis), Luanchao (ovary), Zhigong (womb) and Gan (liver). The points were pressed until local redness and hotness. The treatment started 15 days before the menstruation and the vaccaria seeds were replaced once every three days. The treatment was given three times a day, continuously for three menstruation periods, and each treatment lasted for 15 minutes[13]. Guo Yingmin treated 260 cases of proliferation of breast with electro-acupuncture and achieved a total effective rate of 98.1% (cure in 167 cases, excellent effect in 47 cases, effective in 41 cases and no effect in 5 cases). He divided the main points into two groups. Group I included bilateral Wuyi (ST 15), Danzhong (RN 17), bilateral and Hegu (LI 4) and Group II bilateral Tianzong (SI 11), bilateral Jianjing (GB 21) and bilateral Ganshu (BL 18). For those with excessive liver-fire, Taichong (LR 3) was taken to replace Hegu. For those with yin deficiency of both liver and kidney, Taixi (KI 3) was added. For those with deficiency in *qi* and blood, Zusanli (ST 36) and Qihai (RN 6) were added. For those with irregular menstruation, Sanyinjiao (SP 6) was added. For those with severe pain in breast, Rugen (ST 18) was added. After arrival of *qi*, the needles were connected with a G-6805 stimulator. The continuous wave and a frequency of 60 Hz were adopted and the intensity was made to be under the tolerance of the patient. Each treatment lasted for 20 to 30 minutes. The treatment was given once a day and 10 treatments were made up of one therapeutic course. The treatment was suspended during the menstruation period[14].

Guo Chengjie et al observed the effect of acupuncture on E_2, pregnendione and testosterone in patients with hyperplasia of mammary glands. It was found that the lowered E_2 level could be strengthened to reach the normal range, and the levels of pregnendione and testosterone could be increased dramatically after the acupuncture treatment[47]. Liu Lijun et al found in their researches that the electro-acupuncture could effectively lower the level plasma prolactin ($P < 0.05$) during the follicle phase in patients with hyperplasia of mammary glands[48]. Ji Ping et al found in the observation that patients with hyperplasia of mammary glands had had sexual hormone secretory disturbance, which was manifested by prolonged secretion duration of the progestogen, rising of the estrogen secretion in follicle phase and the early stage of the menstruation, but decreasing during the ovulatory period. The FSH would decrease during the ovulatory phase, but slightly increase during the luteal phase. And for LH, it would decrease in either the ovulatory or the luteal phase. After the acupuncture treatment, the secretory rhythm of hypothalmus-pituitary-overy system could basically restore to normal[48]. Guo Chengjie et al also found in their animal experiments that the increase of E_2 and E_3 was the main reason for hyperplasia of mammary glands in experiment animals. However, they also found that acupuncture had good effect on this kind of abnormal increase[49~51]. Guo Pingju et al observed the impact of acupuncture on DNA contents in the cells of the experimental rats with hyperplasia of mammary glands induced by E_2. They found that after the acupuncture treatment there was a dramatic decrease of DNA contents (compared with the control group, $P < 0.01$), suggesting that acupuncture can exhibit the duplication of DNA[52]. Ju Dahong et al found in their studies that acupuncture could not only combat against the hyperplasia of mammary glands in rats, but also against the atrophy of the thymus gland and the spleen induced by E_2, and the decrease ratio of the acid lipase-positive cells in peripheral lymph cells, thymocytes and spleen cells as well as the decrease of the transformation rate of lymph cells, so that the immune function was highly enhanced[53]. Liu Lijun also found in the studies that acupuncture could dramatically increase the activity of the NK cells rats with hyperplasia of mammary glands induced by E_2 (compared with the control group, $P < 0.05$). This is of an active significance to prevent from the canceration possibly led by hyperplasia of mammary glands[54].

20-8. Acute Mastadenitis

Also known as "pain of the breast", this disorder is an acute pyogenic infection of the mammary gland.

1. Points for Diagnosis

(1) Found most commonly in breast-feeding women, especially in primiparae. The disorder usually attacks between 2 to 4 weeks after the delivery.

(2) In the initial stage, there will be swelling and throbbing pain of breast with local hardening and redness complicated by aversion to cold and fever. With development of the disease, local redness, swelling, hotness and pain will become severer, and there will be abscess due to infection.

(3) Local tenderness in the early stage, and swelling and tenderness of the subaxillary lymph node.

(4) Elevation of WBC.

2. Treatment

2.1 Body Needling

2.1.1 Point Selection

Group I: points around the mammary gland such as Wuyi (ST 15), Yingchuang (ST 16), Rugen (ST 18) and Danzhong (RN 17).

Group II: points distal to the affected area such as Neiguan (PC 6), Hegu (LI 4), Jianjing (GB 21) and the back-shu points on the scapular region.

The points from both groups are taken and punctured simultaneously. The points from Group I are taken mainly from the affected side and the points from Group II, from both sides.

2.1.2 Method of Treatment

The needling treatment is performed with the manipulations to induce strong stimulation. The plum-blossom needle can be used when the points from the scapular region are treated. The treatment is given once a day. After insertion, the needles are retained for 30 minutes, during which the needles are manipulated for 3 to 4 times. Electro-acupuncture and point injection are also applicable.

2.2 Auricular Point Needling

2.2.1 Point Selection

The auricular area corresponding to Ruxian (mammary gland) is taken as the main point and 2 to 4 points from the ear lobe and helix as the adjunct points. The points from both sides are used alternatively or simultaneously.

2.2.2 Method of Treatment

Ruxian should be treated with strong stimulation. The treatment is given once a day. The needles can be retained for 30 minutes, during which 3 to 4 manipulations are performed. The blood-letting method is adopted with a three-edged needle on the adjunct points, and the treatment is also given once a day.

3. Comment

This method indicates mainly to the patients without suppuration.

4. Appendix

Acupuncture treatment has proved to be effective to Acute Mastadenitis[24~46]. Chen Cangzi treated 35 cases of the disease and achieved cure in 30 cases, excellent effect in 3 cases and improvement in 2 cases. During the treatment, Danzhong (RN 17), Shaoze (SI 1) and Rugen (ST 18) were taken as main points, and Neiguan (PC 6) and Jianjing (GB 21) as the adjunct points. With moderate stimulation, the treatment is given once a day. In each treatment, the needles were retained for 30 minutes, during which the needles were manipulated once every 10 minutes[24]. Lin Gengyan treated 100 cases of the disease by needling the points on the scapular region. After 1 to 3 treatments, the total effective rate was 97%, with cure in 96 cases, effective in 3 cases and no effect in 3 cases. The skin or hair follicle on the scapular region can all be used as points for the needling. No matter in which side or in which quadrant the focus is, 2 to 3 points were selected randomly and treated with strong stimulation. Each point was manipulated for 1 or 2 minutes without retaining the needles. The treatment was given once a day[25]. Wang Zhisong treated 82 cases of the disease with point injection. After three treatments, 81 cases were cured and 1 case was with no effect. During the treatment, Ximen (PC 4) from the affected side was taken and inserted perpendicularly with No. 7 needle head. After arrival of *qi* and when there was no return blood, 8 to 12ml of 10% glucose were injected into the point within 2 to 3 minutes. The treatment was given once a day, and an additional injection for after treatment was given when the symptoms disappeared[26]. Li Zhonghong treated 30 cases of the disease with laser needle. After 1 to 4 treatments, all of the patients were cured. Firstly the patient was asked to evacuate the milk by means of pressing the breast, and then a laser apparatus (type JG-1) was used to concentrate the beam on the blocked opening of the lactiferous ducts and the induration for 30 minutes. The treatment was given once a day[27]. Qu Huizhen et al treated 60 cases mainly by local round needling, and achieved cure in 56 cases (93.3%) and excellent effect in 4 cases (6.7%). Out of the cured cases, 23 cases (41.1%) were cured in one treatment, 29 cases (51.8%) in three treatments and 4 cases in 5 to 8 treatments. In the treatment, the local masses on the affected side were taken as main points, and Zusanli (ST 36) and Quchi (LI 11) on the affected side as the adjunct points. For those with fever, Hegu (LI 4) and Fengchi (GB 20) were added. A No. 30 needle of 1.5 *cun* in length was swiftly inserted into the point. Firstly on the center of the mass, one insertion was made, and then 4 to 5 insertions were made around the mass. It was required that the needle tip should reach inside of the mass. The adjunct points were treated with strong stimulation. During the needle was being withdrawn, the sty was enlarged by swinging the needle, and there was no need to press the needle hole after the needle was withdrawn. If there was milk or blood flowing out of the sty, no further treatment was required. The therapeutic effect was evaluated after 10 treatment sessions[55].

20-9. Chest Pain Caused by Disease of the Thoracic Organs

Diseases that often cause chest pain are coronary heart disease and lobar pneumonia. Here only the treatment on chest pain caused by coronary heart disease is introduced. The coronary heart disease can be divided into five types, which are latent coronary heart disease, angina pectoris, myocardiac infarction, myocardial sclerosis and sudden death. Following is the acupuncture treatment on the chest pain caused by angina pectoris, which can also serve as a reference for the treatment on the chest pain caused by latent coronary heart disease and myocardiac infarction.

1. Points for Diagnosis

(1) Most commonly seen in patients of over 40 in age.

(2) Sudden onset with pressing pain or asphyxiating pain on the middle section or the posterior part of the middle section of the sternal body; The pain may transmit to the left shoulder, the anteromedial side of the left upper arm and finally to the index and small fingers. The pain usually lasts for 1 to 5 minutes, seldom over 10 to 15 minutes, and can be released in 1 to 2 minutes after a rest or when nitroglycerin is put in the mouth.

(3) The atypical pain may be found in the lower section of the sternal body, left precordial region or the upper part of abdomen, which can also transmit to the neck, the mandible, left scapular region or the right anterior part of chest. The pain may be so mild that only a discomfort and depressed feeling is felt in the left anterior part of the chest.

(4) The attack often occurs as a result of physical tiredness, emotional changes, cold weather, overeating and smoking.

(5) During the onset, there will be lowering of the ST section and leveling or inversion of T waves in the lead centered by R waves.

2. Treatment

2.1 Body Needling

2.1.1 Point Selection

Group I: Neiguan (PC 6). Jianshi (PC 5), Shenmen (HT 7) and Lingdao (HT 4).

Group II: Huatuo Jiaji Points or corresponding back shupoints on $T_{1\sim5}$.

Group III: Sanyinjiao (SP 6) and Zusanli (ST 36).

The points from the first two groups are taken alternatively, but the points from Group III should be taken all the time as adjunct points. In each treatment, 2 to 3 points from Group I and II are selected and punctured.

2.1.2 Method of Treatment

With moderate needling stimulation, the treatment is given once a day. In each treatment, the needles can be retained for 30 minutes, during which the needles are manipulated for 3 to 4 times. Electro-acupuncture is also applicable.

2.2 Auricular Point Needling

2.2.1 Point Selection

The auricular årea corresponding to the heart.

2.2.2 Method of Treatment

With moderate needling stimulation, the treatment is given once a day. In each treatment, the needles can be retained for 30 minutes, during which the needles are manipulated for 3 to 4 times. Auricular point pressing is also applicable.

3. Appendix

Acupuncture treatment could not only release symptoms of the coronary heart disease, but also improve dramatically the left heart functions of the patient with the disease[60~66]. Liu Fuqiang treated 32 cases of coronary heart disease, with an effective rate on angina pectoris of 92.3%, and an ECG improvement rate of 62.5%. The points selected were Xinshu (BL 15), Jueyinshu (BL 14), Danzhong (RN 17) and Neiguan (PC 6) [56]. Xu Guoguang et al treated 160 cases of the disease with an effective rate on angina pectoris of 89.4% and an ECG improvement rate of 65%. The points selected were Xinshu (BL 15), Jueyinshu (BL 14), Danzhong (RN 17), Neiguan (PC 6) and Ximen (PC 4)[57]. Han Ai observed the synergistic action between acupuncture and drugs. He treated 40 cases of coronary heart disease with the combined method of acupuncture and oral isosorbide dinitrate, and achieved a total effective rate of 90% (excellent effect in 10 cases and effective in 26 cases). The points selected were Neiguan (PC 6), Ximen (PC 4) and Sanyinjiao (SP 6). He also treated 30 cases simply with oral isosorbide dinitrate and resulted in a total effective rate of 83.3% (excellent effect in 6 cases and effective in 19 cases)[58]. Li Xueling treated 40 cases of angina pectoris and achieved a symptom improvement rate of 85% and an ECG improvement rate of 67.5%. The main points selected were Neiguan (PC 6), Jianshi (PC 5), Shenmen (HT 7) and Zusanli (ST 36)[59].

Chen Shaozong et al observed the impact of acupuncture on the left heart functions of the patients with coronary heart disease. They found through SLI test that the patient's LVEI shortened, PEPI and TICT prolonged, PEPI/LVETI enlarged and LVTI/PEPI, LVETI/TICT lessened. This showed that functions of the heart had been injured in patients with coronary heart disease. When any one of the following points such as Neigun (PC 6), Jianshi (PC 5), Shenmen (HT 7), Daling (PC 7) and Lingdao (HT 4) was needled, the above-mentioned indexes could be improved dramatically[60~63]. Chen Shaozong et al further investigated the effect of acupuncture on the cardiac dynamics. They found through ECG and ICG that the indexes of SV, SI, SWI, CO, CL, CWI and Vi in patients with high-tension coronary heart disease were abnormal markedly, which further confirmed the lowering of the cardiac functions of the above-mentioned patients. On the other hand, simple acupuncture on any of the points, namely, Neiguan (PC 6), Jianshi (PC 5) and Shenmen (HT 7) or simple acupuncture on any auricular spot corresponding to the heart can make a dramatic improvement of those dynamic indexes. This again confirmed that acupuncture treatment could enhance the cardiac dynamic functions of the patients with coronary heart disease[64~66]. It was also found in researches that acupuncture had a marked regulative effect on the platelet activity [67], TXB2, 6-K-PGFLia and ET[59, 68]. Zhao Jianling et al found in their studies that the symptoms as angina pectoris and ECG could be effectively improved when Neiguan (PC

6), Ximen (PC 4), Danzhong (RN 17), Xinshu (BL 15) and Jueyinshu (BL 14) were needled in patients with coronary heart disease. Meanwhile the ET in plasma and TXB_2 were found with dramatic decrease and 6-K-PGFLia, with dramatic increase[68]. Han Ai found in his observations that when acupuncture was adopted to treat angina pectoris due to coronary heart disease, this therapeutic method could dramatically enhance the activity of SOD, and markedly lower the content of LPO. This indicated that acupuncture had also had a rather strong effect to combat against the injury of oxygen free radicals and the lipid peroxidation[58].

It has also showed in animal experiments that acupuncture can increase the blood flow in the ischemic cardiac muscle and the coronary artery, supplement the glycogen synthetase, glycogen and phosphorylase for the ischemic cardiac muscle, strengthen its intake of FFA, lessen its intake of GLU, dramatically lower the cAMP content and lower the ratio of cAMP/cGMP. All these changes can play a defensive role to the ischemic cardiac muscle. All these regulations are realized through the actions of the nervous system[69].

Reference

For reference, see page 343 to 345 of the Chinese manuscript.

Chapter 21 Acupuncture Therapy of Painful Disease on the Upper Part of Abdomen

21-1. Acute Gastritis

Acute Gastritis refers to the inflammatory disease change in gastric mucosa due to various pathogenic causes that include chemical substances, physical factors, microbial infections or bacterial toxins. In clinic, this disease is divided into two kinds --- the simple gastritis (which is more common) and the erosive gastritis.

1. Point for Diagnosis

(1) There is often a sudden onset and the patients may have the disease from a few to 24 hours after taking the contaminated food. The main clinical manifestations are discomfort and pain in the upper part of the abdomen, an anorectic sensation, nausea and vomit.

(2) Strictly speaking, the disease can only be definitely diagnosed by histodiagnosis, because clinical and radioactive ones are not always liable. Gastroscopy can not only detect the disease change in the gastric mucosa directly but also determine its type and observe its development.

(3) In addition, some patients may suffer from diarrhea due to the accompanying enteritis or salmonelial fever, while others may have only mild tenderness on the upper abdomen or around the umbilical region, and excessive gurgling sound. Usually the disease course is brief and the symptoms can disappear in a few days.

2. Treatment

2.1 Body Needling

2.1.1 Point Selection

Group I: Points from the nervous sections ($T_{6\sim10}$, $T_{9\sim10}$ and $T_{11}\sim L_2$) corresponding to the back and gastrointestinal region (large and small intestine) such as Dushu (BL 16), Ganshu (BL 18), Geshu (BL 17), Yixi (BL 45), Hunmen (BL 47), Geguan (BL 46), Huatuo Jiaji on $T_{6\sim10}$, Pishu (BL 20), Weishu (BL 21), Sanjiaoshu (BL 22), Shenshu (BL 23) and Huangmen (BL 51).

Group II: Points from the nervous sections corresponding to the abdomen such as Zhongwan (RN 12), Juque (RN 14), Shangwan (RN 13), Jianli (RN 11), Xiawan (RN 10), Tianshu (ST 25), Liangmen (ST 21), Shenque (RN 8), Huaroumen (ST 24) and Fuai (SP 16).

Groups III: Such specific points as Zusanli (ST 36) and Neiguan (PC 6).

2.1.2 Method of Treatment

Points from Group I and II are taken and needled alternatively or independently, but in either case, points from Group III should be used in combination. Usually 4 to 6 points are used in each treatment. For points on the abdomen and the lumbar region, the needles are inserted to a routine needling depth and manipulated with lifting and thrusting, or with handle-scrapping method. For points on the four limbs, lifting, thrusting, whirling and rotating can be applied. Shallow needling is required on points from the back to avoid pneumatothorax. In each treatment, the needles should be manipulated continuously until alleviation or disappearance of the symptoms before the needles are retained for 30 to 60 minutes. If there reappear the symptoms (abdominal pain or diarrhea) during the needle retaining, the above-mentioned manipulation should be performed continuously until total disappearance of the symptoms. During the needle retaining, ginger moxibustion can also be applied on Shenque (RN 8) for 3 to 5 cones. With these methods, most patients can be cured in 1 or 2 treatments.

Needles on the above points can also be connected with a G-6805 electric stimulator after arrival of *qi*. Dense wave or interrupted wave is used alternatively with the intensity tolerant to the patients. The duration of needle retaining is 30 to 60 minutes, and the treatment is given once or twice a day.

2.2 Auricular Point Needling

2.2.1 Point Selection

Wei (stomach), Pi (spleen), Erjin (ear apex), Shenmen, Jiaogan (sympathetic)

Shenshangxian (adrenal gland) and Pizhixia (subcortical part) are taken as main points. Adjunct points can be added in accordance with the accompanying symptoms of the digestive tract. In each treatment, 4 to 6 points are taken and needled.

2.2.2 Method of Treatment

During the needling treatment, strong stimulations should be induced and a retaining of needle is performed for 30 to 60 minutes. The treatment is given once a day. Auricular point needle-embedding therapy or auricular plaster therapy are also applicable. For both methods, the auricular needles or the beans or seeds of Vaccaria segetalis are replaced once every 3 to 5 days. Points from both ears can be taken simultaneously or alternatively, however it is advisable not to take a same point continuously.

3. Comment

As this is a disease of the gastrointestinal tract and its mucosa, immediate care should be taken to safeguard the gastrointestinal functions besides the etiological treatment. The stomach is distributed with sympathetic nerves from the $T_{6\sim10}$ nervous sections, and the small intestine lies in the $T_{9\sim10}$ nervous section and the large intestine in the T_{11} to L_2. That is why points from Group I and II are mainly selected from these nervous sections. As the stomach is also under the control of the vagus nerve, Zusanli (ST 36) is taken to regulate the function of the vagus nerve. Since the stomach and Zusanli(ST 36) are not situated in the same or adjacent nervous section, that is why Zusanli(ST 36) is listed as a specific point here in this section. In acupuncture treatment of acute gastritis, Zusanli(ST 36) should be needled with strong stimulation.

4. Appendix

Acupuncture has a rather good therapeutic effect on this disease[1~6]. Zhang Yupu treated 210 cases of the disease with body needling and achieved cure (complete disappearance of the symptoms and signs) in 201 cases covering 95.7%, and no effect in 9 cases covering 4.3% after 1 to 3 treatments. The points he selected were Gongsun (SP 4), Neiting (ST 44), Shuifen (RN 9), Zhongting (RN 16) and Quchi (LI 11) that were perpendicularly needled. After arrival of *qi*, reinforcing or reducing method was performed before the needles were retained for 30 minutes, during which the needles were whirled once every ten minutes[1]. With the similar method, Zhao Hengling treated 20 cases of the disease and achieved cure in all of the patients after 1 to 2 treatments. During the treatment, the patients were asked to take a dorsal position, and the acupuncturist first made a digital pressure on bilateral Tianshu (ST 25) for several times with his right thumb and index finger, and then pressed Shenque (RN 8) for several times with the nail of his thumb. Tianshu (on both sides) was needled perpendicularly with a filiform needle and strong stimulation is adopted; Zhongwan (RN 12) was treated with uniform reinforcing and reducing manipulation, and Shenque (RN 8) was treated with cupping. The needles or the cup were respectively retained for 10 minutes. For those who were with a common cold, bilateral Quchi (LI 11), bilateral Hegu (LI 4) and Dazhui (DU 14) were added and treated with uniform reinforcing and reducing manipulation. For those with vomit, bilateral Neiguan (PC 6) and bilateral Zusanli (ST 36) were added and uniform reinforcing and reducing method was manipulated. For those with vomit and diarrhea, Zhongwan (RN 12) was treated with reinforcing method, while Zusanli (ST 36) with reducing method[2]. Zhang Shengli treated 203 cases of the disease by point injection of normal saline. As a result, the total effective rate was 95.56% with cure in 185 cases (91.13%), improvement in 9 cases (4.43%) and no effect in another 9 cases (4.43%). In the treatment, Tiantu (RN 22) was taken as the main point, and Quchi (LI 11) was added for those with fever. Then a No 4.5 to 5 needle head was selected. After local sterilization, 1 to 2 ml of normal saline was swiftly injected into the point (down to the muscular layer) when there was a soreness-numbness-distension sensation induced by lifting and thrusting the needle and there was no return blood after the syringe was withdrawn a bit. After that, Renzhong (DU 26) was heavily pressed with the thumb to prevent from fainting. The treatment was given twice a day[3]. Liu Senbiao used moxibustion at Zhongwan (RN 12), Tiantu (RN 22) and Changqiang (RN 1) to treat this disease and obtained a very satisfactory therapeutic effect[6]. Hong Qiulin treated 23 cases of the disease with point injection, and, after two treatments, achieved a total effective rate of 91.3% (excellent effect in 19 cases, improvement in 2 cases and no effect in 2 cases). In the treatment, he adopted a 5-ml syringe with a No. 7 head and drew 2 ml of Gentamycin and 2 ml of 654-2. The drugs were injected into Point Zusanli (ST 36) when the insertion was made to a depth of 2.5 to 3 cm. The point was pressed for 2 to 3 minutes when the syringe was withdrawn. The treatment was given once a day[7].

Lots of researches have confirmed that acupuncture possesses not only a benign regulatory effect on the functions of the stomach, but also a good protective effect on the gastric mucosa. Yi et al also found in their observations that acupuncture could effectively increase the stomach evacuation rate in rats with injuries of the gastric mucosa[68]. Chang Xiaorong et al studied the effect of acupuncture on gastric movement of the experimental rabbit with injured gastric mucosa. It was their discovery that the amplitude index of the gastric movement was dramatically decreased ($P < 0.01$) after its gastric mucosa was injured. However when Zusanli (ST 36) was needled, this index become greatly increased ($P < 0.01$) [67]. This indicated that acupuncture has a very good effect to regulate the gastric function after the gastric mucosa is injured.

Li Ying et al found in their researches that needling at Zusanli (ST 36) can avoid thinning of the gastric mucosa and lessening of parietial cells caused by chemotherapeutic agents in rats with gastrointestinal functional disorder induced by these agents[68]. Song Shunli et al observed the protective effect of electric needling on the gastric mucosa, and found that this therapeutic method could normalize the NOS level in rats with mucosa injuries, greatly lower the increased 5-HT level ($P < 0.01$) and continuously increased the 5-HT and 5-HI AA contents in serum [69]. Wang Yuefang discovered in her studies that moxa moxibustion could also play a certain role in protecting the gastric mucosa, and this therapeutic method could markedly increase the GBF level in the injured gastric mucosa, elevate the NO contents in the gastric antrum, gastric body and the serum (Compared with the control group: $P < 0.05$), and dramatically lower the gastric mucosa injury index (LI) ($P < 0.05$)[70]. Yang Danhong further confirmed that moxibustion could elevate the PGE_2, increase the GBF level, decrease the LI levels (compared with the control group, $P < 0.01$ for all the indexes), and avoid effectively the thinning of the gastric mucosa in the injured gastric mucosa of the rats[71].

Ji Laixi et al found in their studies that the NO/ET equilibrium in the injured gastric mucosa tissue was destroyed, and after Zusanli (ST 36) was needled, there in the injured

 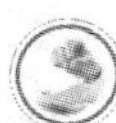

gastric mucosa were markedly increased NO level (P < 0.01), markedly decreased ET contents (P < 0.01) and markedly lowered LI (P < 0.01)[72]. Yang Danjiang[71], Songmu[73] and Sun Dayong[74] all confirmed that acupuncture could dramatically increase the GBF in the injured gastric mucosa, which tallied with the hypothesis that acupuncture and moxibustion could regulate the NO and ET contents in the injured gastric mucosa. NO is a very important vasoactive substance while ET is with a strong property of vasorestriction. The former can increase the blood flow in the gastric mucosa, while the latter decrease the blood flow in the gastric mucosa. This kind of regulation by acupuncture can effectively protect the gastric mucosa.

Wu Xuefei et al also observed the impact of acupuncture and moxibustion on SOD and MDA in the injured gastric mucosa. It was found that the SOD level was greatly decreased in the injured gastric mucosa and serum (P < 0.01), and the MDA level was dramatically increased in the injured gastric mucosa and plasma (P < 0.01). When Zusanli (ST 36) was needled, the SOD content was dramatically increased in the injured gastric mucosa and the serum (P < 0.01) and the MDA contents, dramatically decreased in the injured gastric mucosa and the plasma (P < 0.01), and the gastric mucosa injury index (LI) was dramatically lower than that in the control group (P < 0.01)[75]. Yu Tianyuan conducted a similar study and confirmed that acupuncture could effectively regulate the SOD and MDA contents in the injured gastric mucosa and could dramatically lower the LI level[76].

21-2. Chronic Gastritis

With unknown pathogenic causes, chronic gastritis refers to a chronic inflammatory change in the gastric mucosa.

1. Points for Diagnosis

(1) With a slow onset and with wide pathogenic causes, the disease is characterized

by a prolonged disease course and by repeat attacks. The morbidity will increase with the development of ages. A statistics among patients of over 50 years old showed that 50% of them are suffering from the disease.

(2) The disease cause, in most cases, is long without any apparent symptoms. Some patients, however, may present with such symptoms of mal-digestion as distension and discomfort on the upper part of abdomen (especially after meals), irregular abdominal pain, belching, acid regurgitation, nausea and vomit.

(3) In clinic, the disease can be divided into two kinds --- the gastritis of the stomach body and antrum gastritis. In case of the former, there will be no apparent symptoms in the digestive tract, but often with apparent anorexia and body weight loss complicated with calciprivic anemia (pernicious anemia in a few cases). For antrum gastritis, there will be apparent symptoms in the digestive tract including bile regurgitation and/or complicated with cholelithiasis.

(4) Strictly speaking, the disease course and symptoms are not specific and the X-ray examination can only be used to suggest the disease. The definite diagnosis depends mainly on findings of the gastroscopy and biopsy of the gastric mucosa. 50 to 80% of the patients in China were found with pyloric spiral bacillus in their gastric mucosa.

2. Treatment

2.1 Body Needling

2.1.1 Point Selection

Group I: Points from the nervous sections corresponding to the back ($T_{6\sim10}$) such as Dushu (BL 16), Ganshu (BL 18), Geshu (BL 17), Yixi (BL 45), Hunmen (BL 47), Geguan (BL 46) and Huatuo Jiaji on $T_{6\sim10}$.

Group II: Points from the nervous sections corresponding to the abdomen such as Zhongwan (RN 12), Juque (RN 14), Shangwan (RN 13), Jianli (RN 11), Xiawan (RN 10), Shenque (RN 8), Huaroumen (ST 24) and Fuai (SP 16).

Groups III: the specific point of Zusanli (ST 36).

2.1.2 Method of Treatment

Points from Group I and II can be used alternatively or independently, but in either case, Zusanli (ST 36) should be used in combination. Usually 4 to 6 points are taken in each treatment and treated with moderate stimulation. The needles are retained for 20 to 40 minutes, during which they can be manipulated for 2 to 4 times. During the treatment stage, the needling can be given once every day, and in the after-treatment stage, the needling can be given once every day for a few days followed by a rest of a few days or once every other day. Electric needling is also applicable.

2.2 Auricular Point Needling

2.2.1 Point Selection

Wei (stomach), Pi (spleen), Shenmen, Jiaogan (sympathetic), Naogan (brain stem), Zhen (occiput) and Pizhixia (subcortical part) are taken as main points. Adjunct points can be added in accordance with the accompanying symptoms of the digestive tract. In each treatment, 4 to 6 points are taken and needled, and the points from both ears are taken alternatively.

2.2.2 Method of Treatment

Both main and adjunct points should be treated mainly with moderate stimulation and the needles are retained for 20 to 40 minutes in each treatment. During the treatment stage, the treatment is given once a day. In addition, Auricular point needle-embedding therapy or auricular plaster therapy is applicable. Under these circumstances, the auricular needles or the beans or seeds of *Vaccaria segetalis* are replaced once every 3 to 5 days. Points from both ears can be taken simultaneously or alternatively, however it is advisable not to take a same point for a continuous treatment.

2.3 Other Therapies

2.3.1 Point Selection

Penetrating needling from Weishu (BL 21) to Pishu (BL 20), and from Shangwan (RN 13) to Zhongwan (RN 12).

2.3.2 Manipulation

After routine sterilization on the points and their surrounding skin, the catgut is embedded subcutaneously.

3. Comment

The stomach is distributed with sympathetic nerves from the $T_{6\sim10}$ nervous sections, and that is why points from Group I and II are mainly selected from these nervous sections. As the stomach is also under the control of the vagus nerve, Zusanli (ST 36) is taken to regulate the function of the vagus nerve. Since the stomach and the point of Zusanli are not situated in the same or adjacent nervous section, that is why Zusanli is listed as a specific point here in this section[1].

When auricular point needling is adopted in the treatment of chronic gastritis, besides Wei and Pi, other points that are with the effect of regulating the functions of the central nervous system should be also selected, such as Jiaogan, Pizhixia, Naogan and Zhen. According to some reports, the functional disorder of the central nervous system may influence the functions of the stomach, which is related to the occurrence of the disease.

4. Appendix

Acupuncture has a rather good therapeutic effect on this disease [8~19]. Jing Erbin treated 42 cases of the disease with acupuncture and moxibustion, and achieved a total effective rate of 97.62% (cure in 6 cases, excellent effect in 18 cases, improvement in 17 cases and no effect in 1 case). The main points he selected were Zhongwan (RN 12), Neiguan (PC 6), Zusanli (ST 36), Sanyinjiao (SP 6) and Huatuo Jiaji on $T_{5\sim9}$ and $T_{11\sim12}$. For those with incoordination between liver and stomach, Taichong (LR 3) and Qimen (LR 14) were added. Moxibustion was applied for those with *qi* deficiency in spleen and stomach or with deficiency-cold of the spleen and stomach. For those with insufficient stomach-*yin*, Yanglingquan (GB 34) and Taixi (KI 3) were added. During the treatment, the Huatuo Jiaji points were needled first and the needles were retained for 15 minutes. Other points were then needled with a retaining of needle for 30 minutes[8]. Li Deyi treated 112 cases of the disease with the method of point catgut embedding. As a result, a total effective rate of 94.6% was achieved with cure in 67 cases, improvement in 39 cases and no effect in 6 cases. Altogether two groups of points were selected from both sides of the body: Zhongwan (RN 12) through Shangwan (RN

13), Liangmen (ST 21), and Weishu (BL 21) through Pishu (BL 20) in Group I, and Jianli (RN 11) through Zhongwan (RN 12), and Zusanli (ST 36) through Shangjuxu (ST 37) in Group II. After local sterilization and local anesthesia with 2% procaine, a piece of catgut (No. 0-1) was put through a triangular suture needle, and together with the catgut, the needle was inserted into Point Zhongwan (RN 12) until the needle tip reached the muscular layer. The catgut was cut apart when the needle tip emerged from Point Shangwan (RN 13). Then another insertion was made into Liangmen (ST 21) until the needle tip reached the muscular layer, and the catgut was cut apart and embedded in the muscular layer when the needle tip came out from right Liangmen (ST 21). The needle holes were then dressed with sterile gauze for 3 to 5 days. As to other points, similar performance was conducted. For first-visit patients, points from Group I were taken. If incomplete cure was found after the first operation, a second and third operation could be performed. There should be a space of 30 days between two operations. When the catgut was fully absorbed, new catgut could be embedded from the original point. If the catgut was not fully absorbed, points from Group II could be taken. Five operations were considered to be the most[9]. Wu Jun treated 420 cases of the disease that were respectively treated with red-hot needle needling, filiform needle needling and drugs. The cases that were with excellent effect in three groups were 160, 12 and 17, respectively. The cases that were with improvement in three groups were 105, 36 and 12, respectively. The cases that were with no effect in three groups were 20, 12 and 46, respectively. The total effect rates were 93%, 80% and 38.1%, respectively. The result showed that best effect was obtained in the group treated with hot-red needle, followed by the group treated with filiform needle and again followed by the group treated with drugs. In comparison of the therapeutic effect, there was a significant difference ($P < 0.01$). In the group treated with red-hot needle, the effect on superficial atrophic gastritis was found better than that on chronic atrophic gastritis ($P < 0.01$). The effect on gastritis of the insufficient stomach-yin type was found comparatively lower, but without significant statistical difference ($P > 0.05$). It was also found that a longer therapeutic course could ensure a better therapeutic effect. There were 285 cases in the treatment group (treated with red-hot needle). In the treatment, two groups of main points were selected, Group I: Geshu (BL 17), Pishu (BL 20), Shangwan (RN

13), Jianli (RN 11) and Zusanli (ST 36), and Group II: Ganshu (BL 18), Weishu (BL 21), Zhongwan (RN 12), Xiawan (RN 10) and Zusanli (ST 36). Zhangmen (LR 13) was added for those with deficiency and weakness of spleen and stomach. Qimen (LR 14) was added for those with incoordination between liver and stomach. Sanyinjiao (SP 6) was added for those with insufficient stomach-*yin*. Neiguan (PC 6) was added for those with chest distress and nausea. These two groups of points together with some back *shu*-points and Huatuo Jiaji points were used alternatively from both sides. After routine sterilization on the points, a fine needle was burned red-hot over an alcohol lamp and swiftly inserted into and pulled out of the point. After that, the needle hole on the skin was pressed with dry cotton balls. In the group treated with filiform needle, there were altogether 60 cases, and the points selected were the same as those in the group treated with red-hot needle. The points were needled with the routine method and uniform reinforcing and reducing manipulation was performed. The needles were retained for 30 minutes, during which they were manipulated for 2 times. For both groups, the treatment was given once every other day. A therapeutic course consisted of 10 treatments, and a space of 10 days was arranged between two courses. Altogether 3 courses were performed for both groups. In the group that was treated with drugs, there were 75 cases and the drugs used were Vitamin E and C, oral 999 Granule and *Houtoujun* tablet. The duration of administration was three months[10]. Qian Zhongshun et al treated 200 cases of the disease with point injection. 112 cases were found with disappeared or basically disappeared clinical symptoms including epigastralgia, 74 cases with abated symptoms and 14 cases with no effect. The total effective rate was 93% and the intestinal metaplasia rate was 35% (14/40 cases). There were 52.44% of the patients whose chronic atrophic gastritis was transferred to chronic superficial gastritis (43/82 cases). In the treatment, 4ml of *Huangqi* (astragalus root) injection and 4ml of *Fufang Danggui* (Chinese angelica root) injection, 2ml of placenta tissue fluid, and 100 microgram of Vitamin B_{12} or 250 microgram of Vitamin C were evenly mixed, and 1.5 ml of the mixture was injected respectively into each of the bilateral Ganshu (BL 18) and Weishu (BL 21). Perpendicular or oblique insertion toward the spinal column was performed for a depth of no more than 1.5 cm. Then 2ml of the mixture were injected respectively into each of the bilateral Zusanli (ST 36). The insertion depth was

 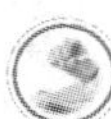

2.5 to 3 cm. The treatment was given once every other day, and the treatment in 3 months was made up of one therapeutic course. Generally a treatment of two courses was needed. Electrogastrographic, cytological and pathological examinations were conducted before the treatment and after each therapeutic course[11]. Wei Chijing et al treated 25 cases of the disease with auricular point needling and obtained a very satisfactory therapeutic result. The points selected were Weidou (gastric antrum), Youmen (pylorus), Qianliexian (prostate gland) and Pi (spleen), and seeds of *Vaccaria segetalis* were taped into the points for pressing. There were also some cases that were treated with auricular point needling[12].

Too many free radicals are a condition that is not beneficial to the repair of gastric mucosa. It has been confirmed by lots of researches that acupuncture can be adopted to deal with injuries of the free radicals[75~77]. Chen Decheng et al treated 28 cases of chronic atrophic gastritis with point injection, and observed the effect of this therapeutic method on oxygen free radicals (O_2^-) and SOD. The points selected were Zusanli (ST 36), Ganshu (BL 18) and Weishu (BL 21), and the drug used was a mixture of *Huangqi* (astragalus root) injection and *Fufang Danggui* (Chinese angelica root) injection. It was found during the observation that the serum O_2^- was comparatively higher and the serum SOD was comparatively lower than normal before the treatment for patients with atrophic gastritis. After the treatment, the increased serum O_2^- was greatly lowered and the decreased serum SOD, greatly elevated ($P < 0.05$)[77]. Acupuncture has a very good effect in regulating the gastrin secretion in the patients with chronic gastritis. Han Genyan et al treated 50 cases of chronic gastritis with acupuncture. The gastrin content was determined before and after the treatment. Before the treatment, the serum gastrin was 230 ± 59.61, but after Shanwan (RN 13), Zhongwan (RN 12), Xiawan (RN 10) and Zusanli (ST 36) was needled, the gastrin dropped to 63.20 ±26.14, which was close to the normal range (60.11± 25.23)[78]. Wu Yali et al observed the effect of electric needling on gastrin secretion in patients with chronic superficial gastritis. After the needling, the serum gastrin increased from 4.36 ±2.10 before the treatment to 5.96 ±2.57 ($P < 0.05$), suggesting that this therapeutic method could dramatically regulate the gastrin secretion[79]. Lu Bin et al confirmed through animal experiments that acupuncture could promote the normal acid-secretion function of the gastric mucosa in rats with atrophic gastritis and make a reversion to the strophic gastric mucosa[80].

21-3. Peptic Ulcer

The peptic ulcer refers to a kind of chronic ulcer occurred in the stomach proper or in the duodenal bulb. The formation and development of the ulcer are closely related to the peptic effect of the gastric acid and gastric pepsin, hence its name of peptic ulcer. With its complicated pathogenic mechanism that is still unknown up till present, this disease can be easily detected in clinic through x-ray examination. It was found that male victims of duodenal ulcer were more in number than female ones, but there was not a significant difference in case of gastric ulcer. The duodenal ulcer is often found in young or middle-age patients, while the average age of gastric ulcer patients is 10 years older.

1. Points for Diagnosis

(1) This disease is related to long-term mental tension, emotional disorder, improper diet and adverse reactions of drugs.

(2) With a long disease course that may last for several years to several decades of years, the disease occurs in periodical attacks, and often in the autumn or winter, or when spring is changing into summer. The pain is often rhythmic.

(3) The main symptom is pain under the xiphoid process or in the upper part of abdomen, which can be shown as dull pain, burning pain, distending pain or just a kind of discomfort sensation like hungry, and be relieved with anti-acid agents or food intake.

(4) Over half of the patients with duodenal ulcer may have rhythmic pain. Specifically, there will be no pain after getting up in the morning and before breakfast. The pain usually occurs 1 to 2 hours before lunch, but become relieved after eating. If the pain appears before going to bed or during mid-night, it suggests a sign of duodenal ulcer. For gastric ulcer, the pain is also rhythmic. It often appears within 30 to 60 minutes after meal and disappears

before the following meal. There is seldom a pain during the night.

2. Treatment

2.1 Body Needling

2.1.1 Point Selection

Group I: points from the nervous sections corresponding to the back such as Dushu (BL 16), Ganshu (BL 18), Geshu (BL 17), Yixi (BL 45), Hunmen (BL 47), Geguan (BL 46), Huatuo Jiaji on T6~10.

Group II: Points from the nervous sections corresponding to the abdomen such as Zhongting (RN 16), Dabao (SP 21), Shangwan (RN 13), Youmen (KI 21), Zhongwan (RN 12), Jianli (RN 11), Xiawan (RN 10), and Taiyi (ST 23).

Group III: the specific points of Zusanli (ST 36).

Group IV: points on the head and neck that are often selected for cerebral diseases such as Baihui (DU 20), Fenchi (GB 20) and Fengfu (DU 16).

2.1.2 Method of Treatment

Points from Group I and II can be used alternatively or independently, meanwhile, points from Group III and IV should be used in combination. In each treatment, 4 to 6 points including one from Group III and one from Group IV are taken and needled. Except for Zusanli (ST 36) that is needled with weak stimulation for gastric ulcer and strong stimulation for duodenal ulcer, all other points should be needled with moderate stimulation. But in case there was a severe pain, all the points should be needled with strong stimulation. These points are indicated to both gastric ulcer and duodenal ulcer.

2.2 Auricular Point Needling

Please refer to treatment of acute gastritis.

3. Comment

The stomach is under the control of the sympathetic nerves from the $T_{6\sim10}$ nervous sections, and the duodenum and jejunum are under the control of the sympathetic nerves from the $T_{9\sim10}$. According to the inference, points from the $T_{6\sim10}$ nervous sections should be selected. Points from Group I are all back points from $T_{6\sim10}$, points from Group II are all abdominal points from $T_{6\sim10.}$ Both the stomach and the duodenum are under the control o the vagus nerve, and patients with peptic ulcer are often with functional disorder of the vagus nerve. Needling at Zusanli (ST 36) often has a regulatory effect on the functions of the vaagus nerve, and this point is especially effective to ulcer of the stomach and the duodenum. In addition, patients with peptic ulcer are often complicated with functional disorder of the central nervous system, and that is why points from Group IV are elected.

Although gastric ulcer and duodenal ulcer occur in different locations, and the stomach and the small intestine lie in different nervous sections, the same points can be needled to treat both diseases. This is because the occurrence of gastric ulcer is closely related to the functional disorder of the duodenum. Meanwhile, the occurrence of duodenal ulcer is closely related to the functional disorder of the stomach. In patients with gastric ulcer, there is often dyskinesia such as laxation of the sphincter muscle of pylorus. As a result, the duodenal regurgitation may damage the barrier of gastric mucosa, leading to occurrence of the disease. In patients with duodenal ulcer, there is often functional hyperactivity of the vagus nerve and the hypothalamus-hypopthysis-adrenal gland system, both of which may cause excessive secretion of the gastric acid, resulting in duodenal ulcer. Therefore, in treating gastric ulcer, the excessive secretion of gastric acid must be inhibited. That is the reason why both diseases can be treated with the same group of points.

In addition, patients with gastric ulcer are often complicated with hypofunction of the vagus nerve, while patients with duodenal ulcer are often accompanied by hyperfunction of the vagus nerve. Therefore weak stimulation at Zusanli(ST 36) should be adopted in treating patients with gastric ulcer and strong stimulation at Zusanli(ST 36) in treating patients with duodenal ulcer.

4. Appendix

Acupuncture has a very good therapeutic effect on gastric ulcer[20~27]. Li Jing treated 140 cases of the disease (which were divided into 2 groups) with catgut embedding and the total effective rates for these 2 groups were 97.6% and 98.3%, respectively (The curative

 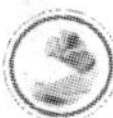

rates in the two groups were 76% and 73.3%, and the improvement rates were 21.3% and 25%). The two-year and three-year relapse rates were 6.6% and 9.84%, and 29.5% and 36.4%. Comparatively, there was a significant difference (P<0.05). In the treatment, a piece of catgut was embedded into bilateral Shousanli (LI 10), Weishu (BL 21), Pishu (BL 20), Neiguan (PC 6) and Zhongwan (RN 12) (In each treatment, 2 to 3 points were treated). A treatment cycle consisted of 20 to 30 days. For the 60 cases in the control group, 0.2g of Cimetidine was orally administered, t.i.d, for 42 days[20]. Wen Musheng treated 388 cases of the disease with catgut embedding into the sensitive points and achieved a total effective rate of 93.3% (cure in 167 cases covering 43%, excellent effect in 127 cases and improvement in 68 cases). Among the patients treated, 33 cases were cured in one treatment, 112 cases in 2~5 treatments and 22 cases in 5~10 treatments . In the treatment, the sensitive points were detected by the point-pressing method. 316 cases were found with sensitive points on the back such as Weishu (BL 32), Pishu (BL 20), Ganshu (BL 18), Zhiyang (DU 9) and Weicang (BL 50). 368 cases were found with sensitive points on the abdomen such as Zhongwan (RN 12), Shangwan (RN 13), Juque (RN 14) and Liangmen (ST 21). For those few cases without marked sensitive points, Pishu (BL 20), Weishu (BL 21), Zhongwan (RN 12) and Shangwan (RN 13) were taken. Points on the lower limbs were mainly selected from the Stomach Meridian of Foot *Yangming*. If the pain in the tenderness spot was not marked, Liangqiu (ST 34) was selected in the acute stage and Zusanli (ST 36) was taken in the remission stage. After routine sterilization on local skin, 2 IC infiltration anesthesia cumuli were made at 1.5 cm above and below the point with 10% procaine, and a triangular suture needle with a piece of No 1 catgut was inserted into one cumulus and out from the other cumulus. The catgut was pulled to and fro to induce a numbness and distension sensation. The two ends of the catgut were cut apart and the needle holes were then dressed with gauze that was fixed onto the skin with plaster. For points on the lower limbs, a lumbar puncture needle with 2-cm catgut was inserted into the muscular layer, and the needle was lifted, thrust and flicked to induce a soreness-distension sensation before the catgut was embedded into the point. A therapeutic course consisted of 5 treatments, and a space of 20 to 30 days was arranged between two treatments and a space of three months was arranged between two therapeutic courses[22].

Zhang Shuchun et al treated 90 cases of the disease with point injection, and after a treatment of 1 to 4 months, achieved a total effective rate of 97.78% (cure in 66 cases, excellent effect in 16 cases, improvement in 6 cases and no effect in 2 cases). The main points they selected were bilateral Zusanli (ST 36), Zhongwan (RN 12), right Weicang (BL 50) and right Pishu (BL 20). Yanglingquan (GB 34) was added for those with abdominal distension; Jianjing (GB 21) was added for those with nausea; and Neiguan (PC 6) was added for those with vomit. A 5-ml syringe with a No. 4 needle head was adopted, and 0.5ml of the evenly mixed injection of Vit. B_1(100mg), Vit. B_{12} (250 microgram) was injected into each of the selected points slowly after arrival of *qi*. In each treatment, 3 to 5 points were taken. The treatment was given once a day and 10 treatments consisted of one therapeutic course[23]. Huang Dongling treated 43 cases of the disease with point injection of *Dangui* (Chinese angelica root) Injection. As a result, 36 cases were cured, 5 cases were with excellent effect and 2 cases were with no effect after a treatment of 8 weeks. Two groups of points, Weishu (BL 21) and Zusanli (ST 36) in Group I and Pushu (BL 20) and Zusanli (ST 36) in Group II, were selected and used in turn once every two weeks. 1 to 2 ml of *Dangui* Injection was injected into each point. The treatment was given once a day, and the points from the two sides were taken alternatively. For those with abdominal pain, Zhongwan (RN 12) was added. The treatment of 4 weeks was made up of one therapeutic course[24].

Dr. Sodipo studied the effect of acupuncture on secretion of gastric acid and on pain-checking in patient with duodenal ulcer. The points selected were Zusanli (ST 36), Zhongwan (RN 12), Yanglingquan (GB 34), Liangmen (ST 21) and Taichong (LR 3). The gastric acid content was determined before and after treatment for all the patients. After a treatment of 6 months, the average basic amount of gastric acid secretion was found to drop from 4.04 ± 1.07 mM/hr to 1.05 ± 2.5 mM/hr, and the average maximum secretion amount from 34.72 ± 13.81 mM/hr to 15.34 ± 4.01mM/hr. After the acupuncture treatment, all the patients were found with dramaticall±y relieved pain[31]. Large amounts of animal experiments have also confirmed that acupuncture and moxibustion have specific effect in protecting the gastric mucosa and in promoting heals of the ulcer[66~72, 82~86]. Shen Dehai et al observed the preventive effect of electric needling on stress gastric ulcer in rats. They

 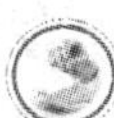

discovered that the thickness of gastric mucosa layer of the animals in the treatment group was 2.8 times of that in the control group, and the thickness of their gastric mucosa was 1.2 times of that in the control group[82]. Guo Chengzhi et al observed the impact of acupuncture on the ultrastructure of the acute injury in the gastric mucosa in rats. They discovered that acupuncture could dramatically relive the injuries of the mitochondria and biomembrane in cells of the gastric mucosa, and promote the repair of the injured gastric mucosa[83]. Guo Yongming et al observed the effect of acupuncture on the ultrastructure of the mucous cells in the gastric antrum in rate with chronic gastric ulcer. They found that the mucous granules had become scarce or even disappeared, and there was tumefaction or pyknosis of the mitochondria, and excessive dilation of the endoplasmic reticulum. Under low power microscope, a large amount of vacuolus formed could be found around the nuclei, and under high power microscope, a widened intercellular space could be detected. However these pathologic changes were greatly improved after the acupuncture treatment and even restored to normal[84]. Huang Guofeng et al observed the effect of electric needling on the mucosal PG contents in rats with gastric ulcer. They found that this therapeutic method could greatly increase the 6-Keto-PGF_{1a} contents and decrease the TXB_2 contents in pathologic gastric mucosa. This showed that acupuncture could effectively protect the gastric mucosa [85]. Ai Bingyu et al observed the impact of acupuncture on PGE_2 and PGE_{2a} in the gastric mucosa in rats with gastric ulcer. They confirmed that this therapeutic method could dramatically enhance the PGE_2 and PGE_{2a} contents in the gastric mucosa. This finding was similar to the therapeutic result with Cimetidine[86].

Pan Zhaochong et al found in their studies that electric needling on Zusanli (ST 36) could inhibit the adrenergic never activities of rat's stomach body, and lower the release of NA --- a sympathetic transmitter of the gastric walls. Meanwhile, after a continuous 7 treatments, the AchE index in the gastric mucosa layer and muscular layer was decreased dramatically, showing an inhibition state of the cholinergic nerve. This change could weaken the factors inducing ulcers and benefit the protection and repair of the mucosa[87]. Pei Wenfang et al discovered in their studies that damage on DMV could destroy the protective effect of the electric needling on gastric mucosa. This showed that the vagus nerve pathway, especially DMV was playing a very important role in regulating the gastrointestinal function and in influencing the protective effect of electric needling.

21-4. Acute Pancreatitis

Acute pancreatitis refers to a kind of chemical inflammation in pancreas and its surrounding tissues, characterized in clinic by acute abdominal pain complicated by nausea, vomit and increased amylase in blood and urine. As a common acute disease in digestive system, it can be divided into the acute edematous pancreatitis and acute hemorrhagic-necrotizing pancreatitis according to changes in histopathology. The former is more common in clinic, covering about 90% of the acute pancreatitis cases. The prognosis is usually good. Here in this section, only the treatment of the acute edematous pancreaitis is introduced.

1. Points for Diagnosis

(1) Found most commonly in those with diseases of the biliary duct, and in individuals with alcoholic addiction or craputence, this disease is closely related to abdominal operation or trauma, disturbance of endocrine and metabolism, acute infectious diseases and drug abuse.

(2) In most cases, the onset is sudden, manifested by severe and persistent dull pain, drilling pain, cutting pain or colic pain in the upper part of the abdomen, which may transmit to the back and lumbar region, and may be relieved in a waist-bending and leg-twisting position. The above symptoms are often accompanied with abdominal distension, fever, nausea and vomit.

(3) Signs of peritonitis can be found in physical examinations and short period of dramatic increase of amylase in urine or serum can be detected in lab tests. Enteroparalysis can be seen in abdominal X-ray flat films and enlarged pancreas with increased number of light spots and blurred contour and margin can be found in ultrasonic scanning. All these are of a certain diagnostic significance.

 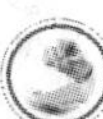

2. Treatment

2.1 Body Needling

2.1.1 Point Selection

Group I: Dushu (BL 16), Geshu (BL 17), Ganshu (BL 18), Danshu (BL 19), Geguan (BL 46), Hunmen (BL 47), and Yanggang (BL 48).

Group II: Zhongting (RN 16), Dabao (SP 21), Shangwan (RN 13), Zhongwan (RN 12), Jianli (RN 11), Xiawan (RN 10), Qimen (LR 14), Riyue (GB 24) and Fuai (SP 16).

Group III: The specific point of Zusanli (ST 36).

2.1.2 Method of Treatment

Points from Group I and II can be taken alternatively or independently. No matter in which case, the point (Zusanli) from Group III should be added. In each treatment, 4 to 6 points are taken and needled with strong stimulation. After arrival of *qi*, the needles should be retained for 30 to 60 minutes. Electric needling with dense wave can also be applied for 60 minutes. For both needling methods, 2 to 4 treatments per day should be given during the acute stage of the disease.

2.2 Auricular Point Needling

2.2.1 Point Selection

Yi (pancreas), Wei (stomach), Pi (spleen), Dachang (large intestine), Xiaochang (small intestine), Shenmen, Jiaogan (sympathetic), Shenshangxian (adrenal gland) and Erjian (ear apex) In each treatment, 4 to 6 auricular points are taken.

2.2.2 Method of Treatment

Generally the needles are retained for 30 to 60 minutes after the points are needled with strong stimulation. During the acute stage, the treatment was given once to twice a day. Auricular-plaster therapy and needle-embedding therapy are also applicable.

2.3 Point Injection

2.3.1 Point Selection

Group I: Zusanli (ST 36) and Xiajuxu (ST 39) are taken as the main points.

Group II: Diji (SP 8), Riyue (GB 24), Neiguan (PC 6) and Zhongwan (RN 12) are taken as the adjunct points.

2.3.2 Method of Treatment

In each treatment, only one point from the main points and one from the adjunct points (based on the symptoms) are selected and injected with 5-10 ml of the 10% Glucose and Atropine injection. After arrival of *qi*, the injection should be pushed quickly into the point to induce a strong stimulation. For those with severe abdominal pain, 0.25 mg of Atropine is used respectively on Diji (SP 8) and Riyue (GB 24). The treatment is given twice a day.

3. Comment

The pancreas is under the control of the sympathetic nerves from $T_{6\sim10}$ nervous sections, and that is why the points selected are similar to those in treating diseases of the stomach. (The stomach is also distributed with the sympathetic nerves from $T_{6\sim10}$.) Zusanli (ST 36) is an important point indicating the diseases of the digestive system, the therapeutic effect of which has been fully confirmed. When this point is needled, it can regulate the tension of the vagus nerve. Acute pancreatitis is a kind of utopeptic disease, and inhibition of the pancreatic secretion is of a great importance in the treatment of the disease. As the secretion of the pancreatic juice is under the control of the vagus nerve, strong stimulation on Zusanli(ST 36) is to control the pancreatic secretion by inhibiting the excitement of the vagus nerve.

4. Appendix

It has been confirmed through clinical practice that acupuncture has a satisfactory pain-removing, spasm-relieving and vomit-checking effect[28~31]. Tian Chengwei et al treated the disease with body needling and obtained a very satisfactory therapeutic effect. The points they selected were (1) Shangwan (RN 13), Pishu (BL 20). Zusanli (ST 36) and Hegu (LI 4), (2) Zhongwan (RN 12), Weishu (BL 21), Xiajuxu (ST 39) and Dazhui (DU 14), and (3) Danshu (BL 19), Neiguan (PC 6), Yanglingquan (SP 9) and Daheng (SP 15). Points from each group were taken alternatively and needled strongly for 10~15 minutes with an interval of 2 hours. Loose-dense wave electric pulse was added to increase the stimulation. All the patients were cured except one who received fluid infusion due to constant fever and vomit[28]. Li Changmo treated the disease with the method of subcutaneous penetration needling. He first ordered the patient to take a supine position with both legs bending slightly upward. Using the left hand to fix tight the skin around Point Shangwan (RN 13), the operator inserted a filiform needle of 3 *cun* in length into the point with his right hand. The needle was pushed flatly towards Zhongwan (RN 12), Jianli (RN 11) and Xiawan (RN 10) under the skin. The needle was repeatedly whirled until arrival of *qi*, and then retained for 10~30 minutes, during which the needle was manipulated intermittently until abatement or disappearance of the pain. The needle was then whirled with large amplitude for 3 to 5 times before it was slowly withdrawn. Abdominal pain of this kind could usually be cured within 30 minutes[30]. Some recent animal experiments also confirmed that electric needling could effectively inhibit the secretion of the pancreatin in experimental rats, which was beneficial to the recovery of the inflammatory pancreas. It was considered that this might be a major mechanism in the treatment of acute pancreatitis with acupuncture[31].

21-5. Acute Cholecystitis

Acute cholecystitis refers to the acute inflammatory disease caused by obstruction of cystic duct, bacterial infection, or chemical irritation due to highly concentrated bile or bile regurgitation. The main clinical manifestations include tenderness in the gallbladder region, fever, vomit and abdominal distension. There will be increased WBC count and increased neutrophilic granulocyte proportion. In some selective cases, there will be jaundice.

1. Points for Diagnosis

(1) In the first onset of acute cholecystitis, and the acute onset of the chronic cholecystitis, there is a very typical process. The onset often occurs when greasy food is taken. The main clinical manifestations are severe colic pain in the upper right abdomen

with paroxysmal exacerbation that may transmit to the right shoulder and back, followed by nausea and vomit. For severer cases, there will be aversion to cold and general fever.

(2) Physical check-ups show tenderness and muscular tension in the upper part of abdomen. With positive Marphy sign, there will be enlarged and palpable bile-cyst. In case there is a pericholecystic mass due to wrapping of the greater omentum, the mass in the upper right abdomen will have an unclear margin and the patient will suffer from movement restriction. In severe infection, there will be jaundice in some individual cases. Generally the disease course of acute cholecystitis is limited to a short period from several hours to several days.

(3) Abdominal flat x-ray films are of a certain diagnostic significance. As in most cases the disease is caused by obstruction of cystic duct, and there is weakened concentration function of gallbladder, the oral contrast medium for cholecystography can not successfully show the organ. Failure in development when intravenous x-ray contrast examination is conducted will support the diagnosis of acute cholecystitis.

2. Treatment

2.1 Body Needling

2.1.1 Point Selection

Group I: points from the nervous sections corresponding to the back such as Geshu (BL 17), Danshu (BL 19), Geguan (BL 46), Huatuo Jiaji on $T_{7\sim9}$, and Hunmen (BL 47).

Group II: points from the nervous sections corresponding to the abdomen such as Qimen (LR 14), Riyue (GB 24), Jianli (RN 11) and Xiawan (RN 10).

Group III: such specific points as Yanglingquan (GB 34) and Dannang (1 to 2 *cun* under Point Yanglingquan).

Group IV: points from the nervous sections corresponding to the right scapular region such as Jianzhongshu (SI 15), Jianwaishu (SI 14), Jianjing (GB 21) and Quyuan (SI 13).

2.1.2 Method of Treatment

The Point of Dannang is located 1 to 2 *cun* under Point Yanglingquan (SP 9), and in the place with the most marked tenderness. Points from Group I and IV are used in combination, while those from Group II and III are taken in combination. In each treatment, 4 to 6 points are taken and needled. Except that deep insertion should be avoided for Qimen (LR 14), and oblique insertion towards the direction of the spinal column should be made for the back shupoints (such as Danshu), all the points should be needled perpendicularly and deeply. On the bases of strong *Deqi* (arrival of *qi*), reducing manipulation should be performed for 3 to 5 minutes. During the needle retaining that lasts for 30 to 60 minutes, the needles can be manipulated 1 to 2 times once every 10 minutes. The treatment is given 1 to 2 times everyday. Electric needling is also applicable.

2.2 Auricular Point Needling

2.2.1 Point Selection

The main points are divided into two groups:

Group I: Gan (liver), Fu (abdomen), Yidan (pancreas) and Ermigen.

Group II: Jian (shoulder), Shenmen, and Jiaogan (sympathetic).

The adjunct points are Sanjiao and Shierzhichang (duodenum).

2.2.2 Method of Treatment

During the acute stage of the disease, main points from Group I are needled, and the adjunct points can be used in combination if the therapeutic effect is not so ideal. Usually continuous whirling or an electric stimulator is adopted to induce adequate stimulation, and the needles are retained for 30 to 60 minutes until there is remission of the symptoms. After the needles are withdrawn, auricular-plaster therapy is performed on points from Group II. These points should be pressed for a few minutes, and the patient is asked to press them 3 to 4 times a day (50 to 100 times /point in each pressing). For those cases with acute onset, the pressing times can be increased and the pressing duration can be prolonged.

2.3 Laser radiation

2.3.1 Point Selection

Right Riyue (GB 24), right Qimen (LR 14) and bilateral Dannang (1 to 2 *cun* under Point Yanglingquan)

2.3.2 Method of Treatment

A He-Ne laser therapy apparatus (power: 7mv, wave length 6328A°) is used to radiate directly on the above points, 10 minutes/each. The treatment is given once a day and 10 treatments are made up of one therapeutic course.

3. Comment

The cystic tract is under the control of the sympathetic nerve coming from $T_{7\sim9}$ nervous sections. Based on the theory of this book, the points selected should be distributed in or around these nervous sections. That is why points from Groups II are all abdominal points located in $T_{7\sim9}$ nervous sections and points from Group I are all back points located in $T_{7\sim9}$ nervous sections. It has been confirmed that points from Group III are important points in treating diseases of the cystic tract, and they are listed as specific points because they are not located in the same or adjacent nervous sections. In addition, the cystic tract is also distributed with nerves from $C_{3\sim5}$ nervous sections, and that is why points from Group IV are also selected, because they are just in these nervous sections. As points from Group IV are well-known points for their good pain-checking effect, they are always needled with strong stimulation to relieve the severe pain no matter in the case of acute cholecystitis or in the case of the acute onset of chronic cholecystitis. In whatever causes, the pain in cholecystitis is resulted mainly from obstruction of cystic duct. Even cholecystitis caused by bacterial infection is secondary to the obstruction of the cystic duct or obstruction of the common bile duct, and cholecystitis caused by bile regurgitation is due to obstruction in the shared outlet of the common bile duct and the major pancreatic duct. After the pain is relieved, efforts should be made to strengthen the evacuation function of the bile-cyst, and at this stage, strong stimulation should be avoided and moderate stimulation is advisable. In addition, attention should be paid to the needling depth when points from the scapular region.

This therapeutic method is suitable to use in treatment of mile or moderate acute cholecystitis and the acute onset of chronic cholecystitis. This can also serves as a reference in treatment of other diseases of the biliary tract.

4. Appendix

There were many reports concerning acupuncture treatment of this disease[32~38]. Zhang

 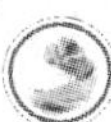

Yupu Treated 150 cases of the disease with body needling and achieved cure in 142 cases (94.7%) and no effect in 8 cases (5.4%). He selected the points from the right side of the patient's body when the patient was asked to take a dorsal position. For Point Xisixue (4 *cun* above the external margin of the knee-cap in a genuflex position), a swift insertion was made perpendicularly and the needle was whirled counterclockwise after arrival of *qi*. For Yanglingquan (GB 34), the insertion was made obliquely (with an angle of 90°) and the needle was also whirled counterclockwise. When these two points were needled, the soreness-numbness-distension sensation induced was made to transmit upwards alongside the leg. For Qimen (LR 14), oblique insertion was made with an angle of 45° and with the needle tip pointing downwards. After arrival of *qi*, the needle was whirled clockwise to guide the needling sensation to travel downwards. This could lessen dramatically the abdominal tension. The needle was then retained for 30 minutes during which whirling was performed once every 10 minutes[32]. Cheng Zhiming treated 388 cases of the disease with body needling, and all the cases were cured after a treatment of 1 week to 2 months. The point he selected was the tenderness spot on hypochondrium (With the anatomical position of bile-cyst as the center, the spot can be found in a upward fan-shaped area.). If there were several tenderness spots, the one that was closest to the center with severest tenderness should be chosen. For those with pain radiating to the right shoulder or back, tenderness spots could be detected around the main pain spot. The needle was retained for 15 to 30 minutes, during which the needle was manipulated once every 5 to 10 minutes[33]. Zhang Zhongqian et al treated 35 cases of gripping pain due to cholecystitis by means of point injection. As a result, 33 cases (94.3%) were cured. During the treatment, 2 ml of Vitamin K_4 and 40,000 units of Gentamicin were injected respectively into Point Dannang and Danshu. Usually 1 injection could relieve the pain, and a second injection on the following day could be given to those with remaining pain[88]. Chen Xingwang et al treated 38 cases of cholecystitis by simply needling at right Fubai (GB 10). As a result, 5 cases were cured and 33 cases were improved[89]. You Zhijian observed the impact of auricular-plaster therapy on the contraction function of the bile-cyst. Altogether 70 cases were observed under the ultrasonic scanning. The results showed that there was marked contraction in the patients from all of the three groups (100% contraction rate in the normal control group and in the bile stone group, and 95% in the cholecystitis group). There was a significant difference for the slant section area of the bile-cyst when compared before and after treatment in all of the three groups ($P < 0.01$). Meanwhile, the difference between the normal control and the bile stone groups, and the cholecystitis group was very significant ($P < 0.01$), but the difference between the bile stone group and the cholecystitis group was not so significant ($P > 0.05$). In this study, there were 42 cases in the normal control group, 20 cases in the cholecysitits group and 8 cases in the bile stone group. The test was conducted before breakfast early in the morning and changes of the bile-cysts were observed before and after the auricular-plaster therapy. Prior to the therapy, an ultrasonic apparatus was used to check the size of the empty bile-cyst. Then seeds of *Vaccaria segetalis* were taped on such auricular points as Dannan (bile-cyst), Gan (liver), Shierzhichang (duodium) and Jiangan (sympathetic). The subjects were asked to press the above auricular points 10 times within 30 minutes. Finally the size of the slant section area of the bile-cyst was determined again with the ultrasonic apparatus [37]. Zheng Ziping made a similar observation and obtained an identical result[90]. These studies show that acupuncture has a marked regulatory effect on the bile-cyst movement in patients with acute cholecystitis or in patients with acute onset of chronic cholecystitis.

21-6. Chronic Cholecystitis

Chronic cholecystitis, a commonly encountered disease of cholecystosis, is characterized by gall stone in 70% of the patients with chronic cholecystitis. The clinical symptoms of the disease are atypical. The common symptoms occurred in most patients are the history of cholecystalgia, anorexia of fatty foods, abdominal distention, eructation, light tenderness and malaise at gallbladder region of right upper abdomen.

1. Points of Diagnosis

(1) The symptoms of chronic cholecystitis are atypical. Most of the patients had the history of cholecystalgia accompanied with anorexia of fatty foods, abdominal distention, eructation in some of the patients even intolerance of cold, high fever and jaundice may occur. Sometimes dull pain occurred at right costalis and lumbodorsal region.

(2) The diagnostic symptoms are tenderness and percussion pain at gallbladder region of right upper abdomen.

(3) Enlargement or minification of gallbladder , lack of contractility, bigger gall stone may be explored by ultrasonic examination, which is useful to make the diagnosis. Abdominal x-ray film, x-ray cholecystography and duodenal drainage are the most important diagnostic methods for the diagnosis of chronic cholecystitis.

2. Treatment

2.1 Body Needling

2.1.1 Point Selection

It was divided into 4 groups:

Group I: The related points located on the back were selected for the first group.

Group Ⅱ : The related points located on abdomen were selected for the second group.

Group Ⅲ : The special points were selected for the third group.

Group Ⅳ : The related points located at the region of right shoulder blade were selected for the fourth group.

The details please see the chapter of "acute cholecystitis".

2.1.2 Method of Treatment

The points in the first group were selected with the combination of the points in the fourth group. The points in the second group were selected with the combination of the points in the third group. Qimen (LR 14) and Riyue (GB 24) must be punctured obliquely, Danshu (BL 19) must be punctured obliquely towards spinal column. The points in the fourth group such as Jianjing (GB 21) were punctured carefully to the depth . The remain points can be punctured perpendicularly . After the arrival of *Qi*, the needle was manipulated with mild reinforcing and attenuating. The needles were retained for 30~60 minutes and manipulated for 3~10 times. The patient was treated daily or every other day. The electric acupuncture apparatus (G-6805) can be applied with rarefaction and condensation or interrupted stimulation (intermittent current) for 30~60 minutes. The stimulation was just as the patient can tolerant. The abdominal pain can be relieved, one time a day. One course of treatment consisted of 5~10 sessions. A three-seven-day rest period was observed between courses.

2.2 Auricular Point Needling

2.2.1 Point Selection

Liver region, Dannang (Extra 35) region, Ermigan, Abdominal region, Adrenal gland, Internal secretion and Shoulder region.

2.2.2 Method of Treatment

4~6 points were selected for each treatment with mild stimulation. The needles were manipulated with interval twisting and twirling , Electric acupuncture apparatus may be applied . Seeds may also be used on the points on each ear alternately. The patient must press the seeds for 3~4 times every day ,about 50 times for each point. The seeds were changed 3~5 days later. One course of treatment consisted of 3~5 sessions.

2.3 Point Injection

2.3.1 Point Selection

Qimen (LR 14), Zusanli (ST 36), Liangmen (ST 21), Neiguan (PC 6).

2.3.2 Method of Treatment

After routine sterilization, 5ml of 0.5~1% procaine hydrochloride was injected into right Qimen (LR 14), Zusanli (ST 36) or Liangmen (ST 21), Neiguan (PC 6) with 2.5 ml for each point, once a day. One course of treatment consisted of 6 sessions.

3. Comment

There are many acupuncture methods used to treat cholecystitis, which have developed in 20 years, such as electric acupuncture, point injection, auriculo-acupuncture, laser acupuncture and wrist-ankle acupuncture. The treatment effect had been improved a lot.

 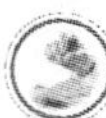

The results showed that acupuncture treatment is not only to strength the defense ability and metabolism function of the body ,but also to promote gallbladder contraction , so that the points which regulate the function of the whole body were selected such as the special points in group three as well as Adrenal gland etc, resulting in a decrease in inflammation, cholagogic effect and relief of pain. During treatment the points which located at the right part of the body were selected such as Qimen (LR 14), Riyue (GB 24). The patient must take less fatty foods keep stable emotion. The symptoms can be relieved or disappeared with the combination of taking cholagogue, Chinese Traditional Medicine and Western Medicine.

4. Appendix

There are many reports on the treatment of the disease with acupuncture. Dr. Tao Zhengxin treated 167 cases mainly with acupuncture. Of them 162 cases were completely cured(97%). 5 cases were improved(3%).The methods were as follows: (1) Point Diagnosis: There was pressure pain point 0.5~2 *cun* below Yanglingquan (GB 34) at right side in 167 cases, among whom 74 cases were diagnosed as cholecystitis by ultrasonic B examination, while 70 cases were diagnosed as cholangiectasis and gall stone. The accuracy was 94.6%. Among 93 cases 90 were diagnosed as filling defect of gallbladder by ultrasonic examination with 96.8% accuracy. (2) Method of Treatment: Zusanli (ST 36) located at right side, Zhongwan (RN 12), Yanglingquan (GB 34) located at right side. Mild reinforcing and attenuating. After the arrival of Qi, the needles were retained . Moxibustion was applied on the first two points and moxa sticks were applied at Zhongwan (RN 12). One time every other day[39] . Dr. Tengkai et al treated 100 cases with the combination of auricular plaster application therapy and body acupuncture . Among whom 9 cases were clinically cured, 80 cases were significantly effective, 10 cases were improved and 1 case was no effect. Treatment Methods: Put plaster with seeds of cowherb on auricular points such as liver, Dannang (extra 35), pancreas, large intestine, small intestine, stomach and sympathia. It had been done alternately on two ears, one time every other day. The patient must follow the doctor’s advice to press auricular points 4~5 times after three meals and before going to bed for 15 minutes each time. The patient was treated with the combination of electric-acupuncture in bilateral Dannang (Extra 35) and Hegu (LI 4) for 20 minutes every time[41]. Dr. Gai Jingbin treated 67 cases with catgut implantation in acupuncture point. Among whom 18 cases were clinically cured. 27 cases were significantly effective, 17 cases were improved and 5 cases were no effect. Treatment Methods: Main point: Danshu (BL 19). Supplementary points : Riyue (GB 24) located at right side, Dannang(Extra 35). After routine sterilization ,covered with aseptic hole-towel , local anesthesia was given with 0.5% of procaine . A incision was cut in the length of 0.5~0.8 cm at the points mentioned above with No 11 razor blade, separate with mosquito clamp to fascia muscularis then put 2~4 (length 0.5cm) pieces of No 0~1 sterilized catgut suture into the area of fascia muscularis. One stitch was needled in the scarfskin then covered and dressed with sterilized gauze . The stitch was taken out 7 days later. Generally, 2~3 sessions of treatment were given to the patients every other 2 days. Acrid foods should be avoided within 20 days after operation[43] .Dr Xiebo treated 45 patients with seeds on auricular points among whom 9 were clinically cured, 34 were effective and 2 were no effect. Main points: pancreas, Dannang (Extra 35), liver , spleen and adrenal gland. If the pain was severe, seeds were used on the points of pancreas and Dannang (Extra 35) which are located at both sides of the ear and sympathia point was added. While bilateral spleen point for nausea, anorexia of fatty foods and stomach point can be added. Bilateral abdomen, triple warmer for abdominal distention, diarrhea and small intestine, large intestine were added. The patient must follow the doctor's advice to press the seeds for one time every 4~5 hours, 1~2 minutes for each point every time. Manipulation was used on other ear 2 days later. One course of treatment consisted of 10 sessions[44].

You Zhihong, Deng Ziping et al demonstrated that acupuncture treatment was effective to regulate the motion function of the gallbladder for the patients with chronic cholecystitis[37,90]. Our research canfirmed the obvious effect of acupuncture on gallbladder motility[91-94].

21-7. Gall Stone (Cholelithiasis)

Gall stone refers to the symptoms caused by stones in gallbladder and biliary passage. It is a common disease occurred in our country. The incidence increased along with the aging. The cause of the disease and pathologic mechanism are still not clear. The incidence of the disease in natural population is about 10% conformed by ultrasonic B examination. The incidence occurred in females is twice as that in males. Before 1970, most of the patients with gall stone reportedly were primary gall duct stone while the incidence of gallbladder stone increased in recent years (the rate of gallbladder stone with gall duct stone was 1.5:1).

1. Points for Diagnosis

(1) There were no significant symptoms at the beginning of the disease, sometimes there were only some slight symptoms in digestive tract . The symptoms were different based on the location, size of the stone as well as the obstruction.

(2) When stones come to the neck of gallbladder it may result in high pressure in gallbladder and stimulation of the membrane of gallbladder by bile acid thus acute cholecystitis may occur. Cholecystalgia is the typical symptom such as paroxysmal colic in right upper abdomen with the radiation to the right back and shoulder accompanied with nausea ,vomiting, chill or xanthochromia all over the body.

(3) Muscular tension at right upper abdomen, tenderness or refund tenderness , sometimes the swelling gallbladder was touched, Murphy was positive.

(4) Metabolic calculus and biliary gravel in the bile can be seen through duodenal drainage. The diagnosis also can be made by B ultrasonic examination or abdominal X-ray film as well as cholecystography.

2. Treatment

2.1 Body Needling

2.1.1 Point Selection

Main points: Riyue (GB 24), Qimen (LR 14). Supplementary points: Danshu (BL19), Ashi located on the middle between Jujue (RN 14) and right Fuai (SP 16).

2.1.2 Method of Treatment

The main points were selected first . If the pain was severe and the gallbladder was swelling supplementary points were added. All the points selected were located on the right side. The needles were inserted obliquely. Danshu (BL 19) was punctured obliquely towards spinal column. Ashi was punctured with 6 *cun* filiform needle obliquely towards the center of swelling gallbladder to oblique abdominal muscle. After the arrival of Qi, electric acupuncture apparatus was applied with rarefaction and condensation, the stimulation was as strong as the patient can tolerate for 60~90 minutes. After withdrawing the needles the patient was given 50 ml of 50% magnesium sulphuricum once a day. One treatment course consisted of 10 sessions.

2.2 Auricular Point Needling

2.2.1 Point Selection

Point selection: Main points: liver, pancreas, Dannang (Extra 35), duodenum, sympathia. Supplementary points: spleen, stomach, triple warmer, Shenmen, shoulder, esophagus, large intestine, and internal secration.

2.2.2 Methods of Treatment

See the chapter of " Acute Cholecystitis".

3. Comment

There have been many clinical reports on acupuncture which had analgesia, cholagogic effect to treat the disease. It was suitable for the patients with choledocholith (diameter of 1 cm) and without organic stricture at the end of gall ducts, multiple calculus of intrahepatic duct , gallbladder stone smaller than the diameter of 1 cm while the patient with severe

 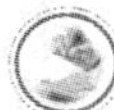

hepatobiliary obstruction he must be operated.

During the attack , the patient should avoid taking fatty food. When the pain occurred which was caused by the signal of stone removing the patient can be given some pain-killer. Signal of stone removing refers to the reoccurance of abdominal pain, fever , rapid pulse, jaudice after acupuncture treatment which suggested that stone came to the end of common bile duct. More attention must be paid[48].

4. Appendix

There are many reports on the treatment of the disease by acupuncture[49~58] . Dr. Yang Lanxu treated 500 patients with the disease by auriculo-acupuncture among whom 46 cases were clinically cured, accounting for 9.2%. 295 cases were significantly effective, accounting for 59%, 145 cases were effective accounting for 29%, There were no effect in 14 cases accounting for 2.8%. The total effective rate was 97.2%. Gallbladder stone: Main points: pancreas, liver, stomach, trigonum, Dannang 1, Dannang 2, adrenal gland. Supplementary points: internal secretion, pulvinar . While the main points of pancreas, liver Dannang 3, Dannang 4, subcortical, sympathia and supplementary points of kidney, adrend gland, brain stem, zero point for gall duct stone, Shenmen and lung were added for severe pain. The patient was treated with seeds of cowherb on the ear alternately. One time every other day. One treatment course consisted of 10 sessions . The patient should follow the doctor's advice to press the seeds for 3~5 times every day, 5 minutes each time. Rheum officinale or magnesium sulphuricum was given to constipated patient[49]. Bian Xueping et al treated 32 cases in two groups with helium neon laser therapy apparatus, among whom 10 and 5 in the two groups were clinically cured, 18 and 16 were improved respectively. There were no effect in 4 and 9 cases in the two groups. The total effective rate was 87.5% and 70%. The total lithagogue rate was 46.9% and 36.7% while stone evacuation rate was 31.3% and 16.7% respectively. The treatment effect in this group was better than that in control group but the significant difference was less than 0.05 . The swollen gallbladder was improved significantly ($p<0.01$). Main points: Qimen (LR 14) and Riyue (GB 24) were selected first. liver and Dannang points located on both ear were added for gall duct stone, while Dannang (Extra 35) located on both ear were added for gallbladder stone. Type HNZSQ-2 helium neon laser (He-Ne laser) was applied with 25 milliwatt(mw) of output power, 18 milliwatt of coupling optical fibre output power, 0.2cm of photo diameter, 573 milliwatt/cm^2 of power density, 10 minutes for each point. The special-made hollow needles were used (made in Weihai, Shandong province). Danshu (BL 19) (bilateral) was punctured . After the arrival of Qi, JG-10 He-Ne laser was used on each point for 10 minutes while G-6809 electric acupuncture apparatus was used in control group which consisted of 30 cases. The points selected and stimulation were as the same as that in treatment group. 1 time every day (both group). One treatment course consisted of 10 sessions. A seven-day period rest was observed between courses[51].

Dr. Qian Zhiyuan treated 515 cases with auriculo-somatopoints combination therapy. Among whom 89 cases were clinically cured, 307 cases were significantly effective (lithagogue rate was 80%), 115 cases were effective (lithagogue rate was 50%). There was no effect in 4 cases. The diagnosis was conformed by ultrasonic B examination. Of all the conformed patients, 480 cases were diagnosed as gallbladder stone accompanied with cholecystitis, 8 cases as calculus of intrahepatic duct, 27 cases as choledocholith. Treatment Methods: The seeds of cowherb were used on auricular points (liver, Dannang, sympathia, duodenum and subcortical). The seeds were changed every other day . The two ears were manipulated alternately. Shenmen was added for severe abdominal pain, Ermigan for difficulty of stone removal. 1 treatment course consisted of 1 months. Bilateral Yanglingquan (GB 34) and Qiuxu (GB 40) were punctured at the same time with the manipulation of purgation. The needles were retained in Yanglingquan (GB 34) for 20 minutes while in Qiuxu (GB 40) with the manipulation of lifting and thrusting for 1 minutes and then the needles were pulled out. One time a day. One treatment course consisted of 10 sessions. A five-eight day rest period was observed between courses. Lithogogue decoction was stopped and fatty foods were avoided[53].

You Zhixong, Deng Zhiping et al demonstrated that the movement function of gallbladder of the patient suffering from gallstone was improved through the stimulation of auricular points which was effective to improve the removal of stones[37,90].

21-8. Biliary Ascariasis

Biliary ascariasis was caused by the entrance of ascaris into biliary duct. The ascaris was easy to enter biliary duct when pathological process occurred in biliary duct which can cause a series of complications namely colic caused by ascaris.

1. Points for Diagnosis

(1) About 80% of the patients are children or young adults accompanied with the history of ascariasis.

(2) Abdominal pain occurred suddenly with the onset of paroxysmal colic ,the radiation to region scapularis or right shoulder if the pain was severe the symptoms of cold clammy limbs, jactitation, profuse perspiration may occur with many times a day sometimes.

(3) Abdominal pain occurred accompanied with nausea and vomiting with vomitus first and then bile sometimes containing worms (30% of the patients).

(4) High fever, shivering and jaundice may occur when the patients had secondary infection such as acute suppurative obstructive cholangitis.

(5) Clinical examination is sometimes different from the symptoms. The abdomen is flat and soft. There are only obvious pressure pain point and slight refound tenderness on the lower right region of the xiphoid. Tenderness occurred sometimes on gallbladder region is slight than that on the lower right region of xiphoid. The symptoms mentioned above may be relived or disappeared during intermission. Pressure pain and muscular tention in right upper abdomen may occur in patients with the complication of cholecystitis while pressure pain may occur in whole abdomen in patients with the complication of pancreatitis.

(6) There are tenderness and tangible induration at Dannang (Extra 35) point which located 0.5-2 cun below right Yanglingquan (GB 34).

(7) Leucocyte count increased slightly and acidophil leucocyte increased. Amylase in

blood and urine increased when the patient had the complication of pancreatitis. Worm eggs were found in feces.

2. Treatment

2.1 Body Needling

2.1.1 Point Selection

Point selection: Main points: Riyue(GB 24), Qimen (LR 14), Dannang (EX-LE 6), Zusanli (ST 36). Supplementary points: Neiguan (PC 6), Zhongwan (RN 12), Yanglingquan (GB 34). Jujue (RN 14), Xingjian (LR 2) and Dadun (LR 1).

2.1.2 Method of Treatment

The main points were needled first and the supplementary points were added according to the different symptoms. Riyue (GB 24) and Qimen (LR 14) were punctured obliquely along intercostals spaces while Dannang (EX-LE 6) and Zusanli (ST 36) were punctured perpendicularly. After the arrival of Qi, the needles were manipulated repeatedly. The needling sensation was conducted to the abdomen. The needles were retained for 30~60 minutes and manipulated 3~6 times. The patients were treated 1~3 times a day. Electro-acupuncture can also be used. The main points mentioned above were selected at right side. The remaining points were needled with the method of purgation.

2.2 Auricular Point Needling

2.2.1 Point Selection

Point selection: Main points: pancreas (Dannang Extra 35) Supplementary points: Liver, Stomach, Duodenum, Shenmen , Sympathia.

2.2.2 Methods of Treatment

Main points were needled first and supplementary points were added according to the different symptoms. The points located on the right ear were needled first. The points located on the left ear can be needled if the pain was not relieved. The needles were manipulated with holding and turning. Strong stimulation is better. The needles were retained for 30~60 minutes. The needles were manipulated every 5~10 minutes.

2.3 Point Injection

2.3.1 Point Selection

Point selection: Main points: Qimen (LR 14), Ashi (located on the abdomen where there is obvious pressure pain). Danshu (BL 19). Supplementary points: Zhongwan (RN 12) Yanglingquan (GB 34).

2.3.2 Methods of Treatment

Vitamin K3 injection was used. First injected into the main points. The supplementary points can be added if no obvious effect. 2~3 points were selected each time (with Ashi point each time). Intradermal needle was used when 0.3ml of injection was injected into Ashi point. Vatamin K3 was injected into the remaining points with 0.5ml for each. After the arrival of Qi, inject slowly. 1~2 times a day.

3. Comment

It was effective to treat the patients with acupuncture if there was no serious complications. After many clinical practices, it showed that the muscular spasm of oddis sphincter can be relaxed by acupuncture. The contraction of the choledochus can be promoted. 2 tablets of analgesic-antipyretic or vinegar can be given to the patients treated with acupuncture. 3 times a day, 24 hours after the reliving of the pain , anthelmintic can be given to the patients for 2 days.

The patients with biliary ascariasis accompanied with serious complications must be operated on, such as acute obstructive pyogenic cholangitis, necrotic cholecystitis or suspected perforate of biliary tract.

4. Appendix

There are many reports on the treatment of the disease[59~65]. Dr Ma Dengxu treated 45 patients with acupuncture. Among whom there were 30 cases in treatment group. Sibai (ST 2) were punctured through Yingxiang (LI 20). After the arrival of Qi, the needles were manipulated every ten minutes. The needles were retained for 30 minutes. There were 15 cases in control group who were given intramuscular injection with 1 mg of atropine and

50~100 mg of dolantin. The results showed that there was significantly effective in 21 and 3 cases respectively and effective in 8 and 6 cases, no effect in 1 and 6 cases respectively. The treatment was much effective in treatment group than that in control group ($p<0.01$) [59]. Dr Song Xiuting treated 36 cases with vitamin K1 by point injection. All the patients were clinically cured after 1 session of treatment and no relapse was found. Methods: Right Zusanli (ST 36) was punctured with manipulation of repeated lifting and thrusting, holding and turning. After the arrival of Qi, 20 mg of vitamin K1 was injected into the depth of 2.5 cm and 1.5 cm respectively. Needling sensation was transmitted to Liangmen (ST 21) along the stomach channel of Yangming. After the relief of pain the patient was given dark plum decoction[60]. Dr. Zhang Tianshou treated 54 patients with the injection of vitamin C into Jiuwei (RN 15) point. After 1 injection there was significant effective in 49 cases, 4 cases were effective and no effect in 1 case. Methods: Vitamin C (0.3~0.4g for 9~16 years old patients. 0.4~0.5 g for the patients over 16 years old each time) was injected slowly with No 6 syringe needle perpendicularly or obliquely to a depth of 0.5~1.5 cun[61]. Dr. Fu Baodi treated patients with hand-puncturing therapy. A satisfactory curative effect was obtained. After routine sterilization Dannang (Extra 35) point located on the margo inferior of leech-finger was punctured to the depth of 1~1.5 cm with the method of holding, turning and purgation, don't lift and thrust the needles. The needles were retained for 15 minutes. The patients were clinically cured after 2 sessions of treatment[62]. Dr. Mo Yangwen treated 70 patients with acupuncture. The effect in treatment group and medical group was as follows: There was significantly effective in 48 and 44 cases respectively , while 21 and 26 cases were effective, no effect in 1 and 6 cases respectively. The total effective rates were 98.6% and 92.1% respectively ($p \leqslant 0.05$). It will be more effective if anthelmintic was given to the patient after acupuncture treatment[64].

Reference

For reference, see page 369 to 372 of the Chinese manuscript.

Chapter 22 Acupuncture Therapy of Painful Disease on the Lower Part of Abdomen

22-1. Ulcerative Colitis

Ulcerative colitis is also called chronic nonspecific ulcerative colitis, the main clinical presentations of which are diarrhea, mucous stool with pus and blood, abdominal pain and rectal tenesmus. Causes of the disease are not clear, patients' conditions vary, and repeated attack usually occurs.

1. Points for Diagnosis

(1) Ulcerative colitis occurs in all age group, mainly in people of 20 ~ 40 years of age. The morbidity rate between male and female is not notably different.

(2) The onset is slow, state of the disease may be continuous, or intermittent remission stage may appear during the disease course. Diarrhea is the most prominent symptom while abdominal pain is not severe and usually located at the left hypogastric zone.

(3) The onset may be acute in some cases. There may be 10 ~ 20 times of diarrhea per day during the acute stage, in which the stool is often composed of pus, mucus and blood, and the blood is some times great in quantity. Such symptoms and signs as fever, weakness, anorexia, magersucht, anemia may occur in the cases who's conditions are severe or who's disease courses are longer. Mental irritation, tiredness and dietetic imbalance are the predisposing causes of the disease.

(4) Barium enema examination and colonoscopy are the most valuable diagnostic means, while they are not feasible during severe acute stage of attack..

2. Treatment

2.1 Body Needling

2.1.1 Point Selection

Acupoints for the treatment of ulcerative colitis can be divided into 5 groups:

Group I: That in group 1 are all located in the corresponding lumbodorsal parts or segments, such as Pishu (BL 20), Weishu (BL 21), Sanjiaoshu (BL 22), Shenshu (BL 23), Weicang (BL 50), Huangmen (BL 51), Zhishi (BL 52), etc.

Group II: That in group 2 are located in the corresponding abdominal part or segments, such as Tianshu (ST 25), Shenque (RN 8), Zhongzhu (KI 15), Yinjiao (RN 7), Shimen (RN 5), Guanyuan (RN 4), Zhongji (RN 3), Daju (ST 27), etc.

Group III: That in group 3 are located in the sacral parts or segments, such as Eight Liao points, Pangguangshu (BL 28), Zhonglushu (BL 29), Baihuanshu (BL 30), etc.

Group IV: That in group 4 are located in the corresponding parts or segments of the lower limbs, such as Sanyinjiao (SP 6), Gongsun (SP 4), Yanglingquan (SP 9), Fuliu (KI 7), etc.

Group V: That in group 5 are special acupoints, such as Zusanli (ST 36), Shangjuxu (ST 37), Xiajuxu (ST 39), etc.

2.1.2 Method of Treatment

During practice, acupoints in group 1, 3 and 5 are selected and applied as one therapeutic formula and acupoints in group 2, 4 and 5 are selected and applied as another formula. These 2 formulae can be separately used alone or used alternatively. Four or six acupoints are usually selected and applied in each time of treatment, and the acupoints of Shangjuxu (ST 37) and Zusanli (ST 36) can be applied alternatively. Stronger irritating manipulations are often adopted in needling these selected acupoints, and the inserted needles are to retain at the acupoints for 30 ～ 60 minutes, during which the retained needles are twirled and twisted intermittently to enhance the needling response. Besides, electric needling therapy may be applied. Generally speaking, such treatment is given 1 ～ 2 times per day, 12 times of treatment account for one treatment course. There should be 3 ～ 5 free days (in which acupuncture is not given) in between the treatment courses.

2.2 Auricular Point Needling

2.2.1 Point Selection

Otopoints of Dachang (large intestine), Xiaochang (small intestine), Zichang Xiaduan (lower segment of rectum), Pizhixia (subcortical point), Jiaogan (sympathetic point) and Shenshangxian (adrenal gland) on the auricle are usually selected.

2.2.2 Methods of Treatment

In each time of treatment, 3 ~ 5 above-mentioned acupoints are selected and used alternatively in the 2 auricles. Once the sensitive point in the corresponding region is discovered, insert the filiform needle and rapidly twirl and twist it to adopt a tolerable irritation intensity. The inserted needles are retained for 30 ~ 60 minutes, during which they are intermittently twirled and twisted to alleviate the abdominal pain. Ball-pressure therapy applied at the auriculo-acupoints can be adopted as well.

3. Comment

The lesion of this disease is usually situated at colon (mainly the sigmoid colon) or rectum, where the sympathetic nerves branching from T_{11} ~ L_2 segments are distributed. And the nerves branching from $S_{2\text{-}4}$ segments are distributed over the colorectum (bellow the splenic flexure). The selected acupoints in group 3 and group 4 are within the zone where the parasympathetic nerves branching from $S_{2\text{-}4}$ segments are distributed, the selected acupoints in group 1 and group 2 are within the zone where the nerves branching from T_{11} ~ L_2 segments are spread, while the acupoints in group 5 are of better therapeutic effect though they are not within the corresponding zones. It is emphasized that there are no acupoints of group 3 and group 4 in the traditional way of acupoint selection (acupoints in group 1 is seldomly selected and applied). In reality, acupoints in group 3 and group 4 are also important in terms of the regulating and therapeutic effects on the alliviation of the irritation upon the rectum.

The above-introduced therapies are applicable in the treatment of mild or moderate cases.

4. Appendix

That ulcerative colitis is treated with acupuncture & moxibustion is clinically very common[1~6]. Dr. Hou et al treated 30 such cases with acupuncture & moxibustion, as results, 19 got cured, 9 got improved and 2 got no theropeutic effect. In the treatment of the 30 cases, the acupoints of Tianshu (ST 25), Zhongwan (RN 12), Zusanli (ST 36), Qihai (RN 6) and the four acupoints (in upper, lower, right & left directions) 3.3 cm away from the umbilicus were selected and needled, a moxa cigar (about 3.3 cm in length) was fixed in the handle of each inserted needle and lighted then after. Withdraw the inserted needles after the mosa cigars were burned out. Such treatment was given once per day, 10 times of treatment accounted for one treatment course, and no treatment was given for 7 days in between the treatment courses[1]. Dr. Zhu treated 43 cases with ulcerative colitis by acupoint injection, the therapeutic results were as follows: 29 cases got cured, 8 got notable therapeutic effect, 5 got improved and 1 got no therapeutic effect. Compared with the general effective rate of the control group (cured in 12/22, notable effect in 5/22, improved in 2/22 and no therapeutic effect in 3/22), that of the acupoint-injection group was obviously better in terms of statistical difference ($P<0.05$). In Dr. Zhu's treatment, Pishu (BL 20), Dachangshu (BL 25), Zusanli (ST 36) and Shangjuxu (ST 37) of the 2 sides were selected. In each time of treatment, fluid of placenta tissues (2ml), armillarisin A (injection, 0.2g), Radix Astragali (injection, 4 ml) and Vit. B_{12} (injection, 100μg) were injected into these acupoints every other day, while Zusanli (ST 36) and Shangjuxu (ST 37) were injected alternatively. Note: Such treatment should not be given to women during their menstruation period; fluid of placenta tissues should not be given to patients with TB history. One treatment course was composed of 10 such treatments, and in between each 2 treatment courses no treatment was given for 2 ~ 3 days. For comparison, retention enema of western drugs was conducted in 22 cases as control. Dr. Nie et al treated ulcerative colitis of 82 cases in which both acupuncture and radiation of acupoints (covered with moxa oil) were applied. As results, 62 cases got cured and 20 got improved after 2 ~ 5 treatment courses. During each treatment, (1) the acupoints of Shenque (RN 8), Tianshu (ST 25), Dachangshu (BL 25), Weishu (BL 21), Pishu (BL 20), etc. were

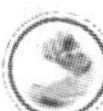

smeared with moxa oil and then radiated with the moxibustion-therapeutic instrument (JJY-1, for meridian & point radiation) for 15 ~ 30 minutes at each acupoint; (2) the acupoints of Zhongwan (RN 12), Tianshu (SP 6, bilateral) and Gongsun (SP 4, bilateral) were selected and needled, and the manipulation of uniform inforcing & reducing was applied. The combined treatments were given once every day and 12 times of such treatment accounted for one treatment course[3]. Dr. Shibin compared the therapeutic results of acupuncture, traditional matera medica and western drugs in the treatment of ulcerative colitis and found that the therapeutic result of acupuncture was better than that of the other two ($P<0.05$)[43]. Dr. Fengguoxiang et al compared the therapeutic results of acupoint-mounting therapy of medicated plaster and westerm drugs in the treatment of ulcerative colitis and found that the former was better than the latter[44].

Dr. Wu Huangan et al confirmed that moxibustion and electric needling therapy could bring about a better therapeutic result in the treatment of ulcerative colitis. They found in their study that both moxibustion and electric needling therapy could enhance the expression of IL-1 ramRNA in the colonic mucosa of rats, and could decrease the expressions of IL-1βmRNA, IL-6mRNA and iNOS mRNA, thus the already started inflammatory reaction of ulcerative colitis and immuno-cascade reaction could be effectively controlled[45,46]. Dr. Zhang Guangqi et al studied the therapeutic effect of body-point thread burial therapy on the contents of CD_{44}, CD_{54} in the colonic tissues and serum IL-2 all in rats with ulcerative colitis, which were markedly lower than that in healthy rats ($P<0.01$). After body-point thread burial treatment the contents of CD_{44} and CD_{54} in the colonic tissues of rats with ulcerative colitis were notably increased, much increased than that in rats receiving SASP treatment ($P<0.01$). Also, body-point thread burial therapy could obviously enhance the content of serum IL-2 in rats with ulcerative colitis ($P<0.05$). All these revealed that body-point thread burial therapy had a notable regulation effect on the immunologic mechanism & function in rats with ulcerative colitis.

22-2. Acute Appendicitis

Acute appendicitis (AA) is the most common disease in all acute abdominal diseases. Its clinical presentations include continuous and paroxysmal severe abdominal pain in the right hypogastric zone, nausea, vomiting, and the leukocyte count & neutrophil leukocyte count were found to be increased in most cases with AA. Most cases with AA can be cured, the death rate has decreased to about 0.1%.

1. Points for Diagnosis

(1) The onset of AA as abdominal pain is often felt at the epigastric area or around the umbilicus. At first, the pain is not severe and is not fixed at one location, only as a paroxysmal pain. Hours later, the abdominal pain is shifted and fixed at the right hypogastric area and the pain becomes continuously exacerbated. The above-mentioned clinical presentations may occur in 70 ~ 80% of the cases, while right hypogastric pain is felt from very beginning in less cases.

(2) Abdominal pains vary with different pathological categories of AA, e.g. the pain manifests itself as mild vague pain in simple AA, as paroxysmal severe & distending pain in suppurative AA, as continuous & severe pain in gangrene AA; and when perforation occurs, the abdominal pain becomes alleviated for some period of time, the pain becomes continuous & exacerbated again when peritonitis occurs.

(3)Gastrointestinal symptoms, e.g. the early appearance of nausea and vomiting (though mild in severity) and constipation or diarrhea may occur in some cases with AA; and general symptoms, e.g. weakness, headache, etc. may also occur in the early stage in some cases.

(4) Right hypogastric tenderness is the important & common sign, and the tenderness is always fixed in one location. Other signs of peritoneal irritation include tension of abdominal muscles, rebound tenderness, weakened or vanished intestinal gurgling sound, etc. Laboratory examination may find increased leukocyte count and neutrophil leukocyte count in most cases

with AA.

2. Treatment

2.1 Body Needling

2.1.1 Point Selection

Generally, the acupoints are divided into 3 groups:

Group I: The acupoints are distributed in the lumbodorsal corresponding segments, e.g. Pishu (BL 20), Weishu (BL 21), Sanjiaoshu (BL 22), Weicang (BL 50), Huangmen (BL 51), Zhishi (BL 52), etc.

Group Ⅱ : The acupoints are distributed in the abdominal corresponding segments, e.g. Shenque (RN 8), Tianshu (ST 25), Shimen (RN 5), Guanyuan (RN 4), Wailing (ST 26), Daju (ST 27), Daheng (SP 15), Fujie (SP 14), etc.

Group Ⅲ : The acupoints are special ones, e.g. Zusanli (ST 36), Shangjuxu (ST 37), Lanweixue (EX-LE 7), etc.

2.1.2 Methods of Treatment

Acupoints in group 1 and in group 3 may be applied coordinately (acupoint prescription I) and acupoints in group 2 and in group 3 may also be used coordinately (acupoint prescription Ⅱ). The 2 acupoint prescriptions may be used singly or used alternatively. In each time of treatment, 3 ～ 5 acupoints are usually selected and each acupoint is needled with the twisting-twirling and lifting-thrusting manipulation of reducing method for the first 1 ～ 2 minutes. The inserted needles are retained for 30 ～ 60 minutes, and in between every 10 minutes the inserted needles are twisted. The electric needling instrument (G-6805) can also be applied, in which sparse-dense wave is usually adopted and the intensity is selected according to the patient's tolerance. Such treatment(s) may be given 2 ～ 4 times per day.

Note: The acupoint of Shenque (RN 8) is applied as one for moxibustion in the circumstance.

2.2 Auricular Point Needling

2.2.1 Point Selection

The auricular acupoints of Lanwei (appendix), the middle segment of Erzhou (scaphoid fossa) and the Xinlanweidian (new appendix point)are often selected as the main ones, while the auricular acupoints of Dachang (large intestine), Xiaochang (small intestine), Jian (shoulder), Pizhixia (infracortical zone) and Ermigen (root of the acoustic labyrinth) are selected as the coordinate ones.

Note: Xinlanweidian (new appendix point) is locacted at the helix edge, a point between the auricular points of hip and lumbar vertebra.

2.2.2 Methods of Treatment

Select auricular acupoints of Lanwei (appendix) and the middle segment of Erzhou (scaphoid fossa) as the main acupoints and select other 2 ～ 3 coordinate acupoints. Probe the sensitive point (pressure pain point) at each selected acupoint, rapidly insert the probed acupoints followed by twisting & twirling the inserted needles for 2 ～ 3 minutes. The inserted needles are retained for 30 ～ 60 minutes, in which twisting irritations may be applied intermittently. Such treatment may be provided 2 ～ 4 times a day. 0.2 ml of water for injection is injected into Xinlanweidian (new appendix point) of both sides in each time of treatment, twice every day. Such injection may be reduced to once per day when the symptoms get alleviated. Pricking and blood-drawing method may be applied by piercing the acupoint(s) on the helix. Such pricking therapy usually applied once per day. Auriculo-acupoint ball-pressure therapy may replace auriculo-acupoint acupuncture therapy when the symptoms get alleviated.

2.3 Laser Therapy

2.3.1 Point Selection

The main points are generally composed of Lanweixue (EX-LE 7), Zusanli (ST 36) and "oh, yes" point (Mcburney's point); while the coordinate points are usually composed of Shangwan (RN 13), Neiguan (PC 6), Quchi (LI 11), Chize (LU 5), Dachangshu (BL 25), Ciliao (BL 31), etc.

2.3.2 Methods of Treatment

Two to five points including main points (on the right side only) and coordinate points are selected. Radiate the selected points with a helium neon laser therapy apparatus, generally the wavelength (W/L) of 6328 A°, the output power of 2 millivolt (mV) and the photo-diameter of 2 cm are adopted. Each point is often radiated for ten minutes, and 2 ~ 4 times of radiation treatment are given every day.

3. Comment

Practices, especially the clinical practices of recent 20 years, have showed that acupuncture therapy may serve as the main therapy in the treatment of acute appendicitis of the simple type or of the mild purulent type, and may also serve as the effective therapy in the treatment of acute appendicitis of other types.

From the anostomical point of view, appendix is branched at the inferior posterior wall of cecum, appendix and cecum are all parts of the large intestine. Nerves from T_{11} ~ L_1 segment distribute in large intestine. Hence, acupoints in the nerve-governed area (distribution of nerves from T_{11} ~ L_1 segment) should be selected for the treatment of acute appendicitis, e.g. the selected acupoints in group 1 and group 2. Acupoints in group 3 are very effective in the treatment of appendicitis, which has been improved by clinical practices. The reason why acupuncture at the acupoints in group 3 is effectivw is not well known, though these acupoints are distributed in the nerve-governed area (L_4 ~ S_2 segment) and the primary afferent neurofibers and their ascending limbs of neurofibers may reach to the T_{11} ~ L_1 segment. New efforts are needed to explore it.

Lots of experiments and researches have showed that acupuncture at the eligible acupoints has the efficancy of improving blood supply to the appendix, of promoting the clearance of harmful products produced during inflammation, of resuming and strengthening the effective peristalsis of the appendix, of helping accelerate the excretion & absoption in the appendicular cavity, and of improving body's immunologic function. Hence, acupuncture therapy can make the diseased appendix recover. It is found that human appendix is not a degenerative organ, it can secrete immunologically competent active substances, and that the morbidity of malignant neoplasm is notably increased in persons who's appendixes are removed.

Besides, laser therapy in the treatment of acute appendicitis is of the similar therapeutic effect as acupuncture therapy, while laser therapy has the advantages of safety, painlessness, unlikelihood of infections of other diseases among others. So, it is more acceptable.

The above-introduced therapies are adapted only to treat the mild and not severe cases of appendicitis.

4. Appendix

Acupuncture as a therapy in the treatment of acute appendicitis is clinically reported in a great quantity[7~12]. Dr. Han et al treated 97 cases with acute appendicitis, in which block therapy with injection of distilled water at Lanweixue (EX-LE 7) was applied. Two to four times of treatment ensured a cure of all the 97 cases, and no recurrence was found during 1 ～ 5 years' follow-up. Concrete treatment procedures were as follows: 10 ～ 20 ml of water for injection were injected at Lanweixue (EX-LE 7) in the block treatment; the injection needle might be inserted upwards (45° with the skin), the distilled water of 10 ml was injected into each acupoint within 5 minutes, if the patient was physically stronger or if the patient was not sensitive to needling response; the injection needle might be inserted downwards or vertically, and 5 ml of distilled water was injected more slowly, if the patient was not physically strong or if the patient was sensitive to needling response. The injection block treatment at Zusanli (ST 36) of both sides was given once every day[7]. Dr. Chen treated 165 cases with acute appendicitis by way of acupuncture. Of the 165 cases, 146 (88.5%) were cured, 19 (11.6%) was of no therapeutic effect. Better therapeutic results were achieved in patients with appendicitis of mild or moderate categories, while the acute appendicitis in the 19 cases who received surgical operation due to unsatisfactory therapeutic result of acupuncture treatment was obstructive in type and was accompanied with severe gangrene. It was believed that acupuncture therapy was eligible for the treatment of simple appendicitis. In Dr. Chen's treatment, the concrete procedures included acupoint selection and needling manipulation: the acupoints of Shangjuxu (ST 37), Tianshu (ST 25) and Sanyinjiao (SP 6) were selected and needled with reducing manipulation method when the case was simple in category; the acupoints of Zusanli (ST 36) or Shangjuxu ST 37), Neiting (ST 44) and "Oh, yes" point (the pressure pain point) were selected and needled with reducing manipulation method when the case was phlegmonous in category; the acupoints of Zusanli (ST 36) or

Shangjuxu (ST 37), Xuehai (SP 10), Tianshu (ST 25), and Quchi (LI 11) were selected and needled with reducing manipulation method when the case was purulent & gangrenous in category. Acupuncture treatment was given accordingly, 2 ~ 3 times a day in the acute stage. The inserted needles were retained for 30 ~ 60 minutes and were twisted every 10 minutes during treatment. These inserted needles might also be connected with electric needling apparatus[8]. Dr. Yang et al treated 50 cases with acupuncture plus cupping & blood letting, all the cases were clinically cured after 2 ~ 4 times of treatments. In the treatment, the acupoints of Tianshu (ST 25), Guanyuan (RN 4), Dachangshu (BL 25), Zhongwan (RN 12), Zusanli (ST 36), Lanweixue (EX-LE 7), Hegu (LI 4) and Neiguan (PC 6) were selected and needled, the manipulation was strong, and the acupuncture was accompanied with cupping & blood letting[11].

A research group in Anhui Medical college made dog model of appendicitis, needled at the bilateral acupoints of Zusanli (ST 36) & Lanweixue (EX-LE 7) and the lateral acupoint of Tianshu (ST 25) of the dogs with appendicitis, and studied the acupuncture effect on cecal peristalsis. The researchers found that acupuncture therapy could increase the cecal & appendicular peristalsis and improve the blood circulation of cecum and appendix. When these acupoints were blocked, the above-mentioned acupuncture effect could not appear. When the vagus nerves were blocked or amputated, acupuncture at Zusanli (ST 36) and Lanweixue (EX-LE 7) could not produce the above-mentioned effect, and when the corresponding sympathetic nerves were blocked, the effect of acupuncture at Zusanli (ST 36) and Lanweixue (EX-LE 7) was not notably affected. These results revealed that vagus nerves played an important role in strengthening cecal & appendicular peristalsis when the acupoints of Zusanli (ST 36) and Lanweixue (EX-LE 7) were needled[48~50].

A research group in Shanghai Medical College found that during the treatment course of appendicitis with acupuncture therapy, the leukocyte count was gradually decreased, the phagocytic index was gradually increased, the serum mucoprotein was markedly enhanced, the serum r-globulin was gradually decreased, and the α_2 globulin was also decreased. These showed that acupuncture could strengthen the defense mechanism & function in patients with appendicitis.

22-3. Dysmenorrhea

Dysmenorrhea is a disease of hypogastric pain or lumbar pain occurring before, after or during menstrual period, the symptoms & signs of which are usually pale complexion, cold sweating on the head and face, cold extremities, nausea, vomiting, etc. These pain and other signs occur with the menstrual cycle, so it is also call "painful menstrual cycle" or abdominal pain during menstruation.

1. Points for Diagnosis

(1) Dysmenorrhea is a subjective symptom which is clinically divided into primary and secondary ones. Primary dysmenorrhea occurs during menarche and manifests itself as hypogastric pain, while secondary dysmenorrhea occurs after menstrual period and manifests itself also as hypogastric pain.

(2) The main clinical presentation of dysmenorrhea is severe hypogastric pain before, after or during menstrual period, the pain may be accompanied with nausea, vomiting or other malaise. The intensity of hypogastric pain varies with individual, the pain is usually dull pain, stabbing pain or colicky pain in types, and the pain often lasts for hours or days.

(3) The causes of dysmenorrhea are correlated with psychonosema in most cases, and are, in less cases, correlated with pathological lesions of the reproductive organs, e.g. hypoplasia of uterus, severe anteversion of uterus, severe retroversion of uterus, stenosis of cervix, flake-like endometrium difficult in excretion, inflammation of the pelvic organs, uterine endometriosis, as well as endocrine disturbance, etc.

2. Treatment

2.1 Body Needling

2.1.1 Point Selection

Acupoints for the treatment of dysmenorrhea are usualled divided into 5 groups:

Group Ⅰ : Acupoints in group 1 are selected in the corresponding segments of the loin, e.g. Weishu (BL 21), Sanjiaoshu (BL 22), Shenshu (BL 23), Qihaishu (BL 24), Dachangshu (BL 25), Zhishi (BL 52), etc.

Group Ⅱ : Acupoints in group 2 are selected in the corresponding segments of the abdomen, e.g. Zhongji (RN 3), Qugu (LI 4), Shuidao (ST 28), Fushe (SP 13), Guilai (ST 29), Dahe (KI 12), etc.

Group Ⅲ : Acupoints in group 3 are selected in the corresponding segments of sacral part, e.g. Eight liao points, Pangguangshu (BL 28), Zhonglushu (BL 29), Baihuanshu (BL 30), Changqiang (DU 1), Huiyin (RN 1), etc.

Group Ⅳ : Acupoints in group 4 are selected in the corresponding segments of the lower limbs, e.g. Sanyijiao (SP 6), Yinlingquan (SP 9), Gongshu (SP 4), Taixi (KI 3), Ququan (LR 8), etc.

Group Ⅴ : Acupoint in group 5 are special ones, e.g. Zusanli (ST 36), etc.

2.1.2 Methods of Treatment

In concrete body acupuncture treatment, 1 ~ 4 acupoints are usually selected from group 1, 3 and 5 for one treatment formula, or selected from group 2 and 4 for another treatment formula. In each time of treatment, the selected 1 ~ 4 acupoints are needled with strongly irritating manipulation; when the strong needling sensation of heaviness and distention is achieved, the inserted needles are retained for 20 ~ 40 minutes. In the acupuncture at Zusanli (ST 36), the insertion depth is usually 5 cm or so, and the manipulation of lifting, inserting, twisting and twirling is adopted; such manipulation should be continued till the hypogastric pain gets alleviated or disappears; then the inserted needle is retained for 20 ~ 40 minutes as well. All the inserted needles should be twisted and twirled every 10 minutes during needle retention. The inserted needles may be connected with electric needling apparatus instead. Besides, warm moxibustion may be applied at the pain point of hypogastrium during needle retention. Pain can be stopped after one time of such treatment (acupuncture plus moxibustion). One to two times of treatment during each menstrual period and such treatment for 2 ~ 3 menstrual periods can ensure a complete cure.

2.2 Auricular Point Needling

2.2.1 Point Selection

The following otopoints are usually selected and needled in auriculo-acupuncture therapy: Zigong (uterus), Shenmen, Neifenmi (endocrine), Jiaogan (sympathetic part), Shen (kidney), Gan (liver) and Pizixia (subcortical part).

2.2.2 Methods of Treatment

Two to five of the above-mentioned otopoins are selected and needled; moderate or strong manipulations are usually applied; and the inserted needles are retained for 20 minutes. Otopoint embedding therapy or otopoint ball-pressure therapy are also applied.

2.3 Other Therapies

2.3.1 Moxibustion

Ginger moxibustion or moxa stick moxibustion are often applied at the pain point or at the acupoints of Guanyuan (RN 4), Qugu (RN 2), Zigong (RN 19), etc. At each point, 3 ~ 5 moxa cones are burnt for ginger moxibustion and 10 ~ 20 minutes are continued for moxa stick moxibustion, Moxibustion treatment should begin with premenstrual period (2 ~ 3 days before menstrual period) and stop after menstrual period. Such treatments of 2 ~ 3 monthes may ensure the disappearance of dysmenorrhea.

2.3.2 Nose Acupuncture Therapy

The nasopoints of Qianyin (external genitalia) and Shengzhiqi (genitals) are selected and slowly inserted with short & thin filform needles (1.75 cm). When the needling sensations of soreness, distension and pain are felt, stop manipulation upon the inserted needles and retain them for 10 ~ 20 minutes before their withdrawal.

Note: do not insert the needle through the nasal cartilage when a nasopoint is needled.

3. Comment

Uterus and its adjacent tissues are all innervated by the nerves from the segments of T_{12} ~ L_3 and of S_2 ~ S_4, so acupoints are selected in these nerve-governed areas, e.g. the selected acupoints in group 1 and 2 are within the area where the nerves coming from T_{12} ~ L_3 segments are distributed; the selected acupoints in group 3 and 4 are within the area

 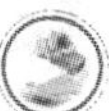

where the nerves coming from $S_2 \sim S_4$ segments are distributed. Uterus is also governed by the vegetative nerves coming from the segments of $T_{12} \sim L_3$ and $S_2 \sim S_4$, and acupuncture at Zusanli (ST 36) can regulate the function of vegetative nerves, Zusanli (ST 36) is then selected as a special acupoint in the treatment of dysmenorrhea.

4. Appendix

It is proved that satisfactory analgesic effect on dysmenorrhea can be achieved by acupuncture therapy[13~23]. Dr. Zhong et al treated 50 cases with dysmenorrhea by ball-pressing and ball-sticking method. As results, 49 cases were cured (the cure rate was 98%) after 1 ~ 4 times of treatment. In the treatment, vaccaria seeds were put on the otopoints of Neifenmi (endocrine), Neishengzhiqi (inner genitals), Shenmen, Shen (kidney) and Gan (liver), one seed on each otopoint, then the seed and the very part of auricle were sandwiched and pressed by the index finger and the thumb for 0.5 ~ 1.0 minute respectively, still then the seed was sticked on the otopoint with a small piece of adhesive tape, one piece of tape for one otopoint. Such treatment was applied to the two auricles in each time of treatment. The patient could press the already sticked vaccaria seeds to enhance the therapeutic effect for 10 ~ 15 times during the seed-sticking period (usually 12 ~ 24 hours)[13]. Dr. Xue treated 45 cases with dysmenorrhea and 36 were cured, 9 were improved with marked therapeutic effect. In his treatment, a stick of moxa (about 2 ~ 3 cm long) was attached to the handle of the already acupoint-inserted needle and then the stick of moxa was burnt for about 15 minutes (one stick of moxa for one inserted needle). Such treatment was given once every day and 5 times of treatment made one treatment course. This treatment might be given during or before menstrual period[14]. Dr. Liang applied "plum blossom needle" therapy to the treatment of dysmenorrhea of 106 cases. As results, 30 got completely cured, 39 got notably improved, 25 got improved and 12 got no effective, the general effective rate being 88.7%. In the treatment the acupoints of Xingjian (LR 2), Yinbai (SP 1), Gongsun (SP 4), Taichong (LR 3), Sanyinjiao (SP 6) and Guanyuan (RN 4) were selected, routinely disinfected with sterilized cotton balls and then tapped & knocked with the "plum blossom" needle (knocking 70 ~ 90 times/minute) respectively. This kind of treatment was given 3 days before menstruation, once every day for 3 monthes. Uncooked & cold food and engagement of cold water were forbidden during menstruation period[17]. Dr. Zhang Congfen et al treated dysmenorrhea of 62 cases with warming therapy at Shenque (RN 8)[52], Dr. Zhang Yiping treated 50 cases with dysmenorrhea by acupuncture at Zhongchong (PC 9)[53] and Dr. Zhao Lan treated 28 cases with dysmenorrhea by radiation (mm wave) at Zhongji (RN 3), better therapeutic effects were achieved in all of these cases.

Modern researches have revealed that dysmenorrhea is closely correlated with the function of endometrium and with PGF_2 content in blood. During menstruation, progestogen is more secreted, and more PGF_2 is thynthesized by the endometrium. The released PGF_2 acts on the blood vessels in myometrium, which causes spasmodic contraction, thus the dysmenorrhea. Dr. Ge Shuhan et al studied the change of PGF_2 in the menses of 37 cases with dysmenorrhea both before and after acupuncture treatment. Results showed that PGF_2 content before acupuncture treatment was notably higher than normal ($P<0.01$) and that PGF_2 content got decreased after acupuncture treatment, reaching to almost normal level ($P>0.05$) [55]. Another report showed that the intrauterine pressure and the uterine contraction were obviously reduced after acupuncture treatment for 10 ~ 20 minutes; and that the acupuncture effect disappeared when the correlated sympathetic nerves or sacroposterior nerves were cut off. This phenomenon suggests that the acupuncture-produced regulation on uterine activities relies on the integrity of the circulation: afferent neurofibers of the sacroposterior nerves—central nerves—sympathetic nerves.

22-4. Chronic Pelvic Inflammation

By chronic pelvic inflammation it implies the chronic inflammation of internal genitals (uterus, oviduct and ovarium), chronic pelvic inflammation of connective tissues and pelvic peritonitis.

1. Points for Diagnosis

(1) Chronic pelvic inflammation is usually caused by the improper treatment or delayed treatment of acute pelvic inflammation. In some cases, the pelvic inflammation becomes chronic soon after its onset due to indistinct acute stage. Chronic pelvic inflammation is often intractable, and acute attack may happen when the patients' immunity gets decreased.

(2) Constitutional symptoms are not obvious in the patients with chronic pelvic inflammation. Clinical presentations include: hypogastric distension and pain, soreness and pain in the lumbosacral portion, hypostatic distension at anus in some times (these symptoms may get deteriorated after overwork, sexual intercourse, during defecation or before & after menstruation). These symptoms may be accompanied with frequency of micturition, leukorrhagia, menoxenia, infertility, etc.

(3) Vaginal hypersecretion, retroversion of uterus and limited movement of uterus may be noticed during gynecologic examination. Rope-like or slice-like mass can be felt at unilateral or bilateral sides of the uterus when palpated, if the oviduct(s) is involved. Tenderness is usually accompanied in these cases. There are thickened slice-like convexity and tenderness on the 2 sides of uterus.

2. Treatment

2.1 Body Needling

2.1.1 Point Selection

Acupoints selected for the treatment of chronic pelvic inflammation are divided into 4 groups:

Group I: Acupoints in group 1 are selected from within the correlated segments of meridians & collaterals distributed in the lumbar portion, e.g Sanjiaoshu (BL 22), Qihaishu (BL 24), Shenshu (BL 23), Zhishi (BL 52) etc.

Group Ⅱ : Acupoints in group 2 are selected from within the correlated segments in the abdominal portion, e.g Zhongji (RN 3), Qugu (RN 2), Guilai (ST 29), Dahe (KI 12), Shuidao (ST 28), etc.

Group Ⅲ : Acupoints in group 3 are selected from within the correlated segments in the sacral portion, e.g Baliao acupoints (BL 31, BL 32, BL 33, BL 34 of the two laterals), Pangguangshu (BL 28), Zhonglushu (BL 29), Baihuanshu (BL 30), etc.

Group Ⅳ : Acupoints in group 4 are selected from within the correlated segments in the lower limbs, e.g Sanyinjiao (SP 6), Diji (SP 8), Yinlingquan (SP 9), Taixi (KI 3), Dazhong (KI 4), Gongsun (SP 4), etc.

2.1.2 Methods of Treatment

Four to six acupoints from group 1 and 3 or from 2 and 4 are needled in each time of treatment. The needling manipulation is usually moderate in stimulation intensity, the inserted needles are retained at the acupoints for 30 ～ 60 minutes, and the inserted needles are twisted once every 10 minutes. Electric needling therapy can be applied as well.

2.2 Auricular Point Needling

2.2.1 Point Selection

The following otopoints are selected: Zigong (uterus), Neifenmi (endocrine), Luanchao (ovarium), Shenmen, Pi (spleen), Shen (kidney), Pizixia (subcortical part) and Shenshangxian (adrenal gland).

2.2.2 Methods of Treatment

Three to six otopoints (of the above-mentioned ones) are selected and needled with moderate intensity of manipulation irritation. These inserted needles are retained for 20 minutes. Otopoint embedding therapy or otopoint ball-pressure therapy may be applied as well.

3. Comment

The internal genitals and their adjacent tissues in females are mainly located in the area where the nerves from $L_{1\sim3}$ segments and from $S_{2\sim4}$ segments govern, so acupoints in this area are selected. Acupoints in group 1 and 2 are distributed in the area where nerves from $L_{1\sim3}$ segments govern; while acupoints in group 3 and 4 are distributed in the area where nerves from $S_{2\sim4}$ segments govern.

Surgical operation is necessary if the lump is distinct (e.g hydrosalpinx). Other therapies

 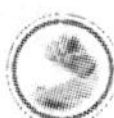

of both western medicine and traditional Chinese medicine may be applied as well in the treatment of acute pelvisitis.

4. Appendix

Acupuncture therapy is of satisfactory therapeutic effect in the treatment of chronic pelvic inflammation[24~29]. Dr. Huang et al treated chronic pelvic inflammation of 758 cases with acupoint radiation of helium neon laser. As results, 440 cases got cured, 193 got markedly improved, 98 improved, and 27 got unchanged, the general effective rate being 96.4%. It was suggested that better therapeutic result could be achieved when the disease course was shorter, the treatment course was longer and the mass was smaller; and that laser radiation at acupoints could promote ovalation especially in patients who had oligo-ovalation or anovalation. In the treatment, the wavelength of He-Ne laser was 6328A° with red light. Two defferent He-Ne laser therapeutic apparatuses were selected and used. 1. 631 cases received laser therapy with lower power of 3 ～ 5 mW, 0.36 cm (diameter) of radiation field and 5 ～ 10 cm of radiation distance. The acupoints were radiated vertically. In the treatment of the 631 cases, Zigong (EX-CA 1) was chosen as the main acupoint for radiation, and Zhongji (RN 3), Qihai (RN 6), Guanyuan (RN 4), Shenshu (BL 23) Guanyuanshu (BL 26) and Sanyinjiao (SP 6) were chosen as the supporting acupoints. All the points were measured and confirmed with meridian detection apparatus. The main point was radiated for 10 minutes and 4 of the supporting points for 5 minutes (each) in each time of treatment. This treatment started at the 6th day of menstruation, once per day and 15 days of treatment made one treatment course. 2. Another 127 cases were treated with He-Ne laser (25 mW), the radiation field was 0.3 cm in diameter, and the acupoints were radiated vertically[24] (once a day, 15 days being a course). Dr. Li et al treated 100 cases with chronic pelvisitis by the combined therapy of collateral puncturing and cupping. After 1 ～ 2 treatment courses, 68 cases were cured, 28 got improved and 4 got ineffective, the general effective rate was 96%. In each time of treatment, 2 acupoints were selected, where cupping was applied first, then collateral puncturing was followed (once per day, 14 days of such treatment made one treatment course)[25]. Dr. Shang Xiaoqi applied moxibustion in the treatment of 38 cases with chronic pelvic inflammation[56], Dr. Zhang Hong applied "acupuncture with the handles of inserted needles warmed by burnt moxa" plus ultrashort wave therapy in the treatment of 68 cases[57], and Dr. Lihe applied quenching acupuncture therapy in the treatment of 90 cases[58]. All the above-mentioned therapies were proved to be of satisfactory therapeutic effect. The acupoints of Guanyuan (RN 4), Zhongji (RN 3), Zhongshu (DU 7), Sanyinjiao (SP 6), Zusanli (ST 36), Shenshu (BL 23) and Ciliao (BL 31) were selected and used in these treatments.

22-5. Lithangiuria

Lithangiuria is a common disease occurring more frequently in male than in female (4 ～ 5:1), with higher recurrence rate. Pathogenesis of this disease is not completely known and no utterly satisfactory methods to prevent it. It is known that lithangiuria is more common in the southern provinces than in the northern provinces in China, revealing its reginal feature in distribution. In P.R.China, the morbidity rate of the upper urinary tract calculus (nephrolithiasis, ureterolithiasis) gets higher while that of the lower urinary tract calculus (vesical calculus, urethral calculus) gets lower in the recent 30 years.

22-5-1. Lithangiuria of the Upper Urinary Tract

By lithangiuria of the upper urinary tract, it implies the calculus in the kidney and ureter.

1. Points for Diagnosis

(1) Lithangiuria of the upper urinary tract commonly occurs in the age group of 20 ～ 50 years old, and more frequently in male than in female. The peak age of the disease attack is 35 in male and 30 & 55 in female. It was reported that its pathogenic factors included diet,

amount of water intake, climate, metabolism, heredity, etc.

(2) The main clinical presentation is hemoturia and pain which are correlated with physical movement, the extent of which is related to location of the calculus, size of the calculus, physical movement, complication, severity of complication, etc. Hemoturia may manifests itself as macroscopic hemoturia and microscopic hemoturia. In some cases, microscopic hemoturia after movement is the only clinical manifestation for the diagnosis of calculus of upper urinary tract. Vague pain or paroxysmal colic may be felt at the renal region and at the abdominal sides. The symptoms of pyelonephritis may appear when secondary infection occurs.

(3) Microscopic hemoturia can be noticed in laboratory examination (pyuria can be found when infection occurs). 95% of calculus can be found with glass slide method. Ureterorenography can ensure a definite diagnosis when abdominal plain film examination and excretion urography fail to give a clear diagnosis.

2. Treatment

2.1 Body Needling

2.1.1 Point Selection

Acupoints for the treatment of lithiasis of the upper urinary tract are usually divided into 2 groups:

Group I: Acupoints in group 1 are located in the meridian segments of the lumbodorsal region, including Danshu (BL 19), Pishu (BL 20), Weishu (BL 21), Sanjiaoshu (BL 22), Yishe (BL 49), Weicang (BL 50), Huangmen (BL 51), etc.

Group II : while acupoints in group 2 are located in the meridian segments of the abdominal region, including Yinjiao (RN 7), Shimen (RN 5), Guanyuan (RN 4), Zhongji (RN 3), Zhongzhu (KI 15), Siman (KI 14), Qixue (KI 13), Dahe (KI 12), Shuidao (ST 28), etc.

2.1.2 Methods of Treatment

Acupoints in the two groups can be used alternally or used singly. In each time of treatment, 3 ~ 5 acupoints are chosen and needled with moderate intensity of manipulation. Electric needling therapy can also be applied. The treatment procedure is as follows: when needling response is achieved, the inserted needles are twisted, lifted and inserted in quick succession to make the needling sensation be transmitted to renal region of the diseased side or to the hypogastrial region; then the inserted needles are connected with electric needling apparatus (G-6805) with interrupted wave or sparse-dense wave and with a suitable current intensity which the patient can tolerate. The inserted needles are retained for 40 minutes, or even longer (60 minutes) in case of pain attack. Manipulation of the needles may be made for 4 times during needle retention.

2.2 Auricular Point Needling

2.2.1 Point Selection

The following otopoints of Shen (kidney), Pangguang (bladder), Jiaogan (sympathetic part), Shenshangxian (adrenal gland), Shuniaoguan (ureter), Zhen (occiput) and Niaodao (urethra) are usually chosen for the treatment of calculus of upper urinary tract.

2.2.2 Methods of Treatment

Two to four of the above-mentioned otopoints are chosen & needled with strong manipulation, the inserted needles are retained for 20 ～ 40 minutes, and this treatment is given once a day. Seed-pressure on otopoints is a therapy of choice, which is applied once every 3 ～ 5 days (change for a new vaccaria seed at each otopoint)and once on each ear.

3. Comment

Distributed in the kidney are the sympathetic nerves coming from T_{10} ～ L_1 segments, so the selected otopoints are all within (or adjacent to) the T_{10} ～ L_1 segments. While distributed in the ureter are the sympathetic nerves coming from T_{11} ～ L_2 segments, some of the selected otopoints are the same as in the kidney due to the distributed organs (kidney and ureter) are governed by the sympathetic nerves coming from almost the same segments (T_{10} ～ L_1 vs T_{11} ～ L_2).

22-5-2. Lithangiuria of Lower Urinary Tract

By lithangiuria of lower urinary tract it implies the calculus in the bladder and in the urethra.

1. Points for Diagnosis

(1) In P.R.China, calculus of lower urinary tract has become less common, primary calculus is notably less common, primary calculus is notably less than secondary calculus, and more common in young male adults. Calculus of lower urinary tract is correlated with malnutrition and low-protein diet.

(2) Obstruction at the outlet of the bladder is the main clinical presentation and its clinical symptoms include sudden suspension of urination, pain, pain radiating to glans penis and the distal urethra, dysuria and irritation sign of bladder. While the classic symptoms of urethral calculus are acute uroschesis accompanied with severe pain at the perineum, dysuria, urodynia and drop-by-drop urination.

(3) Most of the calculus can be diagnostically confirmed by abdominal plain film examination. Ultrasonography, cystoscopy and finger palpation at rectum are all the choice of examinations to confirm the diagnosis.

2. Treatment

2.1 Body Needling

2.1.1 Point Selection

The selected acupoints for the treatment of calculus of lower urinary tract are usually divided into 4 groups:

Group I: Acupoints in group 1 are distributed at the meridian segments correlated with lumbar region, e.g. Shenshu (BL 23), Dachangshu (BL 25), Qihaishu (BL 24), Zhishi (BL

52), etc.

Group Ⅱ : Acupoints in group 2, at the segments correlated with abdominal region, e.g. Zhongji (RN 3), Qugu (RN 2), Shuidao (ST 28), Fushe (SP 13), Guilai (ST 29), Qichong (ST 30), etc.

Group Ⅲ : Acopoints in group 3, at the segments correlated with sacral region, e.g. the eight Liao-points [Shangliao (BL 31), Ciliao (BL 32), Zhongliao (BL 33), Xialiao (BL 34) of the bilateral sides], Pangguangshu (BL 28), Zhonglushu (BL 29), Baihuanshu (BL 30), etc.

Group Ⅳ : Acupoints in group 4, at the segments correlated with the region of lower limbs, e.g. Yinlingquan (SP 9), Sanyinjiao (SP 6), Quchi (LI 11), Xiguan (LR 7), Zhaohai (KI 6), Taixi (KI 3), etc.

2.1.2 Methods of Treatment

In each time of treatment, 4 ～ 5 acupoints chosen from group 1 and group 3 are needled to provide a cooperative effect, or 4 ～ 5 acupoints chosen from group 2 and 4 are needled. Stronger needling manipulation are needed on the manoeuvre of the needles at the acupoints of group 1 and 2, while moderate manipulation are needed at the acupoints of group 3 and 4. Electric needling apparatus may be applied [see the operation method at paragraph, 18-5-1].

3. Comment

Lower urinary tract is governed by the sympathetic nerves coming from $L_{1\sim3}$ segments (ureter is partly governed by the sympathetic nerves coming from the same $L_{1\sim3}$ segments, thus some same acupoints are chosen in the treatment of both calculus of lower urinary tract and ureteral calculus) and is also governed by the parasympathetic nerves coming from the $S_{2\sim4}$ segments, and acupoints in group 1 and 2 are distributed in the area where the sympathetic nerves govern, while the acupoints in group 3 and 4 are distributed in the area where the parasympathetic nerves govern. It is known that the excitation of parasympathetic nerves can make the bladder wall contract and make the inner sphincter relax, thus promoting urination; and that the excitation of the sympathetic nerves can make the bladder wall relax and make the inner sphincter contract, thus promoting urine reservation. The colic pain of this disease is often caused by the contracture of smooth muscle of the urinary tract due to

 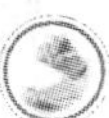

the embedded calculus in the neck of bladder or in the urethra. So, the acupuncture treatment should follow the principle of relieving the contracture and promoting the embedded calculus to move out of the body. In the above-mentioned acupuncture treatment, the stronger needling manipulation on the acupoints of group 1 and 2 and the moderate needling manipulation on the acupoints of group 3 and 4 can ensure the therapeutic effect of inhibiting the sympathetic nerves, exciting the parasympathetic nerves, which can then relieve the contracture of the smooth muscle and pass out the calculus.

Indications in the acupuncture treatment of ureteral calculus and calculus of kidney are as follows: the calculus is 1 cm or less in diameter, is regular in shape and smooth in surface. If the calculus is bigger (more than 1 cm in diameter), the surface is not smooth and the shape is irregular, or the caloulus is embedded for so long that the calculus gets adhesive with the surrounding tissues, the combined therapy of both western and traditional Chinese medicine should be applied. If the calculus obstruction is severe, surgical operation is needed.

In addition to acupuncture treatment, the patients may drink more water, take lithagogue decoction of materia medica and participate in adaptable physical activities, e.g jumping movement.

4. Appendix

There have been many clinical reports on the treatment of calculus of urinary tract with acupuncture[30~42]. Dr. Yuan treated 58 such cases with acupuncture. The therapeutic results were as follows: 1. after acupuncture treatment of 33 cases with severe acute pain at the renal region and lower abdomen, pain was stopped immediately after acupuncture treatment in 27 cases, pain was immediately relieved in 6 cases, and pain was finally relieved and no relapse occurred in 32 of the 33 cases; 2. there were 33 cases with obvious symptoms of hematuria, frequency of micturition and urgency of urination and 11 cases with weaked contraction of sphincter muscle of the urethra after urination, 8 ～ 24 hours after acupuncture treatment, smooth and painless urination appeared in 28 cases, and 24 ～ 48 hours after acupuncture treatment the sympatoms got improved in 16 cases, hydronephrosis disappeared in 6 of the 8 cases; 3. ureteral calculus was passed out within 7 ～ 15 days after acupuncture treatment in

45 cases, no sensation of calculus excretion and no calculus was found in X-ray examination after acupuncture treatment in 7 cases. In Dr. Yuan's treatment, the body acupoints of Shenshu (BL 23, bilateral), Jingmen (GB 25, the diseased lateral), Qihai (RN 6), Zhongji (RN 3), Guilai (ST 29, the diseased lateral)and Yinlingquan (SP 9, bilateral) were selected; while the auricular acupoints of Shen (kidney), Shuniaoguan (ureter), Pangguang (bladder), Niaodaokou (meatus urinarius), Jiaogan (sympathetic part), Wei (stomach) and Sanjiao (triple energizer) were chosen. The body acupoints of Shenmen (HT 7) and Ermigan were added in cases with severe pain. Firstly, the patients were asked to lie prostrate and the acupoints of Jingmen (GB 25) and Shenshu (BL 23) were needled with uniform reinforcing-reducing manipulation, the inserted needles were retained for 15 ～ 30 minutes (or till the pain was stopped in cases with acute severe pain), and were twisted once every 10 minutes; secondly, the patients were asked to lie supine and the acupoints of Qihai (RN 6), Zhongji (RN 3), Guilai (ST 29) and Yinlingquan (SP 9) were needled with reducing manipulation, the inserted needles were retained for 15 ～ 30 minutes (or longer till the severe pain was stopped) and were twisted once every 10 minutes. The needling sensation at Qihai (RN 6), Zhongji (RN 3) and Guilai (ST 29) should be radiated to the perineum, and that at Yinlingquan (SP 9) should be radiated to the medial part of the thighs and then to the perineum. This treatment was given once every day and 10 times of treatment accounted for one treatment course. In the treatment of auriculo-acupuncture, intradermal needles (Q-30 or Q-32) were inserted and embedded in the selected auricular acupoints (the embedded needles should be fixed with adhesive tape). This auriculo-acupuncture was given once every 2 days and once in one lateral auricle. The patient was asked to press the embedded needles 3 ～ 6 times each day[32]. Dr. Zhang Meili applied auriculo-acupuncture plus electric needling apparatus to the treatment of renal colic in 30 cases. As results, pain was relieved in 26 cases within 15 minutes after the treatment. In her treatment, the auricular acupoints of Shenmen, Pizhixia (infracortical part), Shuniaoguan (ureter) and Shen (kidney) were chosen and inserted with 1.75 cm filiform needles. The inserted needles at the auricular acupoints of Shuniaoguan (ureter) and Shenmen were connected to an electric needling apparatus, applying dense wave and controlling the irritation intensity within the limit of patient's tolerance. The inserted

 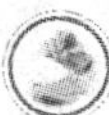

needles were retained for 15 minutes[59].

Dr. Li Ping applied cupping therapy to the treatment of 100 cases with renal colic caused by calculus of urinary system. As results, 45 had their pain relieved and had no relapse within 3 monthes after one time of cupping treatment, 25 after two times of cupping treatment, and another 25 after three times of cupping treatment. Ultrasonography showed that 85 cases got their calculus completely passed out. The cupping therapeutic method was as follows: the body acupoints of Sanjiaoshu (BL 22), Shenshu (BL 23) and Pangguangshu (BL 28) were chosen as the main points and were cupped 1 ~ 2 times per day, 3 ~ 4 points were cupped in each time of treatment, and the cups were retained at the acupoints for 5 ~ 10 minutes[60].

A research group in Anhui Medical college found that the moderately intense irritation (intermittent wave) produced by an electric needling apparatus connecting the inserted needles at the lateral body acupoints of Zhaohai (KI 6) and Sanyinjiao (SP 6) could promote ureteral peristalsis, ie peristaltic waves were enlarged and the uroflow was increased; and that over-strongly intense irritation could produce the opposite effect[61,62].

Dr. Chao Jinren Ying et al found in their pyelography that moderately intense manipulation of acupuncture at Sanyinjiao (SP 6) and Kunlun (BL 60) could accelerate the evacuation of the contrast medium. This suggested that acupuncture at these two acupoints could strengthen the contraction of renal pelvis and could accelerate ureteral peristalsis[63]. Prof. Cao Jiren et al studied the needling effect on the spontaneous electric discharge of the ureteral smooth muscle. They found that when the electric needling apparatus was connected with the needle inserted at Shenshu (BL 23) of a guinea pig, the frequency and amplitude of the spontaneous electric potential of the ureteral smooth muscle got increased ($P<0.05$)[64]. This confirmed the fact that acupuncture could promote ureteral peristalsis.

Reference

For reference, see page 387 to 389 of the Chinese manuscript.

Chapter 23 Acupuncture Treatment of Painful Disease on the Lumbar Region

23-1. Acute Lumbar Sprains

Also called "Shanyao Chaqi (sudden sprain in the lumbar region)" in traditional Chinese Medicine (TCM), the disease is caused, in most cases, by sudden strong contraction of the muscles of the lumbar region due to the action of foreign forces.

1. Points for Diagnosis

(1) Most commonly seen in young and middle-aged physical laborers (rarely seen in children and the senior citizens); The morbidity rate among the age group from 20 to 30 is over 50%, and most of the patients are with a history of lumbar sprain.

(2) Severe pain in the lumbar region (unilateral or bilateral); The patients have difficulties in straightening the waist, in making flexion and extension, in turning the body or in sitting down or standing up. There is often dramatic muscular spasm. Coughing and deep breathing can often aggravate the pain.

(3) With a complexion of great sufferings or tightness, the patient often presses his or her waist with the hand so as to prevent from more pain caused by body movement; In severer cases, the pain may cause perspirations and make the spinal cord deviate to the affected side. When the disease is in the left side, the pain will become aggravated when the body bends to the right side. Some patients may be able to work after the injury, but the pain will become more aggravated following a rest during the night. The patient can easily localize the site of injury or of the pain. About 20% to 60% of the patients may suffer from a accompanying dragging pain of the lower limbs.

 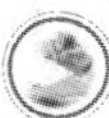

(4) Most patients have obvious tenderness spots, which can most probably be found on the transverse process apex of the third lumbar vertebra, lumbo-sacral joint and the posterior part of the iliac crest. More than half of the patients have changes of the lumbar curve, however, this deformity will be corrected spontaneously when the pain and spasm are relieved.

(5) For those with severe lumbar sprain, the front, lateral and oblique x-ray films should be taken in order to exclude such pathogenic changes as fracture of the joints, isthmus and transverse process, and hyperosteogeny, tumor or tuberculosis.

(6) Positive signs in leg-raising test and pelvis-turning test.

2. Treatment

2.1Body Needling (1)

2.1.1 Point Selection

Group I: Points from the lumbosacral part such as Shenshu (BL 23), Qihaishu (BL 24), Dachangshu (BL 25), Guanyuanshu (BL 26) and Xiaochangshu (BL 27), or the tenderness spots on the lumbosacral part. These points are taken as the main points.

Group II: Points from the lower limbs such as Zhibian (BL 54), Huantiao (GB 30), Weizhong (BL 40) and Xuanzhong (GV 5). These points are taken as the adjunct points.

2.1.2 Method of Treatment

Based on the pain site, 2 to 5 points on the affected side are taken in each treatment, during which strong stimulation should be induced. The needles are then manipulated for 2 to 3 minutes until arrival of qi, and a retaining of needle is not necessary. In the acute stage, the treatment is given once or twice a day. When the symptoms are improved, the treatment is given once a day and the needles can be retained for about 20 minutes, and meanwhile the electro-acupuncture is applicable. 12 treatment sessions are made up of one therapeutic course.

2.2 Body Needling (2)

2.2.1 Point Selection

Shuigou (GV 26) or the spots 1 cm apart from either sides of the point, Houxi (SI 3),

Yaotongxue (altogether 2 spots which are located on either sides of the finger common extensor muscle, and 1 cun below the dorsal carpal cross striation) are taken as main points. Weizhong (BL 40), Mingmen (GV 4), Yangguan (GV 3) and Dachangshu (BL 25) are taken as the adjunct points.

2.2.2 Method of Treatment

Generally it is sufficient when the main points are taken in the treatment, and only when the effect is not ideal, the adjunct points are added. Shuigou is perpendicularly inserted for a depth of 1 to 2 fen and the needles are whirled repeatedly for 2 minutes. During the treatment, the operator should stand at the back of the patient and, with has hands holding the lumbo-abdominal part of the patient, help the patient move the waist for 20 times such as forward bending, backward raising, left-right turning…etc. For Houxi, which can be taken from the opposite side or both sides, is needled with an inserting depth of 1 to 1.5 cun and with the inserting direction to Point Hegu (KL 4). During the treatment, a strong stimulation should be manipulated by large-amplitude lifting and whirling for about 2 minutes. As mentioned above, the operator should help the patient move the waist. The Yaotongxue on the opposite side is taken and the two needles should be inserted to the direction of the center of the palm for a depth of 0.8 cun. After arrival of qi by large-amplitude lifting and whirling, the operator should again help the patient move the waist. When the above three points are needles, a retaining of needle for 15 minutes can be performed, during which the needles are manipulated once or twice.

If there is still a remaining pain following the treatment, or the pain-removing effect is not so good, following measures can be taken: deep needling on Dachangshu to make the needling sensation radiating to the heel; pricking on Weizhong to let out some blood, and cupping on Mingmen, Yaoyangguan and the tenderness spots on the lumbar region after these points are needled.

2.3 Auricular Point Needling

2.3.1 Point Selection

The auricular areas of lumbo-sacral region and kidney region are taken as main points. Shenshangxian (adrenal gland), Shenmen and Pizhixia (subcortex), as adjunct points.

2.3.2 Method of Treatment

With moderate stimulation, 3 to 4 points are needled in each treatment followed by a needle retaining for 15 to 20 minutes. The treatment was given once or twice a day and generally the symptoms can be relieved in 2 to 3 days.

2.4 Accessory Treatment

In the acute stage, a rest on a hard bed is important, and a better effect can be obtained if hot compress is applied during the therapeutic stage. For the remaining pain on the improvement stage, besides a continuous treatment, appropriate functional exercises, massage or physical therapies should be provided.

3. Comment

A typical character of the disease is the severe pain and movement restriction after the lumbar region is injured. The tenderness spots can easily found on the both-side sacrospinal muscles on the level of L3 and L4, or between L5 transverse process and the iliac bone. In some patients, the tenderness spots are on the sacro-iliac articulation, this is because the sacro-lilic articulation is the pivot of the spinal column, and pressure from the body weight or from the foreign impulse will concentrate on this part, making it the most vulnerable. Therefore, the points selected are all located on L2 to L5 nervous sections.

No matter what needling method, body needling or auricular point needling, is adopted, the patient should be asked to move the lumbar region in order to achieve a better therapeutic effect.

4. Appendix

Acupuncture has a satisfactory therapeutic effect on acute lumbar sprain[1~45]. Dr. Guo treated 500 cases of the disease with body needling and achieved cure in 480 cases (96%), excellent effect in 15 cases (3%) and no effect in 1 case (1%) with a total effective rate of 99%. Among the patients treated, 432 cases (86.4%) were cured in one treatment. During the treatment, penetration needling from Houxi (SI 3) through Hegu (LI 4) was performed. For pain on one side of the body, points from the affected side were taken. For pain in the middle of the spinal cord or pain on both sides, points from both sides were punctured. The patient was asked to clench the hand while the operator inserted a filiform needle of 4 to 5 *cun* in length into Point Houxi with the needle tip pointing to Point Hegu. The needle was then retained for 20 minutes, during which the needle was manipulated for 2 to 3 times. Meanwhile, the patient should be asked to move the waist repeatedly. The treatment was given once a day. Those with a shorter disease course were found with a better therapeutic effect[1]. Dr. Zhang treated 60 cases of the disease with massage plus body needling with a very satisfactory therapeutic effect. Among the patients treated, 17 cases were cured in one treatment, and 35 cases were cured in three treatments. For injury in the middle part of the spinal cord, penetration needling from Kuoheliao (LI 19) through Renzhong (GV 26) was performed. For pain on both sides, Zanzhu (BL 2) or Jingming (BL 1) were selected as main points, and Yaotongdian (EX-UE 7) on the hand and Shangdu (taken between the 2nd and 3rd metacarpophalangeal articulations in a clenched hand) were selected as adjunct points. During the penetration needling, a filiform needle of 1 *cun* in length was used to insert from the left Heliao, transversely through Renzhong(GV 26), to the right Kuoheliao(LI 19) . The needle was then whirled once every 10 minutes (altogether 3 times) and the stimulation induced should be under the tolerance of the patient. For Zanzhu (BL 2), the needle should be lifted and thrusted lightly after arrival of *qi*. For Jingming (BL 1), no needling manipulations were conducted. For Yaotongdian (EX-HE 7) and Shangdu, whirling reduction method was performed with a retaining of needle for 1 hour. During the process, massage and auto-movement were encouraged. In massage, such mannuver as holding/twisting, pressing, grasping, pushing, rubbing and digital pressing were performed on Shenshu (BL 23), Yaoyangguan (GV 3), Weizhong (BL 40), Yinmen (BL 37) and the tenderness spots[3]. Dr. Wu treated 68 cases of the disease with blood-letting puncturing and cupping, and achieved cure in 46 cases, improvement in 18 cases and no effect in 4 cases. During the treatment, the tenderness spots and Weizhong (BL 40) of the affected side were taken. In a prone position, the patient was treated with scattered needling or leopard-spot needling (with a three-edged needle) on the tenderness spots, and with pricking method on Weizhong to let out several drops of blood. Then cupping was performed on the tenderness spot for 10 to 15 minutes. The

 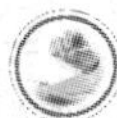

treatment was given once a day and 5 treatment sessions were made up of one therapeutic course. For the scattered needling, the needle must be inserted shallowly and swiftly, and care should be taken not to injure the artery, and the amount of blood to let out should be limited when Weizhong was needled[5]. Dr. Dai treated 51 cases of the disease with auricular point needling and achieved a total effective rate of 100% after 1 to 3 therapeutic courses (cure in 46 cases and excellent effect in 5 cases). During the treatment, Shenmen and Shen (Kidney) were perpendicularly needled until the needle reached the auricular cartilage, while the area corresponding to Yao (waist) was needled obliquely with an angle of 45°. Points from both ears should be taken simultaneously, and the needles were retained for 10 to 15 minutes. Meanwhile, the patient was encouraged to move the waist as more as possible[19]. Dr. Huang treated 32 cases of the disease with He-Ne laser point radiation and achieved a very satisfactory therapeutic effect. For pain of both sides, he selected bilateral Shenshu (BL 23) and bilateral Weizhong (BL 40) as the main points supported by such adjunct point as the A'shi that was taken alternatively from each sides. For waist pain on one side, he selected Yaoyan (EX-B 7) and Kunlun (BL 60) as the main points, supported by Luozhen (Extra) from the healthy side. The wave length was 6328 A°, The power was 8 to 13 mw; the diameter of light spot was 2 to 5 mm and the radiation distance was 10 to 20 cm. The main points were radiated first and then the adjunct points. During the treatment, the patient was asked to take a sitting position with his or her palms resting levelly on the bed. The operator then pressed the patient's point for 1 minute with his thumb. For first-visit patients, the radiation time was 10 minutes and the radiation distance was 5 cm. The patient should be asked to stand up and move the waist once every two minutes when the adjunct points were radiated. The treatment was given once a day and 10 treatments constituted a therapeutic course[22]. Wan Chunhe also obtained a satisfactory therapeutic effect when he used moxibustion to treat this disease [58].

23-2. Acute Lumbar Ligament Injury

Impulse of the body weight and foreign force are the major causes of the onset.

1. Point for Diagnosis

(1) With an obvious history of trauma, such as working with bending waist, loading heavy objects, careless turning of the body, falling from a high location, sudden weakness during shouldering heavy things...etc. With a sudden onset, the disease is most commonly seen in young and middle-aged physical laborers.

(2) The patient often experiences a loud and clear sound or a bursting sensation in the lumbar region immediately after the injury, followed by sudden breaking, pricking or lancinating pain. The patient may have local ecchymosis, swelling and difficulties in lying and sitting, occasionally complicated with reflex pain of the lower limbs.

(3) Physical check-ups show spasm of the lumbar muscles, obvious limitation of movement and aggravated pain in ante-version. Tenderness can be found in the spinous process and interspinal ligaments. Hip-flexion test shows a positive sign. Local block therapy can lessen or eliminate the pain.

(4) X-ray films should be taken to determine the degree of injury, and to decide whether there is a bone fracture or dislocation.

2. Treatment

2.1 Body Needling

2.1.1 Point Selection

Group I: Points from the nervous sections of the lumbosacral region such as Shenshu (BL 23), Mingmen (DU 4), Yangguan (DU 3), Dachangshu (BL 25) and Guanyuanshu (BL 26), which are used as the main points.

Group II: Points from the relevant nervous sections of the lower limbs such as Zhibian (BL 54), Huantiao (GB 30) and Weizhong (BL 40), which are used as the adjunct points.

2.1.2 Method of Treatment

Based on the site of pain in the lumbar region, 2 to 5 points are selected and needled in each treatment. Strong stimulations should be induced.

2.2 Auricular Point Needling

2.2.1 Point Selection

The auricular area corresponding to the lumbo-sacral vertebrae and Shenmen.

2.2.2 Method of Treatment

Sensitive spots should first be identified in the above areas and then needled with a 5-fen filiform needle. Moderate or strong stimulation is induced during the needling that lasts for 3 to 5 minutes. For those still with pain, a retaining of needle can be performed for 10 minutes, during which strong stimulation should be induced during the manipulation.

3. Comment

It is difficult to differentiate this disorder from the acute sprain of lumbar muscles. In clinic, both conditions may exist at the same time and the treatment is similar. However, the latter is often found in bilateral sacrospinal muscles and lumbosacral fascia, and the tenderness is shallow and wide with obvious muscular spasm. Tenderness of this disorder, which is limited and sharp, is mostly found in the spinous process and interspinal ligaments. If complicated with bone fracture, the pain will be more aggravated. For severe pain, 5 to 10 ml of Procaine (0.5 to 1%) can be used for local block therapy, which can release the pain. A clear pathogeny and an exact diagnosis is a basic premise of scientific point selection.

It must be pointed out that the degree of injury should be first determined before the acupuncture treatment is applied. In case of bone fracture or dislocation, necessary treatment should be provided accordingly. This chapter only deals with stable injury of the ligament.

4. Appendix

Acupuncture treatment has a very good pain-relieving effect[1~45]. Dr. Wang treated 70 cases of the disease with acupuncture and moxibustion. As a result, 61 cases were cured, 7 cases were improved and 2 cases were failed. In the treatment, Shousanli (LI 10) from both sides were needled perpendicularly for a depth of 1 *cun*. After arrival of *qi*, the needles were lifted, thrusted and whirled for 1 minute. For those still with pain after Shousanli was punctured, Shenshu (BL 23) and Weizhong (BL 40) were added with a needle retaining of 20 minutes. After the needles were withdrawn, the patients were encouraged to do lumbar exercises[46]. Dr. Zhao treated 100 cases of the disease with hand point needling, and achieved a total effective rate of 95% (cure in 72 cases, excellent effect in 13 cases, improvement in 10 cases and no effect in 5 cases). During the treatment, Yaotongxue (two points on one hand) were obliquely needled with a No 30 needle of 3.3 cm in length. The needles were swiftly inserted into the area below the extensor digitorum for about 1 to 1.5 cm. The operator then whirled the two needles with both of his hands, and ordered the patient to walk up and down and bend the waist. The needles would not be withdrawn until the pain disappeared[12]. Dr. Dou Treated 48 cases of the disease with a very good therapeutic effect. Using a 5-fen filiform needle, he needled the auricular point of Shenmen with moderate stimulation for 3 to 5 minutes (10 to 15 minutes for those still with pain after treatment). There were 30 cases who were with disappeared pain after 3 to 5 minutes, 15 cases after 6 to 10 minutes and 3 cases after 1 to 2 days[20]. Dr. Li treated the disease by means of digital pressing. He asked the patient to take a prone position with straightened legs, first pressed the tenderness spots with the fingers lightly, then pressed the spots with the thumb forcefully for 10 times and then rubbed the site with the hand. After that, Weizhong (BL 40) and Chengshan (BL 57) were treated with this method. Then the patient was asked to stretch and turn the waist, and to cough during walking. Generally patients were cured after one treatment.

23-3. Lumbar Muscle Strain

Also known as "functional lumbar pain" or "myofascitis of back", the lumbar muscle strain is a common disorder that causes chronic lumbar pain. This is often resulted from

 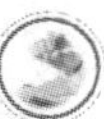

disease changes of local muscular fibers and fasciae.

1. Points for Diagnosis

(1) Most commonly seen in young and middle-aged adults who are with a non-distinct history of trauma. It is often related to the specific professions or to the working environment.

(2) Slow onset and complicated with aching pain or distending pain that can be released after a rest, but aggravated after tiredness, however, a proper movement or changes of body position can abate the condition.

(3) The condition, which is closely related to climate changes, may be aggravated in a cloudy or rainy weather and wet environment, or by attacks of cold.

With normal functions of lumbar movement and normal lumbar outlooks; Stiffness or tenderness can be detected in some individual patients. The tenderness spots are often found in the posterior part of the sacro-iliac joint or the posterior muscles of the sacral bone, or the transverse process of the lumbar vertebrae.

(4) X-ray films show nothing abnormal in most cases, but a congenital lesion or mild hyperosteogeny of the lumbo-sacral vertebrae in a few cases.

2. Treatment

2.1 Body Needling

2.1.1 Point Selection

Group I: Shenshu (BL 23), Qihaishu (BL 24), Dachangshu (BL 25), Guanyuanshu (BL 26) and Xiaochangshu (BL 27), or the tenderness spots on the lumbar region and the posterior part of the sacro-iliac area; These points are taken as main points.

Group II: Zhibian (BL 54), Huantiao (GB 30), Weizhong (BL 40) and Xuanzhong (GB 39).

These points are taken as adjunct points.

2.1.2 Method of Treatment

Based on the site of pain, 2 to 5 points, mainly from the affected side, are punctured in the treatment. The uniform reinforcing and reducing manipulation is adopted. For the tenderness spot, the method of "one insertion with multiple directions" is performed. After *deqi*, warm needling or electric needling can be applied. The treatment is given once a day or once every two days, and 12 treatment sessions are made up of one therapeutic course.

2.2 Auricular Point Needling

2.2.1 Point Selection

Yaodizhuiqu (lumbo-sacral vertebrae), Shenmen, Shen (kidney) and Pizhixia (subcortical part).

2.2.2 Method of Treatment

Usually a 5-fen filiform needle and moderate stimulation are adopted. The treatment is given once a day or once every two days, and 12 treatment sessions are made up of one therapeutic course.

2.3 Other Therapeutic Methods

2.3.1 Electro-acupuncture

Huatuo Jiaji points on $L_{3\sim5}$ are selected for pain on the lumbar vertebrae, those on $L_{1\sim2}$ for pain on both sides of the lumbar vertebrae and those on $L_2\sim S_2$ of the affected side for pain involving the leg.

During the treatment, a No 28 filiform needle of 2 to 4 *cun* in length is obliquely inserted into the points (an angle of 60° between the needle and the skin surface), and connected to an electric stimulator (with an intensity under the tolerance of the patient). In each treatment, the needles are retained for 20 to 40 minutes, during which a stronger electric pulse stimulation can be given for 2 to 3 times. The treatment is given once a day or once every two days. 12 treatment sessions are made up of one therapeutic course.

2.3.2 Point Injection

Local tenderness spots are often selected in the treatment.

About 10ml of 10% glucose plus 100mg of Vitamin B1 is injected into the tenderness spot with the method of "one injection with multiple directions", that is, after the insertion, the drug was injected to several directions. The treatment is given once every 3 to 4 days and 12 treatment sessions are made up of one therapeutic course.

3. Comments

Acupuncture treatment is especially effective to the lumbar pain due to lumbar muscle strain. Though there are also certain effects to the lumbar pain due to such bone diseases as the protrusion of intervertebral disc, occult cleft spine, hypertrophic spondylitis...etc, these diseases must be treated in accordance with the condition, and the lumbar pain due to the gynecological and urinary disease must be treated with other means. As the lesion of the lumbar muscle strain (especially part of the pathogenic cause of the disorder is resulted from delayed or improper treatment after acute lumbar sprain) is basically the same to that of the acute lumbar sprain, the therapeutic method for the latter can be taken as a reference in the treatment of this disorder.

4. Appendix

There are quite many reports on acupuncture treatment of lumbar muscle strain [47~53]. Dr. Huang treated 30 cases of the disease with the method of intradermal needling, and achieved cure in 23 cases, excellent effect in 4 cases and improvement in 3 cases. The commonly selected points were Mingmen (DU 4), Yaoyangguan (DU 3), Shenshu (BL 23), Zhishi (BL 52), Qihaishu (BL 24), Guanyuanshu (BL 26), the spot beneath 17th vertebra, Huatuo Jiaji of the 14 ~17 vertebrae and Yaoyan (EX-B 7). 3 to 5 points were taken and punctured with a thumb-tack needle in each treatment. During the needling, the superficial collaterals should be kept clear of, and the needle-tip should be made to point outwards and the skin should be punctured transversely. The patient was asked to keep a slight movement, and the embedded needle was fixed with a piece of adhesive plaster when there was not any discomfort or stabbing pain. The needle was retained for 1 to 2 days and a therapeutic course consisted of 5 treatments [47]. Dr. Gao treated 60 cases of the disease with auricular-plaster therapy, and achieved cure in 22 cases, excellent effect in 34 cases and no effect in 4 cases. The auricular points he selected were tenderness spots, Yaodizhui (lumbo-sacral vertebrae), Shenmen, Shen (kidney), Jiaogan (sympathetic part) and Neifenmi (endocrine). The patient should be asked to press the points with the vaccaria seeds 3 to 4 times (5 to 6 times in each pressing) a day, and the seeds be replaced once every other day. Points from both ears were treated alternatively [48]. Dr. Wang treated 80 cases of lumbar inter-spinal ligament injury and achieved a total effective rate of 98.75% (cure in 67 cases, excellent effect in 9 cases, improvement in 3 cases and no effect in 1 case). A follow-up from 5 months to 4 years on 64 cases showed cure in 48 cases, excellent in 8 cases, improvement in 4 cases and 4 cases with relapse, with a long-term effective rate of 93.75%. During the treatment, the patient was asked to take a lying position, and a No 2 filiform needle of 2 *cun* in length was inserted into Weizhong (BL 40). The manipulation of lifting, thrusting and whirling was performed to make the needling sensation to transmit to the lumbar region and the lower limbs. The needle was then retained for 30 minutes, during which the operator performed the kneading and grasping method on the inter-spinal ligament for 15 minutes, the rotating and rolling method on the hypothenar with the back of hand back for 10 minutes and light tapping on the affected area for 3 to 5 minutes before the needle was withdrawn. The treatment was given once a day and 6 treatment sessions were made up of one therapeutic course. A space of one day was arranged between two courses[51]. Yang Anfu treated 32 cases of the disease with combined needling and cupping therapies[59] and Cui Yiliang treated 78 cases of the disease with point catgut implantation method [60], both of which achieved a very good therapeutic effect. Dr. Xie treated 94 cases of acute and chronic lumbar muscle strain mainly with electro-acupuncture. The results showed that the total effective rates were 94% and 97% respectively (excellent effect in 16 cases and 22 cases, improvement 14 cases and 38 cases and no effect in 2 cases and 2 cases, respectively). After the treatment, the myoelectricity became dropped dramatically, which was with a significant difference when compared with that before the treatment ($P < 0.01$). For the 32 acute cases, a G-6805 electric stimulator was adopted with its negative pole connecting with the needle on the tenderness spot and the positive pole with Point Weizhong (BL 40). Continuous wave with a frequency of 200~300 times/min. was provided and the intensity was made to be under the tolerance of the patient. With a therapeutic length of 20 to 25 minutes each time, the treatment was given once a day and 5 treatment sessions were made up of one therapeutic course. For the 62 chronic cases, in addition to the above-mentioned method (A therapeutic course consisted of 14 treatment sessions), the patients were asked to conduct 1 to 2 lumbar-abdominal exercises everyday. For the lumbar exercises, the patient was asked to take a dorsal position with bending hips and knees, hold the knees with both hands and press hard to the chest, and then the patient was asked to take a prone position and to conduct flexion and extension of the four limbs, each for 30 to 40 times respectively. For the abdominal exercises, the patient was asked to take a dorsal position with straightened upper and lower limbs, and then to sit up with contracted abdomen, each for 20 to 30 times[53].

23-4. Lumbar Pain Caused by Diseases of the Lower Abdomen

Chronic lumbar pain is commonly found in clinic, which can occur in both old and young, and in men and women. With various kinds of pathogenic causes and with similar signs, the disorder needs a careful examination and analysis before it is treated. For this, it is not explained here in this chapter. Following is an introduction of the diagnosis and treatment of the lumbar pain caused by certain gynecological diseases such as chronic pelvic inflammation, dysmenorrhea, retroflexion and retroversion of uterus, and by certain urinary diseases such as pyelonephritis, nephritis, urinary stone and tumor.

23-4-1. Acute Pyelonephritis

The acute pyelonephritis is a disease that is of the greatest clinical significance in urinary infections. It is caused mainly by direct attacks of the bacteria (rarely by fungi, protozoa or viruses). The morbidity rate of urinary infection is as high as 9.1/1,000 according to a general survey in China.

1. Points for Diagnosis

(1) Most commonly seen in women (about 1 : 10 between men and women), especially in those rural women of the reproductive age, the women of the senior ages and female infants. The highest morbidity of 10.2% can be found in women during pregnancy.

(2) With an acute onset complicated with shiver and aversion to cold, high fever, general malaise, headache, acratia and anorexia, and sometimes nausea and vomiting. When with inflammation of the upper respiratory tract, the symptoms are very similar to those of a common cold;

(3) Dull or aching lumbar pain of different degrees and colic lumbar pain in a smaller percentage of patients. The pain often transmits to the direction of gallbladder alongside the urinary tract. In examination, tenderness spot can be found in upper urinary tract area and the waist. Positive sign can be found in tapping the kidney region.

(4) With such symptoms as frequent urination or urgency of urination as well as tenderness in the gallbladder region; In case of upward infection, these will occur before the systemic symptoms appear.

(5) Lab tests show and increased WBC count to 10,000~20,000/cm^2 ,increased WGC or pus cells in midstream urine with small amount of granular cast. The appearance of WBC cast shows inflammation or suppuration in the kidney. There may be small amout of urine protein and RBC, even visible hematuria. Urine test can discover large amount of bacteria (over 100,000/ml). Determination of the bacterial class is helpful to the treatment with aims.

2. Treatment

2.1 Body Needling

2.1.1 Point Selection

Group I: Points from the waist and back such as Pishu (BL 20), Weishu (BL 21), Shenshu (BL 23), Pangguangshu (BL 28) and Sanjiaoshu (BL 28).

Group II: Points from the abdomen such as Guanyuan (RN 4). Zhongji (RN 3), Shuidao (ST 28), Yinjiao (RN 7), Shimen (RN 5) and Zhongzhu (KI 15).

 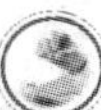

Group III Such special points as Zusanli (ST 36), Sanyinjiao (SP 6), Quchi (LI 11) and Neiguan (PC 6).

2.1.2 Method of Treatment

Points from Group I and II can be used separately or alternatively. No Matter how they are taken (separately or alternatively), the points from Group III should be added. In each needling, 4 to 6 points are taken and punctured with strong stimulation for points from Group III and moderate stimulation for those from Group I or 2. The treatment is given once a day.

2.2 Auricular Point Needling

2.2.1 Point Selection

Shen (kidney), Pangguang (ballbladder), Shenmen, Neifenmi (endocrine), Shenshangxian (adrenal gland), Pizhixia (subcortex) and Erjian (ear apex).

2.2.2 Method of Treatment

With moderate or strong stimulation, the treatment is given once a day and 3 to 6 points are punctured with a retaining of needle for about 20 minutes. During the needle retaining, the needles are manipulated for 2 to 3 times. Needle embedding or auricular plaster therapies are applicable.

3. Comment

As the sympathetic nerve from the nervous sections of T_{10}~L_1 are distributed in the kidney region, points from or around the above sections are mainly selected. Also because of the systemic symptoms, such as high fever, aversion to cold, nausea, vomiting and general acratia, Zusanli is selected to regulate the disordered vegetative nerve functions. That is why points from Group III are selected as special points.

When auricular point needling is adopted, Neifenmi, Shenshangxian and Ear apex in addition to Shen (kidney) and Pangguang (gallbladder) are needled, this because the generation of the disorder is closely related to the lowered resistance of the body against diseases and the insufficient immunity. Needling Shenshangxian and Pizhixia aims to relief the systemic symptoms and lessen the injuries toward the kidney by enhancing the autoimmunity and resistance capabilities against diseases.

In addition, this disorder is often caused by the ascending bacterial infection. hygiene especially in the menstruation period, pregnant stage and in girl baby care is of great significance in prevention of the disease.

Treatment with anti-bacteria drugs is important during the acupuncture. For treatment of chronic pyelonephritis, the above-mentioned therapeutic method can be taken as a reference.

4. Appendix

Dong Shujun et al treated 63 cases of chronic pyelonephritis with point injection. After 20-day treatment, 62 cases were cured. During the treatment, two groups of points were selected (Group I: Guanyuan, Shenshu and Zusanli; Group II: Zhongji and Sanyinjiao). 0.5 to 1.0ml of the mixture of sensitive antibiotic and Vitamin B_{12} was injected in each of the points. The treatment was given once a day and points from the two groups were taken alternatively[61]. Sun Xuequan treated 75 cases of chronic pyelonephritis with combined body needling and infra-red radiation and achieved cure in 66 cases (88%). 3 to 5 tenderness spots on the waist were first detected and punctured with moderate lifting, thrusting and whirling manipulation. In each treatment, the needles were retained for 40 minutes, during which these tenderness regions were treated with infra-red radiation[62].

23-4-2. Acute Glomeulonephritis

Also known as acute nephritis, the acute glomeulonephritis is a group of disorders characterized in clinic by hematuria, proteinuria, oliguria, hypertension, edema and azotemia. It is frequently related to streptococcus infections.

1. Points for Diagnosis

(1) A kind of acute nephritis following the streptococcus infection; As a sporadic disease, it is more commonly seen in young boys than in young girls. For most cases, the prog-

nosis is good.

(2) Onset occurs in 1 to 3 weeks after the prodromal infection. The clinic manifestations include macroscopic hematuria with brownish-red color that may disappear in a few days, oliguria, palpabral edema in the morning and a "nephritis" complexion. In severer cases, edema can involve the whole body, and the transient hypertension may lead to hypertensive encephalopathy.

(3) With systemic symptoms such as dull pain in waist, acratia, poor appetite, nausea, vomiting and headache;

(4) The lab test shows hematuria complicated with red cell cast and mild or moderate proteinuria. There may be transient damage of the filtration function of the glomerulus and mild azotemia, which can turn negative a few days after the diuretic therapy is applied.

2. Treatment

2.1 Body Needling

2.1.1 Point Selection

Group I: Points from the nervous sections of the waist and back, such as Danshu (BL 19), Pishu (BL 20), Weishu (BL 21), Sanjiaoshu (BL 22), Yishe (BL 49), Weicang (BL 50) and Huangmen (BL 51).

Group II: Points from the abdomen such as Yinjiao (CV 7), Shimen (RN 5), Guanyuan (RN 4), Zhongji (RN 3), Zhongzhu (KI 15), Siman (KI 14), Qixue (KI 13), Dahe (KI 12) and Shuidao (ST 28).

Group III: Points with special functions such as Zusanli (ST 36) and Yinlingquan (SP 9).

2.1.2 Method of Treatment

Please refer to treatment of acute pyelonephritis.

2.2 Auricular Point Needling

2.2.1 Point Selection

Tenderness spots on both kidney region, and Shenshangxian (adrenal gland).

2.2.2 Method of Treatment

Whirling the needle into the tenderness spot. The needle is then manipulated for 2 to 3 minutes before it is retained for a period of 4 to 6 hours. The treatment is given once a day and 6 treatment sessions are made up of one therapeutic course. Electro-acupuncture and needle-embedding therapy are also applicable.

2.3 Point Injection

2.3.1 Point Selection

Shenshu (BL 23), Pangguangshu (BL 28), Sanjiaoshu (BL 22) and Xiaochangshu (BL 27).

2.3.2 Method of Treatment

Points from one side are taken in each treatment, and the points from both sides are taken alternatively. 2 units of adrenocorticotropin are injected into each point. The treatment is given once a day and 10 treatment sessions are made up of one therapeutic course.

3.Comment

A good rest and expectant treatment are the therapeutic principles of this disease. As the disease lies mainly in the glomerulus that induces hematuria, proteinuria and lowered filtration function, points from the nervous sections of the kidney region, such as the points from Group I and III, should be selected. Zusanli from Group III is a point that is needled to strengthen the anti-disease capability of the body. In addition, the point can also help regulate and stabilize the immunity of the body. When Yinlingquan is needled, it is beneficial for urination and aor elimination of the edema. That is why these two points are listed as points with special functions in treatment of the disease.

When auricular point needling is applied, a retaining of needle for 4 to 6 hours is required. This process is not mentioned in previous chapters. According to a report from the Hospital Affiliated to Xuzhou Medical College, 5 cases of chronic nephritis were treated successfully by means of auricular point needling with subsided edema, relieved symptoms and improved abnormal changes of urination. Editors from <Study on Auricular Needling> hold that the length of needle retaining is related to appearance of diuresis, and generally the duration should be no shorter than an hour[54].

It should also be pointed out that the patient is asked to have a rest in bed during the acute stage of the disease, and only when the hematuria and edema subside and the blood pressure resumes to the normal range can the patient gradually increase the movement. Besides, a diet with low salt (1 to 3 gram per day), low protein (0.5 gram of high-quality protein/kg body weight/day) and rich vitamin should be provided in the acute stage.

The above therapeutic principle can also be used as a reference in the treatment of chronic glomerulonephritis.

Treatment on waist pain due to urinary stones has been introduced in previous chapters, and for the waist pain due to tumor, acupuncture can only be taken as an accessory means. For details, please refer to relevant literatures.

4. Appendix

Wu Pinglu et al treated 22 cases of acute glomerulonephritis and 31 cases of chronic glomerulonephritis with body needling. All the acute cases were cured after one to two therapeutic courses, while 25 chronic cases were cured after 2 to 10 courses. The method they used is as follows. The divided the main points into two groups, Zusanli (ST 36), Yinlingquan (SP 9) and Pishu (BL 20) in Group I and Sanyinjiao (SP 6), Xuehai (SP 10) and Shenshu (BL 23) in Group II. The points on the back were first needled with a retaining of needle for 20 minutes, and then moxibustion was adopted. After that, the points on the lower limbs were needled with a retaining of needle for 20 minutes, but no moxibustion was given. For both points on the back and on the lower limbs, moderate needling stimulation was induced. The points from the two groups were taken alternatively. The treatment was given once a day and a therapeutic course constituted 6 treatment sessions. A space of 1 day between two courses was arranged[63]. Lu An treated proteinuria with catgut embedding therapy and most of the patients were found with disappeared protein content in their urine within 8 days of the treatment. For the individual cases still with protein in their urine, the catgut embedding therapy was provided once again at the 15th days of the first treatment. During the treatment, he took $T_{5\sim6}$ and $L_{1\sim2}$ as the sites for the embedding. A piece of catgut, 3 to 4 in length, was respectively embedded into the point and made completely under the skin, and the needle holes were then dressed with sterile gauge. The gauge was removed two days later[64].

23-4-3. Retroflexion and Retroversion of Uterus

Retroflexion of uterus refers to the posterior flexion of the uterus body when the neck of womb remains its original position. Retroversion of uterus refers to the posterior metachoresis of the whole uterus alongside the longitudinal axis. Generally the two conditions may occur simultaneously, which is known as posterior position of the uterus.

1. Points for Diagnosis

(1) Posterior position of the uterus is divided into three degrees: Degree I: The fundus of the womb declines to the direction of the sacral promontory. Degree II: The fundus of the womb declines to the sacral fossa, and Degree III: The fundus of the womb falls down into the Douglas' culde-sac.

(2) Occasional profuse menstruation, prolonged menstruation or dysmemorrhea.

(3) Soreness and pain in waist and back, leukorrhagia, discomfort sensations in sexual intercourse and constipation in those with severer posterior position of uterus; In pregnancy, there may be incarceration of uterus that can lead to miscarriage, although it rarely happens.

(4) Apt to hysteroptosis.

2. Treatment

2.1 Body Needling

2.1.1 Point Selection

Group I: Points from the nervous section in the lumbar region such as Sanjiaoshu (BL 22), Shenshu (BL 23), Qihaishu (BL 24) and Zhishi (BL 52).

Group II: Points from the nervous section in abdomen such as Qugu (RN 2), Zhongji (RN 3), Shuidao (ST 28), Guilai (ST 29), Dahe (KI 12) and Fushe (SP 13).

 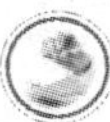

Group III: Points from the nervous section in the sacral portion such as Pangguangshu (BL 28), Baliao (a collective term for the eight-liao points), Baihuanshu (BL 30), Changqiang (DU 1) and Huiyin (RN 1).

Group IV: Points from the nervous section in the low limb such as Sanyinjiao (SP 6), Yinlingquan (SP 9), Gongsun (SP 4), Taixi (KI 3) and Ququan (LR 8).

2.1.2 Method of Treatment

The points from Group I and III are used in combination while those from Group II and IV are used in combination. In each treatment, 3 to 5 points are taken. When points from the abdomen are needled, it is required that the needling sensation be transmitted to the womb. Usually moderate stimulation is expected. The treatment is given once every day or once every two days. During the needle retaining of 15 to 30 minutes, the needle(s) should be manipulated for 2 to 3 times. 10 treatment sessions are made up of one therapeutic course and a space of 5 to 7 days is arranged between two courses.

2.2 Auricular Point Needling

2.2.1 Point Selection

Main points: Zigong (Uterus) and Yaodizhui (lumbosacral vertebrae).

Adjunct points: Sanjiao, Pizhixia (subcortical part), Gan (liver) and Pi (spleen).

2.2.2 Method of Treatment

The adjunct points can be added if the main points are needled with poor effect. In each treatment, 3 to 4 points are taken and needled with moderate stimulation (Electro-acupuncture is also applicable). The treatment is given once a day and points from both sides should be punctured.

3. Comment

As the uterus is dominated by the vegetative nerves from both T_{12}~L_3 nervous sections where points from Group I and II are located and $S_{2\sim4}$ nervous sections where points from Group III and IV are distributed, points are mainly selected from these sections.

Most of the patients with the disease have neither dramatic symptoms nor adverse reactions, and only a few of them need medical care. It is shown by clinical observations that prevention is more important than treatment in minimizing the occurrence of the disease. A proper rest and some morning exercise during the lying-in period is important, and early physical work should be avoided. Two chest-knee position exercises per day (15 minutes each) can lessen the symptoms of non-adhesive posterior position of the uterus.

23-4-4. Hysteroptosis

When the external cervical orifice drops to the level below the ischial spine, it is known as hyperoptosis.

1. Points for Diagnosis

(1) With a sensation of tenesmus and distension of the lower abdomen, vagina and vulva as well as soreness and pain in the waist and back, which may get exacerbated in a standing position or in physical movement;

(2) A lump object is felt to drop out of the vagina. In mild cases, the lump object can shrink back automatically, but in severe cases, it can not, which makes it difficult for the patient to walk.

(3) When complicated with vesicocele or rectocele, the patient may have difficulty in defecation and urination, or with frequent urination, or stress incontinence.

(4) Prolapse of the uterus (which is divided into three degrees) and cervical inflammation in gynecological examination.

2. Treatment

2.1 Body Needling

2.1.1 Point Selection

Group I: Weishu (BL 21), Shenshu (BL 23), Sanjiaoshu (BL 22), Qihaishu (BL 24), Dachangshu (BL 25) and Zhishi (BL 52).

 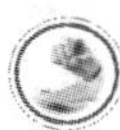

Group II: Zhongji (RN 3), Qugu (RN 2), Shuidao (ST 28), Fushe (SP 13), Guilai (ST 29) and Dahe (KI 12).

Group III: Ciliao (BL 32), Xialiao (BL 34), Pangguangshu (BL 28), Zhonglushu (BL 29), Baihuanshu (BL 30), Changqiang (DU 1) and Huiyin (RN 1).

Group IV: Sanyinjiao (SP 6), Yinlingquan (SP 9), Taixi (KI 3), Ququan (LR 8) and Gongsun (SP 4).

2.1.2 Method of Treatment

Points from Group I and III are used in combination and points from Group II and IV are used in combination. With moderate stimulation, 3 to 5 points are punctured in each treatment. The needles can be retained for 20 to 40 minutes, during which they are manipulated for 3 to 4 times. Electro-acupuncture is also applicable. The treatment is given once every day or once every other day. A therapeutic course consists of 10 treatment sessions, and a space of 5 to 7 days should be arranged between two courses.

2.2 Auricular Point Needling

2.2.1 Point Selection

Zigong (uterus), Penqiang (pelvic cavity) and Shen (kidney) as the main points, and Sanjiao, Neifenmi (endocrine), Gan (liver) and Pi (spleen) as adjunct points.

2.2.2 Method of Treatment

3~4 points from both the main and adjunct points should be taken in each treatment. With moderate stimulation, the treatment is given once every other day. 10 treatment sessions are made up of one therapeutic course.

3. Comment

Multiple births, senile and congenital laxation of the pelvic floor tissue may spoil those tissues that support the uterus such as the ligaments, tendons and muscles, or make those tissues in an excessive laxation. That is why not only points from T_{12}~L_3 and $S_{2\sim4}$ nervous sections, but also those from the nervous sections which have the function to support the uterus in its normal position are selected. It is very essential to resume the functions of the supporting tissues surrounding the uterus.

It should be noted that the prolapsed uterus must be pushed back inside the vagina before the acupuncture treatment is performed. During the treatment, the needle should be inserted towards the direction of the uterus body. The manipulation of lifting and thrusting should be mainly performed and the electric shock-like needling sensation should be made to transmit to the ante-pudendum and the lower abdomen. It is expected that a uterus-lifting sensation be felt after 3 to 5 pricking sessions.

4. Appendix

There are many reports on acupuncture treatment of hysteroptosis[55~57]. Dr. Jiang treated 18 cases of the disease with body needling and achieved a cure in 15 cases, excellent effect in 2 cases and improvement in 1 case after 3 to 5 therapeutic courses. The points she selected were Baihui (DU 20), Qihai (RN 6), Zigong (EX-CA 1) through Qugu (RN 2), Zusanli (ST 36) and Sanyinjiao (SP 6). When points from the abdominal region are punctured, a long needle was selected and the needling sensation was made to transmit to the uterus. The manipulation of reinforcement was adopted and the needles were retained for 30 minutes after arrival of *qi*. The needles were then manipulated once. 10 treatment sessions were made up of one therapeutic course with a space of 2 to 3 days between two therapeutic courses[55]. Dr. Zhang treated the disease with combined needling and moxibustion. Baihui (DU 20), Qihai (RN 6), Weidao (GB 28), Zhaohai (KI 6) and Taichong (LR 3) were selected and needled with the method of reinforcement. After a needling for 15 minutes, the patient felt a contraction in the pudendum, then a needling of another 20 minutes was performed. After that, a moxibustion with 3 cones was conducted before the disappearance of the prolapse[56]. Dr. Ouyang treated the disease simply with Fuzi moxibustion. Having selected a piece of Fuzi (Radix Aconiti praeparata), 2cm in diameter and 0.4cm in thickness and 7 piece of moxa rolls that were placed on the piece of Fuzi, he conducted moxibustion on Baihui (DU 20). Each treatment was made with 3 to 4 cones until a dizziness sensation felt by the patient. The treatment was given once a day. Yang Yu treated 23 cases of senile hyperoptosis simply with body needling, and achieved cure in 12 cases (6 cases in Degree I, 5 cases in Degree II and 1 case in Degree III). The points he selected were Baihui (DU 20), Shenshu (BL 23),

Ciliao (BL 32), Guanyuan (RN 4), Zhongji (RN 3), Zusanli (ST 36) and Sanyinjiao (SP 6). In each treatment, the needles were retained for 30 minutes and strong stimulation was induced during the manipulation. The treatment was given once a day and 10 treatment sessions were made up of one therapeutic course. A space of 3 to 5 days was arranged between two courses. Usually 3 continuous courses were performed[66].

Reference

For reference, see page 404 to 406 of the Chinese manuscript.

Chapter 24 Acupuncture Treatment of Painful Disease on the Lower Limbs

24-1. Sciatica

Sciatica refers to the pain in the route and the distribution areas of the sciatic nerve.

1. Points for Diagnosis

(1) With burning or stabbing pain as the main clinical manifestation, which radiates from the buttock, alongside the posterior part of the lap and posterolateral part of the small leg, to the distal end. For example, when the 5th lumbar vertebra is injured, the pain will radiate to the dorsum of foot through the anterolateral part of the small leg. The pain may become aggravated during coughing, sneezing and defecation.

(2) With slight anteflexion of the waist and lumbar lateral protrusion in a standing position; tenderness around the injured lumbar vertebrae and along the route of the sciatic nerve; and a positive sign in the leg-raising;

(3) X-ray films indicate disease changes in the spinal column and pelvis. Spinal canal air or iodized oil roentgenograph is advisable to exclude the suspected protrusion of intervertebral disc, intraspinal tumor and adhesion due to arachnoiditis.

2. Treatment

2.1 Body Needling

2.1.1 Point Selection

Group I: Points from the lumbosacral nervous sections such as Dachangshu (BL 25), Guanyuanshu (BL 26), Xiaochangshu (BL 27), Huatuo Jiaji on $L_{4\sim5}$ and Zhibian (BL 54).

 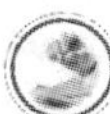

Group II: Points from the nervous sections of the lower limbs such as Huantiao (GB 30), Weizhong (BL 40), Chenshan (BL 57), Yanglingquan (GB 34), Juegu (GB 39) and Kunlun (BL 60).

2.1.2 Method of Treatment

Points from both sides can be taken simultaneously, but mainly from the affected side. With strong stimulation, the treatment is given once a day and 10 treatment sessions are made up of one therapeutic course. Electro-acupuncture is also applicable.

2.2 Auricular Point Needling

2.2.1 Point Selection

Zuogu (ischium), Tuobu (buttock), Yaodizhui (lumbosacral vertebrae) and Shenmen.

2.2.2 Method of Treatment

The auricular points from the affected side are first punctured with a filiform needle. After insertion, the needle can be whirled repeatedly to induce strong stimulation. When there is a local flush and feverish sensation, the needles are retained for 30 to 60 minutes, during which they are manipulated for 3 to 6 times, or the needles are connected with an electric stimulator (with loose-dense wave). The treatment is given once or twice a day. Needle-embedding or auricular-plaster therapies are also applicable.

3. Comment

The sciatic nerve originates from the nerves of the L_4~S_3 nervous sections, that is why points in Group I and Group II are mainly selected from these sections. Pain of the sciatic nerve is a kind of symptom that is caused either by the pathological conditions of the nerve itself or by the disease changes of its route. The former is known as "primary sciatica" such as sciatic neuritis, while the latter is referred to as "secondary sciatica" such as protrusion of intervertebral disc, inflammation of cauda equina nerve root/spinal meninges, and compression by masses. It should be pointed out that acupuncture has a good therapeutic effect on pain caused by sciatic neuritis, but can only help release the symptoms for pains caused by mechanical pressure. For protrusion of intervertebral disc, massage or manual reposition is essential. In the acute stage of the disease, patients should be asked to take a rest in bed, keep warmth of the lumbar region, sleep in a hard bed and take part in proper physical exercises.

4. Appendix

There are many reports on the acupuncture treatment of the sciatica[1~39]. Dr. Gao treated 502 cases of the disease with electro-acupuncture and point injection, and achieved a total effective rate of 99%. Among the patients treated, 262 cases (52.2%) were cured with removed symptoms and signs, 125 cases (24.9%) were excellently effective with basically disappeared symptoms and signs, 110 cases (21.9%) were improved with lessened symptoms and signs and 5 cases (1%) were with no effect. He took Qihaishu (BL 24), Dachangshu (BL 25), Shangliao (BL 31), Zhibian (BL 54) and Huantiao (GB 30) as the main points supported by Yanglingquan (GB 34), Weizhong (BL 40), Chengshan (BL 57) and Juegu (GB 39). For pain of the posterior part of the lower limb, the Urinary Bladder Meridian was added, and for pain of the lateral side, the Gallbladder Meridian was added. Point injection was first adopted for those with severe pain before the electro-acupuncture when the symptoms became improved. 10 ml of 25% Magnesium Sulfate plus 4 ml of 2% Novocain was injected respectively into 2 to 4 points (0.5 to 3 ml for each point). The treatment was given once a day and 3 to 5 treatment sessions were made up of one therapeutic course. After arrival of *qi*, the needles were connected to a G6805 electric stimulator for 5 to 15 minutes with dense wave and another 5 to 15 minutes with loose-dense wave. As the dense wave can achieve a good pain-alleviating effect, a frequency of 500 times/min was used. For patients with a long-standing disease course, a loose or interrupted wave of 5 to 15 minutes was used. The treatment was given once a day and a month's treatment was made up of a therapeutic course[1]. Dr. Wei treated 100 cases of the disease with point injection and compared the result with that of the control group that was treated merely with body needling. As a result, 92 cases in the treatment group and 13 out of the 20 cases in the control group were cured, 8 cases in the treatment group and 5 cases in the control group were with excellent effect, showing a significant difference ($P < 0.01$). For patients in the treatment group, 4 ml of *Fufang* Danggui (Radix Angelicae sinensis) injection, 4 ml of *Fufang* Qinjiu (Radix

Gentianae Macrophyllae), 2ml of Vitamin B_1 and 15 ml of 10% glucose were made into a mixture. 10 to 15 ml of the mixture was injected into Huantiao (GB 30), while 5 to 10 ml into 1 or 2 points out of Chengfu (BL 36), Yinmen (BL 37), Chengshan (BL 57) and Yanglingquan (GB 34), which were taken alternatively. The treatment was given twice a week with 10 treatment sessions as one therapeutic course. After the injection, the patient was asked to lie in a horizontal position for 10 to 15 minutes. For the 20 cases in the control group, filiform needles of 4 to 10 cm in length were selected to puncture into Shensh (BL 23), Zhibian (BL 54), Chengfu (BL 36), Yinmen (BL 37), Weizhong (BL 40), Chengshan (BL 57) and Kunlun (BL 60) for those with the disease on the Taiyang Meridian, and Huantiao (GB 30), Fengshi (GB 31), Yanglingquan (GB 34) and Xuanzhong (GB 39) for those with the disease on the Shaoyang meridian. The manipulation of lifting, thrusting, and whirling was performed to induce moderate stimulation, and the needles were then retained for 20 minutes. The treatment was given once every 1 to 2 days. A therapeutic course consisted of 10 treatment sessions, and a space between 5 to 7 days was arranged between 2 courses[4]. With three different kinds of therapeutic methods, Dr. Zhang treated three groups of patients (150 cases in each group) of the disease and respectively achieved a total effective rate of 90%, 94.7% and 97.3% (cure respectively in 52 cases, 87 cases and 98 cases, excellent effect respectively in 46 cases, 31 cases and 31 cases, improvement respectively in 37 cases, 24 cases and 17 cases, and no effect respectively in 15 cases, 8 cases and 4 cases). The comparison of the therapeutic effects showed a very significant difference ($P < 0.05$). In Group I that was treated with auricular point needling, Xin (heart), Gan (liver), Shen (kidney), Jiaogan (sympathetic part), Shenmen, Wan (wrist), Xi (knee) and Hui (ankle) were taken as main points. With moderate stimulation, the treatment was given once a day, and 12 treatment sessions were made up of one therapeutic course. In each treatment, the needles were retained for 20 minutes. Points from the two ears were taken and punctured alternatively. In Group II that was treated with body needling, points were selected based on the site of disease and alongside the meridian. The treatment was given once a day and 12 treatment sessions were made up of one therapeutic course. In Group III that was treated with catgut implantation, Huantiao (GB 30), Yinmen (BL 37), Yanglingquan (GB 34) and Kunlun (BL 60) were taken as main points. During the treatment, a piece of catgut of 2 to 3 cm in length was put into the lumbar puncture needle. With the thumb and index finger of the right hand holding the upper 1/3 part of the needle, the operator swiftly inserted the needle right into the point with an angle of 90° between the needle body and the skin for an appropriate depth. When the needling sensation was felt, the needle was lifted a bit with the right hand, and the catgut was implanted into the point by the stylet with the right hand. The treatment was given once every 10 days and 3 treatment sessions were made up of one therapeutic course[5].

Huantiao (GB 30) is a main point that can be found in many point prescriptions. Zhang Guoxi et al studied the analgesic effect in experiment rats when electro-acupuncture was adopted on Huantiao, and the histochemical impact of this therapeutic method on locus ceruleus. It was found that the therapeutic method could induce a very strong analgesic effect, and there was a dramatically strengthened AchE reaction and a markedly increased staining of the nucleic acid within the locus ceruleus after the electric needling ($P < 0.01$). It was also found that a marked therapeutic effect could be obtained only when the needle inserted reached a certain depth[78]. Guan Xinmin studied the impact on Ach metabolism in posterior horn of spinal cord and in spinal ganglions when Huantiao (GB 30) was treated with electro-acupuncture. Besides the marked analgesic effect, there was a dramatic increase of ChE and AchE activity in spinal ganglions and in posterior horn of spinal cord after the treatment ($P < 0.01$). This suggested that when Huantiao was treated with electric needling, there was an increased Ach release and degeneration in spinal ganglions and in posterior horn of spinal cord, and an accelerated Ach synthesis in the posterior horn of spinal cord. When the dorsal nerve root on one side was amputated, the analgesic effect induced by acupuncture was partially inhibited, and the ChE activity in the posterior horn of spinal cord on the treated side was greatly lowered ($P < 0.01$). This suggested that the ChE positive nerve fiber got involved in the afferent process of the Huantiao's needling signals to the nervous system[79].

24-2. Erythromelalgia Syndrome

Erythromelalgia syndrome is caused by excessive angiectasis in the distal end of the limbs, which is mostly seen in the lower limbs.

1. Point for Diagnosis

(1) Without gender difference, the disease can be found in patients of any age groups. The disease often attacks in the cold winter season, and becomes spontaneously improved when the weather turns warmer. Usually the onset is slow, but there are individuals who have a sudden onset.

(2) In the primary stage of the disease, paroxysmal burning pain is found in the distal end of the limbs with local redness, feverish feeling, swelling and perspiration. There will be increased local vascular pulsation followed by pain that can transmit to the entire limb.

(3) The attacks often occur in the evening and last from a few minutes to several hours. Any factors that can cause angiectasis or hyperemia may induce the onset. Local heating, warm environment, physical exercise, standing up and even dropping of limbs can lead to an aggravated pain. There is no dystrophy in the affected limbs.

2. Treatment

2.1 Body Needling

2.1.1 Point Selection

Group I: Points from the dorsolumbar nervous sections such as Shenshu (BL 23), Sanjiaoshu (BL 22), Danshu (BL 19), Weishu (BL 21), Weicang (BL 50) and Huatuo Jiaji on both sides of $T_{10} \sim L_2$.

Group II: Points from the abdominal nervous sections such as Zhongji (RN 3), Qugu (RN 2), Guanyuan (RN 4), Qichong (ST 30), Guilai (ST 29), Shuidao (ST 28), Shenque

(RN 8) and Dahe (LI 12). In addition, points from the distal end of the lower limbs such as Sanyinjiao (SP 6), Juegu (GB 39) and Taixi (KI 3) can be selected.

2.1.2 Method of Treatment

Points from the above two groups are taken alternatively, or the points from the distal end of the lower limbs can be taken as adjunct points. In each treatment, 5 to 8 points are taken and punctured with mild or moderate stimulation.

2.2 Auricular Point Needling

2.2.1 Point Selection

Auricular points corresponding to the affected limbs are taken as main points; Shen (kidney), Jiaogan (sympathetic part), Shenshangxian (adrenal gland) and Pizhixia (subcortical region) as adjunct points.

2.2.2 Method of Treatment

2 to 3 points are selected and punctured in each treatment with mild or moderate stimulation. The needles are retained for 1 to 2 hours, during which the needles are manipulated for 3 to 6 times. The treatment is given once a day and 12 treatment sessions are made up of one therapeutic course. Auricular-plaster therapy is also applicable.

3. Comment

The smooth muscle of the blood vessels in the lower limbs is distributed with the sympathetic nerves coming from T_{10}~L_2 nervous sections, and that is why points from Group I and II are mainly selected from the above-mentioned sections so as to resume the normal functions of the blood vessels by regulating the vegetative nerves. As this disease is caused mainly by the excessive angiectasis, weak or moderate needling manipulations should be adopted. In addition, the patient should be asked to take a rest in bed with raised affected limbs during the acute stage of the disease. Local cold compress can help lessen the symptoms.

4. Appendix

Acupuncture Treatment has a satisfactory therapeutic effect on this disease[40~45]. Dr. Xu

 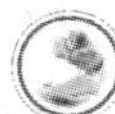

treated 30 cases of the disease with body needling and achieved cure in 22 cases, excellent effect in 5 cases and effectiveness in 3 cases. In the treatment, the local area with skin injury, Xuehai (SP 10) and Zusanli (ST 36) were selected. After sterilization, the center of the eryphema on the injured skin was punctured perpendicularly with a three-edged needle for a depth of 1 to 2 mm. The vibration manipulation was adopted until a warm and distending sensation was felt around the needling spots. The needle was then withdrawn a few seconds later. For other points, the manipulation of reduction was performed, and the needles were retained for 30 minutes after arrival of *qi*, during which the needles were whirled once every ten minutes. The treatment was given once every other day and 5 treatment sessions were made up of one therapeutic course [40]. Dr. Wang treated 134 cases of the disease with point injection of 654-2. The disease course lasted from several months to 19 years, and all the cases, except 2, had had a history of repeated frostbite for many years. As a result, he achieved cure in 118 cases and improvement in 16 cases within a therapeutic course from 5 to 9 days. During the treatment, Zusanli (ST 36) was first needled until *deqi* and then injected with 10 ml of 654-2. The treatment was given once a day and the point on both sides were needled alternatively[43]. Dr. Chen treated 8 cases of the disease with acupuncture combined with pricking and cupping therapies. After 10 to 14 days, 5 cases were cured, 2 cases were improved and 1 case was with no effect. A No 28 filiform needle of 40~50 mm in length was selected for points such as Huatuo Jiaji on C_6~T_3, Quchi (LI 11) and Waiguan (SJ 5) on the upper limb, and Huatuo Jiaji on $L_{1\sim5}$, Zhibian (BL 54, treated with a filiform needle of 75 mm in length), and Yanglingquan (GB 34) from the lower limbs. Reducing manipulation was performed for 3 to 5 minutes by whirling the needles, and then the needles were retained for 15 to 20 minutes, during which the needles were manipulated once every 5 minutes. In each treatment, 1 to 2 points were taken and punctured, and the points were taken alternatively. The treatment was given once a day, and 10 treatment sessions were made up of one therapeutic course. For pricking and cupping method, either Baxie (EX-UE 9) or Shangbaxie on the upper limbs, or Bafeng (EX-LE 10) or Shangbafeng on the lower limbs was pricked and cupped until 5 to 10 ml of blood was drawn out. The treatment was given once every other day and 5 treatment sessions were made up of one therapeutic course[44]. Dr. Han treated

1 case of the disease with body needling. The points he selected were Sanyinjiao (SP 6), Taixi (KI 3) and Taichong (LR 3), and the manipulation he adopted was uniform reinforcement and reduction. The patient was cured after ten treatment sessions and found with no relapse in a one-year follow-up[45]. Chen Weiyu treated 28 cases of the disease merely with body needling, and 18 cases were cured as a result. The points he selected were Zusanli (ST 36). Sanyinjiao (SP 6), Taichong (LR 3) and Neiting (ST 44)[80].

With the limb volume curve as a criterion, a study group from Zhongshan Medical College observed the impact of acupuncture at Zusanli (ST 36) on the vasomotoricity. It was found that either a weak stimulation or a strong stimulation could make a blood vessel with abnormal dilation and contract[81]. The blood vessel-regulation effect of acupuncture was realized through the regulation to the nervous system, especially to the vegetative nervous system.

24-3. Thromboangitis Obliterans

As a progressive and slow obliterating inflammation, which may invade both arteries and veins, thromboangitis obliterans is with unknown reasons, but its predisposing cause is closely related to sudden frostbite, external wound, nicotinism as well as the mental factors.

1. Points for Diagnosis

(1) Most commonly seen in the distal ends of the four limbs (especially the lower limbs) in male patients aged between 25 to 40; Most of the patients have a history of smoking, frostbite or external wound in small legs.

(2) In the early stage of the disease, there are sensations of heaviness, aversion to cold, numbness of the affected limb, stabbing pain of the toes, and tic pain of the muscles of the small legs. There will be intermittent claudication, aggravated pain after attacks of the cold and weakened pulsation of the dorsal artery of foot.

(3) In middle and late stage of the disease, there is a coldness feeling in local skin and a positive sign in postural test of the extremities, and the pain becomes persistent. Other symptoms include difficulty in walking, restless sleep, gradual muscular atrophy of the affected limbs (or with edema) that may involve the toes, the dorsum of the foot…etc. In severe cases, there will be muscular dry gangrene or ulceration with dark-purple watery blood flowing out from the wound, slough, a putrefactive odor, severe pain and disappeared pulsation of the dorsal artery of foot.

(4) Certain examinations such as skin thermometry, artery oscillometry, ultrasonic examination or arteriography (if necessary) are desirable.

2. Treatment

2.1 Body Needling

2.1.1 Point Selection

Group I: Points from the dorsolumbar nervous sections such as Danshu (BL 19), Yanggang (BL 48), Pishu (BL 20), Yishe (BL 49), Weicang (BL 50), Sanjiaoshu (BL 22), Huangmen (BL 51), Shenshu (BL 23) and Huatuo Jiaji on T_{10}~L_{2}.

Group II: Points from the abdominal nervous sections such as Shenque (RN 8), Shimen (CV 5), Guanyuan (RN 4), Zhongji (RN 3), Qugu (RN 2), Qichong (ST 30), Guilai (ST 29), Shuidao (ST 28), Dahe (KI 12) and Henggu (KI 11).

In addition, points from the distal end of the lower limbs can be selected such as Sanyinjiao (SP 6), Gongsun (SP 4), Yongquan (KI 1) and Taixi (KI 3).

2.1.2 Method of Treatment

Points from Group I and Group II are taken alternatively, and points from the distal end of the lower limbs can be taken as adjunct points. In each treatment, 5 to 8 points are punctured first with whirling reduction and then with whirling reinforcement, and with moderate stimulation. The needles are than retained for 30 to 60 minutes. For those with severe pain, strong stimulation should be induced during the needling. The treatment is given once a day and 12 treatment sessions are made up of one therapeutic course. A space of seven days is arranged between two therapeutic courses. Electro-acupuncture is also applicable.

2.2 Auricular Point Needling

2.2.1 Point Selection

The Rexue (heat Point, located slightly below the furcated spot of the superior and inferior crus of anthelix) and the corresponding auricular areas to the affected limb, adjunct points: Jiaogan (sympathetic part), Xin (heart), Shen (kidney), Pizhixia (subcortical part), and Neifenmi (endocrine)

2.2.2 Method of Treatment

In each treatment, 2 to 3 points are taken and punctured with strong stimulation by continuous whirling of the needle for 1 to 2 minutes. The needles are then retained for 1 to 2 hours, during which the needles are manipulated for 3 to 6 times. The treatment is given once a day and 12 treatment sessions are made up of one therapeutic course.

3. Comment

The therapeutic principle to this disorder is similar to that of the erythromelalgia syndrome, that is, to resume the normal functions of the blood vessels by regulating the vegetative nervous system. As the vascular smooth muscles of the lower limbs is distributed with the sympathetic nerve from the T_{10}~L_2 nervous sections, points from Group I and II are mainly selected from this sections. Acupuncture treatment provided in the early stage of the disease can obtain a satisfactory effect, but in the late stage when ulceration occurs, surgical operations should be provided to support the treatment. For patients who receive the acupuncture treatment, smoking should be strictly prohibited before and after the treatment. Cares should be taken to prevent the affected part from being attacked by cold or injured by foreign force. Meanwhile, proper physical exercises of the affected limbs are also essential.

4. Appendix

Acupuncture treatment has had a good therapeutic effect to thromboangitis obliterans[46~52]. Dr. Zhang treated 181 cases of the disease with body needling and achieved cure in 89 cases (49.2%), excellent effect in 57 cases (31.5%), improvement in 31 cases (17.1%) and no effect in 4 cases (2.2%). In the treatment, points from the lower limb such as Xuehai (SP 10) and Yibao (LR 9) were taken as main points. Yinlingquan (SP 9) and Diji (SP 8) were added for those with the disease on the great toe; Zusanli (ST 36) and Fenglong (ST 40) for those with disease on the second or third toe; Yanglingquan (GB 34) and Xuanzhong (GB 39) for those with disease on the fourth toe and the lateral side of the small leg; Chengshan (BL 57) and Kunlun (BL 60) for those with the disease on the fifth toe or the posterior side of the small leg, and Taixi (KI 3) for those with the disease on the sole. In each treatment, 1 to 5 points were taken and punctured. The treatment was given once a day or once every other day, and 15 treatment sessions were made up of one therapeutic course. A space of 3~5 days was arranged between two courses. For those with infections, certain antibiotics or medicine for external applications were prescribed[46].

Sun et al treated 83 cases of the disease with He-Ne laser radiation and achieved a total effective rate of 100% (cure in 55 cases, excellent effect in 18 cases and improvement in 10 cases). The limb hemotachogram and examination of nail fold microcirculation showed a great improvement after the treatment, and $P < 0.001$ and $P < 0.01$ when compared with that before the treatment. In the treatment, such *Jing* (well) points as Shaoze (SI 1), Lidui (ST 45), Shangyang (LI 1), Zhiyin (BL 67), Guanchong (SJ 1), Dadun (LR 1), Shaochong (HT 9), Yinbai (SP 1), Shaoshang (LU 11), Zhongchong (PC 9), Qiaoyin (GB 44) and Yongquan (KI 1) were selected, but only those on the affected toe (finger) plus the ulceration sites were treated with the radiation (power: ≥ 8mW; wave length: 6328 Å). The treatment was given once a month and each radiation lasted for 10 minutes[47]. Dr Li Liansheng observed the impact of opposing needling on the limb hemotachogram. The results showed that both the opposing needling and the ordinary needling could elevate the hemotachogram wave amplitude of the limbs on both sides, but the former could mainly elevate the wave amplitude of the limbs on the affected side, having a significant difference when compared before and after the treatment ($P < 0.01$). The ordinary needling could elevate the wave amplitude, but there was not a significant difference when compared with before the treatment ($P > 0.05$). For the immediate effect of improving the blood flow in the affected limb, the opposing needling was superior to that of the ordinary needling[49].

24-4. Piriformis Syndrome

When the piriformis is injured, a series of symptoms that appear are generally known as piriformis syndrome.

1. Points for Diagnosis

(1) Injury of the piriformis is often resulted from sprain of the lower limbs, or from the attacks of the pathogenic wind and cold when the patient shoulders heavy loads or was in a long standing or squatting position. A severe injury or a delayed treatment can lead to atrophy of the Great gluteal muscle and the middle gluteal muscle, resulting in sciatica.

(2) In the early stage of the disease, the patient may feel that his/her affected limb was a little shorter than normal with slight claudication in walking, aching and heaviness of the buttock, and sometimes radiating pain and weakened skin sensation in the posterior part of the thigh and the lateral part of the small leg. The pain in the buttock may even transmit to the lower abdomen, the posterior part of the thigh and the lateral side of the small leg. There will be malaise in the pudendal region or tic pain in scrotum and the testes. The patient may find it difficult to stretch both of his lower straight, and there will be wandering pain in using strength and in coughing. For a long run, there will be gradual muscular atrophy of the affected limbs.

(3) The leg-raising test shows a positive sign when the leg raised to 50°, but the pain becomes lessened when the leg raised to 70°. The piriformis tension test shows an aggravated pain when intorsion and adduction are made by the lower limbs, which can serve as a sign of injury of the piriformis.

2. Treatment

2.1 Body Needling

2.1.1 Point Selection

(1) Main Points: Guanyuanshu (BL 26), Dachangshu (BL 25), Huantiao (GB 30), Zhibian

(BL 54), Yinmen (BL 37).

(2) Adjunct Points: Weizhong (BL 40), Yanglingquan (GB 34), Chengshan (BL 57), Juegu (GB 39), Huatuo Jiaji on $L_{2\sim5}$.

2.1.2 Method of Treatment

The main points must be taken in each treatment, while the adjunct points are added in accordance with the condition. With moderate stimulation, the points are needled to make the numbness needling sensation to transmit to the distal ends, even to the toes. Generally the treatment is given once or twice a day and a strong stimulation is induced in the acute stage when the patient is with severe pain. In the chronic stage when the patient is with distending pain, the treatment is given once a day or once every other day, and moderate stimulation should be provided. Electro-acupuncture is also applicable.

2.2 Auricular Point Needling

2.2.1 Point Selection

Tunqu (buttock), Zuoguqu (ischium), Shenmen, Yaodizhuiqu (lumbosacral vertebrae) and Pizhixia (subcortical part).

2.2.2 Method of Treatment

In each treatment, 2 to 4 points are taken and punctured with a 5-*fen* filiform needle. Strong stimulation should be induced and a retaining of needle should be performed for 30 to 60 minutes, during which the needles should be manipulated for 3 to 6 times. The treatment is given once a day or once every other day. Needle-embedding and auricular-plaster therapies are also applicable.

3. Comment

Usually acupuncture has a very good therapeutic effect to this disorder. In the treatment, points from the affected side are often selected. In the acute stage, the patient should be asked to take a good rest in bed, and keep warm to the affected site and sleep in a hard bed. During the remission stage, proper physical exercises are encouraged.

4. Appendix

There are many reports on the acupuncture treatment of the disease[53~58]. Dr. Li treated 30 cases of the disease mainly with pricking blood therapy and achieved cure in 23 cases, excellent effect in 4 cases, improvement in 2 cases and no effect in 1 case. He first massaged the spot with severest pain with the palm for a few minutes and then pricked the spot 3 to 5 times with a three-edged needle, followed by cupping for 10 to 20 minutes. After the cup was removed, 1 or 2 points selected alongside the meridian were pricked to let out some blood. The treatment was given once every 2 days. Cold bath was strictly forbidden on the day of treatment[53]. Dr. Gao treated 52 cases of the disease with combined body needling, moxibustion and massage. After two treatment sessions, 15 cases were cured and 37 cases were improved. The method he used is as follows. Huantiao (GB 30) was needled and manipulated with lifting and thrusting until an electric shock sensation was felt on the affected limb. During the retaining of needle, moxa moxibustion was performed for 15 minutes. Such massage maneuvers as digital pressing were performed on Shenshu (BL 23), Huantiao (GB 30), Chengfu (BL 36) and Weizhong (BL 40). A therapeutic course consisted of 10 treatment sessions[54]. Yan et al treated 100 cases of the disease with body needling and obtained a very satisfactory therapeutic effect (cure in 61 cases and improvement in 39 cases). In the treatment, Huantiao (GB 30), Zhibian (BL 54), Juliao (GB 29) or the tenderness spots on buttock were taken as main points. For those with pain transmitting along the anterior part of the lower limb, Zusanli (ST 36) was added. For those with pain transmitting along the posterior part of the lower limb, Weizhong (BL 40) and Kunlun (BL 60) were added. For those with waist pain, corresponding back-*shu* points were added. When Huantiao and Zhibian were needled, a deep insertion of about 2 to 3 *cun* was performed and the needles should be lifted and thrust to make the soreness-numbness sensation to transmit to the lower limb. When Juliao and tenderness spot on buttock were needled, strong stimulation should be induced, the needling sensation was made to diffuse to the surrounding areas, and cupping was then followed after the needling. For those with cold limbs, warm moxibustion for 1 to 3 cones could be added, and for those with severe pain, electric needling with moderate stimulation could be conducted. The treatment was given once a day, and once every other day when the symptoms became improved[57]. Zhang Ting et al treated 36 cases of the disease with deep needling on Yanglingquan (GB 34) and A'shi points (the shadow areas on the body surface of the piriformis), and as a result, 29 cases were cured. In each treatment, two A'shi points and Yanglingquan on the affected side were taken and punctured with the needles retained for 30 minutes, and moderate stimulation was induced. The treatment was given once a day, and 5 treatment sessions were made up of one therapeutic course. Usually two courses were needed and a space of 3 days was arranged between two courses[82].

24-5. Rheumatic Arthritis

Also known as "Bi Zheng" in Traditional Chinese Medicine (TCM), the rheumatic arthritis, with unknown pathogenic causes, is considered to relate to hemolytic streptococcal infection.

1. Points for Diagnosis

(1) Most commonly seen in young people at puberty age, the disease is often induced by angina, tonsillitis and infection of the upper respiratory tract. In addition, fatigue, attacks by wetness, external wound and neurosism can also induce the onset. The disease is frequently encountered in spring and fall.

(2) The clinical manifestations include redness, burning heat, swelling and pain (severer in the night) of the affected joint(s). The pain, which is wandering in nature, often involves the big joints of the four limbs. Teratogenesis is rare, but the disease can be accompanied with carditis.

(3) With marked tenderness on local joint, especially after physical movement; Lab tests show an increased ASO titer, but the rheumatoid factor is negative. The salicylic acid preparations are proved to have a rapid and satisfactory therapeutic effect.

2. Treatment

2.1 Body Needling

2.1.1 Point Selection

Group I: Points far away from the disease site such as Feishu (BL 13), Jueyingshu (BL 14), Gaohuangshu (BL 43), Xinshu (BL 15), Huatuo Jiajin on T2~7.

Group II: Points close to the disease site such as Jianyu (LI 15), Quchi (LI 11) through Shaohai (HT 3), Neiguan (PC 6), Hegu (LI 4), Yangchi (SJ 4), Yangxi (LI 5) and Yanglao (SI 6).

Group III: Points from the lumbar and back regions such as Danshu (BL 19), Pishu (BL 20), Sanjiaoshu (BL 22), Shenshu (BL 23) and Huatuo Jiaji on both sides of T10~L2.

Group IV: Points on the distal end of the lower limbs such as Huantiao (GB 30), Juliao (GB 29), Yanglingquan (GB 34), Yinlingquan (SP 9), Heding (EX-LE 2) and Dubi (ST 35).

2.1.2 Method of Treatment

Points from Group I and II are taken when the diseases is on the joints of the upper limbs, while points from Group III and IV are taken if the disease is on the joints of the lower limbs. If several joints from both upper and lower limbs are involved, points from the above 4 groups should be selected in accordance with the symptoms. In each treatment, 4 to 8 points are punctured with moderate stimulation. Electric needling is also applicable. Moxibustion can be applied on the site with marked redness and swelling. The needles can be retained for 1 or 2 hours for those with severe pain, during which the needles are manipulated once every 15 to 20 minutes to strengthen the stimulation. The treatment is given once a day and 10 treatment sessions are made up of one therapeutic course. A space of 2 to 3 days is arranged between two courses.

2.2 Auricular Point Needling

2.2.1 Point Selection

Corresponding sensitive spots, Pizhixia (subcortical part), Erjian (ear apex), Shenmen and Shenshangxian (adrenal gland).

2.2.2 Method of Treatment

The most sensitive spots should be first detected. For example, if the patient is with

 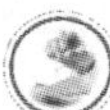

redness and swelling on the limb joints, the most sensitive spots can be identified in the auricular area corresponding to the limb joint. With moderate stimulation, the points are needled and the needles are retained for 20 to 40 minutes. The treatment is given once a day or once every other day. Auricular needle embedding or auricular-plaster therapies are also applicable.

3. Comment

As this disorder is related to the injury of the blood vessels or nerves around the joints, regulation of the functions of the blood vessels and nerves is essential in the treatment of the disease. The upper limbs are distributed with the sympathetic nerves from the $T_{2\sim5}$ or $T_{4\sim7}$ nervous sections, and, based on the theory of this book, points like those from Group I and II are selected from these sections. The lower limbs are distributed with the sympathetic nerves from $T_{10}\sim L_2$, and points from Group III and IV are mainly selected from these sections. There are many needling recipes to treat this disorder, and most physicians, according to the medical records both in the ancient or modern times, insist that local point selection should be taken as a main therapeutic method. However, it is our conclusion that the mere local point selection is not sufficient to achieve a very satisfactory effect, and only when distal point selection is combined can a higher effective rate be obtained. This may come from the consideration that the general low resistance is the main reason of the disease. Although joint pain is a local manifestation, it is in fact closely related to the general physical status of the body. Therefore, regulation of the entire functional mechanism of the body is of great significance to the improvement of local symptoms. The wandering nature of pain in this disease also shows the necessity of a systemic treatment. Either body needling or auricular point needling introduced above reflects this viewpoint.

4. Appendix

There are quite a few medical literatures in which acupuncture treatment is introduced as an effective means to treat the rheumatic arthritis[59~65]. Zhang et al treated 109 cases of the disease with combined magnetic round needle and filiform needle, and achieved a total effective rate of 100% after 3 therapeutic courses (cure in 33 cases, excellent effect in 40 cases and improvement in 36 cases). In case of gonitis, Dubi (ST 35), Yinshi (ST 33), Yanglingquan (GB 34), bilateral Xiyan (EX-LE 5), Xiyangguan (GB 33), Zusanli (ST 36) and the tenderness spots were taken for magnetic round needle needling, and Zhibian (BL 54), Sanyinjiao (SP 6) and Chongyang (ST 42) for filiform needle needling. In case of omarthritis, Jianliao (SJ 14), Jianyu (LI 15), Naoshu (SI 10), Binao (LI 14), Quyuan (SI 13) and the tenderness spots for magnetic round needle needling, and Yanglingquan (GB 34), Waiguan (SJ 5) and Hegu (LI 4) for filiform needle needling. In case of lumbar pain, Yaoyangguan (GB 33), Huatuo Jiaji, Shenshu (BL 23), Mingmen (DU 4) and the A'shi points were taken for magnetic round needle needling, and Weizhong (BL 40), Kunlun (BL 60) and Yaotongdian (EX-UE 7) for filiform needle needling. In cases of coxarthritis, Zhibian (BL 54), Huantiao (GB 30), Ciliao (BL 32) and the tenderness spots were taken for magnetic needle needling, and Shenshu (BL 23), Kunlun (BL 60) and Yanglingquan (GB 34) for filiform needle needling. In case of inflammation of the ankle joint, local tenderness spot was treated with moxibustion and Yanglingquan (GB 34), Zusanli (ST 36) and Chongyang (ST 42) for filiform needle needling. In case of inflammation of the elbow joint, Quchi (LI 11), Tianjing (SJ 10), Shousanli (LI 10) and the tenderness spot were taken for magnetic needle needling, and Waiguan (SJ 5), Hegu (LI 4) and Jianyu (LI 15) for filiform needle needling. In case of inflammation of the wrist joint, Yangchi (SJ 4), Waiguan (SJ 5) and Yangxi (LI 5) were taken for magnetic needle needling, and Quchi (LI 11), Jiexi (ST 41) and Jianliao (SJ 14) for filifrom needle needling. If several joints in different sites were involved, points were selected alongside the meridian or based on the symptoms, and the points were added according to the differentiated types. For Xing Bi (migratory arthralgia), Fengmen (BL 12), Geshu (BL 17), ganshu (BL 18) and Xuehai (SP 10) were added. For Tong Bi (arthralgia aggravated by cold), Shenshu (BL 23) and Guanyuan (RN 4) were added. For Zhuo Bi (damp arthralgia), Zusanli (ST 36) and Shangqiu (CV 8) were added. For Re Bi (arthritis of heat type), Dazhui (DU 14) and Quchi (LI 11) were added. During the magnetic needle needling, tapping and pressing should be performed on the points and alongside the meridian for 5 to 10 times, and during the filiform needle needling, the needles should be retained for 20 to 30 minutes. The

 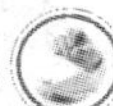

treatment was given once a day and a therapeutic course consisted of 7 treatment sessions[59]. Dr. He treated 468 cases of the disease with filiform needle needling, and achieved a total effective rate of 88% (cure in 94 cases covering 20.1%, excellent effect in 107 cases covering 22.9%, improvement in 211 cases covering 45% and no effect in 56 cases covering 12%). Points were selected as follows: Tiaokou (ST 38), Feishu (BL 13), Jianyu (LI 15), Zhongfu (LU 1), Jugu (GB 39), A'shi and Quchi (LI 11) for shoulder joint; Waiguan (SJ 5), Hegu (LI 4), Zhongzhu (SJ 3), A'shi, Yangchi (SJ 4) and Yangxi (LI 5) for carpophalangeal joint; Dazhui (DU 14), Shenzhu (DU 12), Mingmen (DU 4), Shenshu (BL 23), Dachangshu (BL 25) and Weizhong (BL 40) for disease on the waist and back; Shenshu (BL 23), Baliao (eight *liao* points), Huantiao (GB 30), Fengshi (GB 20), Yinshi (ST 33) and A'shi for hip joint; Dubi (ST 35), Yanglingquan (GB 34), Yinlingquan (SP 9), Yangguan (GB 33), Ququan (LR 8) and A'shi for knee joint; Jiexi (ST 41), Kunlun (BL 60), Zhaohai (KI 6), Baxie (EX-UE 9) and A'shi for ankle joint. After arrival of *qi*, the manipulation of reinforcement or reducing was performed by lifting, thrusting or whirling the needles, based on excess or deficiency of the disease. For those with local redness and swelling, pricking was conducted with a three-edged needle to let out some blood. Cupping could be added to help suck out the blood if the blood could not flow out smoothly. This method was especially effective to the acute cases. For moxibustion, moxa-stick moxibustion was applied on each point for 10 to 20 minutes until local areolae, and moxa-cone moxibustion was applied on each point for 5 to 7 minutes until slight local burning pain. This method combined with acupuncture was effective to the chronic cases. The treatment was given once a day for acute cases and once every other day for chronic cases. A therapeutic course consisted of 12 treatment sessions and a space of 1 to 2 weeks was arranged between two courses[60]. Dr. Xiao treated 101 cases of the disease with point injection, and achieved cure in 68 cases, excellent effect in 28 cases, improvement in 4 cases and no effect in 1 case. He mixed 100 mg of Vitamin B_1 and 0.25 mg of Vitamin B_{12}, and injected the mixture respectively into Point Weizhong (BL 40) from both sides. It was required that a soreness-distention-pain needling sensation be felt by the patient. The treatment was given once a day and 10 treatment sessions were made up of one therapeutic course. Usually the disorder was cured after 1 to 2 courses[61]. Dr. Wu treated 486 cases of the disease with acupuncture and cupping. After 1 to 3 treatment sessions, 398 cases (81.9%) were cured, 79 cases (16.3%) were with excellent effect and 9 cases (1.9%) were with improvement. Firstly the tenderness spots were identified on the diseased area, and for those without marked tenderness spot, points were selected along the meridians around the swelling area. Generally the reducing manipulation was performed and the needles were retained after arrival of *qi*, or cupping was performed for 30 minutes after the needles were withdrawn. When the cups were removed, the blisters was punctured to let out the liquid and dressed with sterilized gauge. The same process should be repeated again on the following day until no blister liquid was found[62]. Zhang Qingzhu et al observed the impact of moxibustion on blood sedimentation and discovered that this therapeutic method could dramatically lower the blood sedimentation of the patient. This effect tallied with the improvement and disappearance of the symptoms[83]. Huang Dijun et al discovered that both acupuncture and moxibustion could increase the content of plasma cortisol in rats with arthritis, enhance their cellular immune function and regulate their level of humoral immunity[84]. Wang Hongpei et al confirmed in their studies that electric needling could dramatically enhance the pain threshold, and the low frequency needling (5Hz) could increase the levels of cAMP and cortisol in the plasma of rats with rheumatic arthritis. This suggested that acupuncture could adjust the immunity through the nevous-endocrine system so as to inhibit the inflammatory reaction[85].

24-6. Sprain of Ankle

Sprain of ankle refers to the injury of the soft tissues (such as tendon and ligament) around the ankle joint due to excessive pulling or torsion.

1. Points for Diagnosis

(1) With a marked history of external wound such as ankle sprain; Sudden pain of the ankle joint may occur immediately after the injury, and the pain becomes aggravated when

inversion or extroversion is made, or when he or she is in walking. There will be marked local swelling, pain and ecchyosis (especially there was dramatic subcutaneous blood stasis or local cyanosis 2 to 3 days after the wound.). Claudication is the major manifestation and the injured foot dares not to touch the floor.

(2) With marked tenderness spots in injured ligament; Positive sign in ligament-pulling test (for incomplete laceration of ligament); Exclusion of avulsion fracture with X-ray films.

2. Treatment

2.1 Body Needling

2.1.1 Point Selection

Local tenderness spots are taken as main points. Juegu (GB 39), Sanyinjiao (SP 6). Kunlun (BL 60) and Qiuxu (GB 40) are selected as adjunct points.

2.1.2 Method of Treatment

The local tenderness spots are needled with moderate stimulation, while adjunct points concerned are needled with strong stimulation. In each treatment, the needles are retained for 20 to 40 minutes. The treatment is given once a day. Areas with blood stasis, pricking with a three-edged needle can be performed to let out some blood or the area can be treated with electroacupuncture.

2.2 Auricular Point Needling

2.2.1 Point Selection

Huiqu (ankle area), Shenmen, Pizhixia (subcortical part) and Shenshangxian (adrenal gland).

2.2.2 Method of Treatment

Filiform needle needling with moderate stimulation is performed. In each treatment, the needles are retained for 20 to 40 minutes. The treatment was given once a day or once every other day. Generally the condition can be improved after 2 to 4 treatment sessions.

3. Comment

Acupuncture treatment can only be given after fracture is excluded or laceration of ligament is surgically treated. In the acute stage with ligament injury, flexion and extension of the ankle joint should be exercised and when the swelling subsides, inversion and extraversion should be practiced so as to avoid adhesion of the ligament. Local moxa moxibustion and massage can also be provided to ensure a better therapeutic effect.

4. Appendix

Acupuncture has a satisfactory therapeutic effect on joint sprain[66~70]. Dr. Chen treated 89 cases of the disease and all of the patients were cured after 1 to 7 treatment sessions. The main points he selected were Bafeng (EX-LE 10, 4 points in each foot located between the toes), and the adjunct points, Zusanli (ST 36) and Chongyang (ST 42). A No 23 filiform needle was inserted into 1 or 2 of the main points. If the swelling is marked, Chongyang was added to make the needling sensation to transmit to the dorsum of foot before the needle was retained for 30 minutes. The treatment was given once a day[66]. Dr. Ma treated 306 cases of the disease with an electronic needling-massage apparatus (type: LY-5). As a result, 186 cases were cured in 5 days, 95 cases in 10 days, 23 cases between 15 to 20 days and 2 cases after 20 days. The apparatus was put on the point of the injured site and the frequency was adjusted to a level according to the injured site and under the tolerance of the patient. The treatment was given once a day for 20 to 30 minutes and 5 treatment sessions were made up of one therapeutic course[67]. Dr. Sun treated 73 cases of the disease with combined massage and auricular point needling, and achieved cure in 67 cases and improvement in 6 cases. For the massage, manipulations such as tendon-stretching, kneading, and elbow-pressing were performed on such points as A'shi, Kunlun (BL 60), Qiuxu (GB 40), Zusanli (ST 36), Yanglingquan (GB 34), Shangjuxu (ST 37) and Huantiao (GB 30). The auricular points such as Hui (ankle), Xi (knee), Shenmen, Pizhixia (subcortical part) and Shenshangxian (adrenal gland) were selected in the treatment. A probe with a round head of 1.5 mm^2 was taken to press on the above-mentioned points (Care should be taken not to break the skin) until a pain, numbness, soreness, heat and distending sensation was felt, meanwhile the patient was asked to repeatedly make rotating movement of the injured ankle until a feeling of relax was experienced by the patient. Peng Guangliang treated 100 cases of the disease with point injection. 1.5 ml of the mixture of 2% Procaine and Danggui (Radix Angelicae Sinensis) injection was injected into Point Qiuxu (GB 40). After 3 treatment sessions, 92 cases (92%) were cured[86].

24-7. Painful Heels

Belonging to the category of "Bi Syndrome" in TCM, the disorder is most frequently caused by calcaneal hyperosteogeny.

1. Points for Diagnosis

(1) In walking or in a standing position, there is pain of the heels with movement restriction.

(2) With signs of calcaneal hyperosteogeny in X-ray films.

2. Treatment

2.1 Body Needling

2.1.1 Point Selection

Local tenderness spots supported by Taixi (KI 3), Kunlun (BL 60) and Yongquan (KI 1).

2.1.2 Method of Treatment

With moderate stimulation, the treatment is given once a day, and in each treatment, the needles were retained for 30 to 40 minutes, during which the needles are manipulated for 3 to 4 times. Electric needling is also applicable.

2.2 Auricular Point Needling

2.2.1 Point Selection

Sensitive auricular spots corresponding to the heels, supported by Shen (kindey) and Shenshangxian (adrenal gland).

2.2.2 Method of Treatment

With moderate stimulation, the treatment is given once a day, and the needles are retained for about 30 minutes, during which the needles are manipulated for 3 to 4 times. Auricular-plaster therapy is also applicable.

2.3 Ginger Moxibustion

2.3.1 Point Selection

Local tenderness spots.

2.3.2 Method of Treatment

A piece of fresh ginger with a thickness of 0.3 to 0.5 cm is cut and pricked to make some small holes with a needle. The piece of ginger is put on the tenderness spot and a moxa stick is burned over it. When the moxa stick is burned out and there is a burning pain felt by the patient, the piece of ginger is used to rub the disease site, or warm moxibustion with moxa rolls is performed for 10 and 20 minutes. The treatment is given once or twice a day, and a therapeutic course consisted of 7 to 10 treatment sessions.

3. Comment

Pain of heel due to calcaneal hyperosteogeny is often seen in patients of over 50 years old. It is very common in clinic, and can be effectively treated after a period of time.

4. Appendix

Many reports on acupuncture treatment of heel pain can be found in clinical literatures[71~76]. Dr. Xu treated 10 cases of the disease and achieved cure in 6 cases (total disappearance of the pain) and improvement in 4 cases. He first localized a spot 1.5 *cun* directly below Point Zhaohai (KI 6) and on the dorso-ventral boundary of the foot. After the needle was inserted into the spot, the needle tip was made to the direction of the pain site of heel. After arrival of *qi*, the uniform reinforcing and reducing was performed, and the needle was retained for 15 to 20 minutes when a marked soreness-distending sensation was felt in the heel region. During the needle retaining, the needle was manipulated once every

 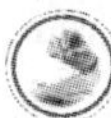

3 to 5 minutes. The treatment was given once a day and 10 treatment sessions were made up of one therapeutic course [71]. With the same method, Dr. Liang treated 100 cases of the disease and achieved cure in 74 cases, excellent effect in 14 cases, improvement in 10 cases and no effect in 2 cases. He first localized a spot 1 *cun* on the posterior part of Point Hegu (LI 4), and inserted the needle into the spot perpendicularly for a depth of 1.5 *cun* until a soreness-distending sensation was felt. The needle was then retained for 1 hour. Usually for the effective cases, patients had to receive 3 to 30 treatment sessions and a warm sensation could be felt in the heel region 5 to 10 minutes after the needling[72]. Dr. Zhao treated 216 cases of the disease by needling Point Fengchi (GB 20) and achieved a total effective rate of 92.1% (cure in 134 cases, excellent effect in 43 cases, improvement in 22 cases and no effect in 17 cases. Patients treated included victims of heel spur, bursal synovitis, Achilles tendonitis, heel fracture and symptomatic heel pain, and their disease courses varied from 7 days to 8 years. For those with pain on one side, a No.28 filiform needle of 1.5 *cun* in length was perpendicularly inserted into the point and the needle was pushed in to the direction of the medial lower corner of the opposite orbit for a depth of 0.5 to 1 *cun*. After arrival of *qi*, the needle was whirled for 5 to 10 times before it is retained for 50 minutes, during which the same manipulation was repeated once every 10 minutes. For those with pain on both sides, penetration needling was performed. The operator pinched both Fengchis (Fengchi on both sides) with the thumb and index finger of his left hand, and a No. 28 filiform of 3 *cun* in length was inserted into Fengchi of one side with his right hand. After the needle was perpendicularly inserted for 2 to 3 *fen*, the needle was transversely pushed forward to the direction of the opposite Fengchi for a depth of 2 to 2.5 *cun* (Care should be taken not to break through the skin). After the needle was lifted and thrust for 3 to 5 times, whirling of large amplitude was performed to induce stimulation within the tolerance of the patient. The needle was then retained for 50 minutes, during which the needle could be manipulated based on the practical condition of the patient[75]. In case no tenderness spots were found in the heel region, method such as needling on A'shi points, or pricking on A'shi to let out some blood, could also achieve a fairly good therapeutic effect[87,88].

Reference

For reference, see page 422 to 424 of the Chinese manuscript.

Chapter 25 Acupuncture Treatment of Paralytic Diseases

25-1. eripheral Facial Paralysis (Diagnosis,Treatment, Case Study & Comments)

This disease is caused by many factors, generally it is divided into facial neuritis, otogenic facial paralysis, traumatic facial paralysis, etc., of these, facial neuritis is the common one. Here the diagnosis and treatment of facial neuritis is mainly discussed. Facial neuritis is a acute, non-suppurative inflammation caused by virous infection.

1. Points for Diagnosis

(1) Pain may be noticed in the ear and the mastoideum of the homolateral side.

(2) Facial rigidity and inability of facial movement are firstly noticed usually in the morning, the symptoms include: (on the diseased side) paralysis of the mimetic muscle, disappearance of frontal wrinkles, enlarged palpebral fissure, ptosis of labial angle, inability to knit the brow, to close the eye, and to pout; when the patient tries to close the eyes, the eye ball of the diseased side is turned upwards and the sclera is exposed; when the patient has his/her meal, food usually is retained between the teeth & bucca, and the saliva flows out of the mouth angle.

(3) The injury of the distal part at the tympanic cord branch manifests itself as injury of mimetic muscle; injury between the tympanic cord branch and the stapedius muscle branch in the facial neural tube is usually accompanied with egeusia in the frontal 2/3 of the tongue as well as dysfunction of salivary secretion; injury between the stapedius muscle branch and the geniculate ganglion in the facial neural tube is frequently accompanied by ageusia in the frontal 2/3 of the tongue, dysfunction of salivary secretion and hyperacusia; injury of the geniculate ganglion is usually followed by egeusia in the frontal 2/3 of the tongue, dysfuction

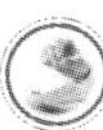

of salivary secretion, dysacusia and periotic pain; and injury at the upper part of geniculate ganglion is also accompanied with tinnitus.

2. Treatment

2.1 Body Needling

2.1.1 Point Selection

Two groups of acupoints are selected.

Group I: In the first group, acupoints on the face & head are usually the choice, such as Yifeng (TE 17), Tinggong (SI 19), Tinghui (GB 2), Yuyao (EX-HN), Xiaguan (ST 7), Dicang (ST 4), Jiache (ST 6), Yingxiang (LI 20), Chengjiang (RN 24), Fengchi (GB 20), etc.

Group II : In the other group, the acupoints are usually the correlated ones other than that in the face or head, such as Hegu (LI 4), Neiguan (PC 6), etc.

Acupoints are mainly selected on the diseased side, 5 ～ 7 each time; acupoints on the contralateral side are usually selected as the supplementary, 2 ～ 3 each time. Acupoints on the diseased side and on the contralateral side can be selected alternatively.

2.1.2 Method of Treatment

Manipulation in inserting or revolving the needles is usually moderate in stimulation; the inserted needles are retained for 30 minutes each time of treatment; and such treatment is given once every day. Besides, electric needling therapy may also be applied.

2.2 Auricular Point Needling

2.2.1 Point Selection

Acupoints at the “forehead region”, “face/cheek region”, “eye region”, “brain stem region”, “mouth region”, etc. on the auricle are usually selected.

2.2.2 Method of Treatment

The selected acupoints are needled once every day, and the inserted needles are retained for 20 minutes in each time of treatment. The needling manipulation should be moderate in stimulation tensity. The acupoints on the diseased side are mainly selected for acupuncture, while 2 ～ 3 on the contralateral side can also be selected. The selected acupoints on both sides can be needled alternatively.

3. Comment

Acupoints of the first group in body acupuncture therapy are mainly distributed in the region where facial nerves are or where facial nerves pass. Hegu (LI 4) and Neigua (PC 6) are very important acupoints in the treatment of facial diseases, though they are not distributed in the region where facial nerves are or pass, they are called special acupoints in the treatment of facial diseases.

In the past, the acupoints of the diseased side are usually selected in the treatment of facial paralysis. We notice that needling the selected acupoints of both sides could have a more stable therapeutic result. Some researches also show that needling the selected acupoints on one side could enhance the facial muscle reflex of both sides. This suggests that needling the selected acupoint of both side could help enhance the regulating effect in the treatment of the diseased side.

In auriculo-acupuncture therapy, the selected acupoints are mainly located in the regions correlated with facial mimetic muscles. "Brain stem region" is an exception. The objective of needling the acupoints in "brain stem region" could help enhance the regulation effect of the brain stem, which then could help accelerate the recovery of the facial neural function.

4. Appendix

Many reports tell that acupuncture therapy is a good therapy in the treatment of facial neural paralysis[1~12]. Dr. Yang Minghua et al reported: 50 cases with peripheral facial paralysis were treated with acupuncture and moxibustion in their hospital; as results, 40 cases were cured and 6 cases were notably improved; the following acupoints were selected: Fengchi (GB 20), Yifeng (TE 17), Sibai (ST 2), Quanliao (SI 18), Jiache (ST 6), Dicang (ST 4), Xiaguan (ST 7), Hegu (LI 4), Yingxiang (LI 20), Chengjiang (RN 24); these patients were treated once every day, the inserted needles were retained for 30 minutes in each time of treatment, the stimulation intensity in needling manipulation was moderate, and moxibustion was applied during needle retaining; ten times of treatment were composed of one treatment course, the patients received no treatment in the 4 days between every 2 treatment courses. One to four treatment courses were given in the 50 cases[1]. Dr. Cheng Haiying et al treated 40 cases with peripheral facial paralysis with pyropuncture therapy plus acupuncture therapy, as results, 24 cases were cured and 9 were markedly improved. In the treatment, the acupoints of Yuyao (EX-HN), Sizhukong (TE 23), Zanzhu (BL 2), Sibai (ST 2), Xiaguan (ST 7), Yingxiang (LI 20), Dicang (ST 4), Jiache (ST 6), Taiyang (EX-HN), Touwei (ST 8), Hegu (LI 4), Zusanli (ST 36) and Taichong (LR 3) were selected. In each time of treatment, 6 acupoints on the face and all the body acupoints were applied. Firstly, the pyropuncture needle was quickly inserted & withdrawn in the facial acupoints, the insertion depth was 0.33 ~ 0.66 cm. Then acupuncture with filiform needles was followed, moderate needling manipulation was applied, and the needle retaining period was 30 minutes. Such treatment was given once every other day, 10 ~ 30 times of treatment were given accordingly[2]. Dr. Sun Liuhe et al treated 56 cases with peripheral facial paralysis with acupuncture, the selected acupoints included Dicang (ST 4), Renzhong (DU 26) and the mid-point of Dicang and Renzhong (DU 26). As results, 28 cases were cured and 10 cases were obviously improved[3]. Dr. Zhou Changshan treated 37 cases with intractable facial paralysis, and both the electric needling therapy and acupoint injection therapy were applied. Of the 37 cases, 33 were cured (89.2%). In this treatment, the acupoints of Yifeng (TE 17), Yangbai (GB 14), Sibai (ST 2), Dicang (SF 4), Jiache (ST 6), Jingming (BL 1) of the diseased side and Hegu (LI 4) of the healthy side were selected. In electric needling treatment, G680 therapeutic apparatus was selected, the mode of sparse & dense waves was applied, and the stimulation intensity was tuned to the patients' tolerance. Electric needling treatment was given once every day and the electric needles were retained for 30 minutes in each time of treatment. In the acupoint injection treatment, the acupoints were selected and divided into 2 groups, Yifeng (TE 17), Yangbai (GB 14), Sibai (ST 2) and Taiyang (EX-HN) were in one group, and Yingxiang (LI 20), Dicang (ST 4) and Jiache (ST 6) were in the other group. 0.5 ml of securinine nitrate was injected into each acupoint of one group. The acupoints in the 2 groups were injected alternatively (one group for one day), and the injection was given every other day. One treatment course was composed of 10 times of treatment, 3 treatment courses were given altogether. In the 4 interval days of treatment couse, the patients received no such treatment[4].

Dr. Yang Zhaomin et al conducted some clinical basic researches in addition to clinical observation of body needling therapy and auricular needling therapy. In their electromyographic studies, they found that the facial muscles were totally or partially not innervated and the excitability of the facial nerves got reduced on the diseased side before treatment; that after needling treatment most of the observed cases got cured, ie the non-innervated muscular fibers gained innervation again; and that the immediate myoelectric changes after auricular needling treatment in some patients manifested themselves as the marked increase of the potential gradient of voluntary contraction and the increase of peak electric voltage. This suggested the fact that auricular needling has the good immediate regulative effect on facial nerves[11]. Dr. Wang Juming et al explored the mechanism of needling therapy in the treatment of facial neural paralysis, in which 14 such cases and 19 healthy persons received experiments. They found that after acupuncture or electric acupoint needling the direct myoelectric reaction always remained unchanged, while the facial muscle reflex of the two sides increased, manifesting itself as increased amplitude, shortened latency and marked after-effect. They also noticed that before needling treatment the facial muscle reflex was greatly reduced and after needling treatment the facial muscle reflex became active, the needling response became sensitive. These suggested that the facilitation effect of acupuncture on the facial muscle reflex may be the result of activation by the non-specific needling signal transmitted through the reticular structure of the brain stem. It is suggested that the therapeutic effect of acupuncture is gained by activating the reticular structure of the brain stem, then increasing the excitability of facial nerve center, and thus promoting the recovery of facial nerves.[12]

25-2. Acute Cerebrovascular Diseases (Diagnosis, Treatment, Case Study and Comments)

Acute cerebrovascular diseases are common ones, which are divided into hemorrhagic and ischemic categories.

1. Points for Diagnosis

1.1 Diagnosis of Cerebral Hemorrhage

(1) Before the onset, some cases may feel pain in the bach of the head and in the neck, there may be mild dyskinesia or sensory disturbance, there may be vertigo due to hypertension, and there may be retinal hemorrhage, etc.

(2) The attack of cerebral hemorrhage takes place in the day time in most cases, and majority of the cases are accompanied with deep syncope.

(3) Upon the onset, vomiting takes place in most cases, the vomits are usually coffee-colored due to gastric hemorrhage in severe cases.

(4) Deep and superficial reflex disappears during acute stage, and tendon hyperreflexia is usually noticed in the chronic stage.

(5) Capsuloganglion hemorrhage usually results in contralateral hemiparalysis, sensory disturbance of unilateral body or hemianopsia; hemorrhage on the primary side may result in aphasia; and cerebellar hemorrhage may result in severe vertigo & horizontal nystagmus.

(6) The bleeding location can be confirmed by CT examination.

1.2 Diagnosis of Cerebral Arterial Thrombosis

(1) The premonitory symptoms are prominent, which mainly include: headache, vertigo, hypomnesia, sensory abnormality or weakness of the limbs & body, aphasia, etc.

(2) The onset takes place during sleep or resting state in most cases.

(3) Clinically, occlusion of middle cerebral artery is the most common cause, which manifests itself as contralateral paralysis, hemilateral numbness, conjugate hemianopsia and lesion of the primary side accompanied with aphasia.

(4) Occlusion of anterior cerebral artery manifests itself as contralateral paralysis and mild sensory disturbance of the lower limbs.

(5) Occlusion of the posterior cerebral artery manifests itself as contralateral conjugate hemianosia and alexia when there exists lesion on the primary side.

(6) CT examination can confirm the location of occlusion.

2. Treatment

2.1 Treatment during Acute Stage When the Patient is in a State of Syncope

2.1.1 Body Needling

Renzhong (DU 26), Shixuan (EX-UE), Yongquan (KI 1), Neiguan (PC 6), Hegu (LI 4), Zusanli (ST 36), Fenglong (ST 40) and Taichong (LR 3) may be selected for body acupuncture treatment. Of the 8 acupoints, Renzhong (DU 26) and Shixuan (EX-UE) are selected for pricking treatment (the needle is withdrawn immediately after insertion), while the rest 6 acupoints are for acupuncture treatment with filiform needles or for electric needling treatment. Either treatment is adopted upon the 6 acupoints, moderate stimulation intensity is needed, and the inserted needles are retained for 30 minutes in each time of treatment. Acupoints on the diseased side and on the healthy side may be needled alternatively, and 1 ～ 2 times of treatment are eligible in a day. When the patient gets conscious, acupuncture or pricking on Renzhong (DU 26) and Shixuan (EX-UE) may be discontinued.

2.1.2 Auricular Point Needling

Auricular acupoints are selected at the corresponding regions of brain stem, brain spot, endocrine, upper limb and lower limb on the auricle. Either treatment of acupuncture with filiform needles or electric needling treatment may be adopted, moderate stimulation intensity is needed. Acupoints on the auricle of the diseased side or of the healthy side can be needled alternatively, 1 ～ 2 times of treatment every day are eligible, and the inserted needles are retained for 30 minutes in each time of treatment.

Body acupuncture therapy and auriculo-acupuncture therapy can be applied in conbination, e.g. body acupuncture treatment is given in the morning, and auriculo-acupuncture treatment is given in the afternoon; or vice versa.

2.2 Treatment during Convalescence Stage

2.2.1 Body Needling

Jianyu (LI 15), Waiguan (TE 5), Hegu (LI 4) and Quchi (LI 11) are selected and needled for the treatment of such patients with paralysis of upper limb or sensory disturbance of upper limb; Shenshu (BL 23), Dachangshu (BL 25), Zhibian (BL 54), Huantiao (GB 30),

Yanglingquan (GB 34), Zusanli (ST 36), Kulun (BL 60) and Taichong (LR 3) are selected and needled for the treatment of such patients with paralysis of lower limb or sensory disturbance of lower limb; and Yamen (DU15), Fengfu (DU 16) and Fengchi (GB 20) are selected and needled for the treatment of such patients with aphasia. Either treatment with filiform needles or electric acupuncture treatment may be applied, the acupoints on the diseased side and on the healthy side should be needled alternatively. Strong stimulation intensity is needed, 1 ～ 2 times of treatment are given every day and the inserted needles are retained for 30 minutes in each time of treatment.

2.2.2 Auricular Point Needling

Auricular acupoints are selected at the corresponding regions of brain stem, brain spot, endocrine and upper limb on the auricle when the patient was accompanied with paralysis of upper limb or with sensory disturbance. Auricular acupoints are selected at the corresponding regions of brain stem, brain spot, endocrine and the lower limb on the auricle. Either the treatment with filiform needles or the electric needling treatment may be adopted, the acupoints at the auricle of the diseased side and of the healthy side should be needled alternatively, and the stimulation intensity should be stronger. 1 ～ 2 times of treatment every day are eligible and the inserted needles are retained for 30 minutes in each time of treatment.

Body acupuncture treatment and auriculo-acupuncture treatment may be applied in combination, ie they are applied alternatively. In these two methods of treatment, acupoints are selected and needled only on one side in each time of treatment, and acupoints are selected and needled alternatively on the two sides.

3. Comment

Acute cerebrovascular diseases are better to be treated with combined therapies when they are in the acute stage, eg the therapeutic measures of rest in bed, oxygen inhalation, fluid infusion, etc should be applied immediately and treatments of reducing intracranial pressure, controlling blood pressure, avoiding intracranial hemorrhage, protecting cerebral cells, etc. should be followed in time in the treatment of patients with cerebral hemorrhage. Hematoma should be surgically removed when it is eligible. And in the treatment of patients with cerebral arterial thrombosis, vascular dilatation, anticoagulant measures and measures to protect cerebral cells should be adopted in addition to the measures of maintaining the stability of blood pressure and blood volume.

We found that the alternative insertion of the acupoints on the diseased side and the healthy side could ensure a more stable therapeutic result. The reason may be due to the fact that the acupoints get tired and tolerated after longer period of treatment and stronger needling stimulation, and alternative insertion and stimulation can increase the sensitivity. Besides, the alternative application of acupuncture with filiform needles and electric acupuncture can also result in a better therapeutic effect due to acupuncture regulation of two ways.

4. Appendix

Acupuncture treatment of cerebrovascular diseases is one of the main therapeutic means, huge amount of treatment and researches on this issue are reported each year[13~24,30~42]. A research group in Chinese Academy of TCM conducted a project of acupuncture effect on cerebral blood flow in patients with cerebral thrombosis. They found that when acupuncture treatment was applied, the blood vessels of the brain were dilated, peripheral resistanse was reduced and the cerebral blood flow volume was increased. Dr. Wang Wenzheng et al confirmed that acupuncture treatment could improve the cerebral blood flow status in patients with cerebrovascular diseases[14~17]. Researches also revealed the fact that acupuncture therapy could improve blood rheological status and micro-circulation. Dr. Qiu Maoliang et al found that acupuncture could, in addition to the improvement of cerebral blood flow, improve blood rheological indexes, e.g. blood viscosity, packed celll volume, k value of blood sedimentation equation, etc[15]. Dr. Sun Xintian et al also confirmed the above-mentioned features of acupuncture [16,17]. Dr. Wang Wenxin et al studied the acupuncture effect on microcirculation of nail fold in patients with cerebrovascular diseases. They found that blood flow was increased and blood color turned from dark red to red, this suggested that acupuncture could really improve microcirculation status[20]. Dr. Zhou Jiefang et al studied on the acupuncture effect on conjunctival microcirculation, which also confirmed the fact that acupuncture could improve microcirculation in patients with cerebrovascular diseases[21].

Dr. Wang Guangyi et al studied on the acupuncture effect on blood plasma ET-1, MDA and NO. They found that the neural function was recovered notably, blood plasma ET-1 and MDA were markedly decreased, and NO was obviously increased. This revealed the fact that acupuncture could protect brain cells[22]. Dr. Fu Lixin et al also confirmed in their study that acupuncture could have notable regulatory effect on blood plasma ET and NO[23,24]. Dr. Dai Gaohong et al found that electric needling therapy could regulate the level of NO and ET in the brain tissues of rats with cerebral hemorrhage and also could obviously increase T-AOC[28].

Dr. Zhang Yanling et al studied on the therapeutic effect of acupuncture on acute cerebral infarction, and concurrently they studied on the acupuncture effect on blood plasma TNF-α and IL-6. As results, acupuncture therapy could notably reduce the level of blood plasma TNF-α and IL-6. This result suggested that acupuncture therapy could inhibit cellular edema, accelerate imflammatory absorption or minimize imflammatory reaction, and thus protect brain cells[25]. Dr. Wang Liping et al also confirmed that acupuncture could obviously reduce the blood plasma TNF-α in patients with acute cerebral infarction[26]. Dr. Ma Yanpan et al found that acupuncture could promote gene expression of brain tissue HSP_{70} at the ischemic region of rats with experimental cerebral infarction. This suggested that acupuncture was involved in the corresponding moleculobiological mechanism in terms of protecting brain cells and treating cerebral infarction[27]. Dr. Wu Xuping et al studied on the acupuncture effect on blood plasma cAMP and β-EP in rats with acute cerebral infarction. They found that before acupuncture treatment the content of blood plasma cAMP in the cerebrally infracted rats was obviously lower than that in normal rats, and the content of blood plasma β-EP was much higher than that in normal rats; and that after acupuncture treatment the content of blood plasma cAMP in rats with acute cerebral infaction got markedly increased, the content of blood plasma β-EP got decreased and then became normal. It is believed that normalization of the content cAMP and β-EP is of important significance in the rehabilitation of acute cerebral infarction[29].

Dr. Zhang Wei et al studied on the acupuncture therapeutic effect on false bulbar paralysis and genuine bulbar paralysis. They found that after acupuncture treatment the vibration amplitude & time limit of the cricothyroid muscle and the time limit of the tongue muscle all remarkably got reduced in patients with genuine bulbar paralysis, while the above-mentioned indexes did not get notably changed in patients with false bulbar paralysis (however the heterogeneity of masseter got decreased and the symptoms got improved). This suggested that acupuncture treatment could mainly increase the regulatory effect on the muscles governing swallowing activities in patients with false bulbar paralysis, and that acupuncture could directively promote the recovery of the injured peripheral nerves in patients with genuine bulbar paralysis[30].

Reference

For reference, see page 431 to 432 of the Chinese manuscript.

Chapter 26 Acupuncture Treatment of Other Common Diseases

26-1. Bronchial Asthma

Bronchial asthma is a disease of bronchus obstruction caused by bronchial spasm, mucosa edema and increment of secretion. Paroxysmal dyspnea, wheezing rale, cough and expectoration are its characteristics. This disease breaks out again and again. Severe patients will be complicated by obstructive enphysema, atelectasis and aerothorax. This disease needs distinguish with cardiac asthma and Laennec's catarrh.

Bronchial asthma is part of the 'gasp syndrome' and 'wheezing syndrome' of traditional Chinese medicine. It is mainly caused by remain of phlegm-fluid retention, and adds wind-cold attacking lung or phlegm-heat obstructing lung that makes lung cannot complete diffusion and purification and descending. Because kidney is the root of lung qi, such as procrastination of asthma and weakness of kidney qi, can show the symptom that deficiency of kidney qi failing to control respiring qi or hypersthenia and hypoasthenia.

1. Points for Diagnosis

Bronchial asthma breaks out suddenly. Patient has the sense of suppression in the chest, dyspnea and accompanies with wheezing rate. The thorax distends and accessory respiration muscles of neck moves when patient sits. Some can have a cyanosis. Percussion of lung shows hyperrsonance and wheezing rate distributes on two lungs. The attack time is several hours to several days.

Exogenous asthma is connected with some external sensitinogen that imbibed and intrinsic asthma is mainly related to respiratory infection. Mixed asthma has two characteristic above.

Asthma persistent state: When asthma breaks out more than 24h continuously, patient will show severe dyspnea so that prostration, profuse sweating, dehydration or cyanoderma can appear. Oxygen saturation (SpO_2) of artery decreases and it also has respiratory acidosis. That needs rescue in time.

Accessory examination: ① Descent of respiring function. ② ESO, IgE in the blood of patient who has a exogenous asthma increase.

2. Treatment

2.1 Body Needling

Dorsal position is the main position an lateral position also can be adopted. Don't use prone position.

2.1.1 Prescription

Group I: The points where lie in the relevant segment of back are selected, such as Fengmen(BL12), Feishu(BL13), Jueyinshu(BL14), Jiaji points of T2-4.

Group II: The points where lie in the relevant segment of chest are selected, such as Tanzhong(RN17), Yutang(RN18), Zigong(RN19).

Group III: The points where lie in the relevant segment of upper limbs are selected, such as Kongzu(LU6), Lieque(LU7), Taiyuan(LU9), Yuji(LU10).

Group IV: The points are special should be selected, such as Zusanli(ST36), Sanyinjiao(SP6), Taixi(KI3).

Group I cooperates with group IV at the same time, group II cooperates with group III at the same time. These two prescription use alternatively. The points of two sides can use alternatively. 6-10 points of two sides can be selected each time (6-10 needles).

2.1.2 Method of Treatment

After routine disinfection, choosing the filiform needles of NO.28-30. Inserting Fengmen(BL12), Feishu(BL13), Jueyinshu(BL14), Jiaji points of T2-4 obliquely to the direction of spine with 45 degree for (0.6±0.2)cun. Inserting Tanzhong(RN17), Yutang(RN18), Zigong(RN19) downward flatly for (1.2±0.2)cun. Inserting Kongzu(LU6) for (1.2±0.2)cun obliquely. Inserting Lieque(LU7) for (1.2±0.2)cun horizontally. Inserting Taiyuan(LU9) for (0.4±0.1)cun vertically. Inserting Yuji(LU10) for (0.8±0.2)cun vertically. Inserting Zusanli(ST36) for (2.0±0.5)cun vertically. Inserting Sanyinjiao(SP6) for (1.4±0.2) cun vertically. Inserting Taixi(KI3) for (0.8±0.2)cun vertically.

The treatment is given twice to three times each day. The needles are retained for 30 minutes, during which manipulated 3-5 times. Group I, group II and group III cooperate with strong intensity. Twisting range is 3-4 circles, frequency is 3-5 reciprocation every second. The needles are manipulated for 10-30s each time. Group IV cooperates with medium intensity. Twisting range is 2-3 circles, frequency is 2-4 reciprocation every second. The needles are manipulated for 10-30s each time.

2.1.3 Comment

Bronchus and lung accept the domination of from sympathetic nerve of T_{2-4} segment. According to the theory of modern acupuncture and moxibustion, the points that lie in the T_{2-4} segment should be selected. The points from group I and group II distribute in the T_{2-4} segment around the chest. The vascular smooth muscle of upper limbs distributes the sympathetic nerve from T_{2-5} (T_{3-6}), these sympathetic nerves and those sympathetic nerves that dominate the air tubes and lung from the same or near thoracic spinal cord segment. This is the significant fundamental of the science of anatomical physiology to treat this disease by inserting the points from group III.

The patient who has a bronchial asthma often accompanies with dysfunction of hypothalamo-hypophysial-adrenal cortex system. In order to strengthen the function of this system and stabilize and regulate the immunity function of body, the points from group IV are selected. In the stage of attack, group I, group II and group III cooperate with strong intensity to alleviate the convulsion of bronchus's smooth muscle. Group IV cooperates with medium intensity to strengthen the excitability of autonomic nerves, regulate or stabilize the immunity function of body and make the low or instability incretion function and immunity function return to normal.

2.2 Electric Acupuncture Method

2.2.1 Prescription

Group I: The points where lie in the relevant segment of back are selected, such as Fengmen(BL12), Feishu(BL13), Jueyinshu(BL14), Jiaji points of T_{2-4}.

Group II: The points where lie in the relevant segment of chest are selected, such as Tanzhong(RN17), Yutang(RN18), Zigong(RN19).

Group III: The points where lie in the relevant segment of upper limbs are selected, such as Kongzu(LU6), Lieque(LU7), Taiyuan(LU9), Yuji(LU10).

Group IV: The points are special should be selected, such as Zusanli(ST36), Sanyinjiao(SP6), Taixi(KI3).

Group I cooperates with group IV at the same time, group II cooperates with group III at the same time. These two prescription use alternatively. The points of two sides can use alternatively. 6-10 points of two sides can be selected each time (6-10 needles).

2.2.2 Method of Treatment

Step I: Insertion manipulation is same as the body needling.

Step II: Electric acupuncture treatment method

After step I, the bipolar conductors of electric acupuncture apparatus connect with group I (points on the bacl) and group IV, or group III (points on the chest) and group II respectively with dilatational wave. The best quantity of stimulus is that part muscle shows obvious tremble or patients can endure it.

The points of 2-3 groups of two sides can be selected each time. The treatment is given 20 minutes each time and twice to three times every day. In accordance to the manipulation of common body needling if there are no points to connect with the electric acupuncture therapy apparata.

3.Appendix

Liu Hong'e treated 87 cases of bronchial asthma by acupuncture[1]. Method of treatment: The points selected included Danzhong(RN17), Dingchuan(EX-B1), Feishu(BL13), Yuji(LU10), Shenshu(BL21). Danzhong(RN17), Dingchuan(EX-B1) cooperated with reducing method by lifting and thrusting and twirling needle. Feishu(BL13), Shenshu(BL21) were inserted obliquely with reinforcing method. Yuji(LU10) was inserted to the centre of palm obliquely with uniform reinforcing-reducing method. These needles were retained for 30minutes after arrival of qi and manipulated with twirling method once every five minutes.The treatment was given twice to three times every week and ten times made up one therapeutic course. Outcomes: There were 32 cases were cured (complete alleviation of bronchial asthma, it also could be alleviated immediately without medicine even if it broke out slightly. FEV1 increased more than 35% or reached 80%-100% of predicted value) that accounted for 36.8%. There were 5 cases obvious effected (obvious alleviation of bronchial asthma. FEV1 increased more than 25% or reached more than 60% of predicted value. It still needed to use cortical hormone or bronchus relaxant but only needed 1/3 of previous dose) that accounted for 5.7%. There were 27 cases improved (alleviation of bronchial asthma. FEV1 increased 15%-25%. It still needed to use cortical hormone or bronchus relaxant but must more than 1/2 of previous dose) that accounted for 31%. There were 23 cases with ineffectiveness (without changes or aggravation of clinical symptoms and FEV1 estimated value) that accounted for 26.5%.

Hanjian et al observed the influence of lung function of patients who had bronchial asthma and the effect of preventing asthma immediately by inserting Yuji(LU10)[2]. Method of treatment: 577 patients were divided into two groups randomly, acupuncture group (289 cases) and control group (288 cases). All of patients were given oxygen uptake, azithromycin (produced by Tianjian pharmaceutical CO., Ltd, 0.25G/branch)—disinfection treatment to complete basic treatment. The medicine was given 0.5G i.v.gtt and once a day. On the basis of basic treatment, acupuncture group, ① defining the position of points according to national standards of CHN—*Name and Position of Acupoints (GB/T 12346-2006)*. Defining the direction and depth of insertion according to the planning book of new century national colleges and universities of TCM—*Meridians and Acupoints*[8]. ② Acupuncture apparatus: disposable needles made by stainless steel with 0.30mm of diameter and 40mm of length. ③ When asthma broke out suddenly, Yuji(LU10) of two sides should be inserted. After routine disinfection, inserting to the centre of palm obliquely for 20-35mm with reinforcing-reducing method of lifting and thrusting and twirling needles. The needles were retained for 30minutes after arrival of qi and manipulated once every five minutes. If qi was not arrived, the length of needling could be regulated and fingers pressed gently around the points along the running course direction of meridian to motivate the working of meridian qi, or shooting the tail of needle gently by fingers to make it quake slightly and strengthen the sensation. On the basis of basic treatment, control group sprayed and imbibed albuterol aerosol (100ug/spray, produced by Xinyi pharmaceutical factory of Shanghai medical group CO.,Ltd) for 200ug. The treatment was given less than 8 times in 24h. Outcomes: Compared with pretherapy, lung function index and the score of symptom of completing insertion immediately of acupuncture group and five minutes after spraying and imbibing of control group obvious improved ($P<0.05$). Control group was better than acupuncture group ($P<0.05$). There was no differences between retaining needles for 5 minutes and completing insertion immediately of acupuncture group. Compared with completing insertion immediately, the index improved when needles were retained more than for 30minutes ($P<0.05$). It was equal to the effect of control group ($P<0.05$). There was no statistical significance in the index of retaining 60minutes and more than 30minutes ($P>0.05$). Conclusion: Inserting Yuji(LU10) had the effect of preventing asthma for breaking out suddenly of bronchial asthma. It meant the effect was fast and retaining needles for 30minutes could reach the best treatment effect. It was equal to the effect by using albuterol.

Liu Zhibin et al treated 50 cases of bronchial asthma by inserting New Feishu(BL13)[3]. Method of treatment: 100 patients were divided into treatment group and control group, each group had 50 cases. Control group: Feishu(BL13) of two sides were selected. After routine disinfection, inserting the needles and giving uniform reinforcing-reducing method. The needles were retained for 30 minutes each time and the treatment was given once a day. There were 10 times of treatment totally. Treatment group: New Feishu(BL13) [1.5cun apart from the C2 spinous process] of two sides were selected. After routine disinfection, inserting the needles and giving uniform reinforcing-reducing method. The needles were retained for 30 minutes each time and the treatment was given once a day. There were 10 times of treatment totally. Treatment standards: Clinical control: The symptoms of bronchial asthma were completely alleviated. It broke out occasionally and mildly. It did not need any medicines and alleviated by themselves. Obvious effect: The symptoms of bronchial asthma were obvious alleviated compared with pretherapy. It broke out occasionally and needed to use medicines to alleviate. Improvement: The symptoms of bronchial asthma were alleviated compared with pretherapy. It broke out sometimes and needed to use medicines for a long term to alleviate. Ineffectiveness: The symptoms of bronchial asthma were not alleviated. Outcomes: Treatment group: The total effective rate was 86.0% with clinical control in 5 cases, obvious effect in 15 cases, improvement in 28 cases and ineffectiveness in 7 cases. Control group: The total effective rate was 80.0% with clinical control in 5 cases, obvious effect 10 cases, improvement in 25 cases and ineffectiveness in 10 cases. Compared with control group, $P<0.05$.

Ruan Guiying et al treated 60 cases of asthma by acupuncture and acupoints injection[4]. Method of treatment: The points selected included Dingchuan(EX-B1), Fengchi(GB20), Fengmen(BL12), Feishu(BL13), Danzhong(RN17), Tiantu(RN22), Chize(LU5), Lieque(LU7), Taiyuan(LU9), Kongzui(LU6), Zusanli(ST36). The points on the back should be inserted for about 0.5cun, the points on the chest and others should be inserted for 0.8cun. Tiantu(RN22) was inserted without retaining needle. These points cooperated with twirling method to make patients feel the sense of soreness, numbness and distension. These points were electrified for 15-20minutes. The treatment was given once a day and 10 times made up one therapeutic course. If patients had wind-phlegm, injecting nucleotide and casein injectio to Dingchuan(EX-B1), Feishu(BL13), Fengmen(BL12), Fenglong(ST40). The treatment was given once a day and 10 times made up one therapeutic course. Outcomes: There were 42 cases were cured (disappearance of asthma, not recrudescence in the three years of visiting) which accounted for 70%. There were 6 cases with obvious effect (disappearance of bronchial obstruction and convulsion, patients could lie horizontally but have a little suppression in the chest) which accounted for 10%. There were 3 cases with improvement (patients could lie horizontally and symptoms aggravated for incentive) which accounted for 5.0%. There were 9 cases with ineffectiveness (not improvement of asthma symptoms) that accounted for 15%

Jiang Hailing treated 100 cases of bronchial asthma by catgut implantation at acupoint[5].

Method of treatment: freeing the lung qi and preventing cough and asthma were the main treatment method in the acute stage. The points selected included Dazhui(DU14), Dingchuan(EX-B1), Feishu(BL13), Zusanli(ST36), Fenglong(ST40). Dispelling dampness and promoting phlegm, tonifying spleen and kidney were the main treatment method in the chronic stage. The points selected included Shenshu(BL23), Feishu(BL13), Pishu(BL20), Zusanli(ST36), Fenglong(ST40). Having a cough added Kongzui(LU6). Breathing heavily added Yuji(LU10). Taking a procaine skin test before catgut implantation and negative patients could accept the operation. The points on the back exposed amply and were given routine disinfection. Putting the NO.1 catgut for 2cm that had already cut into the NO.16 puncture needle of antrum maxillare. The right hand took the needle and the left hand encased the handle of needle to form a 45-60 degree between needle and the point. Inserting into subcutaneous tissue quickly and then, inserting to the appropriate depth slowly. When patients felt the sense of soreness, numbness, distension and heaviness, the right hand lifted slightly, the thumb of left hand pressed the inserted position with disinfection etamine and the left hand pushed the core of the needle down slowly to complete catgut implantation at acupoint. The inserted position should be pressed after extracting the needle. If it did not bleed, using 2.5% iodine tincture and 75% alcohol disinfected the inserted position and fixed by disinfection etamine and rubberized fabric. The points from lower limbs used catgut with NO.0-3 and NO.9 lumbar puncture needle to operate. The treatment was given once every 20 days and three times made up one therapeutic course. Observing the treatment effect after two therapeutic courses. Auxiliary treatment and matters need attention: The severe patients in the acute stage were given symptomatic treatment that cooperated with traditional Chinese medicine and western medicine. Disinfection operation should be carried out strictly to avoid infection when physician manipulated. During the treatment, patients were forbidden to eat raw and cold food, fish and shrimp, greasy and irritating food. Patients could not do heavy physical labour definitely. Outcomes: The total effective rate was 95% with cure in 60 cases (complete disappearance of asthma symptoms, strengthening of physique and without any discomfort after participating in various manual labour, not recrudescence in one year) that accounted for 60%, obvious effect in 20 cases (obvious alleviation of asthma symptoms compared with pretherapy, a little discomfort appeared after heavy physical labour or getting a cold) that accounted for 20%, improvement in 15 cases (obvious improvement of symptoms and decrease of attack time) that accounted for 15% and ineffectiveness in 5 cases.

Banxu treated 84 cases of bronchial asthma by acupuncture and catgut implantation at acupoint[6]. Method of treatment: The main points selected included Yuji(LU10), Tiantu(RN22), Dazhui(DU14), Feishu(BL13), the adjunct points selected included Danzhong(RN17), Dingchuan(EX-B1), Feishu(BL13). Stage of attack: Yuji(LU10), Tiantu(RN22), Dazhui(DU14), Feishu(BL13) were inserted, lifting and thrusting and twirling method were used alternatively until arrival of qi. The needles were manipulated for once every five minutes and retained for 30minutes. The treatment was given once a day and 10 times made up one therapeutic course. Remission stage: The points selected included Danzhong(RN17), Feishu(BL13), Dingchuan(EX-B1) and catgut was embedded and implanted. The points were signed and fixed and given routine disinfection. Injecting 2%procaine to the two sides of the centre of points to make a skin hillock with diameter for 1cm. Then I catgut was pierced on the triangle medical suture needle and the needle was implanted into appropriate depth of median muscle layer of acupoint from one side and pierced out from other side. Cutting the ends of catgut, lifting the skin slightly and the end of catgut was embedded. Binding up by disinfection surgical dressing and fixing it for three days by rubberized fabric. The treatment was given once every 20 days and three times made up one therapeutic course. Outcomes: The total effective rate was 92.9% with clinical control in 20 cases (disappearance of symptoms, all of medicines were stopped to take, work and study were normal and not recrudescence during visiting for half years) that accounted for 23.8%, obvious effect in 45 cases (obvious alleviation of asthma symptoms, decrease of attack times, medicine treatment was not needed) that accounted for 53.6%, improvement in 13 cases (alleviation of asthma symptoms) which accounted for 15.5% and ineffectiveness in 6 cases (without changes before and after treatment) which accounted for 7.1%.

26-2. Paroxysmal Supra Ventricular Tachycardia(PSVT)

PSVT includes paroxysmal atrial tachycardia (PAT) and atrioventricular juntion tachycardia. The cause of disease, clinical manifestations and treatment of both of them are same. It usually happens on young people and individuals who have not heart disease, also can be found in rheumatic heart disease, hyperthyroidism heart disease, coronary heart disease, W-P-W syndrome and digitalism etc.

1. Points for Diagnosis

It is paroxysmal, suddenly happen, suddenly disappears. The heart rate will reach 160-220 times every minutes when it attacks and the rhythm is regular.

Patients will have symptoms of palpitation, discomfort of praecordia (or angina pectoris) and giddiness when PSVT attacks. The blood pressure will descend when attack time is long and the condition is severe.

Pressing bulbus caroticus or other way to stimulate the vagus, if it works, will make heart rate return to normal immediately without a period of slower gradually.

Accessory examination: Electrocardiogram can help us to diagnose.

2. Treatment

2.1 Body Needling

Dorsal position is the main position an lateral position also can be adopted. Don't use prone position.

2.1.1 Prescription

Group I: The points where lie in the relevant segment of back are selected, such as Feishu(BL13), Jueyinshu(BL14), Xinshu(BL15), Jiaji points of T_{1-5}.

Group II: The points where lie in the relevant segment of chest are selected, such as

Tanzhong(RN17), Yutang(RN18), Zigong(RN19).

Group III: The points where lie in the relevant segment of upper limbs are selected, such as Neiguan(PC6), Jianshi(PC5), Shenmen(HT7).

Group IV: The points are special should be selected, such as Sanyinjiao(SP6), Yinlingquan(SP9), Zusanli(ST36), Taixi(KI3).

Group I cooperates with Sanyinjiao(SP6), Yinlingquan(SP9) of group IV at the same time, group II and group IV cooperate with Zusanli(ST36), Taixi(KI3) of group IV at the same time. These two prescription use alternatively. The points of two sides can use alternatively. 3-6 points of two sides can be selected each time (3-6 needles).

2.1.2 Method of Treatment

After routine disinfection, choosing the filiform needles of NO.28-30. Inserting Feishu(BL13), Jueyinshu(BL14), Jiaji points of T_{1-5} obliquely to the direction of spine with 45 degree for (0.6±0.2)cun. Inserting Tanzhong(RN17), Yutang(RN18), Zigong(RN19) downward flatly for (1.2±0.2)cun. Inserting Neiguan(PC6), Jianshi(PC5) for (1.2±0.2)cun vertically. Inserting Shenmen(HT7) for (0.4±0.1)cun vertically. Inserting Sanyinjiao(SP6), Yinlingquan(SP9) for (1.4±0.2)cun vertically. Inserting Zusanli(ST36) for (2.0±0.5)cun vertically. Inserting Taixi(KI3) for (0.8±0.2)cun vertically.

The treatment is given once to twice each day. The needles are retained for 30 minutes, during which manipulated 3-5 times with twisting method of medium intensity. Twisting range is 2-3 circles, frequency is 2-4 reciprocation every second. The needles are manipulated for 10-30s each time.

2.1.3 Comment

The heart accepts the domination from sympathetic nerve of T_{1-5} segment. According to the theory of modern acupuncture and moxibustion, the points that lie in the T_{1-5} segment should be selected. The points from group I and group II distribute in the T_{1-5} segment around the chest. Because some fibers from T1 participate in the formation of median nerve and ulnar nerve, the part of points from upper limbs (group III) can also treat this disease. Besides, the vascular smooth muscle of upper limbs distributes the sympathetic nerve from T_{2-5} (T_{3-6}), these sympathetic nerves and those sympathetic nerves that dominate heart from the same or near thoracic spinal cord segment. This is the significant fundamental of the science of anatomical physiology to treat this disease by inserting the points from group III.

2.2 Electric Acupuncture Method

2.2.1 Prescription

Group I: The points where lie in the relevant segment of back are selected, such as Feishu(BL13), Jueyinshu(BL14), Xinshu(BL15), Jiaji points of $T_{1\text{-}5}$.

Group II: The points where lie in the relevant segment of chest are selected, such as Tanzhong(RN17), Yutang(RN18), Zigong(RN19).

Group III: The points where lie in the relevant segment of upper limbs are selected, such as Neiguan(PC6), Jianshi(PC5), Shenmen(HT7).

Group IV: The points are special should be selected, such as Sanyinjiao(SP6), Yinlingquan(SP9), Zusanli(ST36), Taixi(KI3).

Group I cooperates with Sanyinjiao(SP6), Yinlingquan(SP9) of group IV at the same time, group II and group IV cooperate with Zusanli(ST36), Taixi(KI3) of group IV at the same time. These two prescription use alternatively. The points of two sides can use alternatively. 3-6 points of two sides can be selected each time (3-6 needles).

2.2.2 Method of Treatment

Step I: Insertion manipulation is same as the body needling.

Step II: Electric acupuncture treatment method

After step I, the bipolar conductors of electric acupuncture apparatus connect with group I and Sanyinjiao(SP6), Yinlingquan(SP9) of group IV, or group II and group III, Zusanli(ST36), Taixi(KI3) of group IV at the same time respectively with dilatational wave. The best quantity of stimulus is that part muscle shows obvious tremble or patients can endure it. The treatment is given 20 minutes each time and once to twice every day.

The points of 2-3 groups of two sides can be selected each time. In accordance to the manipulation of common body needling if there are no points to connect with the electric acupuncture therapy apparata.

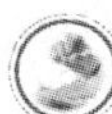

3. Appendix

Qu Fengxing treated 34 cases of PSVT by acupuncture[7]. Method of treatment: Neiguan(PC6) of one side could be selected, left or right. After routine disinfection, filiform needle for 1.5cun was chosen to insert for 0.8-1cun vertically with rotating method. Inserting later, using stethoscope to listen to the heart rate. Stopping twirling when heart rate declined to about 80 times every minutes. The needle was retained for 30 minutes and manipulated once every 15 minutes. Outcomes: The total effective rate was 100% with obvious effect in 33 cases and improvement in one case. Effect time was between 30s to 3 minutes.

Li Yuanxin treated 24 cases of PSVT by acupuncture[8]. There were 48 cases totally and age was 35-65, attack history was 2 to 26 years. These cases were divided into two groups randomly. Outcomes: Control group: Taking diltiazem orally and the medicine was given three times a day. Treatment group: Neiguan(PC6) of two sides could be selected. After routine disinfection, filiform needle for 1.5cun was chosen to insert for 1cun vertically with reinforcing method by twirling needle. The needle was manipulated once every ten minutes with frequency of 200 circles every minutes and the needle was retained for 40 minutes. The treatment was given once a day of two groups. 15 days made up one therapeutic course and treated two therapeutic courses. Outcomes: The total effective rate of control group was 70.83% with obvious effect in 12 cases (disappearance of clinical symptoms, the heart rate returned to normal range and electrocardiogram was normal), improvement in 5 cases (disappearance of clinical symptoms and electrocardiogram improved but did not reach the normal standards) and ineffectiveness in 7 cases (without any changes of clinical symptoms, heart rate and electrocardiogram before the treatment and after the treatment). The total effective rate of treatment group was 83.33% with obvious effect in 16 cases, improvement in 4 cases and ineffectiveness in 4 cases (treatment standards were same as the control group). It was obvious better than 70.83% of control group ($P<0.05$).

Yang Changming et al treated 27 cases of PSVT by acupuncture[9]. Method of treatment: The main point selected Neiguan(PC6) of two sides and adjunct points selected Hegu(LI4), Renzhong(DU26). Patients sat or chose horizontal position. After routine disinfection, filiform needle for 1.5cun was chosen to insert Neiguan(PC6) for 0.8-1.2cun and Hegu(LI4) for 0.5-0.8cun verticall. The needle was twirled for 30 minutes continuously, to make PSVT change to sinus rhythm. Several severe cases should add Renzhong(DU26) and inserted for 0.3-0.5cun obliquely from bottom to top. It would effect with twirling every seconds. Outcomes: The total effective rate was 92.59% with stopping PSVT immediately in 25 cases. There were 6 cases that had a relapse intermittently but could change to sinus rhythm instantly by treating again. Two cases were ineffectiveness case that caused by taking an overdose of digitalis.

Liu Zhijuan et al treated 44 cases of PSVT by auricular point sticking-pressing therapy combined with nursing intervention[10]. There were 88 cases totally, these cases were divided into two groups and each group had 44 cases. The age of control group was (42.31±2.16) and the age of observation group was (42.75±2.42). Outcomes: Two groups were given the therapy of pressing beans on the auricular points. The main points selected Shenmen(TF_3), Xin(Heart)(CO_{15}), Jiaogan(Sympathetic)(AH_{6a}), Neifenmi(CO_{17},CO_{18}). The adjunct points selected Pizhixia(Sub-cortex)(AT_5), Zhen reflecting region(Occiput)(AT_3). After routine disinfection, the seeds of Wangbuliuxing(Semen Vaccariae) were stuck on the sensitive point of auricular points and the points were pressed and kneaded for five minutes by thumb and forefinger until rubedo and heat. The treatment was given three times a day and changed to other side after three days. Control group: Routine nursing treatment was given and directing patient to observe doctor's advice. At the same time, introducing the relevant knowledge of disease to patients and directing them to form good living customs and eating habits. Observation group: On the basis of routine nursing treatment, nursing intervention was added, ① placating patient's sensation and introducing relevant knowledge of this disease and successful cases of treatment to patient and kin to relieve the negative mood of patient and improve their treatment dependence. ② Strengthening clinical medication and treatment direction. Monitoring electrocardiogram, the changes of heart rate and side effect after treatment of patient carefully. Noting the abnormal time and frequency of heart rate. Attending physician must be contacted timely if some untoward effect were found. ③ Directing them to form good living customs and eating habits to avoid increasing the load of heart. Urging family members again and again to pay more attention to comforting patients and avoiding sensation

 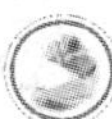

undulation exceedingly. Outcomes: The total effective rate of control group was 72.73% with obvious effect in 18 cases (sinus rhythm recovered and the signs of disease and clinical symptoms improved completely in 30minutes after treatment), improvement in 14 cases (ventricle rate did not slowed down and did not change to sinus rhythm, improvement of symptoms and signs of disease) and ineffectiveness in 12 cases (without obvious improvement of symptoms and signs of disease, even became worse). The total effective rate of observation group was 95.45% with obvious effect in 29 cases, improvement in 13 cases and ineffectiveness in 2 cases (treatment standards were same as control group). It was obvious better than the 72.73% of control group ($P<0.05$).

Xie Liming treated 31 cases of PSVT by acupuncture[11]. Method of treatment: The points selected included Neiguan(PC6), Jianshi(PC5), Shenmen(HT7), Jiaji points of chest (4-5). Inserting Neiguan(PC6), Jianshi(PC5) and making needling sensation spread to chest. Shenmen(HT7) and Jiaji point used the method of guiding needling sensation. The best time of retaining needles was when the sensation of arrival of qi appeared and the heart rate was slow down. Outcomes: The total effective rate was 90.3% with cure in 5 cases that accounted for 16.2%, obvious effect in 9 cases that accounted for 29.03%, improvement in 14 cases that accounted for 46.5% and ineffectiveness in 3 cases that accounted for 9.7%.

Caoyi treated 30 cases of PSVT by acupoint injection therapy[12]. Method of treatment: Extracting neo-synephrine for 10mg by disinfection injector for 5ml. Neiguan(PC6) of two sides were selected. After routine disinfection, injecting needle, lifting and thrusting it until arrival of qi, then extracting it back, if there was no blood, the medicine could be injected. The medicine was given 5mg every point. The dry cotton balls with disinfection were used to press the pinholes to avoid bleeding after withdrawing the needles. Outcomes: There were 27 cases with improvement (the attack stopped after treatment and PSVT changed to sinus rhythm), which accounted for 90%. There were 3 cases with ineffectiveness (without alleviation of symptoms and signs, electrocardiogram still showed the PSVT).

26-3. Cardiac Neurosis

Cardiac neurosis is a special type of neurosis, mainly manifests malfunction of cardiovascular system and also shows other neurosis symptoms. Most of cases happen to young adults of 20-40, mainly female, especially cumacteric women. Generally there is no organic heart disease but it can exist with organic heart disease at the same time or happen on the basis of organic heart disease. The symptoms are various, sometimes good, sometimes bad. Cardiac neurosis has an influence on work ability and often confounds with organic heart disease that leads to differentiation and difficulties on diagnosis, so it is important.

1. Points for Diagnosis

The symptoms are various and changeful and it is easy to have a relapse after improvement. Few courses of disease can reach several years to more than ten years. Except the symptom of cardiovascular system, there is also has nervous system or other system's symptoms. The symptom appears at the first time when patient feels the sense of fright, excitation or suffers a disease for a long term. It is easy to break out before sleep, before awake and awaking, and in the condition of sensation undulation. It may become aggravation when overstrain or sensation change.

(1)Common symptoms of cardiovascular system

① Palpitation: the most common symptom. Patient will feels precordial beat and discomfort of praecordia. The symptom is more obvious after sports or excitation sensation. Most of patients have the symptom of fast heart rate, increment of heart discharge volume and ephemeral elevation of blood pressure. Mild activities will make heart rate dispar accelerate obviously and patient's activities often limited by it.

② Pain in praecorida: Position is not changeless and Isa chest and breast or ruxia are the common places, also can be seated below the sternum or right forebreast. The property of pain is different, most of them are transient pain and one to several seconds each time or consistent dull pain. The pain will last several hours or several days. Pain in praecorida often happens after activities or spirit fatigue, even having a rest, instead of taking an activity.

③ Breathing hard: Patient subjectively feels the air is inadequate and breath hard, breath frequency does not often accelerates. It happens easier in crowns or some places without ventilation. Sometimes at night, patient should sit or get up to open the window and stand beside it to have a deep breathing. Patients often have a sighing breath, it means that taking a breath with long sighing after have a deep inspiration, only in this way can they feel the suffocation is removed. Long time for the deep breathing will make CO_2 in blood decrease, and then respiratory alkalosis will appear caused by hyperventilation, and accompanies with numbness of limbs, spasm of hands and feet, dizzy etc.

(2)Common symptoms of nervous system

Weakness, dizzy, hyperhidrosis, insomnia, anxiety and other common symptoms of nervous system.

(3)Physical examination is normal. Patients can have the expression of anxiety and nervousness with profuse sweating of palm, shake of hands, a little high temperature and slight rise and undulation of blood pressure. The heart rate is fast, the heat beat is forceful and the heart sounds are strengthen.

(4)Supplementary examination

Electrocardiogram shows nodal tachycardia and some patients have the change of ST-T wave. Majority manifest the point J of ST segment is depress or shift down horizontally and (or) lowering of T-wave, inverted T-wave or diphasic T-wave. It is easy to change, sometimes disappears, sometimes aggravates. The heart rate becomes fast makes ST-T wave aggravate abnormally, but when the heart rate is slow, ST-T wave returns to normal completely.

2. Treatment

2.1 Body Needling

Dorsal position is the main position an lateral position also can be adopted. Don't use prone position.

2.1.1 Prescription

Group I: The points where lie in the relevant segment of back are selected, such as Feishu(BL13), Jueyinshu(BL14), Xinshu(BL15), Jiaji points of T_{1-5}.

Group II: The points where lie in the relevant segment of chest are selected, such as Tanzhong(RN17), Yutang(RN18), Zigong(RN19).

Group III: The points where lie in the relevant segment of upper limbs are selected, such as Neiguan(PC6), Jianshi(PC5), Shenmen(HT7).

Group IV: The points are special should be selected, such as Sanyinjiao(SP6), Yinlingquan(SP9), Zusanli(ST36), Taixi(KI3).

Group V: Baihui(DU20), Fengchi(GB20).

Group I and group III cooperate with Fengchi(GB20) of group V at the same time, group II and group IV cooperate with Baihui(DU20) of group V at the same time. These two prescription use alternatively. The points of two sides can use alternatively. 4-8 points of two sides can be selected each time (4-8 needles).

2.1.2 Method of Treatment

After routine disinfection, choosing the filiform needles of NO.28-30. Inserting Feishu(BL13), Jueyinshu(BL14), Jiaji points of T_{1-5} obliquely to the direction of spine with 45 degree for (0.6±0.2)cun. Inserting Tanzhong(RN17), Yutang(RN18), Zigong(RN19) downward flatly for (1.2±0.2)cun. Inserting Neiguan(PC6), Jianshi(PC5) for (1.2±0.2)cun vertically. Inserting Shenmen(HT7) for (0.4±0.1)cun vertically. Inserting Sanyinjiao(SP6), Yinlingquan(SP9) for (1.4±0.2)cun vertically. Inserting Zusanli(ST36) for (2.0±0.5)cun vertically. Inserting Taixi(KI3) for (0.8±0.2)cun vertically.

The treatment is given once to twice each day. The needles are retained for 30 minutes, during which manipulated 3-5 times with twisting method of medium intensity. Twisting range is 2-3 circles, frequency is 2-4 reciprocation every second. The needles are manipulated for 10-30s each time.

2.1.3 Comment

The heart accepts the domination from sympathetic nerve of T_{1-5} segment. According to the theory of modern acupuncture and moxibustion, the points that lie in the T_{1-5} segment should be selected. The points from group I and group II distribute in the $T_{1\text{-}5}$ segment around the chest. Because some fibers from T1 participate in the formation of median nerve and ulnar nerve, the part of points from upper limbs (group III) can also treat this disease. Besides, the vascular smooth muscle of upper limbs distributes the sympathetic nerve from $T_{2\text{-}5}$ ($T_{3\text{-}6}$), these sympathetic nerves and those sympathetic nerves that dominate heart from the same or near thoracic spinal cord segment. This is the significant fundamental of the science of anatomical physiology to treat this disease by inserting the points from group III.

2.2 Electric Acupuncture Method

2.2.1 Prescription

Group I: The points where lie in the relevant segment of back are selected, such as Feishu(BL13), Jueyinshu(BL14), Xinshu(BL15), Jiaji points of $T_{1\text{-}5}$.

Group II: The points where lie in the relevant segment of chest are selected, such as Tanzhong(RN17), Yutang(RN18), Zigong(RN19).

Group III: The points where lie in the relevant segment of upper limbs are selected, such as Neiguan(PC6), Jianshi(PC5), Shenmen(HT7).

Group IV: The points are special should be selected, such as Sanyinjiao(SP6), Yinlingquan(SP9), Zusanli(ST36), Taixi(KI3).

Group V: Baihui(DU20), Fengchi(GB20).

Group I and group III cooperate with Fengchi(GB20) of group V at the same time, group II and group IV cooperate with Baihui(DU20) of group V at the same time. These two prescription use alternatively. The points of two sides can use alternatively. 4-8 points of two sides can be selected each time (4-8 needles).

2.2.2 Method of Treatment

Step I: Insertion manipulation is same as the body needling.

Step II: Electric acupuncture treatment method

After step I, the bipolar conductors of electric acupuncture apparatus connect with group I and Sanyinjiao(SP6), Yinlingquan(SP9) of group IV, or group II and group III, Zusanli(ST36), Taixi(KI3) of group IV at the same time respectively with dilatational wave. The best quantity of stimulus is that part muscle shows obvious tremble or patients can endure it. The treatment is given 20 minutes each time and once to twice every day.

The points of 2-3 groups of two sides can be selected each time. In accordance to the manipulation of common body needling if there are no points to connect with the electric acupuncture therapy apparata.

3. Appendix

Chen Zhaoming et al treated 32 cases of cardiac neurosis by acupuncture[13]. Method of treatment: The main point selected Neiguan(PC6) and adjunct points selected Shenmen(HT7), Zusanli(ST36), Sanyinjiao(SP6), Taixi(KI3). Neiguan(PC6) could be used every time and adjunct points increased or decreased according to the symptoms. Using medium stimulation and making needle sensation spread to the limbs. Neiguan(PC6) should be inserted obliquely for 1-1.5cun with twisting method of small amplitude, tip rose upward and making needle sensation spread to elbow, axilla and forebreast. The needles were retained for 20-30 minutes, during which were manipulated 1-2 times. The treatment was given once every day or every two days. Ten times made up one therapeutic course. Outcomes: All of them were effect with obvious effect in 24 cases (disappearance of symptoms and the work returned to normal), improvement in 8 cases (obvious improvement of symptoms, palpitation and insomnia appeared occasionally).

Chen Lina treated 30 cases of cardiac neurosis by acupuncture[14]. There were 65 cases totally and age was 17-65, course of disease was one week to two years. These cases were divided into 35 cases of medicine group and 30 cases of acupuncture group. Medicine group: Deanxit should be given for 10.5mg and two tablets each day, one was given in the morning, the other one was given at noon. The treatment was given for eight weeks. Acupuncture group: Daihui(DU20) and Shenting(DU24) cooperated with scalp acupuncture method. Neiguan(PC6), Zusanli(ST36), Taichong(LR3), Sanyinjiao(SP6) used routine acupuncture method. After arrival of qi, all of points connected with electric acupuncture apparatus with dilatational wave. The frequency was 0.83-1.67Hz and the best intensity was patients could endure it. The needles were retained for 20-30 minutes generally with uniform reinforcing-reducing method. The treatment was given six times a week and stopped on Sunday. Four weeks made up one therapeutic course and continued two therapeutic courses. Outcomes: The total effective rate of medicine group was 77% with obvious effect in 17 cases, improvement in 10 cases and ineffectiveness in 8 cases. The total effective rate of acupuncture group was 80% with obvious effect in 16 cases, improvement in 8 cases and ineffectiveness in 6 cases. There were no differences between treatment of two groups (P>0.05), but in the fourth week, the treatment of acupuncture group was better than the medicine group (P<0.05), it meant that the treatment of two groups were similar. However, the effect of acupuncture group appeared more quickly.

Ma Xiangming et al treated 30 cases of cardiac neurosis by acupuncture combined with massage[15]. There were 60 cases totally and divided into two groups randomly. The age of control group was 25-46 and course of disease was 26 days to 9 years. The age of treatment group was 28-48 and course of disease was one mouth to 8 years. Method of treatment: Control group: Estazolam tablet was given 2mg and once every evening. Metoprolol tablet was given 25mg and twice a day. According to the condition of disease, oryzanol and fluoxetine could be added moderately. Treatment group: ① Acupuncture: The points selected included Xinshu(BL15), Juque(RN14), Shenmen(HT7), Neiguan(PC6), Sanyinjiao(SP6), Taichong(LR3). Deficiency of heart qi and devitalization of heart yang added Qihai(RN6), Baihui(DU20), Guanyuan(RN4). Syndrome of phlegm-dampness due to spleen deficiency added Zusanli(ST36), Fenglong(ST40).Blood stasis added Xuehai(SP10), Quze(PC3), Shaohai(HT3). Xinshu(BL15) inserted 0.5-0.8cun. Shenmen(HT7) inserted 0.3-0.4cun vertically. Juque(RN14), Neiguan(PC6), Sanyinjiao(SP6), Taichong(LR3), Qihai(RN6), Guanyuan(RN4) inserted 0.5-1cun vertically. Zusanli(ST36), Fenglong(ST40) inserted 0.5-1.5cun vertically. Baihui(DU20) inserted 0.5-0.8cun horizontally. Shaohai(HT3) inserted 0.5-0.8cun vertically. Xuehai(SP10), Quze(PC3) inserted 0.8-1.0cun vertically. Taking lifting and thrusting and twirling method of small range until arrival of qi. ② Massage: Taking rubbing method, pressing method, kneading method and rolling method on the back. Adopting recumbent position. The rolling method was given for 5 minutes on the Taiyang Bladder Meridian of Foot and the governor channel that lied in the two sides of thoracic vertebra. Looking for the Ashi points on the back and then pressed Xinshu(BL15), Jueyinshu(BL14), Pishu(BL20),

Shenzhu(DU12), Lingtai(DU10), Shentang(BL44) for one minute. Rubbing method was given on the running course position of the governor channel and the Taiyang Bladder Meridian of Foot of two sides. The heat should be passed through and the selected points could be rubbed according to point selection based on syndrome differentiation. These two treatments were given once a day. 15 times made up one therapeutic course and the next therapeutic course was given after three days. The treatments were given two therapeutic courses. Outcomes: The total effective rate of control group was 56.7% with cure in 5 cases (disappearance of main symptom, improvement or disappearance of simultaneous symptoms, living, study, work and sleep were normal, without recrudescence more than one year), improvement in 12 cases (disappearance and improvement of main symptom, improvement or relapse sometimes of simultaneous symptoms, study and work were not influenced), ineffectiveness in 13 cases (without improvement or aggravation of symptoms). The total effective rate of treatment group was 73.3% with cure in 12 cases, improvement in 10 cases and ineffectiveness in 8 cases. It was obvious better than the 56.7% of control group (P<0.05).

26-4. Reflux Esophagitis

Reflux esophagitis is a disease that gastric content flow back to the esophagus and lead to the inflammation of musoca from inferior of esophagus.

1. Points for Diagnosis

(1)Reflux esophagitis mainly shows the discomfort, burning sensation, oxyrygmia or pain in the back of sternum or inferior of chest. It can be induced or becomes more serious when the food passes by. The pain can radiate to the neck or back. When the inflammation of early stage lead to local convulsion, intermittency dysphagia and vomiting can be showed.

(2)Inferior of esophagus takes on convulsive shrink or narrow when taking a X-ray barium meal examination. The edge is smooth, regular or slight rough, two sides are symmetrical. The esophagus still have relaxation function in part. The esophagus that above the narrow part mainly have dilatation.

(3)As for the cases that are difficult to diagnose definitely, esophagoscope examination and biopsy can be done further.

2.Treatment

2.1 Body Needling

Group I:The points where lie in the relevant segments of back selected included Xinshu(BL15), Dushu(BL16), Geshu(BL17), Geguan(BL46), Yixi(BL45), Hunmen(BL47).

Group II: The points where lie in the relevant segments of inferior of the chest selected included Danzhong(RN17), Shangwan(RN13), Zhongwan(RN12), Jianli(RN11), Xiawan(RN10), Youmen(KI21) etc.

Group III: The points that are particular should be selected, such as Zusanli(ST36).

The points of group I and group II can be used alternatively or respectively, and no matter use alternatively or respectively, both of them should cooperate with group III. 2-4 points should be selected each time with stimulation of medium intensity.

2.2 Comment

Reflux esophagitis mainly caused by miopragia of LES. LES distributes the automatic nerve form $T_{5\text{-}6}$ segment. However, above-mentioned plan not only selects the points from $T_{5\text{-}6}$ segment, but also selects the points from $T_{6\text{-}10}$ segment (stomach and small intestine lie in this segment) and special point—Zusanli(ST36). Why? Because except automatic nerve, LES also accepts the regulation of vagus and gastrin. Antral G-cell secrete the gastrin and its function is regulated by vagus and secretin. The excitation of vagus can promote the secretion of gastrin and secretin can restrict the secretion of gastrin. In order to make the regulation that vagus and gastrin to LES return to normal, the points from $T_{6\text{-}10}$ segment (mainly consider the stomach and small intestine) and Zusanli(ST36) should be selected. Inserting Zusanli(ST36) has a good regulatory effect on the function of vagus.

So we can see that the respect of treating reflux esophagitis is not treat the inflammation simply, but eliminates the primary cause that gives rise to the inflammation.

3.Appendix

Wenna treated 31 cases of reflux esophagitis of stagnation in liver and stomach by acupuncture[16]. There were 61 cases and divided into two groups. Acupuncture group had 31 cases, average age was 35.7 and average course of disease was 18 years. Medicine group had 30 cases, average age was 36.2 and average course of disease was 24 years. Outcomes: Acupuncture group: The points selected included Zusanli(ST36), Zhongwan(RN12), Weishu(BL21), Neiguan(PC6). Fullness sensation in chest and pain below the sternum added Gongsun(SP4). Swallow hard added Tiantu(RN22) and Danzhong(RN17). It was better that parts had the sense of soreness and distension and these sensation radiated to epigastrium, chest and back when inserted Zhongwan(RN12) and Weishu(BL21). The needles were retained for 30 minutes and manipulated once every 10 minutes. The treatment was given once a day and stopped two days every five times. Medicine group: Omeprazole, p.o. The medicine was taken one tablet once and once a day. Taking orally in the morning with empty stomach. Four weeks made up one therapeutic course of two groups and there were two therapeutic courses totally. Outcomes: The total effective rate was 90.3% with cure in 12 cases (fundamental disappearance of symptoms or compared with pretherapy, the symptomatic integral after treatment was decreased 90% or more than 90%, endoscope integral and symptomatic integral were zero), obvious effect in 10 cases (compared with pretherapy, the symptomatic integral was decrease 60-89%, endoscope integral decreased two points and symptomatic integral decreased two points), improvement in 6 cases (compared with pretherapy, the symptomatic integral was decrease 30-59%, endoscope integral decreased one point and symptomatic integral decreased one point), ineffectiveness in 3 cases (compared with pretherapy, the symptomatic integral was decrease less than 30%, without any change of endoscope integral and symptomatic integral, or increased more than one point). Visiting 22 cases, 2 cases had a relapse and recrudescence rate was 9.1%. The total effective rate was 90.0% with cure in 11 cases, obvious effect in 10 cases, improvement in 6 cases and ineffectiveness in 3 cases (treatment standards were same as acupuncture group). Visiting 21 cases, 9 cases had a relapse and recrudescence rate was 42.9%. The treatment effect was not prominent different from acupuncture group (P>0.05), but the long-dated effect of acupuncture group (recrudescence rate was 9.1%) was obvious better than the medicine group (recrudescence rate was 42.9%) (P>0.05).

Cao Jiayu treated 45 cases of reflux esophagitis by electric acupuncture[17]. There were 90 cases and divided into two groups randomly, each group had 45 cases. The average age of control group was (36.00±8.94) and the course of disease was 21 days to 8 years. The average age of electric acupuncture group was (37.24±11.22) and the course of disease was 30 days to 10 years. Outcomes: Control group: Omeprazole enteric-coated capsules, 20mg/d, taking orally in the morning with empty stomach. Electric acupuncture group: The points selected included Baihui(DU20), Neiguan(PC6), Zusanli(ST36), Zhongwan(RN12), Sishencong(EX-HN1), Fenglong(ST40), Jinjing(EX-HN12), Yuye(EX-HN13), Qimen(LR14), Taichong(LR3). Baihui(DU20) cooperated with uniform reinforcing-reducing method without retaining the needle. Jinjing(EX-HN12), Yuye(EX-HN13) used swift pricking blood method. Others were given regular inserting. Zhongwan(RN12), Zusanli(ST36), Neiguan(PC6), Fenglong(ST40) added electric acupuncture after needling. The needles were retained for 30 minutes and the treatment was given once a day. Two groups accepted four weeks as one therapeutic course and treat two therapeutic courses continuously. Outcomes: The total effective rate was 73.3% of control group with cure in 25 cases (disappearance of clinical symptoms, endoscope examination showed that inflammatory symptoms of mucosa was disappeared with a little histology changes), improvement in 10 cases (obvious improvement of clinical symptoms, endoscope examination showed that inflammatory symptoms of mucosa was alleviated with punctiform or strip rubedo, but without any erosion and fusion), ineffectiveness in 12 cases (without changes of clinical symptoms and endoscope examination). The total effective rate was 91.1% with cure in 29 cases, improvement in 12 cases and ineffectiveness in 4 cases (treatment standards were same as control group). It was obvious better than the 73.3% of control group (P>0.05).

Wu Lianhong treated 42 cases of reflux esophagitis by point application of traditional Chinese medicine[18], age between 21-67 and course of disease was 6 mouths to 7 years. Outcomes: Medicine composition: Chaihu(Radix Bupleuri) 30g, Zhishi(Fructus Aurantii Immaturus) 30g, Houpo(Cortex Magnoliae Offcinalis) 30g, Baishao(Radix Paeoniae) 30g, Muxiang(Radix Aucklandiae) 20g, Yanhusuo(Rhizoma Corydalis) 20g, Chenpi(Pericarpium Citri Reticulatae) 30g, Walengzi(Concha Arcae) 30g, Baiji(Hyacinth Bletilla) 30g, Huangqi(Radix Astragali seu Hedysari) 50g, Baizhu(Rhizoma Atractylodis Macrocephalae) 20g, Huanglian(Rhizoma Coptidis) 10g, Wuzhuyu(Fructus Evodiae) 20g. These medicine would be ground to powder and mixed to paste, twisted to medicinal cake with diameter 0.5-1cm and thickness 0.1-0.3cm for external application on the points, then fixed by mackintosh with 2-3cm. The treatment was given 2-4h each time. The points selected included Zhongwan(RN12), Zusanli(ST36) [two sides], Taichong(LR3) [two sides], Neiguan(PC6) [two sides], Gongsun(SP4) [two sides], Qimen(LR14) [two sides], Ganshu(BL18) [two sides], Weishu(BL21) [two sides], Jiaji points that below the spinous process of $T_{9、10、12}$ and 0.5cun beside the spinous process. 8 points should be selected each time alternatively and 14 days made up one therapeutic course. Patients accepted two therapeutic courses. Outcomes: The total effective rate was 90.4% with cure in 17 cases (disappearance of waterbrash and other main symptoms, gastroscope examination integral decreased two points), improvement in 21 cases (obvious improvement of waterbrash and other symptoms, frequency of seizure decreased more than 50% and gastroscope examination integral decreased more than one point), ineffectiveness in 4 cases (no obvious change of symptoms and gastroscope examination, integral still be three points).

Wang Xuelian treated treated 45 cases of reflux esophagitis by acupoint injection therapy and nursing[19]. There were 90 cases totally and divided into control group and intervention group randomly, each group had 45 cases. Average age of control group was (45.1±4.9) and average course of disease was (2.3±2.0) years. Average age of intervention group was (43.5±4.7) and average course of disease was (2.1±1.9) years. Method of treatment: Control group: Changing the lifestyle and eating habits, rising the bedside for 15-20cm to reduce palirrhea at nigh. Avoiding lying in the bed immediately after eating and avoiding eating before 2h for sleeping. Avoiding eating high fat food, chocolate, coffee that reduced the pressure of LES. Stopping smoking and drinking. Mosapride citrate tablets was taken orally 5mg each time and three times a day. Cimetidine tablets was taken orally 0.2g each time

 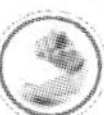

and two times a day. The treatment was given two times every week and two weeks made up one therapeutic course. Intervention group: Acupoint injection was added on the basis of the treatment of control group. The points selected included Weishu(BL21), Geshu(BL17), Zusanli(ST36), Zhongwan(RN12). Weishu(BL21), Geshu(BL17) were injected with 2cm and Zusanli(ST36), Zhongwan(RN12) were injected with 1cm. Observing 10 minutes after injection, binding up with asepsis if there was not any untoward effect. The treatment was given two times every week and two weeks made up one therapeutic course. Outcomes: The total effective rate of control group was 86.7% with cure in 9 cases (disappearance of clinical symptoms, endoscope examination showed diseased part had slight hyperemia without obvious hydroncus, erosion surface was disappear), obvious effect in 11 cases (obvious improvement of clinical symptoms, inflammation of part mucosa was still obvious by taking endoscope examination with hydroncus and hyperemia, erosion surface decreased more than 50%), improvement in 19 cases (alleviation of clinical symptoms, improvement of inflammation of part mucosa by taking endoscope examination), ineffectiveness in 6 cases (no change of clinical symptoms and endoscope examination). The total effective rate of intervention group was 91.1% with cure in 13 cases, obvious effect in 20 cases, improvement in 8 cases and ineffectiveness in 4 cases (treatment standards were same as control group). It was obvious better than the 86.7% of control group ($P<0.05$).

Li Changwu treated 45 cases of reflux esophagitis by raberprazlole combined with moxibution[20]. There were 90 cases totally and divided into two groups randomly, each group had 45 cases. Average age of control group was (49.6±6.3) and average course of disease was (6.7±1.4) years. Average age of observation group was (49.1±6.8) and average course of disease was (6.9±1.5) years. Method of treatment: Control group: Raberprazlole enteric-coated tablet was taken orally before 30 minutes for breakfast, 20mg each time and for once a day. Treatment group: Moxibustion was given on the basis of the treatment of control group. The points selected included Zusanli(ST36), Shangwan(RN13), Zhongwan(RN12), Xiawan(RN10), Liangmen(ST21), Weishu(BL21) and cooperated with moxibustion. The treatment was given once every two days and two groups accepted treatment for 8 weeks. Outcomes: ① Clinical effect: The total effective rate of control group was 80.00% with cure in 7 cases (disappearance of palirrhea symptom and treatment effect index was equal or greater than the 95%), obvious effect in 14 cases (fundamental disappearance of palirrhea symptom, happened occasionally but disappeared soon, treatment effect index was 70%-95%), improvement in 15 cases (alleviation of palirrhea symptom but without disappearance, treatment effect index was 30%70%), ineffectiveness in 9 cases (without any improvement of palirrhea symptom and treatment effect index decreased less than 30%). The total effective rate of observation group was 97.78% with cure in 8 cases, obvious effect in 20 cases, improvement in 16 cases and ineffectiveness in one case (treatment standards were same as control group). ② Treatment effect of gastroscope: The total effective rate of control group was 75.56% with cure in 11 cases (esophagus mucosa returned to normal by taking gastroscope), obvious effect in 10 cases (improvement of inflammation by taking gastroscope compared with before, two points difference of the integral of pretherapy and post- treatment), obvious effect in 13 cases (improvement of inflammation by taking gastroscope compared with before, one point difference of the integral of pretherapy and post- treatment), ineffectiveness in 11 cases (without any change of inflammation by taking gastroscope compared with before, zero point difference or negative of the integral of pretherapy and post- treatment). The total effective rate of observation group was 93.33% with cure in 16 cases, obvious effect in 18 cases, improvement in 8 cases and ineffectiveness in 3 cases (treatment standards were same as control group). It was obvious better than the 75.56% of control group ($P<0.05$).

26-5. Achalasia

Achalasia is a disease caused by dysfunction of nerve and muscle, so that the inferior esophageal sphincter can not relax, the tension and peristalsis of esophagus are lower with esophagectasia.

1. Points for Diagnosis

(1)Dysphagia. Onset of most patients is slow and few can happen suddenly. It is usually caused by mood undulation or eating exceeding cold food, pungent food and other irritant food.

(2)Pain exists in the inferior of sternum and xiphoid. Patients feel it is difficult to swallow something or something block in the pharynx with pain. The pain can be dull pain or sharp pain and radiates to the precordial region and neck, also can radiate to the upper limb.

(3)The course of disease is long, several years or longer. Dysphagia shows intermittency attack. In order to alleviate the dysphagia, patients should take food slowly and drink water constantly to rush the food.

(4)Barium meal radiography of esophagus and esophagoscope examination can help make a definite diagnosis.

2. Treatment

2.1 Body Needling

Group I:The points where lie in the relevant segments of back selected included Xinshu(BL15), Dushu(BL16), Geshu(BL17), Yixi(BL45), Geguan(BL46), Jiaji points$_{5、6}$ of chest.

Group II: The points where lie in the relevant segments of inferior of the chest selected included Danzhong(RN17), Bulang(KI22), Rugen(ST18) etc.

Group III: The points that are particular should be selected, such as Zusanli(ST36).

The points of group I and group II can be used alternatively or respectively, and no matter use alternatively or respectively, both of them should cooperate with group III. 2-4 points should be selected each time. Group I and group II cooperated with stimulation of strong intensity, group III cooperates with medium stimulation.

2.2 Comment

Esophagus and cardia of stomach accept the domination from autonomic nerves of T_{5-6} segment. The somatic nerves from T_{5-6} segment distribute in the body in accordance to the domination way of embryonic period segment. According to the theory of this book, the points (group I and group II) are selected should distribute in the T_{5-6} segment. The points of group I and group II can be used alternatively or respectively because the points lie in the front of body and the points lie in the back of the body can not be used at the same time.

Besides, denaturation of myenteric plexus from esophageal wall that lead to the dysfunction of autonomic nerve system, dominant position that belong to the function of autonomic nerve and discoordination of esophagus's motor function, is the general reason of achalasia. So group I and group II cooperated with stimulation of strong intensity to curb the excitability of autonomic nerve. Esophagus also accepts the domination of vagus, inserting Zusanli(ST36) with medium stimulation can regulate the function of vagus and promote the normal movement of smooth muscle from alimentary canal. Zusanli(ST36) and diseased position are not in the same or near segment, but it has a positive effect on this disease so listed as a special point.

3. Appendix

Hou Yuting treated 114 cases of achalasia by acupuncture[21], all of them were made a definite diagnosis by X-ray barium meal radiography. There were 71 female cases and 43 male cases. Method of treatment: The points selected included Danzhong(RN17), Xiawan(RN10), Zhangmen(LR13), Taichong(LR3), Zusanli(ST36), Neiguan(PC6) with uniform reinforcing-reducing method. The treatment was given once a day, 2-3 points were selected every time. The needles were retained for 30 minutes each time and 10 times made up one therapeutic course. The several of treatment course was 3-5 days and this group accepted four therapeutic courses at most. Outcomes: The total effective rate was 82.45% with cure in 27 cases (disappearance of clinical symptoms, drinking returned to normal, without typical beaklike attenuation in the inferior of esophagus by taking a X-ray radiography), obvious effect in 33 cases (still existence of clinical symptoms, obvious improvement of eating, esophagus become thin slightly by taking a X-ray radiography, most of barium could pass the cardia), improvement in 34 cases (patients had obvious clinical symptoms and eating had a little improvement compared with before, slight beaklike attenuation in the inferior of esophagus by taking a X-ray radiography, only a little barium passed the cardia), ineffectiveness in 20 cases (patient's symptoms were basically same as before, existence of the typical beaklike change in the inferior of esophagus by taking a X-ray radiography, no barium passed the cardia).

26-6. Gastroptosis

1. Points for Diagnosis

(1)Alimentary systemic symptoms: it can show abdominal distension, nausea, eructation,irregular stomachache, and astriction and diarrhoea appear infrequently.

(2)Systemic symptoms: the patient who is tall and thin suffer this disease will accompany the symptoms of dizziness, feebleness, orthostatic hypotension etc.

(3)Barium meal radiography of gastrointestinal tract: decline of the position of stomach, reduction of tension, the nadir of the lesser curvature's arc is below the line of crista iliaca.

2. Treatment

2.1 Body Needling

Group I: The points where lie in the relevant nerve segment of back are selected, such as Geshu(BL17), Ganshu(BL18), Danshu(BL19), Geguan(BL46), Hunmen(BL47), Yanggang(BL48) etc.

Group II: The points where lie in the relevant nerve segment of abdomen are selected, such as Juque(RN14), Shangwan(RN13), Zhongwan(RN12), Xiawan(RN10), Shenque(RN8), Chengman(ST20), Liangmen(ST21) etc.

Group III: Selecting Zusanli(ST36) which is a special point.

The points of group I and group II can be used alternatively or respectively, and no matter use alternatively or respectively, both of them should cooperate with group III. 3-5 points should be selected each time with stimulation of medium intensity.

2.2 Comment

Stomach distributes the autonomic nerves from T_6-T_{10} segment, so points should be selected from T_6-T_{10} segment, such as group I and group II. Besides, stomach also distributes vagus, needling Zusanli(ST36) can regulate the function of vagus, which has significant treatment effect for this disease. But Zusanli(ST36) is not located in the same or neighboring segments, so it is listed as special point.

3. Appendix

He Youtian treated 60 cases by needling Beishu points and penetrate Jiaji points[22]. Their bottom of the stomach is below the line of crista iliaca and more than 6cm by taking a X-ray barium meal fluoroscopy and X-ray of upper gastrointestinal tract. Method of treatment: Selecting Geshu(BL17),Weiwanxiashu(EX-B3),Ganshu(BL18),Pishu(BL20),Shenshu(BL23),Sanjiaoshu(BL22), Qihaishu(BL24), Weishu(BL21) and other corresponding Jiaji points. Prone position. After routine disinfection, selecting filiform needles of 2.5cun and inserting from Beishu points, penetrating to the Jiaji points and the included angle of needle and skin is 60 degree with deepness of 1.5cun or so and taking reinforcing method. After arrival of qi, the needle should be retained for 30 minutes, during which manipulated once. The treatment was given once a day and 15 times made up one therapeutic course. Resting two days and then the second therapeutic course was given. The treatment effect should be counted after three therapeutic courses. Outcomes: The total effective rate was 96.7% with cure in 25 cases that accounted for 41.7%(disappearance of distension of stomach and other clinical symptoms, X-ray barium meal fluoroscopy and X-ray pointed out that the position of bottom of the stomach rose to the level of crista iliaca or more than the level of crista iliaca), obvious effect in 23 cases that accounted for 38.3% (obvious improvement of distension of stomach and other clinical symptoms, compared with pretherapy, the position of bottom of the stomach rose more than 3cm), improvement in 10 cases that accounted for 16.7% (alleviation of distension of stomach and other clinical symptoms, compared with pretherapy, the position of bottom of the stomach rose 1-2.9cm), ineffectiveness in 2 cases that accounted for 3.3% (not improvement of clinical symptoms without any changes of X-ray barium meal fluoroscopy and X-ray).

Chi Zhuyun et al treated 56 cases of gastroptosis by acupuncture and moxibustion[23]. Outcomes: The main points selected included Zusanli(ST36), Zhongwan(RN12),

Weishang(2cun above the navel, 4cun beside the navel), Baihui(DU20), Guanyuan(RN4). The symptom of gastric cavity heat added Neiting(ST44), oppression in chest and belching added Danzhong(RN17), nausea and acid regurgitation added Neiguan(PC6), constipation or diarrheat added Tianshu(ST25), some voices between intestines added Fenglong(ST40), abdominal distension added Pishu(BL20) with reinforcing method. Needling used reinforcing method added moxibustion, the points of abdomen were inserted to two cun with obvious sense of soreness, numbness, distension and heaviness. The needles were retained for 30 minutes and manipulated once every 10 minutes. Guanyuan(RN4) and Zusanli(ST36) cooperated with mild-warm moxibustion, every point was manipulated for 15-20 minutes. The treatment was given once a day, 10 times made up one therapeutic course and every therapeutic course was given every three to five days. Outcomes: The total effective rate was 96.4% with cure in 40 cases that accounted for 71.4% (disappearance of clinical symptoms, the stomach rose to the normal position by taking a X-ray barium meal examination, not recrudescence in the check after two mouths), obvious effect in 10 cases that accounted for 17.9% (disappearance basically of symptoms and the stomach rose more than 3cm by taking a X-ray barium meal examination), improvement in 4 cases that accounted for 7.1% (obvious improvement of symptoms and the stomach rose more than 1cm by taking a X-ray barium meal examination), ineffectiveness in 2 cases that accounted for 3.6% (without any improvement and the stomach did not rise by taking a X-ray barium meal examination, or some patients stopped to visit by themselves).

Fan Lichao treated 36 cases of gastroptosis by acupuncture and moxibustion and massage[24]. There were 48 cases totally and the age was 30-50, 8 cases that the course of disease within two years, 37 cases that the course of disease in 2-5 years, 3 cases that the course of disease in 5-10 years. These cases divided into 12 cases of control group and 36 cases of experimental group randomly. Outcomes: Control group: According to the discomfort condition of the state of illness, the patients who had the symptom of abdominal distension and gastric emptying slowly used domperidone 10mg with 3 times a day or metoclopramide 5-10mg with 3 times a day. ATP treatment was added and given two times every day that half an hour before breakfast and lunch by intramuscular injection. Every time given 20mg and 25 days made up one therapeutic course. The second therapeutic course was given after the interval of five days. Treatment group: first giving massage treatment: ① Doctor stood on the right side of the patient and used one-finger scrubbing method, kneading method and thenar kneading method on the Jiuwei(RN15), Zhongwan(RN12) of abdomen, then went down orderly to the abdomen and lower abdomen, focused on the surrounding of the navel and Tianshu(ST25), Qihai(RN6) that were manipulated for 5-10 times back and forth. ② Doctor stood on the one side of patient's head and fingers of two hands intersected, then clasped hands and laid on the lower abdomen, used the side of little finger to exert, held up slowly with breath to the navel, next, put it down slowly. The manipulation repeated 5-10 times. ③ Doctor stood behind the patient that sat, used the back of forefinger, middle finger and fourth finger to cling and follow the internal and inferior angle of scapula, then inserted to the internal and superior direction of scapula. The strength should accord with the tolerance of patients. The treatment was continued for 1-3 minutes. The acupuncture treatment should be given after resting 3-5 minutes after massage treatment. The position of scalp acupuncture: Using Jiao' head acupuncture, position was gastric area and origin was the hair line that dead against the pupil. A straight line of 2cm was drew upward that paralleled with lineae mediana anterior and posterior median line. Needling method: Head acupuncture should focus on the gastric areas of two sides. The included angle of needle tip and skin was 30 degree or so, the needle inserted into subcutaneous or muscular layer quickly, then pushed to the corresponding length along the stimulation area. Fixing the needle after inserting it and twirling twice continuously, the speed reached 200 times every minutes. Next, repeating the twirling after the needles were retained for 5-10 minutes without any manipulation, using the same method and dong it twice and then extracting the needles. The treatment was given once a day and 2 times made up one therapeutic course, the next therapeutic course should be given after 3 days of resting. During the treatment of scalp, body needling should be cooperated to use, the main point was Tiwei(-1cun above the navel, 3-4cun beside the navel) and Neiguan(PC6), Zusanli(ST36), Zhongwan(RN12), Qihai(RN6), Liangqiu(ST34) were adjunct points with reinforcing method. Nausea and belching added Neiguan(PC6), Zhongwan(RN12), Zusanli(ST36). Acid regurgitation added Liangqiu(ST34). Abdominal distension added Qihai(RN6) and Zusanli(ST36).

Outcomes: The total effective rate of control group was 75.0% with cure in 0 case (disappearance or obvious improvement of clinical symptoms, stereoscopic perspective of barium meal showed that the incisura of lesser curvature rose again and paralleled with the line of crista iliaca or above it), improvement in 9 cases (improvement of clinical symptoms, stereoscopic perspective of barium meal showed that the incisura of lesser curvature rose more than 1cm but did not parallel with the line of crista iliaca), ineffectiveness in 3 cases (the treatment effect did not reach the improvement standard after four whole therapeutic course). The total effective rate of 94.4% with cure in 30 cases, improvement in 4 cases and ineffectiveness in 2 cases. It was obvious better than the 75.0% of control group (P<0.01).

Yang Yuanyuan treated 38 cases of gastroptosis by the treatment of electric acupuncture[25]. There were 76 cases totally and the age was 30-67, course of disease was one mouth to 15 years. These cases were divided into two groups randomly. Method of treatment: The points selected included Zhongwan(RN12), Qihai(RN6), Guanyuan(RN4), Tianshu(ST25), Zusanli(ST36), Sanyinjiao(SP6), Neiguan(PC6), Baihui(DU20). Inserting Tianshu(ST25) 1-1.5cun perpendicularly with reinforcing method by twirling needles and needling sensation should be spread to epigastrium. Connecting with electric acupuncture apparatus after arrival of qi, negative electrode connected with Zhongwan(RN12) and positive pole connected with Tianshu(ST25). Treatment group used discontinuous wave and control group used dilatational wave. Quantity of electricity depended on tolerance of patients. Electrifying for 30 minutes and the treatment was given once a day, 10 times made up one therapeutic course. The next therapeutic course should be given after one day of resting and there were two therapeutic courses totally. Outcomes: The total effective rate of control group was 73.7% with cure in 11 cases (disappearance of clinical symptoms, barium meal fluoroscopy showed that the bottom of stomach returned to normal position), obvious effect in 10 cases (obvious alleviation of clinical symptoms, barium meal fluoroscopy showed that the bottom of stomach rose more than 4cm), improvement in 7 cases (alleviation of clinical symptoms, barium meal fluoroscopy showed that the bottom of stomach rose more than 1cm, or obvious alleviation of clinical symptoms, barium meal fluoroscopy did not show any changes), ineffectiveness in 10 cases (little improvement or without improvement of symptoms, without changes of signs). The total effective rate of treatment group was 92.1% with cure in 18 cases, obvious effect in 12 cases, improvement in 5 cases and ineffectiveness in 3 cases. It was obvious better than the 73.7% of control group (P<0.01).

Guomin treated 46 cases of gastroptosis by electric acupuncture with cupping method[26]. Method of treatment: The points selected included stomach area of scalp acupuncture, Baihui(DU20), Zhongwan(RN12), Tiwei(4cun beside the Zhongwan), Weishang(2cun above the navel, 4cun beside the navel), Zusanli(ST36), Qihai(RN6). Nausea added Neiguan(PC6). Stagnation of liver qi added Taichong(LR3). Zhongwan(RN12), Tiwei(4cun beside the Zhongwan) and Weishang(2cun above the navel, 4cun beside the navel) inserted to the position of Tianshu(ST25) obliquely. Connecting with electric acupuncture with dilatational wave and the intensity should bring about the shrink of abdominal muscles and depended on the tolerance of patients. The needles were retained for 30 minutes and the treatment was given once a day. Ten times made up one therapeutic course. Zhongwan(RN12), Pishu(BL20) and Weishu(BL21) cooperated with cupping method after needling. The cups were retained for 10-15 minutes and the treatment was given once every two days. Outcomes: The total effective rate was 97.83% with cure in 39 cases that accounted for 84.78%, improvement in 6 cases that accounted for 13.04%, ineffectiveness in 1 case that accounted for 2.17%.

Fan Jianin treated 42 cases of gastroptosis by injecting Huangqi injectio of acupoints injection[27]. According to the X-ray barium meal radiography examination, the nadir of lesser curvature's arc of all cases were below the line of crista iliaca. The patient whose nadir of lesser curvature's below the line of crista iliaca within 2cm had a mild condition, below the line of crista iliaca within 2-4cm had a moderate condition, more than 4cm had a severe condition. Method of treatment: The points selected included Geshu(BL17), Pishu(BL20) [or Weishu(BL21)], Zhongwan(RN12), Qihai(RN6) [or Guanyuan(RN4)]. Using disposable NO.7 needle syringe to extract Huangqi injectio, aiming at the acupoint and inserting to the subcutaneous fast, then moving slowly. After arrival of qi, drawing outwards, if there were no blood, the liquid could be injected. Every point was injected 1cm, the treatment was given once a day and two weeks made up one therapeutic course. The interval of treatment course was five days. Besides, other 38 cases of control group mainly use Buzhongyiqi decoction.

The patient who also had the symptom of deficiency of stoamch yin added Yiguan decoction. The medicine was given once a day, two weeks made up one therapeutic course and the interval of every therapeutic course was 3-5 days. Outcome: After two therapeutic courses, the total effective rate of treatment group was 95.24% with cure in 25 cases that accounted for 59.52% (the nadir of lesser curvature's arc returned to the position above the line of crista iliaca by X-ray barium meal examination, without recrudescence during the half a year of follow-up visit), obvious effect in 8 cases that accounted for 19.05% (the nadir of lesser curvature's arc rose more than 2cm), improvement in 7 cases that accounted for 16.67% (the nadir of lesser curvature's arc rose 1-2cm), ineffectiveness in o case (the nadir of lesser curvature's arc rose within 1cm). The total effective rate of control group was 92.11% with cure in 13 cases that accounted for 34.21%, obvious effect in 10 cases that accounted for 26.32% and improvement in 3 cases that accounted for 31.58%. The treatment group was obvious better than the control group (P<0.01).

26-7. Nervous Vomiting

Nervous vomiting is a type of gastrointestinal tract dysfunction and also called hysterical vomiting. It often happens in the young women.

1. Points for Diagnosis

(1)Nervous vomiting is a chronic and recurrent vomiting caused by mental factor and often happen suddenly after meals. Generally speaking, there are no obvious nausea and the quantity of vomiting is few, patients can have their meals after vomiting. Appetite and capacity of eating will not be influenced.

(2)Most of patients have not obvious nutrition obstruction and the can accompany with hysteria symptoms, such as exaggeration, affectation, accepting a hint easily, attack suddenly, normal intermission, so nervous vomiting also called hysterical vomiting. Mental treatment is effective for part of patients.

(3)Accessory examination: examination cannot discover any relevant organic pathological changes or foreign matters.

2. Treatment

2.1 Body Needling

Supine position is main position, prone position also can be used.

2.1.1 Prescription

Group I: The points where lie in the relevant nerve segment of back are selected, such as Dushu(BL16), Geshu(BL17), Ganshu(BL18), Jiaji points from $T_{6\text{-}10}$ etc.

Group II: The points where lie in the relevant nerve segment of abdomen are selected, such as Shangwan(RN13), Zhongwan(RN12), Xiawan(RN10) etc.

Group III: The special points where lie in the posterior medial sides of lower limbs are selected, such as Taixi(KI3), Gongsun(SP4).

Group IV: The special points where lie in the anterolateral sides of lower limbs are selected, such as Zusanli(ST36), Neiting(ST44).

Group V: The points selected included Baihui(DU20), Fengchi(GB20).

Group I cooperates with group II and Fengchi(GB20), group III cooperates with group IV and Baihui(DU20). The points combinations can be used alternatively and the points from both sides can be used alternately. 4-6 points (4-6 needles) are taken from both sides each time in each treatment.

2.1.2 Method of Treatment

After routine disinfection, selecting filiform needles of NO.28-NO.30, inserting Dushu(BL16), Geshu(BL17), Ganshu(BL18), Jiaji points from $T_{6\text{-}10}$ (0.6±0.2) inches obliquely in the direction of spinal column with 45° . Inserting Shangwan(RN13) (1.2±0.2) inches perpendicularly, Zhongwan(RN12) and Xiawan(RN10) (1.4±0.4) inches perpendicularly. Inserting Zusanli(ST36) (2.0±0.5) inches perpendicularly, Neiting(ST44) (0.8±0.2) inches perpendicularly, Gongsun(SP4) (1.2±0.2) inches perpendicularly,Taixi(KI3) (0.8±0.2) inches perpendicularly.

The treatment is given 1-2 times a day. The needles are retained for 20 minutes, during which manipulated 2-3 times with middle stimulation. The range of twisting is 2-3 circles and frequency is 2-4 reciprocation every second. The needles are manipulated 5-10 seconds each time.

2.1.3. Comment

This disease is relevant to the stomach and senior nerve system. Stomach accepts the domination by the autonomic nerves from T_6-T_{10} segment. The small intestine accepts the domination by sympathetic nerve from T_9-T_{10} nerve segment. In accordance with the study of modern acupuncture and moxibustion, the points where distribute in the T_6-T_{10} segment area should be selected. The main points from group I are distribute in the T_6-T_{10} segment of back and the main points from group II are distribute in the T_6-T_{10} segment of abdomen. Stomach also accepts the regulation of vagus, inserting Zusanli(ST36), Neiting(ST44), Yinglingquan(SP9), Taixi(KI3), Gongsun(SP4) has good effect on regulating the function of vagus and incretion. Group V has effect on regulating the function of senior nerve system.

2.2 Electric Body Needling Method

2.2.1 Prescription

The selection of points is same as the body needling.

Group I: The points where lie in the relevant nerve segment of back are selected, such as Dushu(BL16), Geshu(BL17), Ganshu(BL18), Jiaji points from T_{6-10} etc.

Group II: The points where lie in the relevant nerve segment of abdomen are selected, such as Shangwan(RN13), Zhongwan(RN12), Xiawan(RN10) etc.

Group III: The special points where lie in the posterior medial sides of lower limbs are selected, such as Taixi(KI3), Gongsun(SP4).

Group IV: The special points where lie in the anterolateral sides of lower limbs are selected, such as Zusanli(ST36), Neiting(ST44).

Group V: The points selected included Baihui(DU20), Fengchi(GB20).

Group I cooperates with group II and Fengchi(GB20), group III cooperates with group IV and Baihui(DU20). The points combinations can be used alternatively and the points from both sides can be used alternately. 4-6 points (4-6 needles) are taken from both sides each time in each treatment.

2.2.2 Method of Treatment

Step I: Inserting manipulation is same as the body needling.

Step II: Method of treatment of acusector.

After finishing step I, between the group I (the points of back) and group III, group II (the points of abdomen) and group IV, the bipolar wire of electric acupuncture therapy apparata should be connected. Using irregular wave, stimulating quantity depends on the twitching of partial muscle or patient's tolerance. The Treatment is given 20 minutes each time and 1-2 times every day. The points of 1-2 groups from both sides would be selected to give electric acupuncture therapy. In accordance to the manipulation of common body needling if there are no points to connect with the electric acupuncture therapy apparata.

3. Appendix

Gao Zhicai treated 31 cases of nervous vomiting by needling Neiguan(PC6), Neiting(ST44)[28]. Method of treatment: After meals, selecting Neiguan(PC6), Neiting(ST44) from both sides in routine with supine position immediately before vomiting did not appear. Inserting 0.6-1 inches fast after disinfection. After arrival of qi, lifting and thrusting method was given for 10-20 times, during which told patients took a deep breath for 3-4 times. Patients felt the sense of comfort on the abdomen in this moment without vomiting and nausea. Then the treatment was repeated ince in five minutes, ten minutes and fifteen minutes respectively. The needles were extracted after 30 minutes and the treatment was given twice a day. Outcomes: There were 23 cases without vomiting through treatment, other 8 cases felt the sense of nausea slightly, but no vomiting. There were 7 cases were cured on the first day (treatment twice), 8 cases were cured on the second day (treatment four times), 9 cases were cured on the third day (treatment six times), 3 cases were cured on the fourth day (treatment eight times), 2 cases were cured on the fifth day (treatment ten days). All of cases were not relapsed through follow-up that more than half a year.

Zhang Lixin et al treated 20 cases of nervous vomiting by acupuncture[29]. There were 40 cases totally and average age was (34±1.2), divided into two groups randomly. Method of treatment: control group: Taking sulpiride orally. The medicine was took 100-200mg each day (1-2 tablets) and 2-3 times every day. The therapeutic course was 14 days. Acupuncture group: The points selected included Zhongwan(RN12), Zusanli(ST36), Neiguan(PC6), Gongsun(SP4) and the needles were retained for 30 minutes with moxa-cigar after arrival of qi. Stomach heat used reducing method or uniform reinforcing-reducing method that added Neiting(ST44), Quchi(LI11), Hegu(LI4). Stomach cold used reinforcing method and moxibustion therapy strongly, added Baihui(DU20), Shenque(RN8), Guanyuan(RN4). Syndrome of liver qi invading stomach used uniform reinforcing-reducing method cooperated with Taichong(LR3), Qimen(LR14). Every therapeutic course needed repeat 10 times . When vomiting symptom stopped or reduced by a wide range, 1-2 therapeutic courses by acupuncture were still must be done to strengthen the treatment effect. Outcomes: The total effective rate was 35% of control group with cure in 4 cases (ceasing of symptoms of nausea and vomiting, working and studying returned to normal), improvement in 3 cases (obvious reduction of appearance times or prolongation of attack time interval of nausea and vomiting symptoms), ineffectiveness in 13 cases (not improvement and with aggravation of symptoms of nausea and vomiting). The total effective rate of acupuncture group was 100% with cure in 15 cases, improvement in 5 cases and no ineffectiveness cases (treatment standard was same as the control group). It was obvious better than the control group ($P<0.05$).

Duo Jiecuo and other Tibetan doctor treated 45 cases of nervous vomiting by Tibetan moxibustion with lipa inunction[30]. The age of patients was 25-65 and course of disease was 5 months to 5 years. Method of treatment: ① Prescriptionof Hu er moxibutioin (a kind of Tibetan medicine): Roudoukou (Semen Myristicea), Baishi, Zanghuixiang. Apparatus: etamine, spirit lamp, chensu oil, copper cylinder and medicine spoon. Manipulation: Step I: Roudoukou (Semen Myristicea) 5g, Zanghuixiang 5g and Baishi 5g were attrited, packed by the stamine and inserted a stick in the middle (to take up conveniently). Step II: first, putting chensu oil with appropriate amount into copper cylinder by spoon, then heating the solution by the spirit lamp and putting Hu er moxibustion into the oil that melted in the copper cylinder to make it warm amply, after that, it would be a spare thing with appropriate temperature. Step III: firstly, putting the warm Hu er moxibustion on the Qianding (DU21), then putting it on the Xinhui (DU22), Baihui (DU20), Dazhui (DU14), Xinshu (BL15), Shendao (DU11),-Tiantu (RN22), Danzhong (RN17), palm, planter where rose. ② Embrocating grease, prescription: Roudoukou (Semen Myristicea), Awei, Zanba, chensu oil. Apparatus: spirit lamp, copper cylinder and medicine spoon. Manipulation: Step I: first, crushing Roudoukou (Semen Myristicea) of 6g. Step II: first, putting moderate chensu oil into copper cylinder by medicine spoon. Then, heating the solution on the spirit lamp, putting the powder and zanba into chensu oil that in the cooper cylinder and making them melt and scorch adequately for one minute. After that, taking off, and it would be a spare thing with appropriate temperature. Step III: embrocating the heated medical chensu oil on the neck and the top of the back by fingers, then rubbing with great strengths. ③ Therapeutic course: The treatment was given twice a day, seven days or fourteen days made up one therapeutic course. Outcomes: The total effective rate was 93.3% with cure in 31 cases (disappearance of vomiting and other neuropathic symptoms, without recrudescence within stopping treatment for three mouths), improvement in 11 cases (the frequency of vomiting was decreased with long interval), ineffectiveness in 3 cases (not disappearance of vomiting and other neuropathic symptoms). [Journal of Medicine & Pharmacy of Chinese Minorities, 2014; (1)]

Chendong et al treated 16 cases of nervous vomiting[31] with age of 22-45 and disease course of 10 days to more than one year. Method of treatment: The main points selected included Baihui(DU20), Zhisanzhen[Shenting (DU24), Benshen(GB13) with two sides], adjunct points selected included Wangu(GB12) with two sides, Neiguan(PC6) with two sides, Zhongwan(RN12) with two sides, Zusanli(ST36) with two sides, Sanyinjiao(SP6) with two sides,Gongsun(SP4) with two sides, Taichong(LR3) with two sides. Inserting Baihui(DU20), Zhisanzhen, after arrival of qi, one group of Baihui(DU20), Shenting (DU24) and one group of Benshen(GB13) with two sides connecting with acusector for 30 minutes with continuous wave; other points were given the uniform reinforcing-reducing method. The needles were retained for 30 minutes after arrival of qi. The treatment was given once a day and needling 6 times a week. Two weeks made up one therapeutic course. Outcomes: The total effective rate was 100% with cure in 12 cases (ceasing of nausea and vomiting, disappearance of symptoms, diet, work and study become normal), improvement in 4 cases (alleviation of nausea and vomiting, frequency of vomiting was decreased or interval was lengthened).

4. Comment

(1)Acupuncture has good effect on treating this disease, but treatment times are different, some will cure through once, some will cure through dozens of times.

(2)It will obtain better curative effect to cooperates mental treatment.

26-8. Eroetatio Nervosa

Eroetatio nervosa (aerophagy) is a type of gastrointestinal tract dysfunction.

1. Points for Diagnosis

(1)Patients have continuity belch that attacks repeatedly, they attempt to remove the discomfort and the sensation of fullness and distension caused by aeration of stomach and intestine that they think by belching.

(2)This disease also have hysteria symptoms and often attacks in front of others.

(3)Accessory examination: examination cannot discover any relevant organic pathological changes or foreign matters.

2. Treatment

The treatment plan is same as the nervous vomiting.

2.1 Body Needling

2.1.1 Prescription

Group I: The points where lie in the relevant nerve segment of back are selected, such as Dushu(BL16), Geshu(BL17), Ganshu(BL18), Jiaji points from $T_{6\text{-}10}$ etc.

Group II: The points where lie in the relevant nerve segment of abdomen are selected, such as Shangwan(RN13), Zhongwan(RN12), Xiawan(RN10) etc.

Group III: The special points where lie in the posterior medial sides of lower limbs are selected, such as Taixi(KI3), Gongsun(SP4).

Group IV: The special points where lie in the anterolateral sides of lower limbs are selected, such as Zusanli(ST36), Neiting(ST44).

Group V: The points selected included Baihui(DU20), Fengchi(GB20).

Group I cooperates with group II and Fengchi(GB20), group III cooperates with group IV and Baihui(DU20). The points combinations can be used alternatively and the points from both sides can be used alternately. 4-6 points (4-6 needles) are taken from both sides each time in each treatment.

2.1.2 Method of Treatment

After routine disinfection, selecting filiform needles of NO.28-NO.30, inserting Dushu(BL16), Geshu(BL17), Ganshu(BL18), Jiaji points from $T_{6\text{-}10}$ (0.6±0.2) inches obliquely in the direction of spinal column with 45° . Inserting Shangwan(RN13) (1.2±0.2) inches perpendicularly, Zhongwan(RN12) and Xiawan(RN10) (1.4±0.4) inches perpendicularly. Inserting Zusanli(ST36) (2.0±0.5) inches perpendicularly, Neiting(ST44) (0.8±0.2) inches perpendicularly, Gongsun(SP4) (1.2±0.2) inches perpendicularly,Taixi(KI3) (0.8±0.2) inches perpendicularly.

The treatment is given 1-2 times a day. The needles are retained for 20 minutes, during which manipulated 2-3 times with middle stimulation. The range of twisting is 2-3 circles and frequency is 2-4 reciprocation every second. The needles are manipulated 5-10 seconds each time.

2.1.3. Comment

This disease is relevant to the stomach and senior nerve system. Stomach accepts the domination by the autonomic nerves from T_6-T_{10} segment. The small intestine accepts the domination by sympathetic nerve from T_9-T_{10} nerve segment. In accordance with the study of modern acupuncture and moxibustion, the points where distribute in the T_6-T_{10} segment area should be selected. The main points from group I are distribute in the T_6-T_{10} segment of back and the main points from group II are distribute in the T_6-T_{10} segment of abdomen. Stomach also accepts the regulation of vagus, inserting Zusanli(ST36), Neiting(ST44),

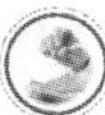

Yinglingquan(SP9), Taixi(KI3), Gongsun(SP4) has good effect on regulating the function of vagus and incretion. Group V has effect on regulating the function of senior nerve system.

2.2 Electric Body Needling Method

2.2.1 Prescription

The selection of points is same as the body needling.

Group I: The points where lie in the relevant nerve segment of back are selected, such as Dushu(BL16), Geshu(BL17), Ganshu(BL18), Jiaji points from $T_{6\text{-}10}$ etc.

Group II: The points where lie in the relevant nerve segment of abdomen are selected, such as Shangwan(RN13), Zhongwan(RN12), Xiawan(RN10) etc.

Group III: The special points where lie in the posterior medial sides of lower limbs are selected, such as Taixi(KI3), Gongsun(SP4).

Group IV: The special points where lie in the anterolateral sides of lower limbs are selected, such as Zusanli(ST36), Neiting(ST44).

Group V: The points selected included Baihui(DU20), Fengchi(GB20).

Group I cooperates with group II and Fengchi(GB20), group III cooperates with group IV and Baihui(DU20). The points combinations can be used alternatively and the points from both sides can be used alternately. 4-6 points (4-6 needles) are taken from both sides each time in each treatment.

2.2.2 Method of Treatment

Step I: Inserting manipulation is same as the body needling.

Step II: Method of treatment of acusector.

After finishing step I, between the group I (the points of back) and group III, group II (the points of abdomen) and group IV, the bipolar wire of electric acupuncture therapy apparata should be connected. Using irregular wave, stimulating quantity depends on the twitching of partial muscle or patient's tolerance. The Treatment is given 20 minutes each time and 1-2 times every day. The points of 1-2 groups from both sides would be selected to give electric acupuncture therapy. In accordance to the manipulation of common body needling if there are no points to connect with the electric acupuncture therapy apparata.

3. Appendix

Chen Laixiong treated 20 cases of erotatio nervosa by acupuncture with medicine[32]. There were 40 cases that divided into two groups randomly and average age was (52±5.1). Method of treatment: Control group: Patients united took antispasmodic— cisapride and 654-2, the treatment was given 10mg each time and 3 times a day. 30 minutes before meals, patients should take them. 4 weeks were made up one therapeutic course. Observation group: ① the prescription of Sheng Jiang Tang: Daizheshi (reddle) [decocted earlier] 30g, Xuanfuhua (inula flower) 12g, Fabanxia (Rhizoma Pinelliae Preparatum) 10g, Jiegeng (Radix Platycodonis) 10g, Shengma (Rhizoma Cimicifugae) 10g, Chaihu (Radix Bupleuri) 8g, Chuanhoupo (Cortex Magnoliae Officinalis) 15g, Sharen (Fructus Amomi Villosi) 6g. Decocting by water and taking it in the morning and evening, until the condition was improved or healed basically. ② needling: The pointed selected included Zusanli(ST36), Neiguan(PC6) cooperated with Geshu(BL17) and other Beishu points. Time of needles retaining depends on the severe condition of symptoms. Whether added other points depends on the complication. If patients have a symptom of disharmony of liver and stomach, added Taichong(LR3). After inserting the needle, giving lifting and thrusting and twisting after arrival of qi. The needles were retained for 30 minutes, the treatment was given 3 times a week and 4 weeks were made up one therapeutic course. If patients felt terrible, the treatment would stop two days and then continued. Outcomes: The total effective rate of control group was 95% with cure in 16 cases (disappearance of clinical symptoms and signs without recrudesce), improvement in 3 cases (alleviation of symptoms, reduction of belch), ineffectiveness in one case (not obvious improvement of symptoms and signs). The total effective rate of observation group was 100% with cure in 18 cases, improvement in two cases without ineffectiveness case (treatment standards were same as the control group). Its outcomes was obvious better than the total effective rate of 95% of control group ($P<0.05$).

4.Comment

(1)Acupuncture has good effect on treating this disease, but treatment times are different,

 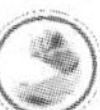

some will cure through once, some will cure through dozens of times.

(2)It will obtain better curative effect to cooperates mental treatment.

26-9. Anorexia Nervosa(AN)

AN is a type of gastrointestinal tract dysfunction. It is a disease that mainly manifests apoclesis, weight loss and amenorrehoea without organic basis. The case rate in the young women from western countries is 10%.

1. Points for Diagnosis

(1)Patients are moderate in eating even refuse to eating because they often fear to get fat and do harm to their physique. They are solitary in spirit and evade kin. Although their weight is reduce, they deem themselves too fat.

(2)Having sports activities excessively, restraining diet by taking medicines, even take diuretic and lustramentum.

(3)Their weight is reduce even reach cachexia degree.

(4)Patients often have dysfunction of neuroendocrine, manifests amenorrehoea, hypopiesis, bradycardia, hypothermia, anemia and edema.

(5)Accessory examination: There are various electrophysiology and neural hormone of stomach are abnormal, such as increases of the occurrence of gastric allorhythmia, harm of sinuses ventriculi shrink, obvious slowness of gastric emptying of solid food. These dysfunctions are may relevant to the symptoms, such as satiety before meal of patients and gastric distension after meal.

2. Treatment

The treatment plan is same as the nervous vomiting and nervosa eroetatio.

2.1 Body Needling

2.1.1 Prescription

Group I: The points where lie in the relevant nerve segment of back are selected, such as Dushu(BL16), Geshu(BL17), Ganshu(BL18), Jiaji points from T_{6-10} etc.

Group II: The points where lie in the relevant nerve segment of abdomen are selected, such as Shangwan(RN13), Zhongwan(RN12), Xiawan(RN10) etc.

Group III: The special points where lie in the posterior medial sides of lower limbs are selected, such as Taixi(KI3), Gongsun(SP4).

Group IV: The special points where lie in the anterolateral sides of lower limbs are selected, such as Zusanli(ST36), Neiting(ST44).

Group V: The points selected included Baihui(DU20), Fengchi(GB20).

Group I cooperates with group II and Fengchi(GB20), group III cooperates with group IV and Baihui(DU20). The points combinations can be used alternatively and the points from both sides can be used alternately. 4-6 points (4-6 needles) are taken from both sides each time in each treatment.

2.1.2 Method of Treatment

After routine disinfection, selecting filiform needles of NO.28-NO.30, inserting Dushu(BL16), Geshu(BL17), Ganshu(BL18), Jiaji points from T_{6-10} (0.6±0.2) inches obliquely in the direction of spinal column with 45° . Inserting Shangwan(RN13) (1.2±0.2) inches perpendicularly, Zhongwan(RN12) and Xiawan(RN10) (1.4±0.4) inches perpendicularly. Inserting Zusanli(ST36) (2.0±0.5) inches perpendicularly, Neiting(ST44) (0.8±0.2) inches perpendicularly, Gongsun(SP4) (1.2±0.2) inches perpendicularly,Taixi(KI3) (0.8±0.2) inches perpendicularly.

The treatment is given 1-2 times a day. The needles are retained for 20 minutes, during which manipulated 2-3 times with middle stimulation. The range of twisting is 2-3 circles and frequency is 2-4 reciprocation every second. The needles are manipulated 5-10 seconds each time.

2.1.3. Comment

This disease is relevant to the stomach and senior nerve system. Stomach accepts the domination by the autonomic nerves from T_6-T_{10} segment. The small intestine accepts the domination by sympathetic nerve from T_9-T_{10} nerve segment. In accordance with the study of modern acupuncture and moxibustion, the points where distribute in the T_6-T_{10} segment area should be selected. The main points from group I are distribute in the T_6-T_{10} segment of back and the main points from group II are distribute in the T_6-T_{10} segment of abdomen. Stomach also accepts the regulation of vagus, inserting Zusanli(ST36), Neiting(ST44), Yinglingquan(SP9), Taixi(KI3), Gongsun(SP4) has good effect on regulating the function of vagus and incretion. Group V has effect on regulating the function of senior nerve system.

2.2 Electric Body Needling Method

2.2.1 Prescription

The selection of points is same as the body needling.

Group I: The points where lie in the relevant nerve segment of back are selected, such as Dushu(BL16), Geshu(BL17), Ganshu(BL18), Jiaji points from $T_{6\text{-}10}$ etc.

Group II: The points where lie in the relevant nerve segment of abdomen are selected, such as Shangwan(RN13), Zhongwan(RN12), Xiawan(RN10) etc.

Group III: The special points where lie in the posterior medial sides of lower limbs are selected, such as Taixi(KI3), Gongsun(SP4).

Group IV: The special points where lie in the anterolateral sides of lower limbs are selected, such as Zusanli(ST36), Neiting(ST44).

Group V: The points selected included Baihui(DU20), Fengchi(GB20).

Group I cooperates with group II and Fengchi(GB20), group III cooperates with group IV and Baihui(DU20). The points combinations can be used alternatively and the points from both sides can be used alternately. 4-6 points (4-6 needles) are taken from both sides each time in each treatment.

2.2.2 Method of Treatment

Step I: Inserting manipulation is same as the body needling.

Step II: Method of treatment of acusector.

After finishing step I, between the group I (the points of back) and group III, group II (the points of abdomen) and group IV, the bipolar wire of electric acupuncture therapy apparata should be connected. Using irregular wave, stimulating quantity depends on the twitching of partial muscle or patient's tolerance. The Treatment is given 20 minutes each time and 1-2 times every day. The points of 1-2 groups from both sides would be selected to give electric acupuncture therapy. In accordance to the manipulation of common body needling if there are no points to connect with the electric acupuncture therapy apparata.

3. Appendix

Zhang Chunjiang et al treated 46 cases of AN by acupoints application combines with western medicine[33] and the average age of patients was 31.5. Method of treatment: ① Taking Medroxyprogesterone Acetate Tablets orally and the dosage was given 0.5mg each time. The treatment was given twice each day and continued ten days. ② Acupoints application: taking appropriate amount of ointment that treat the stomach and intestine and putting them on the points paster. The points selected included Zhongwan(RN12), Xiawan(RN10), Zusanli(ST36) from both sides, Weishu(BL21) from both sides. The treatment was given once a day and every paster was retained 6 hours. 21 days were made up one therapeutic course. ③ Giving mental nursing and diet direction, such as having a tea party and playing games to keep their emotion enjoyably. Do not eating any food or medicine that influences appetite before having meals. Communicating more with patients after meal to distract their attention. Some traditional Chinese medicines that strengthening the spleen and stomach, benefiting qi and nourishing blood can be added moderately into their diet or soup, such as Shanzha (Fructus Crataegi), Huangqi (Radix Astragail seu Hedysari), Dazao (Fructus Jujubae), Danggui (Radix Angelicae Sinensis), tangshen (Radix Codonopsis), Gouqizi (Fructus Lycii) etc. Outcomes: The total effective rate was 82.6% with cure in 5 cases (appetite returned to normal), notable effect in 13 cases (increase of appetite, the capacity of eating returned to more than 3/4 of normal condition), improvement in 20 cases (increase of appetite, the capacity of eating returned to 1/2 of normal condition), ineffectiveness in 8 cases (not improvement of appetite and not increase of the capacity of eating).

4. Comment

(1)Acupuncture has good effect on treating this disease, but treatment times are different, some will cure through once, some will cure through dozens of times.

(2)It will obtain better curative effect to cooperates mental treatment.

26-10. Diaphragmatic Spasm

Diaphragmatic spasm known as "hiccup".

1. Method of Treatment

Group I: The points where lie in the scapalaris regions are selected, such as Jianwaishu(S114), Jianzhongshu(SI15), Jianjing(GB21), Quyuan(SI13), Tianzong(SI11), Jianzhen(SI9), Naoshu(SI10), Jugu(LI16) etc.

Group II: The points where lie in the back of neck and occiput behind the ear are selected, such as Tianrong(SI17), Tianchuang(SI16), Tianyou(SJ16), Chimai(SJ17), Wangu(GB12) etc.

The points of two groups can use separately, also can use alternatively. 2-4 points can be selected each time with strong stimulation to needle.

2. Comment

Phrenicus dominates the movement of the diaphragm, and phrenicus consists of C_3(a part of) and C_{4-5} nerve root. In accordance with the theory of this book, the points from C_{3-5} nerve segment should be selected. The points from the domination area of C_{3-5} nerve segment mainly distribute in the scapalaris regions, the back of neck and occiput behind the ear.

What should be point is, in accordance with our theory, the position of points selection to treat this disease is significant different from the traditional method of points selection. In the past, the points selected mainly near the diaphragm, such as Geshu(BL17), Ganshu(BL18), Danshu(BL19), Pishu(BL20), Weishu(21), Shangwan(RN13), Zhongwan(RN12) etc. The points selected keep away from the diaphragm also are Zusanli(ST36), Neiguan(PC6). We consider that the traditional method of points selection is not the best choice. The principle or direction theory by which the traditional method of points selection abides is not scientific enough.

26-11. Irritable Colon Syndrome

Irritable colon syndrome, as the most common functionality disease of intestine, is a type of gastronintestinal dysfunction. It went by the name of colon irritability, colon convulsion, colon dysfunction, colon neurosis ect in the past. The diagnosis of irritable colon syndrome must on the basis of eliminating the symptoms of colon dysfunction caused by organic colon disease and reflecting activities of other viscera.

1. Points for Diagnosis

(1)Abdominal pain: it will exist in the any position of colon and the common area are midriff and hypogastrium of loft iliac fossa. It often accompanies abdominal distension and will be relieve after exhausting excessive wind and defecation.

(2)Diarrhoea: loose stools with mucus are showed commonly, sometimes there are a great deal of secretion of stickiness and jelly. Some cases exist astriction and their stools show sheep-dung stools or chestnut form. Diarrhoea can appear alternatively with astriction.

(3)It often accompanies some neurogenic symptoms, such as palpitation, chest distress, ahyposis, frequent micturition etc.

(4)In the physical examination, there are not any positive discoveries except touching spasmodic colon.

Assistant examination

① There are only mucus in the stools without a large number of RBC and WBC. The occult blood test is negative and erythrocyte sedimentation rate is normal.

② In the sigmoidoscopy, the spasmodic colon sigmoideum and incremental mucus can be seen.

③ The characteristic of colonyster of barium can be summarized as follows: the colon is thin and the haustrum increased when barium is full. The colon will present an expansion status after strong shrinkage. The colon becomes thin and mucosa lines of the colon are reduce obviously when barium are exhausted. There is barium retension in the haustra after some of the strong shrinkage.

2.Treatment

2.1 Body Needling

Supine position is the main choice, prone position also can be selected.

2.1.1 Prescription

Group I: the points where lie in relevant nerve segment of lumbosacral portion can be selected, such as Pishu(BL20), Weishu(BL21), Sanjiaoshu(BL22), Shenshu(BL23), Ciliao(BL32), Pangguangshu(BL28) etc.

Group II: the points where lie in relevant nerve segment of abdomen, such as Tianshu(ST25), Qihai(RN6), Guanyuan(RN4) etc.

Group III: the points where lie in the interior of the lower limbs, such as Sanyinjiao(SP6), Gongsun(SP4).

Group IV: the points where lie in the anterolateral lower limbs, such as Zusanli(ST36), Shangjuxu(ST37), Neiting(ST44).

Group I cooperates with group II and group III cooperates with group IV. The points combinations are used alternatively. The points from both sides can be selected alternatively. In each treatment, 8-10 points are taken from both sides (8-10 needles).

2.1.2 Method of Treatment

After routine disinfection, selecting filiform needles of NO.28-NO.30, inserting Pishu(BL20), Weishu(BL21) (0.6±0.2) inches, Sanjiaoshu(BL22), Shenshu(BL23) (1.2±0.2) inches obliquely in the direction of spinal column with 45° . Inserting Ciliao(BL32), Pangguangshu(BL28) (1.2±0.2) inches perpendicularly. Inserting Qihai(RN6), Guanyuan(RN4),-Tianshu(ST25) (1.4±0.4) inches perpendicularly. Inserting Sanyinjiao(SP6) (1.4±0.2) inches perpendicularly. Inserting Gongsun(SP4) (1.2±0.2) inches perpendicularly. Inserting Yinlingquan(SP9) (1.4±0.2) inches perpendicularly. Inserting Zusanli(ST36), Shangjuxu(ST37) (2.0±0.5) inches perpendicularly. The treatment is given 1-2 times every day. The needles are retained for 30 minutes each time, during which manipulate 3-5 times with strong twisting method. The range of twisting is 3-4 circles and frequency is 3-5 reciprocation every second. The needles manipulate 10-30 seconds of every point each time.

2.1.3. Comment

Colon is the mainly diseased position of irritable colon syndrome. The colon distributes sympathetic nerve from T_{11}–$L_{2.}$ The large intestine that below the left colic flexure distributes parasympathetic nerve from S_2–$S_{4.}$ So the acupoints from these nerve segment dominant region should be chosen. The points of group I and group II are in the domination area of segment nerve from T_{11}-L_2 and the points of group III and group IV are in the domiantion area of segment nerve from S_2-S_4. These acupoints not only can regulate the function of gastrointestine tract, but also regulate the immune function, has favorable effect on paralytic ileus.

It needs be pointed that there are not points of the sacrococcygeal area in the traditional point selection prescription. In fact, these points are also important, inserting these points has a good effect on relieving the stimulation symptoms of rectum.

2.2 Electric Body Needling Method

2.2.1 Prescription

Group I: the points where lie in relevant nerve segment of lumbosacral portion can be selected, such as Pishu(BL20), Weishu(BL21), Sanjiaoshu(BL22), Shenshu(BL23), Ciliao(BL32), Pangguangshu(BL28) etc.

Group II: the points where lie in relevant nerve segment of abdomen, such as Tianshu(ST25), Qihai(RN6), Guanyuan(RN4) etc.

Group III: the points where lie in the interior of the lower limbs, such as Sanyinjiao(SP6), Gongsun(SP4).

 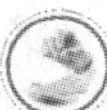

Group IV: the points where lie in the anterolateral lower limbs, such as Zusanli(ST36), Shangjuxu(ST37), Neiting(ST44).

Group I cooperates with group II and group III cooperates with group IV. The points combination used alternatively. In each treatment, 6-10 points are taken from both sides.

2.2.2 Method of Treatment

Step I: Inserting manipulation is same as the body needling.

Step II: Method of treatment of acusector.

After finishing step I, between the group I and group II, group III and group IV, the bipolar wire of electric acupuncture therapy apparata should be connected. Using irregular wave, stimulating quantity depends on the twitching of partial muscle or patient's tolerance.

Choosing 2 to 4 pairs of points from both sides each time (using alternatively). The Treatment is given 20 minutes each time and 1-2 times every day. In accordance to the manipulation of common body needling if there are no points to connect with the electric acupuncture therapy apparata.

2.3 Moxibustion Therapy

2.3.1 Prescription

Group I: the points where lie in relevant nerve segment of small of the back can be selected, such as Pishu(BL20), Weishu(BL21), Sanjiaoshu(BL22), Shenshu(BL23), Huangmen(BL51), Zhishi(BL52), Baliao, Pangguangshu(BL28) etc.

Group II: the points where lie in relevant nerve segment of abdomen can be selected, such as Tianshu(ST25), Qihai(RN6), Guanyuan(RN4) etc.

Group III: the points where lie in the relevant or similar nerve segment of lower limbs can be selected, such as Zusanli(ST36), Shangjuxu(ST37), Sanyinjiao(SP6), Gongsun(SP4), Yinlingquan(SP9).

Three groups use alternatively.

2.3.2 Method of Treatment

Choosing 6-10 points of each group each time. Using moxa-cigar warming moxibustion or ginger moxibustion, each point is manipulated with 15 minutes. Partial skin should feel sense of warmth obviously. Tianshu(ST25) can be given moxibustion for 20-30 minutes and

Shenque(RN8) can be added moxibustion for 20-30 minutes. The treatment is given 1-2 times a day.

3. Appendix

Lao Yanning treated 158 cases of irritable colon syndrome by acupuncture[34]. In Namibia, irritable colon syndrome was a common frequently-occurring disease and 158 cases were patients visited National Central Hospital of Windhoek in the capital of this country. They transferred to the department of acupuncture because their disease did not respond to the treatment by western medicines. Method of treatment: The main points selected included Tianshu(ST25) [from both sides], Zusanli(ST36) [from both sides], Shangjuxu(ST37) [from both sides], Xiajuxu(ST39) [from both sides] with uniforming reinforcing-reducing method. The patient who had a cold-dampness syndrome added Tianshu(ST25) and Zusanli(ST36) with warming needles moxibustion of one column after arrival of qi. The pattern of damp heat added Quchi(LI11) and Neiting(ST44) with reducing method of lifting and rotating. The pattern of liver qi invading apleen added Taichong(LR3) with reducing method of lifting and rotating and Yinlingquan(SP9) with uniforming reinforcing-reducing method. The patients who had a syndrome of spleen deficiency used Tianshu(ST25), Zusanli(ST36), Shangjuxu(ST37), Xiajuxu(ST39) with warming needles moxibustion of three columns after arrival of qi. The patients who had a syndrome of yang deficiency of spleen and kidney added Guanyuan(RN4) that on the basic of the pattern of spleen deficiency with uniforming reinforcing-reducing method, cooperated with warming needles moxibustion of three columns after arrival of qi. The needles of these points were retained for 30 minutes and the treatment was given once everyday. 7 times were made up one therapeutic course and generally speaking, patients accepted 1-3 therapeutic courses. Outcomes: There were 111 cases with excellent effect (the disappearance of symptoms and signs, shaping of stools and once a day, not recrudescence after the follow-up of three months), which accounted for 70.2%. There were 33 cases with improvement (obvious alleviation of symptoms and signs, shaping of stools and 1-2 times a day, the effect was stable after the follow-up of three months), which accounted for 20.9%. There were 14 cases with ineffectiveness (compared pretherapy with post-treatment, the symptoms and signs of abdomen were not improved), which accounted for 8.9%.

Kong Deqing treated 31 cases of neurosis of stomach and intestine by needling four points around the navel[35]. Method of treatment: With the navel as the center, taking one point respectively(four points totally) that were apart from the navel 0.5 inches both vertically and horizontally. The needle tip inserted 1-1.5 inches to the navel obliquely with lifting and rotating method until arrival of qi. The needles were retained for one hour, during which manipulated 1-2 times. Needling six times and resting one day were made up one therapeutic course, continuing four courses, then observing the effect. Outcomes: The total effective rate was 93.55% with cure in 9 cases (disappearance of the main symptoms of enteron and mental symptoms), notable effect in 17 cases (disappearance of the main symptoms of enteron that more than two items, alleviation of others, obvious improvement of mental symptoms), improvement of 3 cases (disappearance of the main symptoms of enteron of one item, alleviation of others, improvement of mental symptoms), ineffectiveness in 2 cases.

Zhang Lijuan treated 70 cases of neurosis of stomach and intestine by acupuncture[36] and compared with 56 cases that treated by taking orally. Method of treatment: (1) Treatment group: The pattern of liver qi invading spleen selected Zhongwan(RN12), Zusanli(ST36), Neiguan(PC6), Zhangmen(LR13), Taichong(LR3), Yinlingquan(SP9) with reducing method. Inserting 1-1.5 inches perpendicularly by filiform needles and giving lifting-thrusting and twisting method by a wide margin after inserting needles with strong stimulation. The needles were retained for 30 minutes after arrival of qi and manipulated once every ten minutes. The pattern of qi depression transforming into fire selected Zusanli(ST36), Taichong(LR3), Yanglingquan(GB34), Qimen(LR14), Waiguan(SJ5) and acupuncture method was same as the pattern of liver qi invading spleen. The pattern of yang deficiency of stomach and spleen selected Zusanli(ST36), Zhongwan(RN12), Neiguan(PC6), Shangjuxu(ST37), Sanyinjiao(SP6), Pishu(BL20), Weishu(BL21) with reinforcing and moxibustion. Inserting 1-1.5 inches perpendicularly by filiform needles and giving lifting-thrusting and twisting method by a small margin with slight stimulation. Moxa-cigar would be selected to exert warming moxibustion at the same time. The needles were retained for 30 minutes. These patterns described above were treated once a day and continued 15 days. (2) Control group: Patients took domperidone of 10 mg orally and the treatment was given 3 times a day. Meanwhile, the pattern of liver qi invading spleen and qi depression transforming into fire took Shugan Jianwei pill of 9mg and the treatment was given 2 times a day. The pattern of yang deficiency of stomach and spleen took Xiangsha Yangwei pill of 9g at the same time and the treatment was given 2 times a day. Outcomes: The total effective rate of treatment group was 95.71% with cure in 51 cases which accounted for 72.86%, obvious effect in 12 cases which accounted for 17.14%, improvement in 4 cases which accounted for 5.71%. The total effective rate of control group was 69.64% with cure in 24 cases which accounted for 42.86%, obvious effect in 6 cases which accounted for 10.71%, improvement in 9 cases which accounted for 16.07%. The treatment group was obvious better than the control group.

Liu Meng treated 37 cases of neurosis of stomach and intestine by auricular therapy of electric acupuncture[37]. Method of treatment: Selecting Jiaogan(AH6a), Pelvic plexua(TF3), Stomach(CO4), Cortex(AT4) of auricular points and the auricle by one side was given routine disinfection. Then fixed it by left hand, held a filiform needle of 25mm, put the tip to the auricular point accurately, the fingers twisted needle back and forth and pressed it at the same time to inserted to the skin. The depth should penetrate the cartilage but did not penetrated the skin from the counterpart. G6805 electric acupuncture apparatus would be electrified, and current intensity adjusted to the tolerance of patients. The treatment was given 10 minutes each time and given once qd alt, two ears were used alternatively. Ten times were made up one therapeutic course and there were three therapeutic courses totally. Outcomes: There were 10 cases were cured (disappearance of the main symptoms of enteron and mental symptoms) which accounted for 27%. There were 19 cases were effected obviously (after treatment, disappearance of the main symptoms of enteron that more than two items, alleviation of others, obvious improvement of mental symptoms) which accounted for 51%. There were 6 cases were improved (after treatment, disappearance of the main symptoms of enteron of one item, alleviation of others, improvement of mental symptoms) which accounted for 16%.

There were 2 cases were invalid (without obvious improvement of main symptoms and other functional symptoms after treatment) which accounted for 5%.

4. Comment

(1)Acupuncture has a definite effect on treating this disease. Obvious treatment effect will be acquired through about 10 days commonly.

(2)Doctors should explain to patients with patience and carefulness to improve their confidence of treatment.

(3) Diet: Patients would better eat some light and low-residue food.

26-12. Non-Paralytic Ileus

The diagnosis of ileus needs define somethings in time: ① have or not ② the type of obstruction: dynamic ileus (mechanical ileus), vascular ileus, or paralytic ileus ③ the position of obstruction (high intestine, low intestine,colon) ④ the degree of obstruction (complete or partial) ⑤ the property of obstruction (simple or strangulated) ⑥ concrete cause of disease of obstruction: for example, external hernia or internal hernia, ankylenteron, ascarid obstruction, intestinal twisting, entembole, trauma, acute infection, chronic intestinal inflammation, vascular embolism or form of thrombus, tumor obstruction or oppression.

1. Points for Diagnosis

Abdominal pain: As the main accordance at the early stage of ileus' diagnosis, the abdominal pain is the first symptom. The position often lies on vicinity of the umbilicus and aggravates gradually. It manifests paroxysmal pain. The position of pain is the obstruction place in most cases when the pain is severe. It will be relieved gradually after fastigium, and with hyperactive bowel sounds (gurgling or bell sound). Sometimes there is intestinal shape or peristaltic wave on the abdomen. Paroxysmal abdominal pain and hyperactive bowel sound appear at the same time and also disappear in the mean time.

(2) Vomiting: It manifests reflex vomiting and appears at the early stage of obstruction. The vomiting is early and frequent, the puke are food, gastric succus, duodenal fluid and bile in the high intestinal obstruction. In the low intestinal obstruction, the vomiting only happens in the later period. The vomiting of imcomplete ileus is slight.

(3) Abdominal distension: As the main synptom of paralytic ileus, abdominal distension appears late. It is severe in the lower intestinal obstruction and colon obstruction, but is not obvious in the high intestinal obstruction.

(4) The cease of defecation or flatus: At the early stage, especially in the high intestinal obstruction or partial obstruction, it will exist a few defecation and flatus. But in the later period and complete obstruction, or paralytic ileus, they will not exist.

(5) Systemic symptoms: Thirst, oliguria, rapid pulse, collapse, dysphoria, shock.

(6) X-ray examination: X-ray will usually have changes after 4-6 hours of obstruction. There are several liquid level in the intestine of standing position examination, and they manifest staged pattern. In the horizontal position, the intestine are bulgy highly. The circular fold of jejunal mucosa can show herringbone type. The ileum mucosa will not have fold and colon shows bursiform shadow. There are no liquid level or flatulence caused by massive vomiting in the high intestinal obstruction. Highly flatulence that is restricted to colon can be seen in the colon obstruction. There is no gas below the obstruction position in the complete obstruction. The patient who is suspected of having ileus cannot do barium meal examination.

2. Treatment

2.1 Body Needling

Dorsal position.

2.1.1 Prescription

Group I: the points where lie in the nerve segment that are raleted to abdomen are selected, such as Zhongwan(RN12), Xiawan(RN10), Tianshu(ST25), Qihai(RN6), Guanyuan(RN4) etc.[The patients whose small intestine with obstruction ought to focus on Zhongwan(RN12), Xiawan(RN10), Tianshu(ST25), Qihai(RN6).The patients whose large intestine with obstruction ought to focus on Xiawan(RN10), Tianshu(ST25), Qihai(RN6), Guanyuan(RN4)].

Group II: the points where lie in the nerve segment domination area of lower limbs that re related to the dominate intestine are selected, such as Zusanli(ST36), Shangjuxu(ST37), Neiting(ST44), Gongsun(SP4), etc.

The points from both sides can be used alternately. 8-10 points (8-10 needles) are taken from both sides each time in each treatment.

2.1.2 Method of Treatment

After routine disinfection, selecting and using the filiform needles with No.28 to No.30, inserting Zhongwan(RN12), Xiawan(RN10) with 1.4±0.4cun and Tianshu(ST25), Qihai(RN6), Guanyuan(RN4) with 1.4±0.4cun perpendicularly. Inserting Gongsun(SP4) with 1.2±0.2cun and Zusanli(ST36), Shangjuxu(ST37) with 2.0±0.5cun perpendicularly, inserting Neiting(ST44) with 0.8±0.2cun perpendicularly.

The treatment is given 4 to 6 times a day (once each 2 to 3 hours), and the needles are retained for 30 minutes, during which the needles are manipulated for 3 to 6 times. With strong stimulation, the twirling range is 3-4 laps and the frequency is 3-5 reciprocating activities each second. The needles are manipulated for 30 to 60 seconds of each point every time.

2.1.3. Comment

The small intestine and colon are the mainly diseased region of this disease, meanwhile, it also has influence on the function of stomach. The small intestine accepts the domination by sympathetic nerve from T_9-T_{10} nerve segment. The colon distributes sympathetic nerve from T_{11}–L_2. The large intestine that below the left colic flexure distributes parasympathetic nerve from S_2–S_4. So the acupoints from these nerve segment dominant region should be chosen. Group I are mainly distribute in T_9–L_2 nerve segment dominant region. Group II and the position of disease source are distribute in neighboring nerve segment dominant region. These acupoints not only can regulate the function of gastrointestine tract, but also regulate the immune function, has favorable effect on paralytic ileus.

The purpose of using twist manipulation with strong intensity is to promote the movement of smooth muscle of gastrointestine tract effectively.

2.2 Electric Body Needling Method

2.2.1 Prescription

Choosing points are same as the body needling.

Group I: the points where lie in the nerve segment that are raleted to abdomen are selected, such as Zhongwan(RN12), Xiawan(RN10), Tianshu(ST25), Qihai(RN6), Guanyuan(RN4) etc.[The patients whose small intestine with obstruction ought to focus on Zhongwan(RN12), Xiawan(RN10), Tianshu(ST25), Qihai(RN6).The patients whose large intestine with obstruction ought to focus on Xiawan(RN10), Tianshu(ST25), Qihai(RN6), Guanyuan(RN4)].

Group II: the points where lie in the nerve segment domination area of lower limbs that re related to the dominate intestine are selected, such as Zusanli(ST36), Shangjuxu(ST37), Neiting(ST44), Gongsun(SP4), etc.

Two groups of acupuncture point use coordinately. The points with bilateral distribution can be selected left and right alternately. Choosing 8-10 points of two sides each time.

2.2.2 Method of Treatment

Step I: Inserting manipulation is same as the body needling.

Step II: Method of treatment of acusector.

After finishing step I, between the group I and group II, the bipolar wire of electric acupuncture therapy apparata should be connected. Using irregular wave, stimulating quantity depends on the twitching of partial muscle or patient's tolerance. The treatment is given 4 to 6 times a day (one time each 2 to 3 hours). The electric acupuncture therapy is manipulated for 30 minutes every time. Choosing 2 to 4 pairs of points of two sides each time. In accordance to the manipulation of common body needling if there are no points to connect with the electric acupuncture therapy apparata.

2.3 Moxibustion Therapy

Frequently, moxibustion cooperates with other therapies to cure the ileus, instead of appearing all alone.

2.3.1 Prescription

Selecting points are same as the body needling.

Group I: the points where lie in the nerve segment that are raleted to abdomen are selected, such as Zhongwan(RN12), Xiawan(RN10), Tianshu(ST25), Qihai(RN6), Guanyuan(RN4) etc.[The patients whose small intestine with obstruction ought to focus on Zhongwan(RN12), Xiawan(RN10), Tianshu(ST25), Qihai(RN6).The patients whose large intestine with obstruction ought to focus on Xiawan(RN10), Tianshu(ST25), Qihai(RN6), Guanyuan(RN4)].

Group II: the points where lie in the nerve segment domination area of lower limbs that re related to the dominate intestine are selected, such as Zusanli(ST36), Shangjuxu(ST37), Neiting(ST44), Gongsun(SP4), etc.

Two groups of acupuncture point use coordinately.

2.3.2 Method of Treatment

Choosing 6 to 8 points of two sides each time. Using moxa-cigar warming moxibustion or ginger moxibustion, each point is manipulated with 15 minutes. Partial skin should feel sense of warmth obviously. The treatment is given 4 to 6 times a day (one time each 2 to 3 hours).

3. Appendix

Zhang Ruozhen et al treated 20 cases of ileus with the method of acupuncture[38]. Method of treatment: The points selected included Hegu (LI4), Quchi (LI11), Zhongwan (RN12), Tianshu (ST25), Zusanli (ST36), Shangjuxu (ST37), Xiajuxu (ST39) of petients woth dorsal position. Vomiting symptom added Neiguan (PC6), abdominal pain symptom added Neiguan (PC6) and Zhangmen (LR13), pain of the lower abdomen added Qihai (RN6) and Guanyuan (RN4) with strong stimulation. THe needles could be retained for 20-30 minutes each time after arrival ofqi and were manipulated once every five minutes. The treatment was given once a day and 3 times were made up one therapeutic course. If it did not work after 3 times, the operation therapy cna be considered. Treatment outcomes: The total effective rate was 80% in three days with cure in 12 cases, effectiveness in 4 cases (obvious alleviation of abdominal pain and abdominal distension, just defection a little), ineffectiveness in 4 cases (without defecation and obvious alleviation of abdominal pain, abdominal distension).

Li Haiqiang treated 16 cases of adhesive ileus by electric acupuncture[39]. Method of treatment: the main points selected included four points around the navel [Xiaguan (RN10)—two inches on the navel, Tianshu (ST25) from both sides—two inches on the left and right of the navel, Shimen (RN5)—two inches beneath on navel] and Zusanli (ST36) from both sides. Inserting Zusanli (ST36) from both sides perpendicularly with dorsal position by NO.28 needle with 1.5 inches 0r 2.5 inches. Inserting o.5-1.8 inches with lifting and thrusting with medium stimulation. After arrival of qi, regulating needling sensation and made it transmitted to abdominal along the Yangming Stomache Channel of Foot, then the needles would be retained. Then inserting the four points around the navel, and the tip of needle pointed the center of the navel. Inserting 1.5-2 inches with lifting and thrusting, g6805-form electric acupuncture was connected with the needles after arrival of qi. Selecting continuous wave and the intensity was made under the tolerance of the patients. The treatment was given once everyday, continued three day and the needles were retained for 30 minutes. Adding Shangjuxu (ST37), Gongsun (SP4) with the pattern of dampness-heat in stomach and intestine, adding Taichong (LR3), Qimen (LR14), Zhangmen (LR13) with the pattern of stagnation of liver qi and spleen deficiency. The patient who had a symptom of deficiency of stomach yin added Sanyinjiao (SP6) and Taibai (SP3) from both sides. Adding Fenglong (ST40) and Xiajuxu (ST39) with the pattern of indigestion of stomach and intestine. Outcomes: The total effective rate was 93.75% with cure in 11 cases (disappearance of symptoms and signs, X-ray examination was normal of abdomen), improvement in 4 cases (alleviation of symptoms and signs, there was no liquid level or a few little liquid level by X-ray examination of abdomen), ineffectiveness in one case (obscure improvement or aggravation of symptoms, signs and X-ray examination of abdomen).

Liu Naiyuan treated adhesive ileus by acupuncture with microwave[40]. Method of treatment: (1) Patients should forbid diet and were given pressure persistently of stomach and intestine, full dose of supplementary liquid (40ml/kg). Patients would ba supplied energy mixture, antibiotic, vitamin, amino acid, plasma and fat milk etc. Other conditions were dealt in accordance with their symptoms, for example, patients should be given injections to relieve pain if they had a severe abdominal pain, should be given antifebriles if they had a fever. (2) The points selected from both sides of surgical scars, that is to say the point position was 0.5 inches away from the scar. There were two needles selected respectively from both sides of the little cuts (about 5cm) and three needles selected respectively from both sides of large cuts (about 10cm). The needles arranged symmetrically in accordance with the length of scar. Then the treatment still cooperated with Zhongwan(RN12), Neiguan(PC6), Zusanli(ST36), Shangjuxu(ST37), Xiajuxu(ST390, Yanglingquan(GB34) etc. The filiform needles selected with 1.5-2.0cm and the part of skin of the points should be disinfected routinely, then holding the needles and inserting into the subcutaneous swiftly. The needling direction tilted towards the scar iff the points was lain in the scar, others inserted perpendicularly. The acupuncture depth was 0.8-2.0 inches. After arrival of qi, the needles were manipulated once every five minutes with reducing method. The needles were retained for 30 minutes and the treatment was given once every forenoon. (3) Microwave— thermotherapy used INO-A microwave thermotherapy machine with double frequency. The shining revolved around the scar or pressure point, and was away from the skin for 2-3cm. The treatment was given once every afternoon and retained for 30 minutes. The power was 30-50w. The treatment was retained 5 days to observe the cure effect. Outcomes: The total effective rate was 89.3% with cure in 38 cases (disappearance of symptoms and signs, existence of excessive wind or defecation of anus, nonexistent of gas-liquid level by x-ray examination of abdomen) which accounted for 67.9%, improvement in 12 cases (obvious alleviation of symptoms and signs, reduction of gas-liquid level by x-ray examination of abdomen, nonexistence of excessive wind and defecation) that accounted for 21.4%, ineffectiveness in 6 cases (not alleviation or aggravation of symptoms and signs, not change or increase and broadening of gas-liquid level by x-ray examination of abdomen, the patients transferred to operation) which accounted for 10.7%. Improvement cases which continued to treat 3-5 days will be cured.

Yue Aixia et al treated 60 cases of adhesive ileus by acupuncture with an audio therapy instrument[41]. There were 27 cases were the first time to be attacked and 33 cases suffered attacks for many times. Method of treatment: The main points selected included

Zusanli(ST36) from both sides, Shangjuxu(ST37) from both sides, Xiajuxu(ST39) from both sides, Tianshu(ST25) from both sides, Fujie(SP14) from both sides. The adjunct points selected Guanyuan(RN4), Neiguan(PC6). With supino position of patients, after routine disinfection of skin, selecting NO.28 filiform made by stainless steel for 2 inches and then using penetration method from Zusanli(ST36) to Shangjuxu(ST37), from Tianshu(ST25) to Fujie(SP14). Guanyuan(RN4), Neiguan(PC6) cooperated with perpendicular insertion. The patient who had an excess syndrome or an urgent syndrome was only given acupuncture without moxibustion, and cooperated with reducing method and strong stimulation. The needles were not retained. The patient who had a deficiency syndrome or a prolonged pain used reinforcing method. The needles were retained for 20-30 minutes, during which made Zusanli(ST36), Tianshu(ST25), Guanyuan(RN4), Neiguan(PC6) cooperated woth moxibustion by moxa-cigar. The treatment was given once each day. The treatment of audio therapy instrument introduced YL-3 audio electritherapy machine made by Shanghai and its frequency was 2000Hz, the intensity of current was 0.5-1mAi/cm^2, the electrode of copper sheet was 10cm×6cm. There were etamines of warming and wetness of 3-4 layers overlapped to pad on the outside, and lied it on the cut position. Putting a sandbag on it, then revolved the output button slowly. Patients felt the sense of numbness obviously and strengthened to the tolerated dose of patients after 1-2 minutes. The treatment was given once each day and retained for 30 minutes each time. Outcomes: The total effective rate was 95% with cure in 25 cases after treatment for two times (disappearance of symptoms and signs, existence of excessive wind and defecation, the indication of x-ray was normal) which accounted for 41.7%, cure in 20 cases after treatment for three times that accounted for 20%. There were three cases transferred to surgery caused by long course of disease and severe condition, which accouted for 5%.

4. Comment

(1) Acupuncture has a good effect on treating non-paralytic ileus. Many patients will be cured through 1-2 times of treatments.

(2) Acupuncture therapy needs to cooperate with pressure reduction of stomach and

 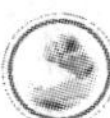

intestine at the same time until abdominal distension is improved. Pressure reduction can be ceased when the bowel sound appears.

(3) All of patients of ileus must attach importance to supply water and electrolytes, anti-infection and other systemic supporting therapy, especially the patients who has high intestinal obstruction.

(4) In the non-paralytic ileus, patient who has an obstruction of blood supply was described as strangulated obstruction. They should pay more attention to the illness because the condition of strangulated obstruction is severe. Its main clinical characteristic can be summarized as follows: ① The condition of the disease develops fast and appears constancy abdominal pain. With paroxysmal angina or paroxysmal angina transforms into constancy abdominal pain. ② The abdominal distension is asymmetrical. Touching the local lump (atresic intestinal segment) by abdominal examination, and accompanying obvious tenderness and tense muscle. ③ Systemic poisoning symptoms appear early and severe, such as ardent fever, fast pulse ,raising of WBC and shock. ④ There is bloody mucus exhausted by anus, or bloody mucus is checked out by anus digital examination. ⑤ Embedded hernia and intestinal twist are the most common reason to cause this disease, children often appear intestinal intussusception. ⑥ X-ray examination: the typical patient will have solitary flatulence intestinal loop which manifests mass shape, C shape, 8 shape or petalage shape etc. Standing position and horizontal position all fix on the same time. Perhaps the typical patient has a shadow of lump, it means that it has possibility of intestinal strangulation. But if these typical signs written above are not appear, the possibility of strangulation also can not be eliminated. The surgical treatment can be considered if the condition of patients are not improve. The patient who has shock symptom must give anti-shock therapy.

(5) The acupuncture treatment is given 3-4 times in 12 hours to the patient who has simple ileus. The surgical treatment can be considered if the condition of patients are not improve. The longest time of observation cannot exceed 24 hours.

(6) Because of the function of ileocecal valves, colon obstruction belongs to closed loop obstruction. The acupuncture treatment is given 2-3 times in 6 hours. The surgical treatment can be considered if the condition of patients are not improve.

(7) The acupuncture treatment is given 2-3 times in 6 hours about sigmoid colon obstruction. The surgical treatment can be considered if the condition of patients are not improve.

26-13. Paralytic Ileus

Paralytic Ileus , a common type of ileus with definite cause currently, is mostly common in patients who undergo an abdominal surgery. This disease has obvious differences in signs with non-paralytic ileus.

1. Points for Diagnosis

(1) Found mostly in general infection, abdominal infection, gastrointestinal infection, spine fracture or nerve damages caused by hematoma compression of abdominal cavity, metabolic disturbance of water and salt, after abdominal surgery and mechanical ileus's later period.

(2) Often appear abdominal distension, abdominal pain (non-paroxysmal colic).

(3) Hypoactive bowel sounds or bowel sound disappear.

(4) X-ray examination: small intestine, colon and rectum with large-scale flatulence, can also show a effusion line.

2. Treatment

Paralytic ileus and non-paralytic ileus have different dynamics characteristics, but the acupuncture treatment prescription of paralytic ileus is similar with the non-paralytic ileus. What should notice is that the acupuncture technique is different.

2.1 Body Needling

Dorsal position.

2.1.1 Prescription

Group I: points from the abdominal relevant nerve segments such as Zhongwan(RN12), Xiawan(RN10), Tianshu(ST25), Qihai(RN6), Guanyuan(RN4) etc.[The patients whose small intestine with obstruction ought to focus on Zhongwan(RN12), Xiawan(RN10), Tianshu(ST25), Qihai(RN6).The patients whose large intestine with obstruction ought to focus on Xiawan(RN10), Tianshu(ST25), Qihai(RN6), Guanyuan(RN4)].

Group II: points from near nerve segments of lower limbs such as Zusanli(ST36), Shangjuxu(ST37), Neiting(ST44), Gongsun(SP4), etc.

Two groups of acupuncture point use coordinately. The points with bilateral distribution can be selected left and right alternately. Choosing 8-10 points of two sides each time.

2.2.2 Method of Treatment

After routine disinfection, selecting and using the filiform needles with No.28 to No.30, inserting Zhongwan(RN12), Xiawan(RN10) with 1.4±0.4cun and Tianshu(ST25), Qihai(RN6), Guanyuan(RN4) with 1.4±0.4cun perpendicularly. Inserting Gongsun(SP4) with 1.2±0.2cun and Zusanli(ST36), Shangjuxu(ST37) with 2.0±0.5cun perpendicularly, inserting Neiting(ST44) with 0.8±0.2cun perpendicularly.

The treatment is given 4 to 6 times a day (needling each 2 to 3 hours), and the needles are retained for 30 minutes, during which the needles are manipulated for 3 to 6 times. With moderate stimulation, the twirling range is 2-3 laps and the frequency is 2-4 reciprocating activities each second. The needles are manipulated for 30 to 60 seconds of each point every time.

2.1.3. Comment

The small intestine and colon are mainly diseased region of this disease, meanwhile, it also has influence on the function of stomach. The small intestine accepts the domination by sympathetic nerve from T_9-T_{10} nerve segment. The colon distributes sympathetic nerve from T_{11}–$L_{2.}$ The large intestine that below the left colic flexure distributes parasympathetic nerve from S_2–$S_{4.}$ So the acupoints from these nerve segment dominant region should be chosen. Group I are mainly distribute in T_9–L_2 nerve segment dominant region. Group II and the position of disease source are distribute in neighboring nerve segment dominant region.

These acupoints not only can regulate the function of gastrointestine tract, but also regulate the immune function, has favorable effect on paralytic ileus.

The purpose of using twist manipulation with medium intensity is to promote the movement of smooth muscle of gastrointestine tract effectively.

2.2 Electric Body Needling Method

2.2.1 Prescription

Choosing points are same as the body needling.

Group I: points from the abdominal relevant nerve segments such as Zhongwan(RN12), Xiawan(RN10), Tianshu(ST25), Qihai(RN6), Guanyuan(RN4) etc.[The patients whose small intestine with obstruction ought to focus on Zhongwan(RN12), Xiawan(RN10), Tianshu(ST25), Qihai(RN6).The patients whose large intestine with obstruction ought to focus on Xiawan(RN10), Tianshu(ST25), Qihai(RN6), Guanyuan(RN4)].

Group II: points from near nerve segments of lower limbs such as Zusanli(ST36), Shangjuxu(ST37), Neiting(ST44), Gongsun(SP4), etc.

Two groups of acupuncture point use coordinately. The points with bilateral distribution can be selected left and right alternately. Choosing 8-10 points of two sides each time.

2.2.2 Method of Treatment

Step I: Inserting manipulation is same as the body needling.

Step II: Method of treatment of acusector.

After finishing step I, between the group I and group II, the bipolar wire of electric acupuncture therapy apparata should be connected. Using irregular wave, stimulating quantity depends on the twitching of partial muscle or patient's tolerance. The treatment is given 4 to 6 times a day (one time each 2 to 3 hours). The electric acupuncture therapy is manipulated for 30 minutes every time. Choosing 2 to 4 pairs of points of two sides each time. In accordance to the manipulation of common body needling if there are no points to connect with the electric acupuncture therapy apparata.

2.3 Moxibustion Therapy

Frequently, moxibustion cooperates with other therapies to cure the ileus, instead of appearing all alone.

2.3.1 Prescription

Selecting points are same as the body needling.

Group I: points from the abdominal relevant nerve segments such as Zhongwan(RN12), Xiawan(RN10), Tianshu(ST25), Qihai(RN6), Guanyuan(RN4) etc.[The patients whose small intestine with obstruction ought to focus on Zhongwan(RN12), Xiawan(RN10), Tianshu(ST25), Qihai(RN6).The patients whose large intestine with obstruction ought to focus on Xiawan(RN10), Tianshu(ST25), Qihai(RN6), Guanyuan(RN4)].

Group II: points from near nerve segments of lower limbs such as Zusanli(ST36), Shangjuxu(ST37), Neiting(ST44), Gongsun(SP4), etc.

Two groups of acupuncture point use coordinately.

2.3.2 Method of Treatment

Choosing 6 to 8 points of two sides each time. Using moxa-cigar warming moxibustion or ginger moxibustion, each point is manipulated with 15 minutes. Partial skin should feel sense of warmth obviously. The treatment is given 4 to 6 times a day (one time each 2 to 3 hours).

3. Appendix

Liuying and others treated 38 cases of paralytic ileus after operations by quantization acupuncture[42]. There were 76 cases and divided into two groups randomly, each group had 38 cases. Age of control group was (51±11) and treatment group was (53±10). Method of treatment: Zhongwan(RN12), Zusanli(ST36) [two sides], Tianshu(ST25) [two sides], Qihai(RN6), Guanyuan(RN4). Adjunct points were Shangjuxu(ST37) [two sides], Xiajuxu(ST39) [two sides], colon descendens (Ashi point) cooperated with the perpendicular insertion method. Dorsal position. Inserting perpendicularly 20-30mm. Guanyuan(RN4), Qihai(RN6), Tianshu(ST25), Zhongwan(RN12) cooperated with the reinforcing method of reinforcing-reducing method by respiration. Colon descendens (Ashi point) with perpendicular insertion method cooperated with the reducing method of reinforcing-reducing method by respiration. Stimulating quantity should be suitable and the treatment was given 3 minutes. Zusanli(ST36) cooperated with twisting reinforcing method, Shangjuxu(ST37) ,

Xiajuxu(ST39) cooperated with twisting reducing method. Twisting 60 times every minute and manipulating 3 minutes each time. All of points manipulate repeatedly one time every 15 minutes. It means that manipulating one time when the treatment beginning, do it again after 15 minutes. At the beginning of inserting needles, the needles were retained for 30 minutes totally. Patients who had serious disease could gain repeated treatment after 6 hours. The treatment was given one time a day, treating 3 days. Control Group: Zhongwan(RN12), Tianshu(ST25) [two sides], Qihai(RN6), Guanyuan(RN4), Zusanli(ST36), Shangjuxu(ST37) , Xiajuxu(ST39), colon descendens (Ashi point) cooperated with the perpendicular insertion method. Inserting needling perpendicularly 20-30mm of abdomen and limbs. Manipulation was same as the treatment group, but quantization manipulation would not be done. The needles were retained for 30 minutes. The treatment was given one time a day, treating 3 days. Outcomes: The total effective rate of control group was 71.1% with cure in 19 cases (disappearance of abdominal pain and abdominal distension, excessive wind and bowel movements were normal, bowel sound was returned to normal, disappearance of inflatable dilatation of intestine by doing X-ray examination of abdominal), excellent effect in 4 cases (obvious alleviation of abdominal pain and abdominal distension without nausea and vomiting, excessive wind and bowel movements were returned to normal, bowel sound was mainly normal,obvious easement of inflatable dilatation of intestine by doing X-ray examination of abdomen), improvement in 4 cases (slight alleviation of abdominal pain and abdominal distension with unmeant nausea and vomiting, obstruction of excessive wind and bowel movements, weakness of bowel sound by doing abdominal auscultation, easement of inflatable dilatation of intestine by doing X-ray examination of abdomen) and ineffectiveness in 11 cases (clinical manifestations ,signs and X-ray examination of abdomen had not any improvement without excessive wind and bowel movements,or these manifestations might be aggravated). The total effective rate of treatment group was 92.1% with cure in 31 cases, excellent effect in 3 cases, improvement in one case and ineffectiveness in 3 cases (treatment standards were same as the control group). Its outcomes were obvious better than the 71.1% of control group ($P<0.05$).

Yang Xiaoming treated 48 cases of paralytic ileus after operations by acupuncture[43].

Patients' age were 35-76 years old. Their intestine peristalsis function was not recovered by surgical conventional therapy 4-10 days after operation. Method of treatment: Fluid infusion routinely to maintain water-electrolyte balance. Supplying potassium and nutrition outside the intestine, doing anti-infection and reducing pressure of the stomach and intestine, giving acupuncture treatment at the same time. The points selected included Zusanli(ST36), Shangjuxu(ST37), Tianshu(ST25), Neiting(ST44). Inserting Zusanli(ST36), Shangjuxu(ST37), Neiting(ST44) and giving warming needle moxibustion after arrival of qi. Then inserting Tianshu(ST25) and retaining the needle after arrival of qi. Shenque(RN8), in the center of the abdomen, put a moxibustion box. The moxibustion manipulation retained 30-45 minutes, making patients feel sense of warmth. The treatment was given 1 to 2 times a day and 3 times were made up one therapeutic course. Outcomes: The total effective rate was 100% with cure in 39 cases (bowel sound was normal, recovery of intestine peristalsis, excessive wind and bowel movements were normal, disappearance of vomiting and abdominal distension and other manifestations), improvement in 9 cases (disappearance of bowel sound, recovery of intestine peristalsis, excessive wind was normal but bowel movements still not appear, easement of vomiting and abdominal distension) and ineffectiveness in 0 cases (there was no differences before and after treatment).

Ren Jianjun treated 25 cases of paralytic ileus after operations by acupuncture[44]. There were 50 cases totally and divided into two groups randomly, each group had 25 cases. Average age of the control group was (53±15) and treatment group was (53±15). Method of treatment: Control group: Injecting 600ml normal saline into intestine by anus. The treatment was given one time a day and treating 3 days. Treatment group: The points selected included Zusanli(ST36), Yinlingquan(SP9), Sanyinjiao(SP6). Twisting the needles with large range after inserting them. Connecting electric acupuncture apparatus after arrival of qi and the needles were retained for 30 minutes with continuous wave. The treatment was given two times a day and treating three days. Outcomes: The total effective rate of control group was 76.0% with cure in 5 cases (disappearance of clinical manifestations without abdominal pain, abdominal distension, nausea and vomiting, excessive wind and bowel movements were normal, no abnormal discovery by X-ray examination or barium meal radiography, no pneumatosis and effusion in the intestine), excellent effect in 7 cases (obvious alleviation or disappearance of abdominal pain and abdominal distension by patient's self-feeling, appearance of loose stool and lots of excessive wind at the same time, disappearance of liquid level by X-ray examination of abdomen), improvement in 8 cases (relief of clinical manifestations with air fluid level of intestine by X-ray examination), ineffectiveness in 5 cases (without relief or aggravation of clinical manifestations, or appearance of peritoneal irritation sign, the outcome of X-ray examination was no differences compared with that before the treatment). The total effective rate of treatment group was 100.0% with cure in 17 cases, excellent effect in 5 cases, improvement in 3 cases and ineffectiveness in 0 cases (treatment standards were same as the control group). Its outcomes were obvious better than the 76.0% of control group ($P<0.01$).

Yang Chengchang treated 46 cases of paralytic ileus after operations by EA and acupuncture[45]. The main points selected included Tianshu(ST25), Zusanli(ST36) and adjunct points selected included Shangwan(RN13), Zhongwan(RN12),Xiawwan(RN10), Shenque(RN8), Guanyuan(RN4), Shenmen(HT7), Neiguan(PC6), Sanyinjiao(SP6), Neiting(ST44). Main points must be selected and 2 to 3 adjunct points were selected every day. Main points connected with electric acupuncture therapy apparata and Shenque(RN8) cooperated with moxibustion, others cooperated with twisting reducing method. The treatment is given once every day and 3 times were made up one therapeutic course. Giving the second therapeutic course after resting two days if patients were not recovered after one therapeutic course. Outcomes: The total effective rate was 97.8% with cure in 33 cases which accounted to 66.0% (disappearance of all of clinical manifestations and signs, relieve and bowels were abnormal), improvement in 12 cases which accounted to 23.9% (alleviation of abdominal distension and enteroparalysis, alleviation of more than 80% of accompanied symptoms), ineffectiveness in 1 case which accounted to 2.3% (not improvement of symptoms by treatment).

Liangbao treated 12 cases of drug-included paralytic ileus by acupuncture cooperated with points injection therapy[46]. All the cases caused by taking chlorpromazine or perphenazine by schizophrenia patients. Method of treatment: The points selected included

Dachangshu(BL25), Tianshu(ST25), Zhigou(SJ6), Shangjuxu(ST37). The patients whose qi and blood were deficient added Pishu(BL20), Weishu(BL21), Zhaohai(KI6). The patients who had heat syndrome added Hegu(LI4), Quchi(LI11). The patients who had qi stagnation added Zhongwan(RN12), Yanglingquan(GB34). Excess syndrome used reducing method and deficiency syndrome used tonifying method. Stimulation degree depended on patient's tolerance. The acupuncture treatment was given 5 to 10 minutes each time and two times every time. Three days were made up one therapeutic course. Giving points injection on Zusanli(ST36) by danshen injections. The treatment was given two times every day and three days were made up one therapeutic course. Outcomes: Nine patients removed ileus completely in two days, two patients removed completely in two to four days and one patient was not cured (ileus was not removed more than four days).

Zhanghua treated 30 cases of severe pancreatitis and paralytic ileus by points injection therapy[47]. There were 60 cases and divided into two groups randomly, each group had 30 cases. Average age of control group was (42±10) and treatment group was (40±11). Method of treatment: All of patients were given conventional medical treatment, including fasting, reduced pressure of stomach and intestine, supplied blood volume, corrected shock, maintained the balance of water-electrolyte, application of proton pump inhibitor and antibiotics. Giving octreotide or stilamine by intravenous infusion persistently. Giving kieserite and traditional Chinese medicine—Large Chengqi Decoction by nasal feeding or p.o. . Giving herbal enema to clear intestine tract. Control group: Injecting neostigmine 1ml on the muscle of buttocks. Mental directions: Communicating with patients again and again, answering their questions with patience, removing their negative emotions and helping them to establish confidence to defeat the disease. These would have favorable promoting effect on stabilizing patient's condition and recovering. Treatment group: Dorsal position. The leg of one side was buckled 90°. Selecting Zusanli(ST36) and giving routine disinfection, then extracted 0.5mg neostigmine by injector with 2ml volume. Inserting 2-4cm perpendicularly and fast, then lifting and thrusting up and down slowly. When patients felt sense of soreness, numbness and distension after arrival of qi, without returned blood, then injected liquid medicine slowly and extracted the needle. Outcomes: Symptom relief time of control group was (52.88±0.41), recovery time of bowel sound was (34.56±2.01), flatus and defecation time of anus was (37.64±0.35), defecation time for the first time was (39.63±0.16). Symptom relief time of treatment group was (32.68±0.37), recovery time of bowel sound was (26.70±1.93), flatus and defecation time of was (28.45±0.45), defecation time for the first time was (34.78±0.26). All of indices were obvious better than the control group (P<0.05).

Lai Liying treated 36 cases of paralytic ileus by massage and moxibustion for oldsters[48]. There were 72 cases and divided into two groups randomly, each group had 36 cases. Average age was (73.5±12.4). Method of treatment: Two groups were given anti-infection measures, prokinetic agents, fasting, reduced pressure of stomach and intestine, nutrition support of veins, corrected the unbalance of water-electrolyte or acid-base etc. treatment measures. Control group:Giving conservative coloclyster by warm suds on the basis of conventional treatment. Patients raise their buttocks for 10cm with left lateral position. Using N0.14 catheter inserted into anus for 20cm, dropped in 200ml warm suds(39℃) slowly by infusion tube and catheter. Treatment was remained more than one hour and was given once every 12 hours. Observation group: Giving massage and moxibustion treatment method on the basis of conventional treatment. The points selected included Zusanli(ST36), Hegu(LI4), Tianshu(ST25), Shangjuxu(ST37), Xiajuxu(ST39) etc. . Massage all of points alternately. Paying attention to select points accurately, fingers clung to the body surface, and then shook slightly with stable force. Every point was manipulated three to five minutes, and the treatment was given 3 times every day. In order to make patients felt sense of sore, numb, heavy and swell up moderately, the technique should exert force gradually from light to heavy and the speed would slow and average. Tianshu(ST25), Zhongwan(RN12), Zusanli(ST36) etc. points cooperated with moxibustion. Moxa-cigar was apart from skin 2-3cm and warming moxibustion hung on the skin for 5-10 minutes. It was better to make patients felt sense of warmth or appear blush on the body surface. The treatment was given two times each day and two groups were treated three days continuously. Outcomes: The total effective rate of control group was 75.0% with cure in 9 cases (disappearance of symptoms and signs, excessive wind and bowel movements were normal, soft abdomen, bowel sound was returned to normal, disappearance of air fluid level of intestine by abdominal plain film), excellent effect in 8 cases (disappearance basically of symptoms and signs, excessive wind and bowel movements were normal, soft abdomen, bowel sound was weak slightly, incomplete ileus was showed on the abdominal plain film), improvement in 10 cases (recovery sightly of symptoms and signs, obstruction of excessive wind and bowel movements, bowel sound was weak slightly, alleviation of inflatable dilatation of intestine but relief pipe of stomach and intestine must be indwelt), ineffectiveness in 9 cases (not improvement of symptoms and signs, no excessive wind, presence of distending pain of abdomen, not recovery of bowel sound). The total effective rate of observation group was 94.4% with cure in 17 cases, excellent effect in 11 cases, improvement in 6 cases and ineffectiveness in 2 cases (treatment standards were same as the control group).

4. Comment

(1)Acupuncture therapies have favorable effect on the paralytic ileus, majority of patients will cure through 1-2 times treatment.

(2)Using acupuncture to treat paralytic ileus, treat its cause of disease at the same time.

(3)Giving pressure reduction of stomach and intestine when using acupuncture therapies until abdominal distension is improved. Ceasing to reduce the pressure after appearance of bowel sound.

(4)All of paralytic ileus patients, especially who have high small intestinal ileus, must attach importance to supply water-electrolyte, give anti-infection measures and other systemic supporting therapies.

Reference

For reference, see page 477 to 478 of the Chinese manuscript.

图书在版编目(CIP)数据

现代针灸学理论与临床：中英文版 / 陈少宗著；陈碧玮著、译；李昭凤译. —青岛：青岛出版社，2021.06

ISBN 978-7-5552-9608-9

Ⅰ.①现… Ⅱ.①陈… ②陈… ③李… Ⅲ.①针灸学－汉、英 Ⅳ.①R245

中国版本图书馆 CIP 数据核字 (2020) 第 211180 号

书　　名　现代针灸学理论与临床（中英文版）
著　　者　陈少宗　陈碧玮
译　　者　陈碧玮　李昭凤
出版发行　青岛出版社
社　　址　青岛市海尔路 182 号（266061）
本社网址　http://www.qdpub.com
邮购电话　0532-68068091
责任编辑　傅　刚　张　岩　E-mail：qdpubjk@163.com
特约编辑　李晓丽
校　　对　刘　青
封面设计　光合时代
照　　排　青岛双星华信印刷有限公司
印　　刷　青岛国彩印刷股份有限公司
出版日期　2021 年 6 月第 1 版　2021 年 6 月第 1 次印刷
开　　本　16 开（787 mm × 1092 mm）
印　　张　74
字　　数　1270 千
书　　号　ISBN 978-7-5552-9608-9
定　　价　398.00 元

编校质量、盗版监督服务电话　4006532017　0532-68068050
建议陈列类别：针灸学